L'Orthopédie indispensable

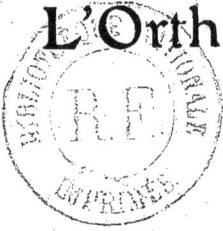

aux Praticiens

PRINCIPAUX OUVRAGES DU MÊME AUTEUR

Chirurgie et Orthopédie de guerre, 1 vol. grand in-8° avec 263 figures et 2 planches. 3ᵉ ÉDITION. (MALOINE, éditeur, 27, rue de l'École-de-Médecine.) . . . 9 fr. 50

Traitement de la Coxalgie. 1 vol. in-12, 304 pages et 41 figures. (MASSON, éditeur, 120, boulevard Saint-Germain.). . . . . 5 fr. »

Le Dispensaire de Berck ou Dispensaire Rothschild : Organisations. — Traitements. — Résultats. — *Essai sur l'assistance médicale et chirurgicale dans les villes et les campagnes,* en collaboration avec le Dʳ Henri de Rothschild. 1 vol. grand in-8° de 225 pages avec figures. (MASSON, éditeur.) — (*Epuisé.*)

Les Maladies qu'on soigne à Berck. 1 vol. in-12 de 443 pages. (MASSON, éditeur.). . . . . 2 fr. 50

Technique du Traitement de la Coxalgie. 1 vol. grand in-8° de 234 pages et 178 figures. (MASSON, éditeur.) . . . . 7 fr. »

Technique du Traitement de la Luxation congénitale de la hanche. 1 vol. grand in-8° de 293 pages avec 206 figures et 5 planches. (MASSON, éditeur.). . . 7 fr, »

Technique du Traitement des Tumeurs blanches. 1 vol. grand in-8° de 272 pages, avec 192 figures. (MASSON, éditeur.) — (*Epuisé.*)

Le Traitement du mal de Pott. 1 vol. grand in-8° avec 120 figures. (Octave DOIN. éditeur, 8, place de l'Odéon.) . . . . 3 fr. »

Scoliose et Méthode d'Abbott. 1 vol. grand in-8° avec 130 figures. (MALOINE, éditeur.) . . . . 5 fr. »

L'Hôpital Rothschild de Berck et l'hôpital Rothschild de Gouvieux-Chantilly. In-8. (MASSON, éditeur.) — (*Epuisé.*)

20 conférences sur les moyens d'éviter, de reconnaître et de guérir les déviations, difformités et tuberculoses externes ; parues dans les *Annales 1913-1914.* (51, rue Saint-Georges, Paris.) — (*Epuisé.*)

Berck et ses Méthodes de Traitement (1913). 1 vol. grand in-8° avec 100 figures, (MALOINE, éditeur.) — (*Epuisé.*)

L'Orthopédie

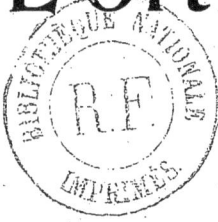

indispensable

aux Praticiens

PAR

F. CALOT

Chirurgien en chef de l'hôpital Rothschild, de l'hôpital Cazin,
de l'hôpital de l'Oise et des départements,
du Dispensaire, de l'Institut orthopédique de Berck, etc.

AVEC 1246 FIGURES ORIGINALES

HUITIÈME ÉDITION

A. MALOINE ET FILS, ÉDITEURS
27, RUE DE L'ÉCOLE-DE-MÉDECINE, 27
PARIS — 1923

Le Complément de ce Livre : Nos Cours pratiques d'Orthopédie

Deux cours par an, l'un à **Paris**, Clinique-Calot, 69, quai d'Orsay, en **Janvier** (4ᵉ lundi), l'autre à **Berck**, à l'Institut-Calot, en **Août** (1ᵉʳ lundi). — Avec *Exercices pratiques individuels.*

(Pour Médecins et Etudiants de toutes les nationalités.)

« **Voir sur le livre, c'est bien : mais voir sur le malade !** »...

Sans doute avec nos descriptions, si elles sont bien claires, ce que nous espérons, et avec les figures semées à chaque pas, si elles sont bien représentatives de chaque temps du traitement, ce dont nous sommes sûr, un Praticien très attentif pourra s'initier aux diverses techniques orthopédiques. Mais quelle supériorité pour celui qui, après avoir lu, aura « vu faire » et aura « fait », une fois, sous nos yeux, aidé de nos remarques et de nos conseils, ces traitements sur le malade !

C'est pour répondre à ce besoin que nous avons organisé nos deux séries de démonstrations pratiques annuelles. Chacune dure une pleine semaine. Au début, huit ans avant la guerre, elles avaient une durée de quinze jours, que nous avons réduite à une semaine, à la suite d'un referendum fait auprès des Praticiens qui nous ont déclaré qu'ils pouvaient tous quitter ou « *faire patienter leur clientèle* pendant une semaine, mais pas davantage »....

Déjà plus de douze cents Médecins sont venus de toutes les parties du monde prendre part à ces exercices pratiques (cliniques et techniques). Et de leurs pays respectifs, ils ont bien voulu nous écrire que leur effort et le nôtre n'étaient pas perdus, puisque ce stage auprès de nous leur avait permis de soigner et de guérir de très nombreux malades que, jusqu'alors, ils n'osaient pas ou ne savaient pas traiter.

Voici le programme résumé du Cours de cette année :

I. — **Tuberculoses externes ou chirurgicales** : Abcès froids, adénites, épididymites, péritonite tuberculeuse, tumeurs blanches, mal de Pott, coxalgie.

II. — **Déviations congénitales et acquises :** Luxations congénitales de la hanche et subluxations (d'après les derniers travaux), pied bot, paralysie infantile, scoliose et son traitement moderne, torticolis, coxa-vara, déviations rachitiques, etc.

III. — **Fractures.** — Comment les Praticiens doivent les traiter.

IV. — Exposé des **dernières acquisitions** en orthopédie :

a) Dans la **luxation congénitale :** Comment rattraper et guérir les luxations « ratées » et récidivées.

b) Dans le **mal de Pott :** Bilan négatif des opérations ankylosantes, ce pourquoi nous les avons abandonnées, nous qui les avions imaginées et faites le premier (1897, Congrès de Chirurgie), dix et douze ans avant Albee et Hibbs.

c) A **la hanche** : Nécessité de réviser le *diagnostic de la coxalgie* et même presque toute la pathologie de la hanche.

Pièces et documents prouvant que :

Sont des *anomalies congénitales méconnues :*

1° Plus d'un tiers des hanches actuellement étiquetées coxalgies (oui, un tiers ne sont pas des coxalgies, mais seulement des arthralgies de hanches légèrement mal formées dont le bon équilibre fonctionnel est rompu) ;

2° Toutes les prétendues coxa-plana ou ostéochondrites ;

3° Toutes les hanches d'enfants ou d'adolescents étiquetées : arthrites déformantes, rhumatismes chroniques localisés (et même aussi presque toutes les hanches des sujets âgés étiquetées : rhumatismes localisés à une hanche ou aux deux).

Le Diagnostic et le Traitement des *hanches adultes et vieilles* qui grincent, qui grippent, qui souffrent.

INDICATION RAPIDE DU CONTENU DU LIVRE

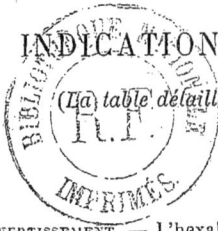

(La table détaillée, véritable résumé du livre, se trouve à la fin, p. 869.)

AVERTISSEMENT DE LA 8ᵉ ÉDITION

En moins de 13 ans, ce livre arrive à sa 8ᵉ édition, et il a été traduit en 5 langues. N'est-ce pas la preuve qu'il a déjà rendu des services à nos confrères de France et de l'étranger et qu'il doit leur en rendre encore ? Nous n'avons rien négligé pour que cela soit, et pour que l'édition nouvelle soit digne, plus encore que les précédentes, de l'accueil si particulièrement favorable que l'ouvrage a reçu des praticiens du monde entier.

La 7ᵉ édition était épuisée depuis 3 ans. Si celle-ci tant réclamée par nos confrères n'a pas paru plus tôt, c'est parce que nous ne pouvions pas leur apporter plus tôt la solution de plusieurs problèmes orthopédiques nouveaux de capitale importance. Enfin, les voici ces solutions tant cherchées, que nous ne pouvons qu'énoncer dans cet avertissement, mais que vous trouverez longuement exposées au cours du livre.

C'est :

1º *Pour la* LUXATION CONGÉNITALE DE LA HANCHE, une méthode de traitement beaucoup mieux réglée, beaucoup plus sûre que toutes celles employées jusqu'à ce jour. La question paraissait résolue, elle ne l'était qu'en partie et le pis, c'est qu'on n'avait pas claire conscience de l'imperfection des résultats. En effet, nous avons prouvé dans nos communications à l'Académie de médecine[1] que parmi les centaines de cas publiés et présentés de très bonne foi, dans nos livres et nos congrès, par les chirurgiens des 2 mondes, comme des types de guérisons anatomiques, il n'en était pas réellement 1 sur 4 qui méritât ce titre.

Dans la très grande majorité des cas, l'on n'obtenait finalement que des demi-réductions (incomplètes, instables ou fausses) tout en croyant, hélas ! obtenir des réductions vraies. Nous avons mis à nu ces erreurs de jugement et ces erreurs de technique, et donné les moyens de nous en garder. Nous avons trouvé des lois[2] dictées dans chaque cas par la conformation du cotyle, de la tête et du col, lois qui nous indiquent, pour ce cas particulier, l'attitude très exacte (abduction, rotation, flexion) à donner à la

---

1. Notre deuxième communication: *Les 4/5 des cas présentés comme types de réduction anatomique ne méritent pas ce titre.* Académie de Médecine, 16 juillet 1918.

2. Notre première communication: *Les Lois du traitement de la luxation congénitale.* Académie de Médecine, 4 juin 1918.

cuisse pour obtenir une *guérison vraie*, stable, définitive [1]. De tout cela, que nous ne pouvons qu'indiquer dans cette courte préface, vous trouverez la preuve dans le ch. xiv de ce livre (sur le traitement de la *Luxation congénitale*).

Vous verrez quelle bienfaisante révolution a été accomplie dans ce grand domaine par nos recherches de ces dernières années [2] et comment il nous est permis désormais d'assurer incomparablement mieux que par le passé la guérison intégrale de cette infirmité.

2º *Les moyens de* GUÉRIR LES RÉCIDIVES *de luxation congénitale*, déjà traitées et « ratées » dont le nombre est malheureusement si grand, de par le monde, ce qui s'explique surtout par la raison sus-dite, à savoir l'imperfection des traitements et des critériums employés jusqu'ici. Eh bien, ces récidives, nous savons maintenant les « rattraper » et les guérir, ce qu'on ne pouvait pas jusqu'alors.

3º *Les* SUBLUXATIONS CONGÉNITALES — qui sont *infiniment plus nombreuses* qu'on ne pense, et qui semblaient, elles aussi, devoir rester *incurables*. Oui ! l'on peut soutenir qu'il est quelque chose de plus difficile à bien guérir qu'une luxation, c'est une *subluxation*. Et cette vérité paradoxale avait été déjà entrevue, exprimée, et même expliquée par les vieux anatomopathologistes qui disaient : si l'on peut espérer guérir un jour la luxation complète, chez les jeunes sujets, par contre, la subluxation semble devoir rester toujours « incurable, parce que les 2 cavités (l'ancienne et la nouvelle) se *confondant entre elles par un côté commun*, il est bien difficile d'admettre que la *réduction puisse se maintenir* ». Et personne à notre connaissance n'était encore venu démentir cette assertion. Or vous trouverez dans cette 8ᵉ édition, 2 exemples de subluxations (l'une de 10 ans, l'autre de 30 ans) bien guéries, par nous, c'est-à-dire, que la tête remise dans la cavité inférieure, ou cotyle originel, y reste définitivement.

4º *La* PRÉTENDUE « MALADIE NOUVELLE » étiquetée OSTÉOCHONDRITE ou COXA PLANA ! !..... Vous savez tout le bruit qu'on a fait autour de cette soi-disant « *entité morbide*, nouvelle et acquise » inventée par Legg, en juin 1909. Eh bien nous apportons la preuve irréfutable que ce n'est là ni une maladie nouvelle ni une maladie acquise, mais une *subluxation congénitale méconnue* (méconnue jusqu'à nous).

Et ayant découvert la véritable nature de ces lésions, nous avons pu en donner le véritable traitement.

5º A signaler encore parmi les additions de cette 8ᵉ édition, la mise en relief du rôle *immense*, à *tous les âges*, des petites *malformations congé-*

---

1. Notre troisième communication : *Ce que doit être le Traitement de la Luxation congénitale*. Académie de Médecine, 20 avril 1920.
2. Nos récentes acquisitions dans le domaine de la luxation congénitale par F. CALOT (in Presse médicale 22 septembre 1920).

nitales de la *hanche* qui sont bien, de toutes ses lésions, les plus communes. mais aussi les plus méconnues.

6º *Sur le* DIAGNOSTIC DE LA COXALGIE [1]. — C'est ainsi que nous avons montré que un tiers, au moins, des cas actuellement étiquetés coxalgies sont, en réalité, de petites malformations congénitales méconnues ; nous donnerons les éléments de ce diagnostic si important pour le pronostic et le traitement.

C'est là, tout autant d'acquisitions capitales, qui sont venues transformer et enrichir le grand domaine thérapeutique des maladies de la hanche.

7º *Sur le* traitement de la SCOLIOSE. — Nous voudrions en dire autant pour la scoliose, mais si nous ne sommes pas encore en mesure d'apporter des conclusions aussi favorables pour elle, nous ne désespérons pas d'y arriver un jour, et nous pouvons, dès maintenant, proposer une méthode personnelle qui nous a donné des résultats nettement meilleurs que toutes celles par nous employées jusqu'alors, y compris celle d'Abbott qui constituait pourtant déjà un très réel progrès sur ses devancières (l'on verra à la fin de ce livre en quoi nos principes et notre technique diffèrent de ceux d'Abbott).

8º. A propos du MAL DE POTT et de ces OPÉRATIONS ANKYLOSANTES qu'on vient de remettre à l'ordre du jour, vous verrez dans cette 8e édition pour *quelles raisons* nous les *avons abandonnées* peu à peu, car *c'est nous qui les avons imaginées* et FAITES LE PREMIER, 10 et 15 ans AVANT NOS COLLÈGUES AMÉRICAINS (comme en témoignent les comptes rendus de notre Congrès de chirurgie d'il y a 25 ans [2], époque où nous les avions déjà faites dix fois). — Mais nous pouvons dès maintenant les indiquer d'un mot CES RAISONS DE NOTRE ABANDON, c'est qu'avec notre méthode orthopédique actuelle non sanglante, si bien réglée, nous savons assurer une guérison tout aussi parfaite, pour le moins, qu'avec ces opérations, et SANS AUCUN DES RISQUES, NON NÉGLIGEABLES, de CELLES-CI.

Mais il est grand temps de clore cet avertissement où nous ne pouvons pas insister sur ces divers sujets, ni même indiquer toutes les autres additions que vous trouverez dans ce livre [3].

1. *Sur le diagnostic de la coxalgie.* Communication à l'Académie de Médecine, séance du 4 avril 1922, par F. CALOT.
2. Le traitement du mal de Pott par F. CALOT, in Congrès de chirurgie 1897, p. 306 et suivantes (ALCAN, éditeur).
3. Nous remercions nos Assistants, les Drs Bergugnat, Fouchet et Colleu de nous avoir aidé à mettre au point quelques-uns des nouveaux chapitres de cette édition. Le Dr Fouchet a bien voulu, en outre, revoir toutes les épreuves, avec une patience, dont seuls, lui et moi, savons tout le mérite : qu'il en soit tout particulièrement remercié.

AVERTISSEMENT DE LA 7ᵉ ÉDITION [1]

Parmi les additions, nous voulons citer celles qui se rapportent à la coxa-vara, à l'héliothérapie, au redressement des gibbosités.

Pour la **coxa-vara** nos études et observations personnelles nous ont conduit à cette conclusion pratique que presque tous les cas étiquetés **coxa-vara** « **essentielle de l'adolescence** » ne sont en réalité que des fractures du col ou des **décollements** épiphysaires, **méconnus**, et par conséquent doivent être traités comme tels, par des manœuvres immédiates de réduction et la mise dans le plâtre, moyennant quoi, nous pouvons guérir en quelques mois, intégralement, des sujets déclarés jusqu'alors incurables.

Quant à l'héliothérapie dans les tuberculoses externes, on verra que son rôle a été fort exagéré et même dénaturé par quelques-uns et que l'**insolation** vieille comme le monde, est ici un **adjuvant**, un de nos très nombreux adjuvants, mais **rien de plus.**

Enfin **le redressement des gibbosités.** — **Voici juste 20 ans** qu'a été posé par nous ce grand problème (déclaré insoluble). **L'avons-nous résolu ?** — Les fig. I, II, III **vont répondre.**

Lorsque pour la première fois [2], nous avons dit qu'on peut et qu'on doit redresser les gibbosités, vous savez, mais non les jeunes ne savent pas, les protestations violentes, à peu près unanimes, que nous avons soulevées.

On nous répliqua : « Vouloir redresser les gibbosités, mais c'est absurde ! La gibbosité c'est le mal nécessaire, la condition de la guérison d'un mal de Pott. Oui, absurde de redresser, cela fût-il possible ! Mais ça ne l'est pas : **impossibilité mathématique** ; Hippocrate, Monsieur, avait déjà essayé et conclu contre. Jamais on ne réussira. On vous défie de montrer jamais un ancien gibbeux capable de se maintenir droit et de marcher, sans corset, définitivement »...

20 ans après :

Nous apportons en spécimen la photographie actuelle d'un de nos premiers redressés. Vous en trouverez d'autres, au chap. V (Mal de Pott).

Mais regardez d'abord sa photographie d'il y a 20 ans, d'avant le redressement (fig. I), l'enfant avait alors 4 ans.

La 2ᵉ photographie (fig. II) le montre 10 ans plus tard. Vous voyez que contrairement aux sombres prédictions des opposants, il se tient parfaitement droit, bien qu'il marchât sans corset depuis 2 ans déjà, à cette époque.

Et les radiographies prises à cette même époque (exactement les 16 et 17 mars 1906) par M. Infroit, montrent que le rachis s'est bien soudé par une soudure osseuse, au niveau des corps vertébraux (voir chap. V, Mal de Pott), encore contrairement à toutes les prédictions des opposants qui avaient affirmé bien haut et bien fort que cette soudure antérieure nous ne l'obtiendrions jamais. « Impossibilité mathématique », toujours leur même refrain !

---

1. Parue pendant la guerre. — Ce mot évoque la pensée de nos blessés. A ce propos, il nous plaît de noter que presque tous les chirurgiens ont eu le bon esprit de s'inspirer des méthodes orthopédiques et d'adopter nos grands appareils plâtrés, ce qui a permis très souvent d'éviter les mutilations, et toujours de réduire au minimum les tares, suites de blessures : vous en trouverez la preuve dans notre ORTHOPÉDIE DE GUERRE (3ᵉ *édition*).

2. *Acad. de méd.*, 24 déc. 1896. *Le redressement des gibbosités*, par F. Calot.

Il y a 20 ans	Il y a 10 ans	Aujourd'hui
(avant le redressement)	(10 ans après le redressement).	(soldat de la guerre actuelle).
(1897)	(1907)	(écrit en 1917)

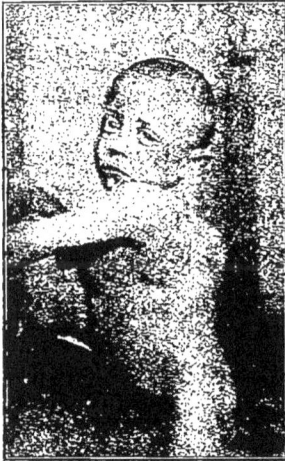

Fig. I.
Abel L., 4 ans, de Valenciennes.

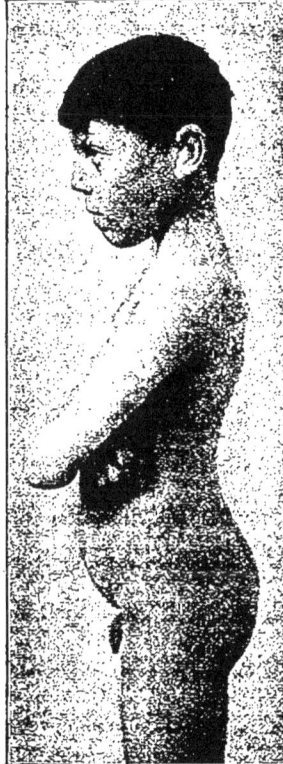

Fig. II.
Le même.

Fig. III.
Le même.

Enfin la 3e photographie (fig. III) représente ce sujet 20 ans après le redressement, *soldat de la guerre actuelle.* — Ces 3 photographies mises côte à côte se passent de commentaire. Elles apportent la solution du grand problème.

Historique de notre technique. — Nous avons fait tout d'abord le redressement en 1 temps sous chloroforme, puis le redressement lent sans anesthésie. Depuis 16 ans, nous ne faisons plus que celui-ci par une technique à laquelle depuis 14 ou 15 ans, nous n'avons rien changé, tant elle était déjà sûre, bénigne, simple et peut-on dire définitive. Ce qui explique que presque tous les chirurgiens orthopédistes de l'univers soient venus tour à tour à notre méthode de

1. Non, disait encore Broca, très peu d'années avant la guerre. — Oui, disons-nous. — Voici les paroles de Broca : « Non seulement le redressement de la gibbosité n'a jamais été obtenu, mais IL EST SCIENTIFIQUEMENT IMPOSSIBLE. » (*Pédiatrie pratique*, 15 février 1910.)

Et maintenant voyez (fig. II et III) notre réponse à nous.

redressement lent, et l'appliquent aujourd'hui ; les uns (l'immense majorité) en le disant, et quelques-uns sans l'avouer. Ceux-ci pour masquer leur plagiat ou démarquage, ont bien essayé d'y introduire quelques modifications techniques, mais sans réussir à tromper personne (et d'ailleurs leurs contrefaçons n'ont été que des malfaçons). — Mais il n'y a dans tout cela rien qui doive étonner : c'est dans l'ordre et la tradition. Lorsqu'il y a 20 ans, nous avons fait notre première présentation à l'Académie de médecine, un grand savant, doublé d'un esprit très fin, le professeur Malassez, du Collège de France, nous disait : » Vous verrez, car cela se voit pour toutes les découvertes scientifiques, je l'ai vu pour mon hématimètre, vous verrez deux périodes, peut-être trois : première période, l'on vous dit : « C'est absurde ». Deuxième période, on vous dit : « Mais c'est banal, tout le monde l'a fait ». Enfin, il peut arriver une troisième période où l'on vous rend justice, parfois même avant votre mort. Oui cela se voit... quelquefois. » — Patience ! nous voici déjà à la 2e période prédite par Malassez.

Mais qu'importe cette question de personnes, pourvu que le nombre des sujets redressés aille toujours croissant, et qu'à l'avenir on ne laisse plus les gibbosités sans traitement.

Or, s'il est une chose bien acquise aujourd'hui pour tous les chirurgiens spécialisés, à part 1 opposant (peut-être 2), c'est celle-là : qu'il n'est plus permis de laisser une gibbosité sans s'occuper de son redressement, tandis que jusqu'à nous cela était proclamé « absurde », « irréalisable », et « scientifiquement impossible »...

(8 septembre 1917.)

AVERTISSEMENT DE LA 1re ÉDITION

Presque chaque jour, les praticiens sont consultés pour une coxalgie, un mal de Pott, une tumeur blanche, une luxation congénitale de la hanche, une scoliose, une manifestation rachitique, en un mot pour une déviation congénitale ou acquise. — Mais le traitement leur en étant trop peu connu, ils n'osent pas l'aborder, ou ne savent pas le conduire à bien.

Pourquoi les médecins, qui soignent couramment les fractures et luxations traumatiques, n'osent-ils pas ou ne savent-ils pas soigner les affections orthopédiques, qui ne sont cependant pas, d'une manière générale, plus difficiles à corriger et à maintenir ? — C'est parce qu'on ne le leur a pas appris.

Il est vrai qu'il y a quinze ou vingt ans, et même seulement dix ans, on ne pouvait guère le leur apprendre, car le traitement de nombre de ces affections était alors trop incertain, ou trop complexe, ou même complètement nul.

La luxation congénitale de la hanche, par exemple, restait la maladie incurable entre toutes, « l'opprobre de la chirurgie ». Les coxalgies et les maux de Pott suppurés se terminaient par la mort. — Or, ces trois maladies, hier encore sans remède, nous savons les guérir presque à tous coups. Et, pour toutes les déviations, le traitement a fait de tels progrès qu'on pourrait soutenir sans grande exagération que ces affections, les plus ingrates à soigner il y a 12 à 15 ans à peine, sont celles qui nous donnent aujourd'hui les guérisons les plus nombreuses et les plus belles.

Et non seulement nous savons les guérir, mais nous savons les guérir par des procédés simples, bénins, faciles à appliquer presque toujours.

Leur traitement ne comporte plus d'opérations risquées, plus de « mécaniques » onéreuses ou compliquées.

Pour les coxalgies et les maux de Pott suppurés, tout se réduit à des ponctions, moins difficiles, à coup sûr, que celles que vous faites couramment dans le traitement des pleurésies.

Pour la luxation congénitale et les autres déviations, la correction s'obtient par des manœuvres orthopédiques délicates sans doute, mais que vous pouvez tous apprendre avec un peu d'application.

Ainsi donc, **le traitement des affections orthopédiques est devenu accessible à tous.** Révolution bienfaisante, qui aura les plus heureuses conséquences pratiques : car les 3/4 de ces malades ne pouvant pas aller jusqu'aux spécialistes des grandes villes, demeuraient jusqu'à ce jour, sans aucun soin.

Mais, entendons-nous bien, lorsque je dis que vous pouvez traiter et guérir ces maladies, **cela n'est rigoureusement vrai qu'à la première période.** Plus tard, vous ne pourrez plus tout, et même, souvent, vous ne pourrez plus rien.

Et je ne vous conseille nullement de vous attaquer à une luxation congénitale de quinze ans, à une coxalgie ou à une gibbosité vieilles de plusieurs années. La tâche est alors très difficile, trop ingrate pour vous, et ceci restera bien toujours l'affaire du spécialiste.

Non, **ce que je vous demande, c'est de soigner le mal à son apparition,** parce qu'alors il est facile à guérir.

Or, en fait, n'est-ce pas vous, le médecin de la famille, qui voyez ces malades tout au début ? Sachez donc utiliser cet avantage inestimable ; sachez profiter de cette période de curabilité facile, qui ne dure pas seulement quelques jours, mais plusieurs mois, et même, pour certaines de ces affections, plusieurs années.

Mais surtout, ne prenez pas prétexte de cette durée pour tergiverser. Qu'attendez-vous ? Lorsque vous êtes en présence d'une luxation traumatique ou d'une fracture, vous agissez tout de suite. Et si vous attendiez longtemps, que pourriez-vous alors ?

Ah ! si les praticiens qui voient ces maladies au début faisaient leur devoir !... Encore faut-il le connaître, direz-vous.

Le but de ce livre est justement de vous l'apprendre.

J'ai apporté tous mes soins à être clair et concis, sans cependant omettre aucun des détails nécessaires ou utiles. A chaque page, des figures rendent visibles les divers temps du traitement, si bien qu'il n'est pas un seul des procédés reconnus bons que chacun de vous ne puisse appliquer partout, même sans installation spéciale et sans aide exercé.

J'espère que, désormais, grâce à ce guide, tous les médecins de bonne volonté oseront entreprendre et sauront mener à bien le traitement des affections orthopédiques au début. — Si cela est, je n'aurai perdu ni le temps ni la peine que ce livre m'a coûtés [1].   (1er janvier 1909.)

1. Je veux remercier mon collègue et ami, le Dr Arnould, et mes assistants, le Dr Bergugnat, d'Argelès-Gazost, et le Dr Fouchet, de Berck, d'avoir revu les épreuves de ce livre ; enfin, mon aide, le Dr Fouchou-Lapeyrade, de l'avoir si clairement illustré,

L'HEXALOGUE

OU LES SIX COMMANDEMENTS DE L'ORTHOPÉDIE

---

1. **Diagnostic précoce.**
2. **Traitement immédiat.**
3. **Traitement persévérant.**
4. Faire des **plâtres précis.**
5. Dans le redressement des **déviations tuberculeuses,** *réduire le* **traumatisme au minimum.**
6. **Se garder d'opérer les tuberculoses ; ne jamais ouvrir les abcès froids, mais ponctionner et injecter.**

I

Diagnostic précoce. — Lorsqu'on vous présente un enfant pour une impotence ou une douleur, siégeant dans une partie quelconque du squelette, vous ne négligerez jamais d'y regarder et d'**examiner l'enfant complètement nu** (palper, presser, explorer l'étendue des mouvements).

II

Traitement immédiat. — Le diagnostic fait, ne laissez pas traîner les choses, car le mal n'attend pas.

Traitement immédiat est synonyme (presque toujours) de **traitement facile et de guérison intégrale.**

III

Traitement persévérant. — Vous le continuez sans défaillance jusqu'au bout ; ce bout étant parfois éloigné du début, **d'une et même de plusieurs années.** Prévenez-en les parents, et sachez leur infuser, ainsi qu'à vous-même, une forte dose de patience.

IV

Faire des plâtres précis. — Vous saurez faire un plâtre précis, qui maintienne bien et ne gêne pas. C'est chose aussi indispensable, en orthopédie, que l'antiseptie en chirurgie. **Il n'est pas plus difficile de faire un bon plâtre que d'en faire un mauvais,** de même qu'il n'est pas plus difficile à un médecin d'être aseptique que d'être sale.

V

Éviter tout traumatisme inutile. — Dans le redressement des déviations tuberculeuses, il faut procéder avec douceur, et plutôt par étapes. Cela est ici plus nécessaire encore que dans les autres déviations, afin de **supprimer tout danger de généralisation tuberculeuse.**

VI

Se garder d'opérer les tuberculoses. Ne jamais ouvrir le foyer ni le laisser s'ouvrir. — Si la tuberculose est suppurée, — abcès, adénites, ostéo-arthrites, — faire des **ponctions** et des **injections.**

Si la tuberculose n'est pas suppurée, et qu'elle soit bien accessible (ce qui est vrai pour toutes les tuberculoses externes, excepté le mal de Pott), faire, dans le foyer de ces lésions torpides, des *injections* modificatrices, pour provoquer ou hâter la transformation scléreuse ou le ramollissement après lequel on ponctionne comme dans le premier cas.

Se rappeler que, **dans la tuberculose, le bistouri guérit rarement, aggrave souvent** et **mutile toujours** : tandis que les **ponctions** et les **injections sont un traitement sûr, bénin et pratique.**

Aux **tuberculoses fermées,** la **guérison sûre.**

- **Ouvrir les tuberculoses** (ou les laisser s'ouvrir), c'est **ouvrir une porte** par laquelle la **mort** peut entrer.

---

3 CHAPITRES PRÉLIMINAIRES DE TECHNIQUE GÉNÉRALE

1º En **orthopédie** [1], celui-là aura les **meilleurs résultats** qui saura faire les **meilleurs appareils.**

2º Dans les **tuberculoses externes,** celui-là aura les **meilleurs résultats** qui saura **faire le mieux** les **ponctions** et les **injections.**

D'où la nécessité de commencer par une étude approfondie de ces deux techniques : des appareils et des ponctions.

Et comme bon nombre de déviations ne peuvent pas être corrigées sans chloroforme, nous étudierons, dans un troisième chapitre préliminaire, celui-ci très bref, la pratique de l'anesthésie.

---

1. Et l'on peut ajouter : dans les *fractures* et la plupart des *affections du squelette.*

CHAPITRE PREMIER

LES APPAREILS

Tout médecin doit savoir faire un appareil. C'est tout aussi nécessaire, et même plus souvent nécessaire que de savoir arrêter une hémorrhagie.

Sans appareil, impossible de bien soigner une fracture, une arthrite, certaines luxations ou certains traumatismes graves, etc., etc.

Voilà pour les médecins « tout court », pour ceux qui « font tout ».

Mais que dire des appareils, pour celui qui s'occupe d'orthopédie ? Sans appareils, celui-ci ne peut rien faire, ou presque rien. Sans appareils, on ne peut ni empêcher, ni arrêter, ni corriger une déviation.

La valeur de ses appareils donne celle du médecin orthopédiste.

« **Montre-moi tes appareils, et je te dirai qui tu es.** »

I

LES APPAREILS PLATRÉS

Les appareils **en plâtre** sont **les meilleurs**, et l'on pourrait presque ajouter que le plâtre **suffit à tout** et ne peut être remplacé par rien.

Le plâtre est un objet de **première nécessité**, et les praticiens ne devraient jamais partir pour leur tournée quotidienne sans en emporter une provision de quelques kilos (de même qu'ils emportent une pince à forcipressure, un bistouri, une aiguille, un fil à suture, du chloroforme, un forceps...).

Seul, le plâtre permet de surprendre les diverses parties du corps dans telle position voulue. Car nous pouvons bien maintenir cette position pendant les *quelques minutes* que demande la prise du plâtre, mais nous ne le pouvons pas pendant les *longues heures* que demandent, pour sécher, les substances autres que le plâtre : silicate de potasse, par exemple.

Le plâtre, parce qu'il se moule à notre gré sur toutes les parties du corps, nous donnera des résultats très supérieurs à ceux de toutes les « gouttières » en métal ou en bois, y compris la gouttière de Bonnet, y compris l'appareil de Scultet, qui est d'ailleurs beaucoup plus difficile à bien faire qu'un bon plâtre.

En un mot, avec du plâtre, **chacun de vous** peut arriver à faire, séance tenante, seul, sans le concours d'aucun mécanicien ou fabricant orthopédiste, les **meilleurs appareils** qui soient (pour les fractures ou les traumatismes ou les affections orthopédiques).

Et je puis vous promettre que vous ferez des plâtres parfaits, *homogènes*, *solides*, *précis*, *confortables* et *jolis*, si vous voulez bien suivre très fidèlement les indications que nous allons donner dans ce chapitre.

Dans la première partie du chapitre (celle qu'il faut relire chaque fois qu'on a un plâtre à faire), nous avons réuni toutes les notions indispen-

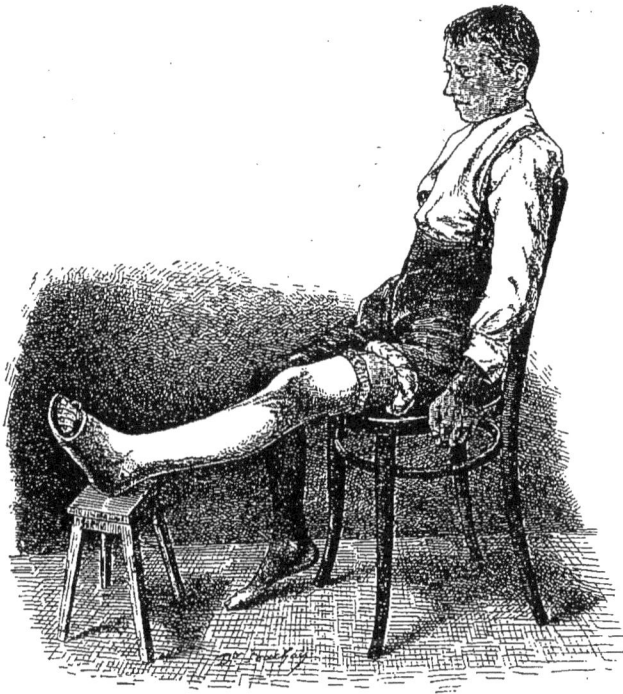

Fig. 1. — Type d'appareil plâtré : c'est l'appareil qu'on applique pour les arthrites tibio-tarsiennes, et pour les fractures de jambe.

sables. Dans la deuxième partie (que vous lirez lorsque vous aurez des loisirs), vous trouverez tous les détails complémentaires que vous pouvez désirer sur cette technique des appareils plâtrés.

PREMIÈRE PARTIE

LES NOTIONS INDISPENSABLES SUR LA MANIÈRE DE FAIRE UN PLATRE

SOMMAIRE

On doit **préférer**, même pour le traitement des fractures, les **plâtres circulaires**, qui sont beaucoup plus précis, plus agréables au malade et plus faciles à faire que les gouttières.

Pour **surveiller** tous les points malades, dans un appareil circulaire, il suffit de le fenêtrer en ces points ou de le transformer en plâtre bivalve.

Pour être sûr de la **bonne nutrition** du membre appareillé, il suffit de s'assurer de la bonne nutrition des extrémités des orteils ou des doigts, qui seront toujours laissés à nu hors de l'appareil.

Un plâtre est construit avec des bandes de tarlatane, imprégnées de bouillie plâtrée et appliquées tout autour de telle région du corps, recouverte d'un fourreau de tissu mou.

Il faut donc : 1º un fourreau collant, 2º de la tarlatane, 3º du plâtre.

Le fourreau collant, c'est un tissu de coton : jersey, chaussette, bas ou manche de jersey — suivant la région.

Ce revêtement est toujours plus mince et plus régulier que le revêtement d'ouate. Ce n'est qu'à défaut de fourreau qu'on peut prendre de la ouate, en ayant grand soin de l'appliquer en une couche aussi régulière et mince que possible (de 1 à 2 mm. à peine d'épaisseur).

Les bandes plâtrées sont des bandes de tarlatane d'environ 5 mètres de long et de 15 cm. de large, qu'on a imprégnées de plâtre :

a. Soit en les trempant séance tenante dans de la bouillie plâtrée, faite avec 5 parties de plâtre et 3 parties d'eau froide sans sel ;

b. Soit en les saupoudrant un peu à l'avance (une à quelques heures à l'avance), de plâtre sec, à raison de 60 gr. de plâtre par chaque mètre de bande ; on trempera ces bandes dans l'eau froide quelques minutes avant de s'en servir.

Pour bâtir un appareil solide, il est bon d'intercaler une assise d' « attelles » ou carrés de renforcement, entre les revêtements des bandes. Ces attelles sont de simples carrés de tarlatane, découpés d'avance et trempés 1 ou 2 minutes avant leur emploi, dans la même bouillie que les bandes.

Au nombre de deux, ces attelles ont une longueur égale à celle que doit avoir l'appareil, une largeur égale à la demi-circonférence maxima de cet appareil et une épaisseur de 1, 2 ou même 3 feuillets, suivant qu'il s'agit d'un petit ou d'un grand plâtre, et d'un enfant ou d'un adulte.

Si c'est un plâtre de bras, qui doit prendre aussi la ceinture scapulaire, ou bien un plâtre de membre inférieur qui doit prendre le bassin, on met une troisième attelle en ceinture, chevauchant l'extrémité supérieure des 2 autres.

La technique de l'appareil.

Supposons que vous ayez à faire un **plâtre** de jambe.

La jambe, recouverte d'un fourreau, a été mise en position, et un aide la maintient en la soulevant par le pied. Vous appliquez la première bande plâtrée, à partir des orteils et du pied, en tours circulaires se chevauchant au 1/3, sans faire de renversés, qui ne sont pas nécessaires. Ayez soin d'appliquer la bande a) exactement ; b) sans pression ; c) en l'étalant bien pour ne pas faire des cordes. Vous remontez ainsi jusqu'à l'extrémité supérieure de l'appareil, où vous coupez la bande, si elle n'est pas épuisée.

Par-dessus cette première assise de tours de bandes, sont appliquées les attelles bien étalées, l'une en avant, l'autre en arrière. Et par-dessus les attelles, vous appliquez de nouveau des tours de bandes et vous faites ainsi un troisième et quatrième revêtement, suivant qu'il s'agit d'un enfant ou d'un adulte.

Entre les diverses assises de l'appareil et par-dessus la dernière, on applique une couche de 1 à 2 mm. de **bouillie plâtrée.**

Et c'est fini.

Puis, **vérifier** et rectifier, au besoin, l'**attitude** du membre, et **modeler** le plâtre autour des saillies osseuses de la région, en appuyant non pas *sur*, mais *autour* de ces saillies, et **maintenir** ainsi, jusqu'à la *prise complète* du plâtre.

Un quart d'heure après, **émonder** le plâtre, le **consolider** si besoin est.

Avant de quitter la maison, s'assurer toujours de la bonne nutrition des orteils, laquelle vous garantit la bonne nutrition du membre entier.

Nous prendrons pour type de notre description la construction d'un **plâtre de jambe** partant des orteils et remontant jusqu'au tiers inférieur de la jambe. — C'est l'appareil qu'on doit faire pour les fractures de jambe et pour les arthrites du cou-de-pied.

Il doit remonter jusqu'**au-dessus du genou**, parce que, pour bien immobiliser un segment de membre, il faut toujours immobiliser, en même temps que ce segment, au moins les deux articulations adjacentes.

Nous allons donner, à propos de cet appareil, toute cette partie de la **technique** qui est **commune** à tous les appareils plâtrés, quels qu'ils soient. Quant aux particularités des plâtres de chaque région, vous les trouverez indiquées dans les chapitres consacrés aux diverses maladies (pour le corset plâtré, voyez le chapitre du mal de Pott, et pour le grand plâtre du membre inférieur, le chapitre de la coxalgie).

A. — CE QU'IL FAUT SE PROCURER

Trois choses : *a*) **fourreau** de tissu mou ; *b*) **plâtre** ; *c*) **tarlatane**.

a. Le **fourreau** [1] protecteur. — Vous le trouverez partout : ce sera simplement un grand bas remontant jusqu'au tiers inférieur de la cuisse ou bien deux manches de jersey appliquées bout à bout, ou encore un « tube » de tissu mou.

Si le tissu de ce « tube » ou fourreau est très mince, vous en mettez deux, l'un par-dessus l'autre. — Si le tube est trop large, faites-le rétrécir séance tenante par une couture.

b. Le **plâtre**. — C'est du plâtre **blanc de Paris**, fin et homogène, doux au toucher comme de la poudre d'amidon.

Conservez-le à l'abri de l'humidité, et même à l'abri de l'air, dans un flacon de verre ou dans une boîte métallique hermétiquement fermée ; car le plâtre s'évente, c'est-à-dire s'hydrate à la longue, s'il reste en sac, même dans un local qui ne paraît pas humide.

Deux échantillons de plâtre **bon**, mais provenant de fournisseurs différents, peuvent ne pas prendre tous les deux en même temps ; ceci dépend du degré de cuisson du plâtre. Et le moment de la prise peut même varier assez notablement d'un échantillon à l'autre ; c'est pour cela, c'est pour vous éviter toute surprise, que je vous conseille d'**essayer toujours**, avant de construire l'appareil, le plâtre que vous avez.

Pour faire cet essai, mettez simplement dans une cuvette cinq cuillerées de plâtre pour trois cuillerées d'eau (ce sont les proportions ordinaires), puis gâchez et comptez au bout de combien de temps se fait la prise de cette « bouillie » plâtrée.

A défaut de plâtre **blanc** de Paris, vous pouvez prendre du plâtre

---

1. Bien préférable à la ouate, comme nous le montrerons.

gris de plâtrier, plus grossier, souvent grenu comme du sable fin. Pour avoir plus de chances de l'avoir non éventé, prenez-le dans le milieu d'un sac et tamisez-le, s'il n'est pas homogène. Ce plâtre de plâtrier, vous devez le « gâcher » un peu plus « serré », c'est-à-dire plus dense que le plâtre blanc ; vous mettrez un tiers de plâtre en plus, pour la même quantité d'eau — sachez également que ce plâtre demande, pour « prendre », un tiers de temps de plus que le plâtre blanc de Paris. Et l'on arrive à

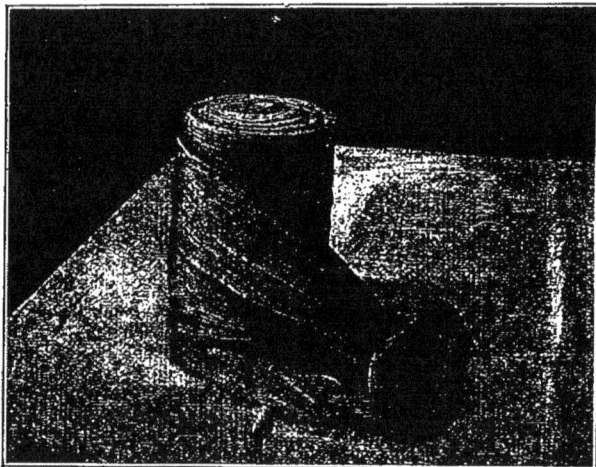

Fig. 2. — Le fourreau de tissu mou (jersey ou « tube ») qui protège la peau contre le contact direct du plâtre.

faire de bons appareils, quoique moins jolis, avec ce plâtre de plâtrier, pourvu qu'il ne soit pas éventé.

Enfin, supposons le cas d'extrême urgence où vous n'avez sous la main que du plâtre un peu éventé, c'est-à-dire hydraté (plâtre blanc ou plâtre gris) ; vous pourrez, en le chauffant pendant dix ou quinze minutes, jusqu'à ce qu'il ne se dégage plus de vapeur d'eau, sur un fourneau ordinaire et dans un récipient ouvert, arriver à le déshydrater et à lui rendre ses qualités [1].

Quantité de plâtre à demander. — Prenez-en plutôt trop ; ayez 2 kilos pour un enfant de 10 à 12 ans, 3 kilos pour un adulte (plâtre de jambe).

1. Où peut-on se procurer du bon plâtre ? Ce renseignement, d'ordre pratique, nous est très souvent demandé par les médecins. Eh bien, vous trouverez du plâtre blanc de Paris chez quelques pharmaciens et chez quelques mouleurs, je n'ose pas dire chez tous, car il en est, je le sais, qui, au lieu de plâtre, ont... de l'albâtre, qui ne remplirait pas exactement les conditions voulues. Si vous êtes embarrassé, vous pouvez demander au chef des ateliers de l'Institut orthopédique de Berck de vous céder la quantité de plâtre de Paris qui vous est nécessaire, en lui désignant l'appareil que vous devez faire. — Et, de même, vous pouvez lui demander de la tarlatane, des jerseys et fourreaux ou « tubes », si vous n'en trouvez pas dans votre voisinage.

c. La **tarlatane**. — Demandez, dans un magasin, de la tarlatane gommée, du n° 7 ou 8, c'est-à-dire avec 7 ou 8 fils par centimètre carré (v. fig. 3) ; celle-là n'est ni trop serrée, ni trop lâche ; c'est la tarlatane dont les couturières se servent pour faire les « patrons » de leurs robes.

Ayez-en trop également. Prenez 7 à 8 mètres sur la largeur ordinaire de la pièce, qui est de 60 à 70 cm. ; 5 mètres suffisent pour un enfant de 10 à 12 ans.

A défaut de tarlatane gommée, dans les cas pressés, vous trouverez partout des vieux rideaux, des draps

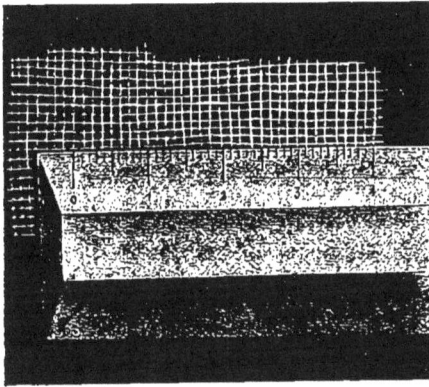

Fig. 3. — La tarlatane gommée qui sert à faire les bandes et les attelles du n° 8 (8 fils par centimètre).

usagés, dans lesquels vous coupez des lanières de 12 cm. de large, que vous faites réunir ensuite bout à bout par des points de couture soignée, pour ne pas laisser de bourrelets.

Enfin, 2 ou 3 cuvettes, de l'**eau froide sans sel**, des ciseaux, un couteau.

Et demandez aussi 1 ou 2 grands draps que vous disposerez de manière à préserver des taches du plâtre les tapis, le lit ou le parquet.

B. — LES AIDES

Ayez 2 aides (1 suffit, à la rigueur, pour l'appareil de jambe).

Les aides peuvent ne pas être des médecins, mais simplement 2 personnes de la famille ; vous saurez obtenir qu'elles suivent bien vos instructions et secondent vos mouvements.

Avec ces aides, vous allez **commencer** par **découper** vos **bandes** et vos **attelles** dans la grande pièce de tarlatane.

C. — PRÉPARATION DES BANDES ET ATTELLES

a. Les **bandes**. — Vous séparez, en la déchirant avec les doigts, une lanière de tarlatane ayant les dimensions suivantes :

Largeur : 12 à 15 centimètres.

Longueur : 5 mètres.

Ce sont les **dimensions ordinaires** des bandes plâtrées.

Puis on prend une deuxième et une troisième lanières, dans la bande de tarlatane, pour faire une deuxième et une troisième bandes.

Le **nombre** des bandes varie évidemment suivant la taille du sujet : pour un enfant de moins de 7 à 8 ans, il vous faut une bande ; pour un enfant de 8 à 14 ans, 2 bandes ; pour un adulte, 3 bandes (toujours pour un plâtre de jambe).

b. **Les attelles**. — Elles ne sont pas indispensables, l'appareil plâtré pourrait se construire avec des bandes seules, mais il vaut mieux y incorporer quelques attelles ou carrés de renforcement qu'on place entre les couches de bandes. Avec ces **attelles**, les appareils sont **plus solides, plus faciles** à construire, **plus vite** faits, **plus « liés »**, plus homogènes que ceux obtenus avec des bandes seules, surtout si l'on emploie des bandes saupoudrées de plâtre à l'avance.

On découpe ces attelles dans ce qui reste de la pièce de tarlatane (après en avoir retiré les bandes).

Nombre des attelles : 2 pour le plâtre de jambe.

Dimensions : les mêmes pour les deux attelles, à savoir :

Une **longueur** égale à celle que doit avoir l'appareil (mesurer de l'extrémité supérieure, au-dessus du genou, jusqu'au talon, et ajouter la longueur de la plante du pied).

Une **largeur** égale à la 1/2 circonférence maxima de la région à recouvrir (c'est-à-dire ici la 1/2 circonférence du mollet).

Une **épaisseur** de 2 feuillets de tarlatane. Inutile de coudre ensemble ces deux feuillets ; repliés l'un sur l'autre et un peu aplatis avec la main, ils restent en contact.

Voilà donc vos bandes et vos attelles découpées dans la pièce de tarlatane. Mais vous ne les plâtrerez qu'après vous être occupé de la préparation de la jambe malade et de sa mise en position.

D. — PRÉPARATION DU MALADE

Le malade reste dans son lit ou, mieux, est porté **sur une table**.

On attire les deux jambes en dehors de la table. La jambe saine n'a pas besoin d'être tenue, le pied sain pose sur une chaise.

Toilette de la peau. — On lave la peau avec un tampon imbibé d'alcool ou d'éther, et on peut la saupoudrer d'une légère couche de talc stérilisé. S'il existe une plaie, on la recouvre d'un simple carré de gaze aseptique, dont on repère bien la place pour fenêtrer le plâtre en cet endroit, — quelques minutes après sa prise, — en vue des pansements.

a) **Mise en position**. — 2 cas :

Ou bien le membre est **déjà** en **bonne attitude**, ou y peut être mis instantanément (arthrites sans déviation, fractures sans déplacement ou de réduction très facile).

Ou bien le membre est en **mauvaise attitude** et la correction va demander un certain temps, et même assez souvent l'emploi du chloroforme (fractures ou déviations orthopédiques rebelles).

Quant aux manœuvres de correction, ce n'est pas ici le lieu de les décrire, elles seront indiquées à propos de chaque déviation.

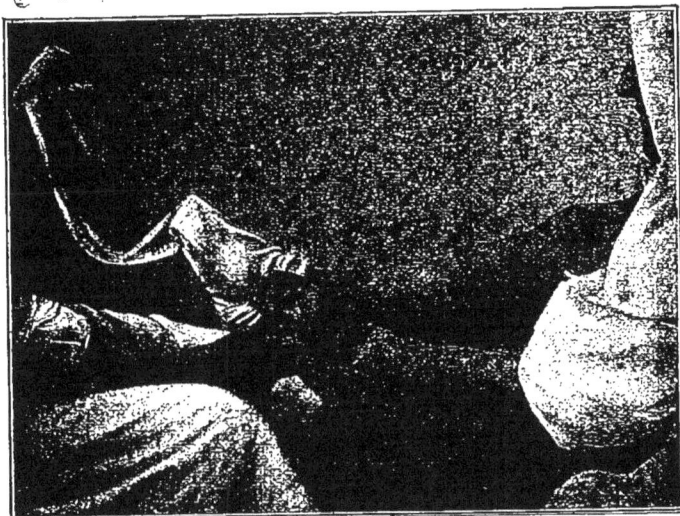

Fig. 4. — On passe le fourreau ou « tube » comme on passe un bas neuf en le plissant. Pendant qu'un aide soutient le pied par le talon, on commence par encapuchonner l'avant-pied avec ce « tube » plissé.

Dès qu'aura été obtenue cette correction, on la fera maintenir par

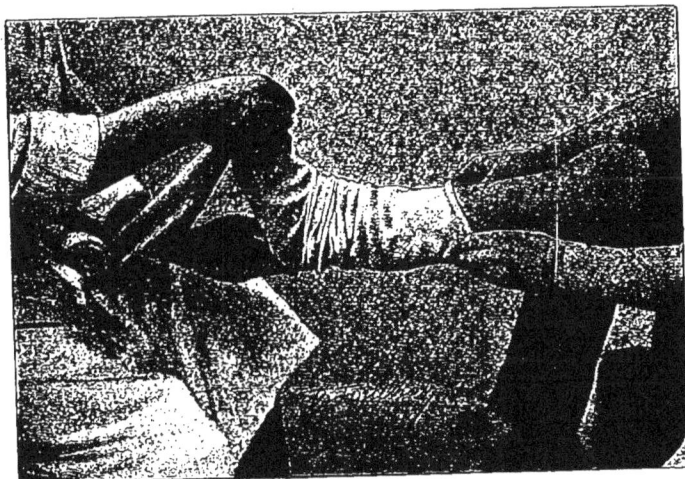

Fig. 5. — Le tube une fois passé sur le pied, l'aide lâche le talon et saisit l'avant-pied, puis de nouveau le talon. On déplisse le fourreau pour engainer successivement la jambe, le genou et la moitié inférieure de la cuisse.

un aide sûr qui, placé au bout de la table, saisira le pied, en le tirant plus ou moins, suivant le cas.

S'il est besoin d'une traction très vigoureuse, un deuxième aide fera la contre-extension en saisissant la cuisse ou le genou, à pleines mains et en tirant vers la racine de la cuisse.

Manière de tenir le pied. — La main droite de l'aide embrasse solidement l'avant-pied, la paume de la main appliquée sur la plante et les doigts sur la face dorsale. La main gauche saisit le talon et le cou-de-pied, la paume emboîtant la saillie talonnière, les doigts sur les faces latérales.

Position du pied. — 1º Il sera tenu à 90º de **flexion** sur la jambe, ou même, à angle légèrement aigu, de 80º par exemple ; 2º le milieu du 2e **orteil**,

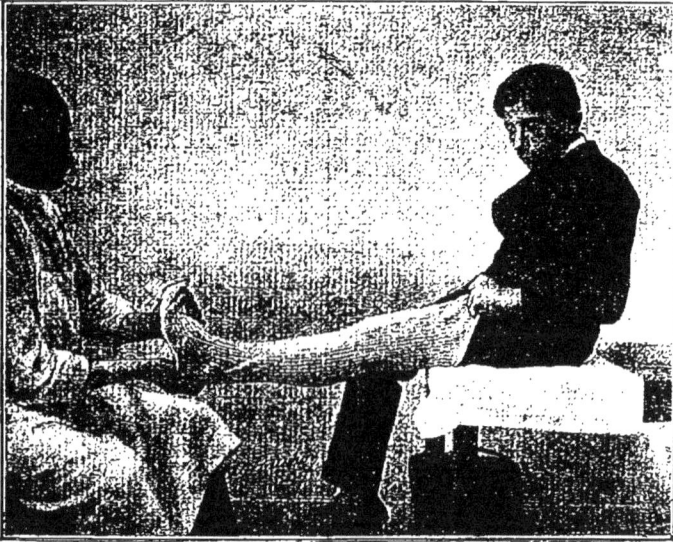

Fig. 6. — Mise en position du malade.

sur le prolongement de la **crête du tibia.** — Quelquefois, pour obtenir une hypercorrection, l'on porte le pied un peu en dedans ou un peu en dehors, en sens inverse de la déviation qu'on veut effacer ; 3º le talon doit faire en arrière une saillie normale (comparez avec le côté sain).

b. **On recouvre la jambe du fourreau de tissu mou.**

Pour éviter toute douleur au malade pendant qu'on passe le bas ou le fourreau, l'aide saisit le talon avec 1 ou 2 mains et tire sur lui pendant qu'on passe autour des orteils le fourreau ramassé et plissé (v. fig. 4) ; puis, ce fourreau étant passé jusqu'au-dessous des orteils, l'aide lâche le talon et saisit les orteils et l'avant-pied avec ses deux mains, pendant qu'on passe le fourreau sur le talon et sur la jambe (v. fig. 5). Après quoi l'aide reporte une main sur le talon et le cou-de-pied. — Le bord supérieur du fourreau est tenu par un 2e aide ou par le malade lui-même, assis.

Si au lieu d'un « tube » on prend un bas, son extrémité inférieure doit être fendue pour permettre la surveillance des orteils nus.

E. — LE PLATRAGE DES BANDES ET DES ATTELLES

Ce plâtrage des bandes et attelles se fait en les trempant simplement dans de la bouillie plâtrée [1].

a. Composition de la **bouillie** plâtrée.

On mélange du plâtre et de l'eau, dans les proportions suivantes : 5 verres de plâtre pour 3 verres d'eau froide, sans sel ; donc, **pas d'eau chaude ni de sel**, avec lesquels la **prise** du plâtre est **trop rapide** et ne laisse pas assez de marge, avec lesquels aussi les **appareils** sont **cassants et friables**.

La **quantité** à préparer de cette bouillie (pour un appareil de jambe) est de 1 verre 1/2 d'eau pour 2 verres 1/2 de plâtre pour un enfant ; 3 verres d'eau et 5 verres de plâtre pour un adulte. Cette quantité suffit grandement pour un appareil ordinaire de jambe.

Au reste, si, dans tel cas, vous veniez à manquer de bouillie au cours de la construction du plâtre, vous en prépareriez instantanément dans une autre cuvette ou, si vous voulez, dans la même, mais après l'avoir bien lavée, pour ne pas mélanger la nouvelle bouillie avec les débris restants de la précédente [2].

Comment l'on doit procéder pour **préparer la bouillie**. — Dans une cuvette, on verse avec un verre d'abord toute la quantité d'eau, puis toute la quantité de plâtre. On gâche *immédiatement, rapidement, complètement*, de manière à faire une bouillie bien homogène, sans laisser de grumeaux. — Ce gâchage demande à peine de 15 à 20 secondes.

b. **Imprégnation des bandes** (v. fig. 7).

Aussitôt que la bouillie est gâchée, vous y trempez la bande ou les bandes de tarlatane *déroulées*, ce qui leur permet de s'imprégner immédiatement et « uniformément » de plâtre.

La première bande imprégnée, vous allez aussitôt l'enrouler tour par tour, et les autres bandes seront enroulées de même par vos aides,

---

1. Vaselinez vos mains pour faire ce plâtrage.
2. Mélanger ces bouillies, cela, jamais ! — Pas plus qu'il ne faut jamais ajouter de l'eau à une bouillie trop épaisse, gâchée depuis plusieurs minutes : on « noierait » et on « tuerait » le plâtre, on n'aurait plus que du plâtre « mort » (pour employer les termes techniques). On ferait « tourner » la bouillie.
Ajouter du plâtre à une bouillie trop claire est moins mauvais que d'ajouter de l'eau à une bouillie trop épaisse, mais cependant est à déconseiller et à éviter, aussi.
Lors donc que vous constaterez, après quelques minutes, que vous n'avez pas assez de bouillie, vous en FEREZ DE LA NOUVELLE, dans un récipient bien nettoyé. Et de même, s'il vous arrive jamais, APRÈS QUELQUES MINUTES, de trouver que votre bouillie est beaucoup trop claire ou beaucoup trop épaisse, jetez-la, lavez la cuvette et faites de la bouillie nouvelle, qui sera plus ou moins chargée de plâtre (suivant le cas).

qui vous auront vu faire. Vous serrez chaque tour avec la même force
que si vous aviez à rouler une bande de toile ordinaire ou une bande de
toile trempée dans du silicate de potasse, ce que vous avez appris à faire.

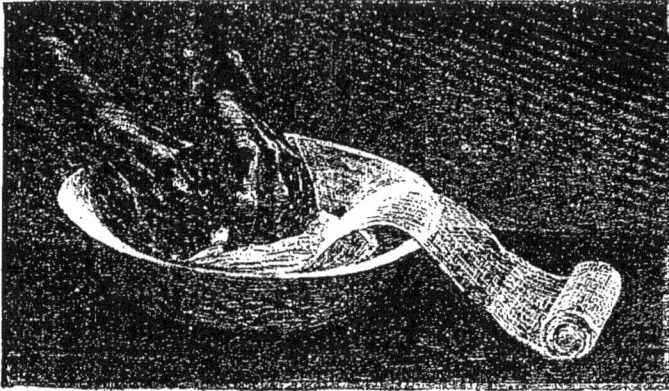

Fig. 7. — Manière de préparer les meilleures bandes plâtrées : On roule une bande de mousseline
gommée dans la bouillie (3 verres d'eau pour 5 verres de plâtre).

En un mot, ne serrez ni trop, ni trop peu ; et la bande gardera ainsi
la quantité voulue de colle plâtrée et on pourra de suite l'appliquer telle
quelle, sans avoir à l'exprimer, ou très peu.

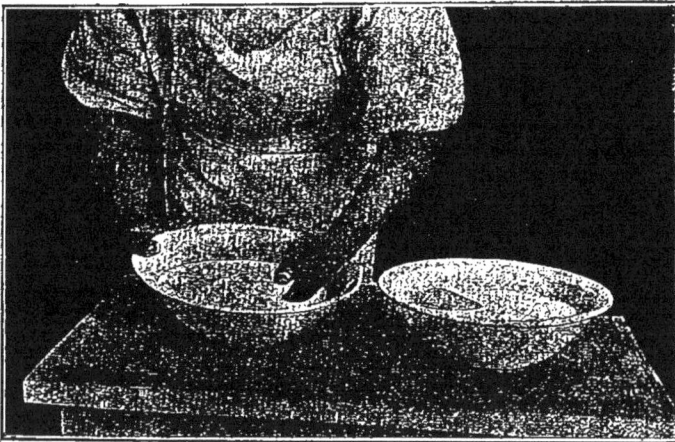

Fig. 8. — Dans la cuvette de droite, une bande a été enroulée dans la bouillie plâtrée ; dans celle de
gauche, on gâche le plâtre destiné à préparer les attelles.

Les bandes roulées sont laissées dans la cuvette pendant qu'on va
plâtrer les attelles (fig. 8).

c. **Imprégnation des attelles** (v. fig. 9).

Dans une deuxième cuvette, où vous aurez préparé une nouvelle provision de bouillie ou bien déversé l'excès de la bouillie plâtrée, non utilisée pour les bandes, vous trempez les attelles, **progressivement**, en les **plissant** et les **malaxant** un peu, pour les imprégner complètement.

Ce plâtrage des attelles demande à peine 15 à 20 secondes.

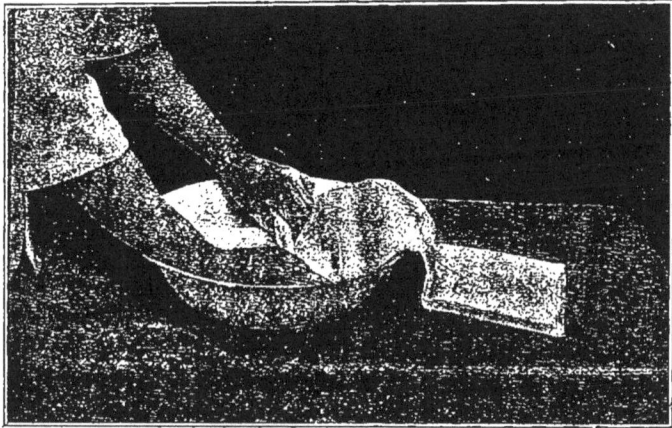

Fig 9. — Manière de tremper les attelles dans la bouillie : on doit les imprégner peu à peu, progressivement, et non pas d'un coup et en masse.

Aussitôt plâtrées, les bandes et attelles doivent être appliquées. Mais avant d'indiquer la manière de faire cette application, nous devons nous expliquer sur un deuxième mode de préparation des bandes plâtrées qu'on trouve partout recommandé : le saupoudrage préalable des bandes

Les bandes plâtrées préparées d'avance.

Ce procédé consiste à *imprégner à l'avance de plâtre sec* les bandes de tarlatane de les mettre ensuite en réserve, plusieurs jours ou plusieurs semaines, jusqu'au moment de s'en servir ; il suffira de les tremper dans l'eau quelques minutes avant de les appliquer.

Oui, mais sachez qu'il est **assez difficile**, pour les non habitués, d'obtenir ainsi des bandes ayant la **charge voulue de plâtre**. Or, trop plâtrées, elles ne se laissent pas bien « tremper » et il restera par place des grumeaux de plâtre dur pas assez plâtrées, elles ne donnent que des appareils mous et friables, comme un gâteau feuilleté. De plus, ces « conserves » de bandes plâtrées, préparées plus ou moins longtemps à l'avance, risquent toujours de *s'avarier*, c'est-à-dire de s'éventer et de s'hydrater.

Et voilà pourquoi je vous conseille, **en règle générale,** de préparer vos bandes plâtrées de la **première manière** dite (dans la bouillie) — ce qui **est** bien la manière la **plus simple** et la plus sûre pour avoir des appareils homogènes et solides.

Et pourtant, je ne vous défends pas, d'une façon absolue, de recourir au deuxième procédé ; il est même un cas où vous aurez avantage à vous en servir. C'est lorsque, ayant besoin d'un très grand nombre de bandes, pour faire un grand plâtre de mal de Pott ou de coxalgie, vous n'avez pas à vos côtés 3 ou 4 aides capables, après vous avoir vu plâtrer la première bande *dans la bouillie* de plâtrer seuls toutes les autres, **pendant que** vous allez vous-même appliquer la première bande (et les suivantes). Si vous êtes seul pour ces grands plâtres, ou si vous n'avez qu'un aide, vous risquez d'être trop attardé par cette préparation préalable de toutes les bandes plâtrées et de retrouver, après avoir plâtré la dernière, la première déjà durcie dans la cuvette — inutilisable.

Donc, **pour ce cas particulier**, je vous conseille de vous servir de **bandes saupoudrées d'avance**.

Et, pour les avoir bonnes, vous prendrez les **deux précautions** suivantes :

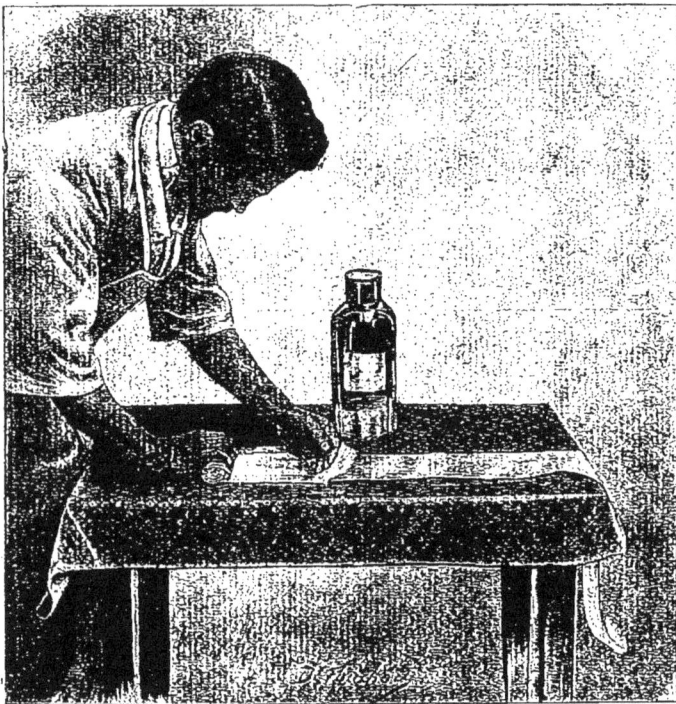

Fig. 10. — Pour préparer à l'avance les bandes plâtrées, on répand 60 à 70 grammes de plâtre en poudre sur chaque mètre courant de bande de tarlatane (de 15 cm. de large) ; on enroule la bande de la main droite pendant que la main gauche étale le plâtre.

1º On obtient des bandes plâtrées (ni trop ni trop peu), **bien à point**, en incorporant **60 à 70 grammes de plâtre à chaque mètre** de bande de tarlatane (de 15 cm. de large) : au total, 300 gr. de plâtre pour la bande entière de 5 mètres.

Ainsi donc, vous diviserez votre petit morceau de 300 gr. en 5 petits tas, et vous épuiserez chacun de ces petits tas sur chaque mètre de bande. Le saupoudrage est bien facile, il se fait comme celui d'un merlan pour la friture.

2º Pour ne pas laisser ces bandes s'éventer, gardez-les dans un récipient **hermétiquement fermé** jusqu'au moment de vous en servir, ou, mieux encore, **ne les saupoudrez que peu de temps** (1/4 d'heure ou 1/2 heure) **avant** de construire votre plâtre.

Le moment venu de faire l'appareil, on plonge deux de ces bandes dans une cuvette d'eau, de manière qu'elles soient entièrement immergées (v. fig. 11) ; on les laisse tremper jusqu'à ce qu'on ne voie plus de bulles d'air à la surface

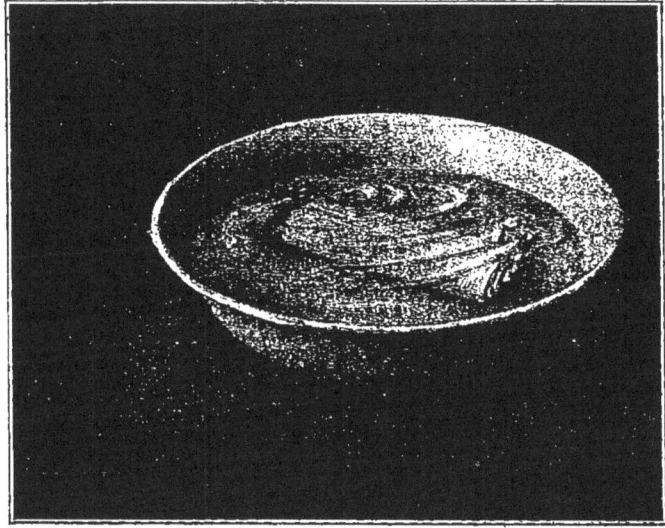

Fig. 11. — La bande saupoudrée de plâtre est plongée dans une cuvette d'eau ; il se dégage tout d'abord des bulles d'air ; et lorsqu'il ne s'en dégage plus, elle est prête à être employée, on la prend, on l'exprime et on l'applique.

de l'eau (2 ou 3 minutes environ) ; à ce moment on prend la première bande, on l'exprime, à fond, en la saisissant à ses deux extrémités, que l'on tourne en sens inverse (v. fig. 12) et on va l'appliquer.

Et comme on ne doit pas laisser les bandes trop longtemps dans l'eau, sans quoi elles durciraient et deviendraient inutilisables, l'on aura soin, lorsqu'on a un grand nombre de bandes à employer, — comme c'est justement le cas pour un corset plâtré d'adulte, — de ne pas les mett

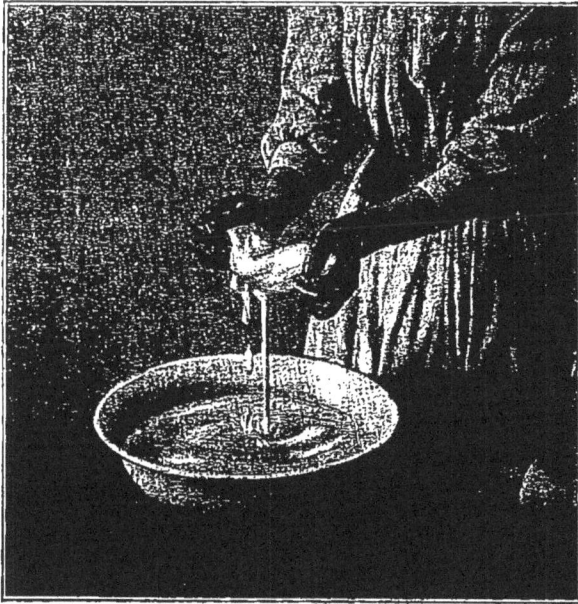

Fig. 12. — La meilleure manière de saisir et d'exprimer la bande plâtrée mouillée.

toutes à tremper en même temps ; mais de les plonger successivement, à des intervalles à peu près égaux à ceux que demande l'application d'une bande sur le malade. Ainsi donc, la première bande appliquée, et avant de prendre la seconde dans la cuvette, vous mettrez la troisième à tremper ; avant d'appliquer la troisième, vous plongerez la quatrième, et ainsi de suite.

Quant au **plâtrage** des attelles (lorsque les bandes ont été préparées par ce deuxième procédé du saupoudrage préalable), il se fait **toujours de la même manière**, décrite plus haut, en trempant ces attelles dans la bouillie plâtrée.

F. — APPLICATION DES BANDES ET ATTELLES PLATRÉES

Aussitôt plâtrées, avons-nous dit, les bandes et attelles doivent être appliquées **sans aucun retard**, car la bouillie plâtrée préparée dans les

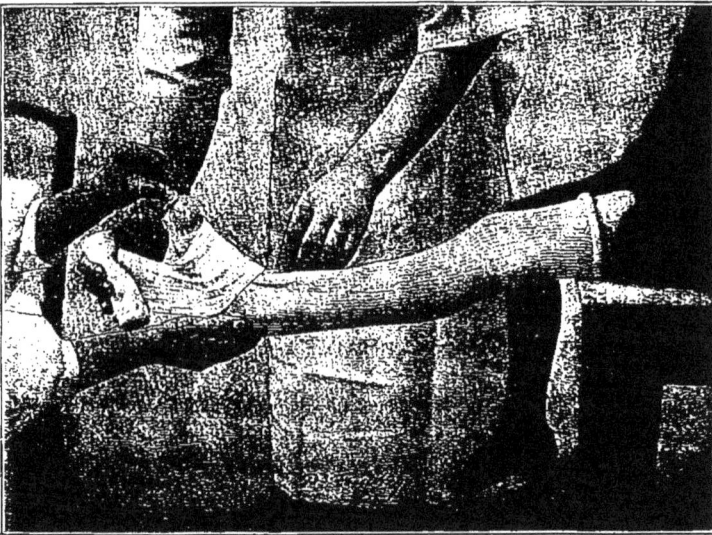

Fig. 13. — Première bande : on commence par l'extrémité du pied, à la racine des orteils. — Appliquer sans serrer, étaler la bande.

proportions indiquées plus haut (5 parties de plâtre pour 3 parties d'eau) va « prendre » vers la 10e minute.

Il faut donc que vous ayez appliqué bandes et attelles en **moins de 10 minutes** afin qu'il vous reste, au minimum, 2 à 3 minutes avant la prise du plâtre, pour vérifier l'attitude et faire le « modelage ».

Mais, rassurez-vous, il vous sera toujours facile, pour un appareil de jambe, d'arriver à temps. Voici ce qu'il faut compter, à peu près, pour chaque temps : a) pour appliquer les bandes : 1 à 2 minutes 1/2 au maximum ; b) pour appliquer les attelles, à peu près autant. Au total, 5 à 6 minutes au maximum ; c'est donc encore 5 bonnes minutes qui vont vous rester (plus qu'il ne vous en faut) pour vérifier l'attitude et faire le modelage [1].

1. Mais s'il est très facile d'arriver à temps pour un appareil de jambe, c'est beaucoup moins aisé pour un grand plâtre de mal de Pott, ou même de coxalgie, lorsqu'on

a. **L'application des bandes.**

Prenez une bande plâtrée, — sans l'exprimer, ou à peine, — et appliquez-la en commençant par l'extrémité des orteils.

Mode d'application des bandes. — On fait des **circulaires** qui se recouvrent à moitié ou au tiers, mais point de « renversés », ce n'est pas nécessaire avec ces bandes minces et mouillées, qui **se moulent d'elles-mêmes** sur les contours du membre et se plissent légèrement où il faut

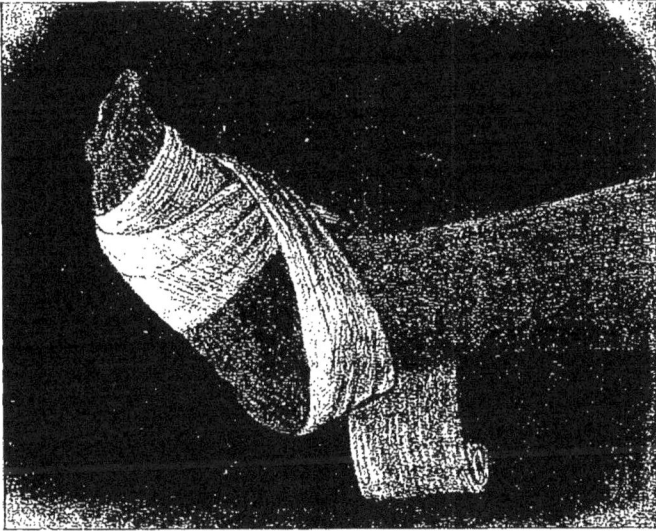

Fig. 14. — Comment il ne faut pas faire ; éviter que la bande ne forme des cordes sur le cou-de-pied comme elle le fait ici.

— sans que ces plis puissent blesser, car ils sont très petits, et même plus petits que ceux que vous feriez (pour les éviter) avec les renversés.

Ces tours circulaires se chevauchant recouvrent ainsi le pied, le cou-de-pied, la jambe, le genou jusqu'au 1/3 inférieur de la cuisse.

Le tour supérieur de la bande plâtrée s'arrête à 1 cm. au-dessous du bord supérieur du jersey.

3 recommandations sur la manière d'appliquer la bande : l'**étaler**, l'appliquer **exactement**, mais **sans traction**.

1. L'**étaler** : donc éviter de faire des cordes, mais sans se préoccuper cependant (parce qu'ils sont négligeables) des petits plis inévitables d'une bande roulée sur une région non régulièrement cylindrique (fig. 14).

n'est pas « entraîné ». En conséquence, pour ces grands plâtres, vous préparerez une bouillie plus claire (pour 5 verres de plâtre mettez 4 verres d'eau au lieu de 3), ce qui vous donnera 5 minutes de marge en plus, c'est-à-dire que la prise de cette bouillie ne se fera que vers la quinzième minute environ. Mais nous en reparlerons, à propos du corset plâtré.

Plutôt que de faire une « corde », coupez votre bande et étalez-en les extrémités. Si l'on a soin d'étaler la bande, on aura des appareils ne blessant pas.

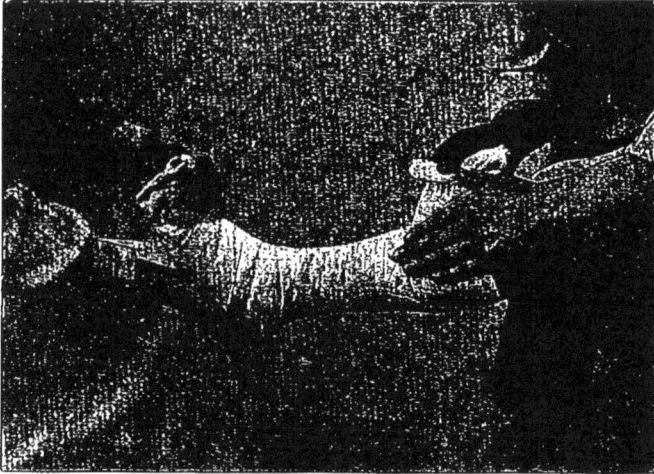

Fig. 15. — Les godets que peut faire la bande sont effacés au fur et à mesure par la main gauche.

2. Appliquer **exactement** la bande plâtrée, en suivant bien les contours

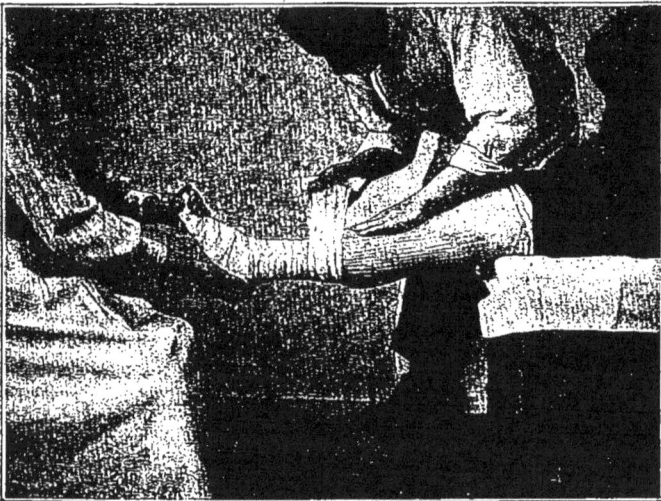

Fig. 16. — CE QU'IL FAUT ÉVITER : ne pas tirer sur la bande, car, en tirant, on boudine le membre, comme il est représenté ici.

de la région. On peut faire plaquer au fur et à mesure, avec la main gauche, chaque tour appliqué avec la main droite (v. fig. 15).

Et l'on aura ainsi des plâtres précis, ni lâches, ni flottants.

3. **Ne pas serrer** (faute souvent commise par les débutants). Éviter de saucissonner le membre (v. fig. 16) ; ni traction, ni pression. Se garder de tirer sur la bande, comme on tire sur la bande d'Esmarch. Appliquer la bande comme si l'on avait à prendre l'empreinte, le contour et le volume du membre, sans y rien ajouter, mais sans en rien retrancher.

Et l'on aura ainsi des plâtres ne gênant pas.

Ce premier revêtement terminé, lorsque avec la bande vous aurez atteint le bord supérieur de l'appareil, si la bande n'est pas épuisée, vous la déchirez avec les mains, ou mieux, vous la coupez aux ciseaux et vous gardez le reste pour l'appliquer dans un instant par-dessus les attelles.

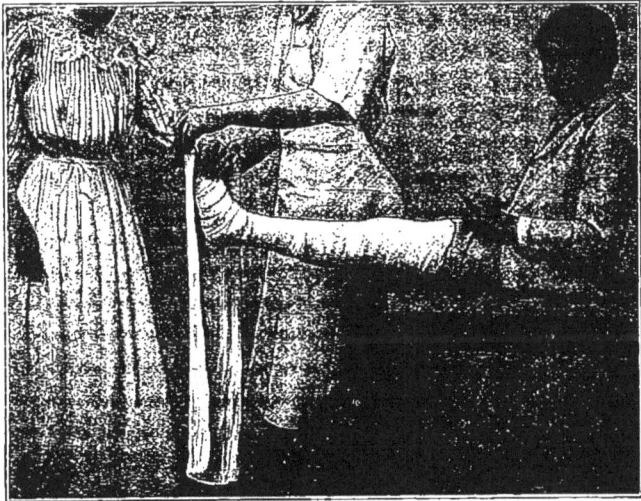

Fig. 17. — Attelle postérieure : on en COMMENCE l'application *sous la* PLANTE du pied.

b. Application des attelles.

Par-dessus le premier revêtement fait avec des tours de bande, on applique les deux attelles (fig. 17, 18 et 19). Vous en prenez une, indistinctement (les deux sont pareilles) : vous l'exprimez légèrement (à moitié) ; vous l'étalez et l'appliquez (celle-ci qui est la 1re) **en arrière**. On étale une de ses extrémités sous les orteils où l'aide la saisit et la maintient, puis le long de la plante et au-dessous du talon qu'elle emboîte, ensuite sur toute la partie postérieure de la jambe, sous le jarret jusqu'au bord supérieur de l'appareil où son extrémité est retenue par une personne quelconque ou par le malade lui-même [1].

1. Si vous voulez que les orteils soient protégés contre la pesée des couvertures, vous ferez déborder l'extrémité inférieure de l'attelle de 2 à 3 cm. en dehors des orteils. Si de ce fait votre attelle se trouve ensuite trop courte par le haut, cela n'a pas d'im-

L'autre attelle, **attelle antérieure**, est appliquée **en avant** en part[...] des orteils également [1].

On fait cette application des attelles en **étalant** bien et **déplissant** le[...] bords, de manière à éviter les arêtes saillantes, ce qui est facile avec [...] attelles aussi minces que celles-ci (faites, je le répète, avec seulem[...] 1 ou 2 feuillets de tarlatane).

Les bords des attelles se chevaucheront au niveau des parties étroi[...] de la région, mais cela n'a que des avantages. Pour faciliter et parfa[...]

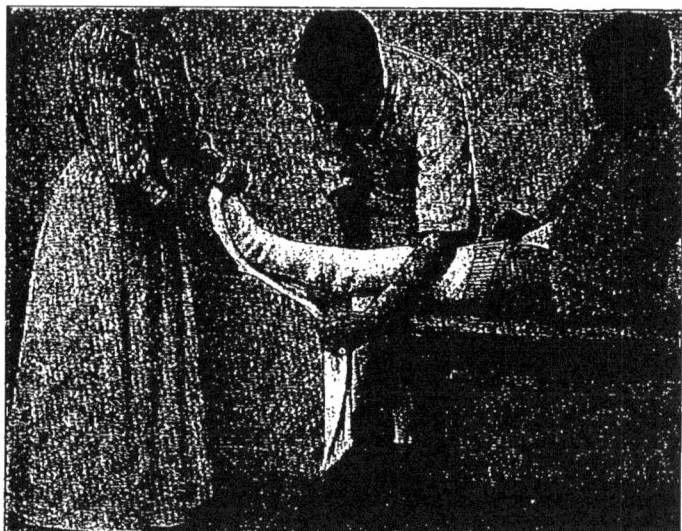

Fig. 18. — Application de l'attelle postérieure (suite). Pendant que l'aide maintient la partie pl[...] taire, on étale la partie moyenne sous le mollet.

leur imbrication, vous pouvez débrider ces bords d'un coup de cisea[...] au niveau des malléoles et du talon.

Par-dessus les attelles, on fait un revêtement avec des bandes plâtré[...] on emploie 1 ou 2 bandes (suivant qu'il s'agit d'un enfant ou d'un adult[...] on roule ces bandes des orteils à la cuisse, puis on revient de la cuisse a[...] orteils, jusqu'à épuisement de la ou des bandes.

Détail important.

Entre les diverses assises de l'appareil, vous étalez avec la main u[...] couche de 1 à 2 mm. de bouillie plâtrée : vous employez, à cet usage,

---

portance : vous n'aurez qu'à renforcer par quelques tours de bandes supplémentai[...] cette partie de l'appareil où l'attelle manque.

1. Mais, sans les dépasser ici, sans même atteindre leur extrémité, on laisse à [...] la dernière phalange, de manière à permettre la surveillance constante de la pe[...] Vous pourriez aussi ne pas tenir compte de cette recommandation pendant la co[...] truction du plâtre et recouvrir hardiment la face dorsale des orteils, sauf à la libé[...] au moment de l'émondage du plâtre.

qui vous reste de bouillie après le plâtrage des bandes et des attelles ;
ou bien, s'il n'en reste pas, vous en préparez immédiatement une nouvelle
provision.

Cette couche de bouillie est le **mortier** [1] qui solidarise en un seul bloc
homogène les diverses pièces de l'appareil.

Puis, par-dessus la dernière bande, étalez une dernière couche de
bouillie, pour donner un peu de lustre [2] à l'appareil.

Et c'est fini.

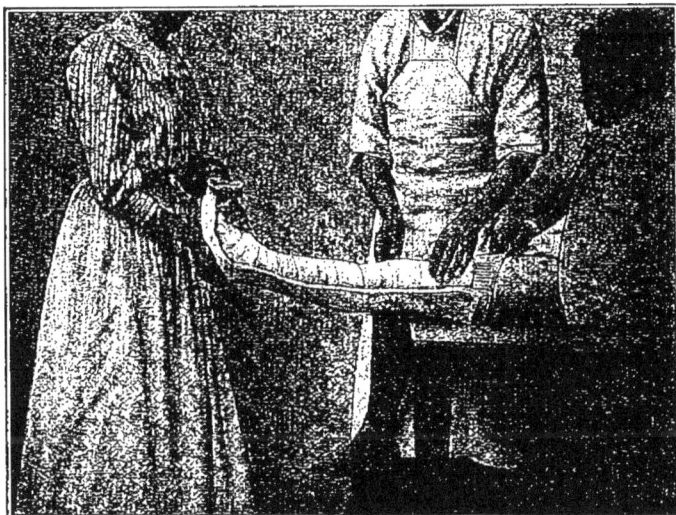

Fig. 19. — L'attelle postérieure appliquée. Elle embrasse la demi-circonférence postérieure du membre,
à la façon d'une gouttière.

Cette application des bandes et des attelles aura duré 3 à 4 minutes,
5 au plus.

Il vous restera donc *avant la prise* du plâtre les quelques minutes
nécessaires pour vérifier l'attitude et modeler l'appareil.

« Quelques minutes », c'est la marge voulue : ni trop, ni trop peu.
Vous devez avoir tout calculé pour qu'il en soit ainsi, c'est-à-dire que vous
aurez non seulement essayé votre plâtre à l'avance, mais encore, si vous
êtes novice, fait une répétition générale et construit un plâtre du même
modèle sur un « mannequin » vivant.

Mais ne pourrait-on pas, — lorsqu'on n'a pas arrêté son plan et bien
pris ses mesures, — avancer ou retarder un peu la prise du plâtre ?

1. Sans ce mortier, l'on risque d'avoir un plâtre non homogène (un gâteau feuilleté),
surtout si l'on s'est servi de bandes saupoudrées de plâtre à l'avance.
2. Nous dirons plus loin la manière de polir l'appareil.

Pour **avancer** la prise, on recommande, en certains livres, de sécher la surface de l'appareil avec des serviettes chaudes ou avec quelques tours de bande de toile sèche, qu'on enlève un peu après, ou de saupoudrer la surface suintante de l'appareil avec une couche de 1 à 2 mm. de plâtre sec, ou bien encore de plaquer sur les 2 faces de l'appareil 2 carrés de tarlatane sèche.

Mais je vous conseille de n'en rien faire, de n'user d'aucun de ces moyens qui abîment le plâtre ; usez simplement d'un peu de... patience ;

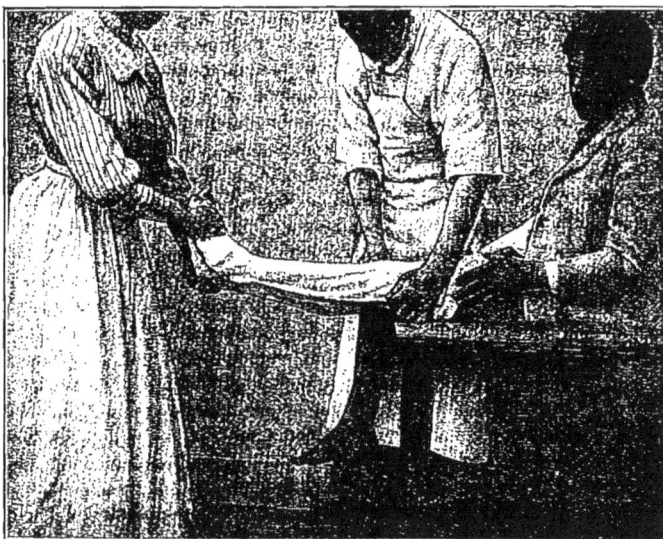

Fig 20. — L'attelle antérieure est ensuite mise en place.

et ainsi la prise n'ayant pas été « forcée », le plâtre sera plus solide, plus homogène et plus joli.

Quant aux moyens de **retarder** la prise, tous ceux qui ont été proposés sont infidèles ou même nuisibles ; ils aggravent les choses au lieu de les arranger et font « tourner » le plâtre.

Non, si le plâtre paraît vouloir sécher un peu trop vite, il n'y a qu'une chose à faire, c'est de tâcher de le gagner en vitesse, de rouler très vivement les derniers tours de bande pour « courir » au modelage [1].

1. Encore une fois, vous éviterez tous ces ennuis EN ESSAYANT VOTRE ÉCHANTILLON DE PLATRE A L'AVANCE. Et si, malgré tout, il vous arrivait de « rater » votre appareil, si, par exemple, vous trouviez les premières couches « prises » avant d'avoir appliqué la dernière bande, eh bien ! vous en seriez quitte pour enlever immédiatement cet appareil — ce qui est facile — et le recommencer. Cela nous est arrivé personnellement plusieurs fois, et nous estimons qu'il n'y a aucun déshonneur à cela. Vous avez toujours la ressource, pour sauver votre amour-propre, d'accuser de cette prise hâtive une cuisson anormale du plâtre.

G. — VÉRIFICATION DE L'ATTITUDE ET MODELAGE

a. **Vérification de l'attitude.** — Vérifiez et rectifiez au besoin la position de l'aide qui tient le pied ; et même remplacez-le pour ce rôle délicat, si vous n'êtes pas sûr de lui, et mettez-le à votre place pour faire le modelage, plus facile assurément que la mise en bonne attitude du pied et de la jambe.

Si vous avez à tirer sur la jambe, changez de temps à autre la place de vos mains, pour ne pas exercer une pression continue sur le même

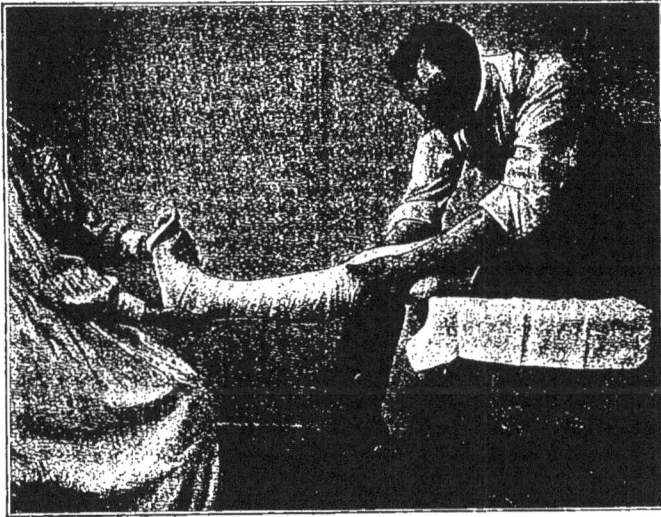

Fig. 21. — Modelage de l'appareil autour de la rotule et du talon.

point, ce qui amènerait une saillie intérieure anormale du plâtre en ce point.

b. **Modelage du plâtre.** — On modèle le plâtre en le faisant plaquer autour des saillies osseuses de la région (*non pas* **sur**, ce qui donnerait des eschares ; *mais* **autour**), de manière à loger ces saillies dans des dépressions du plâtre.

Ici, au genou, le modelage se fait en coiffant la région des deux mains, comme de deux calottes sphériques : le plâtre doit se mouler sur la rotule et les condyles. Déprimez-le aussi dans les rainures qui séparent rotule et condyle. En le déprimant, on supprime les ponts qu'il faisait à ce niveau : on empêchera ainsi le genou et la jambe de tourner dans l'appareil.

En somme, on utilise tous les reliefs (condyles, rotule, tubérosités du tibia) de l'articulation du genou, qui forment autant de clavettes entre la jambe et le manchon plâtré.

C'est dire qu'on modèle ainsi le plâtre au-dessus et au-dessous du genou, autour des condyles fémoraux et des tubérosités tibiales.

On peut aussi modeler un peu les malléoles et la voûte du pied, mais ceci est à peu près inutile ; en tout cas, ce modelage se fera facilement avec les deux mains qui tiennent le pied et la région malléolaire.

Vous devez **maintenir** la **correction** et le **modelage jusqu'à la prise**

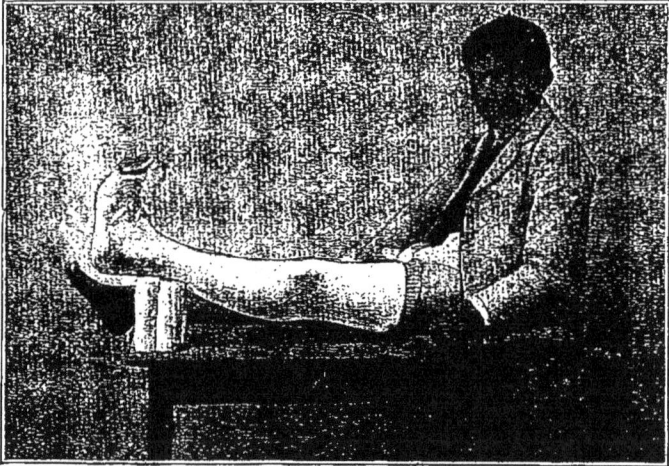

Fig. 22. — Quand le plâtre est pris, on surélève le talon pour que l'air passant sous l'appareil active la DESSICCATION (ne pas confondre la *prise* du plâtre, qui demande quelques minutes, avec la *dessiccation* qui demande plusieurs heures, et parfois même plusieurs jours).

du plâtre **inclusivement** ; c'est parfois un peu ennuyeux, mais c'est absolument indispensable, si l'on ne veut rien perdre de la correction obtenue.

On reconnaît que le **plâtre** est **pris** à ce qu'il ne se fait plus de plis à sa surface ; à ce qu'il **résonne** sous le doigt ; à ce qu'il chauffe, mais sachez cependant que lorsqu'on s'est servi d'eau froide il ne chauffe pas toujours d'une manière appréciable, même lorsque le plâtre est bon. Lorsque le plâtre est pris, mais alors seulement, on peut lâcher le pied du malade et le poser sur la table, ou mieux encore sur le dossier d'une chaise pour hâter la dessiccation du plâtre.

H. — ÉMONDAGE DU PLATRE

Dix à quinze minutes après la prise du plâtre, on peut procéder à son émondage avec un bon couteau, qu'on fait mordre doucement et lentement sur l'appareil qui, à ce moment, se laisse entamer comme du carton mou ; on découpe la partie qui recouvre, en avant, l'extrémité des orteils, de manière à dégager la face dorsale de la dernière phalange. On a soin de ne pas entamer le jersey ou le bas, afin de conserver un rebord exubérant de ce revêtement qui empêchera le frottement du plâtre sur la peau nue.

On dégage de même la partie supérieure de l'appareil, en conservant encore ici de 2 à 3 cm. du fourreau mou, au delà du rebord du plâtre.

Grâce à cet émondage de l'extrémité inférieure du plâtre, on peut faire une *surveillance* facile et continue de la nutrition des orteils. (Or, si tout est bien du côté des orteils, on est assuré de la bonne nutrition du pied et de la jambe.)

Les orteils doivent être **sensibles** à la piqûre d'une épingle, **roses**, **chauds** et **mobiles**.

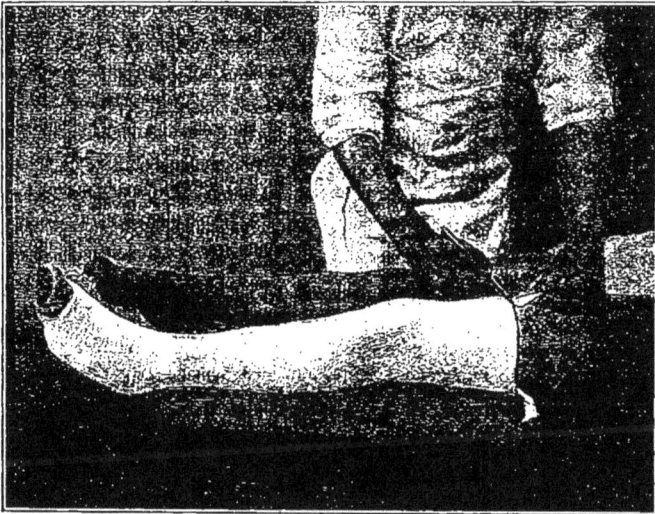

Fig. 23. — Émondage du plâtre au moyen d'un couteau ou d'un bistouri.

Vous y regarderez toujours avant de quitter la maison — et il suffit ensuite qu'une personne de la famille y regarde toutes les heures le premier jour, puis matin et soir les jours suivants, en promenant une épingle sur la surface des orteils [1].

Si le malade ne peut pas les *remuer volontairement*, vous ouvrirez le plâtre par une fente médiane, de bas en haut, jusqu'à ce qu'ils bougent.

Vous fendez le plâtre d'abord sur le milieu de la face dorsale du pied, et puis sur la face antérieure du cou-de-pied et, avec une spatule ou bien avec les mains, vous écartez de 1 à 2 cm. les bords encore très malléables du plâtre et vous attendez un instant que soient revenues la sensibilité et la coloration normale des orteils.

1. N'importe qui peut aisément saisir les moindres troubles ou anomalies de cet ordre ; il lui suffira de comparer les résultats de l'examen du côté malade avec ceux de l'examen du côté sain ; du reste, en cas de doute, cette personne vous aviserait immédiatement, et, de cette manière s'il survenait jamais, dans les jours qui suivent, un trouble quelconque, vous y pourriez toujours remédier à temps.

Si elles ne reviennent pas, vous écartez davantage et fendez au-dessus de plus en plus haut, au besoin jusqu'au bord supérieur du plâtre, et vous soulevez les bords. Alors, tout redevient normal.

Vous n'avez plus qu'à fixer le plâtre à ce degré d'écartement avec une bande plâtrée ou même une simple bande de mousseline.

En somme, pourvu que vous ne manquiez jamais à cette **règle absolue** de **ne pas quitter votre malade** avant d'avoir **constaté** de vos yeux que les orteils (ou les doigts) sont **roses, chauds** et **sensibles,** je puis vous garantir que vous n'aurez **jamais de troubles sérieux** de nutrition à la suite de l'application d'un plâtre soit du membre inférieur, soit du membre supérieur.

Après l'émondage, on porte le malade dans son lit.

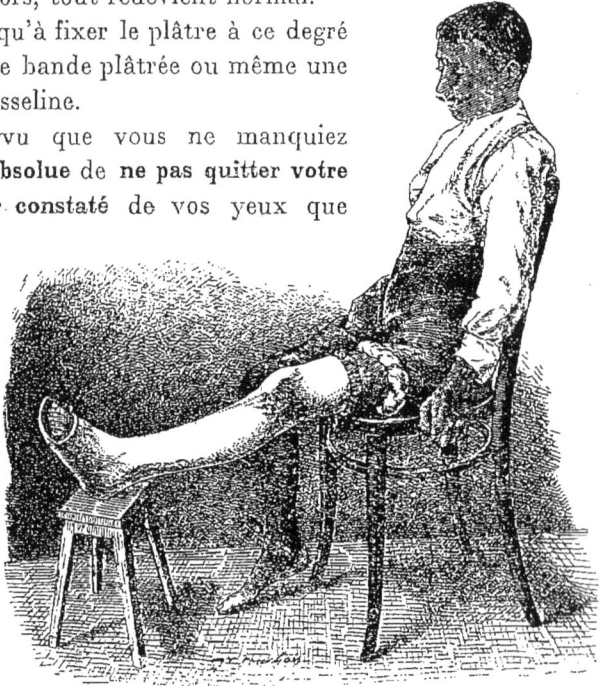

Fig. 24. — Appareil fini, émondé et poli.

Manière de prendre et d'emporter un sujet plâtré pour ne pas briser son appareil.

On saisit la jambe du malade de manière à ne faire aucun mouvement qui contrarie la position donnée ou tende à faire jouer les articulations prises dans l'appareil.

On laisse à nu la jambe plâtrée, le talon soulevé pour que la dessiccation se fasse aussi bien au-dessous qu'au-dessus du plâtre (v. fig. 22).

Ne pas confondre cette dessiccation avec la prise ; celle-ci ne demande que 10 minutes, tandis que celle-là demande 1 à 2 jours, parfois davantage, et pendant ce temps-là, il faut se garder de trop remuer le malade, car le plâtre, tant qu'il reste un peu humide, est susceptible de se briser. Au reste, s'il se brisait, il serait bien facile de le réparer, nous dirons comment, dans un instant.

Soins consécutifs à l'application du plâtre.

Le plâtre est construit ; votre besogne immédiate est terminée.

Le malade replacé sur son lit, on pourra mettre une bouillotte de chaque côté du plâtre pour hâter sa dessiccation. On protège les orteils contre la pesée des couvertures, ce qui, facilitant la circulation de l'air autour de l'appareil, hâte aussi la dessiccation. On peut, dans ce but, laisser en dehors des couvertures la région plâtrée, pendant les premières vingt-quatre heures.

Un plâtre ne doit causer aucun malaise, pas plus qu'une chaussure bien faite. Tout au plus, le malade peut-il accuser une sensation de contention, analogue à celle que donne une chaussure neuve.

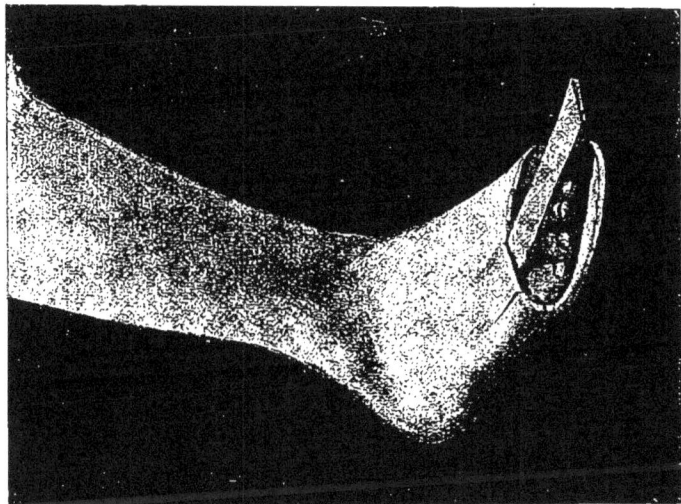

Fig. 25. — Si le petit orteil est trop serré, on le dégage en faisant des petites fentes le long du bord externe du pied. (On fendrait le bord interne si le gros orteil était trop serré.)

Si vous passez quelques heures après, ou le lendemain, chez votre malade, il vous dira peut-être ressentir quelque gêne sur les bords de l'appareil ; les deux orteils extrêmes, le gros et le petit, peuvent être un peu serrés par le plâtre. En ce cas, introduisez une spatule entre les orteils et l'appareil, et cherchez à écarter celui-ci de quelques millimètres.

Si cela ne suffit pas, fendez un peu le plâtre ; ne le rognez pas transversalement, non, **fendez longitudinalement** le bord interne ou externe (suivant le cas), sur une longueur de 1, 2, 3 cm., en partant du bord libre ; écartez ensuite légèrement les deux lèvres de cette fente pour donner à l'orteil un peu de liberté (fig. 25).

Et de même à la cuisse, si le bord supérieur du plâtre entre dans les chairs, on commence par glisser sous le bord un mince et régulier bourrelet d'ouate, et si, malgré cela, le malade continue à se plaindre, fendez l'appareil sur une longueur de quelques centimètres, écartez les lèvres de cette fente et mettez-y une lanière d'ouate pour empêcher les blessures de la peau.

Disons maintenant :

a. La manière de **consolider** le plâtre ;

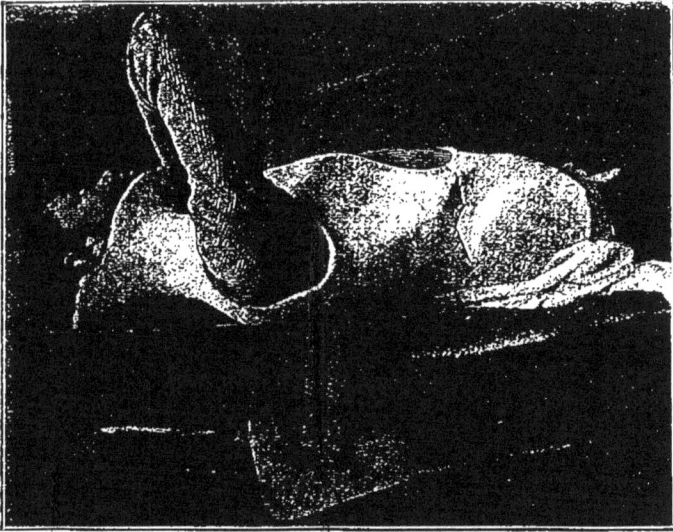

Fig. 26. — Appareil brisé, qui doit être réparé et consolidé.

b. La manière de le **réparer** ; — *c.* La manière de le **fenêtrer** ;

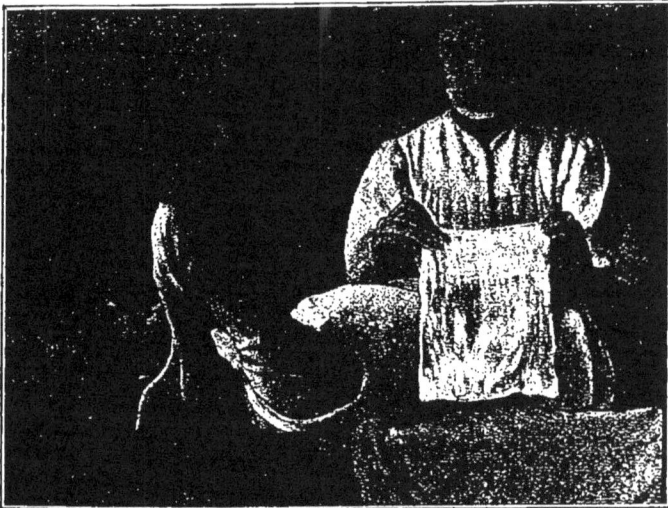

Fig. 27. — Comment on répare un plâtre. — Après avoir humecté légèrement la région avec de la *bouillie très claire*, on applique un large carré de tarlatane, à une seule épaisseur, imprégné de bouillie, puis un 2ᵉ et un 3ᵉ carrés.

d. La manière de l'**enlever** et de faire la **toilette du membre**.

a. **Cômment consolider le plâtre.**

Si le plâtre paraît trop faible, que ce soit quelques minutes, quelques heures ou quelques jours après, on le consolide de la manière suivante :

C'est la **totalité** de l'appareil qui a besoin d'être renforcée. On commence par appliquer sur toute la surface une couche de colle plâtrée très liquide (parties égales d'eau et de plâtre), puis, par-dessus cette colle, on étale 2 attelles (à 1 seule épaisseur de tarlatane), l'une des attelles en avant, l'autre en arrière, puis une troisième et une quatrième (toujours à 1 seule épaisseur) ; et par-dessus, on roule 1 à 2 bandes plâtrées.

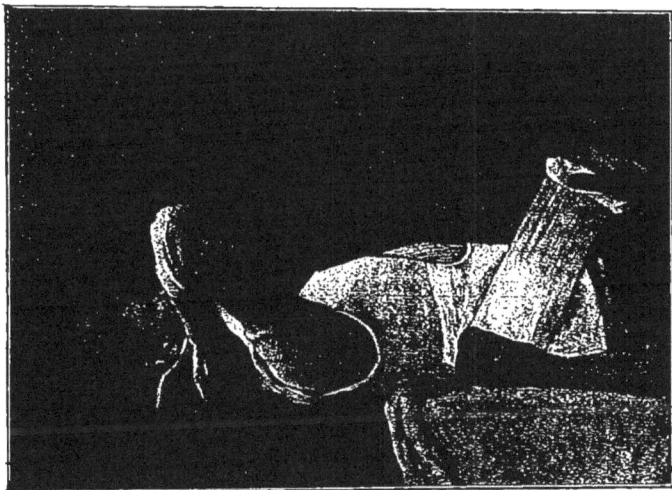

Fig. 28. — Par-dessus les carrés, on applique quelques tours de bande plâtrée.

Ce n'est qu'en **un ou deux points** que le plâtre est faible. On applique à ce niveau, en dépassant les limites de la partie faible, la même couche de colle plâtrée liquide, puis quelques carrés de tarlatane (fig. 27), enfin, 2 ou 3 tours de bandes plâtrées (fig. 28).

b. **Comment réparer le plâtre.**

Et lorsque le plâtre se fendille ou se casse complètement (fêlure ou fracture), plus ou moins longtemps après sa construction, on n'a généralement pas besoin de le remplacer : on peut très bien le réparer et le remettre à neuf (fig. 27 et 28) en procédant à peu près de la même manière que pour le consolider.

On commence par enlever les débris de plâtre qui bordent la fente, puis on gratte la surface avec un couteau ; on y creuse de petites dépressions à coups de pointe, comme on prend un point d'appui sur la glace à petits coups de pic ; on mouille ensuite cette surface irrégulière et abrupte avec une couche de bouillie claire (parties égales de plâtre et d'eau).

Lorsque le plâtre est sale, on peut lui rendre sa blancheur par l'application d'une couche de bouillie faite avec ces mêmes proportions d'eau et de plâtre.

Lorsqu'il est ramolli par l'urine ou par le pus, on enlève au couteau toute la partie souillée et on la remplace par quelques carrés ou attelles maintenus par quelques tours de bandes plâtrées.

Le secret pour réussir ces réparations immédiates (ou tardives) qui passent pour difficiles, c'est de ne pas employer de bouillie trop épaisse ni des attelles de plusieurs épaisseurs, car ces nouvelles pièces ne se fondraient pas avec l'ancien plâtre, tandis que de la manière que je viens de dire, cette union sera très intime et très solide, et vous serez aussi habile à faire le « vieux » que le « neuf ».

c. **Comment fenêtrer le plâtre.**

Pour fenêtrer le plâtre, comme pour l'émonder, on coupe couche par couche, très doucement, jusqu'à ce qu'on ait la sensation de couper, non plus du plâtre, mais le tissu du jersey.

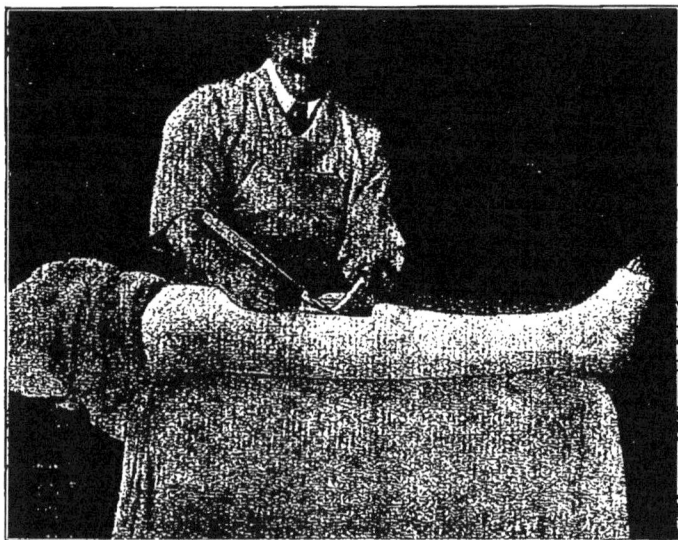

Fig. 29. — Comment on fenêtre le plâtre. — La plaque à enlever est circonscrite par un trait de couteau intéressant toute l'épaisseur du plâtre ; on soulève ce volet par un de ses angles et on finit de le décoller.

Il est indiqué souvent de fenêtrer le plâtre :

Pour surveiller un fragment osseux saillant, une plaie, un abcès, une fistule, etc.

On doit repérer ces divers points et les protéger par un double carré de gaze, en construisant le plâtre.

Attendez, pour ouvrir ces fenêtres, que le plâtre soit sec (au moins 24 heures), à moins d'urgence pourtant, exemple dans le cas de plaie

suppurant abondamment, qu'on doit panser le jour même, ou encore
celui d'une pointe osseuse que l'on doit repousser immédiatement si l'on

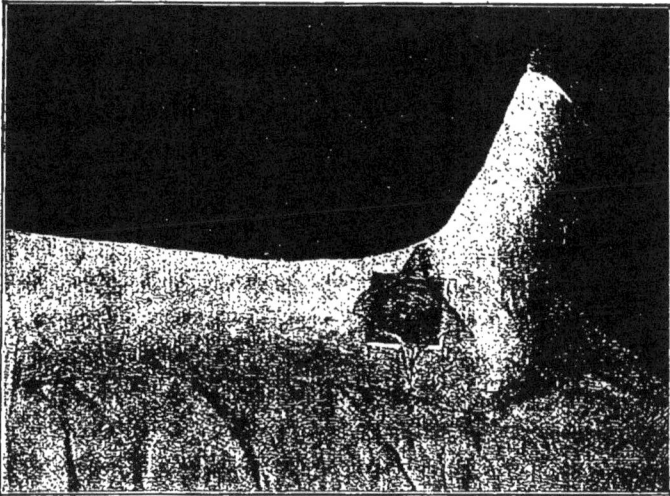

Fig. 30. — Quand le volet est enlevé, on coupe le carré de jersey suivant les diagonales, et on en rabat les pans : la peau est mise à nu.

veut sauver la peau déjà menacée : en ces cas, on ouvre la fenêtre une
demi-heure après la prise du plâtre.

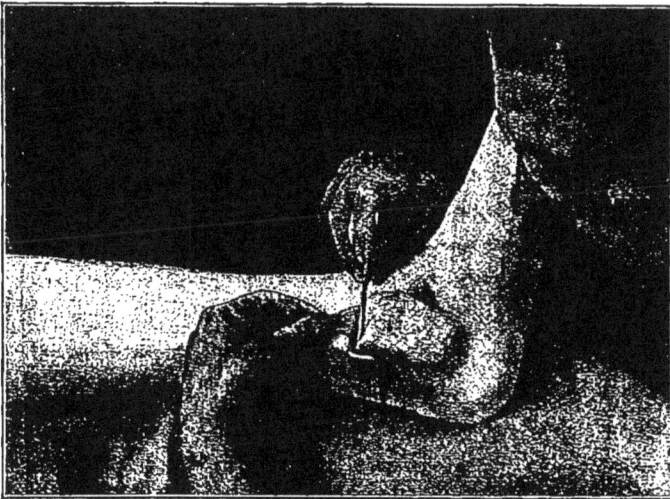

Fig. 31. — En cas de plaie, manière d'insinuer le pansement sous les bords de la fenêtre plâtrée.

Comme pour l'émondage, on se sert ici d'un couteau bien affilé ;
on coupe millimètre par millimètre, jusqu'à ce qu'on atteigne le tissu

mou du revêtement que l'on fendra plus facilement avec des ciseaux·
L'on n'entamera pas la peau si l'on procède avec attention. La sécurité

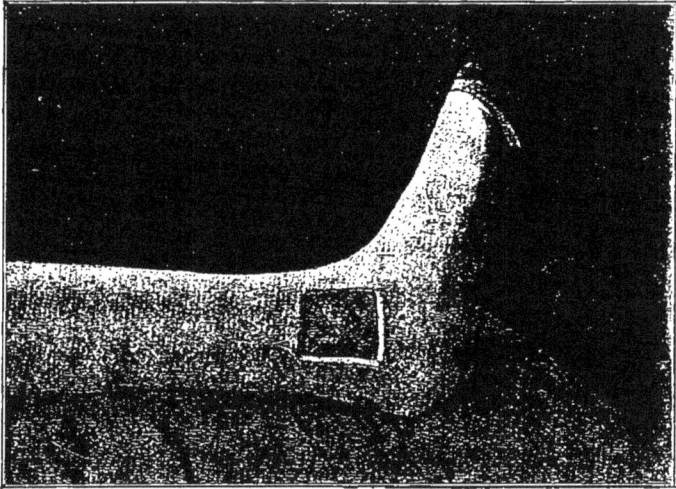

Fig. 32. — Les pans du jersey sont rabattus par-dessus le pansement.

sera encore plus grande si l'on a pensé à revêtir la peau d'un double jersey :
c'est alors qu'on apprécie la valeur de cette précaution.

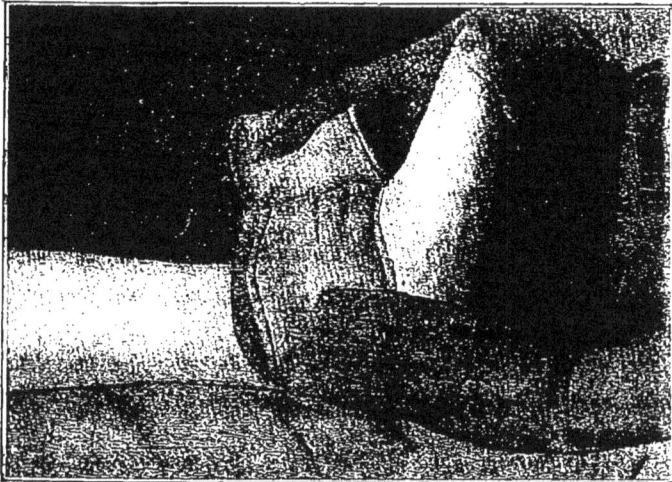

Fig. 33. — Le pansement est maintenu par une bande Velpeau.

Une autre bonne précaution, lorsqu'on sait d'avance qu'on devra
fenêtrer le plâtre en tel point, c'est de mettre à ce niveau (par-dessus le
jersey unique ou double) un petit carré de gaze de 2 épaisseurs ou d'ouate

mince, avant d'appliquer la première bande plâtrée. Grâce à ce carré, on peut ensuite fenêtrer le plâtre en ce point, sans craindre d'entamer la peau.

La fenêtre, généralement carrée, doit dépasser de plusieurs centimètres, en tous sens, les dimensions du point à surveiller ou à traiter.

On ferme la fenêtre avec un pansement ordinaire s'il s'agit de plaie (fig. 31), ou, s'il s'agit de correction, avec des carrés d'ouate maintenus et fortement plaqués par quelques tours de tarlatane gommée, mouillée et exprimée, ou bien avec une bande Velpeau (fig. 32 et 33).

   d. **Comment enlever le plâtre.**

Le moment venu d'enlever le plâtre [1], on *le fend en avant*, de la même manière et avec les mêmes précautions que celles dites pour l'émonder

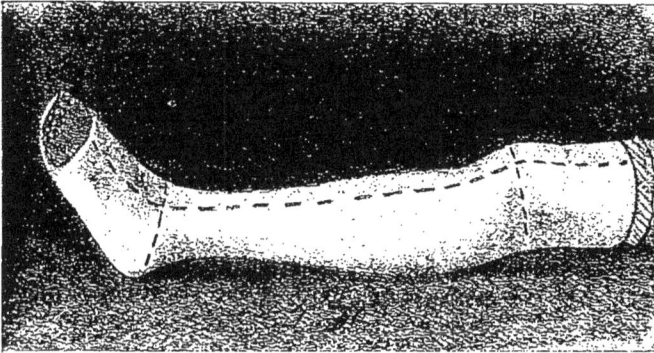

Fig. 34. — Comment on enlève un plâtre. Les lignes de section (le plâtre a été préalablement ramolli par un bain, ou des compresses mouillées chaudes).

et le fenêtrer, avec cette différence que lorsque le plâtre vient d'être construit (même encore quelques heures ou quelques jours après) il se laisse couper facilement, tandis que, vieux de quelques semaines ou de quelques mois, il ne se laisse que difficilement entamer.

C'est pour cela qu'il vous faudra commencer par ramollir ce vieux plâtre au niveau de la ligne que va suivre le couteau. On le mouille 10 à 15 minutes à l'avance avec des éponges ou des linges imprégnés d'eau chaude. On facilite ainsi grandement la pénétration de l'instrument et dès que celui-ci a un peu mordu dans le plâtre, on continue à verser de l'eau chaude dans la rainure amorcée, puis on va ainsi, mouillant et coupant, **jusqu'au jersey exclusivement** ; on coupe le jersey avec des ciseaux.

Mais cette manière d'enlever le plâtre est assez longue et laborieuse : il est infiniment plus simple de plonger le malade tout entier, ou du moins

---

1. Après quelques semaines ou quelques mois, suivant qu'il s'agit d'une fracture ou d'une affection orthopédique.

le membre plâtré, dans un bain chaud, pendant 15 à 20 minutes, chaque fois que cela se peut, c'est-à-dire presque toujours. Aussitôt le malade

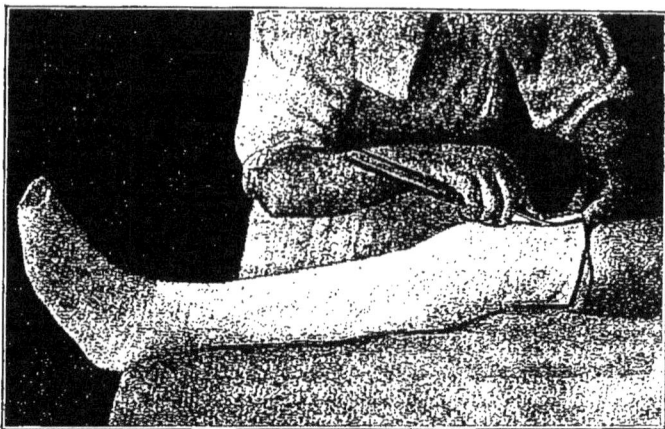

Fig. 35. — Comment on coupe au moyen d'un tranchet le plâtre ramolli : on soulève les bords de la fente pour éviter de blesser le malade.

sorti du bain, attaquez le plâtre avec un bon couteau. Il se laisse couper comme du carton mou et la section et l'enlèvement s'opèrent en une minute ou deux (fig. 34 et 35).

Ce ramollissement préalable dans un bain donne en plus une grande sécurité : le bord de ce plâtre mou se laisse soulever suffisamment par un effort des doigts pour qu'on puisse glisser facilement un manche de cuiller entre le plâtre et la peau, et l'on coupe ensuite

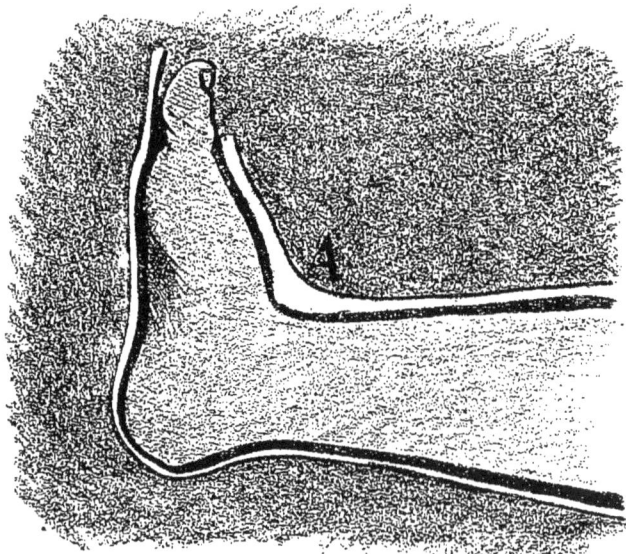

Fig. 36. — Sur le cou-de-pied, il existe presque toujours une arête de plâtre qu'il est malaisé de couper.

hardiment sur ce conducteur improvisé que l'on fait avancer jusqu'à l'autre extrémité de l'appareil.

Au cou-de-pied, l'on est souvent arrêté par la section complète du coin du plâtre qui répond à l'angle de flexion du pied (fig. 36). Mais, si l'on procède avec précaution, l'on sectionne cette arête plâtrée sans érafler la peau.

Dès que le plâtre est ainsi coupé de haut en bas, sur la ligne médiane antérieure, on écarte et on soulève ses bords et on l'enlève sans difficulté. Cependant, au cou-de-pied, je vous conseille de faire une deuxième section perpendiculaire à la première, avant de soulever les bords. Cette deuxième section transversale est toujours indispensable lorsque le plâtre n'a pas été ramolli dans un bain, elle reste très avantageuse dans l'autre cas ;

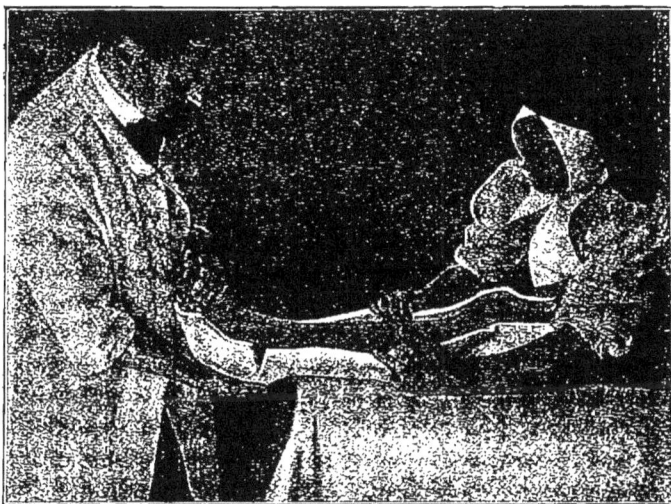

Fig. 37. — Pour enlever le plâtre, un aide en écarte les bords pendant qu'on soulève le membre et qu'on tire sur le pied.

on la fera donc toujours, non pas seulement au cou-de-pied, mais aussi au genou (v. fig. 34).

Lorsqu'on procède à cet écartement des bords (surtout lorsque le plâtre n'a pas été ramolli), on doit aller avec prudence et méthode, en faisant un effort symétrique, et de même valeur, sur les deux valves du plâtre. Sinon, l'on tordrait la jambe et, dans le cas d'un enfant débile ou dont le squelette a une résistance amoindrie par la maladie [1], on risquerait, par cette torsion, de plier ou même de fracturer les os.

Une bonne précaution, c'est de confier à un aide le soin de tirer très fortement sur le pied, tandis que l'on procède, seul ou en se faisant aider, au soulèvement et à l'écartement des deux valves de l'appareil.

_____

1. Par exemple, dans le cas d'une luxation congénitale de la hanche ou d'une tuberculose du membre.

Toilette de la peau après l'enlèvement du plâtre.

Si l'on ne doit plus remettre d'appareil plâtré, on est libre de faire la toilette en plusieurs fois. Mais, si l'on doit replâtrer la jambe, on fait cette toilette immédiatement.

On se sert pour cela d'eau chaude et de savon, puis on passe sur la peau de l'éther ou de l'eau de Cologne. Si la peau est très squameuse, on peut commencer par frotter légèrement la peau pendant quelques minutes avec de la vaseline, ce qui a pour effet de ramollir ces squames épidermiques, après quoi on lave la peau avec un tampon d'ouate ordinaire et on passe un peu d'éther ou d'alcool. On retourne ensuite doucement le sujet, pour faire la toilette de la partie postérieure de la jambe.

Si, par extraordinaire, on constatait, après l'enlèvement du plâtre, quelques petites altérations de la peau, eczéma ou vésicules, on les soignerait pendant plusieurs jours avant de replâtrer le malade, par des applications d'oxyde de zinc ou de talc, ou mieux par la radiothérapie. A défaut de celle-ci, on laisse, avec grand bénéfice, la peau sans pansement, à peine recouverte d'un carré de gaze, exposée au grand air pendant quelques jours, ou mieux encore, au soleil pendant 10 minutes le premier jour, puis 15 le second, en augmentant de 5 minutes par jour.

DEUXIÈME PARTIE
LES DÉTAILS COMPLÉMENTAIRES [1]
SUR LES APPAREILS PLATRÉS

LES BONS ET LES MAUVAIS PLATRES

J'ai dit que *savoir construire un plâtre* fait partie de ce minimum de connaissances *indispensables* à tous les praticiens. Et cependant, l'on pourrait compter les médecins capables de faire un bon plâtre : non pas que ce soit besogne réellement difficile, non ! mais on ne l'apprend pas dans nos écoles. Et c'est pour cela que je dois vous expliquer ici, par le menu, ce qui fait les bons et les mauvais plâtres.

Les mauvais plâtres.

J'appelle mauvais plâtres [2], les plâtres mous, friables, prompts à se

---

1. Consulter aussi notre *Orthopédie de Guerre* (3» édition) « sur lesappareils plâtrés ».
2. Est-ce que les plâtres de tous les « spécialistes » sont vraiment sans reproches ? C'est demander si tous les chirurgiens font une antisepsie impeccable. N'en trouverait-on pas, des uns et des autres, qui sont routiniers, qui ont de mauvais principes, et qui, hélas ! ne veulent pas en démordre ? Or, vous savez qu'il n'est pas de pires sourds... Et pourtant, pas plus qu'il n'est nécessaire d'être chirurgien de profession pour être propre, il n'est pas nécessaire d'être spécialiste pour faire de bons plâtres, vous y réussirez tous si vous suivez la technique ici indiquée.

déformer, lourds, pas précis et, par suite, tout à fait incapables de remplir leur fonction thérapeutique.

Ces plâtres, ne se moulant pas plus sur le corps que la guérite sur la sentinelle, ne sont que des *cache-misère* et des trompe-l'œil ; ils recouvrent, mais ne maintiennent pas ; ils dissimulent une déviation, mais ne la corrigent pas. De plus, ils sont incommodes ou pénibles à supporter ; ils fatiguent ou blessent — comme le fait une chaussure mal construite (fig. 38 et 39).

Et cependant, il faut, de toute nécessité, que les médecins arrivent à faire de bons plâtres ; car, **sans appareils bien faits, pas de bonnes guérisons orthopédiques.**

Les bons plâtres.

Le bon plâtre est celui qui **maintient** et **ne gêne pas** ; voilà ses deux qualités essentielles ; si, pardessus le marché, il est **joli**, alors ce plâtre sera parfait (fig. 40 et 41).

Comment faire un bon plâtre (précis, « confortable » et joli) ?

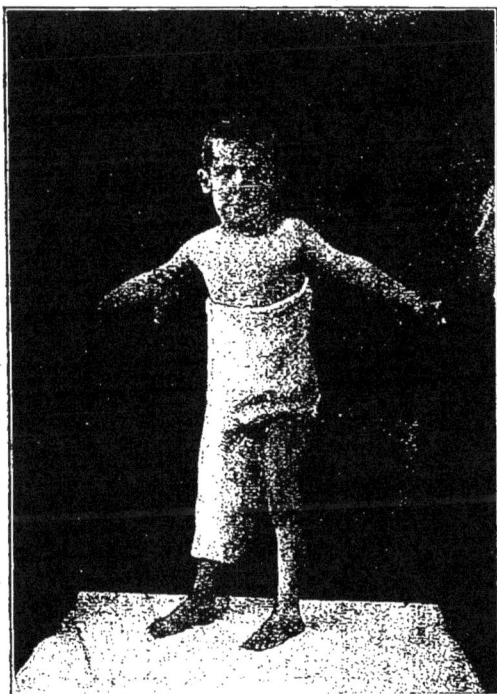

Fig. 38. — Un mauvais plâtre.

Tout d'abord, ce sera un plâtre **circulaire** (fait avec des bandes) et **non pas une gouttière** plâtrée (faite avec les seize doubles classiques de tarlatane).

La supériorité [1] *du* **plâtre circulaire.** — C'est l'appareil de beaucoup **le plus précis** (puisqu'il s'adapte aux dépressions et aux reliefs de tout le pourtour du corps) ; **le plus agréable** pour le malade (puisqu'il le soutient également bien partout) ; et **le plus simple** à faire (puisqu'il suffit, pour bien mouler n'importe quelle région, de rouler la bande plâtrée à la manière d'une bande de toile ordinaire, tandis qu'il est impossible de faire plaquer exactement — en évitant les arêtes brutales qui peuvent blesser la peau — l'attelle plâtrée composée de seize doubles de tarlatane.

1. Le plâtre circulaire est le meilleur, aussi bien pour les membres que pour le tronc, aussi bien pour les fractures que pour les affections orthopédiques.

Mais, immédiatement, vous demandez :

a) Comment **surveiller**, dans les plâtres circulaires, tel point malade ou suspect (un fragment d'os saillant, une plaie, un abcès, une fistule) ?

C'est bien facile ; il suffit de **fenêtrer** le plâtre en ce point, et cette fenêtre ne nuira pas à la contention, au contraire, puisque nous en usons (de ces fenêtres) lorsque nous voulons exercer plus de compression en tel point, pour repousser une saillie osseuse, une gibbosité.

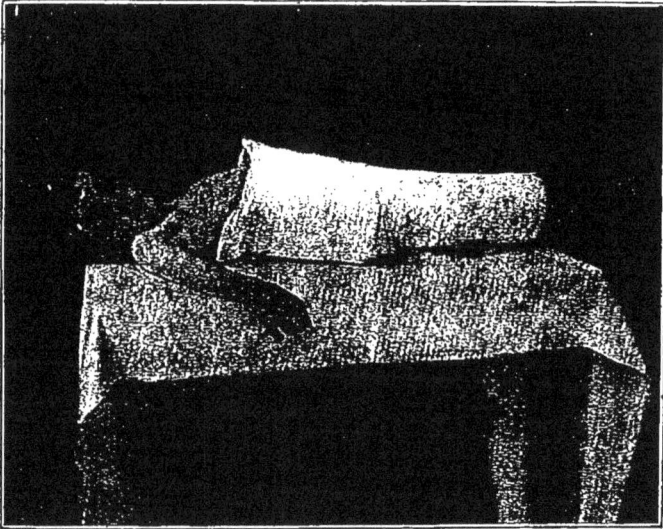

Fig. 39. — Encore un mauvais plâtre. — Ces deux figures 38 et 39 montrent *ce qu'il ne faut pas faire.* — Voici deux mauvais plâtres, beaucoup trop larges, et non modelés : véritable culotte flottante. — On sent bien qu'un plâtre ainsi fait (selle à tous chevaux), pas plus précis qu'une cage de pendule, est incapable de maintenir intégralement une correction.

b) Comment, avec un plâtre circulaire, faire l'examen complet du membre, si celui-ci était nécessaire ?

D'abord, cet **examen complet** sera bien rarement indiqué, et le peut-on mieux faire avec une gouttière plâtrée ? Et puis, sachez que cet examen est, en réalité, **possible** avec un **plâtre circulaire** (et même facile) puisqu'il suffit de diviser ce plâtre en deux valves qu'on enlève et qu'on réapplique à volonté (fig. 42).

c) Enfin, comment surveiller la **nutrition** du membre dans un appareil circulaire ?

Il suffit de s'assurer du bon état des orteils et des doigts, nous l'avons déjà dit.

Une **modification** dans leur *couleur, chaleur* ou *sensibilité* est le **signal avertisseur** qui permet de savoir s'il y a un trouble de nutrition au-dessus

et de faire aussitôt le nécessaire pour y remédier sûrement ; **signal avertisseur, sur lequel on peut toujours compter**.

Au reste, ces troubles de nutrition ne pourraient survenir que si l'on
avait commis une faute dans la construction du plâtre, et violé l'une des
règles que nous avons données.

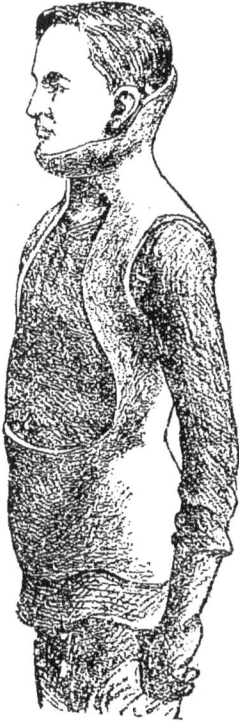

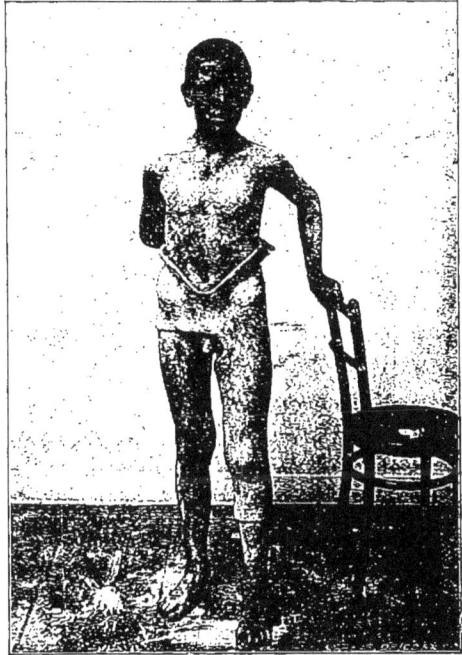

Fig. 40 et 41. — Voici deux bons plâtres : précis, bien moulés. Comparez avec les mauvais plâtres
des fig. 38 et 39.

Et ne croyez pas que ce danger n'existe pas avec les gouttières. Oh !
non, je dois même dire que le seul accident vraiment grave que j'aie
observé jamais, du fait d'un appareil plâtré, c'est il y a 25 ans (au cours
de mes études) après l'application d'une *gouttière* plâtrée pour fracture
de jambe (chez un alcoolique, il est vrai), il s'est produit une gangrène
totale du pied, et même de la partie inférieure de la jambe, au-dessous du
bracelet sus-malléolaire de diachylon.

A. — COMMENT FAIRE UN PLATRE QUI MAINTIENNE BIEN ?

Pour qu'il maintienne bien, un plâtre doit remplir deux conditions :
1º être **assez long**, et 2º être **moulé** sur la région.

a. **L'appareil doit être assez long.**

Il faut que le plâtre embrasse non pas seulement la partie malade, mais aussi les deux articulations adjacentes [1].

Ainsi, pour bien immobiliser un genou malade, on doit prendre dans l'appareil, en même temps que le genou, la hanche et le cou-de-pied.

Pour bien immobiliser le cou-de-pied, on prendra le genou et le pied tout entier.

Si le plâtre ne prend pas les deux articulations voisines, on pourra voir se produire ou se reproduire une déviation dans le plâtre, et malgré lui (fig. 43, 44, 45).

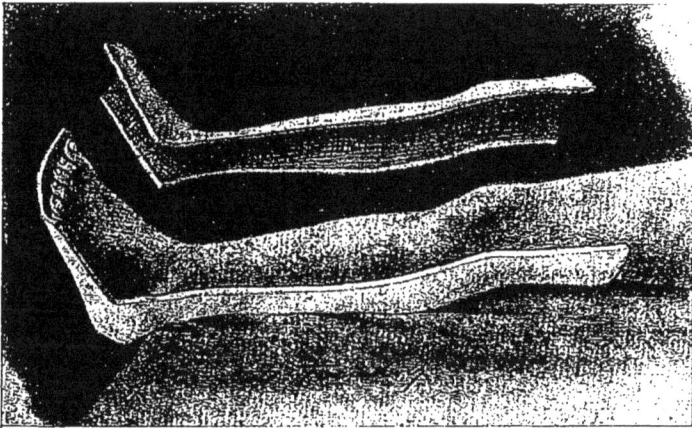

Fig. 42. — Appareil bivalve permettant l'examen complet du membre, s'il y a lieu, ou le pansement de plaies multiples. (Les deux valves sont maintenues en contact à l'aide d'une bande gommée.)

Et même, cette formule de prendre les deux articulations adjacentes, est insuffisante en bien des cas : par exemple, dans une coxalgie à la période aiguë, on doit prendre par en bas non pas seulement l'articulation adjacente (c'est-à-dire le genou), mais encore le pied tout entier.

De même encore : dans les affections du rachis, dans une ostéite de la dixième vertèbre dorsale par exemple, il serait tout à fait insuffisant, et même dérisoire, de ne comprendre dans l'appareil que les deux articulations voisines du point malade.

Et pour les affections orthopédiques du dos, quel qu'en soit le siège, il faudra prendre dans l'appareil, sinon toujours la base du crâne, du moins les ceintures scapulaire et pelvienne (épaule et bassin).

1. J'ai été appelé à voir, dans une grande capitale de l'étranger, un malade atteint d'un mal de Pott dorso-lombaire, à qui l'on avait appliqué une ceinture plâtrée, allant de l'aisselle aux crêtes iliaques (les épaules et le bassin étaient entièrement libres !). Le malade, comme vous pensez bien, tournait là dedans à peu près comme Diogène dans son tonneau. Et cependant, à proprement parler, l'on était en règle avec la formule qui dit de prendre dans le plâtre les deux articulations adjacentes : cette formule est donc insuffisante en certains cas.

Mais nous dirons ailleurs, en étudiant les diverses maladies, les dimensions à donner aux appareils, dans chaque cas.

b) **Le plâtre doit être bien moulé sur la région.**

Il doit être aussi exact que s'il était appliqué sur la peau même.

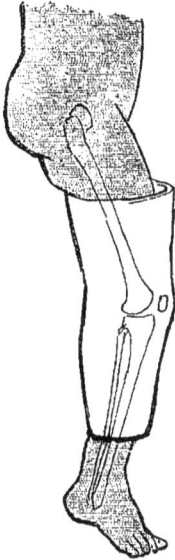 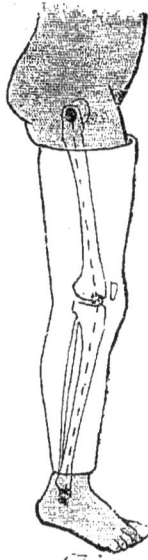 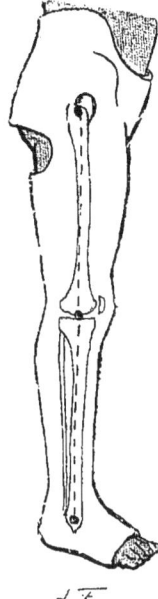

Fig. 43.   Fig. 44.   Fig. 45.

Fig. 43. — La petite genouillère trop souvent faite. Beaucoup trop courte et trop large : les tissus se laissent déprimer par les bords de la genouillère et la déviation se produit à volonté.

Fig. 44. — Genouillère plus longue, mais encore insuffisante, pour les mêmes raisons, atténuées.

Fig. 45. — Manière parfaite d'immobiliesr un genou. — Notre grand plâtre qui prend non seulement le genou, mais aussi les deux jointures adjacentes.

On pourrait, à la rigueur, appliquer le plâtre sur la peau, comme cela se fait pour les attelles de Maisonneuve, dans les fractures de jambes. Mais le plâtre adhère aux poils, son contact direct est désagréable, surtout s'il est fait avec de l'eau froide, ce qui est la règle : cela pourrait avoir des inconvénients graves lorsqu'il s'agit d'un plâtre thoracique ; son enlèvement serait également plus difficile. Pour toutes ces raisons, et aussi pour mieux assurer la propreté et le bon état de la peau, il vaut mieux recouvrir celle-ci d'un tissu mou, — mais à la condition que cela n'enlèvera rien à la précision de l'appareil, — condition qui n'est évidemment pas remplie lorsqu'on emploie, comme beaucoup le font, des revêtements d'ouate de plusieurs doigts d'épaisseur.

Impossible, avec un plâtre appliqué par-dessus cet épais matelas, de contenir avec précision ce fragment osseux qui pointe, ces apophyses épineuses qui saillent, ces lèvres articulaires qui tendent à se dévier. C'est impossible, surtout après quelques semaines ou quelques mois, lorsque la ouate s'est tassée, toujours irrégulièrement. Et ceci explique bien que ces plâtres, appliqués sur des membres droits ou redressés, ne « rendent », le plus souvent, que des membres ou un tronc, difformes (dans le mal de Pott, la coxalgie ou les fractures).

Comment faire ?

Lorsque vous n'**avez que de la ouate** à votre disposition, vous pouvez en user, pourvu que vous n'en appliquiez qu'une *couche très mince*, aussi mince que possible, mais partout continue. Disons, pour fixer vos idées une couche de 1 mm. 1/2 à 2 mm., répartie très régulièrement.

Mais vous devinez que cela ne va pas sans difficultés, et c'est pour cette raison que je vous conseille **de ne pas vous servir de ouate, hors le cas de nécessité**, et de préférer le fourreau de *tissu mou*.

Ce fourreau, vous le trouverez partout. C'est, pour la jambe (comme pour le membre supérieur), une manche de jersey ou deux manches mises bout à bout ; c'est, à défaut de manche de jersey, un bas ordinaire pour la jambe et le pied ; — c'est, pour le tronc, un jersey ordinaire et, pour le grand appareil du membre inférieur, encore un jersey, mais enfilé à la manière d'un caleçon. Si le tissu de ce fourreau est très mince, mettez-en deux [1].

Voilà pour le revêtement de la peau. Voici pour le mode d'application des bandes.

J'ai dit *qu'il ne suffit pas d'appliquer la bande exactement*, qu'il *faut en plus modeler* le plâtre autour des saillies de la région ; ce modelage s'impose surtout *pour les plâtres de la région pelvienne et du tronc* (nous y reviendrons, à propos des appareils de coxalgie et de mal de Pott).

J'ai dit aussi la nécessité **de maintenir** l'attitude du membre **jusqu'à la prise** du plâtre **inclusivement**, mais je veux y revenir parce que cette règle est violée chaque jour dans la plupart des services de chirurgie. Souvenez-vous de ce qui se passe d'ordinaire. Le « chef » se refuse à « poser » là, jugeant que sa grandeur l'appelle à des besognes plus nobles ; il confie le soin de maintenir la position à un externe ou à un « bénévole » ; celui-ci ne tarde pas à s'impatienter à son tour, devant ce plâtre *qui ne veut pas sécher* (trop souvent, ce plâtre des hôpitaux se refuse à sécher, étant éventé), et il le lâche avant la « prise » ; la correction se perd en tout ou en partie, et voilà le résultat final perdu ou compromis.

Vous maintiendrez jusqu'à la prise, laquelle ne se fera pas attendre au delà de quelques minutes, si vous avez eu soin de vous procurer du bon plâtre et de l'essayer à l'avance, chaque fois que vous devez construire un nouvel appareil.

---

1. Le tissu des Pyrénées et le lint recommandés dans certains livres ne sont pas assez minces.

B. COMMENT FAIRE UN PLATRE QUI NE GÊNE NI NE BLESSE ?

Et d'abord, un *axiome* : *c'est qu'un bon plâtre ne doit pas gêner.*

Au contraire, il doit donner une sensation de sécurité et de parfait bien-être, au même titre, par exemple, qu'une chaussure bien faite. Le malade doit se sentir plus à l'aise avec son plâtre que sans lui ! Ceci est vrai à la lettre ; les enfants qui « sortent » d'un bon plâtre sont tous impatients d'y rentrer.

Cependant, entendons-nous bien. Il se peut que lorsqu'il s'agit d'un

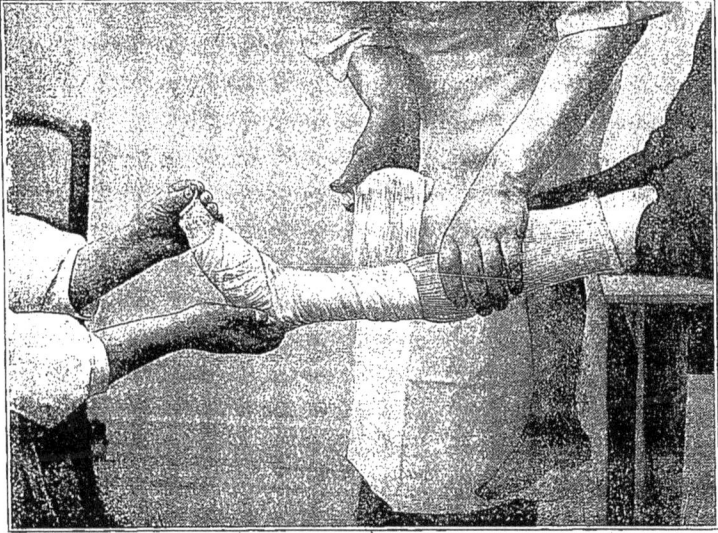

Fig. 46. — Ce qu'il ne faut pas faire : ne pas tirer sur la bande et ne pas saucissonner le membre.

premier plâtre, le malade accuse un peu de gêne, pendant les tout premiers jours, sans qu'il y ait aucune malfaçon du plâtre, sans autre raison que le défaut d'accoutumance. Ainsi, un adulte à qui l'on applique un grand plâtre de mal de Pott a le droit d'accuser un peu de gêne pendant 48 heures, même avec un plâtre bien fait.

En pareil cas il n'y a pas (on n'y gagnerait rien) à refaire l'appareil. Il faut seulement aider les malades avec des calmants et des « bonnes paroles », à passer ces premières heures un peu désagréables — en les assurant qu'à cette gêne va bientôt succéder un parfait bien-être [1].

Et, de même encore, lorsque le plâtre a été appliqué pour un *traumatisme grave* ou après une *correction laborieuse* ou pénible de déviation quelconque, le malade a le droit de ressentir quelque douleur pendant

---

1. Nous dirons, à propos du corset plâtré, les moyens de supprimer presque entièrement cette gêne, en faisant de petites modifications temporaires au plâtre.

les premiers jours, sans qu'on doive incriminer davantage une défectuosité du plâtre. Mais les douleurs iront alors en diminuant, tandis que *dans un plâtre mal fait, les douleurs iraient en augmentant.*

Voyons d'abord : **Pourquoi un plâtre gêne, ou blesse, ou cause des troubles de nutrition.**

C'est 1º **parce qu'il n'est pas exact.** — *La première condition* qu'un plâtre doit remplir pour être bien toléré, *c'est la précision.*

On pourrait croire, de prime abord, que le plâtre très précis est un plâtre gênant ; eh bien ! c'est le contraire qui est vrai ; c'est l'appareil

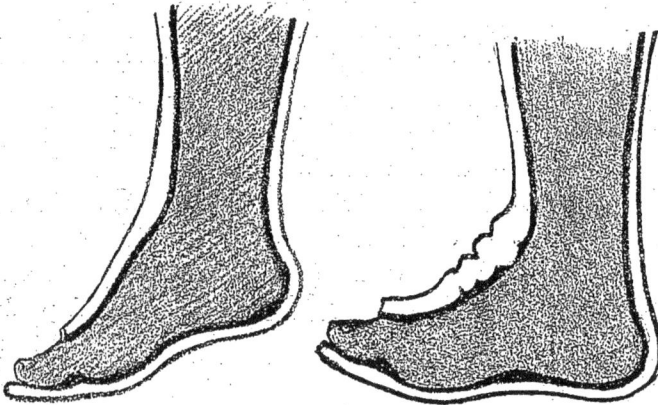

Fig. 47 et 48. — *Ce qu'il ne faut pas faire.* Le pied est tenu en équinisme au moment de l'application du plâtre et n'est redressé qu'aussitôt après (voir légende de la fig. suivante).
Fig. 48. — Ce pied plâtré dans l'extension (voir fig. précédente) est porté aussitôt après, avant la prise du plâtre dans une flexion de 90º ; des plis se forment en avant au niveau de cet angle de flexion, et ils vont presque fatalement amener une eschare ou comprimer les vaisseaux.

très lâche qui, par son ballottement, son va-et-vient perpétuel, amène un frottement des parties saillantes du plâtre sur les parties saillantes du corps, frottement qui peut amener une eschare.

Tandis qu'avec les appareils bien modelés les reliefs du corps sont encastrés d'une manière immuable dans les dépressions de l'appareil, et les eschares ne sont pas, ou presque pas, à craindre.

Mais ceci ne saurait vous étonner, puisque chacun sait qu'un cheval est blessé, non par un collier trop précis, mais par un collier trop lâche.

Nous avons déjà dit la manière de faire des plâtres bien précis, nous n'y reviendrons pas.

2º **Parce qu'il est serré sur un point ou dans sa totalité.** — Comme une chaussure bien faite, un plâtre peut et doit *être exact sans être serré.*

La principale cause de la constriction d'un plâtre, c'est qu'on a *trop tiré sur les bandes* en les appliquant. Nous avons dit que c'est une faute que les débutants commettent assez souvent : ils ont tendance à tirer sur la bande plâtrée comme on tire sur une bande d'Esmarch. Il faudra donc se bien garder de « saucissonner » le membre (voir fig. 46).

Et ne dites pas qu'on a besoin de tirer sur la bande pour l'appliquer exactement. Non, il suffit de la dérouler exactement sur le pourtour du membre, comme si l'on avait à prendre l'empreinte de ce contour, tel qu'il est, sans rien retrancher, sans rien ajouter.

Donc, ne tirez pas sur les bandes.

Mais il est d'autres raisons pour lesquelles le plâtre peut être « serré ».:

1° Parce que **l'aide** qui tenait le pied **aura tiré** ou **pressé fortement** sur lui, par-dessus l'appareil, avant la prise du plâtre. Il semble bien qu'on ne puisse guère éviter ces tractions ou pressions vigoureuses, lorsque le pied a grande tendance à se dévier. On le peut cependant, en ayant pour règle absolue de corriger les déviations quelque peu rebelles avant d'appliquer le plâtre, et de ne rien ajouter ensuite à cette correction.

2° Pour les déviations du pied, si l'on s'avisait, après avoir construit le plâtre sur un pied en extension, de fléchir brusquement (fig. 47 et 48) ce pied sur la jambe, on produirait en avant un coin, une *arête plâtrée* capable de donner une eschare ou même d'arrê-ter la circulation dans le pied. Il

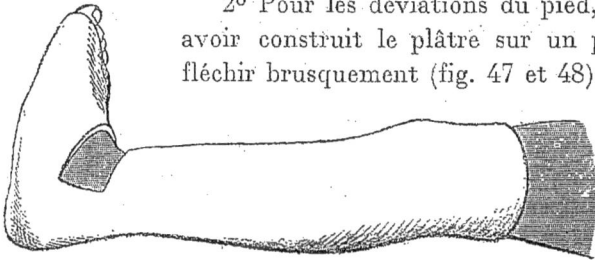

Fig. 49. — Au cas où l'on aurait commis la faute indiquée fig. 47 et 48, voici la façon de remédier à la formation des plis représentés sur la figure 48 : on pratique une fenêtre carrée en avant sur le cou-de-pied.

suffirait, il est vrai, pour éviter tout ennui, de fenêtrer l'appareil en avant, afin d'enlever cette arête du plâtre (fig. 49).

Autre précaution : l'aide **changera la place de ses mains** de temps en temps, changera sa prise, pendant que le plâtre sèche ; une pression continue et prolongée dans le même point pouvant déprimer le plâtre.

Enfin si, malgré tout, il reste à la surface de l'appareil des points aplatis ou effondrés (fig. 50) par l'appui des mains, l'on ouvrira, aussitôt après la prise, des fenêtres en ces points, en remplaçant ensuite les pièces enlevées par quelques carrés ou attelles plâtrés ou par quelques tours de bande plâtrée (fig. 51).

Voilà comment on évite toujours, ou presque toujours, qu'un plâtre gêne ou blesse. Je dis presque toujours, car il est tel **cas exceptionnel** où un **plâtre**, même bien fait, **pourrait** gêner ou **blesser** le malade, de par la nature des lésions ou du mauvais état général.

1° **A cause de la lésion** : par exemple, une gibbosité pointue ou un fragment très saillant, dans telle fracture de la clavicule ou du tibia, pourrait ulcérer la peau, sans qu'on dût incriminer une faute commise dans la construction du plâtre.

Mais on sauve les téguments, même en ce cas, toujours, ou presque toujours, si l'on a soin de fenêtrer le plâtre aussitôt après sa confection.

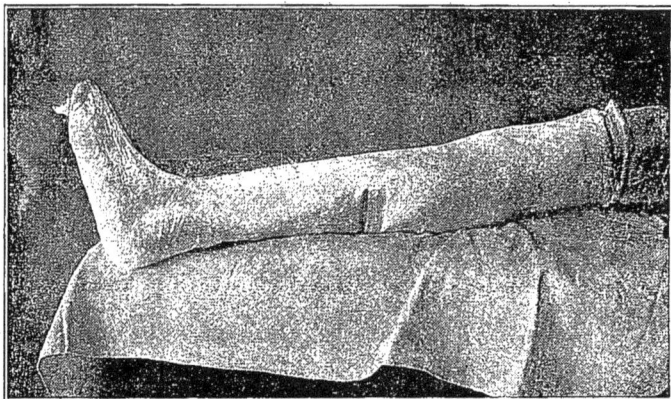

Fig. 50. — Pendant la dessiccation du plâtre, des dépressions peuvent être produites par le bord de la table sur laquelle repose le malade ou par les mains qui maintiennent une correction. Voic un spécimen de ces dépressions.

2º **A cause du sujet :** par exemple, chez les sujets paralysés, le simple poids du membre peut, à la rigueur, amener une eschare dans les points déclives, et le simple poids du plâtre une eschare en avant.

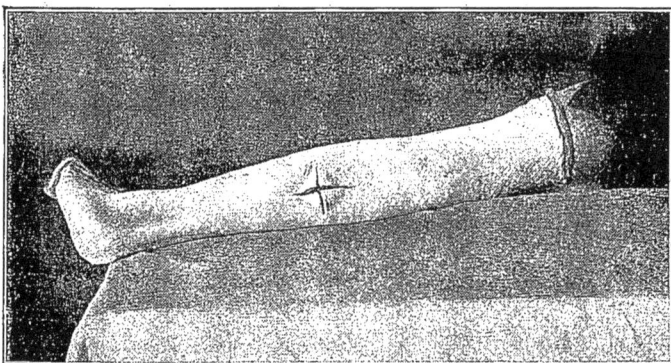

Fig 51. — On soulève, comme ceci, ou bien encore on enlève ces parties effondrées et l'on ferme ensuite ces fenêtres par quelques carrés plâtrés, ou quelques tours de bande plâtrée.

Et cela pourrait se voir aussi, quoique à un degré moindre, chez les sujets très cachectiques.

Enfin, disons qu'on peut rencontrer des peaux intolérantes, supportant mal le contact du plâtre, devenant tout de suite eczémateuses. Mais, ra surez-vous, cela n'arrive peut-être pas une fois sur cent.

La manière de remédier aux blessures ou aux troubles de nutrition de la peau.

En indiquant les causes de ces ennuis, nous avons indiqué par cela même *le moyen de s'en garder*, c'est-à-dire leur *traitement préventif*.

Voici maintenant, pour les cas où ces ennuis seraient venus, la manière d'y remédier.

1er **cas**. — Il y a des **troubles de circulation** et d'**innervation** du membre.

Ces troubles sont faciles à dépister ; il suffit de regarder les orteils, ce à quoi l'on doit toujours penser lorsqu'on vient de construire un plâtre.

Ces troubles sont dus à ce que le plâtre est trop serré de partout.

Pour faire cesser cette constriction, il n'est pas nécessaire d'enlever

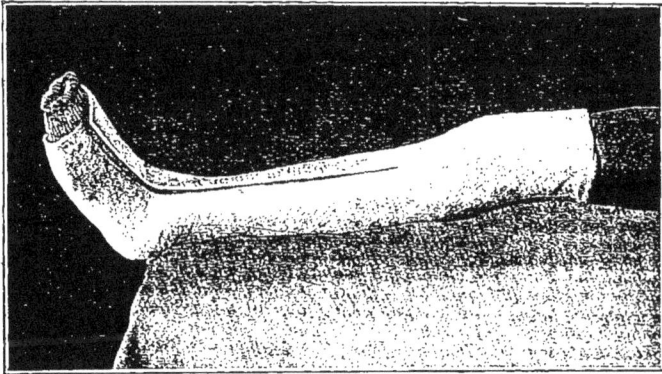

Fig. 52. — Le plâtre était trop serré dans toute son étendue ; on l'a fendu de bas en haut, et l'on a écarté les bords.

l'appareil, il suffit de le desserrer en le fendant simplement sur la ligne médiane antérieure, de la manière dite page 41 et fig. 52.

Lorsque cette fente antérieure du plâtre et l'écartement consécutif de ses deux lèvres ne vous auront pas entièrement rassurés, n'amenant pas, par exemple, le retour de la *sensibilité,* au niveau des orteils (ou des doigts) et au-dessus, vous ouvrirez aussi l'appareil en arrière — et mieux encore, vous l'*enlèverez complètement* et le remplacerez, en vous gardant, cette fois, faut-il le dire ? de la faute commise précédemment (de serrer trop les bandes).

Mais, encore une fois, si vous voulez bien ne pas quitter vos malades plâtrés avant d'avoir constaté que la *nutrition* des orteils et des doigts est ou est redevenue *normale,* vous n'aurez jamais d'incidents sérieux.

Mentionnons, en passant, le cas où **le plâtre est trop lâche**. Cela n'arrive avons-nous dit, que si l'on n'a pas exactement appliqué les bandes [1].

1. Excepté toutefois dans les cas de fractures avec gonflement du membre. En ce cas, un plâtre très exact le premier jour ne le sera plus après une ou deux semaines

Peut-on y remédier ? Oui, de la manière suivante :

Manière de resserrer un plâtre trop lâche.

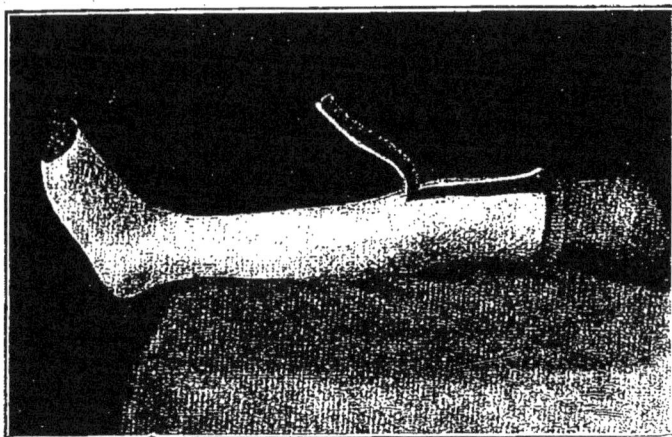

Fig. 53. — Le plâtre était trop large ; on enlève sur la partie médiane antérieure une languette.

On fait une incision sur la partie médiane antérieure de l'appareil, en enlevant sur l'un des bords, ou sur les deux, de haut en bas, une baguette

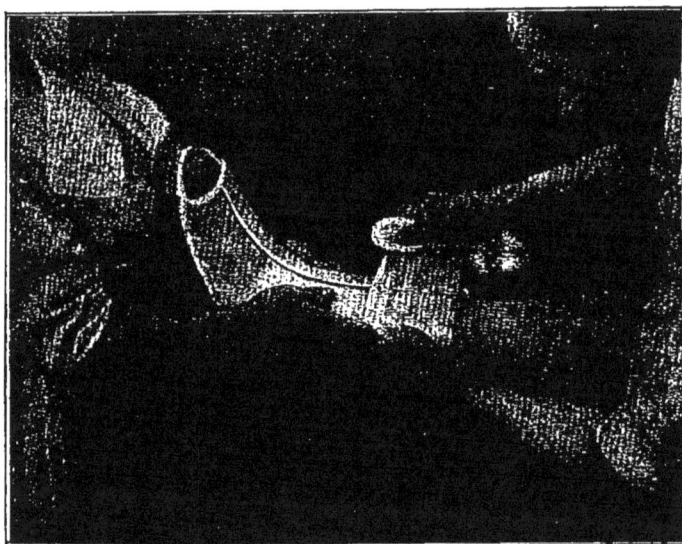

Fig. 54. — La languette médiane a été enlevée ; le plâtre est alors resserré par le rapprochement des bords qui sont maintenus au contact par des tours de bande plâtrée.

de plâtre de 1, 2, 3 cm. de large ; après quoi on rapproche les bords et on les fixe avec un carré de mousseline plâtrée empiétant sur les deux côtés, ou bien avec quelques tours de bande (fig. 53 et 54).

Mais, en ces cas, il est encore plus simple et plus parfait de remplacer complètement l'appareil. Vous le remplacerez dans le cas de fracture, après disparition du gonflement du membre.

2ᵉ cas. — Il existe des **douleurs** ou des **écorchures**, ou des **eschares**.

Voilà que le malade se plaint un ou plusieurs jours après la construction du plâtre ; il accuse une *douleur en un point précis* : talon, malléoles, genou.

Nous avons dit que cela ne devait pas être, que cela n'était pas dans

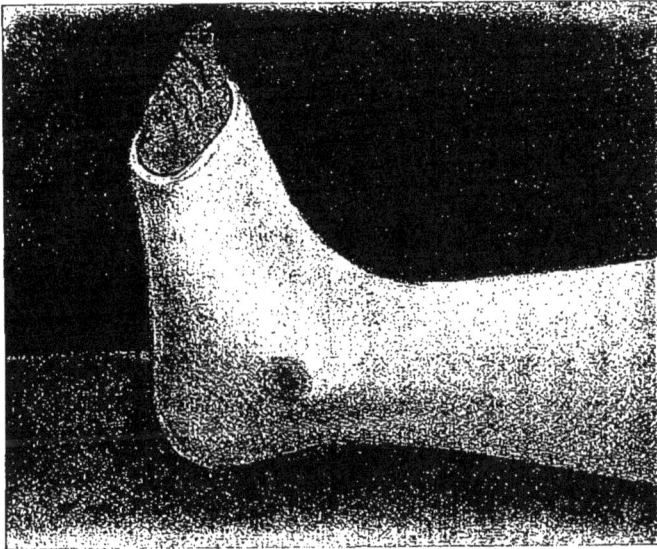

Fig. 55. — Tache produite par une eschare ; cette tache est de teinte plus foncée au centre qu'à la périphérie ; elle ne s'efface pas si l'on gratte la surface du plâtre ; au contraire, elle s'accuse davantage au fur et à mesure que le couteau pénètre plus profondément.

le programme. Il vous faut donc rechercher la cause, en *fenêtrant* le plâtre en ce point. — La peau mise à nu :

1º L'on ne trouve *rien d'anormal*, ou bien la peau est simplement *un peu rouge*. Dans les deux cas, vous saupoudrez de talc, et vous fermez la fenêtre avec un carré d'ouate et quelques tours de bande molle, en vous réservant d'y regarder encore, si le malade se plaint de nouveau.

2º Il y a déjà une *petite eschare*.

Les eschares sont infiniment rares, si vous n'avez pas commis de faute de technique. Cependant, il peut s'en produire à la rigueur en dehors de toute faute de technique, avons-nous dit, chez les sujets cachectiques. Il peut même s'en produire chez tous, par la pénétration, sous le plâtre, d'un corps étranger, de petits grains de plâtre ou de sable, d'objets variés introduits par les malades eux-mêmes, boutons, médailles, pièces de monnaie, crochets, crayons, etc., ou encore par les souillures répétées de la peau, par l'urine ou le pus, etc.

Comment on reconnaît les eschares.

L'on est averti par 4 *signes*, qui sont, par ordre de fréquence ascendante : *a*) une légère élévation de température ; *b*) une douleur locale ; *c*) une tache apparue à la surface du plâtre ; *d*) une odeur désagréable exhalée par le plâtre.

a. **Quelquefois, très rarement**, elles s'annoncent par une **petite élévation de température**.

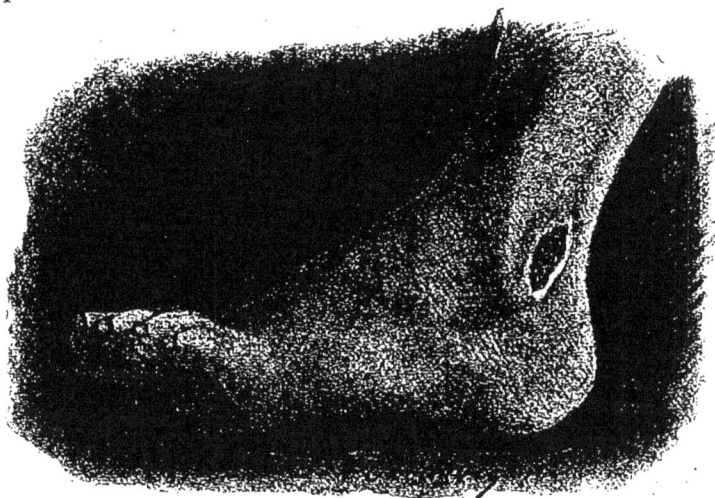

Fig. 56. — La 1ʳᵉ sorte d'eschare : celle qui creuse, celle qui détruit. Elle se voit plutôt chez les sujets cachectiques. Cette variété est moins bénigne que la suivante (fig. 57).
Son traitement : Exciter, par l'application de teinture d'iode, d'emplâtre de Vigo frais, etc., la vitalité des tissus mortifiés.

Si, chez un sujet plâtré qui n'avait pas de fièvre avant l'application du plâtre, et qui n'a pas subi de redressement ou de traumatisme sérieux, il survient, après 1, 2 ou 3 semaines, une petite fièvre vespérale de 38º à 38º 5, il faut penser à la possibilité de la formation d'une eschare.

Cherchez aussitôt si l'on ne perçoit pas d'odeur désagréable sur une partie du plâtre. Si oui, ouvrez une fenêtre en ce point. Si non, et dans le doute, — après avoir attendu 8 à 15 jours au maximum, — coupez le plâtre en 2 valves, pour faire l'examen complet de la région.

Et vous ferez encore de même si, après avoir trouvé une eschare et l'avoir pansée à travers une petite fenêtre, vous voyez persister une fièvre que n'explique plus l'eschare découverte ; en ce cas, coupez le plâtre en 2 valves, pour vous assurer qu'il n'y a pas d'eschares en d'autres points.

b. Assez souvent, c'est par la douleur persistante en un point, toujours le même (malléoles, talon, épines iliaques, sacrum, genou), que l'eschare s'annonce.

Au siège de la douleur, vous ouvrez une fenêtre au plâtre.

c. **Plus souvent** encore, vous êtes averti par l'apparition d'une **tache brune** à la surface du plâtre. Ne confondez pas cette tache avec une tache produite par l'urine, celle-ci donne une odeur d'urine et non de pus ; elle est plutôt jaunâtre et disparaît par le grattage de la surface du plâtre, tandis que la tache causée par l'eschare persiste malgré ce grattage (fig. 55).

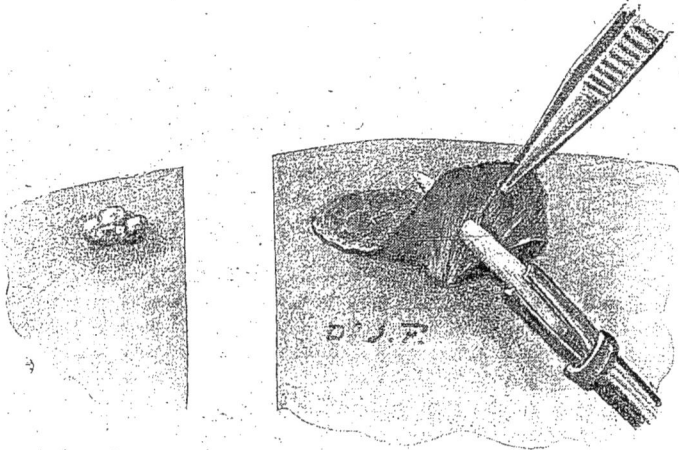

Fig. 57.   Fig. 58.

Fig. 57. — La 2ᵉ sorte d'eschare : celle qui bourgeonne (en chou-fleur). Dans la précédente il y avait mortification des tissus, ici surproduction. Cette 2ᵉ variété est très bénigne. — On la trouve plutôt chez les sujets à bonne nutrition générale. — Traitement : refréner, par des cautérisations au nitrate ou au thermocautère, l'exubérance des tissus.

Fig. 58. — La 2ᵉ variété d'eschare (bourgeonnante) à un stade plus avancé. Elle se présente sous la forme de « champignon » ou de « crête de coq », parfois très large, avec un point d'implantation très mince.

On sectionne ce pédicule d'un coup de ciseaux ou bien on le détruit au crayon de nitrate d'argent, comme c'est figuré ici.

d. Mais le **signe le plus caractéristique** de l'eschare, c'est l'**odeur désagréable** exhalée par le plâtre en un point : c'est une odeur spéciale comparable à l'odeur de vieilles pièces de pansement imprégnées de pus [1], odeur qui s'accuse si l'on met le nez sur l'appareil.

J'ai une infirmière qui promène ainsi son nez sur les appareils de temps à autre et dépiste à coup sûr même les eschares commençantes.

Ici, **l'odorat vaut mieux que la vue.**

1. Et cependant, l'odeur très désagréable ne signifie pas, d'une manière absolue, l'existence d'une eschare ; les ODEURS LES PLUS DÉSAGRÉABLES sont dues à un ECZÉMA SUINTANT plus souvent peut-être qu'à une véritable eschare.

Mais, dans les deux cas, il faut regarder et panser la peau. On traite ces eczémas avec de la poudre de talc stérilisée (plutôt qu'avec de la vaseline), ou bien encore avec des applications quotidiennes d'une couche de 1 mm. de la pommade noire appelée naphtalan, et mieux encore par la radiothérapie ou l'exposition à l'air libre et au soleil.

Comment traiter les eschares (fig. 56, 57 et 58).

Il n'est pas nécessaire d'enlever l'appareil, il suffit de le *fenêtrer*[1] à l'endroit indiqué par la tache du plâtre ou par l'odeur caractéristique. L'eschare bien mise à nu, et son rebord distant de 3 à 4 cm. des bords de la fenêtre plâtrée, on nettoie et on crayonne au nitrate cette plaie bourgeonnante, et on panse avec une couche de poudre de talc ou de vaseline stérilisée ou de la pommade noire de naphtalan. On panse tous les jours, jusqu'à cicatrisation, laquelle se fait très vite (en 6, 8 ou 10 jours).

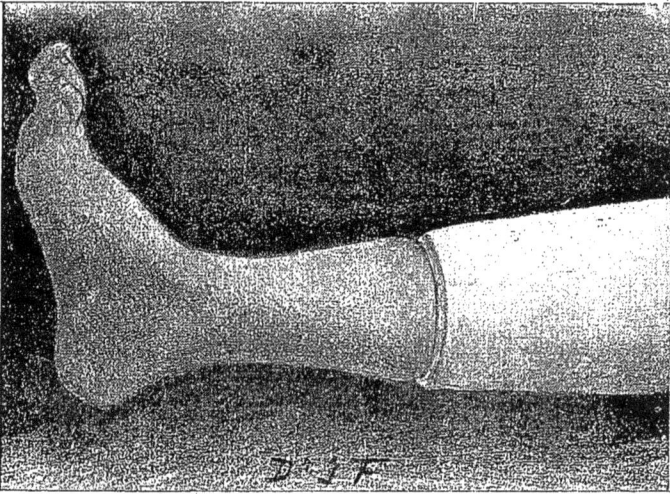

Fig. 59. — Un plâtre qui ne va pas jusqu'à l'extrémité du membre ; il s'est produit du gonflement de la partie libre.

Grâce à ces indications, vous saurez éviter les eschares, ou si, malgré tout, il en survient, les reconnaître bien vite et les guérir facilement, — de manière que l'eschare devient ainsi un incident négligeable.

Encore un incident possible à la suite de l'application d'un appareil plâtré (et que je veux signaler, désirant ne rien omettre de ce qui peut vous être utile) : Lorsqu'on arrête un plâtre de jambe (ou de bras) à une plus ou moins grande distance des orteils (ou des doigts), l'on peut voir survenir un *gonflement* de l'extrémité (libre) du membre (fig. 59).

Que faire, en ce cas ? Invariablement, les parents vous proposeront de rogner un peu le rebord inférieur du plâtre. Or, si l'on coupe (ou rogne), on verra l'enflure remonter d'autant. Au lieu de couper l'appareil, comme le demandent les parents, il faudrait le prolonger ; au lieu de dégager

1. Dans le cas exceptionnel d'eschares multiples, on le transforme en plâtre bivalve, ce qui permet de faire les pansements sans négliger la contention du membre.

le membre, il faudrait le bander dans sa partie libre, et c'est là, en effet, ce que vous ferez (fig. 60).

Vous appliquerez donc sur la partie enflée du membre un pansement ouaté ; glissez un peu de cette ouate (une couche de 2 à 3 mm.) entre le rebord inférieur du plâtre et la peau, et vous serrez ensuite ce pansement ouaté avec une bande de mousseline molle ou mieux de crêpe Velpeau, en allant méthodiquement de l'extrémité du membre jusqu'au plâtre, et en empiétant sur celui-ci par un ou deux tours de bande.

Vous bandez de même la jambe, depuis les orteils jusqu'au genou,

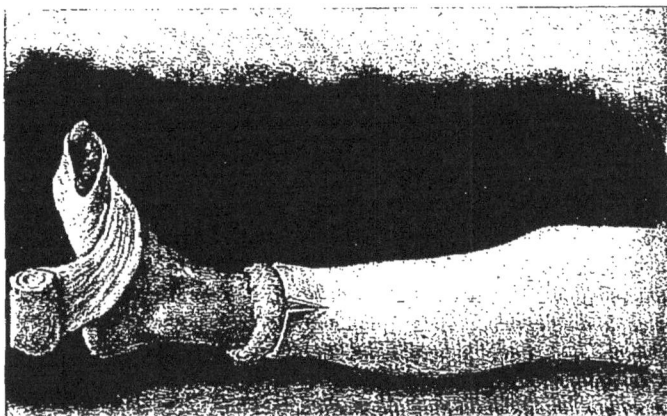

Fig. 60. — Dans le cas du gonflement de la partie libre du membre, ne pas rogner circulairement le bord inférieur du plâtre, mais le fendre longitudinalement suivant l'axe du membre sur une hauteur de 3 à 4 centimètres, puis soulever légèrement le rebord de l'appareil afin de glisser entre lui et la peau une lanière d'ouate ; ensuite comprimer un peu la partie libre du membre avec une bande Velpeau, en commençant aux orteils et remontant jusqu'au rebord du plâtre.

s'il s'agit d'un gonflement de la jambe et du pied, à la suite d'un appareil s'arrêtant au genou.

De même pour le membre supérieur.

Regardez-y le soir même ou le lendemain ; et vous verrez que le gonflement aura déjà presque complètement disparu ; refaites alors le même bandage ouaté compressif, et renouvelez-le tous les deux ou trois jours, jusqu'à ce que la tendance au gonflement n'existe plus.

Si celle-ci persiste, pourvu que ce ne soit qu'à un léger degré, il n'y a pas d'inconvénient à conserver ce pansement légèrement compressif.

Mais si cette tendance est trop marquée et persiste au delà de quinze jours, vous desserrez le plâtre en le fendant de haut en bas ; vous écartez ensuite les bords de 2 à 3 cm. et maintenez cet écartement de la manière dite pour le cas d'un plâtre trop serré.

Enfin, une dernière remarque : *lorsqu'on ouvre une fenêtre dans un plâtre, il faut toujours la fermer*, sans quoi la peau pourrait venir se couper contre les bords de cette fenêtre. On la referme en appliquant, sur la partie découverte, des carrés d'ouate dont les bords sont glissés entre les bords du plâtre et la peau, et en les maintenant par quelques tours de bande molle exerçant une certaine compression (v. p. 37).

N'est-il pas de contre-indication formelle à l'emploi du plâtre ? Par exemple, l'âge du sujet. — Non ; on peut plâtrer les tout petits (par exemple pour un pied bot), comme aussi les personnes très âgées (par exemple, pour une fracture).

Simplement, il faudra, chez eux comme chez les paralysés et les cachectiques, surveiller toujours de près, et faire surveiller, la nutrition des orteils (ou des doigts), — moyennant quoi l'on s'évitera, même ici, toute surprise désagréable. Chez les tout petits, à cause des souillures fréquentes du plâtre, on sera peut-être amené à remplacer assez souvent l'appareil, — ce n'est, après tout, qu'un petit inconvénient.

Résumé et conclusions.

Vous voyez que je ne vous ai caché aucun des incidents ou accidents possibles à la suite de la construction d'un plâtre. Si j'ai fait ainsi, c'est pour vous donner la possibilité et la facilité de vous en garder.

Mais je serais allé contre le but et j'aurais même faussé les choses si je vous avais laissé l'impression qu'il est « horriblement difficile » de réussir un plâtre, et qu'en présence de tant de traquenards à éviter, de tant de caps dangereux à doubler, le mieux serait de ne pas s'y aventurer.

Une pareille conclusion pratique serait en effet une erreur complète, trop préjudiciable à vos malades et à vous-mêmes, pour que je n'aie pas le devoir de la dissiper.

Non, en somme, tout se réduit, lorsque vous avez un plâtre à faire, à étaler vos bandes **exactement**, mais **sans pression ni traction** ; à *modeler* ensuite le plâtre en **pressant autour des saillies** et non pas sur elles ; à faire la **correction** des attitudes vicieuses **avant** d'appliquer le plâtre ; à **maintenir** ensuite cette correction telle quelle **sans y vouloir rien ajouter** ; à **fenêtrer** le plâtre aussitôt après sa prise, s'il vous paraît trop déprimé en un point ; **à le fendre** du haut en bas, si vous jugez, d'après l'état des orteils, qu'il est trop serré sur toute sa longueur.

Il suffit de cela, — et tout cela, vous le voyez, n'est pas « sorcier », — pour n'avoir jamais d'incident, ou tout au moins d'incident grave.

C. COMMENT FAIRE DES PLATRES JOLIS ?

L'idéal, avons-nous dit, c'est de faire des plâtres non seulement confortables et précis, mais encore jolis ; d'unir, au *tuto*, le *jucunde*.

Au reste, les deux choses vont presque toujours ensemble. Un plâtre précis ne peut pas être laid, puisqu'il épouse les formes du corps humain.

Mais si, en plus de cette **régularité**, vous donnez à sa surface du **poli** et du **brillant,** alors ce sera parfait.

Et ne croyez pas que cette préoccupation de faire de jolis plâtres n'ait aucune importance dans la pratique ; c'est, au contraire, sur cela que les familles vous jugeront le plus souvent ! Et sur quoi voulez-vous qu'elles vous jugent, en attendant qu'apparaisse le résultat définitif; qui n'arrive, bien souvent, qu'après plusieurs mois ou même plusieurs années ? Sur quoi, sinon sur le bien-être (ou le malaise) apporté par l'appareil, et sur

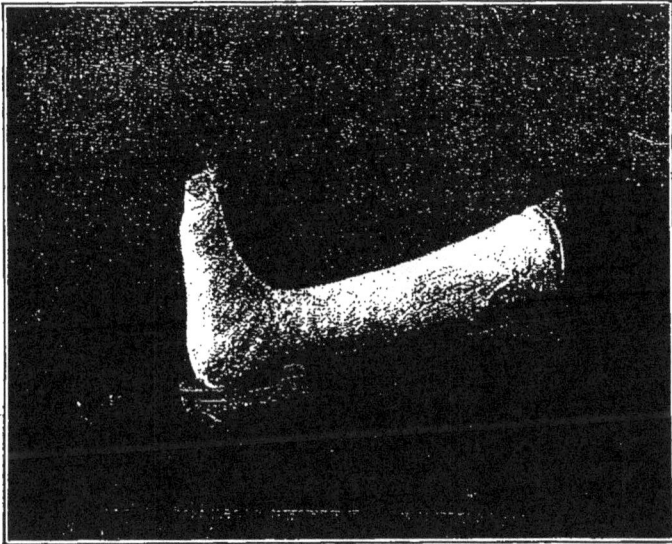

Fig. 61. — L'appareil plâtré brut, avant le polissage.

la beauté (ou la laideur) de cet appareil ? Donc, appliquez-vous et habituez-vous à faire de jolis plâtres.

Au lieu d'un « plâtras » grossier, efforcez-vous de faire, si j'ose dire, une œuvre d'art. Vous y pourrez arriver en vous y appliquant [1].

Pour avoir un joli plâtre, on le polit.

Le polissage du plâtre.

Il y a **2 procédés** : le premier, **polissage immédiat,** se fait aussitôt qu'on a roulé la dernière bande plâtrée, avant la prise du plâtre ;

1. Comme y sont arrivés, par exemple (on peut le dire, je crois, sans présomption), tous les médecins de Berck, qui mettent, il est vrai, leur amour-propre et leur point d'honneur à faire de beaux plâtres. Et, pour eux non plus, cela n'est pas perdu, puisque l'un des éléments de la réputation de Berck, c'est la solidité et la beauté de ses appareils. On reconnaît au loin les plâtres de Berck. Et, même à Paris, on veut bien accepter que, sur ce chapitre des appareils, l' « article » de Berck vaut celui de Paris.

Le second, **polissage tardif**, se fait *lorsque le plâtre est sec*, c'est-à-dire 2 ou 3 jours après sa construction.

Le premier procédé, plus commode, plus rapide, n'a pas tout à fait la valeur esthétique du deuxième ; mais il est cependant suffisant, et c'est même celui que je vous conseille d'employer dans la pratique courante, parce que l'autre demande beaucoup de temps et d'habitude. Dans nos services, c'est presque toujours le deuxième procédé qui est employé, c'est vrai, mais parce que nos aides ou nos infirmières nous déchargent de ce soin. Et si vous avez de même une personne que vous puissiez dresser une fois pour toutes, employez ce deuxième procédé ;

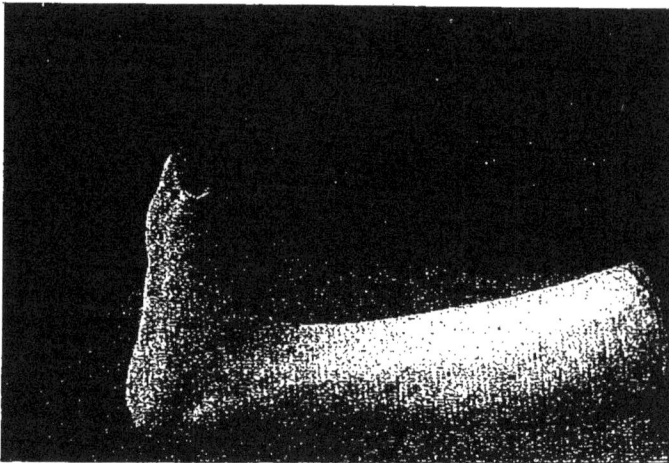

Fig. 62. — L'appareil plâtré poli. Le polissage a eu pour effet d'effacer toute aspérité extérieure et de rendre l'appareil lisse et brillant.

sinon, réservez-le pour les très grandes circonstances, « *ad usum Delphini* », pour les cas où vous êtes décidé à ne ménager ni votre temps, ni votre peine, pour arriver au plus beau résultat possible. Dans tous les autres cas, vous vous en tiendrez au procédé qui suit.

Polissage instantané.

Il y a plusieurs manières de faire ce polissage immédiat, Voici, après les avoir essayées toutes, celle que j'ai trouvée la plus simple, la plus pratique et la meilleure pour vous : c'est de recouvrir toute la surface de l'appareil d'un feuillet de tarlatane plâtrée.

Après l'application de la dernière bande et de la dernière couche de bouillie, vous découperez un grand carré de tarlatane d'une seule épaisseur, en lui donnant une longueur égale à celle de l'appareil et une largeur supérieure de quelques centimètres à la circonférence maxima du membre. Vous le tremperez dans ce qui reste de la bouillie ou dans une nouvelle provision de bouillie ; vous lisserez ensuite avec le plat de la main les deux faces bien étalées de ce grand carré, après quoi, vous l'appliquerez sur l'appareil, en commençant par faire plaquer le milieu du carré sur la ligne médiane antérieure de l'appareil, en rabattant ensuite et faisant plaquer les deux pans de ce « pardessus » sur les côtés du plâtre, jusque sur la ligne médiane postérieure, où vous entre-croisez les parties exubérantes de ces pans latéraux. Les bords se chevauchent plus ou moins, suivant qu'à ce niveau le membre sera plus ou moins mince ; là où le chevauchement est trop grand, là où vous avez trop d'étoffe, par exemple

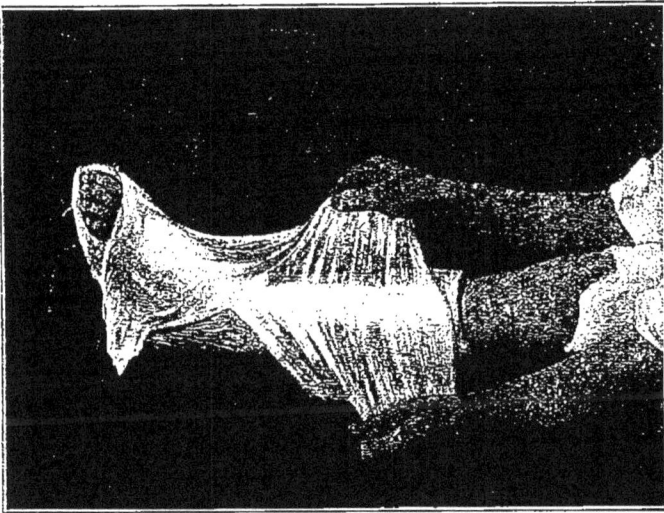

Fig. 63. — Polissage instantané. Celui qu'on fait après avoir roulé la dernière bande et appliqué la dernière couche de bouillie. Manière de le faire : par-dessus l'appareil, on applique un grand carré de mousseline plâtrée qu'on fait plaquer intimement et dont on efface les plis en tirant fortement sur ses bords. — ces bords vont s'entrecroiser en arrière.

au cou-de-pied, coupez aux ciseaux les parties exubérantes ; n'en gardez que quelques centimètres pour que les deux pans soient bien raccordés l'un à l'autre.

Il vaut mieux appliquer le plein de l'attelle en avant, afin que les bords soient rejetés en arrière, là où ils ne sont pas apparents (aucun petit détail n'est à dédaigner, puisque ce que nous voulons ici, c'est avoir l'appareil le plus joli possible).

L'application de ce feuillet supplémentaire de tarlatane plâtrée sert, en outre, à renforcer le plâtre [1].

1. Tenez-vous-en à ce procédé ; et je vous déconseille de faire le polissage en collant sur l'appareil 2 grands placards de tarlatane *sèche* (non imbibée de bouillie) ; c'est un procédé dangereux pour vous : il hâte la prise du plâtre et, par cela même, peut vous enlever le temps de faire un bon modelage, — sans compter que ce procédé, en « forçant » la prise du plâtre, lui enlève finalement de sa solidité.

Polissage ultérieur du plâtre.

Ce polissage se fait 48 heures environ après que le plâtre a été construit, lorsqu'il est sec. On commence par ramollir le vernis plâtré extérieur avec de la bouillie claire : 1 verre ou 1 verre 1/4 d'eau pour 1 verre de plâtre. On touche toute la surface avec la main ou un tampon chargé de cette eau plâtrée. Après 2 ou 3 minutes d'attente, le ramollissement est produit, on en profite aussitôt pour régulariser, avec un couteau, la surface du plâtre, on enlève toutes les arêtes et aspérités, puis, par-dessus cette surface bien égalisée, on étale un enduit ou vernis de bouillie plus épaisse, faite avec 2 verres de plâtre pour 1 verre d'eau.

Voici, pour cela, la meilleure manière de procéder : On met 1/2 verre d'eau dans une cuvette légèrement inclinée (à 30°), puis, dans le coin supérieur non touché par l'eau, on met en réserve un verre de plâtre. L'inclinaison de la cuvette étant toujours maintenue, on prend une pincée de plâtre entre le pouce et les autres doigts, on plonge l'extrémité des doigts dans l'eau et on les retire aussitôt, tenant la pincée de bouillie plâtrée ainsi obtenue ; celle-ci est étalée sur une petite place de la surface de l'appareil, en une couche de 1 mm. environ, et on lisse ensuite cette surface avec la main ou un tampon trempé dans l'eau qui se trouve à la partie déclive de la cuvette. Puis, on prend une nouvelle pincée de plâtre qu'on humecte de même, pour obtenir une pincée de bouillie et recouvrir une nouvelle petite place ; on lisse également, et ainsi de suite, jusqu'à ce que la totalité de l'appareil soit ainsi polie.

On obtient ainsi des appareils luisants, et le plâtre, en se patinant, au bout de quelques mois, va ressembler à du vieil ivoire très beau.

On nous a demandé bien souvent le secret de la composition du vernis employé pour obtenir les jolis plâtres de Berck. Vous le voyez, il n'y a ni secret, ni mystère ; ce vernis, c'est tout simplement une couche de bouillie plâtrée, avec laquelle — si l'on a un peu d'habitude et de doigté — l'on arrive à faire les plus beaux appareils plâtrés du monde !

Ajoutons qu'il est facile, lorsque le plâtre est sali, de lui rendre sa blancheur. Il suffit de passer à la surface un tampon imbibé d'eau plâtrée (parties égales de plâtre et d'eau).

QUELQUES MOTS SUR LES PLATRES DE FRACTURES [1]

1° Vous **appliquerez votre plâtre immédiatement**, aussitôt que vous verrez le blessé, **sans attendre**, même au cas de gonflement du membre. Vous en serez quitte, lorsque ce gonflement aura disparu, après 10 ou

[1]. Voir, pour plus de détails, notre *Orthopédie de guerre* (3e édition).

12 jours, pour remplacer ce premier plâtre par un second, plus exact [1].

2° Vous traiterez toutes vos fractures, non pas avec des gouttières, mais **avec des plâtres circulaires**, pour des raisons que vous connaissez déjà : avec un plâtre circulaire, le sujet sera tout à la fois *plus à son aise* et *mieux maintenu* ; vous obtiendrez des *résultats plus parfaits*.

En construisant le plâtre circulaire de la manière dite, en surveillant ensuite l'état des doigts et des orteils, vous n'avez *rien à craindre* pour la bonne nutrition du membre appareillé.

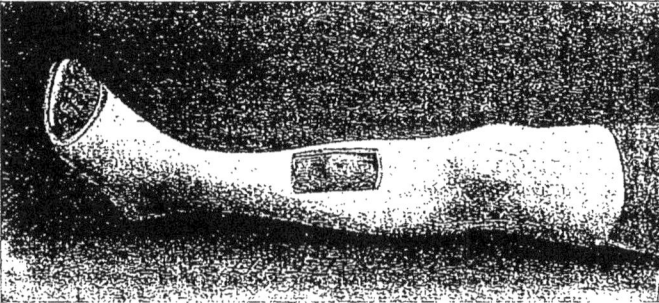

Fig. 64. — Fracture du tibia avec fragments saillants ; à ce niveau on fenêtre le plâtre pour comprimer ces fragments (avec des carrés d'ouate maintenus par une bande).

a. Ce qu'on fait en cas de **fracture compliquée de plaie** :

On **fenêtre** le plâtre (quelques heures après sa construction), pour panser la plaie. — S'il a y des **plaies multiples**, on aura la ressource de faire un **plâtre bivalve**.

b. En cas de **fragment saillant**, par exemple dans les fractures du tibia ou de la clavicule :

On exerce une **compression** sur les fragments du tibia ou de la clavicule **avec des carrés d'ouate** maintenus avec des bandes de tarlatane gommée, mouillée et exprimée. — On comprime par un procédé analogue à celui de la compression d'une gibbosité pottique (v. ch. V).

Dans les cas de fracture, la compression doit porter moins sur le sommet de la saillie que sur les parties adjacentes des fragments osseux.

Fracture de la rotule. — Agir de même, au moyen de compressions. On dispose des lanières ouatées autour des deux segments de la rotule.

On procède d'une manière analogue dans les fractures de l'**olécrane**.

Fracture du fémur. — Encore ici, nous faisons, plutôt que l'extension généralement préconisée, un grand plâtre, parce qu'avec un plâtre précis

---

1. Si, au douzième ou quinzième jour, le plâtre paraît à peine flottant, vous n'avez pas besoin de le remplacer ; resserrez-le, en enlevant une simple lanière sur le devant de l'appareil, de la manière que vous savez.

nous obtenons des résultats bien supérieurs à ceux que nous donnait autrefois l'extension d'Hennequin. Ce plâtre sera très bien moulé sur le bassin ; avant la prise, on repoussera l'ischion de bas en haut, tandis

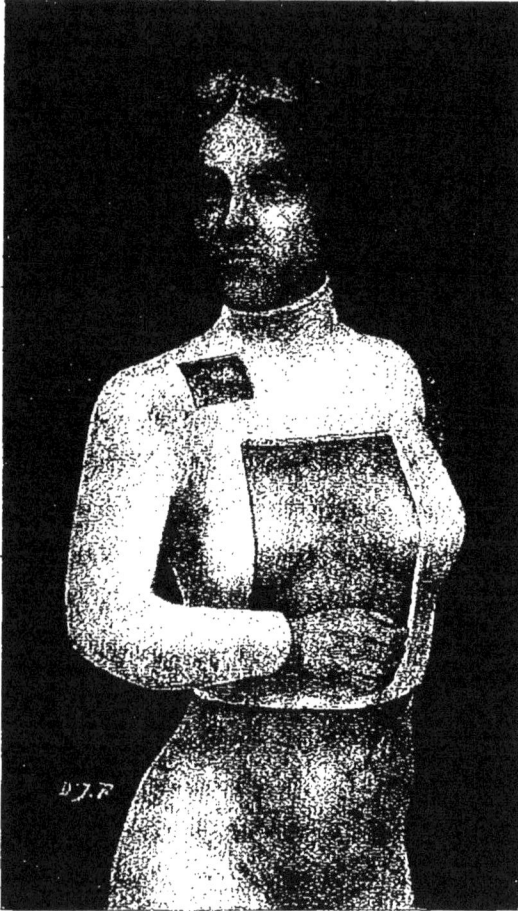

Fig. 65.—Fracture de la clavicule avec déplacement. L'on comprime à travers une fenêtre du plâtre le fragment saillant.

qu'on tirera vigoureusement sur le pied. En fenêtrant ces plâtres, on peut parfaire la correction de la manière ici figurée.

Voici, par exemple (fig. 66 et 67), un cas de fracture du 1/3 inférieur de la cuisse, où la radiographie nous avait révélé une saillie des fragments que la réduction immédiate, faite sous chloroforme, n'avait pas pu effacer entièrement.

Nous avons fenêtré le plâtre en cet endroit et appliqué des carrés d'ouate, en haut et en dehors d'une part, en bas et en dedans d'autre part, donc en sens inverse, pour faire rentrer peu à peu, dans le rang, les deux fragments. Cette compression, très énergique, était maintenue avec des bandes de tarlatane mouillée, et renouvelée tous les 3 ou 4 jours

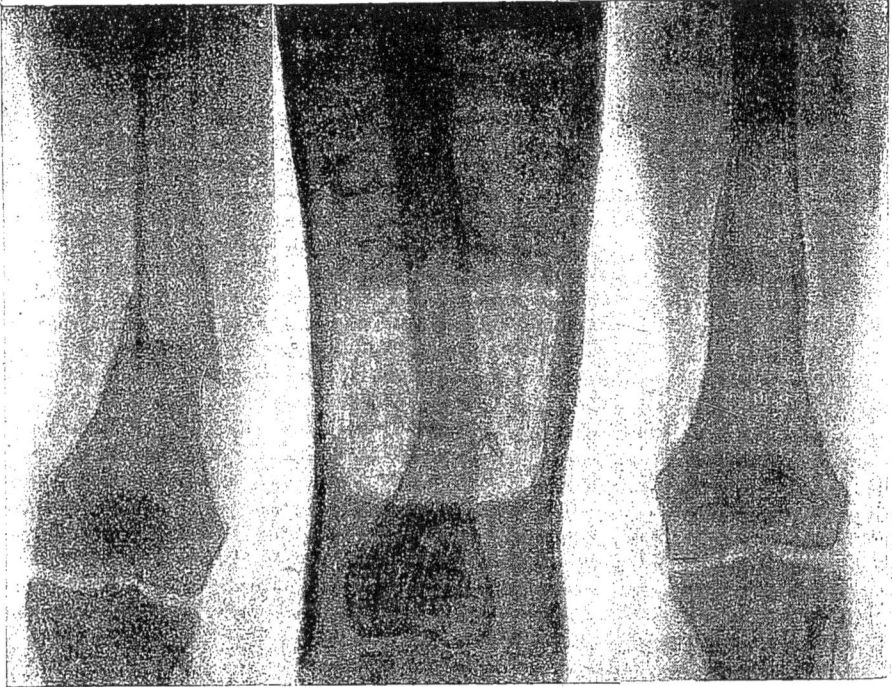

Fig. 66.   Fig. 67.   Fig. 68.

Fig. 66.—Radiographie : fracture du fémur au 1/3 inférieur : déplacement angulaire et chevauchement des fragments.

Fig. 67. — La réduction de la fracture a été faite sous anesthésie : radiographie prise à travers une fenêtre de notre appareil plâtré : le déplacement est resté le même malgré les très fortes tractions opérées sur le pied.

Fig. 68. — Dans le plâtre on a pratiqué une fenêtre antérieure au niveau de la fracture : ce dispositif a permis de faire la réduction progressive du déplacement. Pendant les jours qui ont suivi, cette réduction progressive s'est opérée avec des compressions ouatées, exercées de dehors en dedans sur le fragment supérieur et de dedans en dehors sur le fragment inférieur et renouvelées tous les 3 ou 4 jours. Voici la radiographie prise après l'enlèvement du plâtre, 6 semaines après l'accident. Comparez avec les fig. 66 et 67, on peut voir que le résultat ainsi obtenu est parfait.

On peut voir, par la comparaison de ces radiographies (fig. 66, 67 et 68), toutes les étapes de la correction, et la perfection du résultat finalement obtenu par ce procédé si simple et si bénin. Est-ce qu'une autre méthode (opération sanglante ou extension) aurait donné un résultat, je ne dis pas meilleur, mais égal ? Nous ne le croyons pas.

Pour les fractures du bras et de l'avant-bras, on s'inspirera des mêmes principes.

II

LES APPAREILS AMOVIBLES
ET LES APPAREILS ORTHOPÉDIQUES [1]

Si précieux que soient les appareils plâtrés, ils ne suffisent pas à tous les besoins. Nous le verrons en faisant l'étude de chaque déviation.

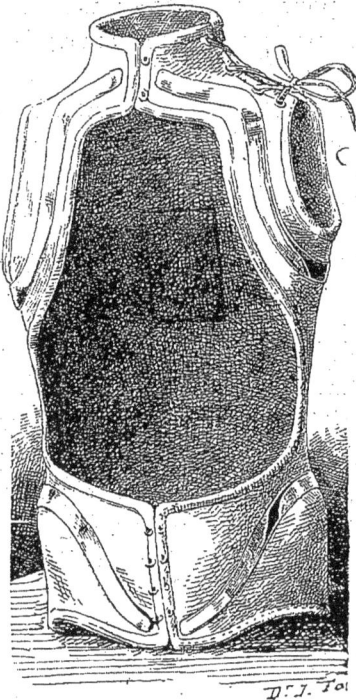

Fig. 69. — Corset orthopédique en celluloïd, avec armature.

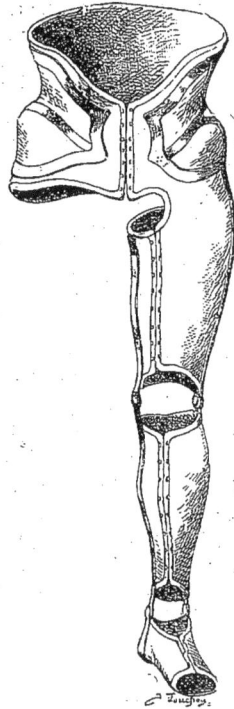

Fig. 70. — Un grand appareil orthopédique en celluloïd. — Pour la hanche et le membre inférieur tout entier.

Mais, dès maintenant, vous devinez que, pour bien des malades, *l'appareil plâtré* sera contre-indiqué, parce qu'il n'est ni *amovible*, ni *articulé* ; et qu'en d'autres cas, il sera rejeté tout simplement parce que « c'est du plâtre ! » — Je m'explique :

1° Dans certaines maladies, les sujets ont besoin d'être maintenus par un appareil, mais avec la **possibilité de l'enlever** de temps à autre, pour suivre un traitement physiothérapique : massages, gymnastique, balnéation, électricité, etc.

Exemple : les scoliotiques (et vous savez qu'ils sont légion).

Exemple : les malades atteints de paralysie infantile.

1. Voir, sur ce sujet, la bonne thèse de notre assistant de Berck, le Dr J. Fouchet.

Pour quelques-uns, c'est pendant 10 et 20 ans, et quelquefois toute la vie, qu'un appareil est indispensable. Ce ne peut pas être un plâtre, mais un appareil léger, amovible et articulé.

2° Il est d'autres maladies où le traitement commence avec le plâtre et se termine avec *des appareils amovibles.*

Exemple : les affections orthopédiques tuberculeuses (mal de Pott, coxalgie, tumeur blanche). — Le plâtre est conservé jusqu'à la période de convalescence ; mais, à ce moment, pour remettre les malades sur pieds, il est avantageux de le remplacer par un appareil amovible, qui ménage la transition entre la période d'immobilité sévère et celle d'entière liberté. En enlevant l'appareil chaque nuit, et même un peu le jour, les muscles s'exercent et se fortifient, et les jointures se « dérouillent » doucement et spontanément.

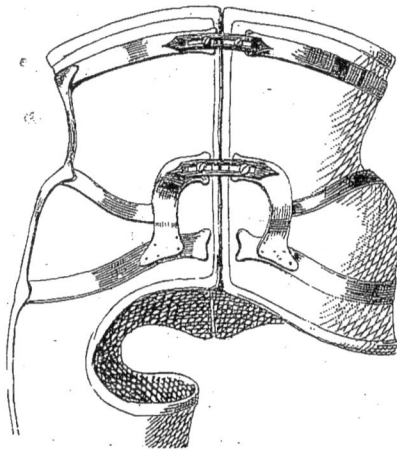

Fig. 71.—Face dorsale de l'appareil de la fig. 70. Les deux moitiés de la partie pelvienne sont réunies en arrière par deux coulisses permettant d'augmenter le diamètre de la ceinture.

Il est d'autres déviations (comme le pied bot congénital, le genu valgum, la tarsalgie) où le plâtre est indiqué aussitôt après la correction, pour la maintenir intégralement. Mais après quelques semaines ou quelques mois, cette correction pourra se conserver avec un appareil plus léger, qui s'enlève à volonté, pour sauvegarder encore ici la nutrition des muscles et le jeu des articulations.

3° Vous trouverez bien des malades, surtout dans la clientèle aisée, qui seraient justiciables du plâtre, mais n'en veulent à aucun prix, ni à aucun moment.

Et pourquoi ? Tout simplement parce que *c'est du plâtre,* et qu'ils sont effrayés ou plutôt humiliés, par cette perspective d'être, eux ou leurs enfants, « emmurés » pendant des mois, parfois des années, dans un « bloc de maçonnerie ».

Pour un plâtre de jambe, passe encore ; mais se laisser emprisonner dans un grand « carcan » de plâtre qui prend le tronc tout entier et même aussi la tête, cela, jamais !

Que faire ? les abandonner ? Non. On peut encore, à la rigueur, les soigner et les guérir sans plâtre, avec des appareils amovibles — en y apportant un peu plus de peine et de temps.

Ah ! un appareil qui se peut enlever quand on veut, et même supprimer si l'on veut, celui-là, oui, on l'acceptera, ou du moins l'on consentira à en essayer — d'autant que le celluloïd est un « article » bien porté, n'ayant pas le mauvais renom du plâtre.

On essayera du celluloïd, et qu'arrivera-t-il ? C'est qu'après le premier moment — l'accoutumance obtenue — ces malades, au lieu d'être gênés, se sentent beaucoup mieux avec leur appareil que sans lui, ils ne demandent bientôt plus qu'on l'enlève, ils ne peuvent plus s'en passer, si bien que cet appareil amovible devient, en fait, inamovible ; et l'on va ainsi à la guérison ; mais encore fallait-il la manière pour faire accepter un appareil, et fallait-il que ce ne fût pas du plâtre.

Vous voyez déjà combien sont nombreuses les indications des appareils amovibles. En voici d'autres encore :

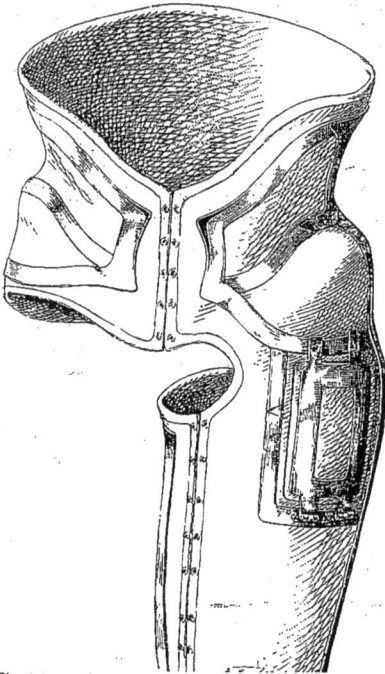

Fig. 72. — Le même appareil avec une fenêtre à volet permettant la surveillance d'un abcès.

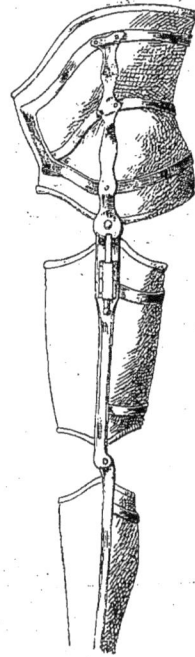

Fig. 73. — Appareil en celluloïd articulé à la hanche. Un verrou permet de fixer l'articulation ou de la laisser mobile à volonté.

a) Vous êtes consulté par un homme *de vie très active*, atteint de mal de Pott ; il ne veut pas comprendre qu'il faut garder le repos dans un grand plâtre, ou plutôt, *il ne le peut pas*, dit-il, étant données ses charges de famille. Il demande un corset amovible lui permettant d'aller et venir un peu, pour surveiller ses affaires.

b) Plusieurs fois, j'ai vu de ces malades pottiques, « poussifs » et bronchitiques, demander un tuteur permettant les révulsions thoraciques... Je me suis servi quelquefois, dans ce but, d'un plâtre largement fenêtré, mais ils préfèrent le corset amovible. Et même par unique souci d'assurer la toilette fréquente de la peau, beaucoup de femmes du monde préféreront le celluloïd au plâtre, etc.

Ainsi donc, si le plâtre suffit à tout pour le traitement d'une fracture, l'on ne peut pas, dans le traitement des affections orthopédiques, se passer d'appareils amovibles.

Vous objecterez qu'il reste bien des malades ne pouvant pas faire les frais

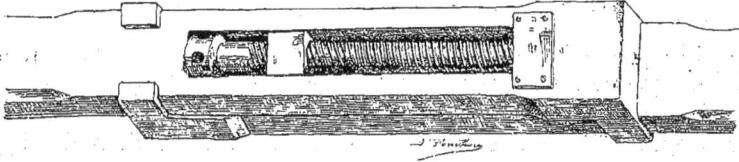

Fig. 74. — Grâce à cette vis à pas allongé, adaptée à la partie fémorale de ce même appareil, on peut produire une certaine traction sur la jambe.

d'un appareil amovible, ni s'en procurer par l'intermédiaire de l'assistance publique, encore bien insuffisante dans nos campagnes. Que faire pour ces malades ?

Il n'est qu'un remède (qui ne suffira pas pour tous les cas, mais pour un très grand nombre). Ce sera, chaque fois que cela se peut, de finir le traitement avec le plâtre comme dans le traitement d'une fracture.

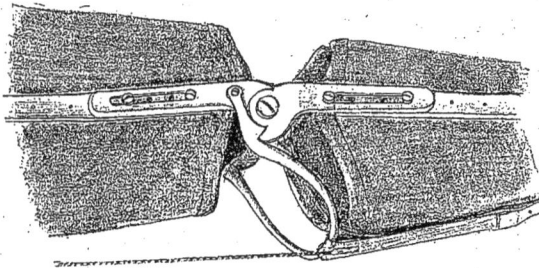

Fig. 75. — Verrou qui fixe l'articulation du genou dans l'extension pour la marche et que le malade peut tirer et déclancher, à l'aide d'une ficelle, pour fléchir le genou quand il veut s'asseoir.

Et cela se peut, à la rigueur, pour toutes les déviations autres que les paralysies infantiles (et même pour bon nombre de celles-ci). Ainsi, cela se peut dans la coxalgie, le mal de Pott, les tumeurs blanches ; le malade sera remis sur pied et fera ses premiers pas avec encore un plâtre. Mais nous en reparlerons à propos de ces diverses maladies.

QUE SERONT CES APPAREILS AMOVIBLES ?

1º Les appareils amovibles en plâtre.

Pourquoi ne pas faire des appareils amovibles en plâtre, qui auront l'avantage d'être peu coûteux et de pouvoir être construits par vous seuls ?

Parce qu'ils sont **lourds et cassants**, et **non articulés**.

Ainsi donc, **je ne vous conseille pas d'en user d'une manière géné-**

rale. En effet, ou les parents peuvent faire les frais d'un celluloïd (et celui-ci vaut beaucoup mieux que le plâtre amovible), ou bien ils ne le peuvent pas, et alors, il vaut mieux conduire le traitement jusqu'au bout avec des plâtres inamovibles, plus simples à faire et plus sûrs que ces plâtres amovibles.

Il reste cependant des cas où le plâtre amovible est indiqué.

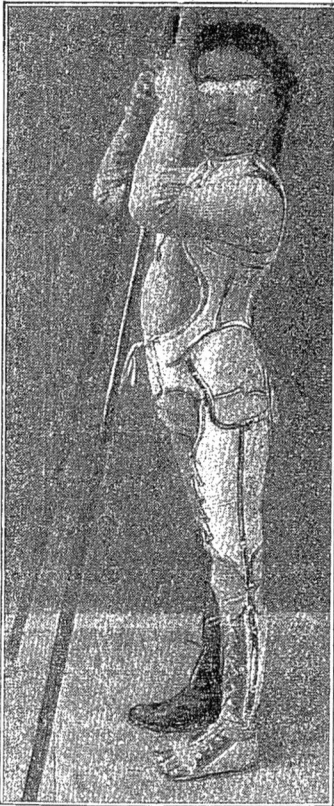

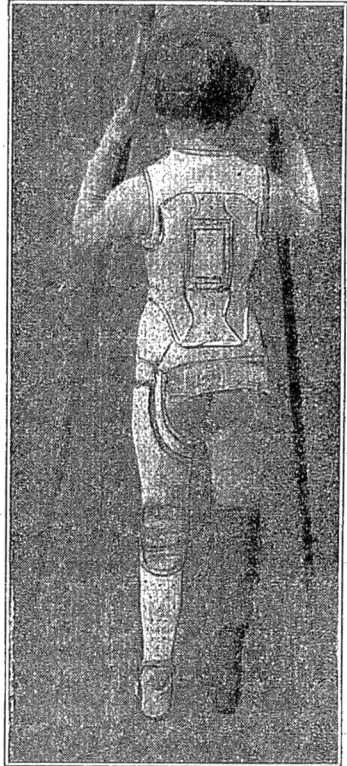

Fig. 76 et 77. — Celluloïd embrassant le tronc et le membre inférieur pour mal de Pott et coxalgie coexistants. — La partie jambière du celluloïd peut être séparée à volonté du celluloïd du tronc qui devient ainsi un corset ordinaire.

Nous signalerons tous ces divers cas, chemin faisant, à propos de chaque maladie. Mais nous pouvons dire, dès maintenant, qu'on se sert de plâtre amovible dans le cas de fistules nombreuses, ou d'une peau très intolérante [1] ou eczémateuse, réclamant des pansements quotidiens, ou bien encore chez un sujet poussif ou très nerveux, qui veut pouvoir

1. Dans ces deux cas, l'appareil se souillera rapidement et devra être remplacé très souvent. Il sera donc beaucoup plus pratique ici d'employer des plâtres amovibles que des celluloïds, dont le remplacement fréquent deviendrait par trop coûteux.

s'habituer peu à peu au port du plâtre, en ne le gardant, au début, que quelques heures par jour.

Les plâtres amovibles servent encore dans *certaines tumeurs blanches* (du coude, du poignet, du cou-de-pied) *pendant la période des injections.*

Pour être utile et durable, le plâtre amovible doit être bivalve.

Il ne faut pas songer à le faire d'une seule pièce, c'est-à-dire ouvert seulement en avant, comme le celluloïd. Le plâtre n'est pas assez élastique pour cela ; fait en une seule pièce, il se briserait et perdrait sa forme presque tout de suite, après avoir été enlevé et remis 4 ou 5 fois à peine.

Le plâtre amovible bivalve.

Manière de le construire.

Il suffit de construire un plâtre ordinaire de la manière déjà dite ; et, lorsqu'il est sec, après quelques heures, ou mieux quelques jours,

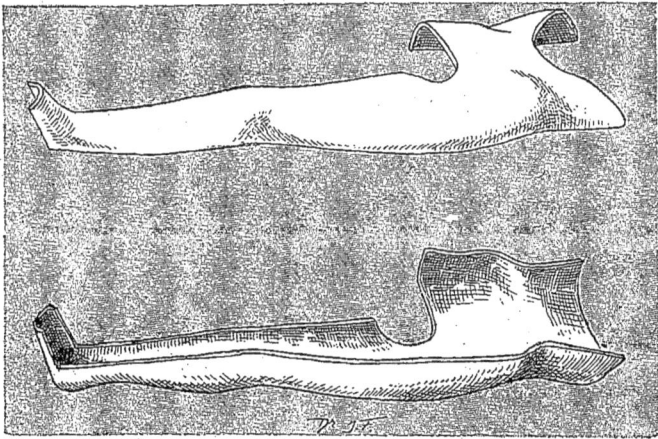

Fig. 78. — Grand plâtre bivalve du membre inférieur. Les deux valves seront maintenues par des bandes ou par des sangles.

on le divise en deux valves, par des incisions symétriques sur les côtés, ou en avant et en arrière.

Pour éviter le risque d'entamer la peau en sectionnant le plâtre, on aura mis 2 jerseys — ou bien, sur le jersey unique, au niveau des 2 lignes prévues pour les incisions, des bandes d'ouate de 3 à 4 cm. de large et de 1/2 cm. d'épaisseur, — ou bien encore, deux lattes de zinc, comme on fait pour un moulage (v. p. 78).

Le jersey, qui reste accolé à la face interne de l'appareil, va servir ici de garniture naturelle.

Il est facile, ensuite, de réappliquer ce plâtre amovible : On remet les deux valves au contact, et on maintient avec des sangles ou quelques tours de bandes Velpeau (si on doit l'enlever tous les jours), et des bandes de tarlatane gommée (si on ne l'enlève que de loin en loin) ; ou encore on le lace à des crochets cousus à des lanières de toile (fig. 79) qu'on a collées aux bords de l'appareil avec de la colle de plâtre, ou du silicate de potasse, ou même de la colle ordinaire.

2º **Les appareils amovibles en silicate de potasse et les appareils en cuir.**

Je n'en parle que pour vous les *déconseiller.*

En effet, les appareils en silicate sont bien trop **lourds** et trop *friables.*

Et, de même, les appareils en cuir ne sont *pas solides* (ils ne conservent pas leur forme sans armature), ils sont *lourds*, pas *propres* et *mal odorants.*

3º **Les appareils en celluloïd.**

Voulez-vous des appareils *légers, solides, propres, vraiment jolis ?* Prenez du *celluloïd.*

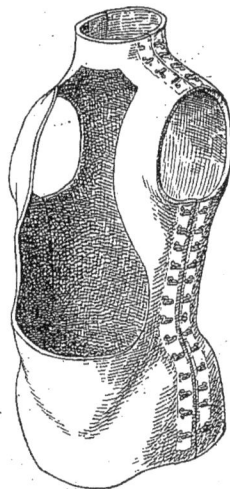

Fig. 79. — Corset plâtré amovible garni de crochets sur les bords, pour qu'on puisse le lacer et le délacer à volonté.

Le celluloïd mettant plus de 24 heures à se solidifier, on ne peut pas le construire, comme le plâtre, sur le sujet, qui aurait 50 fois le temps de se dévier avant la solification du celluloïd. On doit le construire sur un moulage (fig. 80).

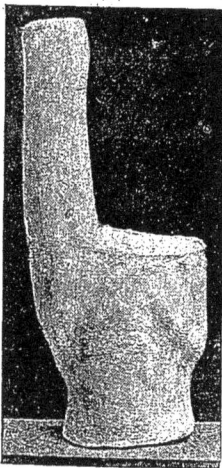

Fig. 80. — Le moulage positif (pour coxalgie).

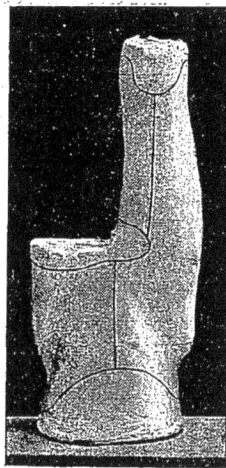

Fig. 81. — Sur ce moule le celluloïd a été construit ; il n'est pas encore dégagé du moule (v. fig. 99).

Vous pourriez fabriquer vous-même le celluloïd si vous le vouliez [1].

1. Comme nous faisions personnellement autrefois. C'est même nous qui avons construit les premiers appareils de celluloïd, en France.

On le construit avec des carrés de tarlatane imprégnés de colle de celluloïd.

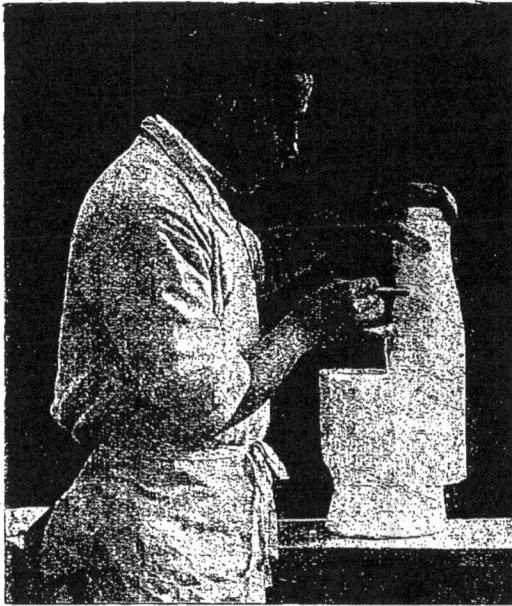

Fig. 82. — Manière de construire un celluloïd (de hanche). Les carrés de mousseline sont plaqués sur le moule avec un pinceau trempé dans de la colle de celluloïd.

Cette colle est faite avec de l'acétone et des débris de celluloïd (5 parties d'acétone environ pour 1 de celluloïd).

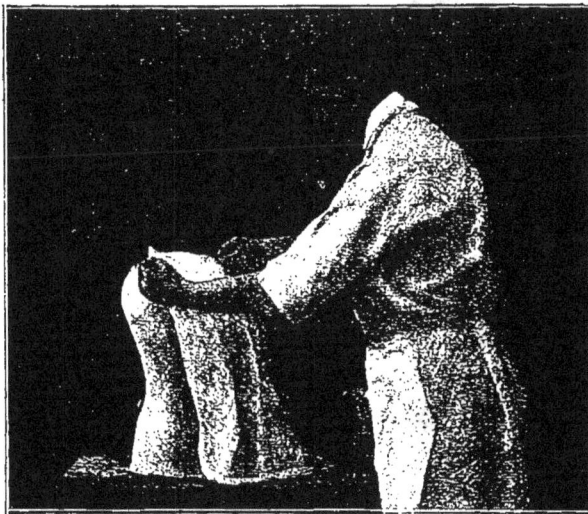

Fig. 83. — Construction du corset en celluloïd. On applique sur le moule positif un carré de mousseline qui en couvre toute la surface antérieure (on appliquera un autre carré sur la face postérieure).

Au lieu de se servir de bandes de tarlatane, on emploie des carrés.

On donne à ces carrés une longueur égale à la 1/2 circonférence du moulage. On applique le premier carré en avant, le second en arrière, le troisième sur le côté droit, le quatrième à gauche, en alternant, jusqu'à ce que le celluloïd ait partout une épaisseur de 16 feuillets de tarlatane environ. Cette épaisseur va de 8 à 10 feuillets (pour un appareil de main) jusqu'à 20 feuillets (pour un grand corset de celluloïd chez un adulte).

On se sert d'un pinceau pour faire cette application. On commence par

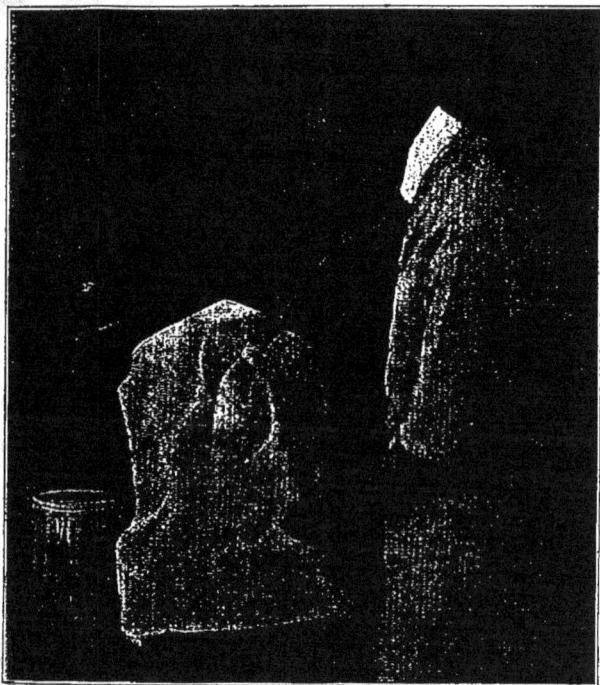

Fig. 84. — Construction d'un corset (suite). Au moyen d'un pinceau trempé dans la colle de celluloïd, on fait plaquer ce carré, d'abord par sa partie médiane.

appliquer sur le moulage une couche d'huile, puis un carré de tarlatane (imprégné de colle) qu'on tire, pour l'ajuster sur les bords, ensuite une couche de colle de celluloïd, puis une feuille de tarlatane, et ainsi de suite. On plaque le celluloïd et les carrés avec le pinceau, à la manière des colleurs d'affiches.

On peut construire « le gros » du celluloïd en une séance d'une demi-heure environ ; ensuite, au-dessus de la dernière feuille de tarlatane on mettra 2 à 3 couches de colle, en recommençant toutes les trois heures, jusqu'à ce qu'on soit arrivé au chiffre de 10 à 12 couches, ce qui donnera au celluloïd son poli et son brillant.

On laisse ensuite sécher pendant 2 jours sans y toucher. A ce moment, on enlève le celluloïd pour l'essayage. Pour l'enlever, on le coupe sur la ou les lignes où l'on veut, plus tard, lacer le celluloïd (fig. 81).

L'essayage fait, on le replace sur le moulage ; on le munit, s'il y a lieu, de son armature et de ses articulations ; puis on le « garnit » et on le borde.

Mais si vous n'avez pas l'habitude de cette fabrication, vous risquez beaucoup de la « rater » ; en tout cas, elle vous demandera beaucoup de temps et de peine, surtout lorsque l'appareil a besoin d'articulations multiples. Il est infiniment plus simple, plus pratique et, finalement, moins coûteux, après avoir pris sur place le moulage, de l'envoyer à des ouvriers

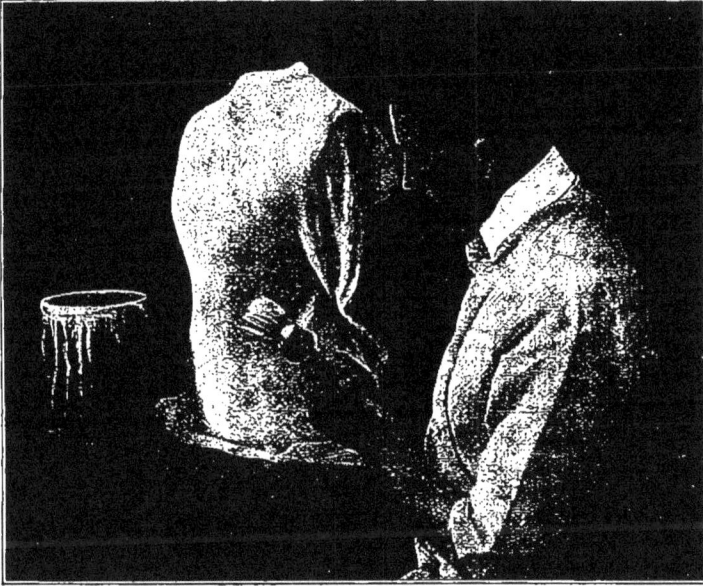

Fig. 85. — Construction d'un corset (suite). — On badigeonne ensuite les bords du carré en tirant d'une main pour effacer tous les plis.

spécialistes [1] pour la fabrication du celluloïd. Ils construiront l'appareil, vous le renverront au besoin pour l'essayage, et, après cet essayage fait par vous sur le malade, qui n'a ainsi pas besoin de se déplacer, garniront et finiront le celluloïd.

Et ainsi tout se réduira pour vous à un moulage et à un *essayage,* double besogne bien facile, si vous procédez de la manière suivante :

1º **Le moulage.**

Vous n'en avez jamais construit, et cette seule pensée d'avoir à prendre un moulage vous effraie. Eh bien, rassurez-vous ; sans en avoir fait, ni même vu faire, vous y réussirez du premier coup, car pour prendre un moulage, **il suffit de bâtir un plâtre ordinaire** sur la peau nue, et d'enlever ce plâtre quelques minutes après la prise ; après quoi, l'on rapproche, pour lui rendre sa forme, les bords du plâtre, et l'on obtient ainsi un moulage négatif parfait.

1. Comme nous en avons à Berck, à l'Institut orthopédique, et comme il en est un peu partout en France, maintenant.

La position à donner au sujet pour le moulage est, d'une manière générale, celle qu'on donne pour construire un plâtre de la même région.

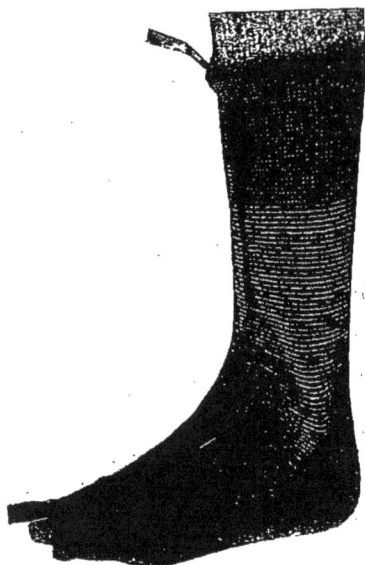

Fig. 86. — Moulage du cou-de-pied. On couvre la peau d'une chaussette ordinaire, ouverte au niveau des orteils pour laisser sortir une latte de zinc mise entre la peau et la chaussette et sur laquelle on coupera le moulage pour l'enlever.

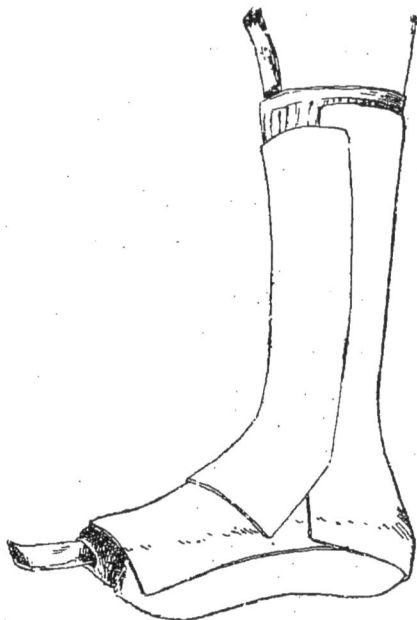

Fig. 87. — Place des attelles pour le moulage du cou-de-pied. On commence par appliquer des carrés de tarlatane plâtrée. Par-dessus, on roulera une bande plâtrée.

Pour les membres inférieurs (pied, jambe, hanche), ce sera la position horizontale ; pour le tronc, la position verticale, le sujet touchant le sol par la totalité du pied et légèrement soutenu (je ne dis pas suspendu,

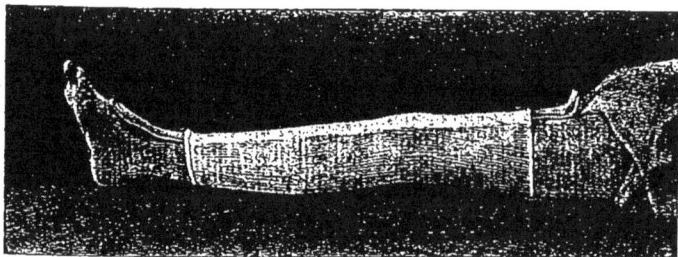

Fig. 88. — Moulage du genou ; la jambe est recouverte d'une manche de jersey, sous laquelle passe une latte de zinc d'environ 3 cm. de largeur.

mais soutenu) par la tête à l'aide de la sangle aujourd'hui classique (fig. 248 et suiv.). — Pour le membre supérieur, la position debout.

Mais entrons dans le détail. Il est *deux précautions* à prendre :

1º Pour que le plâtre *ne colle pas à la peau* et aux poils, on commence par enduire toute la région à mouler d'une couche mince, mais continue de vaseline.

Vous trouverez, dans la clientèle de la ville, beaucoup de parents ou d'enfants timorés qui redoutent le contact du plâtre sur la peau nue. Pour ceux-là vous ferez le moulage par-dessus un fourreau collant (jersey,

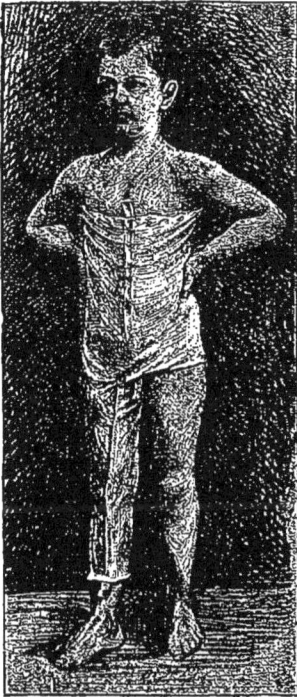

Fig. 89. — Moulage pour le petit celluloïd de coxalgie

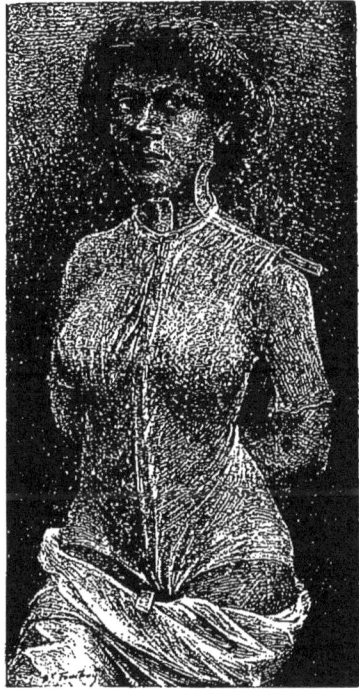

Fig. 90. — Moulage du tronc.

bas, chaussette). Ce tissu protecteur va faire corps avec la face interne du moulage, et sera enlevé avec celui-ci. Afin que l'adhérence du fourreau avec le plâtre soit plus intime, on commence par étaler sur la surface extérieure du fourreau une couche de bouillie plâtrée avant d'appliquer les bandes et attelles plâtrées.

2º Pour supprimer tout risque de *blesser le malade* en enlevant le moulage, on met directement sur la peau 1 ou plusieurs lattes de zinc de 3 à 4 cm. de largeur, sur lesquelles on coupe ensuite le moulage, comme sur un conducteur.

Les lattes posées, on n'a plus qu'à *construire le plâtre*. On le fait avec des bandes et des attelles, à la manière d'un plâtre ordinaire. On y peut apporter cependant les quelques petites variantes que voici :

a. Commencer l'appareil par l'application des carrés ou « attelles »,
et finir par les bandes plâtrées.

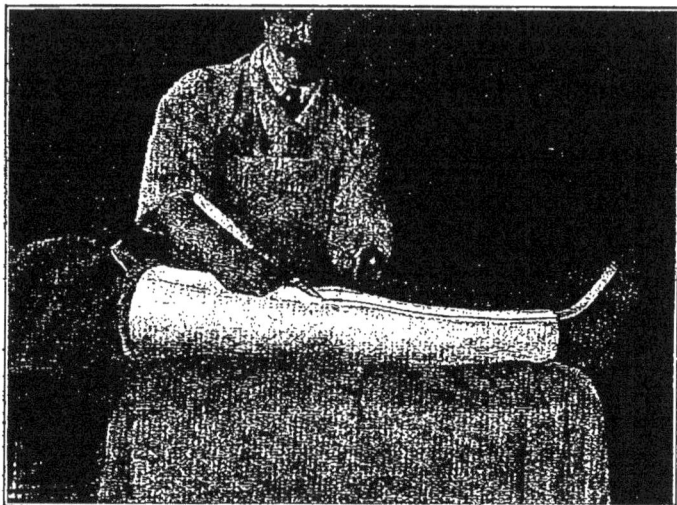

Fig. 91.—Section d'un moulage du genou. On coupe sur les lattes de zinc pour ne pas blesser le malade.

b. Pour hâter la dessiccation du plâtre, c'est-à-dire gagner du temps,
on peut ici se servir d'eau tiède, à 35 ou 40°, ou bien d'eau froide [1] avec

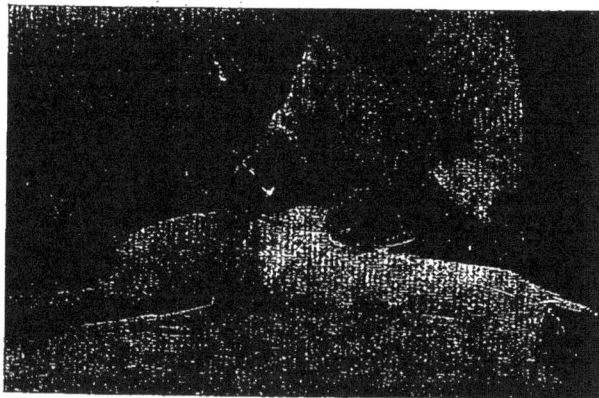

Fig. 92. — Section d'un moulage de cuisse.

du sel (2 ou 3 cuillerées à café de sel dans chacune des 2 cuvettes où ont
les bandes et attelles).

---

1. Mais on n'emploiera l'eau froide que si le moulage est fait par-dessus un jersey,
le contact du plâtre froid étant désagréable pour la peau nue.

Cette dessiccation hâtive, qui aurait des inconvénients pour la solidité d'un plâtre ordinaire devant rester en place, n'en aura pas ici, pour un moulage destiné à disparaître après quelques heures, dès qu'il aura servi à faire le moulage plein ou mannequin.

Il va de soi qu'aussitôt après l'application des bandes et des attelles, avant la **prise** du plâtre, on **vérifie la position** de la région à mouler, et on modèle les saillies articulaires ou péri-articulaires. On modèle aussi les bords des lattes de zinc.

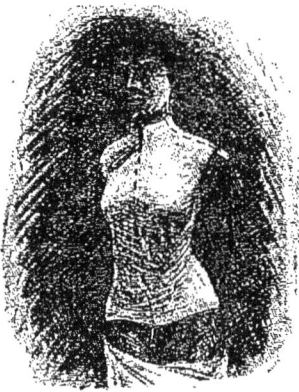

Fig. 93. — Section d'un moulage de tronc.

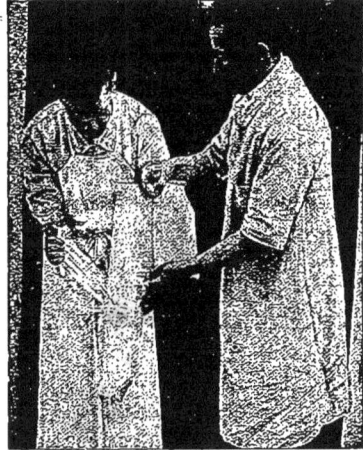

Fig. 94. — Le moulage retiré, les bords en sont rapprochés et maintenus en contact par quelques tours de bande de mousseline molle.

Aussitôt après la prise (ou quelques minutes après), on *enlève le moulage* en coupant avec un bistouri ou un couteau ordinaire sur la lame de zinc, et jusqu'à elle, c'est-à-dire qu'on coupe aussi le jersey ; on soulève alors les bords du moulage et, grâce à la présence de la vaseline ou du jersey, le moule va se détacher facilement de la peau, sans aucun tiraillement pénible pour le sujet. — On procède à cet enlèvement avec douceur et précautions, pour ne pas briser l'appareil.

On en rapproche ensuite les bords, et on les maintient au contact soit avec une attelle de tarlatane plâtrée qui, empiétant sur ses 2 bords, servira de « fermoir », soit avec une bande de mousseline molle roulée tout autour du moulage.

Pour construire le « positif », vous n'aurez plus qu'à couler, dans ce moule creux, de la bouillie de plâtre [1]. Mais vous pouvez vous dispenser de ce soin, si vous vous adressez à un fabricant de celluloïd ; vous n'avez

_____

1. Je vous renvoie, pour tous ces détails, à la thèse déjà citée de mon assistant, le docteur Fouchet.

qu'à lui envoyer le moulage négatif, tel quel. il en tirera lui-même le « mannequin » sur lequel sera construit le celluloïd.

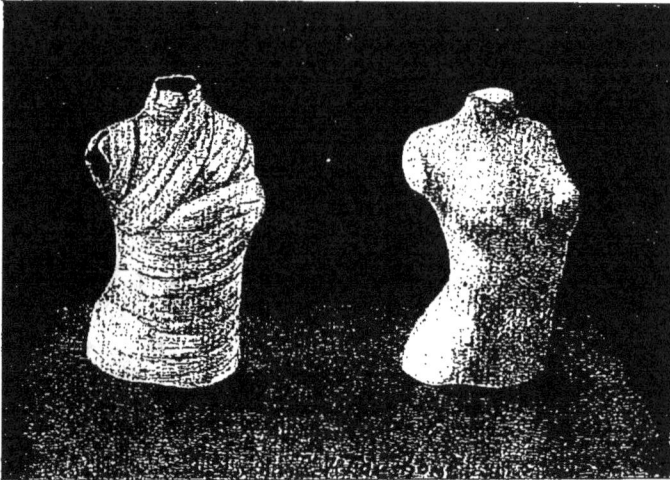

Fig. 95.   Fig. 96.

Fig. 95. — Le moulage négatif (du tronc) posé sur une planche et prêt pour le coulage de la bouillie plâtrée, c'est-à-dire pour la fabrication du positif (voir fig. suivante).
Fig. 96. — Le moulage positif obtenu et dépouillé du moulage négatif de la fig. précédente.

Au bout de quelques jours, je l'ai déjà dit, il pourra vous envoyer le celluloïd afin que vous en fassiez l'essayage sur le malade.

L'essayage du celluloïd.

Utilité de l'essayage. — Il semble que le celluloïd étant construit sur un moulage fidèle n'ait pas besoin d'être essayé ; cependant, je vous conseille de faire cet essayage *chaque fois que cela sera pratiquement possible.*

Cela vous permettra de vérifier, avec une absolue précision, la longueur et la largeur de l'appareil, le niveau des interlignes, la place des fenêtres et des échancrures, etc.

Grâce à cet essayage, vous serez encore plus sûr d'obtenir un appareil parfait, c'est-à-dire ne causant aucune gêne au malade et remplissant bien son but.

L'essayage d'un appareil de pied.

Le celluloïd vous est envoyé (par le constructeur) en deux pièces, l'une podale, l'autre jambière, qu'il a divisées au niveau de l'interligne de l'articulation tibio-tarsienne, ou plutôt un peu au-dessous, au niveau de l'axe des mouvements de cette articulation. Sans cette division, le celluloïd serait très difficile à introduire autour du cou-de-pied.

Il va de soi que chaque pièce a été fendue sur la ligne médiane antérieure où se lacera l'appareil terminé.

L'essayage se fait sur la peau nue, ou bien recouverte d'une chaussette ou d'un bas assez minces.

On met en place successivement les deux pièces du celluloïd en les entr'ouvrant très fortement en avant (ce qui se peut sans les briser, grâce à l'élasticité du celluloïd).

Notez que les angles non encore garnis du celluloïd sont presque tranchants, et pour éviter qu'ils ne pincent ou déchirent la peau du malade, au moment de leur introduction, vous aurez soin de prendre

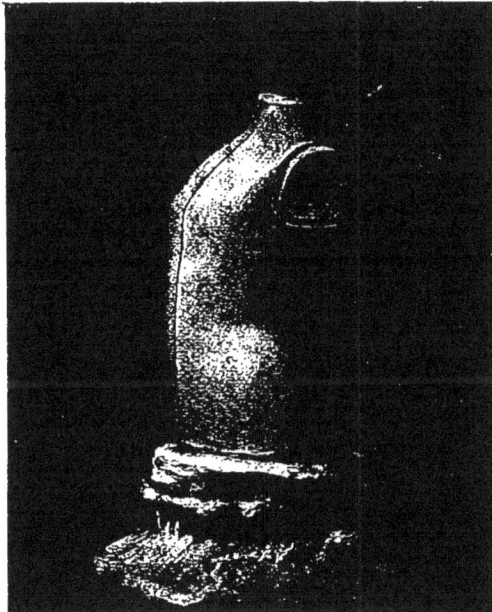

Fig. 97. — Le corset en celluloïd est terminé. Dès qu'il est sec, on le coupe sur la partie médiane antérieure et au-dessus des épaules de chaque côté pour le retirer du moule et en faire l'essayage sur le malade.

ces angles entre vos doigts, en vous faisant aider, au besoin, par une ou deux personnes quelconques.

Vérifiez les limites supérieures et inférieures de l'appareil et surtout la largeur de chaque pièce. Si elles sont un peu trop larges, l'aide fait chevaucher les deux bords l'un sur l'autre et vous marquez au crayon, du haut en bas, la ligne de croisement des bords, c'est-à-dire les limites de la petite lanière du celluloïd à enlever.

Si les deux pièces sont un peu trop étroites, vous marquez de même la distance qui sépare les deux bords, afin que le fabricant augmente d'autant la largeur de la pièce antérieure, qui est une patte de cuir doux

« rapportée ». On ne laisse pas, en effet, la partie antérieure rigide du celluloïd qui serait ainsi trop difficile à enlever et à réintroduire : on la remplace par deux bandes de cuir mou portant les œillets.

Le pied et la jambe étant recouverts de leur gaine de celluloïd, vérifiez que les saillies des malléoles concordent bien avec les dépressions du celluloïd. Ainsi vous serez sûr que les articulations métalliques seront bien au niveau des articulations naturelles et que les pièces d'acier ne pourront exercer aucune pression anormale sur les saillies osseuses.

Vous pouvez ensuite marquer les limites de l'échancrure à pratiquer

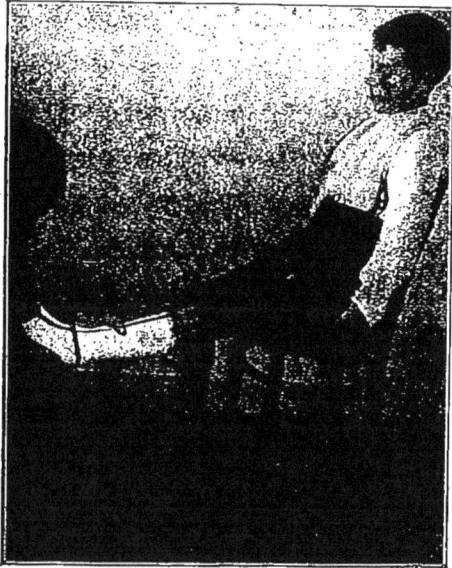

Fig. 98. — Essayage d'un appareil de pied : la partie jambière et la partie podale ont été séparées au niveau de l'articulation tibio-tarsienne et fendues en avant.

sur le celluloïd en avant, au cou-de-pied, laquelle varie avec le degré de flexion qu'on veut avoir. Mais vous pouvez aussi vous en dispenser. Car avec vos indications écrites, le fabricant saura donner à l'appareil le jeu voulu. — Au reste, d'une manière générale, bornez-vous à écrire ou à tracer au crayon, sur le celluloïd, les petites modifications qui vous paraissent nécessaires, sans rien couper vous-même. Le fabricant est outillé pour exécuter plus facilement et plus élégamment que vous toutes les rectifications voulues.

Il munit ensuite l'appareil de ses articulations, dont le dispositif vous permettra de les laisser rigides ou libres à votre gré.

Mais vous poserez vous-même le celluloïd à votre malade et vous en surveillerez l'usage.

Essayage d'un appareil de jambe.

De même, dans l'essayage d'un appareil de jambe, il faut vérifier que les dépressions de l'appareil répondent bien aux saillies périarticulaires de la région, vérifier aussi la largeur et la longueur, et repérer, par une trace au crayon sur le celluloïd, le niveau de l'interligne du genou (interligne qui répond à l'horizontale passant par la pointe de la rotule, — et enfin, vous pouvez marquer sur le celluloïd, au niveau du creux poplité, la large échancrure à pratiquer sur les 2 pièces jambière et fémorale du celluloïd pour permettre les mouvements de flexion du genou, dans les cas où vous voulez conserver ces mouvements. Mais, comme pour les appareils du pied, vous pouvez vous en dispenser, le fabricant saura bien, avec vos indications écrites, faire les échancrures postérieures et donner le jeu articulaire demandé.

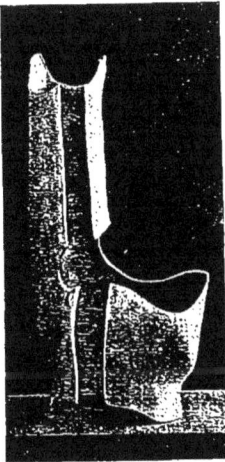

Fig. 99. — Un petit celluloïd de coxalgie ouvert et séparé du moulage. Il est prêt pour l'essayage.

Essayage d'un celluloïd de hanche et d'un celluloïd du membre inférieur tout entier.

Le constructeur vous envoie ce grand celluloïd en quatre segments : bassin, cuisse, jambe et pied, ce qui facilite énormément l'essayage. Lorsque la hanche ou le genou doivent rester rigides, on vous l'envoie en 3 pièces seulement.

Le petit celluloïd de hanche est en une seule pièce.

Voyez, figure 100, la manière d'introduire cet appareil.

On commence par mettre en place le segment pelvien, la ceinture ; puis, on place de même le segment fémoral. Pour ne pas blesser le malade en introduisant le celluloïd, recouvrez les angles avec de la ouate ou avec vos doigts.

Les bords sont maintenus en contact soit avec des mains, soit avec des courroies enserrant le bassin et les deux segments de celluloïd.

Vous vérifiez encore ici que les dépressions de l'appareil répondent bien aux saillies de la région. Vous vérifiez la longueur et la largeur du celluloïd.

La cuisse, du côté opposé, doit pouvoir être fléchie à près de 90°, il faut tenir compte de cela, pour échancrer, si besoin est, l'appareil à ce niveau. De plus, si l'on veut mettre de ce même côté (sain) un sous-cuisse en cuir ou en tissu mou (pour empêcher le celluloïd de basculer), vous devez indiquer les points d'attache et la longueur à donner à cette bande. Enfin, le bord supérieur de l'appareil, en avant, sur le ventre, est découpé

en forme de croissant, de manière que la partie médiane laisse l'ombilic
à découvert.

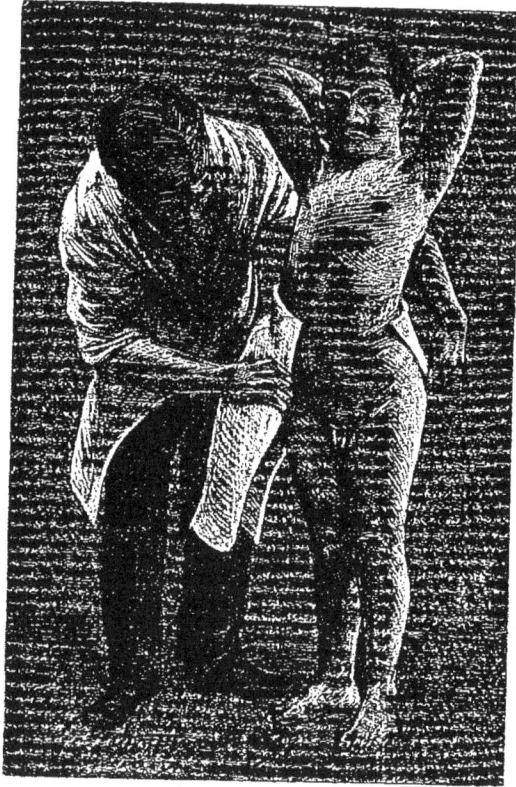

Fig. 100. — Essayage d'un appareil de hanche. Manière d'introduire l'appareil lorsqu'on est seul.
On ouvre et introduit d'abord le segment pelvien, puis on introduira le segment fémoral. Si vous
avez un aide, vous pouvez, à deux, ouvrir et introduire en même temps les deux segments.

Nous dirons, au chapitre du mal de Pott, la manière de faire l'essayage
du corset de celluloïd [1].

1. Par mesure de propreté, le malade portera, sous le celluloïd, un jersey (ou caleçon,
ou chaussette suivant la région appareillée).
Le même celluloïd peut être gardé environ un an, après quoi, si le malade a encore
besoin d'appareil, il est préférable de le remplacer, car il n'est plus très propre ni très
solide ou ne s'adapte plus très exactement aux formes et à la taille des enfants.

CHAPITRE II

UN MOT SUR L'ANESTHÉSIE EN ORTHOPÉDIE

I. — ANESTHÉSIE LOCALE

a. La *cocaïne* et la *stovaïne* en injections locales n'ont guère d'emploi en orthopédie.

L'on peut s'en servir, évidemment, pour faire une ténotomie, lorsque toute l'intervention se réduit à la ténotomie ; mais ceci est bien rare ; car, dans le torticolis, dans le pied bot congénital, dans les vieilles coxalgies, la section du tendon n'est que l'un des facteurs de la correction, et des manœuvres vigoureuses de redressement sont indispensables avant et après la ténotomie ; or, ces manœuvres nécessitent presque toujours l'anesthésie générale.

b. Le *chlorure d'éthyle* en pulvérisation est l'anesthésique local ordinaire pour la ponction des abcès et pour les injections intra-articulaires (v. fig. 111). Cette anesthésie suffit, pourvu qu'elle soit faite avec soin ; on attend, pour enfoncer l'aiguille, que la peau soit blanchie sur la largeur d'une pièce de 5 francs. Les malades habitués demandent toujours « qu'on mette beaucoup de cholrure d'éthyle ».

Mais évitez le contact direct et prolongé du chlorure d'éthyle sur les téguments déjà rouges et minces, à vitalité très amoindrie, que le chlorure pourrait amoindrir encore. En ce cas, faites l'anesthésie et la piqûre sur la peau saine voisine.

II. — ANESTHÉSIE GÉNÉRALE

Elle se fait soit au **chloroforme**, soit à l'**éther** [1].

Si vous êtes habitué à l'éther, vous pouvez vous y tenir ; sinon, je vous conseille de préférer le chloroforme. L'éther est, à la vérité, un peu plus facile à administrer que le chloroforme, mais il expose aux inflammations graves des voies aériennes, lesquelles peuvent aller jusqu'à la gangrène pulmonaire et à l'abcès du poumon, et, de plus, l'éther maintient le malade, pendant toute la durée de l'anesthésie, dans un état d'asphyxie manifeste qui devient parfois inquiétant.

Ainsi donc, vous emploierez **surtout le chloroforme.** — Il est deux remarques à faire sur son usage en orthopédie :

a. La première, c'est que le chloroforme est, d'une manière générale, **beaucoup mieux toléré par les enfants** que par les adultes, qui sont presque

---

1. Je ne reconnais aucun avantage au BROMURE D'ÉTHYLE sur le chloroforme, et je me sers de ce dernier, même pour le grattage des végétations adénoïdes.

toujours plus ou moins tarés, ou alcooliques, ou athéromateux, ou emphysémateux, etc.

b. La seconde, c'est que, en orthopédie, l'anesthésie n'a **pas besoin,** d'ordinaire, d'être poussée **jusqu'à sa limite extrême,** par exemple aussi loin qu'en chirurgie abdominale, où il faut éviter les plus petits mouvements réflexes de l'intestin. — Ainsi, pour la correction d'une luxation congénitale, d'une coxalgie, d'un pied bot, il suffit que le malade ne sente pas la douleur et ne fasse aucun mouvement de nature à gêner l'opérateur ; en d'autres termes, il suffit que la résistance musculaire soit vaincue et que le malade ne crie pas. Vous pouvez donc, en orthopédie, vous contenter le plus souvent de l'anesthésie que vous faites pour réduire une luxation traumatique de l'épaule ou pour pratiquer le taxis d'une hernie.

Cela dit, voici quelques notions indispensables sur la chloroformisation. J'estime que ce n'est pas un hors-d'œuvre de les donner ici, car elles sont trop souvent violées ou méconnues, et elles ne me paraissent pas clairement exposées dans les grands traités de chirurgie.

Le **critérium absolu,** le seul, pour savoir si le sujet — enfant ou adulte — soumis au chloroforme dort assez profondément, mais pas trop, est fourni par le **réflexe cornéen.** *Il faut, pendant toute l'opération, que ce réflexe soit conservé, tandis que la sensibilité générale et la résistance des muscles des membres sont abolies.*

Par réflexe cornéen, on entend la contraction *active, immédiate,* des paupières (toujours appréciable sur la paupière supérieure), provoquée en touchant, de l'index, la cornée du sujet lorsqu'on laisse ses paupières libres (fig. 101 et 102). Si le sujet est insensible et inerte, en même temps que cette contractilité de la paupière persiste, la résolution est suffisante pour tout ce qu'on peut avoir à faire : corrections orthopédiques et interventions sanglantes.

L'anesthésie est alors assez « poussée ». On est sûr qu'elle ne l'est pas trop, tant que le réflexe cornéen est conservé. La sécurité est alors entière.

Pendant toute la durée de l'opération, on ne dépassera ce degré ni en deçà ni au delà, mais on l'entretiendra par quelques gouttes de chloroforme administrées de temps en temps.

Lorsque le sujet a perdu le réflexe cornéen, on ne sait plus où l'on en est, et il se peut que l'on soit trop loin.

En dehors du réflexe cornéen, aucun signe n'a de valeur absolue. La respiration, le pouls, la coloration de la face, la dilatation ou le rétrécissement de la pupille ne signifient pas grand'chose. Je veux dire que la respiration peut rester parfaite, le pouls normal, la face rosée, la pupille contractée, et que tout, en un mot, peut paraître parfait, jusqu'à ce que, subitement, sans indices préalables, la respiration et le pouls s'arrêtent, et alors, il est peut-être trop tard.

Rapportez-vous-en uniquement au réflexe cornéen ; lui seul ne vous trompera pas.

Le talent du chloroformisateur consiste justement à entretenir cet état, à se tenir constamment à ce degré, à se garder, d'une part, de laisser se réveiller le malade, ce qui se traduirait par des mouvements de défense des membres ou par des plaintes ; à se garder, d'autre part, de laisser

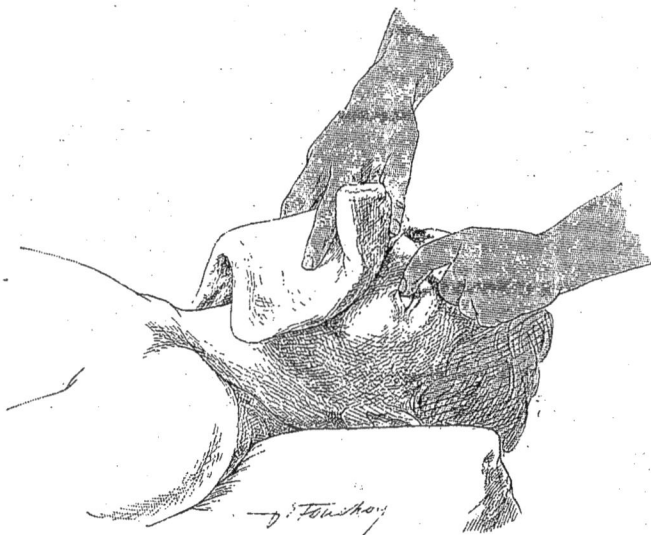

Fig. 101. — Réflexe oculaire. — 1er temps : le chloroformisateur entr'ouvre les paupières du malade et pose la pulpe de l'index sur l'œil.

la narcose devenir trop profonde, ce qui se traduirait par la perte du réflexe oculaire.

Dans le premier cas, si le sujet fait quelques mouvements de défense (inconscients encore), donnez de 6 à 8 gouttes de chloroforme toutes les 8 à 10 respirations (ne pas se presser, ne pas donner du chloroforme en masse), jusqu'à ce que, de nouveau, le malade ne bouge plus.

Dans le deuxième cas, lorsque le réflexe oculaire est perdu, s'arrêter, ne plus donner de chloroforme, jusqu'à ce que ce réflexe ait reparu : — et ainsi de suite, jusqu'à la fin de la chloroformisation.

1° **Manière d'endormir ordinaire.** — Pour les enfants raisonnables, au-dessus de dix ans, allez progressivement par doses faibles et continues, comme on fait chez l'adulte.

Toutes les 6 à 8 respirations, versez 6 à 8 gouttes de chloroforme sur la face antérieure de la compresse, et retournez-la vivement sur le visage de l'enfant.

2º **Manière d'endormir instantanément.** — Si l'enfant est tout petit, ou très nerveux, si l'appréhension et l'angoisse le font crier et se débattre violemment à votre approche, s'il résiste à toutes vos observations, s'il ne veut pas être rassuré ni rien entendre, il y a intérêt pour lui à brusquer tout à fait les choses, à l'endormir instantanément.

Tandis qu'on lui maintient les mains et les pieds, versez vivement de 15 à 20 gouttes de chloroforme sur une compresse et appliquez-la très étroitement sur la figure, sans laisser passer l'air pur. Les cris cessent

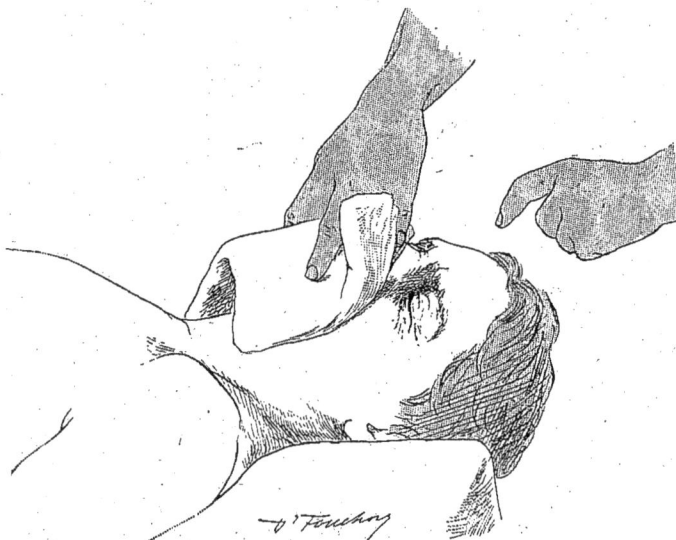

Fig. 102. — Réflexe oculaire. — 2ᵉ temps : le chloroformisateur, après avoir touché la cornée, enlève vivement sa main pour laisser les paupières se fermer. L'œil doit se fermer assez fortement, *d'une façon active*, ce que l'on constate aux plis qui se forment à la commissure.

aussitôt ; l'enfant lutte à peine 6 à 8 secondes ; il perd immédiatement la notion de ce qui l'entoure. Vous maintenez la compresse de 10 à 15 secondes seulement. L'enfant a la figure un peu congestionnée, mais il est déjà inerte et insensible, ayant cependant encore très nettement le réflexe oculaire.

A partir de ce moment, allez doucement, 6 à 8 gouttes toutes les 6 à 8 respirations, la face va devenir rosée au bout de quelques secondes

Si les premières bouffées de chloroforme n'avaient pas suffi à abolir les grandes résistances, chez un enfant de plus de six ou sept ans, par exemple, redonner une deuxième dose en faisant comme il a été dit plus haut.

Pendant la narcose, ayez toujours soin de relever avec les doigts le menton du sujet ; cela facilite beaucoup sa respiration.

S'il vomit, c'est qu'il se réveille. Redonnez-lui du chloroforme, lentement, sans trop de brusquerie, ce serait dangereux.

Si la respiration s'arrêtait (mais cela n'arriverait qu'à la suite de la perte du réflexe oculaire que vous n'auriez pas assez attentivement surveillé), il faudrait immédiatement prendre la langue de l'enfant avec la pince spéciale, ou, à son défaut, avec une épingle ordinaire de nourrice et la maintenir au dehors en pratiquant une légère traction sur un côté, la tête étant tournée et couchée sur ce côté, tandis qu'un doigt, introduit dans la bouche entre les dents et la joue du côté opposé, soulève celle-ci (fig. 103).

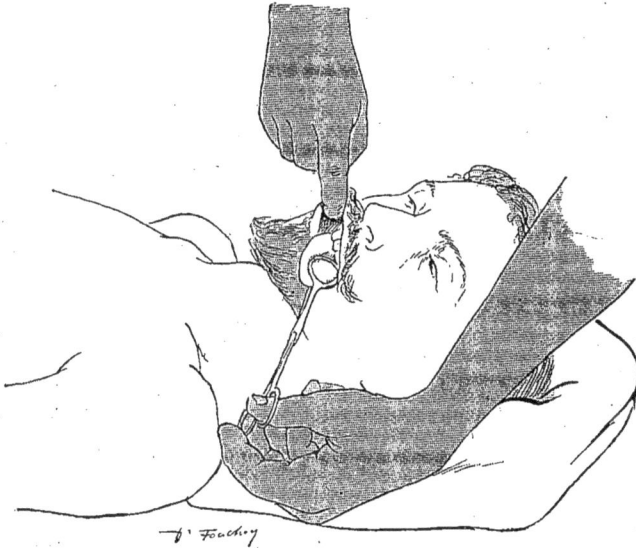

Fig. 103. — Prise de la langue : de la main gauche on attire la langue au dehors de la bouche : l'index de la main droite écarte fortement la commissure labiale des arcades dentaires.

Cette manœuvre de la prise de la langue et du soulèvement de la joue suffit presque toujours pour que la respiration « reprenne ».

Si elle ne suffit pas, on fait la respiration artificielle. Sachez qu'il n'y a que cela de vrai en pareil cas, et ne perdez pas votre temps à faire autre chose. Le chloroformisateur maintient la tête ni trop fléchie, ni trop étendue sur la table : la laisser pendre en dehors, comme beaucoup le conseillent, est mauvais ; cela peut produire une tension trop forte, et, par suite, une fermeture partielle des voies respiratoires. Un aide maintient les jambes pour résister à la traction que vous allez faire vous-même sur le haut du tronc, en manœuvrant les bras pour la respiration artificielle ; mais je n'insiste pas, vous savez tout cela... La manœuvre de la respiration artificielle est étudiée et figurée dans tous vos traités de petite et de grande chirurgie.

Je veux terminer par deux remarques :

a. Lorsqu'il s'agit d'un redressement, il ne faut permettre le réveil que lorsque l'intervention est entièrement finie et que le plâtre est « pris ». Laissez le sujet se réveiller doucement.

b. Je veux signaler enfin que, lorsque le malade est au moment du réveil, il paraît quelquefois n'avoir plus de réflexe oculaire, tandis que la respiration est devenue tout à fait silencieuse. Ne vous effrayez pas ; pressez un peu davantage sur la cornée, et vous verrez la paupière réagir ; en outre, le faciès, au lieu d'être pâle, est alors rosé comme celui d'un sujet dormant d'un sommeil naturel.

CHAPITRE III

LA TECHNIQUE DES PONCTIONS ET DES INJECTIONS

I

DANS LES TUBERCULOSES SUPPURÉES

A noter tout d'abord que cette technique est la même pour toutes les tuberculoses suppurées, aussi bien les coxalgies et maux de Pott suppurés que les abcès froids idiopathiques.

SOMMAIRE DE LA TECHNIQUE [1]

A. **Ce qu'il faut se procurer.**

1º Comme **instrumentation** : une aiguille nº 3, un petit aspirateur, une seringue en verre (tous ces instruments pouvant être bouillis).

2º Comme **liquides modificateurs** : 2 flacons, l'un d'**huile créosotée iodoformée** (huile 70 gr., éther 30 gr., créosote 5 gr., gaïacol 1 gr., iodoforme 10 gr.).

L'autre de **naphtol camphré glycériné** (naphtol camphré 2 gr., glycérine 12 gr.) ; ce second mélange doit être agité vigoureusement pendant 1 minute 1/2 et injecté **immédiatement**, car il est très instable.

Ces deux liquides suffisent à tous les besoins.

Les indications de chacun : En règle générale, injectez le premier (l'huile). — Vous réserverez le second (naphtol camphré) pour les cas où le contenu de l'abcès renferme des grumeaux venant boucher l'aiguille, auquel cas 2 à 3 injections de naphtol camphré vont ramollir et liquéfier ces grumeaux ; après quoi, vous reviendrez au premier liquide.

La **dose** à injecter est la même pour les deux liquides : 2 à 12 gr. suivant l'âge du sujet et suivant la capacité de l'abcès. Si l'abcès est tout petit, de moins de 20 cm. c., on injecte 2 fois moins de liquide qu'on n'a retiré de pus.

3º Ayez en plus : *a*) un tube de *chlorure d'éthyle* pour l'anesthésie locale, et de la *teinture d'iode* pour la stérilisation de la peau ; *b*) un godet bouilli pour y verser, ensuite y puiser, la quantité de liquide à injecter ; *c*) et enfin un pansement stérilisé.

B. **La technique proprement dite.**

Quand faut-il commencer les ponctions ?

Aussitôt que l'abcès est nettement perceptible, pourvu qu'on puisse l'atteindre sans danger. (Or, ce danger n'existe que pour les abcès profonds de la fosse iliaque ; ici, l'on attend que l'abcès soit devenu facilement accessible.)

Pour cette technique, deux recommandations : être *très propre* et n'employer que de *fines aiguilles*.

a) Etre **très propre** : bien assurer l'asepsie de ses mains, de la peau du malade, des instruments, des liquides à injecter, du pansement consécutif.

b. N'employer que de **fines aiguilles** au lieu des gros trocarts habituels ; s'en tenir à notre aiguille nº 3 (qui n'a qu'1 mm. 1/2 de diamètre extérieur).

---

1. Si vous êtes pressé, tenez-vous-en à la lecture de ce sommaire, où sont résumées toutes les notions capitales — en remettant à plus tard la lecture du chapitre entier.

Il n'est pas permis de se servir de l'aiguille n° 4, si ce n'est dans les cas d'abcès éloigné des téguments, et à contenu très épais. (Et en aucun cas l'on ne doit prendre un numéro supérieur à 4.)

Autres recommandations :

c. **Piquer en peau saine**, à 4 ou 5 cm. de l'abcès, de manière que les 2 orifices de la peau et de l'abcès soient séparés par un assez long trajet oblique.

d. Et à **chaque nouvelle ponction**, piquer la peau sur un **nouveau point**.

Combien de ponctions ?

Vous ferez plusieurs ponctions et injections (**7 à 8**, et non pas une seule) — car les guérisons seront ainsi beaucoup plus sûres qu'avec une ponction unique.

A quels **intervalles** ?

Quand la deuxième ponction ? 10 jours après la première.

Et les autres à des intervalles égaux de **10 à 12 jours**.

Après la septième ou la huitième séance, la paroi de l'abcès est assez assainie, assez avivée, pour qu'il n'y ait plus qu'à rechercher son **accolement**.

Dans ce but, à la séance suivante, après avoir fait une dernière ponction (sans injection) on **comprime** la région, en partant de l'extrémité du membre, avec des lanières d'ouate entre-croisées, maintenues avec 2 ou 3 bandes Velpeau. — Tous les 4 ou 5 jours, on ajoute par-dessus ce pansement une nouvelle bande Velpeau qui maintient la compression au degré voulu.

Au quinzième ou vingtième jour, ce pansement est supprimé. L'abcès est guéri.

La durée du traitement d'un abcès froid (essentiel ou symptomatique) est donc de 2 à 3 mois en moyenne.

Tous les médecins renseignés savent aujourd'hui que des 3 traitements proposés contre les tuberculoses externes : a) l'**opération**, b) l'**abstention** et c) les **ponctions avec injections**, c'est le dernier qui est le meilleur (nous dirons, au chap. IV, pourquoi il est le meilleur).

Mais ce traitement le meilleur, combien en est-il qui savent l'appliquer ? — Très peu.

A chaque instant, l'on peut voir, à côté des abcès tuberculeux ouverts par les médecins, d'autres abcès froids devenus fistuleux **malgré** les ponctions et les injections, ou même **à cause** de ponctions mal faites.

Est-ce à dire que cette technique soit difficile ? Non, pas précisément, mais elle ne laisse pas que d'être assez minutieuse, et personne n'a jamais pris la peine de l'apprendre aux praticiens.

Or, tout est là, dans la manière de l'appliquer.

Bien faite, la ponction guérit ; c'est une méthode merveilleuse.

Mal faite, elle conduit à des échecs, parfois à des accidents, elle peut même entraîner la mort (dans le cas d'abcès par congestion, de coxalgie ou de mal de Pott).

C'est pourquoi vous avez le devoir pressant, le devoir « sacré », d'étudier cette technique à fond.

On peut pécher ici de trois manières : par l'instrumentation, par un manque d'asepsie, par une faute de technique.

1º Par l'instrumentation.

L'on s'est servi (c'est malheureusement la règle) d'aiguilles ou de trocarts trop gros, et l'orifice de la peau ne s'est pas refermé, il reste une fistule.

2º Par le manque d'asepsie.

Sous prétexte qu'il ne s'agit pas d'ouvrir un ventre et que la ponction doit être répétée, l'on n'y apporte qu'une attention médiocre ; on ne fait bientôt plus qu'une asepsie très sommaire de ses mains, de la peau du malade, des instruments, ou des liquides à injecter.

Et ceci est particulièrement grave ; car ces liquides, séjournant en vase clos, vont se trouver dans les meilleures conditions pour « cultiver ».

3º Par la technique.

On fait trop ou trop peu de ponctions ; à des intervalles trop courts ou trop longs, avec des liquides trop ou pas assez actifs, et c'est pourquoi l'abcès persiste indéfiniment, ou même finit par s'ouvrir.

Voilà les fautes qu'on peut commettre au cours du traitement par les ponctions.

Mais, ces fautes, il m'aura suffi de vous les signaler pour que vous arriviez, avec un peu d'attention et de méthode, à vous en garder.

Au total, retenez que cette technique est à la fois *très délicate* et *très simple*. *Très délicate*, en ce sens qu'elle réclame une grande minutie et une asepsie féroce. *Très simple* cependant, et chacun de vous, pour l'avoir bien en mains, n'aura qu'à lire, et à retenir, ce qui suit.

LE MATÉRIEL

Les instruments nécessaires ont été réunis par Collin, dans une petite boîte que tous les praticiens devraient avoir, et qui leur servirait, non seulement pour le traitement des tuberculoses externes, mais aussi pour les ponctions et les injections à faire dans n'importe quelle maladie.

1º Les aiguilles. — La boîte renferme un jeu de quatre aiguilles : n^{or} 1, 2, 3, 4.

Les aiguilles n^{os} **1** et 2 servent pour les **injections** *simples* [1] sans ponction préalable, c'est-à-dire les tuberculoses sèches (dont nous parlerons plus loin, v. p. 128). Ces deux aiguilles n'ont pas de trou latéral : ce qui serait un inconvénient.

En principe, vous prendrez toujours l'aiguille *la plus fine*, le nº 1. Elle suffit pour les liquides très fluides (éther iodoformé, huile créosotée

---

1. Voici les dimensions des aiguilles de notre série, chez Collin :

nº 1	85/100 de millimètre	65/100	9 centimètres
nº 2	115/100 de millimètre	75/100	—
nº 3	155/100 de millimètre	110/100	—
nº 4	200/100 de millimètre	155/100	—

idoformée...). On prendra l'aiguille n° 2 pour les liquides un peu visqueux tels que le naphtol camphré glycériné.

Les aiguilles **n°s 3 et 4** servent pour les **ponctions**, c'est-à-dire dans les tuberculoses suppurées où l'injection est toujours précédée d'une ponction. Ces aiguilles 3 et 4 ont un trou latéral, ce qui est un avantage ici.

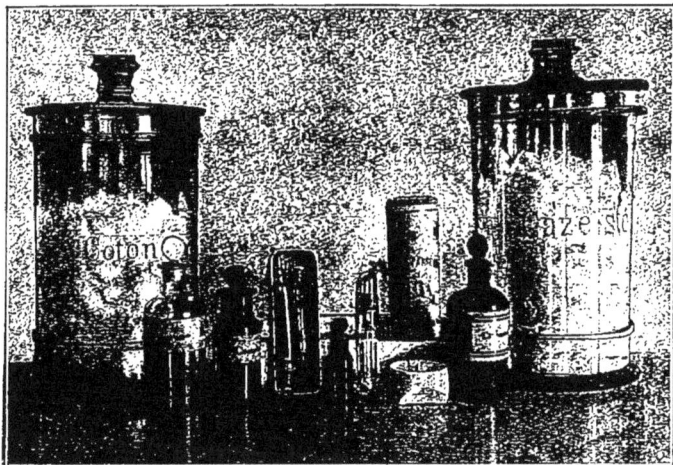

Fig. 104. — Tout ce qu'il faut pour la ponction et l'injection. En allant de gauche à droite : coton stérilisé, glycérine, naphtol camphré, boîte Calot, teinture d'iode, chlorure d'éthyle, bande Velpeau, godet, huile créosotée iodoformée, gaze stérilisée. (Une cuvette pour le pus.) Pour les gants, voir fig. 108 et 109, p. 180.

Prenez de même ici, pour la ponction, l'aiguille la plus fine (le n° 3) ; on se garde ainsi plus sûrement des risques d'une fistule. Une aiguille plus petite que le n° 3 se laisserait boucher trop facilement par le contenu plus ou moins grumeleux [1] de l'abcès. Une aiguille plus grosse vous expose un peu à la fistule, je le répète. Et c'est pour cela que vous ne prendrez le

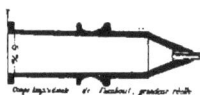

Fig. 104 bis. — Voici les calibres extérieurs (grandeur nature) des aiguilles. Les n°s 1 et 2 servent pour les injections ; les n°s 3 et 4 pour les ponctions.

n° **4** que dans les cas de **nécessité**, lorsque vous avez vu le n° 3, préalablement essayé, être bouché par le contenu trop épais de l'abcès. Vous pouvez encore vous servir du n° 4 lorsqu'il s'agit d'un abcès très éloigné (de plus de 5 à 6 cm.) de la peau.

1. Cependant, lorsque les abcès sont très mûrs, à contenu séreux très fluide, l'aiguille n° 2 peut suffire ; essayez-en ici.

Mais n'usez jamais, sous aucun prétexte, des numéros supérieurs 5, 6, 7, qu'on trouve dans certaines boîtes ; vous courriez un trop grand risque de voir se fistuliser ce gros orifice cutané.

2º **L'aspirateur.** — Notre modèle (v. p. 98) est très facile à régler, à stériliser et à manier.

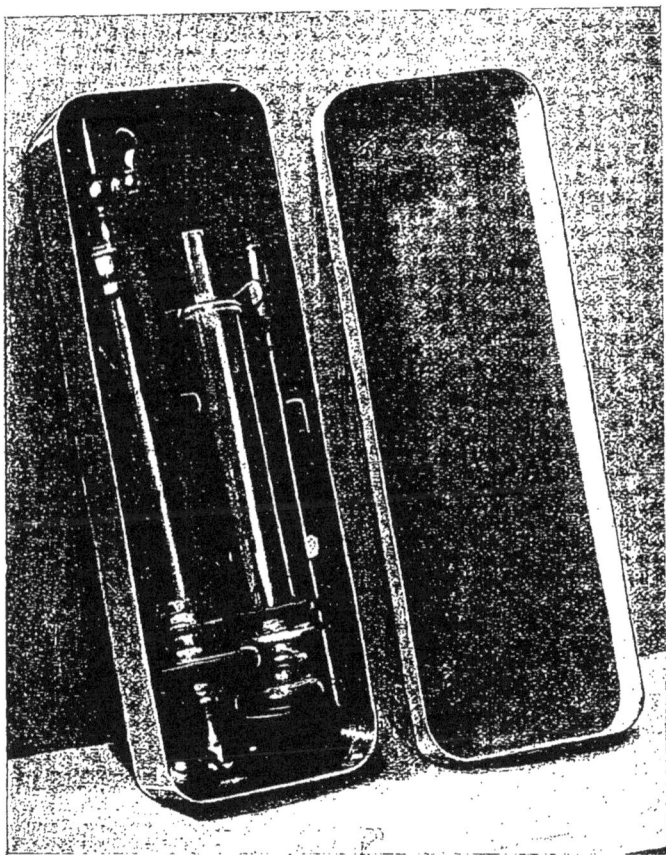

Fig. 105. — Notre instrumentation. Boîte en métal renfermant : un aspirateur, une seringue en verre, une ou plusieurs aiguilles.

a. On le **règle** avec les 2 vis E et V (fig. 106) qui sont placées à l'extrémité du tube de verre et à l'extrémité de la tige. En serrant l'écrou molleté V qui termine la tige, on grossit le piston d'amiante K, c'est-à-dire qu'on assure l'étanchéité. En serrant l'autre vis E, on parfait le contact du tube de verre sur les 2 rondelles de caoutchouc placées à ses 2 extrémités. (Ainsi l'on assure le vide.) — On desserre les vis lorsqu'on veut démonter l'appareil.

b. On le **stérilise** commodément par la simple ébullition (grâce à son piston d'amiante, qui n'est pas altéré par le contact, même prolongé, de l'eau bouillante).

La *capacité* de l'aspirateur du modèle ordinaire n'est que de 10 cm. cubes. Mais cela suffit dans la pratique, car il est aisé, pour les abcès volumineux, de vider et de remplir l'aspirateur autant de fois qu'il est nécessaire, pour arriver à l'évacuation complète. Et, grâce à sa petite capacité, il a l'avantage de nous permettre d'évacuer le pus sans brusquerie, et sans aucun danger (ou presque aucun) de faire saigner la paroi de l'abcès, tandis que ce danger existe avec les aspirateurs de grande capacité. Ce petit aspirateur, avec ses 10 cm. c., est presque trop grand pour aspirer certains petits abcès, par exemple les adénites cervicales ramollies ; alors, il sera sage, pour ne pas faire saigner, de n'ouvrir que très peu le robinet, de manière que le pus vienne goutte à goutte. Et dès qu'une dépression cutanée se sera produite, montrant que les parois de l'abcès sont accolées, ou dès que le pus viendra très légèrement teinté, aussitôt l'on fermera le robinet de l'aspirateur.

Pour « armer » l'aspirateur, c'est-à-dire pour y faire le vide, il suffit, le robinet étant fermé, de tirer la tige du piston jusqu'à bout de course et de la tourner ensuite d'un quart de tour, il y a là un cran d'arrêt permettant de la fixer dans cette position.

3° **La seringue**. — La seringue en verre peut très aisément se faire bouillir ; elle s'adapte, comme l'aspirateur, à la tubulure de l'aiguille. Aspirateur et seringue pourraient, en cas de nécessité, se suppléer mutuellement, mais il faut avoir les deux, parce que 1° ainsi on n'est jamais à court, et 2° il est beaucoup plus simple d'aspirer avec l'aspirateur, à **cause de son robinet** qui **permet d'y faire le vide** à l'avance. Et, de même, il est plus facile et plus naturel d'injecter avec la seringue qu'avec l'aspirateur, surtout lorsqu'il n'y a qu'une injection à faire, sans ponction préalable.

Avec notre aspirateur « armé » (où le vide est fait), qu'on peut tenir de la main droite, tandis que la main gauche tiendra l'aiguille, l'évacuation se fait sans traumatisme ; au contraire, lorsqu'on aspire avec la seringue, qu'il est impossible d'armer d'avance, on cause toujours des secousses et des tiraillements répétés sur la paroi de l'abcès. Ces secousses sont **pénibles** pour le malade, elles font saigner, elles interrompent à chaque instant le contact entre l'aiguille et la seringue.

On trouve, en outre, dans la boîte de Collin, 1 rondelle d'amiante et 2 rondelles de caoutchouc de rechange (et vous pouvez aussi demander l'adjonction à l'aspirateur d'un tube en verre de rechange, qu'il vous sera facile d'adapter vous-même).

La perméabilité des aiguilles est assurée par la présence d'un fil mandrin métallique. La tige mandrin des aiguilles n°s 3 et 4 a une extrémité en pas de vis permettant de les « ramoner » (après chaque séance).

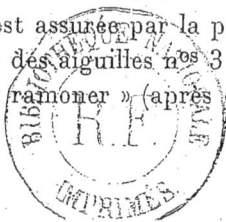

Manière de stériliser les instruments.

Aspirateur et seringue (préalablement démontés) sont placés avec les aiguilles dans la petite boîte métallique. Cette boîte, découverte, est plongée dans une poissonnière renfermant de l'eau additionnée de borate de soude, dans la proportion de 15 à 20 gr. par litre (cette solution bout

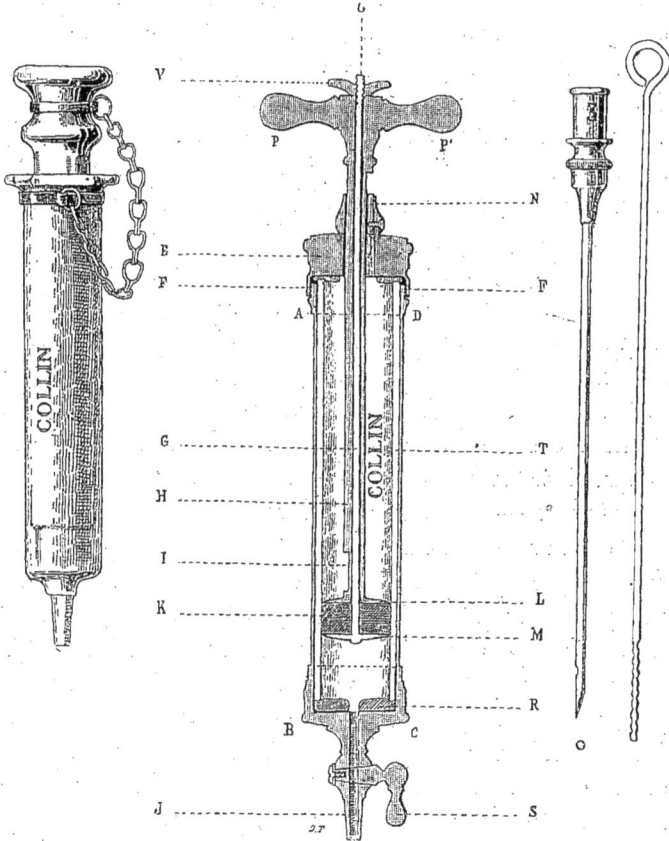

Fig. 106. — Planche schématique (Collin). De gauche à droite : seringue en verre, coupe de l'aspirateur, aiguille n° 3 avec un 0 indiquant le diamètre intérieur de cette aiguille, le débouchoir à l'extrémité en pas de vis pour le ramonage de l'aiguille.

à 105° ou 106°). Cette eau, au moment où vous y plongez la boîte, est froide [1] ; on la porte à l'ébullition — qui doit être prolongée pendant 1/2 heure à 3/4 d'heure.

1. Notez bien ceci, car on écrit partout le contraire, à savoir de les mettre dans de l'eau déjà en ébullition, parce que, sans cela, les instruments se terniront. Eh bien, c'est une erreur, nous n'avons jamais vu ceux-ci se ternir ou s'abîmer, en les mettant dans l'eau froide, qu'on fait ensuite bouillir ; et, par contre, en procédant ainsi, nous ne risquons pas de casser le verre de l'aspirateur, ce qui pourrait être, en plongeant les instruments d'emblée dans l'eau bouillante.

Il faut vous garder de flamber les aiguilles d'acier, parce que le flambage les noircit

Nettoyage des instruments.

Après chaque séance il faut bien nettoyer les instruments. On les dégraisse d'abord à l'alcool et à l'éther. Pour bien nettoyer les aiguilles, on les ramone avec le débouchoir en pas de vis, déjà mentionné. Après ce nettoyage, on fait de nouveau bouillir les instruments. Ensuite, on les essuie avec de la gaze ou de l'ouate stérilisées, ou bien on les assèche en les passant dans l'alcool ou l'éther. Enduisez-les d'une couche d'huile. Introduisez les fils mandrins dans les aiguilles. Remettez le tout dans la boîte métallique, toujours conservée bien propre.

Avant chaque nouvelle ponction, nouvelle ébullition des instruments, mais qui pourra, celle-ci, n'être que de cinq minutes, si les instruments ont été bouillis pendant une 1/2 heure après la séance précédente.

LES LIQUIDES MODIFICATEURS A INJECTER

Il est une infinité d'agents médicamenteux préconisés pour modifier localement les tuberculoses externes.

Aucune de ces substances n'est infaillible, mais il en est 4 ou 5, au moins, qui sont bonnes, avec lesquelles on peut obtenir la guérison, pourvu *que l'on sache s'en servir* ; car la technique est chose plus importante encore que la nature de l'injection, et il est des médecins qui ne sauront arriver à la guérison avec aucune espèce de liquide.

Je ne veux pas dire, cependant, que tous ces liquides se valent, loin de là, puisque, après avoir essayé de tous, je vous engage à vous en tenir aux deux suivants qui suffiront à tous vos besoins : *a)* l'huile créosotée iodoformée, et *b)* le naphtol camphré glycériné.

Mais j'en ai déjà parlé et donné la formule en tête de ce chapitre (v. p. 92).

Encore un mot au sujet du naphtol camphré glycériné. Avant d'injecter ce mélange, vous devez bien vérifier qu'il est miscible à l'eau. Vous en versez une goutte dans une cuvette d'eau et vous agitez. Si la goutte du mélange ne disparaît pas dans l'eau, augmentez la proportion de glycérine, brassez de nouveau votre mélange et refaites le controle dans l'eau. (Docteur Cayre, de Berck.)

A propos des indications des deux liquides, j'ajoute que le naphtol camphré doit être préféré pour les abcès non encore mûrs, par exemple

et les corrode ; il détache le nickel et les met très vite hors d'usage ; et surtout parce que ce mode de stérilisation est infiniment moins sûr que l'ébullition prolongée pendant une 1/2 heure.

Si vous aviez des aiguilles en platine, vous pourriez les flamber sans inconvénient, mais elles sont trop chères (elles coûtent 5 à 6 fois plus que les aiguilles en acier nickelé). Il est donc plus pratique de vous en tenir à ces dernières. Si le nickelage est bon, si elles sont bien nettoyées après chaque séance, puis passées à l'huile, les aiguilles en acier se conservent pendant un temps indéfini, malgré les ébullitions répétées.

dans les grosses tuméfactions d'où l'on ne retire que quelques gouttes de pus, le centre seul étant liquide, le reste de la masse étant formé de fongosités non encore ramollies. En injectant du naphtol camphré dans la petite cavité, on mûrit l'abcès, on liquéfie, à chaque nouvelle injection, successivement les diverses couches de la paroi tuberculeuse. Et c'est pour cela que quelques jours après l'injection de naphtol camphré, lorsqu'on refait une ponction, l'on retire une plus grande quantité de pus qu'à la première séance,

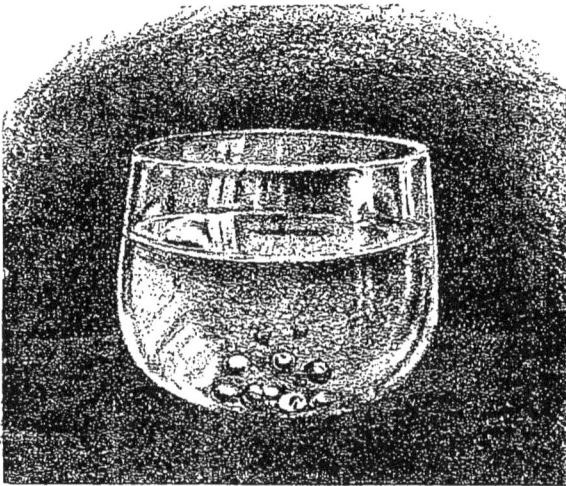

Fig. 107. — Le naphtol camphré pur dans l'eau. Si on laisse tomber dans l'eau quelques gouttes de naphtol camphré, il y reste à l'état de sphérules autonomes qui, si elles passaient dans le sang, seraient capables de provoquer des embolies. Ces sphérules ne se produisent plus lorsqu'on verse dans l'eau quelques gouttes du mélange bien brassé de naphtol et de glycérine.

on en retire à la troisième plus qu'à la seconde, etc. Dès que le ramollissement paraît complet, il vaut mieux (je l'ai dit) continuer et achever le traitement avec des injections d'huile créosotée.

L'éther iodoformé est un liquide actif et efficace, mais il n'est pas sans inconvénients : il est *douloureux*, et surtout il peut amener des décollements et des sphacèles de la peau. Il ne faut jamais l'employer dans le cas où la peau est déjà mince et rouge ; il pourrait provoquer la rupture de celle-ci, par la tension qu'il amène. Sans doute, on peut le laisser ressortir en partie ou en totalité, mais cette *manière* de procéder n'est *pas très précise ni très sûre*. En effet, l'on n'est jamais certain qu'il ne restera pas, malgré tout, assez d'éther pour distendre la peau au delà de ses limites de résistance — sans parler des cas, rares mais cependant toujours possibles, où le liquide injecté ne ressortira pas du tout ou ne ressortira pas autant qu'on le voudrait (déconvenue pareille à celle qu'on voit parfois survenir à la suite d'injections vaginales de teinture d'iode, dans le traitement de l'hydrocèle).

Il est deux cas, surtout, où vous ne devez pas employer l'éther iodoformé :

a. D'abord dans les adénites cervicales suppurées ; avec l'éther, vous risquez de voir éclater la peau, et vous savez la conséquence : une cicatrice vilaine et ineffaçable !

b. Dans les abcès par congestion du mal de Pott, car l'éther iodoformé peut amener une rupture de la poche dans le péritoine ou l'intestin. (J'en connais plusieurs observations.)

Mais, en revanche, vous pourriez employer l'éther iodoformé dans le cas de peau très saine, dans les abcès de coxalgies ou de tumeurs blanches ou dans les abcès siégeant dans une région profonde des membres.

Vous pourrez, en tout cas, injecter une petite quantité, 6 à 5 c. c. d'éther iodoformé à 20 p. 100. Vous laisserez ressortir, 2 à 3 minutes après, l'éther qui veut bien sortir et si, par extraordinaire, il n'en sort pas, vous ne vous alarmerez pas, car la quantité injectée est trop petite pour amener des incidents fâcheux. Et c'est même pour cette raison que vous aurez pour principe de n'injecter jamais que la quantité d'éther à la rétention totale de laquelle on peut souscrire. La tension produite par l'injection de cette quantité d'éther n'est pas excessive, et elle double certainement l'efficacité de l'iodoforme injecté. La preuve que cette tension de l'éther est un facteur de guérison, c'est qu'on a pu guérir quelquefois avec des injections d'éther pur, sans addition de créosote ou d'iodoforme, des abcès froids essentiels ou symptomatiques.

Comment nos injections agissent-elles et comment guérissent-elles ?

Le problème a été résolu dans le laboratoire de notre maître, le professeur Robin, par Coyon, Fiessinger et Laurence.

Ils ont montré que les injections n'agissent pas comme des antiseptiques ; non, à cause de l'épaisseur des parois, de l'anfractuosité de la cavité, de l'infiltration tuberculeuse avoisinante et aussi de la situation profonde des bacilles, « l'antisepsie » de l'abcès tuberculeux est aussi illusoire que l'antisepsie intestinale. Les injections agissent en provoquant un afflux considérable de globules blancs, de polynucléaires, puis en les détruisant, pour mettre en liberté des ferments : c'est d'abord un ferment lipasique ayant la propriété d'attaquer l'enveloppe graisseuse du bacille, puis un deuxième ferment protéolytique (une protéase) ayant la propriété de fondre et de digérer les albuminoïdes, c'est-à-dire de détruire la substance même du bacille de Koch.

La manière de stériliser les liquides modificateurs.

Vous pouvez les stériliser vous-même, comme nous faisons personnellement. Pour stériliser le premier liquide, l'huile créosotée iodoformée, on commence par faire bouillir l'huile pendant une 1/2 heure. (Si l'huile est de bonne qualité, elle ne noircit pas à l'ébullition.) Puis on laisse refroidir, et on ajoute la créosote, le gaïacol et l'iodoforme chimiquement purs, et enfin, on ajoute l'éther.

Pour le second liquide (naphtol camphré glycériné), on fait bouillir la glycérine pendant 20 minutes (elle bout à 150°), puis on laisse refroidir, et on y ajoute la proportion voulue de 1/6 à 1/7 de naphtol camphré préparé aseptiquement par votre pharmacien, sous votre contrôle.

Il va de soi que vous ferez bouillir le flacon et les godets.

Enfin, vous aurez soin de conserver ces liquides dans des flacons bien bouchés, gardés à l'abri de la lumière.

TECHNIQUE PROPREMENT DITE DE LA PONCTION

Nous n'avons à parler ici que de la technique. **Le diagnostic de l'abcès froid et l'étude de la ponction exploratrice** (comme moyen de diagnostic) trouveront mieux leur place ailleurs (v. chap. XIX).

Cependant, nous devons dire, dès maintenant, quelques mots des **indications** de la ponction dans le traitement des abcès froids.

Les indications de la ponction dans les abcès froids.

a. **Faut-il ponctionner tous les abcès ?** — Oui, si ce n'est les abcès qu'on ne peut pas atteindre sans risquer de blesser quelque organe important. Ainsi, les abcès profonds de la fosse iliaque interne ; ceux-là, attendez, pour les ponctionner, qu'ils soient devenus superficiels.

b. **Pourquoi ponctionner** les abcès, **au lieu** d'escompter leur **résorption spontanée ?**

1° Parce que la *résorption spontanée est l'exception*, et qu'en l'attendant, on risque de voir **inopinément** l'abcès tuberculeux envahir la face profonde de la peau ; après quoi, l'on n'est plus sûr de pouvoir éviter la rupture de celle-ci et la fistule.

2° Parce que, dans les cas où la résorption s'obtient, elle demande un *trop long temps* (une ou plusieurs années).

3° Parce que **l'abcès résorbé** est et reste **moins bien guéri** d'une manière générale que l'abcès guéri par les ponctions et les injections.

En effet, lorsque nous disons qu'un abcès froid s'est résorbé, cela veut dire qu'il n'y a plus de liquide, mais non pas sûrement que tous les éléments infectés et infectants de sa paroi ont disparu. Cet abcès froid est peut-être simplement revenu à son état antérieur de tuberculome et lors même qu'on ne sent plus rien à la palpation, il peut encore rester là des bacilles qui sommeillent, et, **en fait, l'on observe assez souvent des retours offensifs** de ces abcès soi-disant **résorbés.** Bien au contraire, lorsque le contenu de cet abcès et les éléments morbides de sa paroi ont été amenés au dehors par des ponctions successives [1], on comprend, et la clinique le confirme, qu'on doive obtenir une guérison plus solide.

4° Une dernière raison pour employer les ponctions et les injections contre les abcès, par congestion, c'est que le liquide qu'on injecte n'agit pas seulement sur l'abcès pour le guérir, il s'en va de là jusqu'à l'os et à

---

1. Nous avons l'habitude de dire, dans les causeries familières de notre service, qu'il vaut mieux voir l'abcès dans la cuvette que d'escompter sa résorption dans les tissus.

Cependant, lorsque l'état général du sujet est très misérable, on doit attendre ; ne faire, en attendant, comme traitement local, que le minimum indispensable pour empêcher l'ouverture des grands abcès. En ce cas, se préoccuper avant tout de remonter un peu l'état général du sujet. Mais nous verrons cela au chapitre des tuberculoses multiples (chap. XX).

l'articulation qui ont donné l'abcès, pour les assainir et les cicatriser.
— Si bien qu'on peut dire en toute vérité que ces malades, pourvu qu'on
les traite par des ponctions et des injections, guériront plus vite et plus
sûrement que s'ils n'avaient pas eu d'abcès.

c. **Quand faut-il ponctionner ?** — Aussitôt l'abcès reconnu (hors le cas
déjà cité d'un abcès iliaque profond ou d'abcès rétropharyngien). Il faut
arriver avant que la peau ne soit envahie, avant qu'elle ne soit rouge ou
mince. Sinon, il sera *trop tard pour* « rattraper » cette peau déjà inoculée,
déjà envahie par les tubercules de la paroi de l'abcès [1] ; vous ne serez plus
sûr d'échapper à la fistule et à ses terribles conséquences. Et lors même
que cette peau rouge et mince ne crèvera pas, elle pourra garder des
stigmates, rester gaufrée ou pigmentée ; ce qui est, au cou, par exemple,
presque aussi vilain qu'une cicatrice véritable.

Les préparatifs de la ponction.

Le malade est laissé dans son lit, ou mieux placé **sur une table**, la région
de l'abcès **bien au jour**. A portée de la main se trouvent les objets

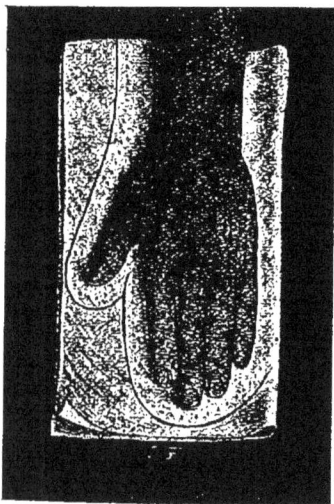

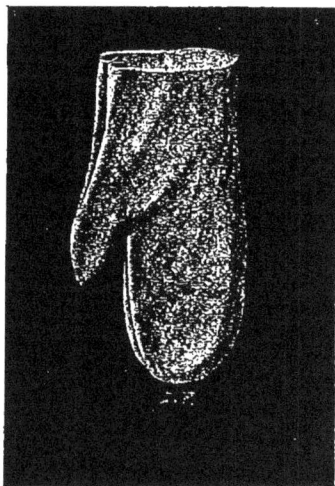

Fig. 108.   Fig. 109.

Fig. 108 et 109. — Gants moufles faits séance tenante avec des compresses stérilisées pour le cas où
vous viendriez de toucher des matières septiques.
Fig. 108. — Manière de confectionner ce gant. On plie en deux une compresse, on applique la main
à plat sur le rectangle ainsi obtenu, on coupe les deux épaisseurs suivant le trait plein et on les
fait *faufiler* ou piquer à la machine suivant le pointillé.
Fig. 109. — Ensuite on retourne « comme un gant » de façon à mettre la couture en dedans.

nécessaires (v. fig. 104) : la boîte renfermant les 3 instruments stérilisés,
la teinture d'iode, le godet, les 2 flacons de liquide, le pansement.

1. De même que la peau du sein se laisse envahir, après un certain temps, par des
tumeurs malignes de la glande sous-jacente.

Vous allez faire la toilette de vos mains et celle du malade, en y apportant le même soin que si vous aviez à ouvrir un ventre.

a. **Toilette des mains.** — Frictionnez les mains pendant quelques minutes avec une brosse rude, dans de l'eau oxygénée (particulièrement recommandée), — ou bien encore dans de l'eau savonneuse chaude ; après quoi, vous les frotterez à l'alcool et à l'éther et les tremperez dans une solution chaude de sublimé au millième.

Le mieux sera d'avoir des gants en caoutchouc. Et c'est indispensable

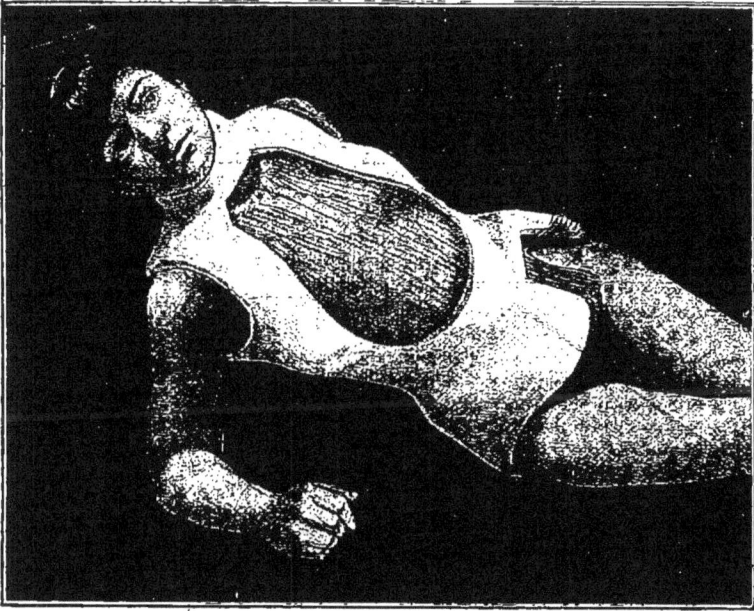

Fig. 110. — Fenêtre ménagée dans un corset plâtré pour permettre la ponction d'un abcès iliaque. Au moment de la ponction, les bords de la fenêtre seront garnis de compresses stérilisées, de la manière représentée dans la figure suivante, fig. 111.

lorsque vous venez de toucher des plaies ou matières septiques. A défaut de gants, renvoyez la ponction au lendemain, à moins d'extrême urgence (par exemple le cas d'un abcès qui va s'ouvrir), auquel cas vous pouvez faire une ponction, sans injection, après avoir badigeonné vos doigts de teinture d'iode, ou les avoir frictionnés avec de la benzine ou de l'alcool iodés, en ne touchant les instruments qu'avec des mains protégées par des compresses ou des grands carrés de gaze bien stérilisés (par l'ébullition); ou mieux avec des fourreaux analogues à des gants « moufles » d'enfant, que vous faites fabriquer séance tenante, par une personne de la famille, avec deux compresses cousues par trois de leurs bords (v. fig. 108 et 109) puis bouillies.

b. **Asepsie de la peau du malade**. — Cette asepsie se fait aujourd'hui par un simple badigeonnage à la teinture d'iode fraîche, avec un pinceau ou un morceau d'ouate (v. fig. 111), sans lavage ni brossage préalables, je veux dire sans lavage immédiat, car un lavage fait la veille ne peut être que bon. Et on laisse sécher la teinture d'iode pendant 2 à 3 minutes. On badigeonne largement, c'est-à-dire sur une surface grande, au moins, comme deux fois la paume de la main. L'avantage de ce large badigeonnage, c'est de préparer une place pour l'appui de la main gauche, qui va fixer la peau, tandis que la main droite enfoncera l'aiguille. Dans ce même but, et par surcroît de précautions, vous appliquerez sur la région

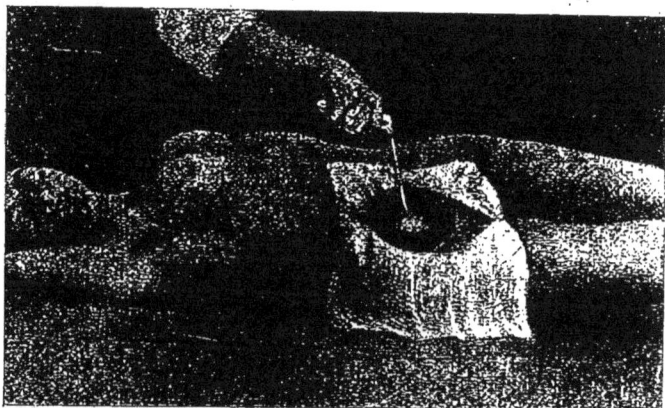

Fig. 111. — Où l'on voit de la périphérie au centre : 1° la compresse fenêtrée circonscrivant la zone de l'abcès.; 2° une tache noire représentant la peau badigeonnée d'iode et 3° au centre de cette plaque noire, une tache blanche représentant la partie anesthésiée par le chlorure d'éthyle.

une large compresse (bouillie) qui, fenêtrée en son milieu, laisse à découvert un carré de 6 à 8 cm. de côté au milieu duquel est la place choisie pour la ponction. Toute cette surface de peau laissée à nu sera recouverte de teinture d'iode.

Après la ponction, vous enlèverez, avec un tampon imprégné d'alcool, ce qui reste de teinture d'iode, car si elle n'est pas très fraîche elle pourrait amener une desquamation ou même une vésication de la peau.

Pendant les 4 à 10 minutes que met la teinture d'iode à sécher, vous armez l'aspirateur, c'est-à-dire vous y faites le vide, et vous chargez la seringue. Si vous attendez, pour faire le vide, que l'aiguille soit enfoncée, vous vous exposez à ce que le pus jaillisse et vienne tout souiller, avant l'adaptation de l'aspirateur. Aspirateur et seringue sont ensuite posés dans une cuvette laissée à portée de votre main.

La ponction proprement dite.

Vous vous servez de l'aiguille n° 3.

Où piquerez-vous la peau ? En un point situé en dehors des veinules

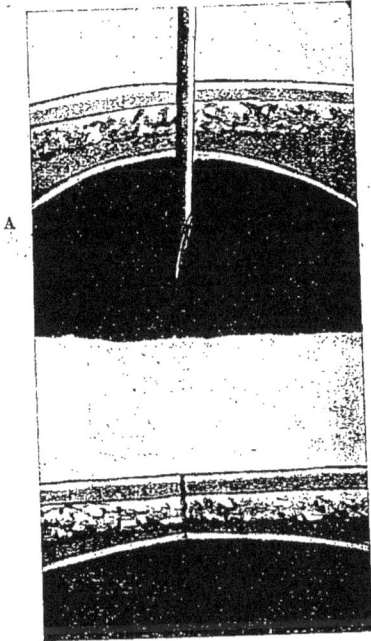

Fig. 112. — Comment il ne faut pas piquer, car si on enfonce l'aiguille perpendiculairement à la paroi, le trajet à travers les tissus mous sera très court, le parallélisme des bords de la petite plaie reste intégral quand l'aiguille est retirée : ces circonstances facilitent l'infection de l'abcès par le pus qui peut affluer

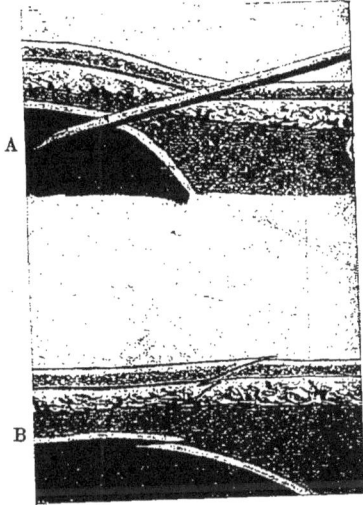

Fig. 113. — Comment il faut piquer. Ponction très oblique : trajet beaucoup plus long (A) ; en outre, la rétraction des tissus mous détruit le parallélisme des bords de la plaie, en fait un trajet « *en chicane* » (B).

apparentes sous les téguments et à une distance de 3 à 4 cm. de la zone cutanée de l'abcès, de manière à aborder celui-ci par un trajet oblique (au lieu de piquer la peau perpendiculairement et de foncer droit sur l'abcès). Cette obliquité est avantageuse pour les abcès profonds, et indispensable pour les abcès superficiels, surtout les abcès sous-cutanés (fig. 112·) Ceux-ci, vous ne devez les aborder que par un trajet très oblique et même presque parallèle à la peau. Grâce à cette obliquité (fig. 113), les lèvres de l'extrémité profonde du trajet de l'aiguille pourront jouer le rôle de clapet et empêcher le contenu de l'abcès de s'échapper au dehors, une fois l'aiguille enlevée. De plus, en piquant

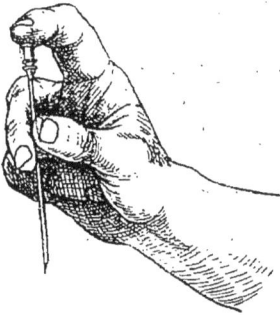

Fig. 114. — L'aiguille est tenue entre le pouce et le médius servant de guide, l'index poussant sur le pavillon (ou bien encore comme un trocart ou une plume à écrire).

à 4 ou 5 cm. de la zone cutanée de l'abcès, on pique en peau saine : ce qui est très important.

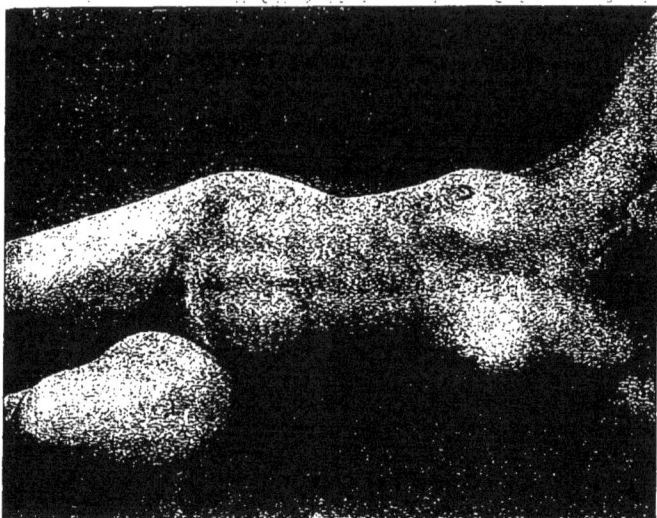

Fig. 115. — Abcès de la fosse iliaque droite ; la collection forme une nappe mince au milieu des tissus mous dépressibles.

Anesthésie de la peau. — A la place ainsi choisie (fig. 111), vous faites pulvériser du chlorure d'éthyle.

Dès que la peau est blanchie sur l'étendue d'une pièce de 5 francs, vous prenez de la main droite l'aiguille n° 3 (fig. 114) en la tenant par

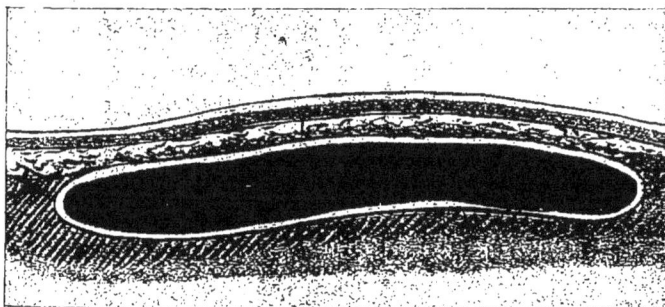

Fig. 116. — L'abcès de la fig. précédente. La nappe purulente très étalée.

son milieu entre le pouce et le médius, tandis que l'index appuie solidement sur le pavillon, puis vous fixez la peau avec l'index et le pouce de la main gauche à 1 ou 2 cm. du point choisi pour la piqûre ; vous pouvez, en plus, charger un aide de repousser l'abcès vers vous, en les pressant avec une ou deux mains sur la partie opposée de la région : vous plantez alors votre aiguille dans la peau, vous poussez d'un effort vigoureux et soutenu, jusqu'à ce que les téguments soient traversés.

La peau congelée est parfois très dure à percer, et vous avez besoin

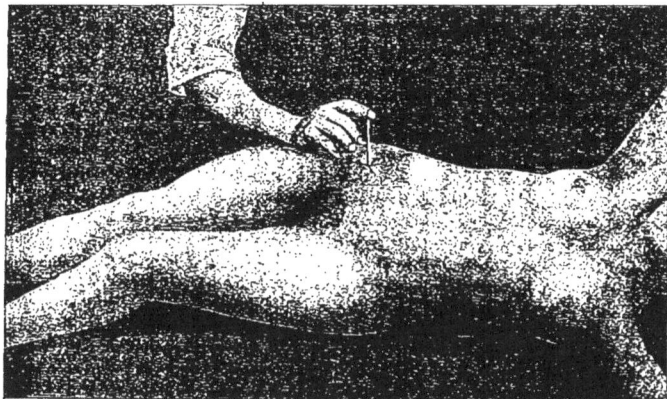

Fig. 117. — Quand on cherche à ponctionner cet abcès, l'aiguille déprime la peau avant de pénétrer dans la collection. Voir la figure suivante.

de pousser vigoureusement ; mais il faut, aussitôt la peau traversée, modérer votre force, pour cheminer doucement dans les tissus mous jusqu'à la profondeur où vous jugez que se trouve le pus.

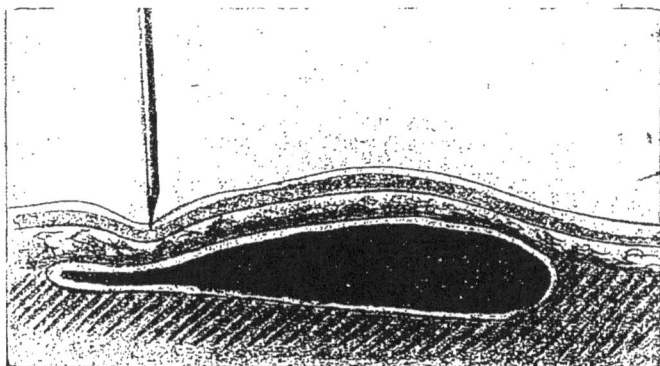

Fig. 118. — La pression de l'aiguille (voir fig. 117) chasse le pus dont il ne reste plus qu'une nappe très mince que l'aiguille risque de traverser sans résultat. Ce serait une ponction blanche, malgré qu'il y ait du pus en abondance. (Voir les deux figures suivantes.)

Lorsque vous arrivez sur la paroi de l'abcès, vous sentez généralement une légère résistance, et vous devez « insister » un peu pour « passer » ; mais aussitôt que vous êtes dans la nappe liquide, toute résistance a disparu : on a une **sensation spéciale**, que vous connaissez bien. Vous sentez que l'extrémité profonde de l'aiguille ballotte avec une certaine liberté, — ce qui ne serait pas si vous n'étiez pas en pleine collection.

Assez souvent, une gouttelette de pus vient sourdre à l'extrémité

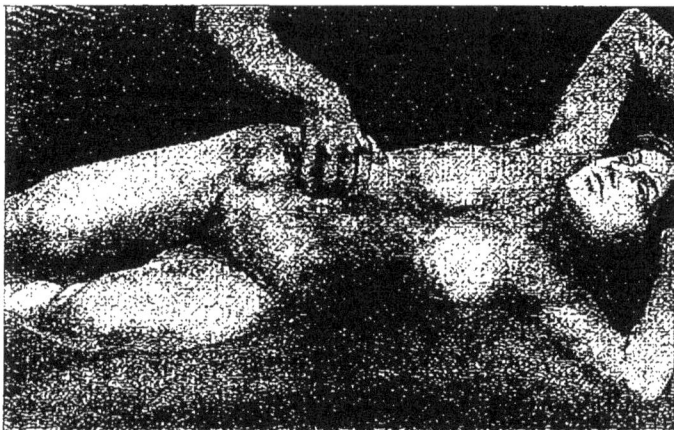

Fig. 119. — Comment il faut faire pour ponctionner cet abcès. (Voir les 4 fig. précédentes.) Un a appuie fortement sur la périphérie de l'abcès.

de l'aiguille. Mais, d'ordinaire, le pus ne sort pas spontanément ; d'où l'évidente nécessité de l'aspiration, qui est infiniment préférable, est-il besoin de le dire, aux malaxations brutales que font certains médecins

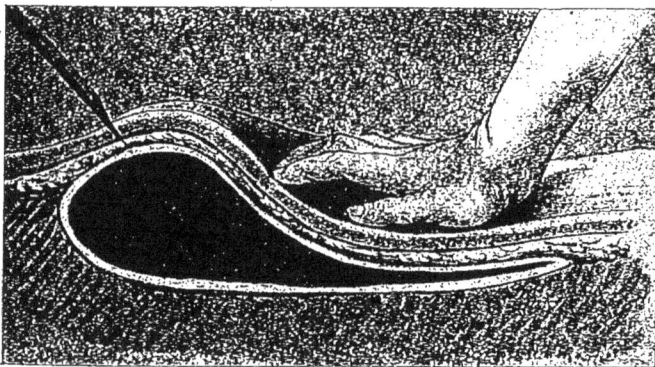

Fig. 120. — L'aide fait ainsi (voir fig. 119) refluer le liquide en un seul point où il sera facile de l'atteindre avec l'aiguille, par la ponction oblique.

sur la région de l'abcès, pour obtenir la sortie du pus : malaxations traumatisantes, faisant saigner et créant un risque d'inoculation — et, par ailleurs, inefficaces, le plus souvent, pour amener l'évacuation.

Vous bouchez l'aiguille avec l'index gauche, tandis que la main droite va saisir dans la cuvette l'aspirateur armé, puis l'adapte à la tubulure de l'aiguille. Dès que cette adaptation est faite, la main gauche ouvre le robi-

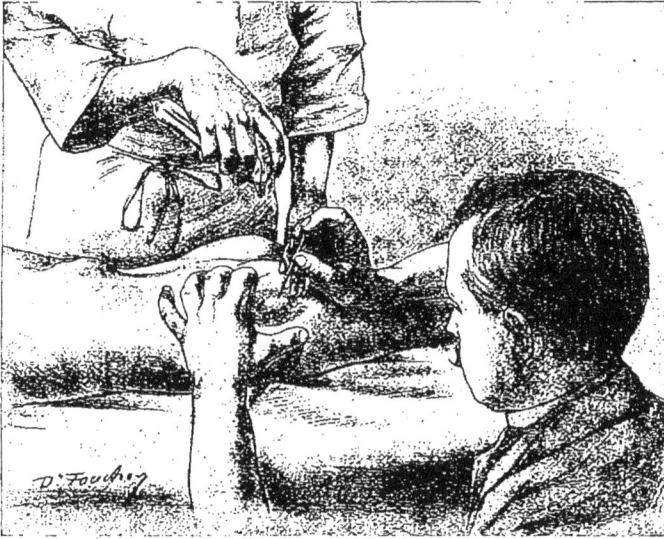

Fig. 121. — Dès que l'anesthésie est obtenue, vous tirez sur la peau avec le pouce et l'index de la main gauche et vous enfoncez l'aiguille de la main droite.

net, le pus remplit aussitôt l'aspirateur (tenu de la main droite), vous fermez

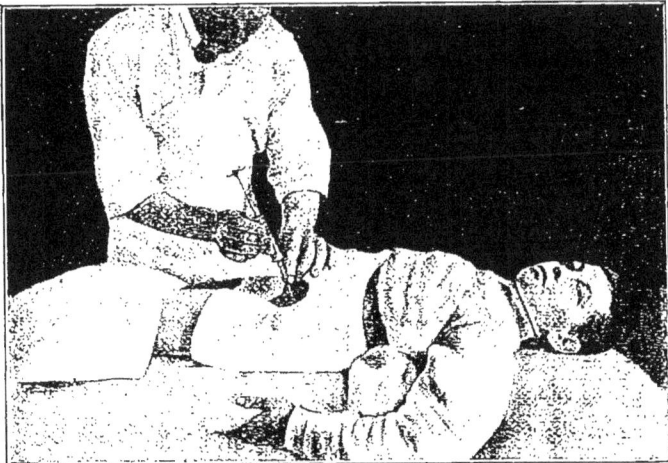

Fig. 122. — Pour ajuster l'aspirateur sur l'aiguille, tenir l'embout de cette dernière entre le pouce et l'index de la main gauche afin d'éviter tout déplacement de la pointe. L'ajustage une fois assuré, la main gauche va ouvrir le robinet de l'aspirateur.

alors le robinet et enlevez l'aspirateur de l'aiguille, qui reste en place. Avant d'enlever l'aspirateur, vous mettez et laissez un peu d'ouate stérilisée autour de l'aiguille, pour absorber les quelques gouttes qui pourraient s'écouler, pendant que vous viderez l'aspirateur.

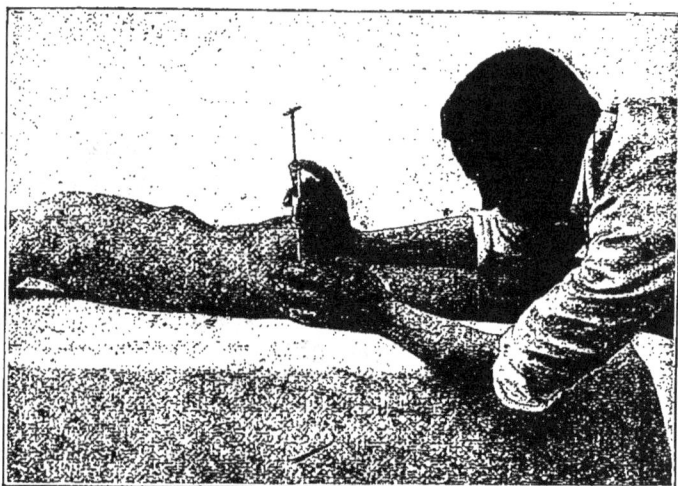

Fig. 123. — Ensuite la main droite continuant à tenir l'aspirateur et l'aiguille, la main gauche presse
doucement sur la paroi de l'abcès.

Vous videz l'aspirateur, vous l'armez de nouveau et vous le réadaptez à l'aiguille. Et ainsi de suite, jusqu'à ce que l'abcès soit vidé.

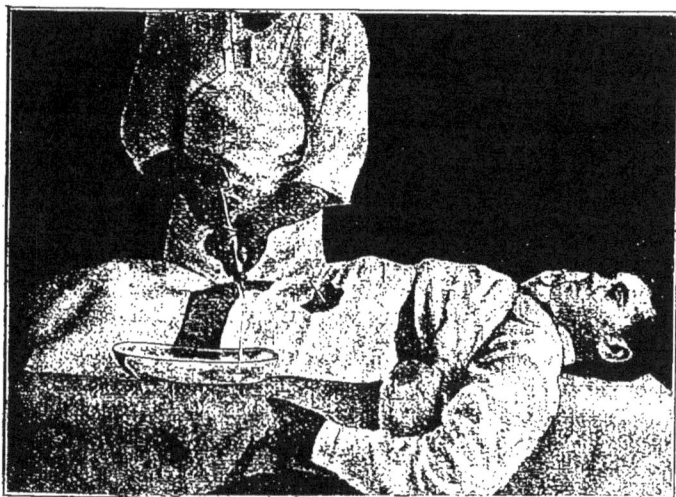

Fig. 124. — Quand l'aspirateur est plein, on vide le pus dans un petit bassin.

On reconnaît que l'abcès est vidé à ce qu'il s'est affaissé ; et, lorsqu'il est superficiel, à ce que sa paroi cutanée s'est creusée en godet, et à ce qu'il n'y a plus de fluctuation appréciable.

Faut-il chercher à **vider** l'abcès bien à **fond** ?

Au début du traitement, non, afin de ne pas risquer de faire saigner sa paroi. Plus tard, après une série d'injections, vous pouvez le vider à fond, car alors si vous rameniez quelques gouttes de sang, cela n'aurait plus d'inconvénients, le pus étant stérile à ce moment.

L'abcès vidé, on se gardera de faire des lavages ; ce serait prolonger inutilement la séance, et même risquer un peu d'infecter l'abcès.

Reste à faire : **L'injection.**

Pour cela, vous remplacez simplement votre aspirateur par la seringue déjà chargée, et vous poussez l'injection. Nous avons indiqué plus haut le liquide qu'il faut choisir ; presque toujours de l'huile créosotée ; et la quantité qu'il faut injecter : pour les gros abcès.

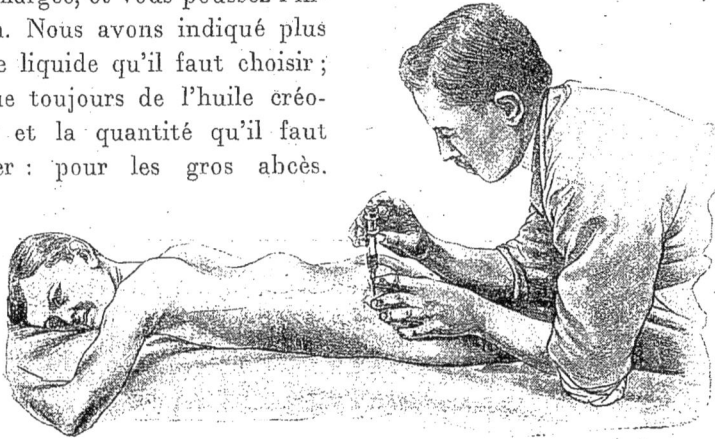

Fig. 125. — Injection. On remplace simplement l'aspirateur par la seringue chargée qui s'adapte à l'aiguille.

jamais plus de 10 à 12 cm. c. ; et pour les petits abcès, injectez moins de 10 cm. c., mettons une quantité égale à la moitié, ou même au tiers de la quantité de pus retirée.

Enlevez d'un **coup sec l'aiguille** montée sur la seringue.

Aussitôt, vous mettez sur l'orifice un **tampon** d'ouate ou un carré de gaze stérilisés, et, par quelques mouvements de va-et-vient, vous défaites le parallélisme des deux orifices de la peau et de la paroi de l'abcès.

Enfin, vous appliquez un **pansement** légèrement compressif, au lieu de la simple couche de collodion ordinairement employée, qui ne garantit pas suffisamment contre le risque d'infection. — Et vous n'y touchez plus de plusieurs jours, jusqu'à la deuxième ponction.

Quand faut-il faire cette deuxième ponction ? — C'est un peu variable, suivant les cas. Le mieux est de la faire après une **dizaine de jours.**

Pourquoi ce délai ? Parce qu'au bout de ce temps le liquide injecté se trouve avoir épuisé son action. — Cette règle s'applique aux cas ordinaires, où la peau, avant votre ponction, était en très bon état ; car si la peau était rouge, ou mince, vous devez y regarder dès le lendemain, et tous les jours suivants, pour la surveiller, et parer à toutes les éventualités que nous dirons un peu plus loin. Dans les cas habituels, où la peau était en bon état (ni rouge ni mince), il est inutile d'y regarder avant le dixième ou douzième jour ; on fait à cette date, une nouvelle ponction, suivie d'injection. On pique la peau, sur un nouveau point, à chaque fois, pour ne pas courir le risque d'une fistule.

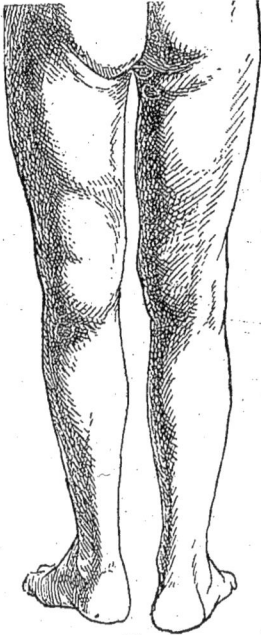

Fig. 126. — Abcès du creux poplité gauche.

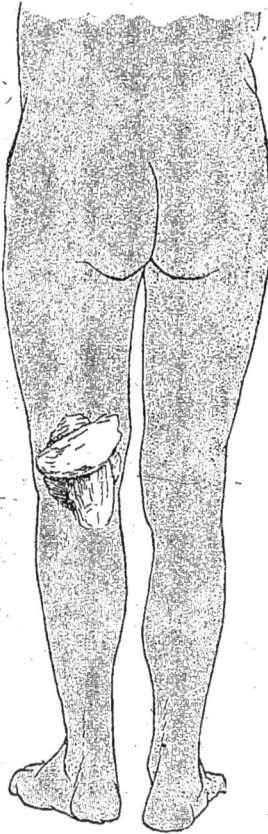

Fig. 127. — Carrés de coton hydrophile mouillés disposés pour la compression de l'abcès, une fois terminée la série des ponctions.

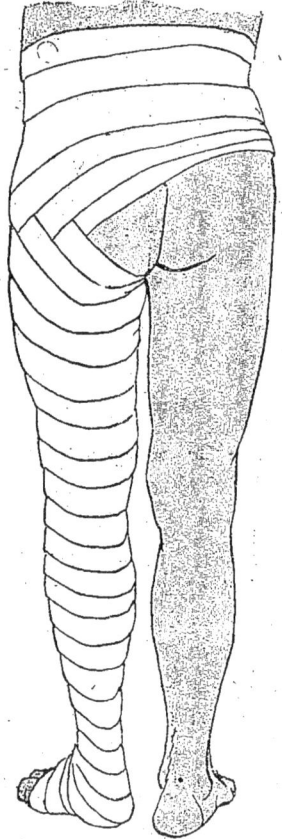

Fig. 128. — Bandage compressif partant des orteils et remontant très haut au-dessus de l'abcès dans le but d'amener l'accolement des parois d'un abcès de la cuisse ou de l'aine.

Il est préférable de faire cette deuxième ponction vers le douzième jour que de la retarder indéfiniment en escomptant la résorption de l'abcès, à la rigueur possible, après une seule injection. — Nos raisons sont analogues à celles qui nous ont poussé à ponctionner plutôt qu'à nous abstenir, à savoir que cette résorption ne s'obtient presque jamais, qu'en attendant on perd du temps et que, même en supposant le cas où cette injection unique suffirait, l'abcès serait moins bien guéri qu'après 7 ou 8 injections.

Un abcès traité par les injections sera mieux guéri, avons-nous dit, que celui qui s'est résorbé spontanément, sans *aucune* injection.

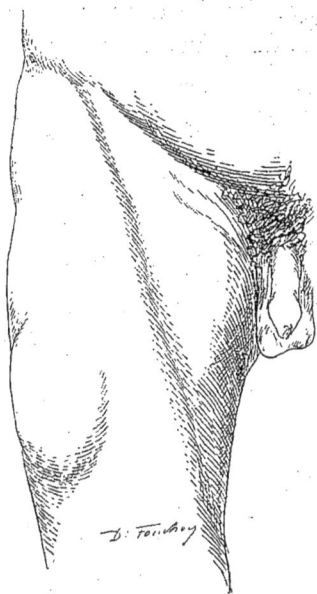

Fig. 129. — Abcès de la face externe de la cuisse.

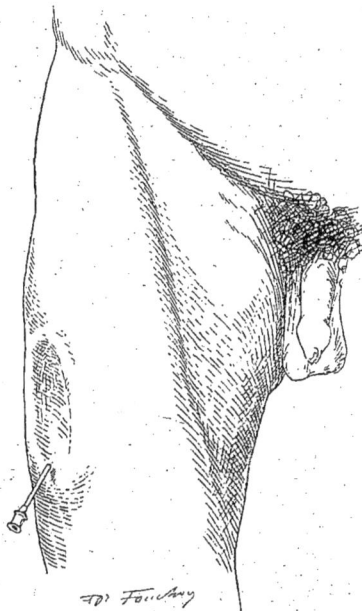

Fig. 130. — Le même, après ponction évacuatrice complète : la saillie globuleuse est remplacée par une dépression en cupule.

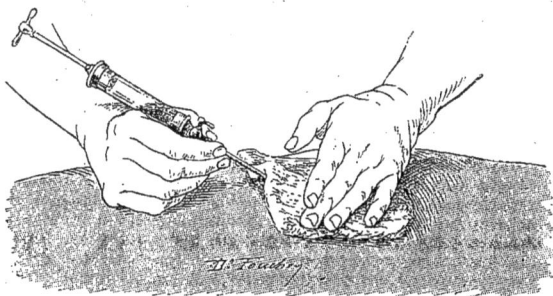

Fig. 131. — On est à la fin de la 8ᵉ et dernière ponction ; cette fois, au lieu d'une injection consécutive, on va faire de la compression. Pour cela, lorsque l'évacuation s'achève, on applique sur l'abcès un carré de coton mouillé et exprimé : la main gauche appuie sur ce carré, les doigts s'appliquant ssuccesivement l'un après l'autre, en commençant par la partie la plus éloignée du point d'implantation de l'aiguille pour faire refluer vers cette dernière les quelques gouttes de pus qui restent encore.
Aspirateur et aiguille sont ensuite retirés ensemble d'un coup.

Quant à la durée des intervalles des séances, je sais bien qu'il y a toutes les manières de faire ; à côté des médecins qui proposent de recommencer tous les trois jours, il en est d'autres qui proposent de n'y regarder que tous les trois mois. Eh bien, j'estime que la vérité est entre les deux. Si les séances sont trop répétées, on risque d' « éreinter » la peau et de l'infecter — et l'on fatigue le malade. Si elles sont trop espacées, la guérison de l'abcès demandera trop de temps, et l'on s'expose à ce qu'elle soit moins parfaite. Donc, ni trop, ni trop peu, — et la meilleure formule est de faire une séance tous les 10 à 15 jours.

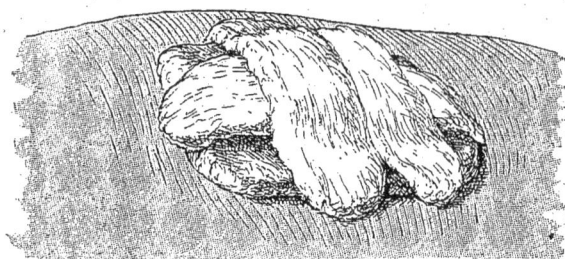

Fig. 132. — Ensuite par-dessus ce tampon plat et pour parfaire la compression quelques carrés d'ouate mouillée sont disposés en croix sur l'abcès.

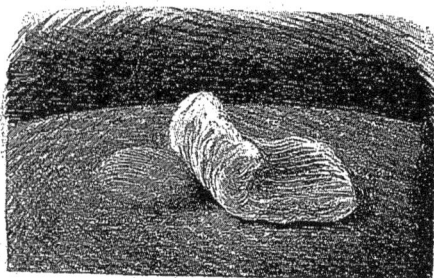

Fig. 133. — Deux à trois semaines après on enlève la compression faite et on y regarde. Si, comme ici (mais c'est l'exception), il s'est reproduit un peu de pus, il se collecte en un seul point, au lieu de décoller entièrement les parois de l'abcès. Ponctionner en ce point sans enlever le carré d'ouate, qui doit rester en place après la ponction, et par-dessus lequel on remet des tampons entre-croisés pour refaire une nouvelle compression qui sera maintenue également 3 semaines.

A la septième ponction, le liquide que vous retirez n'est plus du pus, mais un mélange de sérosité brune et de **liquide modificateur** parfois un peu teinté de rose. Très souvent aussi, à ce moment, on **reconnaît** dans le contenu de l'abcès, du **liquide injecté non modifié** [1].

Si, après 7 ponctions et injections, le liquide se reproduit encore, ce qui est la règle, vous ferez une huitième ponction, mais celle-ci **sans injection** consécutive. Et vous **comprimerez** aussitôt la région avec des carrés d'ouate entrecroisés et des bandes Velpeau, pour favoriser l'**accolement** de la paroi de l'abcès dès lors assainie et avivée (fig. 131, 132, 133, 134, 135). Cette compression, vous

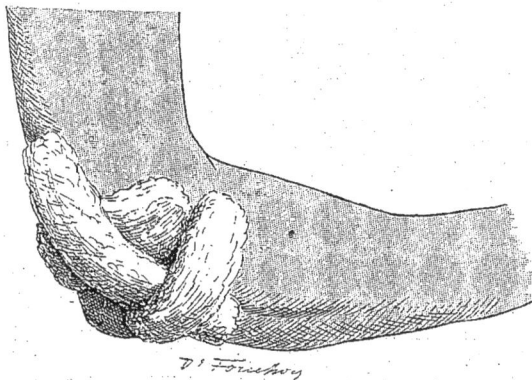

Fig. 134. — Disposition des tampons mouillés pour la compression des culs-de-sac du coude.

[1]. Ce que les bactériologistes expliquent (reportez-vous à la p. 101), en disant qu'AU DÉBUT, à la suite des premières injections, il se forme un FERMENT LIPASIQUE ayant la propriété de DIGÉRER les MATIÈRES GRASSES (c'est-à-dire aussi L'HUILE DE NOS INJECTIONS) ; un peu PLUS TARD apparaît un FERMENT PROTÉASIQUE qui digère les substances albuminoïdes, mais LAISSE INTACTE L'HUILE de notre solution.

la maintenez, et même si possible la renforcez, en ajoutant tous les 4 jours 1 ou 2 bandes Velpeau pardessus le pansement compressif (sans défaire celui-ci). Ce pansement reste en place 15 à 20 jours. Lorsque vous l'enlevez, l'accolement de la paroi de la poche est produit ; c'est la guérison de l'abcès.

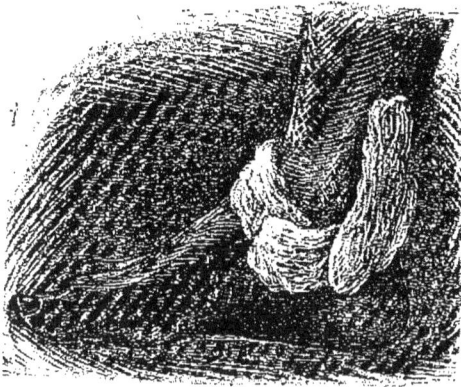

Fig. 135. — Compression des culs-de-sac du cou-de-pied.

9 fois sur 10, les choses se passent ainsi : très régulièrement, sans incident, sans à-coup.

1 fois sur 10, il se produira tel ou tel incident, qui vous dérouterait peut-être si vous n'étiez pas averti, mais dont vous aurez facilement raison, après avoir lu le petit chapitre suivant, qui pourrait s'intituler :

Les incidents possibles au cours des ponctions et des injections.

A. — INCIDENTS IMMÉDIATS

qui peuvent se produire au cours même de la ponction.

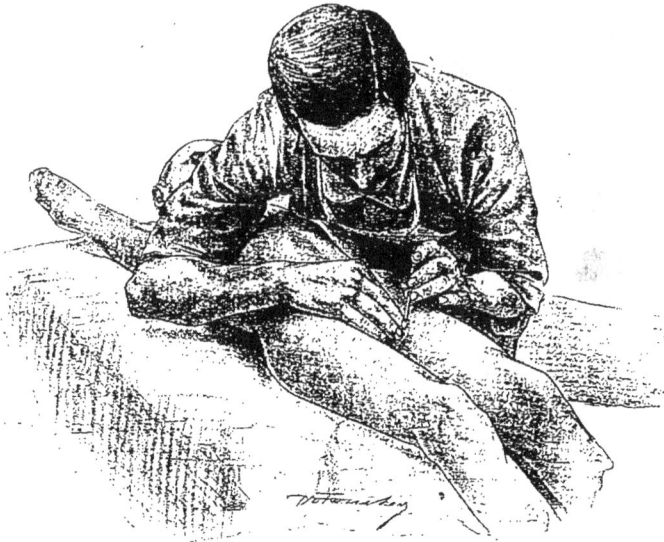

Fig. 136. — Pour éviter les vaisseaux, on les repère avec l'index et le médius d'une main et on les écarte pendant que de l'autre main on enfonce l'aiguille, à 2e en dehors.

Nous signalerons : la blessure des vaisseaux, avec le moyen de l'éviter ; ce qu'il faut faire en cas de ponction blanche ; lorsqu'il vient du sang ;

lorsque l'orifice cutané est obstrué par un débris fongueux, après l'enlèvement de l'aiguille ; la conduite à suivre lorsque, à l'arrivée du malade, la peau est déjà rouge et mince, prête à éclater.

1º **La blessure des vaisseaux**. — Les abcès sont parfois accolés à des veines ou artères volumineuses ; comment éviter de blesser les vaisseaux ?

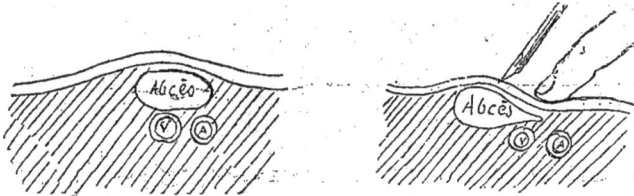

Fig. 137. — Comment éviter les vaisseaux en cas d'un petit abcès en avant des vaisseaux (au pli de l'aine).
Fig. 138. — L'abcès est repoussé en dedans par la pression du doigt. L'aiguille, dirigée de dehors en dedans sur l'ongle, ne risque pas d'atteindre la veine.

Ce sera facile — après qu'on aura jeté les yeux sur les figures ci-contre et lu les légendes (fig. 137, 138, 139, 140).

2º **Ponction blanche** (le pus ne vient pas).

L'aiguille mise en place et l'aspiration faite, il ne s'écoule rien.

Pourquoi ? *a*) Cela peut être dû **au mauvais fonctionnement de l'aspirateur**. Vérifiez qu'il fait bien le vide (en aspirant un peu d'eau bouillie

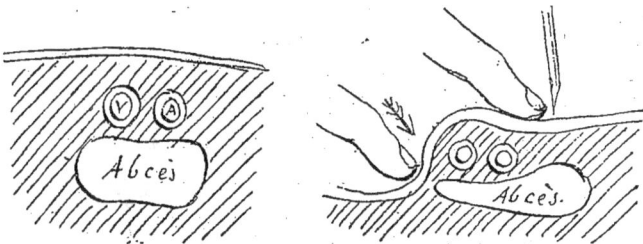

Fig. 139. — Abcès placé en arrière des vaisseaux.
Fig. 140. — Un doigt déprime fortement la peau en dedans de la veine dans le sens de la flèche. L'abcès fait saillie en dehors de l'artère ; un second doigt protège cette dernière pendant la ponction.

dans une cuvette). S'il ne fait pas le vide, vous serrez les deux vis qui servent à son réglage, et vous aspirez de nouveau.

Mais le pus ne vient pas encore. — Cherchez ailleurs.

b) **Etes-vous bien dans l'abcès** ? ni en deçà, ni en delà ? Pour le savoir, vous allez, pendant qu'un aide tiendra votre aspirateur, procéder à une nouvelle palpation de la région, et chercher si le niveau de l'abcès répond bien à celui de la pointe de l'aiguille.

Dans le doute, vous enfoncez ou retirez un peu votre aiguille munie de l'aspirateur, vous promenez le vide dans les points voisins.

Mais si le pus ne vient toujours pas, c'est que :

c) **Votre aiguille est bouchée.** D'ordinaire, on sent immédiatement que l'aiguille doit être bouchée : parce qu'on avait eu très nettement la sensation de pénétrer dans une nappe liquide, ou parce qu'on avait même retiré déjà un peu de liquide, lorsque tout à coup l'écoulement s'est arrêté — malgré qu'on sente bien que l'abcès n'est pas encore vidé.

Que faire pour **déboucher l'aiguille ?**

Il est des médecins qui s'en vont, encore ici, appuyer très fortement sur l'abcès, pour évacuer le grumeau engagé : **manœuvre mauvaise** qui peut faire saigner et amener des inoculations, — et dont le moindre inconvénient est d'être inutile à peu près toujours.

Il faut, **au contraire, refouler le grumeau** dans l'abcès. Pour cela‘ remplacez l'aspirateur par la seringue, et poussez vigoureusement dans l'aiguille 5 ou 6 gr. d'huile créosotée iodoformée, ou bien encore de l'eau stérilisée ; après quoi vous enlevez la seringue et replacez l'aspirateur, et vous verrez l'écoulement reprendre.

Si l'aiguille se bouchait une deuxième fois, vous pousseriez une nouvelle injection, ou bien vous useriez du débouchoir de l'aiguille, de la tige-mandrin (fig. 106), dont la longueur est calculée pour ne dépasser que de quelques millimètres l'extrémité de l'aiguille.

Si celle-ci se rebouche constamment, **ne vous obstinez pas**, ne vous énervez pas, et surtout **n'imitez pas** ces chirurgiens impatients qui incisent aussitôt cet abcès qui « s'entête », lui, à ne pas vouloir se vider !

Trop souvent, cette faute commise d'un cœur léger serait irréparable : la fistule **ne se fermerait plus**.

Non. Bornez-vous alors à **injecter** 3 à 6 gr. de **naphtol camphré glycériné**, puis enlevez votre aiguille en renvoyant la ponction à 3 ou 4 jours.

Pendant ces quelques jours, le naphtol camphré aura eu le temps de ramollir le contenu ; cette fois, vous aurez du pus. Si, par extraordinaire, vous n'en aviez pas encore, vous injecteriez de nouveau du naphtol, qui donnerait finalement un liquide pouvant être évacué, sinon par l'aiguille n° 3, du moins par l'aiguille n° 4, dont vous aurez le droit de vous servir ici.

3° **Cela saigne.** — Il vient du sang par votre aiguille, aussitôt qu'elle est en place.

a) Si c'est **au début** de la ponction, et qu'il ne s'agisse que de **quelques stries** *rougeâtres* apparues au milieu de la masse du liquide, ce n'est rien : **continuez** à aspirer sans crainte, vous constaterez, à votre seconde « aspiration », qu'il ne vient plus de sang, mais seulement du pus.

b) Par contre, si, **aussitôt** l'aiguille enfoncée, vous avez **un jet** de sang pur, c'est que vous avez accroché quelque petit vaisseau de la paroi de l'abcès ou des tissus mous intermédiaires ; il vaut mieux **retirer immédiatement** votre **aiguille**, puis **comprimer** pendant quelques minutes avec un large tampon maintenu avec la main, après quoi vous appliquez un pansement compressif, en renvoyant au lendemain ou au surlendemain la ponction et l'injection (à moins qu'il n'y ait urgence à vider ces abcès, auquel cas vous ponctionnez de nouveau, en choisissant un autre point pour la piqûre).

c) **A la fin de la ponction**, après avoir vidé l'abcès, si vous voyez le pus se teinter légèrement de rouge, c'est que l'évacuation **est suffisante**. Hâtez-vous d'enlever l'aspirateur, de pousser l'injection et de retirer l'aiguille.

Encore ici, vous pressez ou faites presser pendant quelques minutes, puis vous appliquez un pansement compressif.

En tous les cas où l'abcès a un peu saigné, ne vous étonnez pas de retirer à la ponction suivante un liquide noirâtre ou gris brun, qui est un mélange de pus et de sang modifié.

Mais parfois, c'est dès la première ponction qu'on retire un liquide rougeâtre ou couleur chocolat, parfois noirâtre, qui est du sang plus ou moins modifié. Vous êtes sûr que ce sont bien des poches d'abcès froid (et non pas de simples hématomes traumatiques), parce qu'elles sont situées tout près d'une articulation ou d'un os sûrement tuberculeux.

Il faudra vider cet abcès, mais sans rien injecter à la suite, puis appli quer un bon pansement compressif ; — après quoi l'on attendra 4 ou 5 semaines, et même le plus longtemps possible, c'est-à-dire autant que l'état de la peau le permettra, avant de reponctionner.

4° **Orifice cutané obstrué après** l'enlèvement de l'aiguille par une **goutte de pus ou un débris fongueux**.

Après avoir retiré l'aiguille, on peut voir sourdre une goutte de pus ou un grumeau caséeux ou un débris de la paroi de l'abcès. Il faut **enlever les débris** avec un tampon et laver soigneusement la place, afin d'éviter toute inoculation de la peau. D'ailleurs, ce petit incident se produit rarement, si l'on n'use que d'une aiguille n° 3 pour la ponction, et si l'on n'aborde l'abcès que par un long trajet oblique, et enfin si, dans le cas d'aspiration sans injection, l'on a bien soin de fermer le robinet avant de retirer l'aiguille armée de son aspirateur ; sinon le vide persistant pourrait attirer les grumeaux jusqu'à l'orifice cutané.

5° **Incidents provenant du mauvais état de la peau à l'arrivée du malade**.

La peau est **rouge** et **mince** à l'arrivée, c'est que la face profonde de la peau est déjà inoculée et envahie par la paroi tuberculigène de l'abcès.

Peut-on sauver cette peau ? Oui et non. Ce n'est pas *toujours possible*, et c'est à cause de cela qu'il n'est pas permis au médecin qui a le malade sous les yeux dès le début, avant toute altération de la peau, et qui a le choix du moment pour intervenir, il n'est pas permis, dis-je, de retarder au delà de quelques jours la première ponction.

Mais on **peut** cependant, si on ne néglige rien pour cela, **sauver** cette peau très **souvent** et **même le plus souvent**.

En tout cas, l'on doit toujours tenter ce sauvetage de la peau ; la première condition pour atteindre le but, c'est de se le proposer. Or, la plupart de ceux-là mêmes qui sont partisans des ponctions et injections estiment, aussitôt qu'ils voient la peau déjà un peu rouge et mince, que la bataille est perdue d'avance, ils n'essaient même pas de lutter. Bien mieux, ils prennent immédiatement le bistouri et ouvrent largement

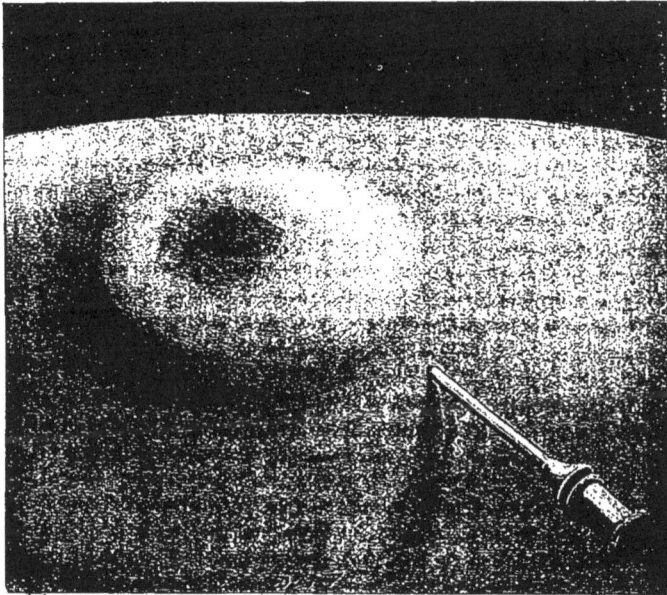

Fig. 141. — La peau est rouge et mince en un point. On ponctionnera en piquant la peau bien en dehors de la zone cutanée de l'abcès.

l'abcès ! jugeant qu'une incision franche vaut mieux que l'ouverture spontanée. Politique de Gribouille !

Eh bien, non, il ne faut jamais désespérer de sauver la peau, même la plus compromise ; il ne faut surtout jamais prendre le bistouri ; il est cent fois préférable de se croiser les bras ; si l'on ne touche pas à cette peau, elle conserve au moins quelques chances de se sauver toute seule.

Malheureusement, de ceci, les médecins sont bien difficiles à convaincre, je le répète, et il arrive tous les jours que des praticiens, qui disent accepter la méthode des ponctions, ouvrent les abcès froids ou les tuberculoses suppurées, estimant que « dans le cas particulier » (??) qu'ils ont sous les yeux, la peau est déjà trop amincie et trop rouge pour que la règle ne doive pas fléchir.

Eh non ! cette règle n'admet pas d'exception. Il faut toujours chercher à sauver les téguments, et l'on y réussira souvent. Nous avons cité des faits nombreux à l'appui de ce que nous avançons ici (voir notre livre « *les Maladies qu'on soigne à Berck* », p. 120, Masson, éditeur).

Comment sauver cette peau compromise ?

Il est deux indications à remplir :

D'une part, **supprimer toute tension** de cette peau si mince et si peu résistante, et, pour cela, ponctionner l'abcès tous les jours ; et, d'autre part, s'opposer à la marche envahissante de la tuberculose, ce qu'il faut demander aux **injections**.

Mais les deux indications ne sont-elles pas contradictoires ? Si l'on fait des injections, on amène une sécrétion de la paroi et une réplétion de l'abcès ; mais sans injections, la tuberculose ne sera pas arrêtée dans sa marche, elle finira de ronger la peau.

Que faire ? Il est un moyen de tout concilier. C'est de ponctionner l'abcès tous les jours ou tous les deux jours, et de n'injecter à la suite qu'une très petite quantité d'huile créosotée iodoformée : 1/2 à 1 cc. pour les petits abcès, 3 à 4 gr. pour les gros. Ainsi, l'on injecte assez de liquide pour modifier les fongosités de la face profonde de la peau, mais pas assez pour amener une hypersécrétion de la paroi qui viendrait amoindrir encore davantage la vitalité de la peau.

En pareil cas, ne négligez pas, surtout s'il s'agit d'un abcès volumineux, de placer le malade de manière que la partie rouge de la peau ne soit pas à la partie déclive ; au besoin, faites coucher le malade sur le ventre, fût-ce plusieurs jours et plusieurs nuits. On s'habitue très bien à cette position, qui nous a donné, dans plusieurs cas, les meilleurs résultats en nous aidant à sauver une peau prête à éclater.

Et dès que la peau sera bien sauvée, l'on reprendra le traitement ordinaire de l'abcès par les ponctions et les injections, en allant jusqu'à concurrence de 7 injections, nombre réglementaire.

B. — INCIDENTS CONSÉCUTIFS
à une ou plusieurs ponctions ou injections.

C'est la peau dont la résistance s'amoindrit malgré, ou même, par le traitement. C'est l'abcès qui ne se tarit pas, ou qui s'est infecté, ou qui s'est ouvert, malgré tout.

a. La **peau devient rouge et mince** après une ou plusieurs séances. On a constaté que, après chaque ponction et injection, l'abcès se remplit de nouveau, et bientôt la tension augmentée de l'abcès crée un danger pour la peau. Cette hypersécrétion de la paroi est due à la réaction excessive amenée par les injections. Cessez-les donc, pour l'instant, mais continuez les ponctions, sans même attendre le délai de 10 à 12 jours. Reponctionnez, fût-ce dès le lendemain de la ponction précédente, et ponctionnez encore tous les jours (sans rien injecter), jusqu'à ce que cette peau rouge et mince ait repris sa résistance et sa coloration normales.

A ce moment, vous reprendrez les injections, si le malade n'a pas eu le compte réglementaire, mais en ayant bien soin, cette fois, de ne plus injecter que la moitié ou le tiers de la dose employée précédemment, ou bien de ne plus faire qu'une injection pour 2 ou 3 ponctions.

b. **L'abcès ne se tarit pas.**

Après avoir continué les ponctions et les injections pendant 2 ou 3 mois, l'abcès reste aussi volumineux qu'au début du traitement.

Cette persistance de l'abcès est due, le plus souvent, à ce qu'on a fait **trop** ou **pas assez** d'injections. C'est pour vous garder de ce double écueil qu'il faut aller jusqu'au chiffre de 7 à 8 injections, mais ne pas le dépasser, Si l'on se trompe en disant de s'en tenir à 1 ou 2 injections, on se trompe aussi en disant de continuer les injections aussi longtemps que l'abcès se reproduira ; il peut arriver, dans les quelques jours qui suivent une injection, que le liquide ne se reforme plus, c'est là une exception ; le **plus souvent**, le liquide se **reforme tant que l'on continue les injections.**

Oui, même après que la paroi de l'abcès a été assez assainie, une nouvelle injection de ce liquide modificateur, toujours un peu « irritant », amènera une sécrétion séreuse, « amicrobienne » de cette paroi, sécrétion qui peut persister indéfiniment, si l'on injecte indéfiniment. Il faut donc savoir cesser les injections après la septième ou la huitième, et à partir de ce moment ne plus faire qu'une ponction *sans injection*, puis une compression de la manière dite pour amener l'accolement de la paroi avivée.

Si, après une compression de 2 à 3 semaines, on trouve encore de la fluctuation, on ponctionne de nouveau, et l'on refait la compression pour 3 semaines encore. A ce moment, nouvel examen. Si l'abcès persiste avec son même volume (ou sensiblement le même), on le vide encore et l'on fait une nouvelle compression pour une troisième période d'égale durée. L'abcès sera tari à ce moment. S'il ne l'est pas, c'est que, dans ce cas particulier, la paroi de l'abcès n'a pas été assez modifiée et assainie avec le nombre réglementaire d'injections.

Il vous faut recommencer un traitement « en règle », c'est-à-dire une deuxième série de 7 ponctions et d'injections — après quoi, une dernière ponction sans injection, et de la compression.

Mais, pas plus d'une fois sur dix, vous ne serez obligé de faire ainsi une seconde série de ponctions et d'injections, et pas plus d'une à deux fois sur cent une troisième série.

A la condition, toutefois, que l'état général du malade ne soit pas trop misérable, et que le traitement local de la lésion causale de l'abcès par congestion ne soit pas trop défectueux. Car l'une ou l'autre de ces deux causes peut, en effet, empêcher la guérison de l'abcès.

Ainsi, par exemple, vous aurez beau faire un traitement local impeccable de l'abcès, l'abcès pourra s'éterniser, si le malade est cachectique ou s'il est porteur de foyers tuberculeux multiples.

Ainsi encore, si vous ne soignez pas bien la **maladie première** qui a donné l'abcès (coxalgie, mal de Pott, tumeur blanche) ; si, par exemple, vous ne mettez pas ces malades au repos absolu, si vous les laissez marcher, et si vous ne les immobilisez pas dans de bons appareils, l'abcès par congestion risque beaucoup de ne pas se tarir.

Et ceci se voit encore pour certaines adénites cervicales : les abcès s'éternisent tant que persiste le mauvais état de la bouche et des territoires tributaires des ganglions de l'abcès.

Et dès lors, le traitement se devine. C'est de **supprimer ces causes** qui entretiennent la suppuration, de chercher tous les moyens d'améliorer l'état général du sujet, de supprimer la marche, d'immobiliser le malade dans un bon plâtre, d'enlever les dents mauvaises ou suspectes, etc.

c. **Infection de l'abcès survenant au cours du traitement.**

Peut-on espérer qu'après nos multiples recommandations, il ne sera plus jamais commis de faute d'asepsie au cours des ponctions et injections ? et que l'on saura toujours éviter *l'infection de l'abcès ?*

Hélas, non ! *Errare humanum est.*

Il nous faut donc esquisser ici le tableau symptomatique (sur lequel nous reviendrons) de l'infection septique surajoutée.

Le signe le plus important de l'infection, c'est l'apparition d'une **fièvre vespérale** avec forte **rémission matinale.**

Et cette fièvre s'accompagne des phénomènes généraux accoutumés : inappétence, amaigrissement rapide, insomnie.

Il est aussi des modifications locales de l'abcès et de la région de l'abcès.

Mais ces modifications locales se présentent sous deux aspects différents :

a. Tantôt, l'on assiste à la transformation rapide de l'abcès froid en un phlegmon aigu : on voit apparaître de la rougeur, de la chaleur, un gonflement local, et de la douleur spontanée ou à la pression. Bientôt, cette peau enflammée et tendue s'ulcère et craque en un point d'où sort un pus phlegmoneux épais, visqueux, microbien, qu'il ne faut *pas confondre* avec le pus de l'abcès chaud « amicrobien », produit par nos injections fondantes, ou par l'essence de térébenthine lorsqu'on provoque un abcès de fixation. Voici un moyen de faire le diagnostic : dans l'abcès aseptique, la température tombe sous l'effet des ponctions répétées non suivies d'injections. Dans l'abcès septique, la température ne cède qu'à l'ouverture de l'abcès et au drainage.

b. L'autre cas est celui où il n'y a que peu ou pas de modifications appréciables de la peau : il s'agit généralement d'abcès profonds ; en même temps, les phénomènes généraux dominent, mais le contenu de l'abcès a changé ; ce n'est plus du vrai pus, mais un liquide *sanguinolent, rouge tomate* ou *lie de vin* ; il renferme quelquefois des bulles gazeuses et souvent exhale une odeur fétide.

Traitement. — On essaie, au moyen de ponctions quotidiennes (sans injection), de faire tomber cette fièvre. — Si l'infection est légère, on y peut arriver ainsi. C'est bien rare, mais je l'ai vu ; donc, essayez-en.

Mais si, **malgré les ponctions** faites presque quotidiennement pendant un certain temps — quinze jours, par exemple, — la **fièvre persiste** ; si par ailleurs vous vous êtes bien assuré que cette fièvre n'est pas imputable à une maladie intercurrente ou à une localisation viscérale de la tuberculose, alors, sachez que vous n'en aurez pas raison sans ouvrir l'abcès. Acceptez l'inévitable.

Il faut même savoir ne pas trop attendre pour ouvrir, car si l'on attend trop longtemps, le foie et les reins risquent de s'infecter, et cette **infection viscérale** sera capable, ensuite, d'évoluer pour son propre compte, même après l'ouverture faite de l'abcès. Ainsi donc, si après 15 à 20 jours, les phénomènes d'infection et la fièvre n'ont pas disparu, résignez-vous, **ouvrez l'abcès** et **drainez-le** largement. Et vous vous comportez, dans la suite, comme s'il s'agissait d'une fistule infectée.

N'y a-t-il donc pas des **abcès infectés d'emblée**, infectés avant d'y avoir touché ?

Oui, mais exceptionnellement, dans les deux cas suivants :

1er *cas.* — Celui d'un **abcès** iliaque ou lombaire **de mal de Pott**, qui peut, à la rigueur, être infecté d'emblée par le voisinage de l'intestin, fissuré ou non. Mais cela n'arrive peut-être pas 1 fois sur 100, et même ici, pour ces abcès, l'infection, lorsqu'elle existe, vient, 99 fois sur 100, du dehors, d'une faute d'asepsie ou d'une fissure de la peau.

Les signes de l'infection et le traitement sont les mêmes que ci-dessus.

2e *cas.* — Il est relatif aux **adénites** suppurées de la région **cervicale**.

Lorsqu'il y a des dents mauvaises, des érosions de la gorge, ou des oreilles, ou du nez, ou des autres territoires tributaires de ces ganglions cervicaux, on ne peut pas affirmer qu'on va pouvoir empêcher, à tous coups, la rupture de la peau au niveau de l'abcès tuberculeux, parce qu'alors, en bien des cas, il ne s'agit plus d'abcès tuberculeux « purs », mais d'abcès infectés, peu ou beaucoup, par des germes septiques venus du dehors de ces diverses origines.

Donc, encore ici, faites quelques réserves sur les chances de sauver la peau, si vous avez vu des érosions de la gorge, des dents mauvaises ou même simplement suspectes, etc.

L'infection peut être alors assez grave pour amener un éclatement de la peau, et cependant pas assez pour donner de la fièvre, ou du moins une fièvre de plus de quelques dixièmes de degré.

d. **Ouverture de l'abcès.**

Nous avons parlé plus haut du cas où l'ouverture de la peau était menaçante. Supposons le cas, bien plus défavorable encore, où cette *ouverture est produite* au moment où le malade vous arrive, ou un peu

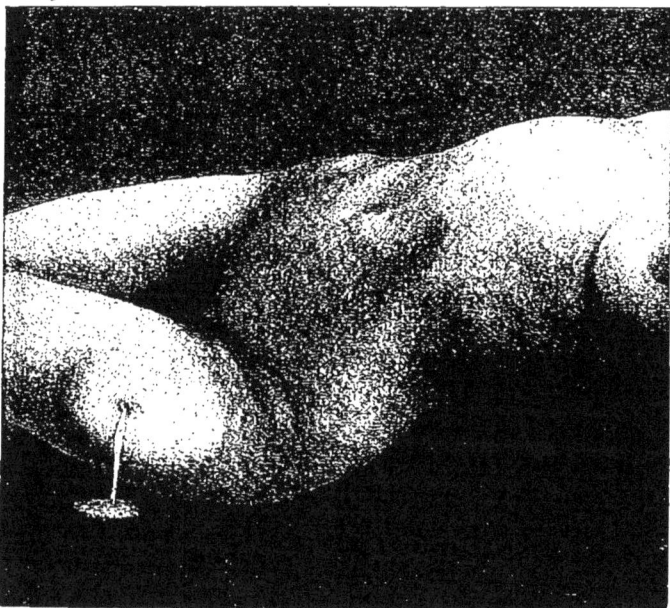

Fig. 142. — La peau trop tendue par le pus vient de craquer EN UN POINT.

avant, ou encore sous vos yeux, au cours [1] du traitement, après une ou plusieurs injections. Que faire ?

Encore ici, essayez de « **rattraper** » les choses. Au lieu d'agrandir cette ouverture, comme font, hélas ! tant de chirurgiens, vous devez tout faire pour la fermer, — ce à quoi vous arriverez le plus souvent.

L'on y réussit surtout lorsque l'ouverture ne s'est produite qu'après un certain nombre d'injections, parce qu'alors la partie profonde de

1. Car enfin, il peut arriver (et, si rare que soit le cas, je dois le mentionner) que, chez tel malade, même venu à temps, avec UNE PEAU ENCORE SAINE, et même traité régulièrement, et sans qu'il ait ÉTÉ COMMIS AUCUNE FAUTE DE TECHNIQUE, il peut arriver que la tuberculose soit, en ce cas, particulièrement maligne, que sa progression et sa marche vers la peau ne puissent pas être arrêtées, et que la peau craque ; l'abcès s'ouvre, il se produit une fistulette. Mais, rassurez-vous, des cas aussi malins, des tuberculoses aussi malignes, on ne les rencontre presque jamais, mettons 1 ou 2 fois sur 100.

Il reste donc vrai qu'avec un bon traitement général, et des ponctions bien faites, on peut permettre la guérison des abcès « sans accroc ».

l'abcès a beaucoup de chances d'être assez modifiée et avivée pour que la cicatrisation se fasse régulièrement et prochainement, de la profondeur à la périphérie (l'abcès n'entretenant plus, dans ce cas, la petite plaie superficielle). Les chances de succès sont moindres, on le conçoit, s'il n'a pas été fait d'injections, mais l'on peut réussir encore ici assez souvent.

Comment ?

Par des petits moyens :

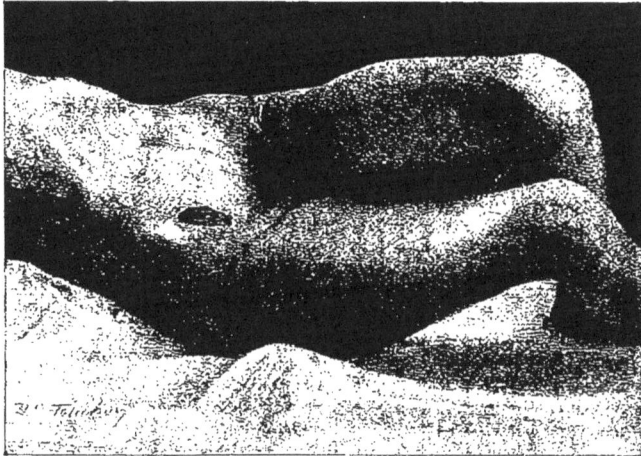

Fig. 143. — L'abcès vient de s'ouvrir LARGEMENT. Une plaque de peau a craqué.

Tout se réduit, pour les plaies tuberculeuses, à des pansements quotidiens bien aseptiques ou à des attouchements avec des topiques variés, teinture d'iode, eau oxygénée, permanganate de K, naphtalan, la poudre de Championnière ou la nôtre, une goutte d'acide lactique, huile créosotée iodoformée, emplâtre de Vigo, néol, etc.

L'on a soin de changer le topique presque tous les jours, pendant 2 à 3 semaines.

Voici la formule de notre poudre :

Aristol	40	grammes.
Sous-nitrate de bismuth ℥...	100	—
Quinquina gris pulvérisé	300	—
Benjoin de Siam pulvérisé ..	300	—
Carbonate de magnésie	300	—
Essence d'eucalyptus	30	—

Après ces 2 à 3 semaines :

Ou bien la cicatrisation est achevée. En ce cas, si l'abcès n'est plus perceptible, le traitement est fini. Si l'abcès persiste, on le traitera par des ponctions et injections, après avoir attendu encore quelques jours, pour donner à la peau le temps de se raffermir.

Ou bien la cicatrisation n'est pas faite, ni près de se faire, c'est que la petite plaie est entretenue par un abcès persistant ; il faut, pour fermer celle-là, agir directement sur celui-ci.

Pour cela, on fait dans le trajet et la cavité de l'abcès des injections modificatrices, sous forme liquide ou sous forme pâteuse. Les agents médicamenteux sont les mêmes que pour traiter un abcès froid.

Si les injections de créosote, d'iodoforme, de naphtol camphré glycériné guérissent la paroi tuberculogène de l'abcès froid fermé, n'est-il pas logique de demander à ces mêmes injections la guérison de la paroi tuberculogène des abcès ouverts et des cavités ou trajets fistuleux ; la constitution anatomique et bactériologique de cette paroi est identique dans les deux cas, aussi longtemps qu'il n'a pas pénétré par l'orifice ouvert des germes septiques venant de l'extérieur.

Et pourtant, même non infecté, l'abcès ouvert n'est plus dans les mêmes conditions que l'abcès fermé, sa guérison n'est plus aussi facile, pour deux raisons : La première, c'est que l'abcès ouvert risque à chaque instant de s'infecter. La seconde, c'est que le liquide injecté n'étant pas retenu va ressortir aussitôt — sans avoir eu le temps de modifier la paroi de l'abcès. Comparez avec le cas d'un abcès fermé, où l'injection agit jour et nuit, pendant plusieurs semaines.

Heureusement, nous pouvons venir à bout de cette double difficulté :

1º Par une *asepsie très sévère*, on peut empêcher au moins pendant un certain temps, l'entrée des germes septiques du dehors.

2º En second lieu, le liquide modicateur peut être retenu dans le trajet et la cavité. Il suffit, pour cela, de fermer l'orifice (aussitôt l'injection poussée), avec un **bouchon** conique d'ouate stérilisée **introduit dans** cet orifice, ou plus simplement avec un **tamponnet** (d'ouate) **appliqué par-dessus** et déprimant, par pression, les lèvres cutanées de la fistule, — ce bouchon ou ce tampon étant bien maintenu ensuite par quelques tours de bandes Velpeau.

3º Et si l'on ne réussit pas ainsi à maintenir le liquide en place, il reste à employer **ces mêmes médicaments** sous la **forme pâteuse**. Ces pâtes sont liquéfiées (par un chauffage à 45 ou 50º), un peu avant de les injecter, et elles se solidifient à la température du corps, très peu après l'injection. Mais nous reviendrons sur les détails de cette technique, un peu plus loin, à propos du traitement des fistules non infectées (v. p. 132 et suiv.).

La guérison de la cavité de l'abcès et du trajet entraînera celle de la fistule cutanée qu'ils entretenaient. Et cette guérison est la règle, dans les fistulettes récentes dont nous parlons ici, survenues au cours même du traitement (par les ponctions) ; car il n'y a pas encore ici d'infection, ni de sclérose du trajet. La guérison est, par conséquent, beaucoup plus facile à obtenir ici que dans les vieilles fistules.

II

TECHNIQUE DES INJECTIONS
DANS LES TUBERCULOSES SÈCHES OU FONGUEUSES

Nous dirons ailleurs, dans les chapitres consacrés aux *adénites cervicales*, aux *épididymites*, aux *tumeurs blanches*, aux *ostéites*, etc., c'est-à-dire à propos de chaque tuberculose sèche ou fongueuse, dans quel cas les injections doivent être faites.

Ici, nous ne voulons parler que de la technique de ce traitement.

TECHNIQUE DES INJECTIONS

A. **Instrumentation.**

a. La *seringue*, en verre ordinaire (v. p. 97).

b. Des *aiguilles* nos 1 et 2 ; le n° 1 pour les liquides très fluides, le n° 2 pour les liquides visqueux.

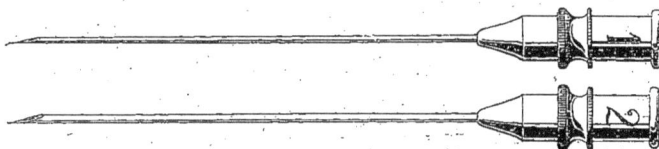

Fig 144. — Aiguille n° 1   Fig. 145. — Aiguille n° 2.

B. **Les liquides.**

Ce sont les mêmes, d'une manière générale, que pour les abcès froids:

a. Le mélange d'huile créosotée iodoformée, qui est « sclérosant ».

b. Le mélange de naphtol camphré glycériné, qui est un « fondant ».

On emploie sensiblement les mêmes doses ici que dans le traitement des abcès froids.

Il est un autre fondant, 5 à 6 fois plus actif que le n. c. gl., c'est le mélange, à parties égales, des 4 liquides suivants : phénol sulforiciné, phénol camphré, naphtol camphré, essence de térébenthine. Nous en dirons les indications un peu plus loin, p. 131.

La technique proprement dite.

On va rechercher soit la *transformation scléreuse* des fongosités, soit leur *fonte* (après quoi on les ponctionnera) [1].

a. Pour obtenir la sclérose, on injecte le mélange d'huile créosotée iodo-

---

1. Cette idée de fondre les tuberculoses dures, pour les ponctionner ensuite, paraît maintenant toute naturelle. Mais lorsque nous l'avons proposée pour la première fois, il y a quelque 20 ans, on nous a jeté l'anathème. Pensez donc : « Vouloir faire suppurer les tuberculoses ! ! ! est-il rien d'aussi monstrueux !... » — Aujourd'hui les protestataires d'antan, et leurs élèves, appliquent couramment notre méthode, et la décrivent... bien entendu, en oubliant de citer notre nom.

formée (à la dose de 2 à 8 gr., suivant qu'il s'agit d'un enfant ou d'un adulte) ; on fait l'injection au centre de la tuméfaction fongueuse et, en cas d'arthrite, dans la cavité articulaire même.

On répète les injections tous les 6 ou 7 jours, jusqu'à concurrence de 10 injections. Puis, on comprime la région avec quelques carrés d'ouate maintenus par des bandes Velpeau.

A noter que la sclérose cherchée ne se produit ni pendant la période des injections, ni aussitôt après. *Bien au contraire,* les organes injectés *gonflent* pendant cette période : *ce dont vous avez à prévenir les parents.*

Ce n'est que 3 à 4 semaines après la dixième et dernière injection que les fongosités commencent à diminuer de volume ; et c'est seulement 3 à 5 mois après la cessation des injections que l'on observera la disparition des masses tuberculeuses.

b. Pour obtenir la fonte. — On injecte le mélange de naphtol camphré et de glycérine, à la dose de 3 à 8 gr., suivant l'âge du sujet.

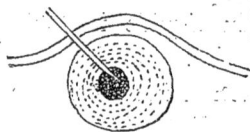

Fig. 146. — Le liquide trouve ou produit, au centre, une cavité qui va s'agrandir peu à peu, par ramollissement successif des diverses couches du tuberculome.

En ce cas particulier, on doit répéter l'injection *tous les jours,* jusqu'à ce que la fonte soit amorcée. C'est du *quatrième au sixième jour* (donc après 4 ou 5 ou 6 injections) que l'on commence à percevoir, au centre de la tuméfaction, ou dans les culs-de-sac de la jointure injectée s'il s'agit d'arthrite, une sensation de rénitence élastique ou même de fluctuation franche annonçant que cette fonte est produite.

Dès lors, on va ponctionner et injecter, mais en espaçant les séances, en n'en faisant plus qu'une par semaine. Et l'on ira jusqu'à 7 à 8 ponctions et injections (en comptant à partir du jour où la fonte a été obtenue).

En un mot, l'on se conduit, ici, sensiblement comme s'il s'agissait d'une tuberculose suppurée d'emblée.

S'il reste encore de-ci de-là quelques petits points indurés, on peut ne pas s'en occuper, car ils disparaîtront à la longue, par suite de la rétraction progressive de ces tissus injectés, rétraction qui se continue pendant un assez long temps.

Que faut-il rechercher ? La sclérose ou la fonte ?

La fonte *vaut mieux, en principe,* car elle conduit à l'expulsion complète des produits tuberculeux hors de l'organisme, d'où une guérison plus certaine et plus définitive.

Mais, par contre, la réaction inflammatoire amenée par les injections fondantes est notablement plus vive ; elle est même parfois un peu pénible, si bien que, pour les sujets pusillanimes et nullement pressés, comme les enfants de la clientèle aisée, je vous conseille de commencer par les injections d'huile créosotée iodoformée, qui peuvent suffire, qui ont même 70 *chances sur* 100 *de suffire* ; — sauf, au cas où, 4 mois plus tard, la guérison n'aurait pas été obtenue ainsi, à recourir, cette fois, à des injections fondantes de naphtol camphré.

Ou bien encore, vous pouvez adopter la formule suivante :

Pour les *tuberculoses récentes* et *d'apparence bénigne*, recherchez la *sclérose* (inject. d'huile créosotée iodoformée).

Pour les *tuberculoses anciennes* ou *d'apparence grave*, cherchez *la fonte* (inject. de naphtol camphré).

Je viens de signaler la réaction produite par les injections dans les tuberculoses sèches ou fongueuses. Cette réaction est voulue. Elle est nécessaire ; son but est de transformer le processus inflammatoire chronique de la bacillose en un processus inflammatoire subaigu ou même franchement aigu. Ainsi donc, les injections amènent et doivent amener une inflammation, petite ou grande. Elle est petite avec l'huile créosotée ou iodoformée, elle est plus vive avec le naphtol camphré ou le phénol sulforiciné. Elle dépend aussi de la dose du liquide injecté et de la répétition plus ou moins fréquente des injections.

Entendons-nous bien : ce n'est pas de la réaction immédiate qu'il s'agit ici ; car, avec nos liquides, cette réaction est nulle ou insignifiante, tandis qu'avec l'éther iodoformé, elle est très vive, et avec le chlorure de zinc elle est très pénible, et même atroce, pendant plusieurs heures.

Non. Je veux parler de la réaction du lendemain et du surlendemain. Réaction cherchée, je le répète, réaction « louable » puisqu'il ne s'agit de rien moins, avec le naphtol camphré et notre mélange fondant, par exemple, que de faire passer, en quelques jours, à l'état liquide, des masses tuberculeuses solides et quelquefois très dures. Il est évident que cela ne peut pas aller sans les manifestations symptomatiques générales ou locales qui accompagnent la formation d'un abcès chaud, ou tout au moins d'un abcès « tiède ».

Surtout, n'oubliez jamais de prévenir les parents ou les intéressés de l'apparition prochaine et nécessaire de cette réaction locale et générale, sans quoi vous vous exposez à être honni ou même à vous voir refuser la permission de continuer ce traitement, tandis que si l'on est prévenu, on trouvera cela très naturel et très bien, — puisque cette réaction est le signe annonciateur de la fonte prochaine des fongosités et de la réussite du traitement.

Encore faut-il que l'inflammation ne dépasse pas un certain degré, au delà duquel elle serait trop pénible. L'idéal, c'est de tout concilier, de liquéfier les fongosités sans fatiguer le malade, ce à quoi l'on arrive généralement si l'on s'en tient aux doses et aux intervalles indiqués plus haut (v. p. 128).

Si, pour tel malade, la réaction ainsi obtenue après les premières injections n'était pas suffisante, on augmenterait les doses ou l'on rapprocherait les injections. Au contraire, on éloigne les séances ou l'on diminue la dose du liquide si la réaction obtenue dès le début dépasse le degré voulu. Mais tout cela se devine.

Les indications et le mode d'emploi de l'autre fondant des lésions tuberculeuses.

Pour obtenir la *fonte* dans les arthrites fongueuses, nous nous servons d'ordinaire de *naphtol camphré glycériné*. Ce mélange est excellent, mais il n'agit que sous un volume assez considérable, 3 à 8 gr., avons-nous dit, ce qui n'est pas un inconvénient pour le traitement des arthrites où l'on fait l'injection dans une cavité articulaire, mais ce qui en est un lorsqu'il s'agit d'un petit ganglion cervical, où l'on ne peut pas introduire les 5 à 6 gr. nécessaires de liquide, ni même 3 à 4 gr.

En ce cas, pour fondre une adénite dure, il vaut mieux se servir d'un liquide agissant sous un très petit volume : comme le mélange à parties égales de phénol sulforiciné (à 20 p. 100, 20 parties de phénol pur pour 80 de sulforicinate de Na), de phénol et naphtol camphrés et d'essence de térébenthine. 6 à 8 gouttes de ce liquide suffisent à amener la fonte de la glande. Voici comment vous l'emploierez :

On en injecte 6 à 10 gouttes au centre du ganglion ou de la masse tuberculeuse. Si, à la suite de cette injection, la réaction des 24 heures est assez vive, s'il y a une douleur locale notable, de l'insomnie, de la fièvre au-dessus de 38°, on s'en tient à cette injection unique. Par contre, si la réaction est presque nulle, on réinjecte encore 6 à 10 gouttes du mélange le lendemain ou le surlendemain ; et cette fois, la réaction sera presque toujours suffisante pour amener la fonte. Il n'y a plus qu'à attendre que cette fonte soit produite, ce que l'on reconnaît à l'apparition de la fluctuation, laquelle est perceptible au bout de 3 ou 4 jours.

Alors, on ponctionne. Et l'on ramène un pus visqueux, de couleur acajou.

Si la peau est rouge, on ne réinjecte rien, on attend pour refaire une injection que la peau soit raffermie.

Si la peau n'est pas rouge, on réinjecte, mais cette fois, du naphtol camphré glycériné ; et l'on renouvelle la ponction et l'injection (de n. c. glycériné) tous les 4 jours ; on fait ainsi 6 à 7 ponctions, avec ou sans injections, suivant que la peau est ferme ou rouge. Après la 6e ou 7e ponction, on fait une dernière ponction, celle-ci sans injection consécutive, et l'on comprime. En un mot l'on se conduit comme dans le cas d'un abcès froid ordinaire.

Si 2 ou 3 semaines plus tard il reste encore un croissant ganglionnaire, on recommence les injections du mélange fondant, et l'on conduit ce deuxième traitement comme le premier, avec cette double préoccupation de fondre la masse fongueuse et de ménager la peau.

Inutile de vous acharner contre les petits vestiges de la masse tuberculeuse ; ils disparaîtront à la longue, tout seuls, par sclérose.

III

TECHNIQUE DES INJECTIONS DANS LE TRAITEMENT DES FISTULES TUBERCULEUSES

Nous étudierons, p. 175, la valeur respective des divers traitements des fistules tuberculeuses : opération sanglante, abstention, méthodes physiothérapiques, bains d'air marin, bains salés ou bains sulfureux, bains de soleil, radiothérapie, radiumthérapie, **injections** modificatrices.

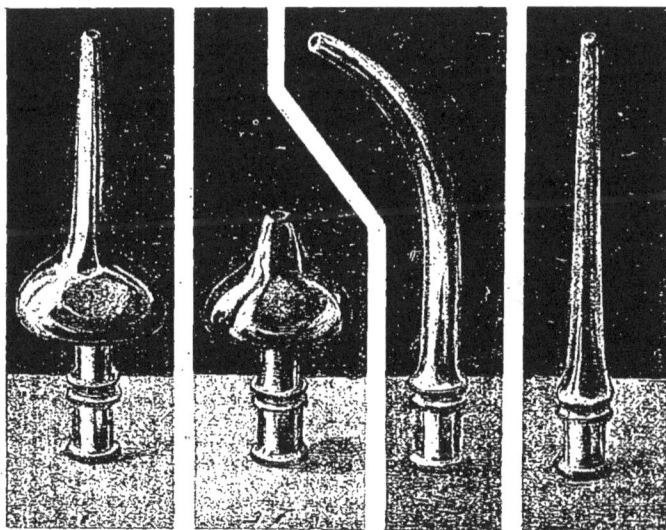

Fig. 147 à 150. — Nos différents modèles d'embouts pour les injections dans les trajets fistuleux de formes diverses

Nous verrons que, de tous les traitements, le dernier est, de beaucoup, le meilleur, et nous dirons pourquoi il est le meilleur. Ici, nous ne parlerons que de la technique de ces injections.

Les substances à injecter.

Que n'a-t-on pas injecté dans les fistules tuberculeuses, depuis la liqueur de Villatte de nos grands-pères jusqu'aux pommades tant vantées de nos jours, en passant par les injections d'eau de mer bouillie, de teinture d'iode diluée, de solution étendue de chlorure de zinc, de teinture d'aloès, etc.

Eh bien, j'ai essayé de toutes ces injections. Et, après avoir essayé de tout, j'en suis venu, ou plutôt j'en suis revenu, toujours, à nos injections d'huile créosotée iodoformée et de naphtol camphré glycériné. L'expé-

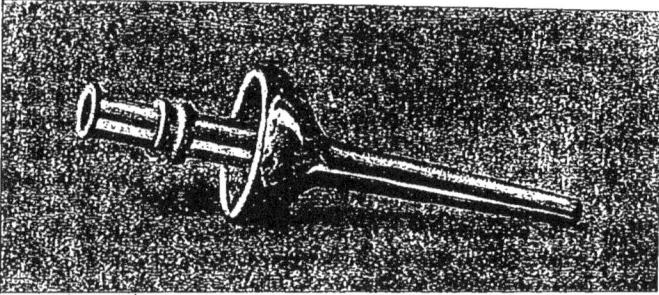

Fig. 151. — Embout à renflement évidé, en coquille d'épée, pour l'alléger.

rience clinique nous y a ramené ; mais la raison disait d'avance que ces liquides déjà reconnus les meilleurs pour assainir la paroi des abcès froids devaient être aussi les meilleurs pour assainir la paroi fongueuse, presque identique, des fistules tuberculeuses.

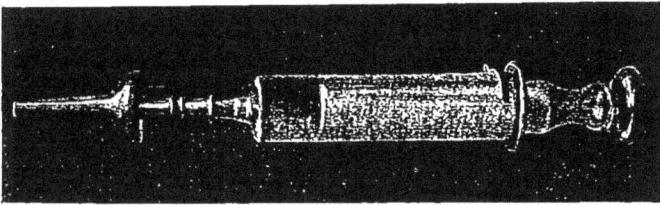

Fig. 152. — La seringue, en verre, munie de son embout.

Ces agents médicamenteux sont employés dans les fistules sous la *même forme*, liquide à froid, que dans les abcès, chaque fois que la disposition anatomique de l'orifice et de la cavité permet de retenir le liquide en place.

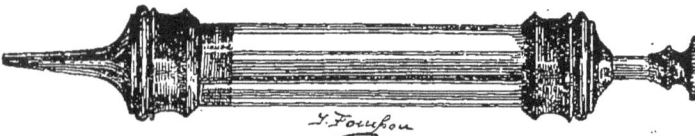

Fig. 153. — Seringue en verre et ébonite pour le traitement des fistules (dont on peut se servir à défaut de seringue en verre de Collin ou de Luer).

Voici comment on procède.

On fait, par l'orifice de la fistule, avec la seringue en verre ordinaire munie d'un embout de longueur et de forme appropriées au trajet, une injection de 4 à 10 gr. de l'un des deux liquides mentionnés ; on oblitère l'orifice immédiatement après, soit avec un petit cône d'ouate hydrophile faisant bouchon, introduit dans l'orifice fistuleux, à 2 ou 3 cm. de pro-

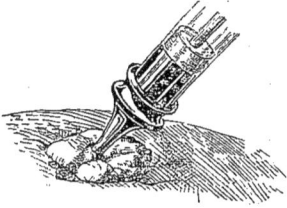

fondeur, soit tout simplement avec un tampon d'ouate posé à plat sur l'orifice, et qui en repousse les lèvres légèrement en dedans et les déprime, de façon à empêcher l'écoulement du liquide introduit ; s'il y a plusieurs orifices, un aide bouche de même ces autres orifices avec des petits bouchons coniques d'ouate ou des tamponnets. On maintient tous ces tamponnets avec une bande Velpeau appliquée avec soin.

Fig. 154. — L'embout de la seringue recherche le trajet entre les bourre-lets de l'orifice fistuleux.

Le surlendemain, nouvelle injection, et ainsi de suite tous les 2 jours.

A chaque fois, on enlève les tampons ou les petits bouchons coniques d'ouate et on laisse se vider la cavité ; puis nouvelle injection.

Si l'orifice est béant, si l'introduction quotidienne de la seringue et le contact du liquide plus ou moins irritant l'agrandissent trop pour que le liquide puisse rester en place, il est utile d'interrompre les injections pendant quelques jours, cela permet à l'orifice de se rétrécir un peu.

Vers le vingt-cinquième jour, c'est-à-dire après une dizaine de ces injections, la paroi active est assez modifiée et avivée pour qu'on puisse les cesser et escompter l'accolement des parois du trajet.

On y aide en comprimant la région à l'aide de petites lanières d'ouate hydrophile entre-croisées et maintenues solidement par des bandes Velpeau. Ce n'est pas toujours facile (dans le cas de fistule inguinale d'un mal de Pott, par exemple) ; mais on le fait dans la mesure du possible.

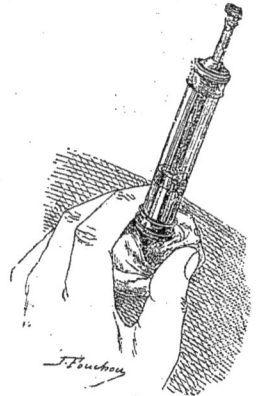

Fig. 155. — Injection intra-fistu-leuse. Une lanière d'ouate hydro-phile mouillée est enroulée autour de l'embout de la seringue : la main gauche de l'opérateur main-tient ce tampon serré sur la plaie pendant que la main droite en-lève la seringue aussitôt que l'injection est terminée.

Si l'accolement ne s'obtient pas du premier coup, si, après les 20 jours pendant lesquels doit s'exercer cette compression, il reste un suintement, il faut recommencer une nouvelle série de 8 à 10 injections, en procédant de la même manière. Cette seconde série, suivie de compression et d'une seconde période d'attente, guérira un autre contingent de ces fistules.

Si la fistule n'est pas encore guérie, je conseille d'attendre 3 ou 4 mois avant de faire de nouvelles injections.

Pendant ces 3 ou 4 mois de pansements aseptiques simples, et de repos, les fistules surtout à la mer ou à la campagne, finissent par se fermer, presque toujours, même les fistules osseuses ou articulaires, pourvu qu'il s'agisse de fistules non infectées (sans fièvre ni albumine).

Avec un peu d'habitude et de précautions, l'on arrive ainsi, à l'aide de bouchons coniques d'ouate ou des tamponnets, à maintenir les liquides en place, dans un assez grand nombre de trajets fistuleux.

Mais, dans la majeure partie des fistules, cela n'est pas : l'orifice, ou bien les orifices, sont trop béants pour qu'on puisse les fermer hermétiquement avec ces bouchons coniques ou ces tamponnets d'ouate, et garder sûrement le liquide dans le ou les trajets fistuleux. En ces cas, il faut incorporer les substances actives (créosote, iodoforme, naphtol ou phénol camphrés) à une pâte qui fondra au bain-marie à une température de 40°

à peu près et qui, pouvant être introduite, ainsi, sous forme liquide (sans brûler le malade), va se solidifier, au bout de 1 à 2 minutes, à la température du corps.

Voilà 20 ans que nous l'avons fait (c'est-à-dire plus de 10 années avant Beck, de Chicago), à notre hôpital de l'Oise à Berck, avec notre interne

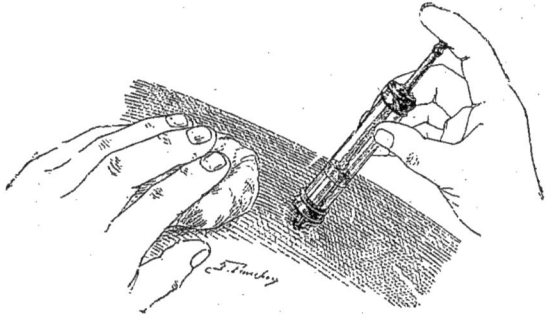

Fig. 156. — Fistules communicantes. — On pousse l'injection dans une des fistules pendant que la main gauche, pour conserver en place le liquide injecté, oblitère l'autre ou les autres fistules au moyen d'un très large tampon.

P. Pesme, qui a consigné nos résultats dans sa thèse (de 1900).

Nous nous servions, au début, de bougie stéarique et de naphtol camphré, dans la proportion de 3 parties de bougie pour 1 de naphtol camphré. La bougie stéarique avait été préalablement stérilisée par une ébullition de 20 minutes à feu nu. Avant chaque injection, nous faisions fondre notre pâte au bain-marie. Aussitôt qu'elle était liquéfiée, nous l'injections et nous maintenions avec un tampon, jusqu'à ce qu'elle fût solidifiée : ce qui arrivait après 1 ou 2 minutes.

Ces injections étaient répétées tous les 3 ou 4 jours, jusqu'à concurrence de 5 à 6 injections.

Et nous avons eu ainsi des guérisons ; mais aussi quelquefois dans les cas de trajets fistuleux aboutissant à des cavités plus larges que ces trajets, des phénomènes de rétention, comme on en voit, également, avec les injections de pâtes à la paraffine : ce qui est dû à ce que l'acide stéarique et la paraffine ont un point de fusion relativement élevé (60°

environ) et sont substances peu résorbables. C'est pourquoi nous ne nous servons plus guère que des deux préparations suivantes qui nous donnent toute satisfaction [1] :

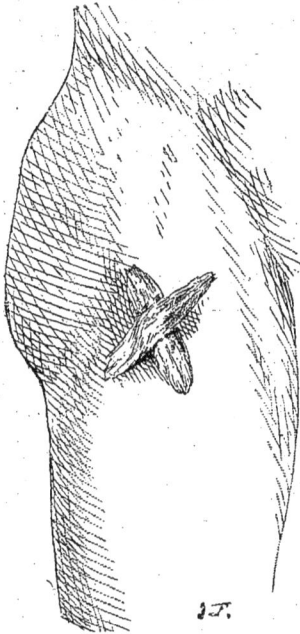

Fig. 157. — Le pansement après l'injection. 1° Deux tampons en croix sont placés sur la fistule pour maintenir l'occlusion.

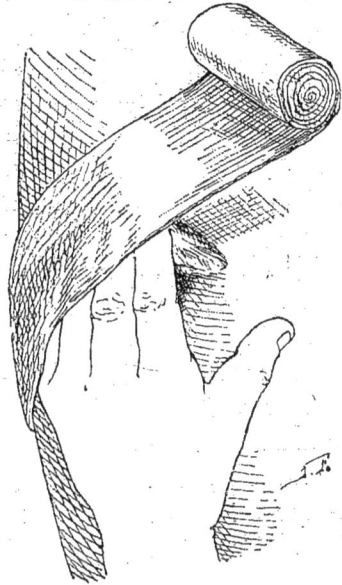

Fig. 158. — 2° Un aide maintient ces tampons pendant l'enroulement de la bande, dont la pression conserve le liquide en place d'une injection à l'autre.

NOTRE PATE N° 1

Phénol camphré	}	ââ	6 grammes.
Naphtol camphré	}		
Gaïacol		15	—
Iodoforme		20	—
Lanoline (ou sperma ceti)		100	—

Le point de fusion est vers 40° (un peu au-dessus).

NOTRE PATE N° 2

Phénol camphré	}	ââ	3 grammes.
Naphtol camphré	}		
Gaïacol		8	—
Iodoforme		10	—
Lanoline (ou sperma ceti)		100	—

Le point de fusion est vers 40° (un peu au-dessus).

1. Vous pouvez préparer vous-même ces deux pâtes, comme nous faisions personnellement, ou bien les demander à votre pharmacien ordinaire, si vous êtes sûr de son asepsie, ou bien encore vous adresser à MM. Ducatte, ou Jahan, ou Gogibus de Berck.

La première de ces pâtes étant 2 fois plus active, nous l'employons pour les cavités ou trajets fistuleux de petite capacité, c'est-à-dire de moins de 10 cc. chez l'enfant et de moins de 20 cc. chez l'adulte. Et inversement, nous employons la pâte n° 2 pour les grandes cavités, c'est-à-dire celles qui dépassent les dimensions que nous venons de dire.

On peut injecter 10 cc. de la première chez un enfant de 10 ans et jusqu'à 20 cc. chez un adulte.

De la deuxième pâte, on peut injecter une quantité double, c'est-à-dire 20 cc. chez l'enfant et 40 cc. chez l'adulte.

En fait nous n'atteignons presque jamais ces chiffres, mais on peut les atteindre sans inconvénient.

Et si vous avez soin de ne pas les dépasser, vous n'observerez jamais d'accidents sérieux d'intoxication, tandis qu'on a eu des morts avec les pâtes bismuthées. Et pas davantage vous n'aurez, avec nos préparations, d'accidents de rétention [1] — car nous n'avons pris que des substances d'origine **animale**, donc éminemment **résorbables**.

Quant à la technique, elle est semblable à celle indiquée plus haut pour l'injection de la pâte d'acide stéarique et de naphtol camphré : on fait fondre la pâte au bain-marie, on en charge la seringue chauffée au préalable (dans l'eau chaude bouillie), et l'on pousse immédiatement l'injection dans le trajet fistuleux (v. fig. 159).

Entrons dans quelques détails.

Le flacon de pâte, débouché, est plongé aux trois quarts dans une casserole d'eau qu'on chauffe à feu modéré avec une lampe à alcool ou au gaz. Après quelques minutes, la pâte fond, on agite avec une baguette de verre pour rendre le mélange très homogène.

A ce moment, chargez à même dans le flacon, à large ouverture, renfermant la pâte, votre seringue que vous aurez préalablement chauffée en la chargeant et déchargeant 2 ou 3 fois dans de l'eau bouillie chaude (à 40° ou 45°) ; adaptez à la seringue un embout métallique approprié à la forme du trajet et déjà chauffé lui aussi dans l'eau chaude. Et poussez *aussitôt* l'injection dans la fistule. S'il existe plusieurs fistules, poussez la totalité de l'injection par un seul orifice, celui que vous savez être en communication avec tous les autres. Pendant que pénètre l'injection, vous faites boucher tous ces autres orifices avec des tampons maintenus par 1, 2 ou 3 aides improvisés.

Vous devinez qu'il est un double écueil à éviter. Le premier, c'est d'injecter un liquide trop chaud, auquel cas vous risquez de brûler le malade. Le deuxième, c'est, au contraire, de charger un liquide trop

---

1. Il reste bien entendu qu'on ne fait d'injection modificatrice d'aucune sorte dans le cas de fistules tuberculeuses infectées, comme il est expliqué p. 182.

froid, auquel cas il se solidifie dans la seringue avant que vous ayez eu le temps de l'injecter.

Vous arriverez facilement, avec un peu d'habitude, à vous garder de ce double écueil qui est d'ailleurs bien peu à craindre si l'on se sert de notre pâte.

Lorsque la pâte est liquéfiée, elle est à 40 ou 45° : vous chargez aussitôt votre seringue. Si, à ce moment, la pâte vous paraît un peu trop chaude, ce que tout praticien sait apprécier par la simple palpation de la seringue, attendez 5, 10, 15 secondes avant de l'injecter, attendez qu'elle soit à une

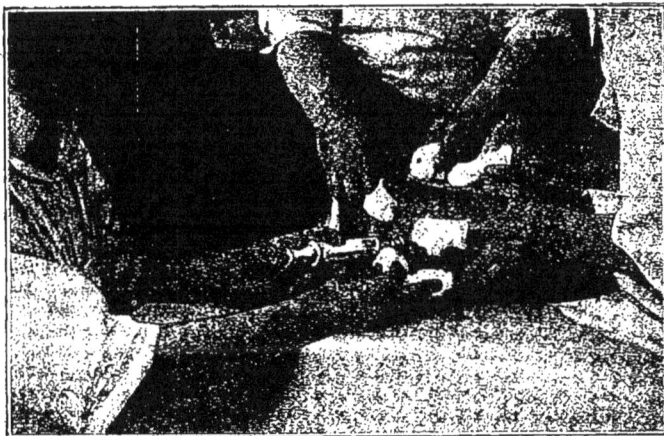

Fig. 159. — Technique de l'injection pâteuse lorsqu'il existe plusieurs fistules. Il y en avait 8, dans le cas présent. — On introduit l'embout (droit ou courbe suivant les cas) dans l'orifice ou le trajet le plus accessible ; et tandis que 1 ou 2 ou 3 aides munis de tampons bouchent les autres orifices, on pousse l'injection lentement et régulièrement sans à-coups. Et l'on reste là, avec les aides, jusqu'à ce que la pâte soit solidifiée (ce qui demande environ 1 minute et demie).

température d'environ 40°. A ce moment elle est à point, ni trop chaude ni trop froide, injectez-la. Poussez votre injection sans trop de brusquerie ni trop de lenteur, en 5 à 10 secondes, par exemple.

J'emploie d'habitude une grande seringue de 20 cc., mais on peut se servir de la petite seringue ordinaire.

Si la cavité est petite, le piston de la seringue est bien vite arrêté, ou le liquide reflue. En ce cas, on maintient la seringue en place jusqu'à solidification de la pâte liquide.

Si la cavité est assez grande, si elle n'est pas remplie par le contenu d'une seringue (ce qui arrive lorsqu'on n'a qu'une petite seringue à son service), on enlève vivement celle-ci (en faisant maintenir un tampon sur l'orifice), on la charge de nouveau pour réinjecter une deuxième dose et, au besoin, une troisième, jusqu'à ce qu'on arrive aux quantités de pâte dites plus haut. Mais presque toujours on se trouve arrêté, un peu avant ce moment, par la résistance qu'on éprouve à faire pénétrer le liquide et, quelquefois, par la sensation douloureuse de plénitude accusée par le malade. Cependant lorsque celle-ci est peu pénible, on peut n'en pas tenir compte, car elle va se passer presque immédiatement.

Une fois la solidification de la pâte produite, ce qui demande 1 ou 2 minutes, on applique le pansement.

La réaction consécutive est variable ; nulle parfois, elle peut se traduire, dans d'autres cas, par une fièvre de 38 à 39° pendant 1 ou 2 jours (je parle toujours des fistules non infectées, car dans les fistules infectées la réaction serait beaucoup plus vive, mais ici les injections, vous le savez, sont contre-indiquées pour d'autres raisons).

En cas de fièvre, on enlève le pansement dès le lendemain, et si la région est un peu rouge et tendue, on fait un pansement humide ; sinon, un pansement sec, ordinaire.

En tout cas, même sans fièvre consécutive à l'injection, on change le pansement au quatrième ou cinquième jour, et même plus tôt, dans les cas où l'écoulement était assez abondant.

Parfois cet écoulement est tari du coup. J'ai constaté le fait plusieurs fois. J'ai vu notamment un écoulement, existant depuis 3 ans, tari par une seule injection de pâte au naphtol camphré. C'est le cas du malade figuré à la page 178 (fig. 203).

Mais presque jamais le résultat n'est aussi complet ni aussi rapide. L'écoulement n'a pas cessé, pourtant il est déjà un peu modifié ; il renferme des débris de pâte, il est plus séreux.

On fait une deuxième injection, au quatrième ou cinquième jours après la première. On recommence ces injections de pâte tous les 4 jours, jusqu'à concurrence de 7 à 8 injections.

Puis, période d'attente d'égale durée — 30 jours ; après quoi la fistule est souvent fermée ; sinon, on recommence une nouvelle série d'injections et une nouvelle période de repos, et ainsi de suite, pendant 6 mois. Puis, 3 à 4 mois de repos et de pansements aseptiques, sans injection comme ci-dessus, jusqu'à ce que soit obtenue la guérison, ce qui arrive à peu près toujours [1], même pour les fistules d'origine osseuse, pourvu qu'il s'agisse de fistules non infectées, et que le sujet soit soumis à un bon traitement général (vie à la campagne ou mieux à la mer).

Mais reportez-vous page 171 et suivantes pour cette question du pronostic des fistules tuberculeuses ; car ici, comme nous l'avons déjà fait remarquer, nous ne parlons que de la technique proprement dite des injections.

---

1. Nous nous sommes également servi de pâtes bismuthées ; mais elles nous ont donné des résultats beaucoup moins bons que nos préparations au naphtol camphré, au gaïacol et à l'iodoforme.

TECHNIQUE SPÉCIALE

OU

Étude de chaque tuberculose externe et de chaque déviation, en particulier

---

PREMIÈRE PARTIE

AFFECTIONS ORTHOPÉDIQUES ACQUISES D'ORIGINE TUBERCULEUSE

CHAPITRE IV

SUR LE PRONOSTIC ET LE TRAITEMENT DES TUBERCULOSES EXTERNES

A. La mentalité des médecins mis en présence de ces affections.

Que de fois je me suis pris à souhaiter que tous les praticiens ayant à soigner des coxalgies, ou des maux de Pott, ou des tumeurs blanches, pussent venir passer quelques jours, ou seulement quelques heures, à Berck, où les tuberculoses externes nous arrivent par milliers du monde entier !

Cette simple visite éviterait aux médecins bien des mécomptes et bien des désastres, en leur livrant, en quelque sorte, le mot d'ordre, et les mettant dans l'état d'esprit voulu pour conduire à bien ces traitements. Ils emporteraient, comme « souvenirs » de Berck, les notions capitales suivantes, trop peu connues, qui résument « **toute la sagesse** » en fait de tuberculoses externes :

1o La **durée, particulièrement longue,** de ces affections, qui est de 1 an au minimum, et souvent de plusieurs années [1].

Et l'obligation pour le médecin de s'en occuper, non pas seulement pendant cette longue période d'activité du mal, mais bien au delà, pendant encore 1 an, 2 ans, 3 ans, faute de quoi peut survenir une rechute, et peuvent se perdre entièrement les résultats orthopédiques obtenus jusqu'alors.

---

1. En effet, si, dans leurs formes communes, ces tuberculoses peuvent guérir en un an, ce n'est qu'à la condition d'être soignées par des injections faites *dans* le foyer. Sans injections, il faudra compter 3, 4 et 5 ans.

Mais il est malheureusement des cas où ces injections, quoi qu'on veuille, sont impossibles ; exemple dans le mal de Pott sans abcès : le corps vertébral, siège de la lésion, est bien trop loin pour qu'on puisse l'atteindre, avec la seringue, sans incertitude et sans danger.

2º La **nécessité** pour ces malades de **vivre au dehors**, du **matin au soir**, en **toute saison**, et **par tous les temps** [1] dans un bain perpétuel d'air pur, de lumière et de soleil.

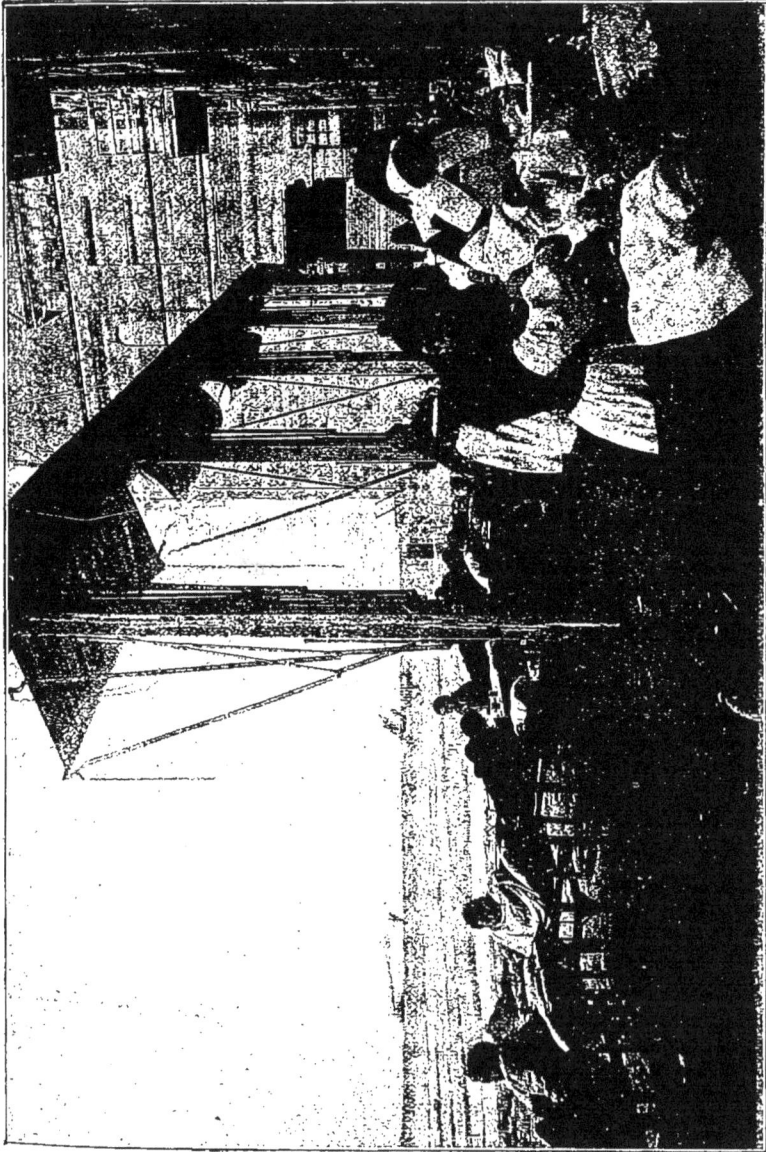

Fig. 160. — Comment nos malades (de Berck) passent toute leur journée sur la plage. Les coxalgiques et pottiques mangent couchés. Les malades atteints de tumeur blanche du genou ou du cou-de-pied peuvent s'asseoir.

3º La **nécessité** de garder le repos dans **la position couchée**, pour les malades atteints de mal de Pott, coxalgie ou tuberculose du membre

[1]. En les habillant en conséquence, et les abritant au besoin.

inférieur, jusqu'à ce que le foyer soit éteint, c'est-à-dire, en beaucoup de cas, plusieurs années.

Eh bien ! tout cela s'apprend, dans une courte visite, à Berck. De même

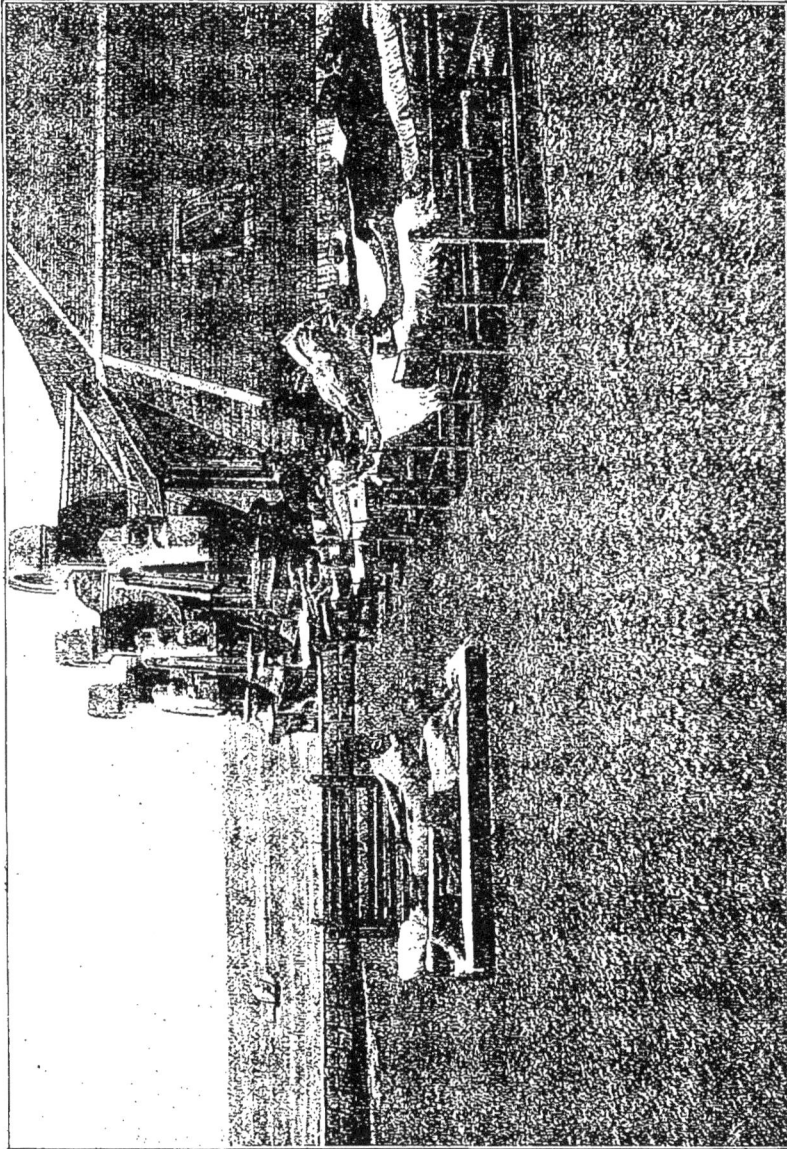

Fig. 161. — Traitement général de nos malades. Cure marine et solaire. Héliothalassothérapie.

que l'on y voit combien ces deux indications de la vie **au dehors** et de la **position couchée**, que d'aucuns jugeaient inconciliables [1], sont, en

1. Ce qui les fait, si souvent, sacrifier l'une à l'autre.
Les Allemands et les Anglais, faisant passer le traitement général avant le traite-

réalité, faciles à concilier,m ême dans les milieux les plus modestes.

Il suffit, pour cela, d'installer ces malades sur un « cadre ».

Voici un modèle très simple de cadre en bois, avec un matelas de crin, modèle que l'on peut faire construire partout.

Les malades sont couchés et sanglés sur ces cadres, munis, à chaque extrémité, d'une anse permettant leur transport facile au grand air.

Ces malades sont ainsi portés chaque matin au dehors ; ils y passent la journée, *soit immobiles*, soit sur des tréteaux, ou des châssis (d'environ 1 mètre de haut), ou même simplement sur le sol — *soit promenés* dans des voiturettes (comme celles qu'on voit, par centaines, sillonner la plage de Berck) [2].

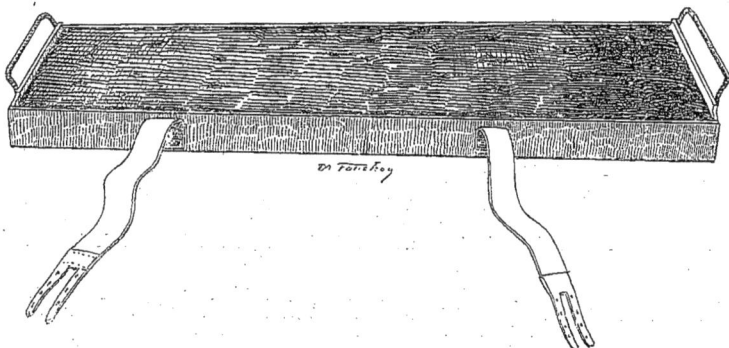

Fig. 162. — Le cadre sur lequel on couche les malades. Ce cadre est facile à transporter au dehors, grâce aux anses fixées à ses extrémités.

4º L'on apprend encore à Berck que, contrairement au préjugé trop répandu, les malades **ne dépérissent ni ne s'ennuient dans la position couchée.** Car la première chose qui frappe tous les visiteurs, non sans les étonner un peu, c'est la bonne mine réjouie, rose et rebondie de tous ces malades étendus sur leurs cadres.

Ainsi odne, les médecins pourront rassurer les parents qui craignent tant, *a priori*, pour la santé générale de leurs enfants, les effets de cette position couchée longtemps conservée.

Et combien cette position couchée, qui semble un peu anormale ailleurs, paraît naturelle et même nécessaire à Berck !

ment local, laissent marcher leurs malades, pour leur assurer avant tout la vie au grand air.

Les Français, au contraire, donnant le pas au traitement local sur le traitement général, gardent ces malades au lit « dans la salle » (comme cela se voit encore, hélas ! dans beaucoup d'hôpitaux d'enfants).

La formule juste, c'est : A LA FOIS LE PLEIN AIR ET LE REPOS.

2. L'on agit de même pour toutes les maladies (autres que les tuberculoses externes) dont le traitement exige un long repos (à savoir le rachitisme, la paralysie infantile, la luxation congénitale de la hanche, l'ostéomyélite, la syphilis des os et des articulations, etc.).

A Berck — affaire d'ambiance, affaire de suggestion exercée par les sujets déjà guéris sur les malades nouveaux — tous se mettent gaîment, dès l'arrivée, à ce régime commun du repos dans la position couchée.

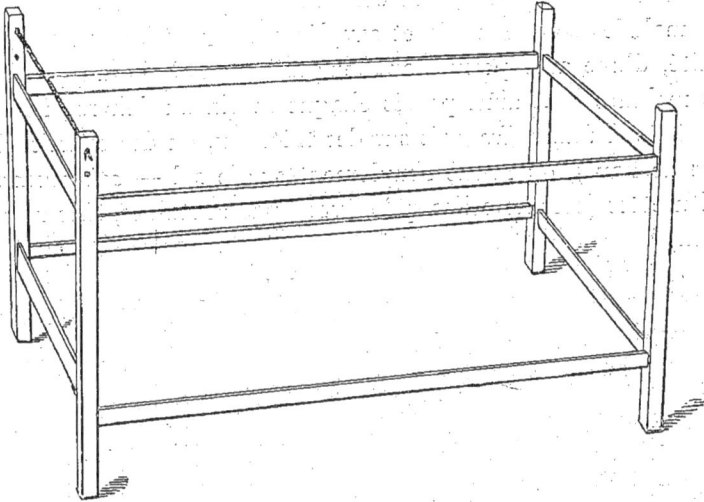

Fig. 163. — Le cadre peut être placé sur un châssis de bois, d'une hauteur de 1 mètre environ.

5° Enfin, les médecins apprendraient à Berck cette **chose** si difficile et cependant si **capitale... ne pas opérer ces malades**.

Ils apprendraient que **le bistouri pour ces affections, c'est l'ennemi**[1];

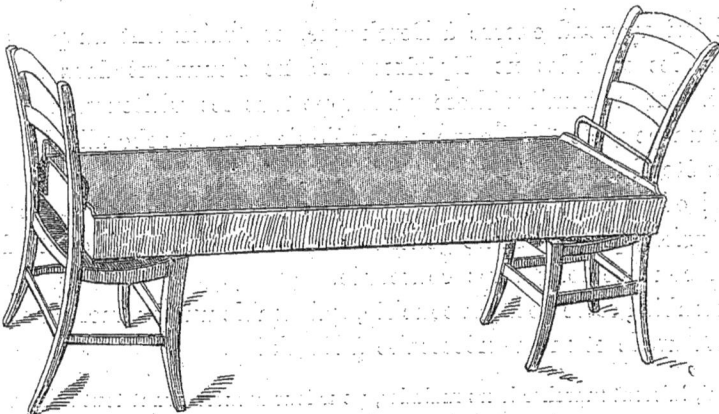

Fig. 164. — A défaut de tréteau, le cadre peut être placé sur deux chaises.

1. Ceci, on l'obtiendra bien d'un médecin. — Mais le demander aux « chirurgiens » qui font de la chirurgie générale !!! Ne vont-ils pas croire qu'on leur demande subitement de renier tout leur passé, et, en quelque sorte, leur raison d'être ? Plutôt que de laisser leur bistouri sans emploi, il en est, je crois bien, qui aimeraient mieux se le passer à travers le ventre !

Et comment ne pas « admirer » avec quelle facilité, dans certaines capitales, on

que la première condition pour bien guérir ce qu'on est convenu d'appeler

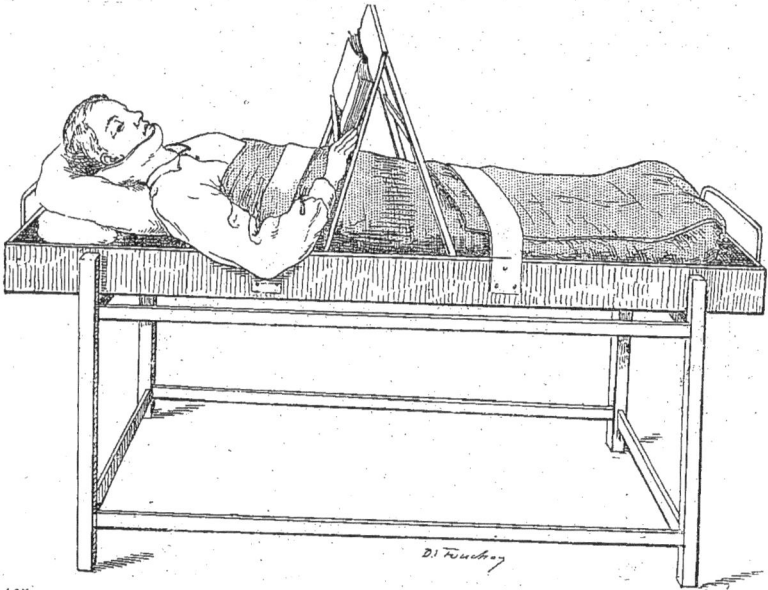

Fig. 165. — Grâce à un pupitre mobile, le malade peut lire et travailler ; on voit que ce malade a un grand plâtre de mal de Pott.

les tuberculoses chirurgicales, c'est en réalité de ne faire jamais (ou à peu près jamais !) œuvre chirurgicale sanglante et de « remiser » tout le

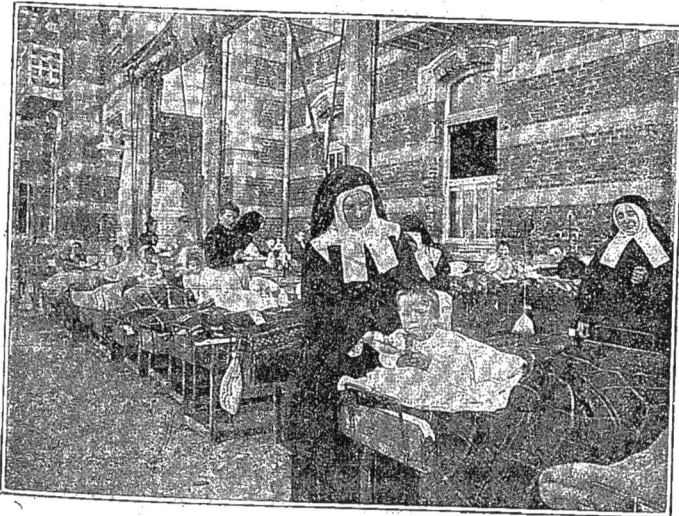

Fig. 166. — Ces malades prennent leurs repas en plein air.

« fait » du jour au lendemain, d'un chirurgien d'hôpitaux d'adultes, un chef de service d'orthopédie... sans lui donner le temps de rien apprendre, ni de rien oublier !

CALOT. — Orthopédie indispensable.

grand attirail opératoire pour s'en tenir à cette besogne, « sans gloire », qui consiste à faire des injections et des ponctions, des redressements doux, des appareils plâtrés, des pansements.

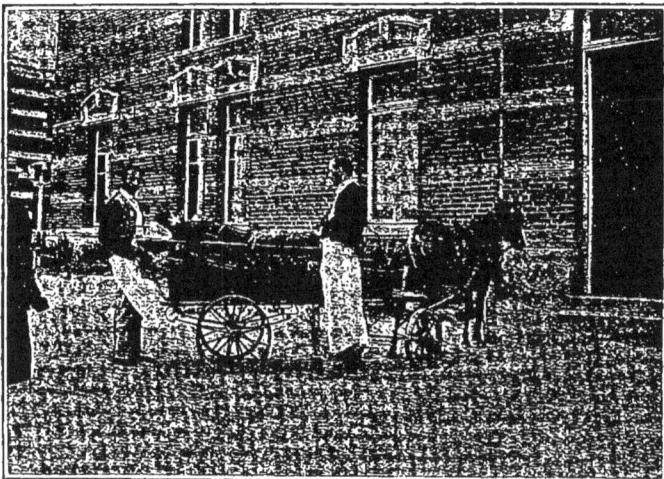

Fig. 167. — Pour la promenade, on transporte le cadre sur une voiturette.

Pourquoi ces malades guérissent si bien à Berck [1].

Et là se trouve le secret — dans ce traitement local, et dans l'obser-

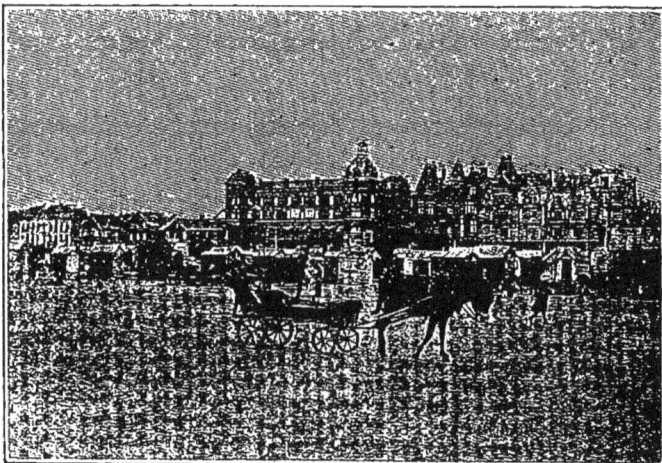

Fig. 168. — Malade conduisant sa voiture. — Dans le fond, d'autres voitures au repos.

1. Pour tous les détails du traitement marin — qui est le traitement général par excellence de la tuberculose externe — voir le livre (qui vient de paraître 1914) sur BERCK (Lymphatisme et Déviations). — *Les raisons de la supériorité de Berck*. 1 vol. in-8 avec 100 fig., prix 4 fr., chez Maloine, éditeur, par le Dr Calot.

vance de ces règles d'hygiène et ce traitement général — le secret de la

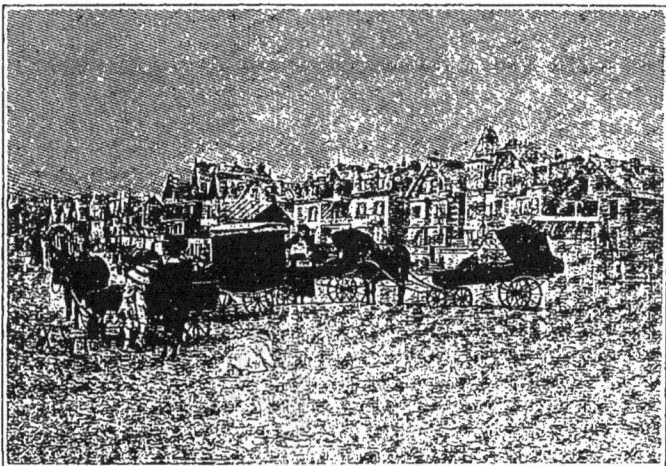

Fig. 169. — Les malades (à Berck) se réunissent pour causer et jouer.

guérison des tuberculoses externes à Berck, — sans oublier, bien entendu, l'appoint de l'air marin.

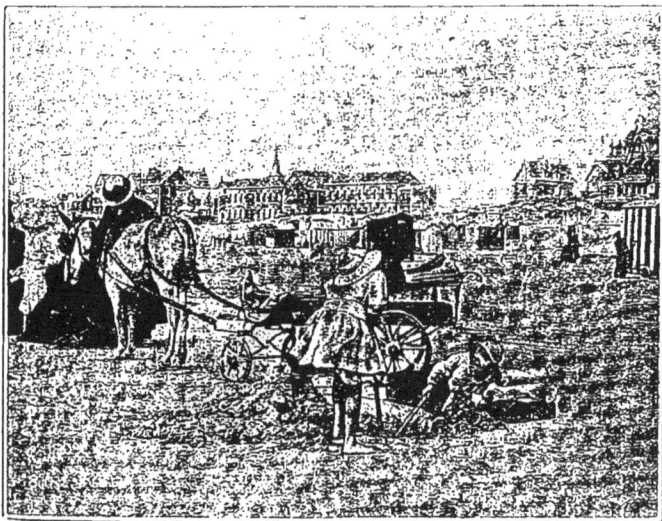

Fig. 170. — Lorsque la maladie permet quelques mouvements (comme c'est le cas chez cet enfant atteint de tuberculose du pied), la gouttière est placée sur le sable et l'enfant partage les jeux de ses camarades déjà guéris.

C'est grâce à celui-ci que le traitement médicamenteux se réduit, à Berck, à presque rien. L'air vif de la plage stimule l'appétit de ces malades et assure le bon fonctionnement des voies digestives. Ils mangent « double », ils digèrent bien, ils engraissent — et, dès lors, ils n'ont que peu ou pas besoin de médicaments.

Partout ailleurs, sans doute, vous aurez à faire une place un peu plus grande à ce traitement médicamenteux, dans le but de fortifier l'organisme et de stimuler ou de régulariser les fonctions digestives, — mais je n'ai rien à vous apprendre sur ce chapitre.

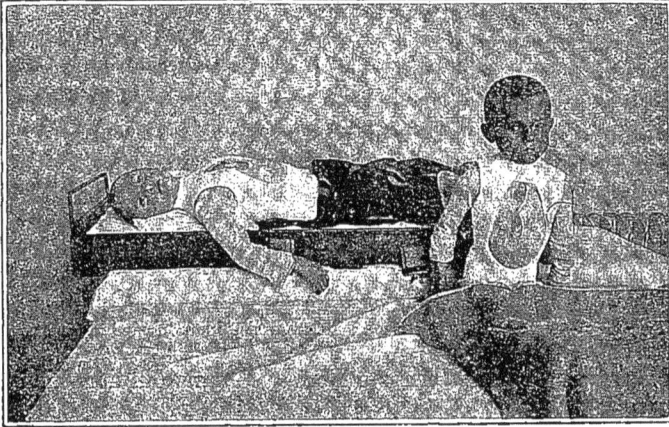

Fig. 171. — Ces deux enfants atteints de mal de Pott sont couchés et plâtrés depuis 18 mois. On peut voir que leur état général ne laisse absolument rien à désirer.

On peut **résumer**, en ces quelques mots, ce qu'il faut faire pour guérir les grandes tuberculoses externes :

« **Repos prolongé** — **vie au grand air** — **suralimentation rationnelle** — **injections modificatrices** — **appareils bien faits.** »

Avec cet article additionnel sur ce qu'il ne faut pas faire :

« **Ni intervention sanglante, ni redressement violent.** »

B. **Pronostic de ces affections.**

Les risques de mort et le moyen de les conjurer.

Aussitôt que vous aurez fait le diagnostic de mal de Pott, coxalgie ou tumeur blanche, l'on vous demandera toujours — avant même de parler du traitement — si le malade guérira.

Pour que vous sachiez répondre à cette question, nous allons dire quels sont, pour ces malades, les risques de mort et quel est le moyen de les en garder.

Ces risques peuvent être rangés sous trois chefs :

1º *La septicémie lente* entraînant la *dégénérescence viscérale* ;

2º *Une généralisation de la tuberculose* (aux poumons, aux reins, à la vessie) ;

3º *La méningite*, qui n'est, à vrai dire, qu'une de ces généralisations tuberculeuses, mais, par son importance, mérite une mention à part.

1° Septicémie lente, fièvre hectique et dégénérescence viscérale
(fig. 179, 180, 181)

C'est la cause des 9/10 des morts dans le mal de Pott et la coxalgie — à Berck comme à Paris.

Il y a 25 ans, à l'hôpital maritime, une série de 12 maux de Pott suppurés étaient ouverts et curettés par le grand chirurgien qu'était Cazin de Berck.

11 d'entre eux succombèrent avant la fin de la première année, et le douzième l'année d'après, tous emportés par la déchéance lente, progressive de l'organisme (fièvre hectique et albuminurie) qui avait, en 3, 6, 9 et 10 mois, suivi l'opération.

Sur 100 coxalgiques réséqués à peu près à la même époque par ce même chirurgien, habile entre tous, 90 étaient morts moins de dix ans après l'opération, enlevés eux aussi par la septicémie lente et la dégénérescence hépatique et rénale.

Et le terrible dénouement était tellement classique que l'on disait d'avance de tout enfant frappé de coxalgie ou de mal de Pott suppurés : « C'est un enfant mort. »

Mais je parle d'il y a 25 ans !...

Car aujourd'hui cet affreux cauchemar est fini ! Tout est changé, si bien changé que c'est le contraire que nous voyons. Le sort réservé à ces malades, ce n'est plus la mort, mais la guérison.

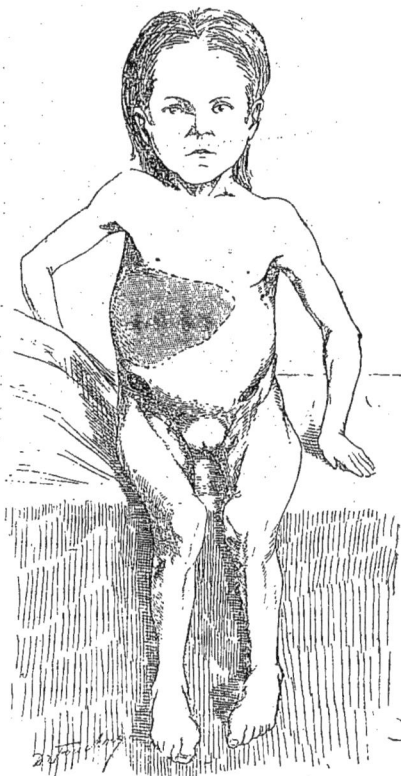

Fig. 179. — Mal de Pott avec fistules : la cachexie se traduit chez cette malade par un foie très volumineux (v. fig. 180), de l'albuminurie et de la fièvre (v. fig. 181).

Nous aimons à répéter, dans les causeries familières de notre service, que notre métier (à nous qui nous occupons de tuberculoses externes) était autrefois le dernier de tous, le plus désolant, le plus démoralisant ; et que c'est aujourd'hui le plus beau, le plus réconfortant, celui qui donne les guérisons les plus nombreuses et les plus belles, celui où nous avons le plus la certitude d'être utile.

Et qui a fait ce miracle ?

Ce doit être, ici comme partout ailleurs en chirurgie, l'avènement de l'antisepsie et le perfectionnement de la technique ?

Nullement !

Ce n'est pas parce que nous les opérons plus aseptiquement, plus correctement et plus rapidement, que nous guérissons aujourd'hui ces malades : c'est tout simplement **parce que nous ne les opérons plus jamais.**

Car ne pas opérer les tuberculoses, ne pas ouvrir les foyers bacillaires (ni les laisser s'ouvrir), c'est fermer la porte aux infections septiques venues du dehors. Par contre, les opérer (**quelque habile qu'on soit**) [1], c'est ouvrir une porte à ces infections septiques secondaires qui conduisent le malade à la mort [2].

Voilà ce que nous a appris une expérience de trente ans.

Mais tout cela, nous l'avons déjà dit ; si nous y revenons une fois de plus, c'est parce qu'il le faut, puisque tant de chirurgiens ou de médecins **s'obstinent à fermer les yeux à la lumière et transgressent** encore, **tous les jours, ce grand commandement,** ce **dogme fondamental** de la **non-ouverture des foyers tuberculeux.**

Le moyen d'éviter ce premier risque de mort.

Ce moyen, vous l'avez deviné ; il est bien simple, et notez qu'on doit, en réalité, se donner beaucoup moins de mal aujourd'hui pour guérir ces malades qu'on ne s'en donnait autrefois pour arriver à les tuer.

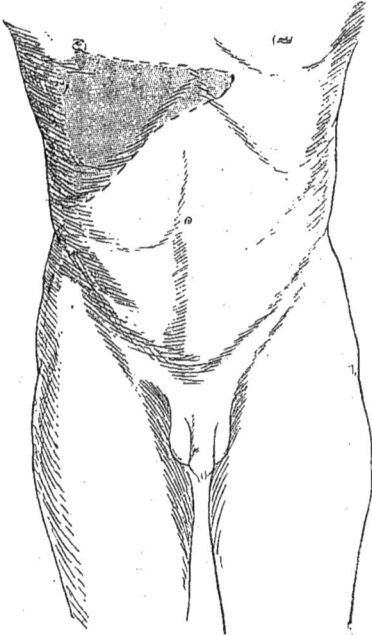

Fig. 180. — Limites du foie normal.

Ce qu'il faut faire ? C'est, en présence d'une tuberculose non suppurée, s'abstenir de toute opération sanglante ; c'est, en présence d'une tuberculose suppurée, n'y pas toucher, si les foyers tuberculeux sont difficiles à atteindre, auquel cas ils ne menacent pas la peau ; et lorsqu'ils menacent la peau, auquel cas ils sont facilement accessibles, les ponctionner et les injecter ; nous avons dit comment (v. chap. III).

Et alors vous guérirez les coxalgies et les maux de Pott suppurés, toujours — ou presque toujours [3].

---

1. Les grands chirurgiens qui, par des opérations soi-disant radicales, entreprennent ici d'enlever tout le mal, ne réussiront qu'à une chose : A ENLEVER TOUT... LE MALADE.

2. « Aux tuberculoses fermées la guérison sûre. — Ouvrir les tuberculoses (ou les laisser s'ouvrir), c'est ouvrir une porte par laquelle la mort entrera trop souvent. »

3. Je dis presque toujours, car, malgré tous les efforts faits pour empêcher l'ouverture, l'on n'y réussira pas absolument dans tous les cas, parce que si la technique des

Et non pas seulement vous, mais aussi l'étudiant de deuxième année, qui sait faire une ponction et une injection, guérira les tuberculoses externes, infiniment mieux que le plus grand chirurgien qui s'entête à les opérer à tous coups.

Vous le voyez, il suffit que vous le veuilliez pour supprimer ce premier

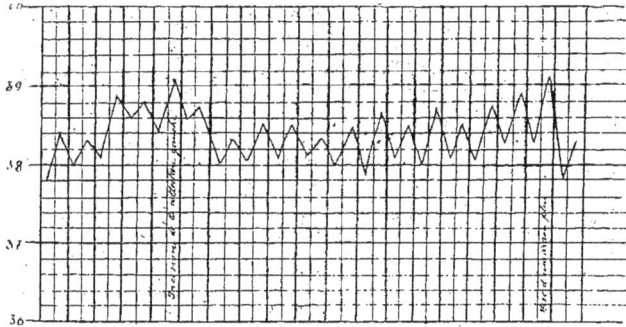

Fig. 181. — Fragment de courbe chez la malade de la figure 179 atteinte du mal de Pott opérée (incision et grattage) pour un abcès de la fosse iliaque droite. La malade a succombé au 13e mois de fièvre hectique et de dégénérescence.

et si grand risque de mort qui menace les porteurs des grandes tuberculoses externes : la *septicémie lente* et la *dégénérescence viscérale*.

Mais n'est-il pas d'autre danger pour la vie de ces malades ?

Oui, il en est deux autres, avons-nous dit :

2° Le danger d'une généralisation de la tuberculose.

Ce risque est beaucoup moindre que le précédent, — il est presque aussi petit que le premier est grand.

Cependant, entendons-nous bien.

Si, à Berck, nous ne voyons presque jamais cette généralisation, peut-être pas 1 fois sur 100, c'est que Berck, est sans contredit, le milieu idéal pour ces malades, et qu'on y soigne surtout des enfants.

Il est certain que pour les sujets, surtout les sujets adultes, vivant dans un mauvais milieu, ce risque de généralisation sera plus réel. Il n'est pas très rare de trouver, dans les grandes villes, des malades qui ont commencé par un mal de Pott ou une coxalgie, ou une tumeur blanche du genou, et qui finissent par une tuberculose du poumon.

Comment conjurer ce danger ?

Le remède serait de faire vivre tous ces malades à la mer ; mais c'est impossible, évidemment, pour la plupart d'entre eux, et c'est pour cela que les praticiens, où qu'ils soient placés, doivent savoir soigner les tuber-

ponctions et injections est relativement facile, elle est cependant assez minutieuse, et l'on peut commettre une faute en l'appliquant, « *errare humanum est* ».

culoses externes. (Ils me rendront, je l'espère, ce témoignage, que je
fais tous mes efforts pour les y aider, et ce livre n'a pas d'autre but).

Eh bien, leur dirai-je, votre malade ne peut aller à la mer ; le voilà,
de ce fait, un peu moins bien armé pour éviter une généralisation de la
tuberculose, soit ; mais que, du moins, vous n'alliez pas accentuer encore
cette infériorité, ni diminuer — par le genre de vie que vous lui laissez
mener — les chances très grandes de guérison qu'il conserve.

Je m'explique.

Ce qui fait la supériorité du séjour à Berck, ce n'est pas seulement

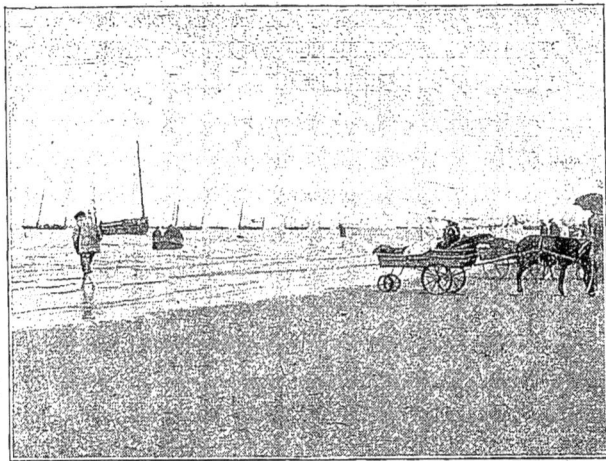

Fig. 182. — A Berck, nos malades passent toute leur journée sur la plage : leur voiture est munie
d'un tablier de cuir et d'une capote, qui les garantissent du soleil trop violent ou de la pluie.

que l'air pur est plus tonifiant qu'ailleurs, mais aussi que les malades en
profitent davantage.

Car nos malades de Berck, coxalgiques, pottiques, etc., vivent au
grand air *du matin au soir en toute saison et par tous les temps* ; et ceci,
tout en gardant le repos, tout en restant couchés sur les voiturettes qui
les promènent à la plage (fig. 182). J'y reviens à dessein.

Au contraire, que voit-on à la campagne, et surtout dans une grande
ville ? On y voit les malades frappés de coxalgie, de mal de Pott, de
tumeur blanche, surtout s'ils souffrent tant soit peu, se cacher, se terrer,
se calfeutrer dans leur chambre et dans leur lit.

Et cela d'abord pour des raisons matérielles : parce que l'on n'est pas
organisé, et que l'on ne sait pas s'organiser pour les « sortir » couchés ; l'on
n'a pour cela, généralement, ni grand cadre transportable, ni voiturette.

Et puis encore, et plus encore, pour des raisons morales : parce que
le malade se refuse à sortir, et que ses parents se gardent bien de l'y pousser ;
il ne veut pas se montrer, et on ne veut pas le montrer.

» Voyez-vous, me disait une-jeune femme atteinte de mal de Pott, et couchée sur un grand cadre, dans une voiturette, voyez-vous l'émotion que j'aurais soulevée dans les rues de ma petite ville si j'étais sortie dans cet équipage ! A chaque pas, il m'eût fallu subir les remarques et les apitoiements des inconnus, et pis encore..., des amis. — Et moi-même, dans cette voiture longue et basse allant au pas, j'aurais cru me promener dans un cercueil ; **partout ailleurs, j'aurais été un phénomène ;** tandis qu'à Berck... **« je suis à la mode. »**

Et voilà pourquoi, à la campagne et dans les villes, ces malades « moisissent » dans leur chambre, d'où ils ne sortent jamais. Ou bien d'où ils ne veulent tout au plus sortir que debout, avec ou sans appareils, eux qui devraient rester couchés, complètement à plat, pour réaliser les conditions nécessaires à la bonne évolution de leur coxalgie ou de leur mal de Pott.

Le remède à ce risque de généralisation tuberculeuse.

De remède, il n'y en a qu'un, pour vos malades rivés à la campagne ou à la ville. C'est de prendre votre courage à deux mains et d'en

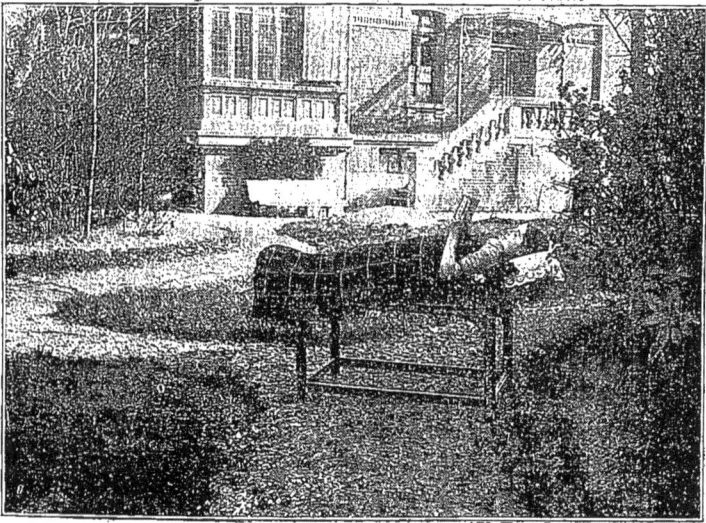

Fig. 183. — Ce que vous *pouvez faire partout* à la campagne. — Tumeur blanche du genou. — Le malade immobilisé dans un cadre (cadre en bois et matelas de crin) est transporté dans la cour où dans le jardin où il passe sa journée. (Les coxalgiques et pottiques sont couchés entièrement à plat, sans oreiller.)

donner à vos malades, pour triompher ensemble de tous les préjugés et de tous les obstacles qui les empêchent de vivre au dehors.

A la campagne, il est relativement facile d'y arriver. Le malade ne veut pas être en voiture, cela lui coûterait trop, matériellement et moralement : eh bien, soit, qu'on le sangle dans un grand cadre de repos et qu'on le porte dès le matin dans son jardin, où il passera ses journées entières (fig. 183).

A la ville, c'est bien moins commode, je l'avoue, car ceux de ces malades qui ne peuvent pas s'en évader n'y possèdent évidemment pas de jardin particulier, mais on pourrait bien souvent, avec un peu de bonne volonté et d'initiative, les transporter dans le square voisin et les y faire vivre de longues heures.

Lorsque l'habitude serait prise, rien ne paraîtrait plus simple.

Si vous faites cela, si vous avez l'énergie et le courage nécessaires pour imposer votre volonté, en disant au malade et à son entourage que la guérison est à ce prix, vous supprimerez presque sûrement ce risque de généralisation tuberculeuse qui est le deuxième danger de mort.

Mais ce n'est pas seulement par un bon traitement général que vous y arriverez.

Il est certain qu'un **traitement local défectueux** peut entraîner un risque de généralisation : par exemple, l'opération sanglante n'est pas seulement mauvaise parce qu'elle ouvre la porte aux infections septiques et aux dégénérescences viscérales, mais aussi parce qu'elle crée un risque d'inoculation pour le poumon et pour les autres organes.

Le grattage, le « ratissage » de ces tissus tuberculeux qu'on fait saigner dans toutes les interventions, la mise en liberté de bacilles tuberculeux qui peuvent aller coloniser au loin, expliquent trop bien certaines généralisations tuberculeuses post-opératoires. J'en ai observé des cas non douteux dans ma pratique personnelle, il y a plus de vingt ans, du temps où j'opérais encore les tuberculoses externes. Sans compter que les opérations, en amoindrissant la résistance générale du malade, rendent l'organisme encore plus vulnérable et plus « inoculable ».

Mais la non-immobilisation des ostéo-arthrites douloureuses, mais les redressements violents des déviations de la hanche, du dos, du genou, peuvent aussi favoriser ou provoquer la généralisation de la tuberculose. C'est vous dire que, pour supprimer ces divers risques, il faut assurer le repos parfait des malades, faire des appareils « confortables », c'est-à-dire précis, ni lâches ni serrés, éviter les redressements brusques et les remplacer par des redressements doux et progressifs.

3° Reste le danger de la méningite.

Tout ce que je viens de dire peut s'appliquer à la méningite.

J'estime qu'en augmentant d'une part la résistance du sujet et en ne faisant, d'autre part, rien de nuisible comme traitement local, c'est-à-dire pas d'opération sanglante, pas de redressement brusque, pas de traitement douloureux, en interdisant le travail cérébral et les exercices ou la marche prématurés, on mettra ces malades dans les meilleures conditions pour éviter l'éclosion d'une méningite.

Ceci me donne l'occasion de m'expliquer sur ce risque de méningite que créerait, pour les enfants, le séjour à la mer, en particulier le séjour dans les plages du Nord.

J'y croyais, il y a vingt ans, sur la foi des traités classiques.

Eh bien, je n'y crois plus du tout, après ces vingt années d'expérience et d'observation personnelles. Je vais plus loin, j'estime aujourd'hui que c'est le contraire qui est vrai.

Mais d'abord, il est bien entendu que tous les enfants, et à plus forte raison tous les porteurs de tuberculose externe, peuvent avoir une méningite. Et cela est encore plus vrai de ceux qui sont débiles et malingres.

Or, à Berck, les enfants se portent mieux que n'importe où, mangent mieux, respirent mieux, engraissent davantage, deviennent plus forts, et l'on comprend qu'ils soient, *de ce fait*, plus résistants et *plus réfractaires* qu'ailleurs.

Et ceci n'est pas une simple vue de l'esprit ni une opinion probable, les faits sont là. Je ne vois presque jamais de méningite — 1 ou 2 ou 3 par an — sur plus d'un millier d'enfants atteints de tuberculoses externes que j'ai à soigner.

Mais je me hâte d'ajouter qu'il n'en est ainsi que depuis une douzaine d'années ; j'observais un assez bon nombre de méningites autrefois, peut-être 10 à 15 par an.

Savez-vous pourquoi ?

Parce qu'à cette époque déjà lointaine, j'opérais les tuberculoses, ou que je redressais en une seule séance les déviations tuberculeuses (coxalgie, maux de Pott, tumeurs blanches) comme on le faisait d'ailleurs partout et comme beaucoup le font encore aujourd'hui.

Lors donc que certains chirurgiens prétendent que leurs coxalgiques redressés brusquement ne leur ont pas semblé plus sujets aux méningites que ceux auxquels on n'a pas touché, j'affirme nettement le contraire, d'après les résultats de mon expérience personnelle.

Et à tel autre chirurgien exerçant dans une station maritime (autre que Berck) et disant qu'il croyait avoir observé un nombre appréciable de méningites au *début des séjours à la mer* (c'est-à-dire au moment où se ferait surtout sentir l'action de l'air marin), action trop excitante pour certains enfants, je répondrai que je n'ai rien vu qui confirme cette opinion ; et, si les malades « nouveaux » sont plus exposés à la méningite, cela est dû, suivant moi, non pas à l'action excitante de l'air marin, mais à ce que, trop souvent, dans certains hôpitaux marins, on **les opère** ou **les redresse brusquement**, peu **après leur arrivée à la mer**. Or, nous avons dit la fâcheuse influence sur les méninges de ces traumatismes malencontreux.

Je pourrais citer des faits à l'appui de ce que j'avance ici.

Sans vouloir épuiser la question, j'en ai assez dit pour tirer les conclusions suivantes, que je vous demande de retenir.

Conclusions pratiques.

Il est trois risques de mort dans la tuberculose externe :

1º *La dégénérescence amyloïde du foie et du rein*, qui cause les 9/10 des décès.

Cette dégénérescence est due à l'ouverture des foyers tuberculeux.

Pour vous en garder sûrement, il suffit d'empêcher cette ouverture. En d'autres termes, vous ne devez jamais opérer les tuberculoses, jamais ouvrir les abcès par congestion, mais les ponctionner et les injecter.

2º *Une généralisation de la tuberculose au poumon, au rein, à la vessie.*

Vous l'éviterez presque toujours si le malade vit au dehors, au grand air, du matin au soir, et si vous vous abstenez, dans le traitement local, de toute intervention violente, — c'est-à-dire que vous devez redresser doucement et par étapes les déviations de la coxalgie, du mal de Pott et des tumeurs blanches.

3º *Une méningite.*

Vous l'éviterez toujours, ou presque toujours, en augmentant la résistance générale du sujet (et à ce titre le séjour à la mer est évidemment ce qu'il y a de mieux ; ce qui ne dispense pas évidemment de le surveiller pendant ce séjour, surtout s'il s'agit d'un enfant nerveux), en assurant le repos cérébral de ces malades, en vous abstenant de toute opération sanglante et de tout redressement brusque [1].

On peut promettre la guérison.

Et maintenant vous savez la réponse que vous êtes en droit de faire à ces parents qui, vous ayant amené un sujet porteur de tuberculose externe, vous demandent dès le premier jour s'il guérira.

Oui, vous pouvez leur promettre qu'il guérira, ou plutôt que *vous* le guérirez, car il ne guérira pas tout seul ; il ne guérira pas, s'il est soigné « à la diable » ; il guérira, parce que vous saurez faire ce qu'il faut pour cela et que vous saurez éviter ce qui pourrait empêcher ou compromettre la guérison...

---

1. Ce qui ne veut pas dire, encore une fois, que vous ne ferez pas le nécessaire et le suffisant pour redresser les attitudes vicieuses.

Non, vous les redresserez, mais *il y a la manière*.

Autrefois, je faisais des redressements brusques, à la manière de Bonnet, de Lyon, qui est encore celle de presque tous les chirurgiens par manœuvres alternées de flexion et d'extension, manœuvres prolongées pendant 1/4 d'heure. Je ne fais plus de ces redressements depuis de longues années déjà : or, j'arrive tout aussi bien, aujourd'hui, avec des procédés doux, lents et progressifs, à corriger les attitudes vicieuses et à les conserver corrigées. Et vous ferez de même, en suivant les indications données dans ce livre pour chaque déviation.

C. Sur le traitement local des tuberculoses externes.

Les considérations suivantes s'adressent non seulement aux tuberculoses dites « orthopédiques » (mal de Pott, coxalgie, tumeur blanche), mais encore aux tuberculoses des tissus mous (adénites, synovite, épididymite, etc.).

La valeur respective des divers traitements.

1° Dans les tuberculoses suppurées.

En présence d'une tuberculose **suppurée**, que ferez-vous ?

Il y a trois traitements possibles :

1° L'**opération** ;

2° L'**abstention** ;

3° Les **ponctions** et les **injections**.[1]

1° **Valeur de l'opération sanglante.** — Sans doute, l'opération sanglante peut revendiquer un bon nombre de guérisons, lorsqu'elle est faite très complète, c'est-à-dire dans les adénites cervicales ou dans les tuberculoses très accessibles des membres.

Et cependant, sachez bien que dépasser largement les limites du mal n'est pas une absolue garantie de guérison ; car une inoculation tuberculeuse des tissus jusqu'alors sains, mais « cruentés » et mis au contact du bacille par l'acte opératoire lui-même, reste toujours possible, ce qui nous explique que, même dans les tuberculoses superficielles accessibles, les opérations les plus larges laissent souvent des fistules.

Or, **la fistule est la règle** (pour cette même raison et surtout parce que l'opération n'a pas su dépasser les limites du mal), lorsqu'il s'agit des tuberculoses profondes des os ou des jointures des membres, et surtout du mal de Pott, pour lequel il est toujours impossible de faire une intervention vraiment complète.

La fistule est la règle... Les médecins se doutent-ils de tout le mal qu'ils ont fait en transformant ce mal de Pott ou cette coxalgie fermés en coxalgie ou mal de Pott ouverts ?...

Fermé, le mal de Pott avait 99 chances sur 100 **de guérir** ; **ouvert**, la proportion est renversée : il a 99 chances sur 100 de se terminer par la **mort** — un peu plus tôt, un peu plus tard. Voilà ce qu'a fait le praticien qui, d'un cœur si léger, a ouvert cet abcès par congestion.

C'est **une porte** qu'il vient d'ouvrir **à la mort**.

Par ces fistules, en effet, pénétreront des germes septiques venant causer des infections secondaires ou mixtes, des infections associées à la tuberculose pure qui existait jusqu'alors.

---

1. Je ne parle pas d'un quatrième traitement, la MÉTHODE DE BIER, qui, bonne, je crois, dans les inflammations aiguës (phlegmon, panaris, etc.), ne vaut rien, j'en suis sûr, contre la tuberculose externe.

Et si, après cela, survient de la **rétention** du pus, ce qui est presque constant dans ces trajets longs et tortueux qui séparent, par exemple, un foyer du mal de Pott dorso-lombaire d'une fistule siégeant à la cuisse — s'il survient de la rétention, il sera à peu près impossible d'y remédier ; il y aura de la **fièvre** et des **résorptions septiques** qui amèneront des **dégé-nérescences viscérales** (foie et rein), aboutissant à la **mort** du malade, après une ou plusieurs années.

Voilà le résultat presque constant des opérations sanglantes faites contre le mal de Pott ; j'en pourrais citer des centaines d'observations, mais chacun de vous en connaît dans son entourage.

Sans doute, la situation n'est pas la même dans le cas de tuberculose superficielle, adénite cervicale, abcès froid idiopathique, *spina ventosa*, ostéite ou ostéo-arthrite facilement accessible, auxquels cas, s'il reste une fistule, le drainage se fait de lui-même complètement, ce qui supprime la rétention et les résorptions.

Mais n'allez pas en conclure que l'opération ne saurait être sérieusement nuisible dans les cas de tuberculose superficielle. Le danger des infections secondaires n'existe pas ici c'est vrai ; mais pouvons-nous supprimer le risque déjà signalé d'une inoculation tuberculeuse au cours de l'opération, lorsque, par le bistouri et la curette, les bacilles sont mis en contact avec des tissus saignants et comme hersés et ratissés. L'inoculation se traduira par une **extension régionale** de la tuberculose ou bien par l'**éclosion** d'un nouveau foyer au loin.

En voici des exemples pris entre cent :

a. Un grand chirurgien de Paris fait une castration pour une **épididymite** datant de deux ans, chez un enfant de 13 ans. Peu après l'opération, exactement au troisième mois, apparaissait une coxalgie droite, et au cinquième mois la hanche gauche se prenait à son tour.

b. Une petite fille avait depuis trois ans un double **spina ventosa** de la main droite. On s'avise tout à coup d'en faire le grattage : neuf semaines plus tard, apparition du mal de Pott à double foyer (cervical et lombaire).

c. Un jeune homme de 24 ans m'est présenté pour **épididymite** gauche par son frère qui est médecin. Je propose des injections (voir chap. XIX) modificatrices dans le foyer. Ce traitement paraît sans doute trop simple à notre confrère, qui s'en va dès le lendemain consulter, à Paris, un de ses anciens maîtres, chirugrien, très distingué d'ailleurs ; celui-ci fait la castration. Deux mois après, le malade est emporté par une méningite, avant même que la plaie opératoire ne fût cicatrisée.

Et je connais au moins trois autres faits exactement superposables à celui-là.

d. Enfin, je tiens de l'un des chirurgiens qui opèrent le plus d'appendicites à Paris, qu'il est décidé à ne plus opérer d'**appendicites** dûment reconnues tuberculeuses — parce qu'en ayant opéré 6, il a vu 2 de ces malades (le tiers !) enlevés quelques mois après l'intervention, par des accidents de tuberculose cérébrale.

Voilà pour le risque d'inoculation tuberculeuse par l'opération, danger que je ne veux pas exagérer, qui n'est pas très grand si vous voulez, mais qu'on ne peut plus nier aujourd'hui. .

Mais prenons maintenant les cas appelés « heureux », ceux où la guérison s'obtient par l'opération ; à quel prix cette guérison est-elle obtenue ? Comptez-vous pour rien les mutilations causées ?

Je ne parle pas des impotences que laissent chez les enfants les opérations portant sur le squelette des membres, mais seulement des résultats obtenus dans ces tuberculoses superficielles qui paraissent le plus justiciables du bistouri.

Dans cette adénite cervicale opérée, vous avez évité le risque d'infection septique et d'inoculation tuberculeuse, vous avez obtenu la réunion par première intention dont vous êtes si fier ; mais n'est-ce donc rien, je le demande à tous les chirurgiens qui opèrent des adénites cervicales, n'est-ce donc rien que d'avoir laissé à cette jeune fille ces **horribles cicatrices, stigmates persistants**, qui seront pour elle, jusqu'à la fin de ses jours, une cause de tristesse infinie, qui la « marqueront » à jamais, l'empêcheront de s'établir et de mener une existence normale ?

Et il ne s'agit pas seulement des jeunes filles du monde ; combien d'employés et de domestiques que leurs larges cicatrices au cou empêchent de se placer et de gagner leur vie !

Que chacun de nous fasse son examen de conscience.

Si nous pensions un peu davantage à tous ces enfants pottiques qui ont payé de leur vie l'erreur du médecin qui a ouvert leur abcès, ou bien encore à toutes ces **jeunes filles au cou balafré**, qui ont payé cette erreur de leur beauté et de leur bonheur, je crois que cette pensée nous ferait accorder, par la suite, un peu moins de crédit aux opérations sanglantes dans le traitement des tuberculoses suppurées.

Retenez que la **tuberculose n'aime pas le bistouri, qui guérit rarement, aggrave souvent, mutile toujours.**

2° **Valeur de l'abstention.** — N'allez pas vous étonner, après cela, si je soutiens que ne jamais toucher aux tuberculoses suppurées, n'y rien faire, je veux dire rien autre chose qu'un bon traitement général, vaut mieux, à tout prendre, que les opérer. En d'autres termes, l'**abstention systématique est préférable à l'intervention sanglante** à tous coups.

Et je ne suis pas le seul de cet avis. Un professeur de la Faculté de Paris n'a-t-il pas l'habitude de dire qu'en présence d'une tuberculose chirurgicale, il vaut mieux se croiser les bras, que de prendre le bistouri ? J'ai entendu à peu près le même langage à l'Institut orthopédique de Milan, où un chirurgien me disait : « Autrefois, nous ouvrions et grattions tous les abcès de coxalgie ou de mal de Pott ; actuellement, nous n'y touchons jamais, et nos malades y ont beaucoup gagné. »

En effet, si l'on n'y touche pas, voici ce qui va arriver :

1º Bon nombre de ces tuberculoses suppurées vont se résorber — près de la moitié, ce qui n'est certes pas négligeable — et cela est vrai, non seulement pour les tuberculoses superficielles, mais aussi pour les abcès par congestion du mal de Pott ; c'est même plus fréquent dans ce dernier cas.

Près de la moitié des abcès du mal de Pott se résorbent spontanément si vous laissez les sujets au repos complet avec un bon traitement général.

2º Les autres vont s'ouvrir, soit. Mais avec l'ouverture spontanée :

a) le risque d'*inoculation tuberculeuse* est *négligeable*, contrairement à ce qui existe avec les grattages et les opérations sanglantes.

b) Le risque d'*infections secondaires septiques est moindre* également que dans les fistules succédant à l'intervention opératoire, c'est-à-dire les fistules où l'on a « fourragé ».

C'est pour cela que les fistules qui se produisent chez les enfants *négligés* de la campagne guérissent beaucoup plus souvent que les fistules qui succèdent aux larges et savantes interventions des grands services de chirurgie, fistules qui sont trop souvent infectées d'emblée par l'acte opératoire.

c) La *mutilation* est moindre avec l'ouverture spontanée qu'avec l'opération.

La cicatrice du cou, que laisse l'ouverture spontanée d'une glande ramollie, ne sera jamais ou presque jamais aussi disgracieuse que ces larges et horribles balafres allant d'une oreille au menton, ou d'une oreille à l'autre, et dont les chirurgiens sont d'autant plus fiers qu'elles sont plus longues.

3º **Les ponctions et les injections.** — Mais hâtons-nous de dire que nous avons heureusement mieux que l'abstention à opposer aux tuberculoses suppurées. Si l'on pèche surtout gravement par action (en opérant), c'est pécher aussi par omission que de laisser s'ouvrir les abcès.

Il faut non seulement ne pas opérer ni ouvrir les tuberculoses suppurées, mais encore **les empêcher de s'ouvrir**, en les ponctionnant avec une fine aiguille. Et nous aurons déjà rendu un grand service à nos malades en leur évitant ainsi les risques de mutilation, d'infection septique, et d'inoculation tuberculeuse.

Ainsi donc, ne rien faire ne peut pas être votre devise.

Mais il y a mieux. Si nous savons profiter de la présence de la cavité de l'abcès pour remplacer le pus par un liquide modificateur qui guérira rapidement la paroi tuberculeuse (abcès idiopathique) et qui, dans les abcès par congestion, remontera de là jusqu'à la source du pus pour guérir non seulement l'abcès, mais encore l'os ou l'articulation malades d'où il vient, oh ! alors, ce sera vraiment parfait !

Nous aurons guéri sûrement nos tuberculoses, plus sûrement qu'avec l'opération la mieux conduite, et nous les aurons guéries en quelques mois ; nous les aurons guéries sans aucun danger et sans mutilation (avec les résultats esthétiques et orthopédiques les plus beaux). Voilà bien le **traitement idéal** et rêvé, en attendant la découverte du vaccin ou du sérum anti-tuberculeux.

Eh bien, ce traitement n'est pas un mythe, il existe, nous venons de le dire : c'est celui des **ponctions suivies d'injections** modificatrices, lequel non seulement guérit toujours (99 fois sur 100) sans risque et sans tare, et guérit relativement vite (en 2 à 3 mois) ; mais, de plus, présente cet avantage d'un prix inestimable, qu'il est très simple et très facile : il peut être appliqué par tous les médecins, où qu'ils soient placés.

C'est ce qu'il ne faut pas se lasser de répéter, jusqu'à ce que tous les praticiens en soient bien convaincus, et jusqu'à ce que ce traitement soit entré dans la pratique courante, comme il le mérite.

Tous les médecins en obtiendront les résultats promis, pourvu qu'ils suivent exactement la technique que nous avons décrite. Malgré que cette technique soit facile, elle comporte cependant des détails dont l'observation minutieuse est indispensable.

Je vois assez souvent des médecins qui veulent traiter par les ponctions et les injections leurs tuberculoses suppurées et qui, n'y réussissant pas, se croient obligés, finalement, d'ouvrir ou de laisser s'ouvrir la collection purulente.

Cela vient de ce que leur technique est défectueuse.

Vous suivrez celle que j'ai décrite, dans tous ses détails, au chapitre III ; elle vous donnera des succès constants.

2º Les tuberculoses sèches ou fongueuses.

La valeur respective des trois traitements (opération, abstention et injections) est la même pour les tuberculoses sèches que pour les tuberculoses suppurées — avec cette différence, cependant, que dans les tuberculoses **suppurées**, les **injections** valent toujours beaucoup mieux que l'abstention[1] et que l'extirpation — tandis qu'il reste **quelques cas** de tuberculoses **sèches** où le traitement **conservateur** et le traitement **sanglant** sont, je ne dis pas plus avantageux, mais du moins très **soutenables**. Il n'est donc plus ici question de proscrire ces deux traitements, mais simplement de les considérer comme des **traitements d'exception**.

Nous allons établir en quelques mots ces indications exceptionnelles.

Valeur du traitement conservateur pur. — Ce traitement peut guérir un assez bon nombre de tuberculoses sèches ou fongueuses. Ce n'est pas

---

1. A part le cas d'un ABCÈS PROFOND de MAL DE POTT, OU L'ON DOIT S'ABSTENIR et attendre la résorption spontanée de l'abcès.

nous, qui vivons à Berck, qui allons le contester. Mais il ne faudra guère y compter que si les malades peuvent vivre à la mer ou à la campagne, et lorsqu'il guérit, ce n'est, généralement, qu'après un très long temps, trois, quatre, cinq, six ans et même plus ; c'est un inconvénient que tous ceux qui l'emploient sont obligés de reconnaître. En somme, il est **trop long**, par suite trop coûteux, pour être à la portée de tous les malades.

Mais surtout, il est **trop incertain**. Même dans les meilleures conditions, il ne guérit pas beaucoup plus de la moitié des cas. Dans l'autre moitié, le mal progresse, la lésion tuberculeuse suppure ou s'éternise.

Ce sont là des raisons suffisantes pour que le traitement conservateur « pur » ne puisse pas être adopté comme méthode générale de traitement.

Il doit être rejeté, en particulier, lorsqu'il s'agit de malades de la classe ouvrière, enfants ou adultes, et des habitants des grandes villes qui ne peuvent pas quitter ce milieu malsain.

Mais il est **acceptable**, par contre, pour un enfant appartenant à une famille aisée, qui nous arrive avec une tuberculose d'apparence bénigne, par exemple une **adénite pure** ou un **tuberculome sous-cutané**.

Ses parents s'inquiètent à la seule pensée de la moindre injection à faire, ils déclarent qu'ils ne sont nullement pressés, et que la question de durée est pour eux secondaire. Ils s'arrangeront pour que l'enfant vive au bord de la mer le temps qu'il faudra, trois ans, quatre ans et plus, dans les conditions d'hygiène et d'alimentation qui lui seront prescrites.

Les parents ont grand tort de redouter des injections bien anodines, c'est entendu ; mais enfin, puisqu'elles ne sont pas toujours indispensables pour ces tuberculoses récentes et bénignes, nous pouvons nous abstenir au début — sauf à recourir aux injections, lorsque la famille elle-même finira par s'impatienter, ou que, le mal s'éternisant et s'étendant, la preuve sera faite, pour tous, de l'insuffisance du traitement conservateur pur dans ce cas particulier.

Valeur du traitement sanglant. — Quant au *traitement sanglant* des tuberculoses sèches, traitement qui est encore malheureusement celui de beaucoup de chirurgiens, n'oublions pas que, s'il guérit quelquefois, il aggrave souvent et mutile toujours.

Nous avons déjà signalé les mutilations si tristes causées par l'extirpation des adénites. Prenons un autre exemple, celui d'une tumeur blanche du genou.

Nous ne parlons pas de l'amputation, qu'il faut considérer comme une catastrophe, mais seulement de la résection.

On doit **toujours rejeter la résection pour les sujets qui n'ont pas fini leur croissance**. Tout le monde accordera que, *si elle est économique, elle est insuffisante* à guérir le foyer, si elle peut par ailleurs laisser une fistule

Pratiquée largement, elle mutile gravement le sujet par la suppression des cartilages de conjugaison, et cette mutilation ne peut que s'aggraver par la suite. C'est ainsi que des sujets, réséqués dans leur enfance, mesurent, à l'âge adulte, 10 et même 15 cm. de raccourcissement.

Si l'inconvénient d'arrêter la croissance n'existe pas chez l'adulte, par contre, chez l'adulte comme chez l'enfant, les opérations sanglantes faites contre la tuberculose entraînent avec elles des risques de fistule persistante sans compter le petit danger de généralisation bacillaire.

Et, néanmoins, le traitement sanglant est soutenable ici dans quelques cas spéciaux, par exemple, celui d'un **adulte ouvrier** atteint de **tumeur blanche sèche et fongueuse du genou.** Il n'y a pas de question de croissance qui puisse nous arrêter en pareil cas. D'autre part, **cet homme est pressé** de reprendre son travail. Au lieu de lui appliquer le traitement ordinaire des injections modificatrices qui mettraient de huit à douze mois à le guérir, avec une ankylose très souvent, nous pouvons le réséquer d'emblée ; la résection nous donne un résultat fonctionnel équivalent et réduira de moitié la durée du traitement, **pourvu cependant que tout se passe bien,** c'est-à-dire que, après avoir enlevé la totalité des tissus contaminés, nous ayons obtenu la réunion par première intention [1].

En dehors de ces indications exceptionnelles, nous recourons toujours aux injections dans le traitement des tuberculoses dures ou fongueuses.

Les injections, traitement de choix des tuberculoses sèches.

Comment les injections peuvent-elles guérir la tuberculose sèche ?

Il y a deux modes de guérison des lésions tuberculeuses : la transformation scléreuse et la fonte avec évacuation consécutive.

Eh bien, les injections agissent en amenant l'une ou l'autre de ces modifications. Elles guérissent tantôt comme le traitement conservateur pur, tantôt comme le traitement sanglant ; c'est-à-dire en sclérosant les fongosités, ou en les liquéfiant, ce qui rend possible leur expulsion hors de l'organisme (au moyen de la ponction).

Cela dépend du liquide injecté.

Le premier mode de guérison est obtenu par les **injections à « type sec »** ; c'est-à-dire celles qui ne donnent pas de fonte : exemple l'iodoforme et la créosote.

---

1. Et de même, dans le cas d'une lésion tuberculeuse des tissus mous, facile à isoler, où l'extirpation peut se faire très complètement sans danger de fistule ni de cicatrice visible (c'est-à-dire dans une région non découverte), l'extirpation immédiate est, à la rigueur, acceptable ; exemple : une adénite axillaire ou inguinale, ou un tuberculome sous-cutané chez un ouvrier.

Mais il est encore préférable, en ce dernier cas, de s'abstenir de toute opération et de laisser aller les choses, en surveillant le sujet qui pourra même continuer à travailler : ou la lésion se résorbera, ou elle se ramollira spontanément, auquel cas on fera aussitôt des ponctions.

Le second, par les **injections à « type liquide »**, celles qui amènent la fonte des fongosités et la formation d'un épanchement : exemple le naphtol camphré.

Ces injections à type liquide sont plus efficaces et plus sûres, car elles permettent l'évacuation complète des produits tuberculeux par le minime orifice d'une aiguille aspiratrice, sans aucun des risques de fistule ou de généralisation tuberculeuse qu'entraînent toujours avec elles les opérations sanglantes.

C'est donc le traitement le plus rationnel, celui qui concilie le mieux les indications de la bactériologie et de la clinique ; la première réclamant l'expulsion des produits tuberculeux hors de l'organisme, la deuxième exigeant que cela se fasse sans aucun dommage pour le malade ; — un traitement qui a déjà fait ses preuves dans plusieurs milliers de cas ; — un traitement simple, bien que très minutieux.

Ah oui ! **très minutieux** ; et nous devons répéter pour les injections ce que nous avons déjà dit pour les ponctions, à savoir que ce traitement demande, **pour donner les résultats promis**, à être fait suivant une certaine technique et non pas n'importe comment, avec tel liquide et non pas avec tel autre, avec telle dose de ce liquide, tel nombre d'injections — ce nombre pouvant aller de 12 à 15, ce qui veut dire que ce traitement est, en outre, un peu assujettissant...

Inconvénients bien petits, en vérité, si l'on regarde aux avantages et aux résultats ! Puis, et, encore une fois, la guérison est à ce prix. Et « qui veut la fin... ».

Nous avons déjà donné le détail de cette technique avec toutes les précisions désirables, à la page 128, et nous y reviendrons à propos du traitement des arthrites tuberculeuses sèches ou fongueuses (chap. VIII), et à propos du traitement des adénites dures et des tuberculomes cutanés ou sous-cutanés (chap. XVIII et XIX).

APPENDICE

Sur notre méthode de la fonte artificielle des tuberculoses sèches ou fongueuses.

(Son principe, sa réalisation pratique.)

I. — *La question de principe.*

On admet que la tuberculose suppurée est d'essence plus grave que la tuberculose sèche ou fongueuse. Accordons-le[1] ; mais, en revanche, il est certain que nous sommes aujourd'hui mieux armés contre la tuberculose suppurée que contre la tuberculose sèche ; si bien que, en fait, **il y a plus que compensation,**

1. Bien que ce ne soit pas absolu, ni applicable à tous les cas (comme nous l'avons déjà montré dans notre livre : *Les Maladies qu'on soigne à Berck*, p. 70 à 80, auquel nous renvoyons pour cette discussion).

et, à tout prendre, il vaut mieux avoir un abcès froid qu'un tuberculome, une adénite ramollie plutôt qu'une adénite dure qui s'éternise.

Je m'explique.

Une jeune fille nous arrive avec une adénite suppurée : celle-ci, nous savons la guérir (par des ponctions) en quelques semaines, complètement, sans mutilation et sans cicatrice.

Par contre, pour cette deuxième jeune fille, venue avec une « simple » adénite dure, nous observons trop souvent que rien n'y fait : ni le séjour à la mer pendant 1 et 2 ans, ni les médications physiothérapiques les plus diverses, ni les médicaments les plus connus, et pas davantage les injections sclérosantes de créosote et d'iodoforme. Cette adénite dure ne veut pas guérir. Il ne reste plus qu'à l'opérer, mais l'opération mutile, l'opération laisse une cicatrice disgracieuse qui est, aux yeux du monde, la signature infamante et ineffaçable des écrouelles.

Vous voyez qu'au total le sort de la première de ces jeunes filles, avec son adénite ramollie, est beaucoup plus enviable que celui de la deuxième, avec l'adénite dure, soi-disant plus bénigne.

Et devant ces adénites dures qui persistent, l'on ne peut s'empêcher de regretter qu'elles ne veuillent pas suppurer. Il y aurait à cela, encore un coup, plus à gagner qu'à perdre pour tout malade soigné par un médecin sachant faire une ponction.

Mais, hélas ! malgré tous nos vœux, l'adénite ne veut point se ramollir.

Et pourquoi ne l'y forcerait-on pas ? Pourquoi ne pas fondre artificiellement cette glande tuberculeuse et, par extension, toutes les tuberculoses dures : synovites, ostéo-arthrites, épididymites, qui ne veulent pas se résorber ? Oui, cherchons la suppuration des tuberculomes.

C'est ce que nous avons osé dire il y a plus de vingt ans ! — On nous a répondu que c'était folie...

Nous avons poursuivi la réalisation pratique de notre idée.

II. — *Le problème technique à résoudre.*

Fondre artificiellement les tuberculoses dures sans nuire au malade, c'est un problème difficile à résoudre, dont vous voyez bien les deux termes : agir sur la lésion tuberculeuse avec une extrême énergie, puisqu'il ne s'agit de rien moins que de la faire passer de l'état solide à l'état liquide, mais pourtant avec une extrême précision, afin de limiter cette action à la glande ou à la lésion, sans ulcération et sans traces visibles.

Pour y arriver, nous avons essayé de tout :

1º De l'application locale de **tous les topiques** solides et liquides soi-disant fondants et maturatifs : pommades, onguents, cataplasmes divers, compresses d'eau de mer chaude et froide, d'eaux thermales ou minérales, balnéothérapie, radiothérapie, électricité sous toutes les formes.

Mais les résultats obtenus par tous ces moyens n'ont pas été véritablement satisfaisants.

2º De toutes les **médications internes** préconisées : teinture d'iode, liqueur de Fowler, alcoolature de ciguë, de celle-ci surtout, car Bazin avait dit : à petites doses, la ciguë peut donner la résorption des glandes tuberculeuses ; à dose élevée, leur ramollissement. Comme ce serait précieux si c'était vrai ! Malheureusement, ce médicament ne nous a pas donné les résultats promis.

3º Nous avons alors essayé de faire, avec des aiguilles, la **discision** de la glande (comme on l'a proposé pour la cataracte) afin de préparer et de faciliter sa fonte ou sa résorption ultérieures. — D'**effriter** le tuberculome avec de fines curettes, avec des lames tranchantes en forme de ciseaux introduits fermés, puis ouverts. Mais les résultats étaient incomplets et, par contre, le passage et la manœuvre de ces instruments tranchants laissaient des traces visibles sur la peau.

4° Des **injections intra-ganglionnaires** de substances diverses, innombrables : teinture d'iode, eau salée, ou minérale, ou thermale, solution de chlorure de zinc, cultures de staphylocoques et de streptocoques préalablement stérilisées, tuberculine (sur le conseil du Prof^r Calmette). Nous avons essayé de faire digérer le parenchyme glandulaire par des injections de pepsine et plutôt de pancréatine (parce que celle-ci agit en milieu neutre). Mais il est presque impossible, pour l'instant, d'avoir ces solutions de pancréatine à la fois bien aseptiques et pourtant actives.

Les injections d'essence de térébenthine nous donnent bien, vers le troisième ou quatrième jour, de la suppuration aseptique, mais elles sont extrêmement douloureuses et causent trop souvent des eschares. — Nous avons injecté toute la série des phénols camphrés : naphtol, gaïacol, thymol, salol, camphrés, le phénol sulforiciné, etc. Mais ces injections peuvent ou bien ne pas donner la fonte ou bien ulcérer la peau dans le cas d'une adénite cervicale.

Finalement, ce qu'il y a de mieux, pour tout concilier, ce sont les injections déjà indiquées au chapitre de la technique, p. 128 : à savoir, pour le traitement d'une arthrite fongueuse des injections de naphtol camphré glycériné, et pour le traitement d'un petit tuberculome et d'une adénite, des injections de notre **fondant aux 4 liquides**, mélange à parties égales de phénol sulforiciné, phénol camphré, naphtol camphré, essence de térébenthine. Vous trouverez p. 129 et 131 le mode d'emploi de l'un et de l'autre de ces « fondants ».

En **résumé** : notre méthode consiste à transformer les adénites dures et les tuberculomes en petits abcès froids, que l'on ponctionne ; à changer les arthrites tuberculeuses, par le curettage chimique des fongosités de la face interne de la synoviale (curettage réalisé par nos injections), en hydarthroses ou pyarthroses, qu'on traite ensuite comme des abcès froids vulgaires.

Ainsi donc, l'abcès par congestion, cet ennemi si terrible d'autrefois, a été changé par nous en un auxiliaire très précieux, qui nous permet d'avancer et d'assurer la guérison des tuberculoses externes. Et vous comprenez maintenant dans quel sens nous avons pu dire : Lorsque l'abcès froid n'existe pas, il faut l'inventer... et le créer.

Nous reviendrons, au cours de ce livre, sur les diverses applications de cette doctrine, d'ailleurs acceptée aujourd'hui et appliquée ; mais disons, dès maintenant, qu'elle nous a donné les plus beaux résultats, les résultats que promettait la théorie (voir p. 498 la statistique des tumeurs blanches, ainsi traitées à notre hôpital Cazin de Berck). Voir aussi « l'observation » du chapitre XVIII (Adénites).

3° Les tuberculoses fistuleuses, et les plaies ou ulcérations tuberculeuses.

Ce que nous allons dire ici s'applique à **toutes les fistules** tuberculeuses. Quant aux particularités de chaque fistule, elles seront étudiées dans le chapitre consacré à chaque tuberculose externe (voir mal de Pott, coxalgie, tumeur blanche, adénites, ostéites, épididymite, etc.).

La fistule provient de l'ouverture **chirurgicale** ou **spontanée** d'un foyer tuberculeux.

La fistule est l'ennemi et le point noir dans les tuberculoses externes ; elle est le cauchemar de tous ceux qui s'occupent de ces affections.

Si nous avons condamné l'opération sanglante pour la presque totalité des cas de tuberculoses externes, c'est parce que l'**opération** laisse trop souvent après elle une fistule.

Si nous avons écrit avec tant de minutie la technique des ponctions et des injections, c'est pour vous permettre d'**éviter** les fistules.

Car les fistules sont tellement difficiles à guérir que le meilleur de tous les traitements est encore leur traitement *préventif*.

Et c'est pour cela que je voudrais graver sur le frontispice des hôpitaux où l'on soigne les tuberculoses externes, l'inscription suivante :

« **Aux tuberculoses fermées la guérison sûre. Ouvrir les tuberculoses ou les laisser s'ouvrir, c'est ouvrir une porte par laquelle la mort entrera trop souvent.** »

Sans doute, *ce danger de mort* n'existe guère que dans les fistules symptomatiques des lésions osseuses et articulaires *profondes* (et plus particulièrement dans la coxalgie et surtout le mal de Pott). Mais les fistules *superficielles* elles-mêmes sont toujours *fâcheuses*, non seulement pour le désagrément que cause toute suppuration persistante, mais encore par les mutilations et les tares qu'elles peuvent laisser après elles. Exemple, les cicatrices si vilaines et indélébiles laissées par les fistules ganglionnaires de la région cervicale, sans compter le risque d'inoculation (si petit soit-il), venant de la persistance d'un foyer tuberculeux, même superficiel, en activité.

Cependant, si parmi les fistules il en est certaines qui tuent, tandis que d'autres sont surtout désagréables (avec, entre les deux, tous les degrés de gravité), une classification s'impose des différentes variétés de fistules.

Classification des plaies et fistules tuberculeuses.

1. *Plaies* et *ulcérations tuberculeuses* de la **peau**.

2. *Fistules symptomatiques de lésions des* **tissus mous**.

3. *Fistules symptomatiques de lésions* **osseuses ou articulaires** mais **superficielles** (*c'est-à-dire à drainage facile*).

4. *Fistules sumptomatiques de lésions* **osseuses** ou **articulaires**, mais **profondes** (*c'est-à-dire à drainage difficile*).

1er **groupe.** — Les **plaies** et **ulcérations** tuberculeuses de la peau. — Il s'agit ici de lésions en surface plutôt que de fistules proprement dites, car il n'y a point de trajet partant de l'ouverture cutanée ; ou bien, si, parfois, il existe un trajet, il reste sous-cutané sur toute sa longueur, c'est un simple *décollement* de la peau (plutôt qu'un véritable trajet fistuleux). Ces plaies succèdent à des *tuberculomes cutanés* ou *sous-cutanés*.

Vous connaissez les caractères typiques de ces plaies, à savoir : leurs bords minces, violacés, irréguliers, décollés, leur fond jaunâtre avec de petits points caséeux ou fongueux (fig. 185 et 186).

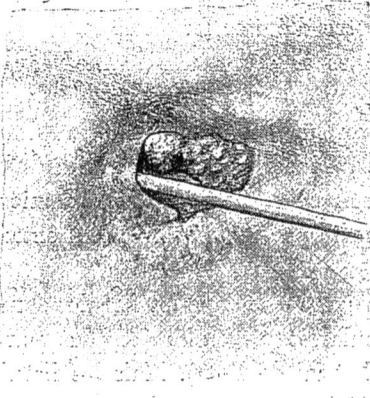

Fig. 185. — Ulcération tuberculeuse de la peau : orifice large, avec bourgeons charnus exubérants, en saillie ; pourtour violacé, peau mince, décollée (on a mis un stylet pour la soulever), les téguments avoisinants sont irréguliers, bosselés.

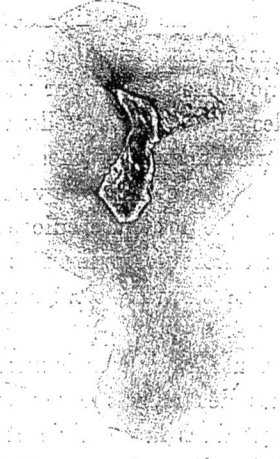

Fig. 186. — Processus de cicatrisation : l'ulcération se dessèche, se recouvre d'une croûte grisâtre ou noirâtre, persistante : les téguments avoisinants restent longtemps bosselés et colorés.

Tandis que les plaies syphilitiques ont des bords arrondis, coupés à pic à l'emporte-pièce, en falaise, et un fond de couleur jambonnée ou d'aspect gommeux (fig. 187 et 188).

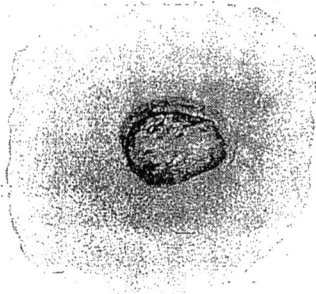

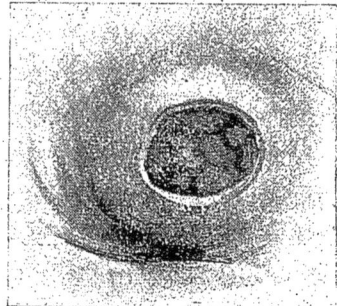

Fig. 187 et 188. — Types d'ulcérations gommeuses syphilitiques, arrondies, à bords taillés à pic.

Mais, bien souvent, **ces caractères** différentiels sont beaucoup moins **tranchés**, la confusion est possible entre les deux, d'autant qu'il y a des formes mixtes, des « scrofulates de vérole ».

Et même, en restant dans le domaine des lésions tuberculeuses, on peut voir tous les intermédiaires entre les ulcérations bacillaires de la peau et les lupus tuberculeux.

Au reste, l'occasion se représentera pour nous, dans une autre partie de cet ouvrage (v. chap. XIX), de parler de la tuberculose de la peau.

2e groupe. — Dans ce groupe et dans les suivants, il s'agit de fistules vraies, c'est-à-dire de plaies qui ne sont que des petits cratères par lesquels viennent s'ouvrir à la peau des trajets et des cavités profonds et aboutissant à des lésions tuberculeuses des tissus mous ou bien du squelette.

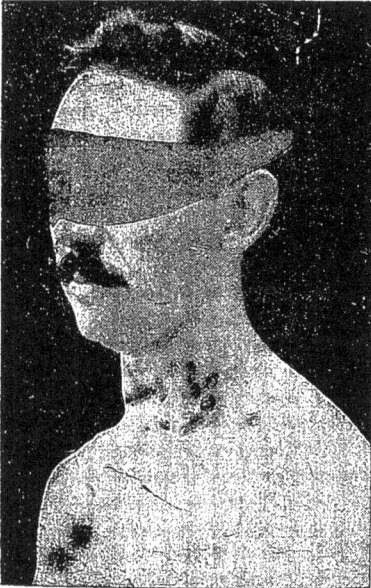
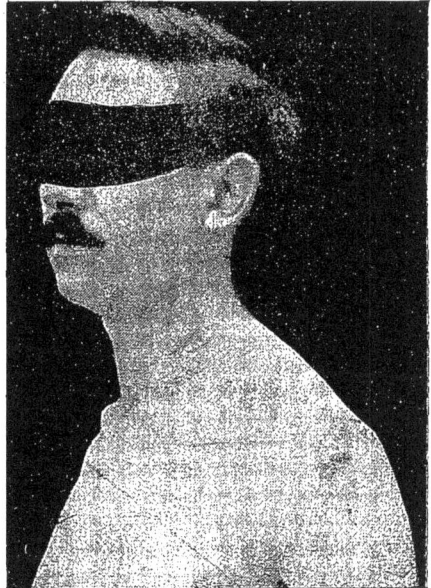

Fig. 189.   Fig. 190.

Fig. 189. — Vieilles fistules du cou (suite de tuberculose ganglionnaire). État du malade au moment de son arrivée à Berck (voir fig. suivante).

Fig. 190. — Le même guéri à Berck en 5 semaines par le traitement marin et notre traitement (application de notre poudre, et de compresses imprégnées de notre pâte pour fistules). On remarquera que le malade ne conserve qu'un minimum de marques. Jamais une opération sanglante n'aurait donné une guérison aussi belle que celle obtenue par notre traitement conservateur. Cette opération sanglante, au cas, d'ailleurs assez improbable, où elle aurait tari ces fistules, aurait sûrement laissé des marques cent fois plus visibles.

Le deuxième groupe est celui des fistules symptomatiques de lésions des parties molles.

Par exemple les fistules du cou, de l'aisselle et de l'aine, symptomatiques d'une *adénite tuberculeuse*.

Ou les fistules des bourses, symptomatiques d'une *épididymite* ou *orchite bacillaire* (fig. 191).

Ou les fistules de la main ou du poignet, symptomatiques d'une *synovite tendineuse fongueuse* ou d'une *tuberculose des gaines synoviales*.

Le 3ᵉ **groupe** comprend les fistules symptomatiques des lésions tuberculeuses du **squelette**, mais lésions **superficielles**, c'est-à-dire les fistules à court
trajet, qui vont, par conséquent, se drainer facilement et complètement.

Par exemple, les fistules symptomatiques d'un *spina ventosa* des doigts
ou des orteils ; une tuberculose de l'os malaire du *frontal*, des *maxillaires*,
des *clavicules*, des *côtes*, etc.

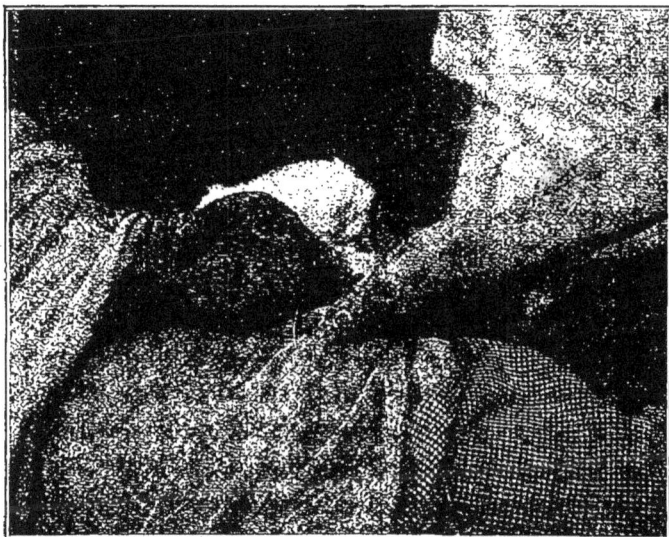

Fig. 191. — Orifices fistuleux venant d'une tuberculose du testicule ouverts spontanément ; cette
figure donne l'état des lésions, après un an de séjour à Berck. A son arrivée, le malade portait
2 autres fistules du côté DROIT du scrotum encore plus larges et d'apparence plus grave ; nous les
avons guéries par des injections pâteuses. Celles du côté gauche ont guéri 5 mois après. Le retard
insolite dans la guérison de ces dernières fistules s'explique par la coexistence chez ce malade
d'un mal de Pott et d'une ostéite costale suppurée.
Oui retard insolite, car TOUTES les autres fistules scrotales, 145 fistules sur 500 cas de tuberculoses du testicule ou de l'épididyme (que nous avons vus depuis 28 ans), ont été guéries par nos
injections dans un temps qui a varié de 1 mois à 1 an. Le cas représenté sur cette figure a été (de
beaucoup) le plus rebelle de tous.

Dans ce groupe rentrent les fistules symptomatiques d'ostéoarthrites
superficielles, c'est-à-dire la presque totalité des fistules du *coude*, du
poignet, du *cou-de-pied*, de *l'épaule*, du *genou*.

Ce groupe comprend même un certain nombre de fistules de *mal de
Pott*, celles qui réalisent, au point de vue de la facilité du drainage, les
conditions susdites, à savoir, les fistules qui s'ouvrent dans le cou ou dans
le dos, en un point *très rapproché* du foyer vertébral.

Le 4ᵉ **groupe** embrasse les fistules symptomatiques d'une tuberculose
du **squelette**, mais d'une tuberculose **profonde**, c'est-à-dire les fistules
à long trajet — où le drainage sera beaucoup plus difficile que dans les
fistules précédentes. Par exemple, les fistules symptomatiques de la

coxalgie, les fistules du *mal de Pott*, à part les exceptions dites plus haut.

Et, par contre, peuvent rentrer dans ce groupe, à titre exceptionnel, quelques fistules symptomatiques de tumeurs blanches du genou, de l'épaule, du poignet et du cou-de-pied, — à savoir celles de fistules qui ont un trajet long et tortueux, rendant le drainage et l'écoulement du pus particulièrement difficiles.

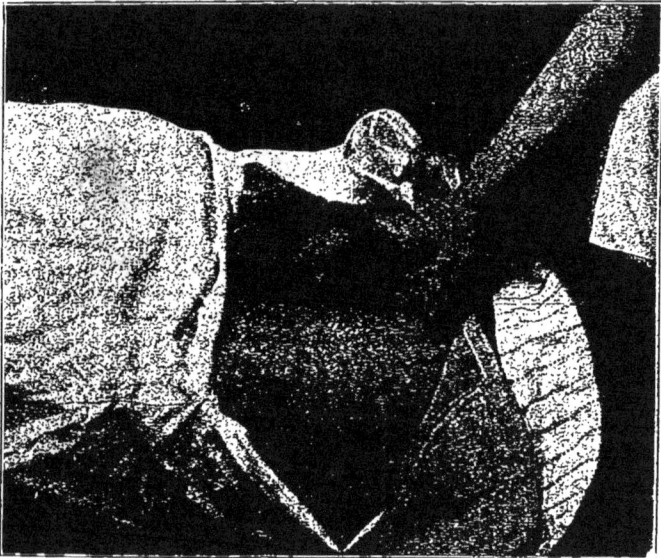

Fig. 192. — Le même (voir fig. 191), complètement guéri.

Pronostic.

Les 3 premières sont *curables* ; la quatrième *pas toujours*, — il s'en faut.

Pourquoi ? C'est que les fistules des 3 premières variétés ne sont pas « infectées » ou que *leur infection* cède aisément à nos moyens d'action, tandis que les fistules du quatrième groupe sont *très souvent infectées*, infection surajoutée et tellement grave que nous ne pouvons pas toujours en avoir raison.

Ainsi donc, ce qui fait la gravité d'une fistule tuberculeuse, c'est son infection possible ; et la première question à se poser, en présence d'une fistule, pour établir son pronostic et son traitement, c'est de savoir si elle est ou non infectée.

Infectée veut dire qu'au bacille tuberculeux primitif se sont associés des *germes septiques venus du dehors*.

Ce pus tuberculo-septique vient-il à être retenu — ce qui est bien rare dans les fistules des trois premiers groupes, mais très fréquent dans les trajets anfractueux et profonds de celles du quatrième groupe — ce

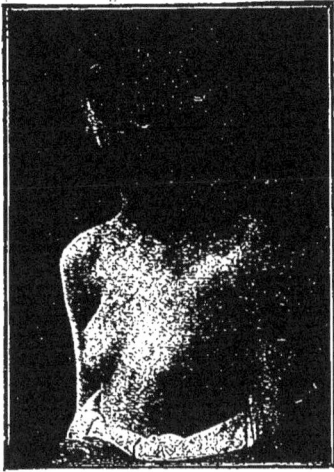

Fig. 193. — Blanche D..., 17 ans.
Épaule criblée de fistules, suite
de tumeur blanche. (Voir les
3 fig. suivantes.)

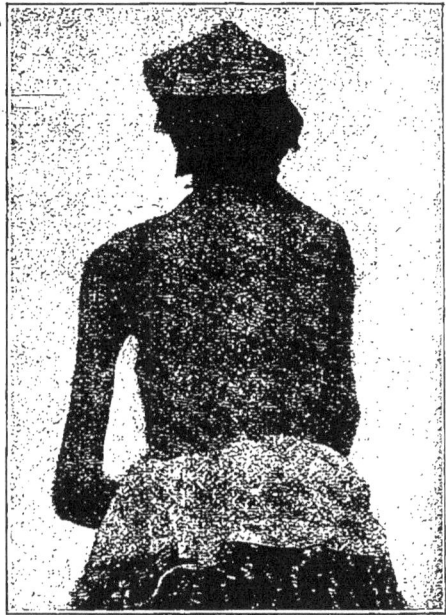

Fig. 194. — La même, vue de dos, état de la malade
à son arrivée à Berck.

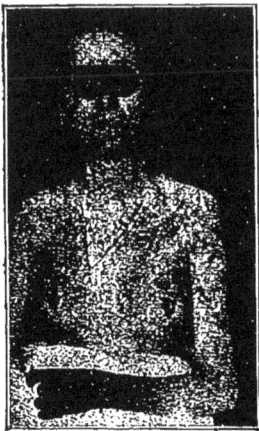

Fig. 195. — La même, après
guérison complète.

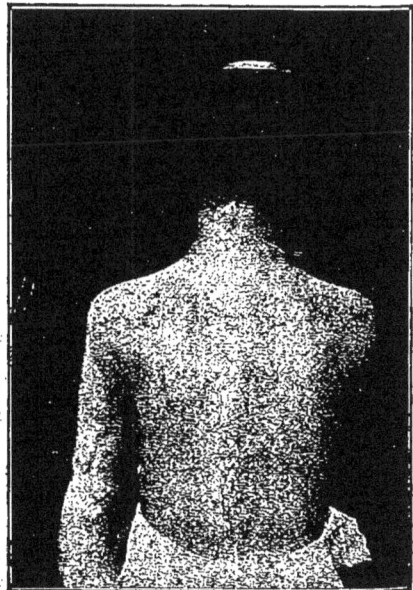

Fig. 196. — La même après guérison (vue de dos).

pus, dis-je, sera résorbé par l'organisme, donnera de la fièvre et empoisonnera le malade.

La durée de cette rétention et de cette résorption est-elle courte, le malade guérira. Mais si elle se prolonge, elle amènera une intoxication progressive de l'organisme, une véritable septicémie chronique avec dégénérescence du foie et des reins. Et l'aboutissement de cette infection de la fistule sera la mort du sujet à une échéance plus ou moins lointaine, qui peut se chiffrer par des mois et même plusieurs années.

Heureusement, redisons-le, toutes les infections commençantes n'en arrivent pas là.

Nous pouvons distinguer 3 degrés ou 3 phases dans l'infection.

Le premier degré est caractérisé par une fièvre vespérale avec rémission matinale ; cette fièvre n'existe que depuis quelques semaines ; l'analyse ne décèle encore aucune trace d'albumine.

Le deuxième degré se caractérise par l'apparition d'un peu d'albumine ; et l'albumine apparaît, d'ordinaire, pour peu que la fièvre persiste au delà de quelques semaines.

Le troisième degré se caractérise par la présence d'une quantité *notable* d'albumine et par une hypertrophie appréciable du foie, qui déborde d'au moins un doigt les fausses côtes. La fièvre peut ne plus exister à ce moment.

A côté de ces signes principaux, il en est d'autres, ceux qui constituent le cortège symptomatique des intoxications lentes de l'organisme, à savoir : l'inappétence, la perte des forces, l'amaigrissement, la pâleur, et bientôt la teinte jaune ou terreuse de la face, la fétidité du pus, l'apparition d'œdèmes partiels ou généralisés, etc., etc.

Quant au **pronostic** *des fistules infectées, il diffère suivant le degré de l'infection.*

Les deux premiers degrés sont curables, pourvu qu'on réussisse — par un drainage parfait — à faire cesser la rétention du pus.

Malheureusement, ce drainage parfait n'est pas toujours réalisable dans le mal de Pott ou la coxalgie ; et c'est pour cela qu'on ne peut pas promettre, d'une manière absolue, la guérison d'une fistule infectée, même au premier degré, symptomatique d'une coxalgie ou d'un mal de Pott. Quelquefois cette fistule passera, malgré tous nos efforts, au troisième degré. Or, au troisième degré, le mal est sans remède, ou à peu près, dès que l'albumine existe en quantité notable, dès que le foie déborde de deux doigts les fausses côtes, il est trop tard. Alors, même si l'on draine largement, même si on réussit à faire tomber la fièvre déjà installée, les lésions viscérales continueront à évoluer pour leur compte et finiront par emporter le malade, toujours ou presque toujours.

Le traitement.

Tous les 6 mois, vous entendrez vanter un traitement nouveau, soi-disant merveilleux, des fistules tuberculeuses.

-   Tous ces traitements, nouveaux et anciens, peuvent être rangés en 4 groupes : *l'opération sanglante*, *l'abstention*, les *traitements physiothérapiques* et les *injections*.

a. **L'opération.** Pour un bon nombre de chirurgiens (et même le plus grand nombre), le seul traitement rationnel des fistules tuberculeuses demeure, aujourd'hui comme hier, l'opération sanglante, opération qu'on fera très large et qu'on répétera sans se lasser.

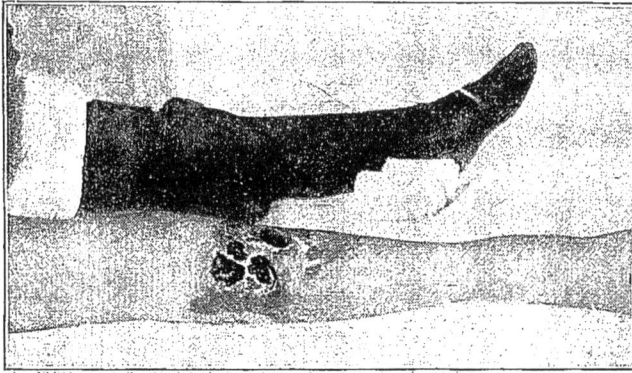

Fig. 197. — Ulcération de la face antérieure du tibia. Les signes cliniques à l'arrivée du malade, et même l'examen radiographique imposaient presque le diagnostic d'ostéo-sarcome (vous lisez bien, d'un ostéo-sarcome). Mais l'examen bactériologique (pratiqué par M. Noël Fiessinger) a décelé la présence du bacille de Koch. Ici la cicatrisation de guérison complète a demandé 9 mois. Voir fig. 198 et 199.

Certes, cela paraît logique et rationnel *a priori*. Mais, en fait et dans la pratique, l'expérience nous a prouvé que l'opération faisait 20 fois plus de mal que de bien. Au lieu d'éteindre d'un seul coup le foyer tuberculeux comme on l'avait espéré, on peut dire, en règle générale, qu'elle attise ce foyer et lui ouvre des tissus jusqu'alors sains ; elle ne guérit pas le malade et elle le mutile. Et je ne parle pas des inoculations au loin dans les méninges ou dans les viscères, et des généralisations tuberculeuses que l'opération peut amener.

Rappelez-vous notre aphorisme : *Dans la tuberculose, le bistouri guérit rarement, aggrave souvent, et mutile toujours.*

Au début de notre pratique, nous avons opéré et réopéré des centaines de fistules, nous avons obtenu, sans doute, quelques guérisons, mais bien davantage encore d'aggravations. Si bien que nous les traitons aujourd'hui par la méthode conservatrice, nous ne les opérons plus ; tout ce que nous faisons comme intervention, si cela peut s'appeler une véritable intervention, c'est dans les **cas extrêmement rares** où nous trouvons, par l'examen du trajet un **séquestre mobile**, de **le cueillir** — **sans plus**, sans toucher au trajet.

Et les guérisons données par notre traitement conservateur d'aujourd'hui sont incomparablement plus nombreuses et plus belles que celles données par notre traitement opératoire d'autrefois.

La question est jugée, le traitement des fistules tuberculeuses sera

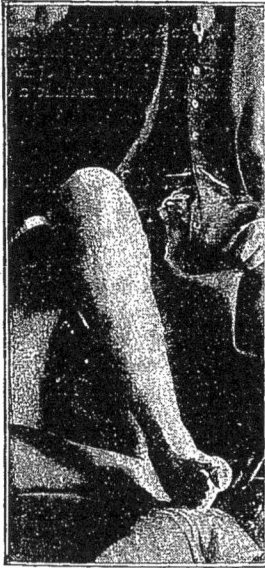

Fig. 198. — Le même complètement guéri. A la place de ses larges ulcérations, n'existe plus qu'une petite cicatrice. A noter que le malade plie librement le genou. Or celui-ci était enraidi et gros à l'arrivée à Berck, au point qu'un médecin avait parlé de tumeur blanche (tandis que les autres consultants avaient conclu à un cancer). Au total, la guérison est aujourd'hui complète tant au point de vue fonctionnel qu'au point de vue anatomique.

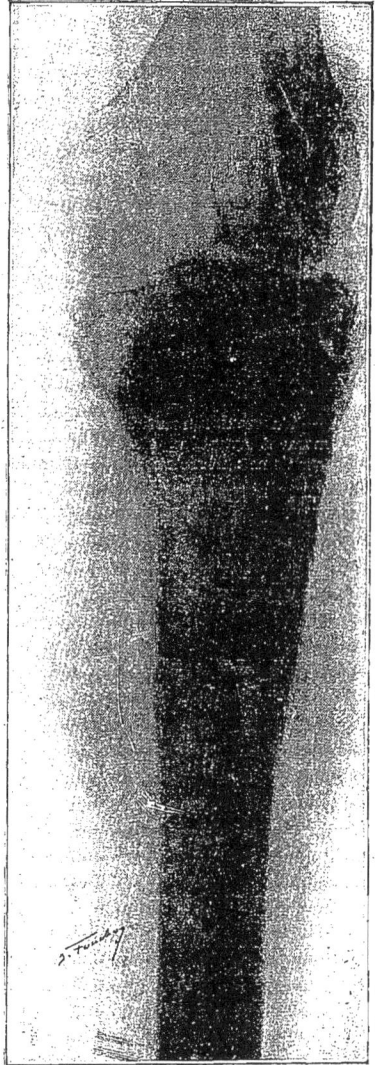

Fig. 199. — Radiographie du tibia droit : l'os est comme déchiqueté, lacuneux, les bords sont effilochés, masse globuleuse occupant les tissus mous ; on croirait se trouver en présence d'un ostéosarcome.

conservateur ou ne sera pas. Vous pouvez en croire notre très grande expérience personnelle des deux méthodes.

Et encore une fois, ne vous laissez pas troubler par la pensée qu'il peut y avoir de petits séquestres, objection qui vous sera faite souvent par les interventionnistes quand même.

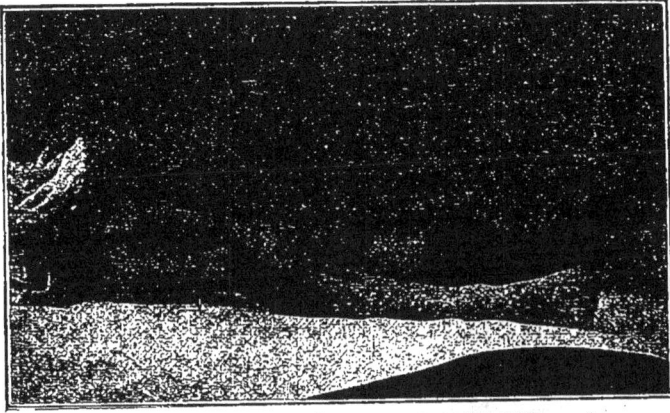

Fig. 200. — Tuberculose multifistuleuse du genou. État du petit malade à son arrivée à Berck. Lésions extrêmement avancées, s'accompagnant de suppuration profuse et fétide. Infection générale de l'organisme : fièvre vespérale, albumine, gros foie : L'amputation immédiate était la dernière chance (bien petite !) de salut à proposer. Les parents ont refusé. Le petit malade a été ramené chez lui où il a succombé 2 mois plus tard.

D'abord, les séquestres sont, ici, très rares, je l'ai dit ; mais supposons qu'il en existe ; c'est dans les deux conditions suivantes :

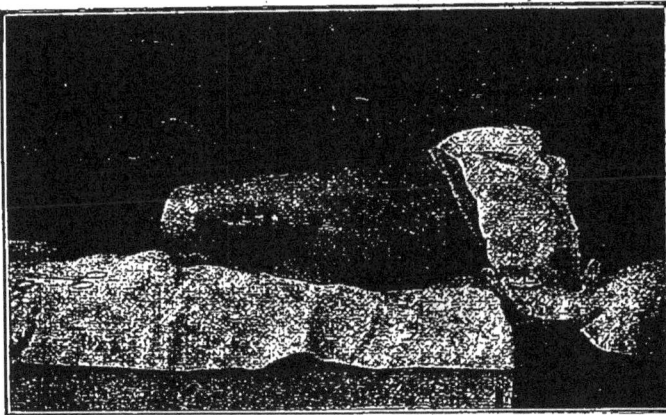

Fig. 201. — Autre cas de fistules post-opératoires. Ce malade arrivé à Berck dans cet état avec fièvre, albumine (8 et 10 grammes par jour), gros foie, cachexie générale, a pu se maintenir encore pendant 2 ans. Il vient de succomber à la suite d'une crise urémique.

Alors, ou bien *a.* on trouve ce séquestre déjà *complètement détaché, bien accessible*, et il est évident, et nous l'avons dit, qu'on peut et doit le saisir avec les pinces, comme un corps étranger quelconque ; mais qu'on se borne à cela ; et cela s'obtient sans anesthésie, et sans faire saigner.

Ou bien *b.* le séquestre n'est pas mobile ou n'est pas facilement accessible. Eh bien, l'abstention, en ce cas, vaut beaucoup mieux que l'opération. Car les séquestres vont s'user et s'éliminer avec l'aide des injections et même tout seuls à la longue à peu près toujours.

Et en vous abstenant, vous observez le *primo non nocere.*

Tandis que l'opération ne va pas sans danger.

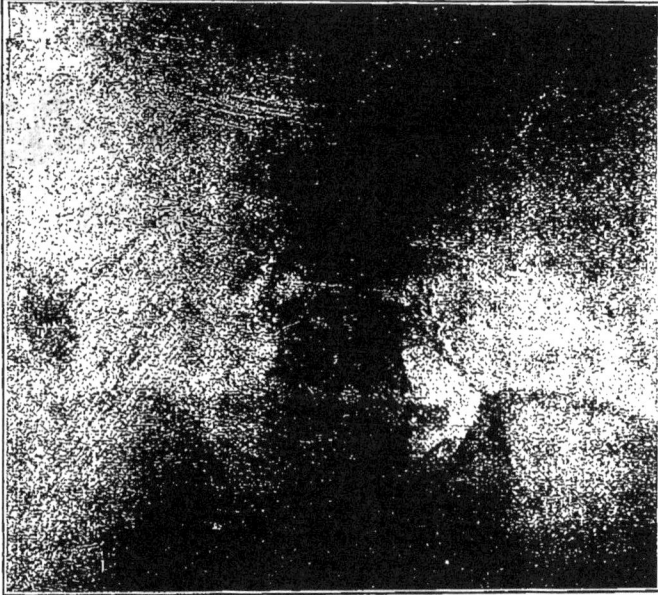

Fig. 202. — Fistule communiquant avec un foyer osseux profond (mal de Pott lombaire) : l'orifice fistuleux se trouve à 4 travers de doigt au-dessus du milieu de la crête iliaque gauche : une injection de pâte iodoformée très fluide faite avant la prise de l'image montre les différents diverticules de la collection. — T. tampon obturant l'orifice fistuleux. — I foyer et cavité principale de l'abcès remplie par le liquide iodoformé. — P. P. P. poches secondaires : l'une d'elles descend, du côté droit, jusque dans la fosse iliaque interne ; on conçoit qu'il est très malaisé d'assurer le drainage parfait d'un trajet aussi anfractueux. S'il survient de la fièvre ou si la guérison tarde trop, il sera indiqué de faire une contre-ouverture à droite, au point déclive.

Car si vous recourez à l'intervention sanglante très large, soi-disant radicale, vous risquez beaucoup d'étendre (au lieu de le supprimer) le terrain appartenant à la tuberculose ; il se produira de nouveaux séquestres, et le seul résultat de l'opération sera une aggravation, une mutilation.

L'opéré sera mutilé, même lorsqu'il s'agit d'une tuberculose superficielle. Exemple : si l'on curette un doigt atteint de spina ventosa, pour être bien sûr d'atteindre les limites du mal, il faudra les dépasser et mordre sur le tissu sain ; on ira fatalement trop loin, et c'est ainsi que le sujet sortira de cette opération plus mutilé que si l'on avait attendu l'**élimination spontanée des infimes débris osseux** existants.

Et la nature, au total, fera les choses beaucoup plus économiquement que le chirurgien.

b. **L'abstention** vaut donc mieux que l'opération sanglante.

C'est-à-dire qu'un malade mis au repos, au bon air de la campagne et surtout de la mer, avec un bon traitement général et pas d'autre traitement local que des pansements bien aseptiques, a beaucoup plus de chances de voir se fermer ses fistules que si on l'opère.

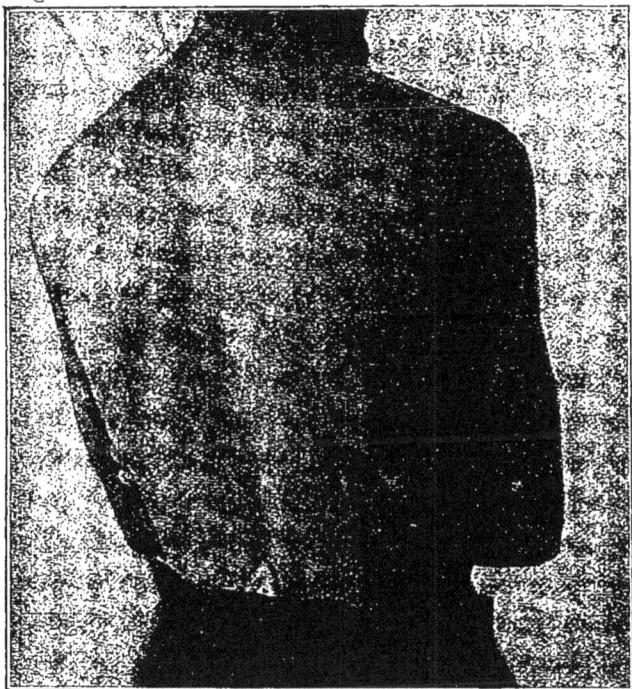

Fig, 203. — Ces fistules, vieilles de 3 ans, provenant d'une pleurésie tuberculeuse (empyème), ont été guéries par une seule injection de nôtre pâte naphtolée.

C'est-à-dire encore que le médecin de campagne qui n'opère jamais les fistules en verra guérir un plus grand nombre que le grand chirurgien qui les opère à tous coups et les réopère obstinément. Mais je ne vous apprends rien ; est-ce que chacun de vous n'a pas vu guérir un grand nombre de ces fistules auxquelles on n'avait pas touché ?

c. **Les méthodes physiothérapiques.**

Que n'a-t-on pas essayé, depuis la méthode de Bier[1], les rayons X, les cures de soleil, les rayons violets, le radium, jusqu'aux bains de mer

1. La méthode de Bier, dont j'ai dit qu'elle n'avait pas d'efficacité contre la bacillose, peut agir favorablement contre l'infection staphylococcique ou streptococcique surajoutée.

dans toutes nos plages du Nord et du Midi et les bains salés ou minéraux, ou thermaux, de toutes nos stations réputées : Salies, Kreuznach, etc., etc.

Ces médications ne sont pas sans valeur, elles peuvent réussir dans les fistules très superficielles, et surtout dans les ulcérations et plaies tuberculeuses de surface, elles agissent en améliorant l'état général du sujet. J'ai essayé de toutes ces médications, qui m'ont donné de loin en loin la guérison, mais infiniment moins que la médication suivante des injections.

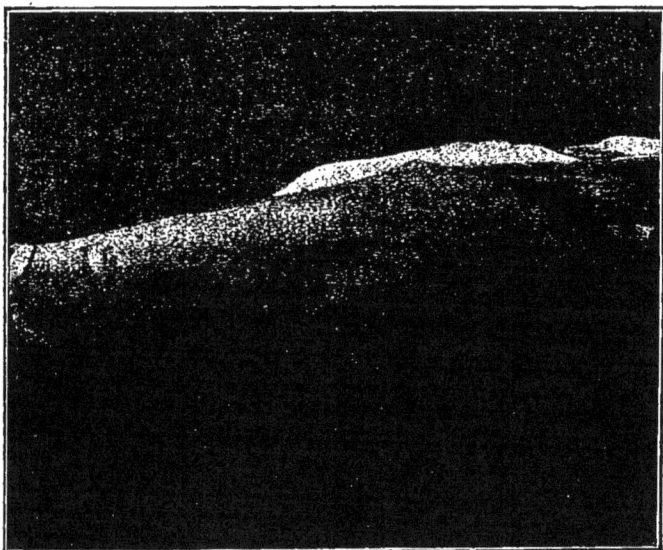

Fig. 204. — Fistules provenant d'une coxalgie ; ces fistules, vieilles de 1 an et demi, ont été taries par 6 injections de notre pâte dans l'espace de 2 mois.

d. Les **injections modificatrices**, faites avec les liquides indiqués, et de la manière dite page 132. Avec ces injections, la guérison s'obtient à peu près toujours, même dans les fistules osseuses, pourvu qu'elles ne soient pas infectées et pourvu qu'on ne néglige par ailleurs aucune des indications générales données.

Nous pouvons maintenant indiquer le traitement de chaque variété de plaie ou fistules tuberculeuses :

1º Traitement des plaies et ulcérations tuberculeuses.

On les guérit avec des **topiques** divers, en variant leur emploi : application de notre poudre [1], de teinture d'iode, de peroxyde de zinc, de compresses imbibées d'huile créosotée iodoformée, de naphtol camphré

1. Voir la formule de notre poudre, p. 126.

glycériné, de permanganate de K, application d'emplâtre de Vigo (frais), attouchements au nitrate d'argent, au thermocautère, au galvanocautère, pansement à l'eau oxygénée, au naphtalan.

Traitement physiothérapique : rayons X et courants de haute fréquence (ces 2 médications ne peuvent guère être employées que par les spécialistes), exposition de la plaie au soleil, en allant progressivement et méthodiquement, quelquefois bains de mer, bains salés.

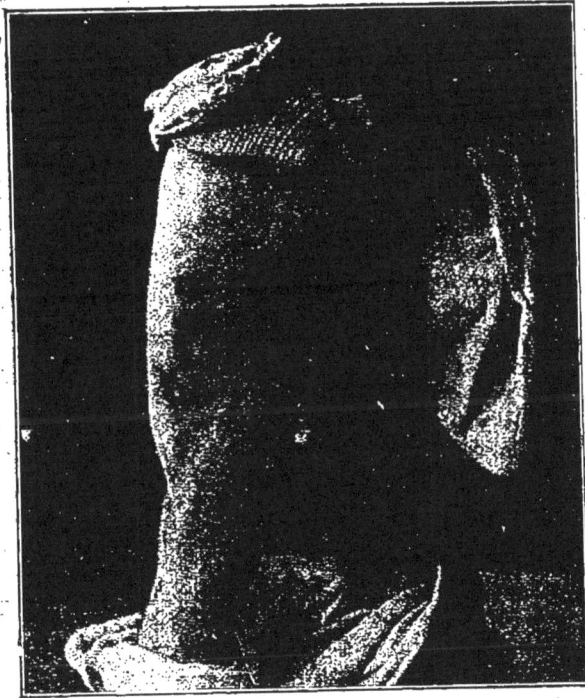

Fig. 205. — Fistules crurales symptomatiques d'un mal de Pott dorso-lombaire. Ces fistules, vieilles de 1 an et demi, ont été guéries en 4 mois par nos injections pâteuses.

Dans les cas un peu rebelles, je fais une couronne d'injections modificatrices tout autour de cette plaie tuberculeuse (injections d'huile créosotée ou de naphtol camphré).

2º **Traitement des fistules du 2e groupe (fistules symptomatiques de tuberculose des tissus mous).**

Faire de petites injections d'huile créosotée iodoformée ou de naphtol camphré, mais en prenant des dispositions pour que le liquide reste en place. Si le liquide n'est pas facilement retenu, employer notre pâte, suivant la technique et la posologie déjà connues (p. 136).

3º **Traitement des fistules du 3e groupe (fistules osseuses à court trajet).**

On fait les mêmes injections, et de la même manière que ci-dessus.

4º **Traitement des fistules profondes (coxalgie, mal de Pott).**

a. **Si elles ne sont pas infectées,** ni fièvre, ni albumine, injections modificatrices comme ci-dessus.

b. **Si elles sont infectées,** avec de la fièvre vespérale traduisant une rétention du pus, on essaie de faire cesser celle-ci par de simples drai-

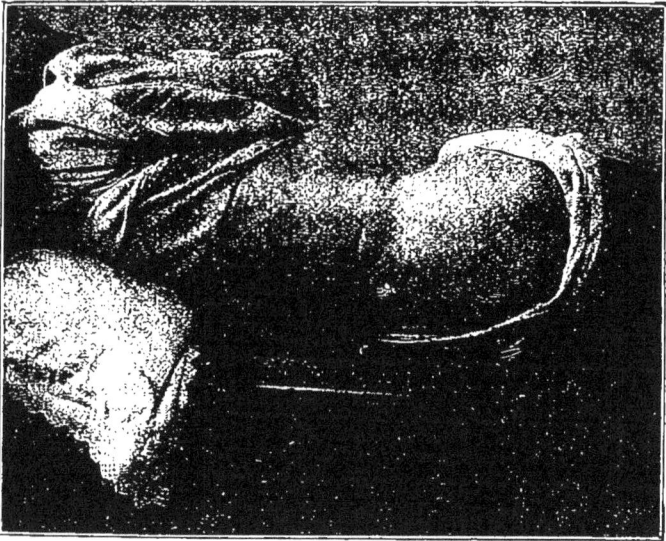

Fig. 206. — Autre cas de fistule de mal de Pott guérie. Ce malade âgé de 52 ans portait un volumineux abcès dans le triangle de J.-L. Petit. L'abcès avait été ponctionné et injecté déjà 3 fois quand le malade fut obligé de quitter Berck et de suspendre son traitement pendant plusieurs semaines. A son retour, la peau était violacée, presque noirâtre en deux points, et quelques gouttes de pus suintaient par des orifices du calibre d'une épingle. Il a été impossible d'éviter l'ouverture qui se produisit au bout de deux jours par la chute de deux petites escharres de la peau ; nous avons repris nos injections ; les plaies se sont refermées au bout de 4 semaines et sont demeurées bien fermées depuis (il y a de cela plus de 6 mois).

nages. Si vous n'arrivez pas ainsi, gardez-vous des injections, gardez-vous plus encore de la tentation des grandes interventions chirurgicales soi-disant radicales, qui ont 20 fois plus de chances de nuire au malade que de l'améliorer.

Tenez-vous-en au traitement, peut-être plus modeste mais incontestablement meilleur que voici : assurer le repos et l'immobilisation de la partie malade avec des plâtres fenêtrés, asepsie des plaies aussi parfaite que possible et, de temps à autre, essai discret et momentané des méthodes physiothérapiques.

Avec, en plus, un bon traitement général. Ce traitement général, si important ici, comprend la vie constante au grand air, à la campagne, ou mieux à la mer, une alimentation bien surveillée, combinée avec le régime lacté.

Et l'on peut prolonger ainsi les malades pendant plusieurs années, on arrive même quelquefois à les guérir. Nous avons guéri ainsi un certain nombre de cas, même de la dernière gravité, et assisté à de véritables résurrections. Il ne faut donc désespérer jamais.

Mais trop souvent, cependant, nous resterons impuissants, et la mort sera le terme ordinaire de ces infections profondes dans la coxalgie et surtout dans le mal de Pott.

Et c'est pour cela que je ne vous répéterai jamais assez ce dogme fondamental du traitement des tuberculoses externes : « *N'ouvrez pas* et ne *laissez pas s'ouvrir* les foyers tuberculeux. »

CHAPITRE V

LE MAL DE POTT

L'objectif doit être de guérir, sans gibbosité.
Pour guérir, ne pas ouvrir les abcès.
Pour guérir sans gibbosité, faire de bons corsets plâtrés.

Rappel des notions anatomiques et cliniques indispensables sur le mal de Pott.

Le mal de Pott est la tuberculose de la colonne vertébrale. — La lésion siège à la partie antérieure, ou **corps** des vertèbres (fig. 207 à 209).

Cinq cas. — 1er *cas*. **Avant la gibbosité** (fig. 207). Comme toutes les tumeurs blanches, le mal de Pott va exister pendant quelque temps,

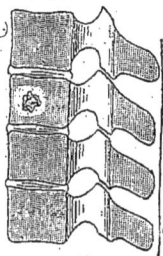

Fig. 207. — Mal de Pott *avant la gibbosité*. Un tubercule apparaît au centre du corps vertébral; autour de lui, une zone de raréfaction et de ramollissement favorise son extension.

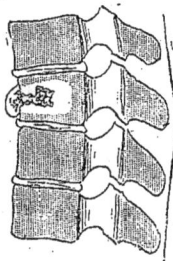

Fig. 208. — *Amorce de gibbosité*. — Le tubercule a progressé, perforé la paroi antérieure de l'os et produit un abcès ; le corps vertébral se tasse en avant, d'où la gibbosité en arrière.

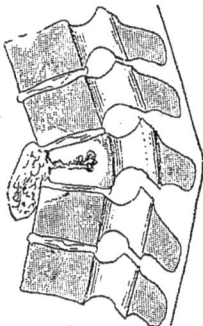

Fig. 209. — *La gibbosité s'accentue*. — La tuberculose a gagné de proche en proche les vertèbres sus et sous-jacentes qui commencent à se ramollir et à s'affaisser.

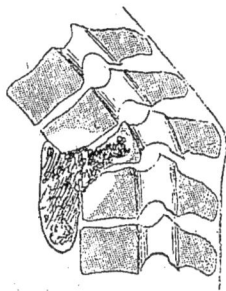

Fig. 210 — *La gibbosité progresse*, en même temps que les lésions antérieures. Il ne reste de la 1re vertèbre atteinte que son arc postérieur et un coin insignifiant du corps qui sont peu à peu chassés en arrière, à la façon d'un noyau de cerise, par la pression des vertèbres voisines.

plusieurs mois ou même un ou deux ans, sans déviation ni gibbosité [1]. Il peut rester silencieux, mais généralement il se traduira par quelques douleurs locales ou irradiées, intermittentes, ou par une impotence fonctionnelle, suite de contractures musculaires réflexes : marche défectueuse, difficulté à se baisser, fatigue rapide, etc.

2e *cas*. **Gibbosité** (fig. 208, 209, 210). (2e période du mal).

Mais nous voyons rarement les enfants à la toute première période.

---

1. Le mal de Pott peut même *ne jamais donner de gibbosité*, mais c'est infiniment rare chez les enfants, un peu moins rare chez les adultes.

Le plus souvent, lorsqu'on les amène, il y a **déjà** une **gibbosité.** Celle-ci est produite : *a.* par l'inflexion du rachis ; *b.* par l'affaissement de 1 ou 2 corps vertébraux, ramollis par le travail de la tuberculose ; *c.* et parfois par la subluxation des deux segments rachidiens.

Au début, la gibbosité est angulaire, médiane et douloureuse à la pression.

Les figures 208, 209 et 210 montrent

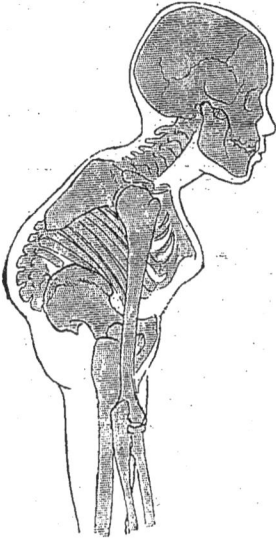

Fig. 211.— Le terme ultime d'une gibbosité. — Le malade est devenu un bossu (quand il n'a pas été soigné ou pas bien soigné).

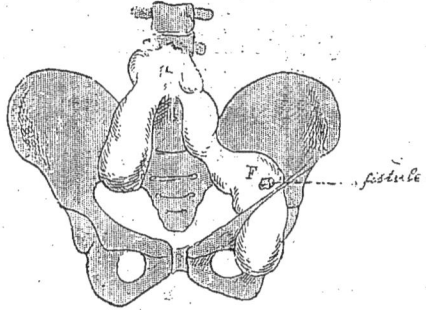

Fig. 212. — *Les abcès et fistules du mal de Pott.* Abcès par congestion, dans les fosses iliaques. *A gauche,* l'abcès a fusé jusque dans la cuisse en passant en bissac au-dessous de l'arcade crurale. — F. Orifice fistuleux au-dessus de l'arcade crurale.

comment se produit une gibbosité. Celle-ci progresse, on voit dans la suite survenir des adaptations, c'est-à-dire des déformations secondaires des autres parties du rachis, et même aussi du thorax, du bassin, de la

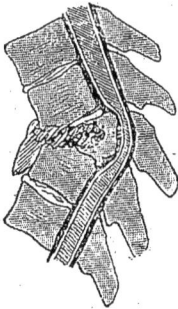

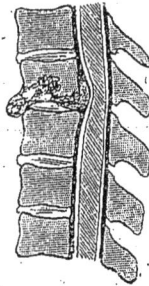

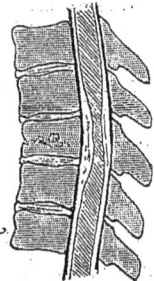

Fig. 213 à 215. — Les 3 causes principales de la paraplégie. Compression de la moelle : 1° par une arête osseuse ;   2° par un abcès ;   3° par pachyméningite.

tête, toutes déformations qui contribuent à donner aux bossus leur silhouette spéciale (v. fig. 211).

La gibbosité est généralement moindre dans les maux de Pott cervicaux et lombaires que dans les maux de Pott dorsaux.

3e *cas* : **Abcès.** — 4e *cas* : **Fistules** (fig. 212). — Le foyer bacillaire ne reste pas localisé aux corps vertébraux ; il peut envahir les parties molles voisines et envoyer des prolongements, des boudins fongueux, plus ou moins loin, vers le cou, le thorax, le dos, mais *surtout* vers les parties déclives : fosse iliaque interne, racine de la cuisse ; — et le ramollissement de ces boudins donne les abcès par congestion du mal de Pott.

Ces abcès, rares dans le mal de Pott dorsal supérieur, sont plus fré-

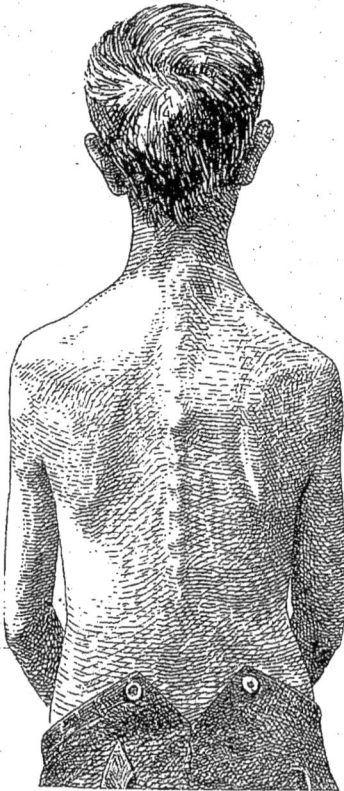

Fig. 216. — Mal de Pott au début : Saillie légère de l'apophyse épineuse de la sixième vertèbre dorsale.

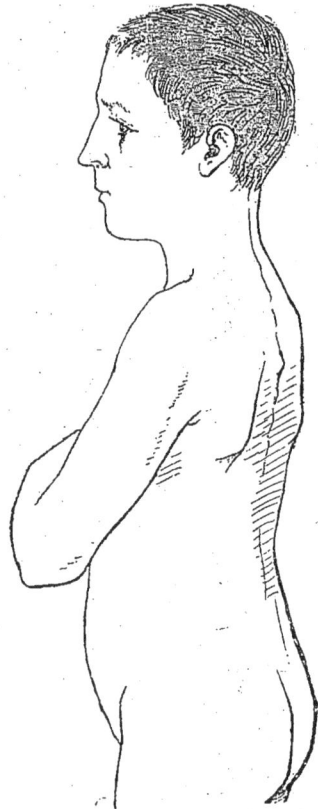

Fig. 217. — Un enfant vu de trois quarts. — Gibbosité commençante de la 5e dorsale.

quents dans le mal de Pott cervical, et presque constants dans le mal de Pott lombaire et dorso-lombaire.

Ils peuvent venir ulcérer et crever la peau, d'où la formation de *fistules* qui s'infectent facilement : infection très grave, conduisant aux dégénérescences du foie et des reins, le plus souvent mortelles. — La **fistule** est **le plus grand danger** qui menace la vie de ces malades.

5e *cas*. **Paralysie** (fig. 213, 214, 215). — Ces prolongements fongueux peuvent se diriger aussi vers la moelle épinière. La compression produite par l'abcès (fig. 214) donnera alors une paralysie plus ou moins complète.

La paralysie peut être due encore à
une arête osseuse (fig. 213), ou à une
propagation de la tuberculose aux
méninges et à la moelle (fig. 215) ou

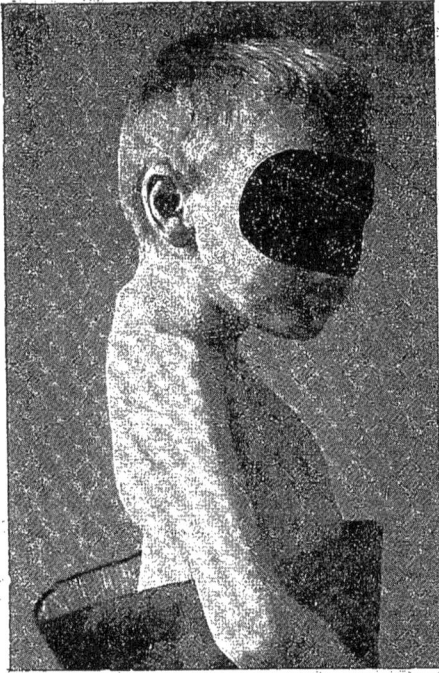

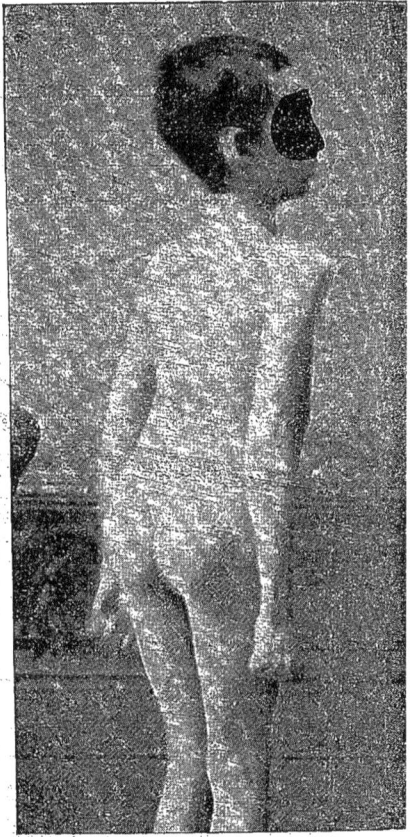

Fig. 218. — Type ordinaire : Saillie anguleuse et médiane ; l'attitude dans le mal de Pott cervic
Fig. 219. — Mal de Pott dorso-lombaire ; type d'attitude.

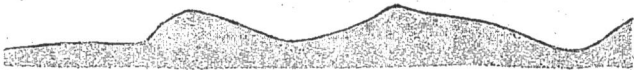

Fig. 220 — Type ordinaire : Gibbosité angulaire et médiane

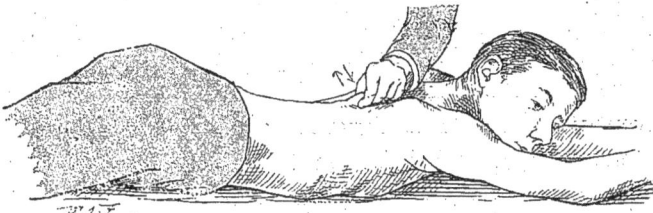

Fig. 221. — Recherche de la douleur. *Succussion* : On saisit entre le pouce et l'index l'apophyse é
neuse de la vertèbre saillante et on lui imprime de petits et brusques mouvements de latéralité.

à des troubles de la circulation sanguine ou lymphatique de celles-

A l'encontre des abcès, et de même que la gibbosité, la paralysie est plus fréquente dans les maux de Pott dorsaux et cervico-dorsaux que dans les maux de Pott des deux extrémités du rachis.

Des trois grands symptômes : gibbosité, abcès par congestion, paralysie, le premier (la gibbosité) est presque constant ; l'abcès existe dans près de la moitié des cas, et la paralysie seulement une fois sur 5 ou 6. — Les trois peuvent coexister, mais c'est très rare. Généralement, lorsqu'il y a un abcès apparent, il n'y a pas de paralysie, et inversement ; au contraire, la gibbosité coexiste généralement avec l'abcès ou avec la paralysie.

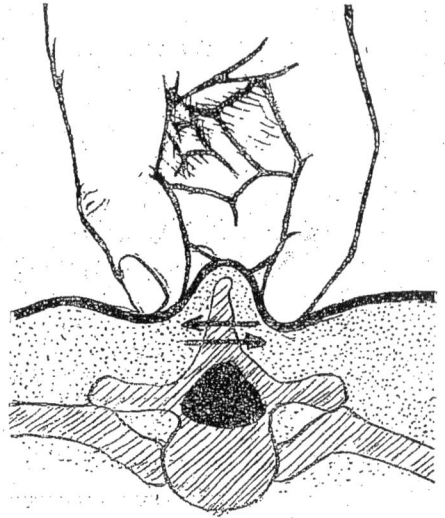

Fig. 224 *bis*. — Encore la technique de la succussion.

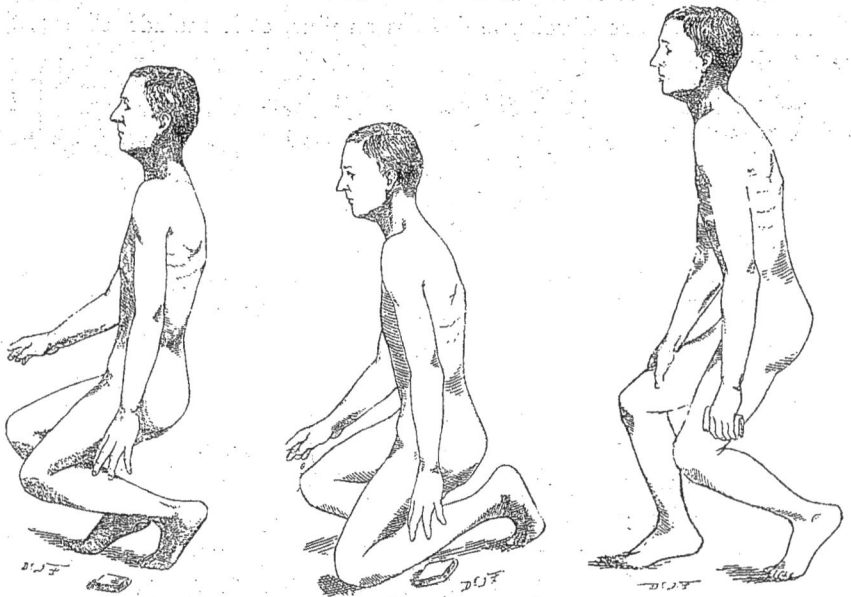

Fig. 222, 223, 224. — On commande au malade de ramasser un objet placé sur le parquet.

1er *temps* : Le malade fléchit les genoux au lieu de fléchir franchement le tronc : son bras droit lui sert de balancier pour garder l'équilibre.

2e *temps* : Le genou gauche est au contact du sol, la main gauche va saisir l'objet.

3e *temps* : Le malade se relève en s'aidant du bras droit qui prend un point d'appui sur la cuisse.

Pronostic.

Il diffère du tout au tout suivant que le mal est soigné ou non.

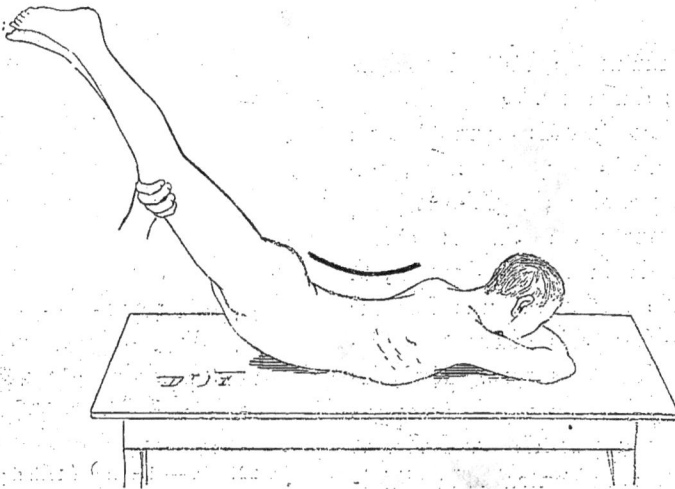

Fig. 225. — Recherche de la mobilité, sujet sain : Dans l'hyperextension, le rachis entier participe au mouvement et forme une courbe régulière.

A. Si la maladie n'est pas bien soignée :

a. La *gibbosité* se développe de plus en plus, et le malade, s'il survit, restera bossu.

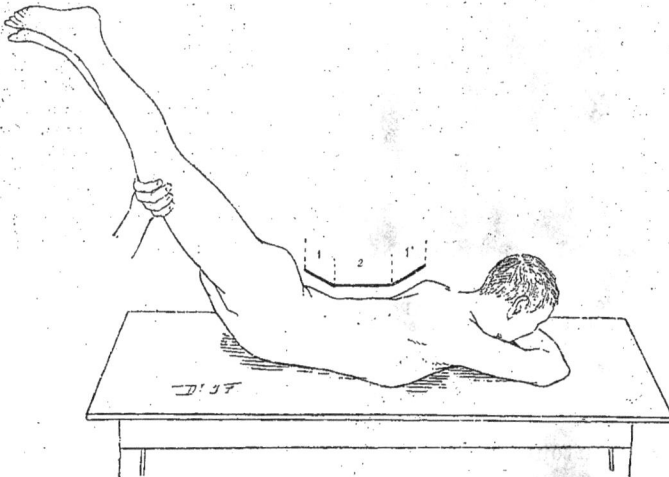

Fig. 226. — Sur le sujet malade, le segment pris (2) reste rigide et le rachis forme une ligne brisée 1, 2, 1'.

b. Les *abcès* sont plus fréquents, plus volumineux ; mais surtout ils donnent généralement des fistules. Or, les maux de Pott fistuleux se terminent presque toujours par la mort du malade, un peu plus tôt, un peu plus tard.

c. La *paralysie* est également plus fréquente et souvent mortelle.

B. Au contraire, **si le mal de Pott est bien soigné** :

Les *gibbosités* encore récentes seront non seulement arrêtées, mais effacées.

Les *abcès* seront moins fré-

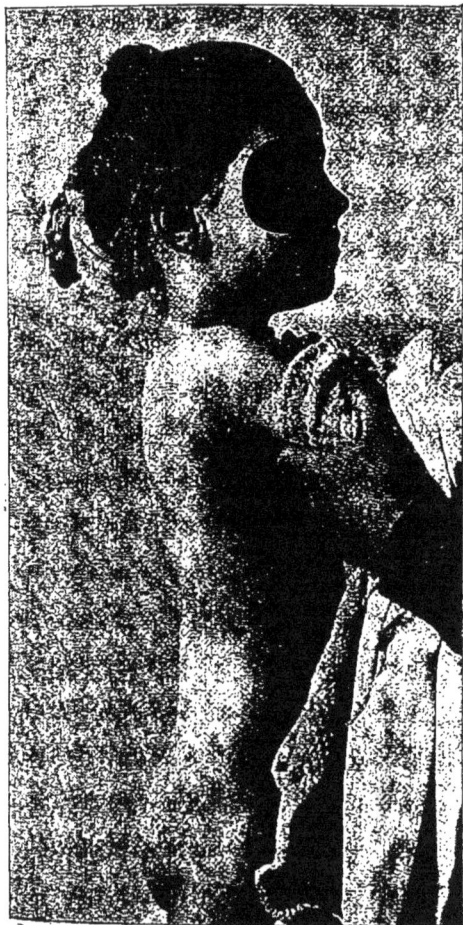

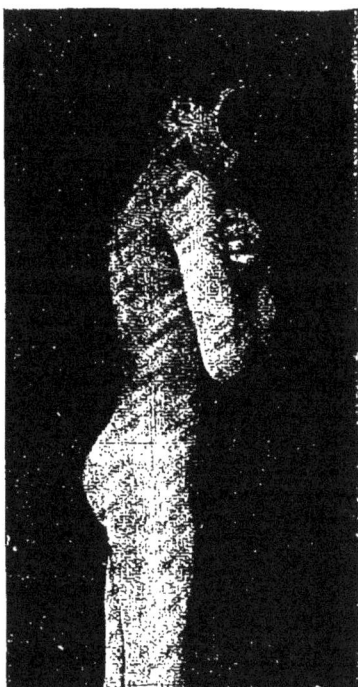

Fig. 227. — Mal de Pott lombaire : Il n'y a pas de gibbosité à vrai dire, mais la lordose physiologique a disparu, ce qui suffit. — Ici le diagnostic a été confirmé 8 mois plus tard par l'apparition d'un abcès de la fosse iliaque gauche.

Fig. 228. — Type rare, du même genre que celui de la figure 227 : mal de Pott à forme cyphotique : gibbosité médiane, mais non angulaire.

quents; mais, surtout, ils guériront parce qu'on ne les ouvrira pas et qu'on ne les laissera pas s'ouvrir.

La *paralysie* sera très rare et, si elle survient, guérira 19 fois sur 20.

Durée de la maladie.

La durée dépend surtout du traitement fait, et un peu aussi de chaque cas particulier, car la tuberculose peut être plus ou moins virulente. En

moyenne, il faut compter de 3 à 4 ans, parfois moins et souvent plu
Dans le cas d'abcès bien traité la durée du mal de Pott, au lieu d'êt
allongée du fait de l'abcès, en est abrégée notablement.

Diagnostic.

Le cas ordinaire. *On est venu
vous consulter pour une gibbosité.*

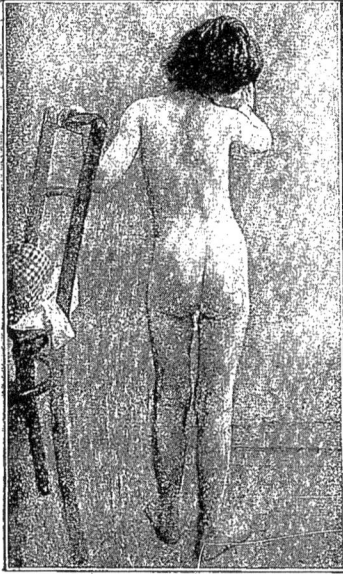

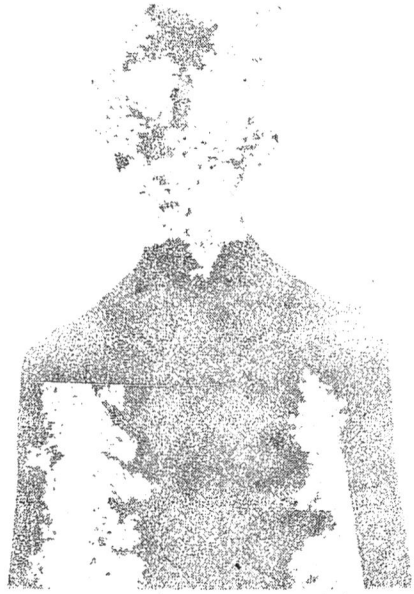

Fig. 229. — Type rare : forme pseudo-scoliotique. Un abcès iliaque vient bientôt confirmer
le diagnostic déjà fait de mal de Pott.

Fig. 230. — Mal de Pott cervical : — *torticolis* gauche et fistule à droite dans le creux sus-claviculai
Venu à Berck avec le diagnostic d'adénite cervicale suppurée qu'on avait ouverte. — Nous av
reconnu le mal de Pott par une douleur à la pression sur la 3e vertèbre cervicale, la raideur
cou, et par un abcès rétropharyngien (voir fig. 232) communiquant avec la fistule.

3 *fois sur* 4, on n'a qu'à regarder pour voir le mal de Pott. En effet, si l
parents vous amènent leur enfant, c'est parce qu'ils ont constaté eu

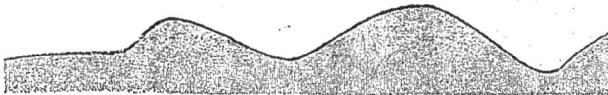

Fig. 231. — Autre type rare : gibbosité médiane, mais non angulaire. Dos rond tuberculeux.

mêmes une saillie sur la ligne médiane du dos et veulent savoir ce q
c'est.

A quoi l'on reconnaît la gibbosité pottique (v. fig. 208 à 220).

Nous l'avons dit : 1º à ce qu'elle est **médiane** (sur 1 ou 2 apophy
épineuses), 2º **angulaire**, 3º **douloureuse à la pression** et **surtout à la s**

cussion latérale (fig. 221 et 221 *bis*). De plus, **attitude « empotée »** (fig. 216 à 224) et **raideur du rachis.** — Le malade **marche tout d'un bloc,** sans souplesse (fig. 219). **Pour se baisser** et ramasser un objet sur le sol, il **ne plie pas** franchement le **tronc ; il fléchit les jambes** et se met plutôt à genoux (fig. 222, 223, 224). Si l'on soulève en arrière les deux jambes et le bassin du sujet **couché sur le ventre,** le dos ne plie pas à l'endroit suspect ; il résiste comme une planche (fig. 225, 226).

Enfin, l'état général est souvent médiocre, et l'on découvre d'ordinaire des antécédents de tuberculose.

Cas moins fréquent. *On n'est pas venu pour une gibbosité.* — 1 fois sur 4 on ne vous consulte que pour des troubles fonctionnels, **on ne signale rien dans le dos.** C'est à **vous de penser** à y regarder.

a. Lorsqu'on vous présente un enfant qui se tient mal (fig. 219), qui se fatigue vite, qui s'est plaint de points de côté ou de **douleurs** en **ceinture** ou **dans les jambes,** douleurs diurnes ou nocturnes, ne manquez jamais de l'examiner complètement nu, et de passer en revue le dos et les membres inférieurs.

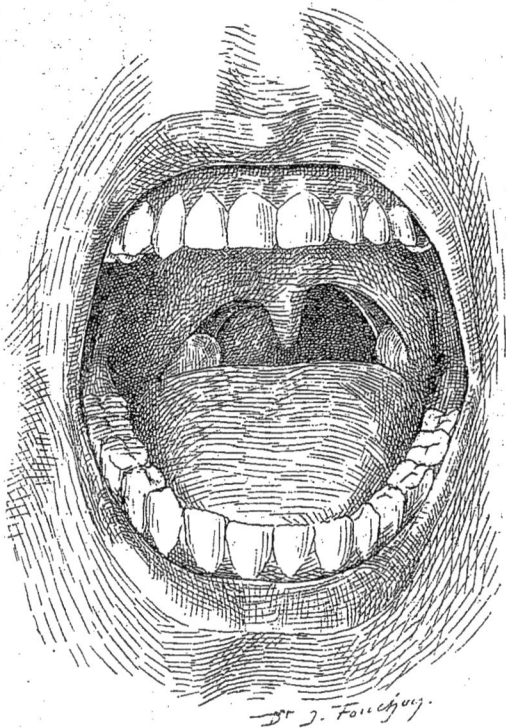

Fig. 232. — L'enfant de la fig. 230 : Abcès soulevant à droite le pharynx. Luette reportée à gauche, et bord droit du voile abaissé.

Si **vous trouvez une gibbosité,** le diagnostic est facile.

A défaut de gibbosité, si vous avez la **douleur** à la succussion, la **raideur** à la marche, la difficulté à se baisser, cela **suffit** pour faire le diagnostic du mal de Pott.

b. Parfois le sujet vous est **venu seulement pour un abcès** *froid parachidien* (dans le cou, le dos, la cuisse, ou la fosse iliaque interne). Pensez au mal de Pott et regardez le dos. L'abcès bilatéral symétrique est l'indice d'un mal de Pott 99 fois sur 100 ; mais l'abcès unilatéral doit aussi vous y faire penser.

c. Plus rarement c'est *pour une* **paralysie qu'on vous consulte.** Pensez

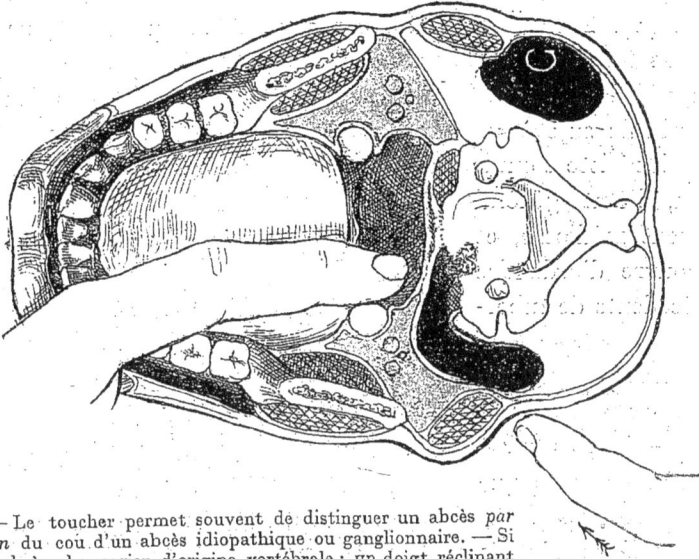

Fig. 233. — Le toucher permet souvent de distinguer un abcès *par congestion* du cou d'un abcès idiopathique ou ganglionnaire. — Si c'est un abcès pharyngien d'origine vertébrale : un doigt réclinant le bord postérieur du sterno-mastoïdien et exerçant de légères pressions brusques sur les tissus profonds, renvoie la sensation de flot à l'index introduit dans le pharynx, à gauche. Cette sensation ferait défaut dans le cas d'abcès ganglionnaire (C) à droite.

encore ici à un mal de Pott possible, et cherchez les divers signes que nous avons donnés de celui-ci.

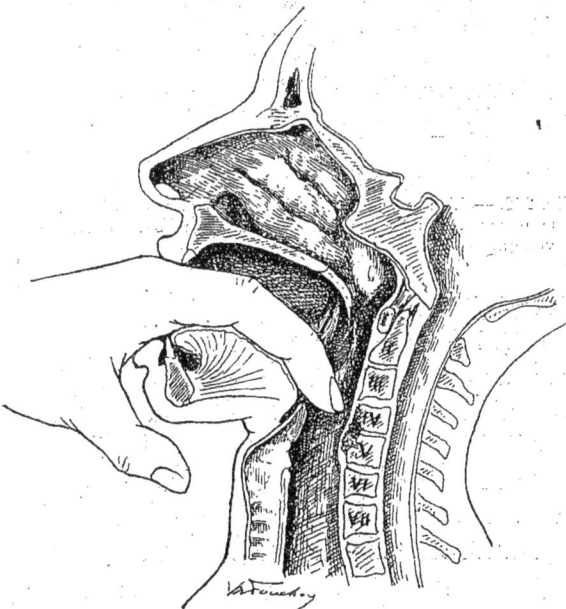

Fig. 233 *bis.* — Coupe montrant que la pulpe de l'index, pénétrant dans l'arrière bouche, peut arriver à toucher le corps de la IVe cervicale — et même avec un léger effort le corps de la Ve — et y percevoir des fongosités s'il y en a, comme dans le cas ici figuré (fongosités existant devant la IVe et la Ve cervicales). On voit sur cette figure qu'on peut aussi explorer, par le toucher buccal, le corps de l'atlas et même l'apophyse basilaire de l'occipital.

Diagnostic différentiel et causes d'erreur.

Avec quoi l'on peut confondre :

a. **La gibbosité.** — Si elle est très petite, et siège sur la septième cervicale, **n'oubliez pas le relief que fait normale-**

ment cette septième vertèbre appelée *la proéminente* ; mais, à l'état normal, il n'y aura ni douleur, ni raideur, etc.

Il en est de même pour la **dixième dorsale**, qui, **assez souvent, présente un léger relief (normal)** de quelques millimètres.

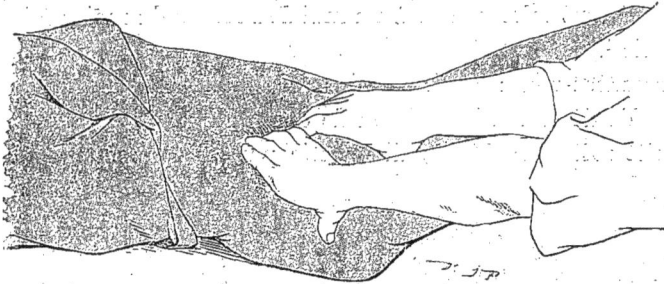

Fig. 234. — Manière de palper la fosse iliaque interne pour aller à la recherche des abcès : La pulpe des doigts déprime fortement la paroi abdominale en repoussant en dedans la masse intestinale.

Par contre, les **régions lombaires et cervicales sont normalement concaves**. On doit donc, dès qu'elles apparaissent planes (fig. 227), penser déjà au mal de Pott et chercher les autres signes : douleur, raideur, etc.

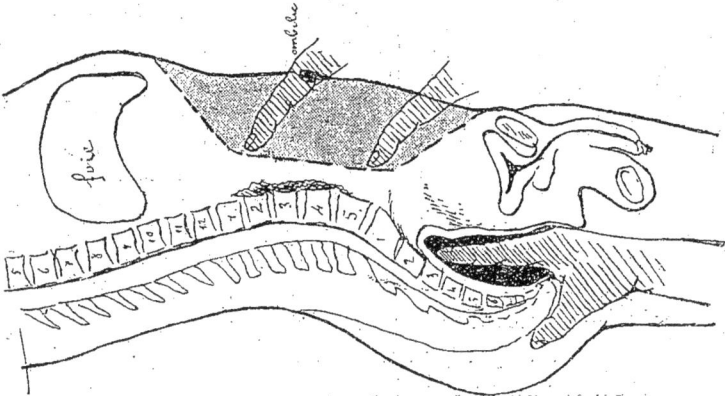

Fig. 234 *bis*. — Palpation des corps vertébraux de la région lombaire et de la région sacrée :
1° Par le toucher rectal, on peut arriver jusque sur la face antérieure de la 2e vertèbre sacrée. On peut arriver sur le corps de la 1re sacrée par la palpation abdominale ;
2° Vertèbres lombaires. Souvent la paroi abdominale est assez dépressible pour que la pulpe des doigts arrive à explorer la sensibilité des 4 dernières lombaires et à percevoir un empâtement fongueux siégeant devant ces vertèbres comme cela est ici figuré. — En grisé la zone dépressible.

La scoliose donne parfois un nœud médian, mais qui n'est rien à côté des deux courbures latérales en sens inverse qui sont au-dessous de ce nœud médian.

Il sera bon, cependant, de **réserver son diagnostic**, si, en même temps qu'une courbure latérale, on trouve des **douleurs vives sur une apophyse épineuse** ; car on a vu des maux de Pott à forme scoliotique (fig. 229).

Le dos rond est une déviation non tuberculeuse (v. chap. ix). Cependant le mal de Pott peut donner quelquefois, au lieu d'une gibbosité aiguë, une courbe régulière de plusieurs vertèbres (fig. 228 et 231), un **dos rond**, lequel est alors **douloureux et raide**, avec un état général mauvais. **Ces caractères doivent faire penser à un mal de Pott**, ou du moins faire réserver le diagnostic [1].

Mais rassurez-vous : car il est bien rare que le mal de Pott apparaisse sous forme de déviation latérale ou de dos rond.

Gibbosité suite d'accident : diagnostic par les commémoratifs de *trau-*

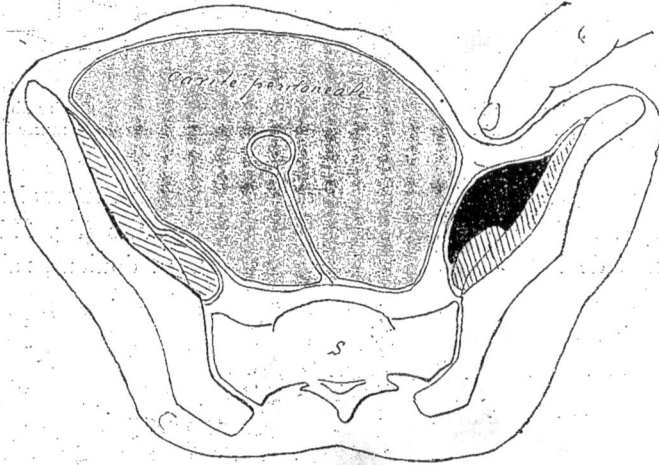

Fig. 235. — Palpation de la fosse iliaque : La main, en repoussant en dedans la masse intestinale arrive au contact de la paroi de l'abcès.

matisme très grave, d'apparition immédiate de déformation, avec généralement des symptômes médullaires, etc. [2].

b. **L'abcès.** — Causes d'erreur de diagnostic.

S'il y a **derrière le pharynx un abcès froid**, **on pensera** toujours au mal de Pott. On regardera et palpera les apophyses épineuses correspondantes ; on cherchera les antécédents : *torticolis* intermittent ou chronique, douleurs irradiées au cou, au bras, etc., de manière à **ne pas prendre un mal de Pott pour une simple adénite rétro-pharyngienne idiopathique**.

C'est avec les mêmes signes que l'on distingue des **adénites cervicales** les abcès par congestion (du cou) (fig. 232 et 233).

Lorsque l'abcès siège dans la fosse iliaque à droite (fig. 234 à 235)

1. Pour le diagnostic de la cyphose RACHITIQUE, v. chap. x.
2. Les gibbosités *syphilitiques* sont rares ; c'est plutôt une forme mixte du « scrofulate de vérole », v. chap. xxi.
DIAGNOSTIC avec spondylose rhyzomélique et autres arthrites ankylosantes du rachis : par l'existence d'une grande courbure, d'une ankylose généralisée du rachis, la raideur fréquente des articulations de la racine des membres, etc.

on se gardera de le confondre avec un abcès d'**appendicite** refroidie, erreur que j'ai vu commettre.

On le distinguera aussi d'une collection enkystée de **péritonite tuberculeuse**, d'un **abcès ganglionnaire** simple et surtout d'une **hernie** partielle, erreur fâcheuse que j'ai vu commettre (v. chap. xix). Là encore, le **diagnostic se fera par l'examen du dos**, qu'on ne doit jamais négliger en pareil cas.

c. **La paralysie** du mal de Pott.

On l'a confondue parfois avec la **myélite syphilitique** ou par **intoxication**, et parfois même avec la **paralysie infantile**, ou la **paralysie de la méningite cérébro-spinale**. — On évitera cette confusion par l'examen du dos et l'analyse des autres signes [1] et des commémoratifs, différents dans ces diverses maladies.

Diagnostic du mal de Pott avec quelques autres maladies.

1º **Avec la coxalgie.** — Lorsque les enfants viennent pour des troubles fonctionnels seulement, c'est-à-dire une attitude défectueuse (fig. 236), ou une boiterie, il faut examiner successivement le dos et la hanche (même le genou), pour savoir si la limitation des mouvements et la douleur à la

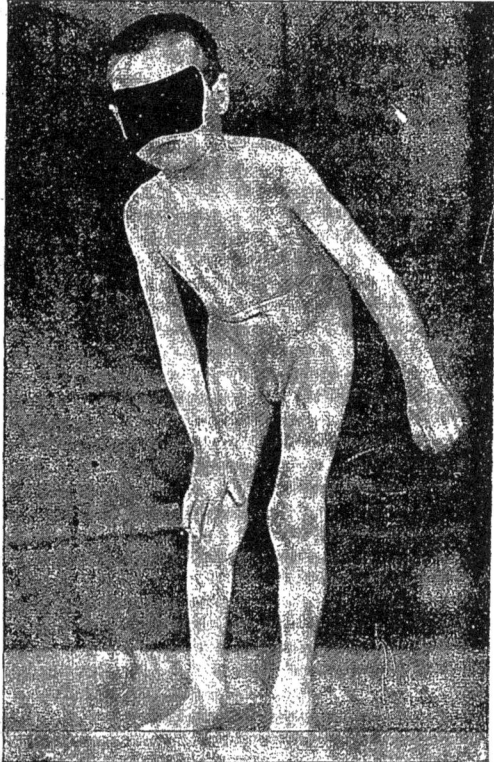

Fig. 236. — Enfant amené avec diagnostic de coxalgie droite. Avait un abcès iliaque droit avec mal de Pott dorso-lombaire au début (sans coxalgie).

pression des os, etc., etc., se trouvent à la hanche (coxalgie) ou dans le rachis (mal de Pott [2]).

2º Avec le **rhumatisme** vertébral. — Si ce rhumatisme s'éternise, méfiez-vous ! **Que de maux de Pott ont été décorés du nom de rhuma-**

---

1. Dans la paralysie du mal de Pott, les réflexes sont exagérés dès le début (toujours ou presque toujours). Plus tard, spasmes et contractures, troubles de la sensibilité, et sphinctériens, et trophiques (eschares), etc.

2. Coxalgie et mal de Pott peuvent d'ailleurs coexister.

tisme (**ou de sciatique**) jusqu'à ce que, un beau jour, soit une gibbosité, soit un abcès sont venus « sauter aux yeux » du médecin ou de l'entourage du malade !

LE TRAITEMENT DU MAL DE POTT [1]

Nous allons dire : 1º ce qu'il convient de faire ; 2º comment il faut le faire.

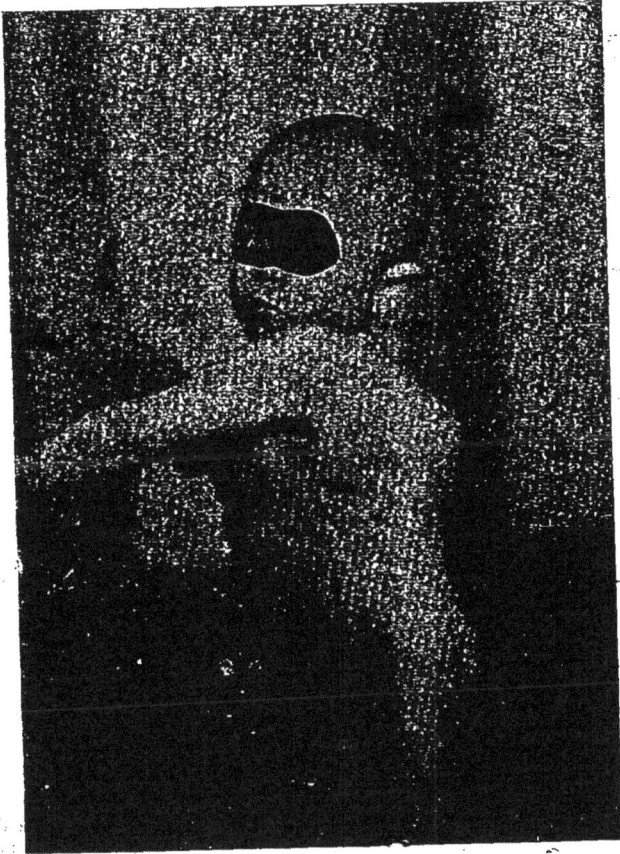

Fig. 237. — Abel L., rue des Récollets, Valenciennes. Gibbosité à l'arrivée à Berck à l'âge de 4 ans, en 1898 (voir les fig. 238 et 239, montrant l'enfant redressé).

1re *partie.* — *CE QU'IL CONVIENT DE FAIRE*

Cela dépend du cas. — 5 cas : 1º ni gibbosité, ni abcès, ni paralysie ; 2º gibbosité ; 3º abcès ; 4º fistule ; 5º paralysie. ;

1. Il ne s'agit ici que du traitement local — car nous n'avons rien à apprendre aux praticiens sur le TRAITEMENT GÉNÉRAL ANTITUBERCULEUX INDISPENSABLE POUR TOUS CES MALADES, à savoir bonne hygiène, suralimentation, traitement médicamenteux, et surtout vie au grand air (ainsi nos malades de Berck vivent AU DEHORS, DU MATIN AU SOIR, ET PAR TOUS LES TEMPS).

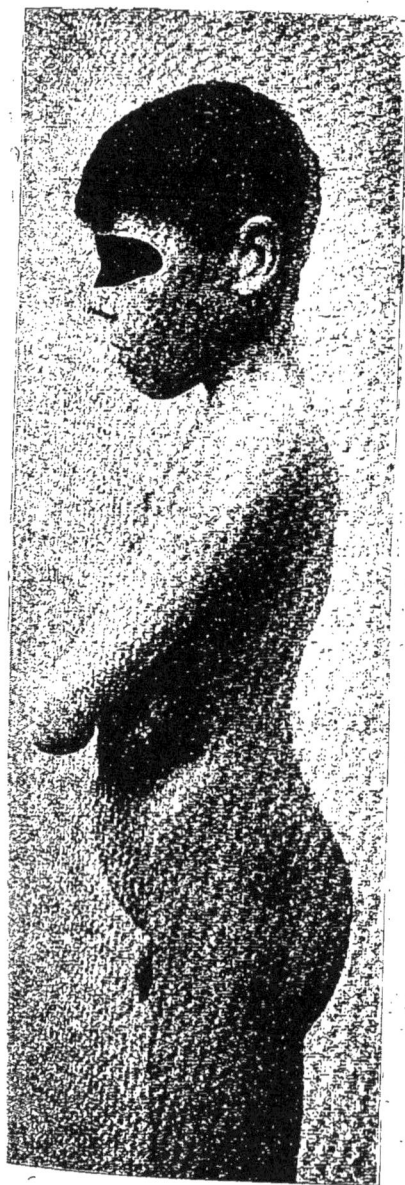

Fig. 238. — Le même redressé. — 8 ans après, de profil. Le petit relief est produit par les omoplates, et non pas par la colonne vertébrale (voir fig. 237 et 239).

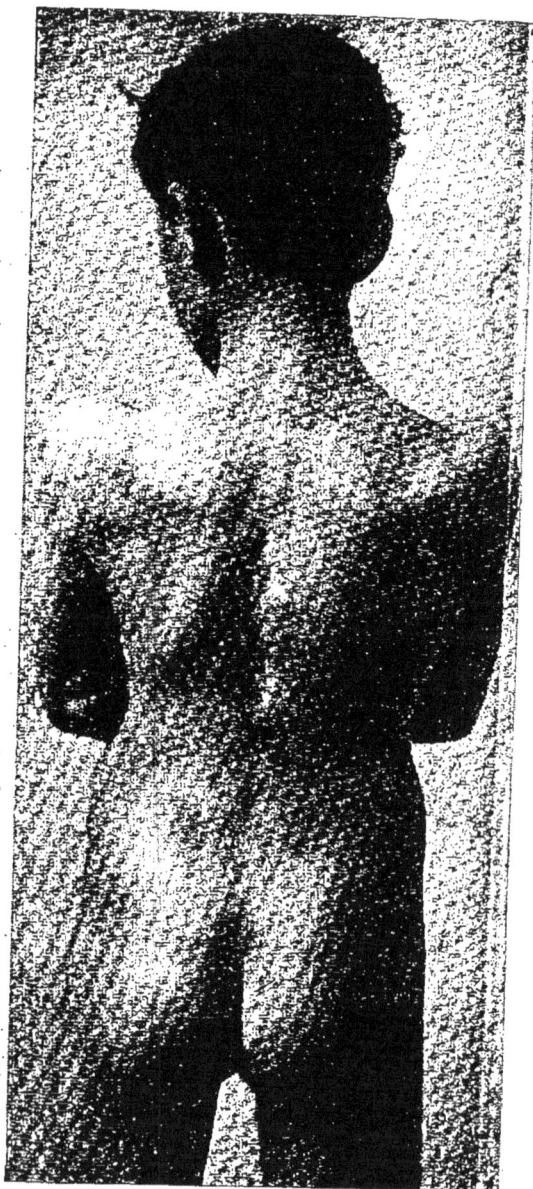

Fig. 239. — Le même (voir fig. 237 et 238) vu de dos (en 1906) — 8 ans après le redressement.

1er *Cas*. — **Mal de Pott sans gibbosité.**

Il peut arriver, pour les sujets très surveillés, qu'on nous les amène avant l'apparition d'une gibbosité. C'est rare.

A. Indications thérapeutiques. — Favoriser la guérison du foyer tuberculeux et empêcher la gibbosité de se produire.

B. **Ce traitement** comprend deux articles [1] :

1° **Le repos dans la position couchée ;**
2° **Un appareil plâtré.**

1° *Le repos.* — On met le malade au repos, dans la position couchée, pendant 1 an 1/2 à 2 ans.

2° *L'appareil plâtré.* — Vous l'appliquerez dès le début, pendant la période de repos, et conserverez un corset après la mise sur pieds, pendant encore 2 ou 3 ans, au minimum, ce qui fait, en tout, de 4 à 5 ans ; en un mot, on ne le quittera qu'après la soudure vertébrale faite ; c'est ainsi que, pour une fracture, on garde le plâtre jusqu'après la formation d'un cal solide.

Nécessité de l'appareil plâtré. — Personne ne discute sérieusement la nécessité du repos dans la position couchée pendant toute la période active du mal de Pott ; mais il n'en va pas de même pour l'appareil plâtré.

Pourquoi pas le repos seulement ? dira-t-on. Ou bien une gouttière Bonnet, ou le « cadre » avec ou sans extension ?

Pourquoi ?... Tout simplement parce que ces autres traitements sont trop souvent infidèles et insuffisants. Parce qu'ils donnent trop de mécomptes, surtout chez les enfants.

Voici, sur le *repos simple*, le jugement de Lannelongue :

» On voit dans le mal de Pott la gibbosité se produire et s'augmenter malgré le décubitus horizontal. Je pourrais citer un nombre respectable de faits cliniques dans lesquels la gibbosité a continué à s'accroître malgré le décubitus assez rigoureux et de longue durée. »

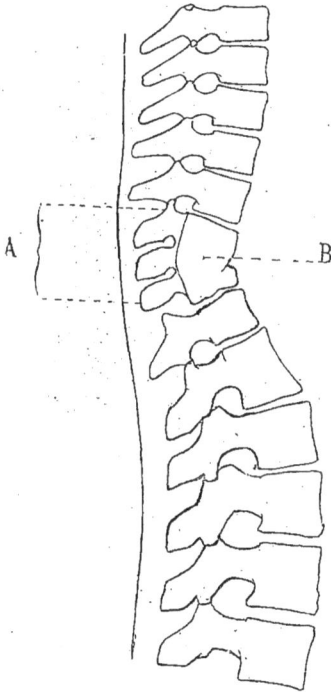

Fig. 240. — Le malade des fig. 237 à 239. — Décalque de la radiographie de M. Infroit, où l'on voit : 1° que la colonne vertébrale est continue en avant, B ; 2° que, cependant, la ligne du dos est droite : la gibbosité a disparu, A.

---

1. Lesquels s'appliquent évidemment à *tous les cas* de mal de Pott, pendant la période d'activité de la maladie.

Passons à la *valeur des gouttières* : » J'ai vu à Berck-sur-Mer, dit un autre chirurgien, des gibbosités naître et se développer dans les gouttières. » Et Lannelongue de même : » On retire souvent de la gouttière des enfants difformes. »

Ces citations me dispensent d'apporter les observations personnelles de nombreux malades que j'ai pu voir, soignés ailleurs par ces moyens, et chez qui s'était produite une gibbosité plus ou moins volumineuse.

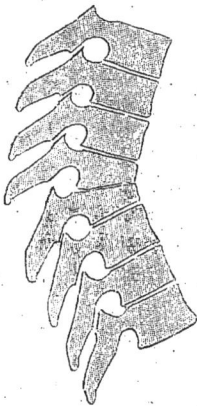 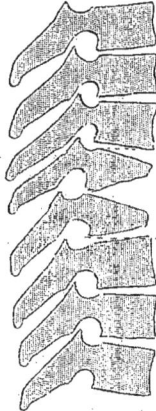 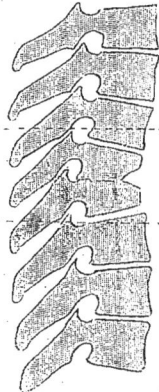

Fig. 241.   Fig. 242.   Fig. 243.

LE MÉCANISME DE REDRESSEMENT DE LA GIBBOSITÉ dans un cas où à la partie antérieure manque la valeur d'un corps vertébral. — D'APRÈS LES RADIOGRAPHIES.

Fig. 241. — Avant le redressement.

Fig. 242. — Voici les modifications que produira le redressement. Les deux vertèbres malades s'écartent en avant, ne se touchent plus que par la partie postérieure de leur corps, leurs apophyses articulaires se sont rapprochées l'une de l'autre : tous les disques intervertébraux sont élargis en avant. Mais si l'on fait le redressement progressif en plusieurs mois, cet écartement, produit sans traumatisme ni déchirure, se comblera en partie au fur et à mesure.

Fig. 243. — QUATRE ANS APRÈS le redressement obtenu. Les nouvelles conditions statiques ainsi réalisées font que : 1e LES PARTIES POSTÉRIEURES COMPRIMÉES DES CORPS VERTÉBRAUX S'ATROPHIENT, SE TASSENT ; les deux apophyses articulaires s'imbriquent de plus en plus ; 2° TOUS LES CORPS VERTÉBRAUX DÉCOMPRIMÉS EN AVANT SE SONT PLUS DÉVELOPPÉS LA (en avant) QUE DANS LEUR PARTIE POSTÉRIEURE.

D'ailleurs, cela ne saurait étonner que ceux qui ont oublié que **tout mal de Pott est une fracture** (pathologique), déjà produite ou très imminente du rachis, avec une tendance très marquée au chevauchement des fragments.

Il faut conjurer le déplacement des deux fragments.

Il est facile de comprendre que le repos seul n'y suffit pas. **On n'y pourra réussir d'une manière sûre que par un grand plâtre** qui maintiendra bien exactement les deux segments du rachis.

N'hésitez donc pas à l'appliquer immédiatement.

L'hésitation est d'autant moins permise que ce **traitement par le plâtre** n'est pas seulement de beaucoup **le plus efficace** ; mais qu'il est encore, en y regardant bien, **le plus simple et le plus pratique pour tous** : parents, malades et médecins.

Les autres traitements : gouttières, cadres à extension, lits spéciaux, lits plâtrés, etc., corsets en coutil avec décubitus sur une planche, *malgré leur apparence de simplicité*, sont, tout compte fait, beaucoup plus compliqués, plus difficiles à appliquer et à surveiller, et bien moins agréables pour les enfants.

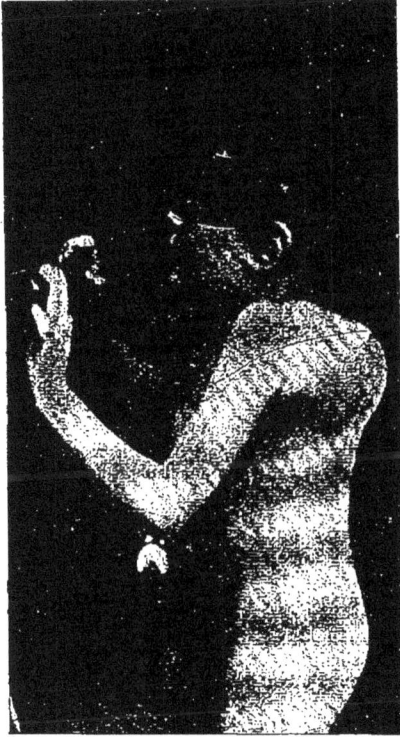

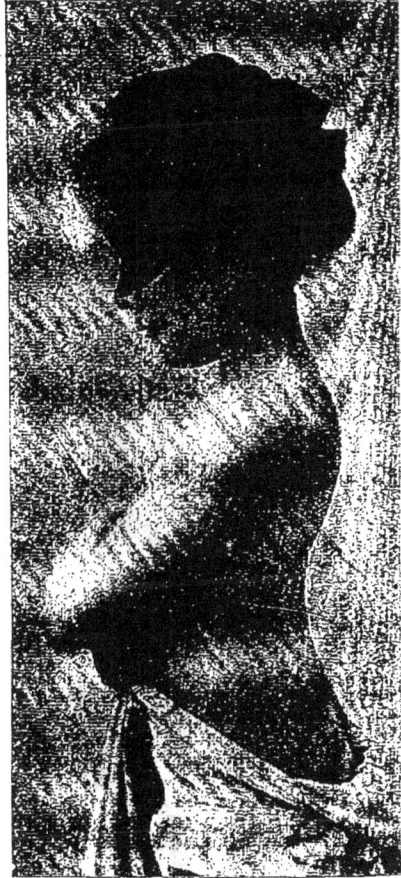

Fig. 244. — May O., Londres. Gibbosité datant de quatre ans.
Fig. 245. — L'enfant de la figure précédente, cinq ans après le début du traitement.

2e *Cas*. — **Mal de Pott avec gibbosité** (de beaucoup le plus fréquent).

A. — **Indications du traitement local.**

1° **Arrêter la gibbosité** ; 2° **la corriger si possible.**

Cette correction est-elle logique ? Oui. On l'a contesté, on l'a nié violemment. Mais nous **avons aujourd'hui la preuve clinique et radiographique de cette légitimité** [1]. Il vous suffit de jeter les yeux sur les figures ci-contre pour vous en convaincre (fig. 237 à 253).

[1]. Voir, dans *La Clinique* du 20 juillet 1906 : *Pourquoi l'on peut et l'on doit redresser les maux de Pott*, par F. Calot.
Mais ne perdez pas de temps ; gardez-vous de laisser grossir une petite gibbosité.

Elles démontrent que la **gibbosité dorsale s'est effacée en même temps que le rachis s'est soudé en avant.**

Si la chose a été possible pour certaines gibbosités volumineuses, à plus forte raison le sera-t-elle pour les **gibbosités petites et moyennes, les seules que vous aurez à soigner dans votre clientèle** (fig. 248 à 251).

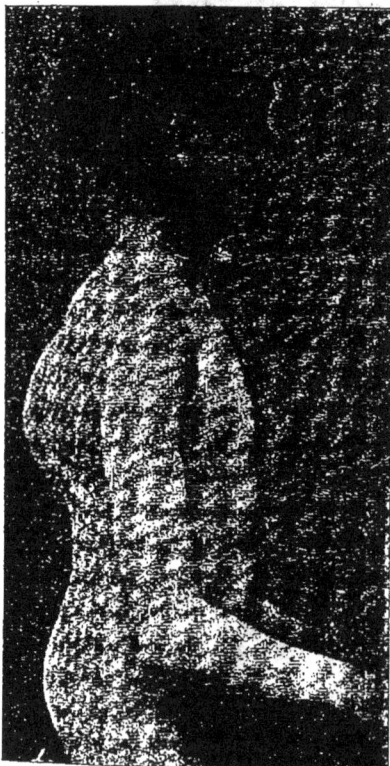

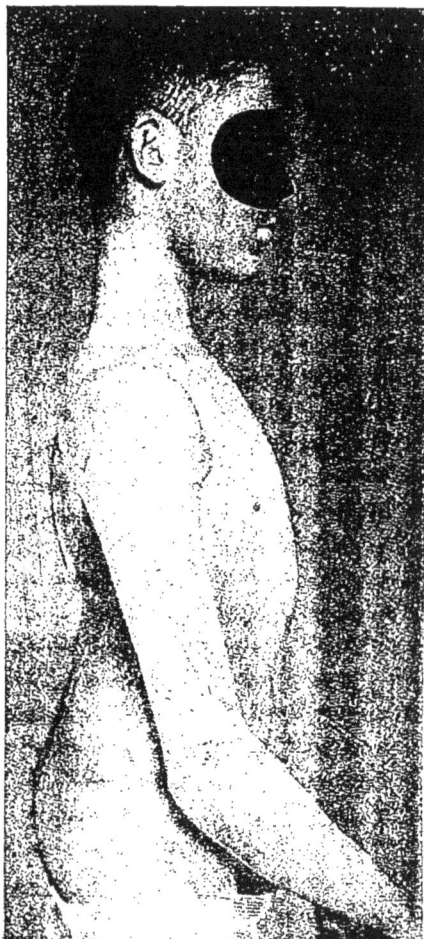

Fig. 246. — Lucien B., rue de Rivoli, Paris. Gibbosité datant de huit ans.
Fig. 247. — Le même, six ans après le début du traitement.

Mais, cette correction, même en cas de petite gibbosité, un **médecin non spécialiste peut-il et doit-il l'entreprendre ? Oui,** au même titre qu'une correction de coxalgie ou de tumeur blanche du genou ; car un rachis peut être redressé aussi facilement, sinon plus, qu'une hanche ou un

A ce moment, il n'y a guère encore qu'une moitié de corps vertébral rongée par la tuberculose. Plus tard, après une ou plusieurs années, lorsque 3, 4, 5 corps vertébraux auront été détruits, vous ne pourrez plus grand'chose ; le traitement sera du ressort du spécialiste qui lui-même, alors, ne pourra plus tout.

genou, et cela sans *l'ombre de danger*. — En effet, disons-le dès maintenant, **tout se réduit à appliquer un grand plâtre** dans la position debout (**tendre et non suspendre** ; donc, pas de traumatisme) et à ouvrir ensuite dans ce plâtre une fenêtre dorsale, par où l'on fait **une pression directe sur les vertèbres saillantes**, pression ouatée, donc inoffensive et douce, mais en même temps énergique et efficace.

Et, puisque vous le pouvez, vous devez corriger, ne fût-ce que pour empêcher un mal plus grand — car **on est**

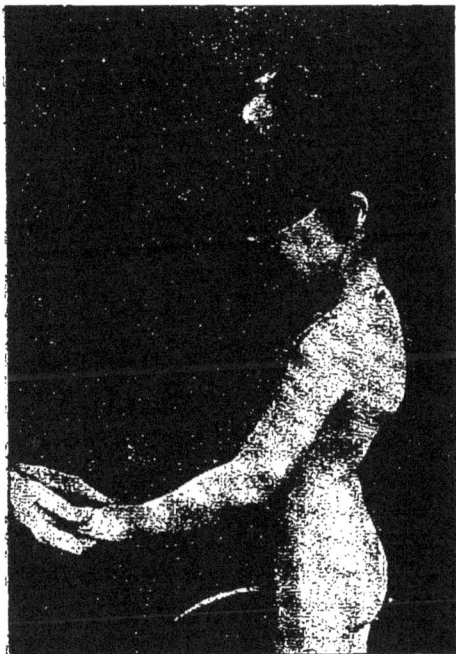

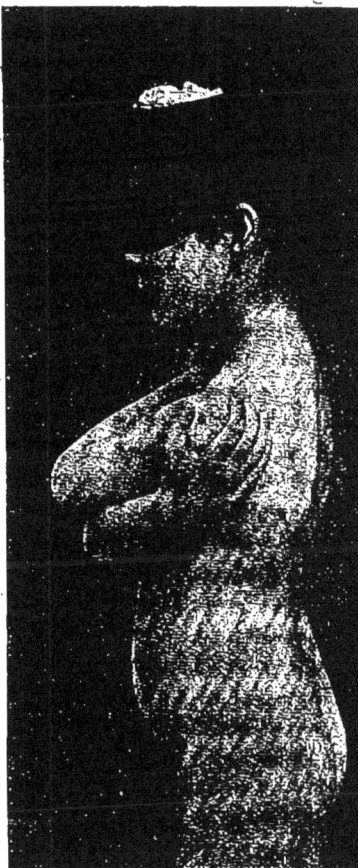

Fig. 248. — Marthe G., d'Alger. Gibbosité datant de dix mois à l'arrivée à Berck.
Fig. 249. — L'enfant de la figure précédente, 3 ans 1/2 après le début du traitement.

obligé de corriger, au moins un peu, pour être sûr d'arrêter le développement de cette gibbosité amorcée.

B. — **Traitement à faire** dans ce 2e cas (le plus fréquent).

Nous venons de le dire. Un plâtre, avec fenêtre dorsale, permet d'obtenir non seulement la contention, mais encore la correction.

Si la **nécessité du corset plâtré** pouvait, à la rigueur, se discuter instant pour le mal de Pott sans gibbosité, il **n'y a plus de discussion possible en présence d'une gibbosité déjà constituée**.

Avec tous les autres traitements, on ne réalise pas la pression imm

diate sur les vertèbres déplacées, et il est bien évident que ce chevauchement, déjà amorcé, des deux segments rachidiens ne peut qu'augmenter,
et augmentera peu ou beaucoup. Pas plus que lesautres procédés, l'extension simple des pieds et de la tête n'échapperait à ce reproche ; cette
extension est trop **irrégulière**, trop **difficile à faire** et surtout **trop indirecte**
pour avoir une valeur pratique réelle. J'ai dit trop indirecte : en effet,
lorsqu'il existe une gibbosité de la dixième vertèbre dorsale par exemple,
maintenue par des adhérences scléreuses ou ostéo-fibreuses, une extension

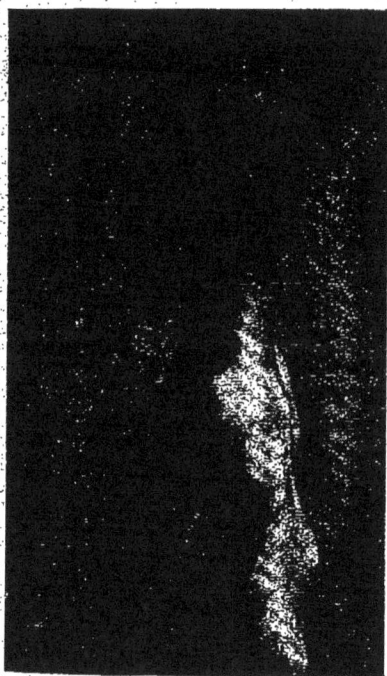

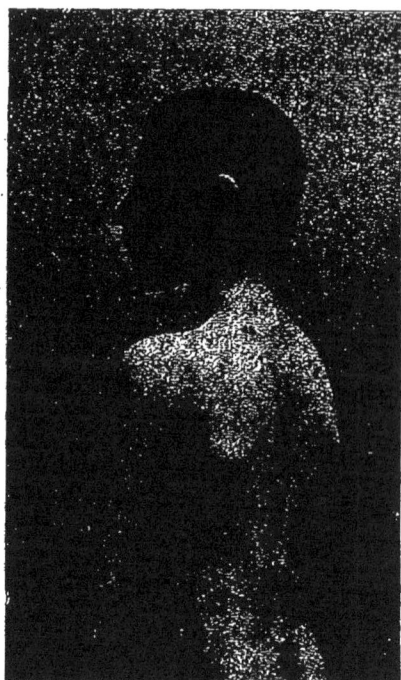

Fig. 250. — David Ter.-M., Fiflis. Gibbosité datant de deux ans.
Fig. 251. — Le même, trois ans après le redressement.

de quelques kilogrammes faite aux pieds ou à la tête aura peut-être
pour effet de distendre les deux extrémités du rachis ; mais elle ne fera
certainement pas rentrer dans le rang la dixième vertèbre dorsale, qui
continuera, au contraire, à s'énucléer de plus en plus par un mouvement
autonome, dû à des conditions locales contre lesquelles ne peut rien cette
extension trop éloignée et trop faible.

Au contraire, avec le grand plâtre fenêtré qui permet une pression
précise et directe sur les vertèbres déplacées, non seulement celles-ci ne
pourront pas reculer davantage, mais, sous l'influence de cette poussée
continue d'arrière en avant, elles rentreront dans le rang petit à petit.

La raison le dit et l'expérience l'a démontré. Pour s'en convaincre, il suffit de regarder les exemples donnés ici de corrections ainsi obtenues par nous (fig. 237 à 253).

Conclusion : De même que fracture signifie plâtre immédiat, **mal de**

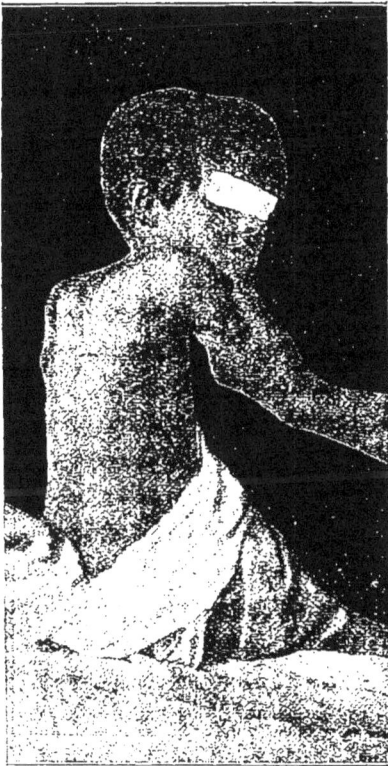

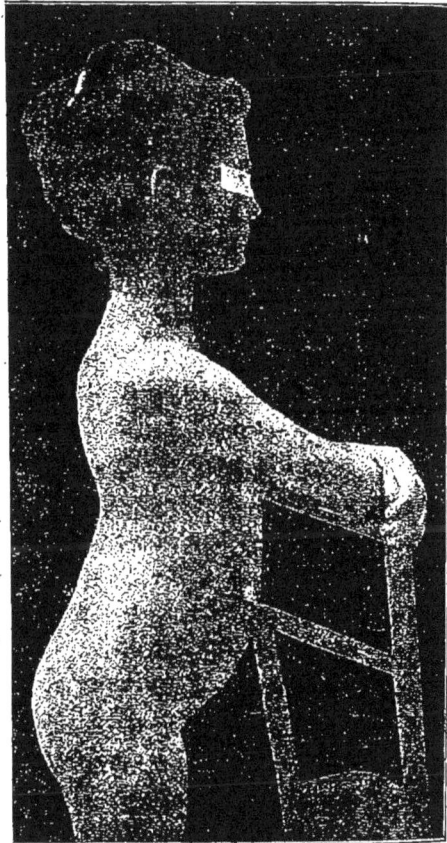

Fig. 252. — Germaine B., âgée de 7 ans, de Santiago de Chili. — Gibbosité datant de 2 ans 1/2. — (Cette fillette était si turbulente et si indocile que nous avons été obligé de recourir au chloroforme pour l'application du 1er appareil. L'enfant a été endormie et maintenue dans la position assise ; voir page 274 « sur la chloroformisation pour faire le plâtre ». L'enfant ayant été « assagie » par le port du 1er appareil, tous les autres plâtres ont pu lui être appliqués sans le secours de la narcose). — Voir fig. 253, la même enfant après traitement.
Fig. 253. — La même, 3 ans 1/2 après le redressement.

Pott doit désormais **signifier** pour vous **corset plâtré**. Il serait même facile de soutenir que le plâtre est beaucoup plus indispensable, dans le cas de mal de Pott avec gibbosité, c'est-à-dire avec déjà un déplacement de fragments, que dans le cas d'une fracture traumatique ordinaire, où ce déplacement, ni même une tendance de déplacement, n'existent pas toujours.

3e *Cas.* — Mal de Pott avec abcès.

Axiome. — Se garder par-dessus tout d'ouvrir l'abcès ou de le laisser s'ouvrir ; car s'il est ouvert, il ne guérit presque jamais ; il reste une fistule, qui s'infecte et se terminera presque fatalement par la mort, un peu plus tôt, un peu plus tard.

Ici, pas de discussion sur le traitement qu'il convient de faire. L'accord est unanime parmi les chirurgiens renseignés.

Même au cas d'abcès rétro-pharyngien dans le mal de Pott sous-occipital **il ne faut pas ouvrir,** mais, si les troubles fonctionnels sont graves et pressants, **ponctionner** la collection par le cou, en piquant la peau sur le côté (v. p. 265 les détails de cette technique).

La formule du traitement des abcès.

La voici, pour les divers cas :

a. **Défense de toucher à l'abcès** s'il n'est pas facilement accessible, auquel cas il ne menace pas la peau. C'est le *cas le plus fréquent.*

b. **Permission et même indication d'y toucher** s'il est facilement accessible, lors même qu'il ne menace pas la peau.

c. **Devoir urgent d'y toucher** lorsqu'il menace la peau, auquel cas il est facilement accessible.

Y toucher, cela veut dire le traiter par des **ponctions** et des **injections** (v. chap. III).

4e *Cas.* — Mal de Pott avec fistule.

Nous avons indiqué (chap. III) le traitement des fistules tuberculeuses en général.

Vous vous rappelez que :

a) Si la fistule n'est pas infectée (c'est-à-dire s'il n'y a ni fièvre ni albumine), l'on doit faire dans le trajet des injections modificatrices (de créosote et d'iodoforme ou de naphtol camphré) sous la forme liquide ou sous la forme pâteuse.

b) Si la fistule est infectée, au contraire, ces injections sont mauvaises. Le traitement, dans ce cas, se résume en ces quelques mots : assurer *le drainage, asepsie* rigoureuse, *repos, traitement général, et... patience.*

5e *Cas.* — Mal de Pott avec paralysie.

A. — **L'indication** est de dégager la moelle et de modifier si possible sa circulation et sa nutrition intime. Voir fig. 213 à 215, page 184.

Comment y arriver ?

Avec ou sans opération ?

B. — Le **traitement** *à faire* : on remplit les indications en redressant doucement le rachis et en exerçant ensuite une pression douce et continue sur les vertèbres malades — par le seul **traitement orthopédique** ; c'est-à-dire par la seule application d'un grand plâtre, à fenêtre dorsale. Tandis que les opérations sanglantes sont presque toujours impuissantes et même, trop souvent, nuisibles : elles doivent être condamnées sans appel dans le traitement de cette paralysie, comme dans celui de l'abcès par congestion.

En effet, ces opérations font 20 fois plus de mal que de bien, non seulement parce qu'elles ont une mortalité immédiate considérable (près de 40 p. 100), mais parce qu'elles laissent une **fistule**, c'est-à-dire une **complication beaucoup plus redoutable** sans contredit **que la paralysie** qu'on voulait guérir. Car la paralysie, sachez-le, peut guérir spontanément, mais, surtout, elle guérit par le seul traitement orthopédique, toujours ou presque toujours.

Pourquoi pas toujours ? Parce qu'il s'agit parfois d'une myélite tuberculeuse contre laquelle notre action est moins précise et moins certaine.

Assez souvent on observe une amélioration manifeste quelques heures après l'application de l'appareil. Les 2 jambes étaient absolument inertes depuis plus de 6 mois et voilà que, dès le premier soir, elles remuent un peu. Et 2 à 3 jours plus tard, les talons se lèvent franchement au-dessus du plan du lit. Le retour à la vie fonctionnelle des parties paralysées se fait presque régulièrement. Chaque semaine amène un progrès nouveau : en 3 à 9 mois, la paralysie a disparu, non seulement celle des membres inférieurs, mais encore celle de la vessie et de l'intestin.

2e Partie. — LA TECHNIQUE PROPREMENT DITE

Au total, le traitement se réduit à 2 choses :

A. — **Le corset plâtré ;**

B. — **La ponction et l'injection pour les abcès.**

J'ai dit dans la première partie de ce chapitre ce qu'il convient de faire ; je vais dire dans la deuxième partie comment on doit le faire.

A. — **Technique de l'appareil plâtré.**

Comment faire, lorsqu'on n'est pas spécialiste, un bon corset plâtré qui réalise toutes les conditions voulues, c'est-à-dire, maintienne bien, et cependant ne gêne pas ?

Un corset plâtré n'est pas plus difficile à faire qu'un plâtre de jambe, que presque tous les praticiens font couramment. La seule différence entre les deux, c'est qu'on vous a appris à faire ce dernier, mais non pas le corset plâtré.

Eh bien, j'ai entrepris de vous l'apprendre, et je vous promets que vous y arriverez tous si vous voulez suivre fidèlement les indications techniques que je donne ici.

Faire une ou deux répétitions préalables. — Ce que je vous demande, c'est, pour le premier corset que vous aurez à appliquer, de faire chez vous (la veille et l'avant-veille) une ou deux « répétitions générales » sur un mannequin, ou sur un sujet sain quelconque, de même âge approximativement que le malade. — Cela vous permettra d'éprouver la valeur de votre plâtre et surtout de vous éprouver vous-même, ainsi que d'éduquer votre aide, qui, à défaut d'une infirmière exercée, pourra être simplement votre domestique.

Cette répétition est toujours possible dans la pratique, car si, pour

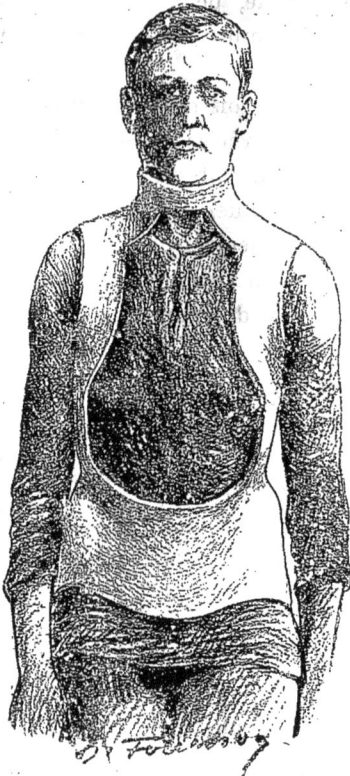

Fig. 254. — Le plâtre moyen.　　　　Fig. 255. — Le grand plâtre.

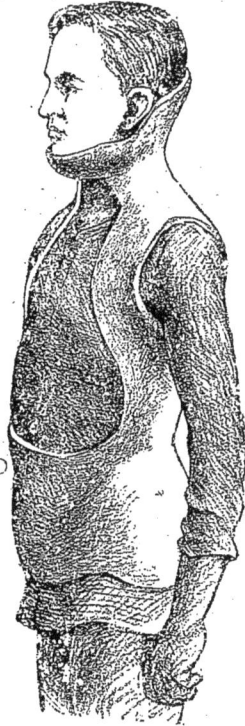

une fracture, on doit faire le plâtre immédiatement, il vous est permis, pour un mal de Pott, de remettre au lendemain ou surlendemain l'application de l'appareil. En attendant, le malade sera tenu au repos dans la position couchée.

Choix du modèle de corset plâtré.

Il y a trois modèles : le *grand plâtre* à entonnoir ou à plateau, emboîtant la base du crâne (fig. 255) ; le *plâtre moyen à col officier* (fig. 254) et le *petit plâtre* sans col.

Ils ne diffèrent que par leur partie supérieure. Tous les trois s'arrêtent, en bas, à 2 ou 3 cm. au-dessus du grand trochanter.

Le choix de l'appareil dépend du siège de l'affection.

Pour le **mal de Pott dorsal au-dessous de la 6e vertèbre dorsale**, et pour le **mal de Pott lombaire**, on emploie l'**appareil moyen à col droit**.

Pour le **mal de Pott cervical** ou **dorsal supérieur** au-dessus de la sixième vertèbre dorsale, et pour **tous les maux de Pott avec paralysie**, sans distinction de siège, il est nécessaire d'appliquer le **grand appareil à entonnoir**.

Les **petits appareils sans col** doivent être réservés, comme **appareils de convalescence**, pour le mal de Pott dorsal inférieur ou lombaire.

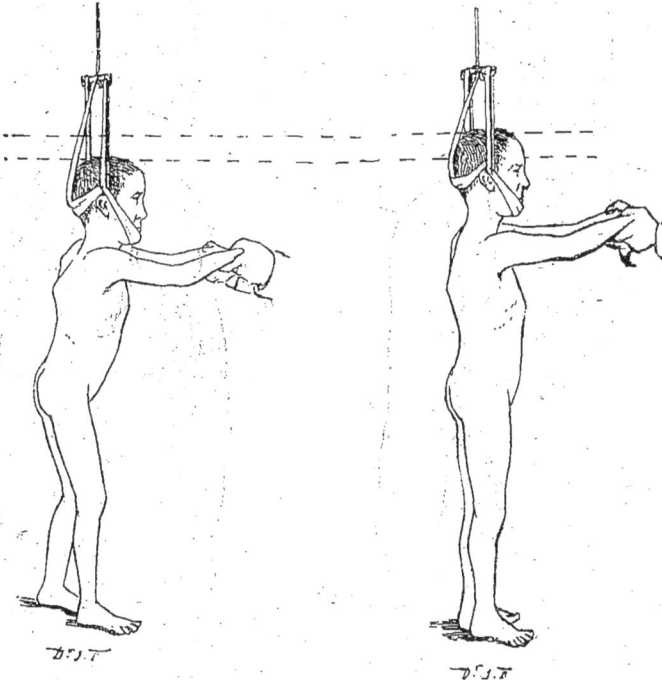

Fig. 256.   *Tendre et non suspendre.*   Fig. 257.

Dans la fig. 256. on n'a pas tiré sur la corde. On voit fig. 257 qu'en tirant sur la tête, on a rectifié l'attitude et même corrigé (légèrement) la gibbosité *sans que les pieds du malade quittent le sol.*

I. — L'appareil moyen.

Nous décrirons d'abord la construction du plâtre moyen, qui est des 3 le plus employé ; nous signalerons ensuite les quelques particularités propres aux deux autres.

Position du malade. — « Tendre et non suspendre. »

L'appareil sera fait dans la position debout du sujet ; on le *soutient* simplement, sans le suspendre véritablement.

On ne fait, en un mot, que l'extension à laquelle on peut arriver *sans que les talons abandonnent le sol* (fig. 256, 257).

Cette tension est 1° absolument inoffensive, vous le devinez, même pour les sujets débiles, 2° très bien tolérée par tous, pendant les 10 ou 12 minutes nécessaires pour la construction de l'appareil, y compris la prise du plâtre.

Si vous vous en tenez à cette formule, vous avez tout à gagner et rien

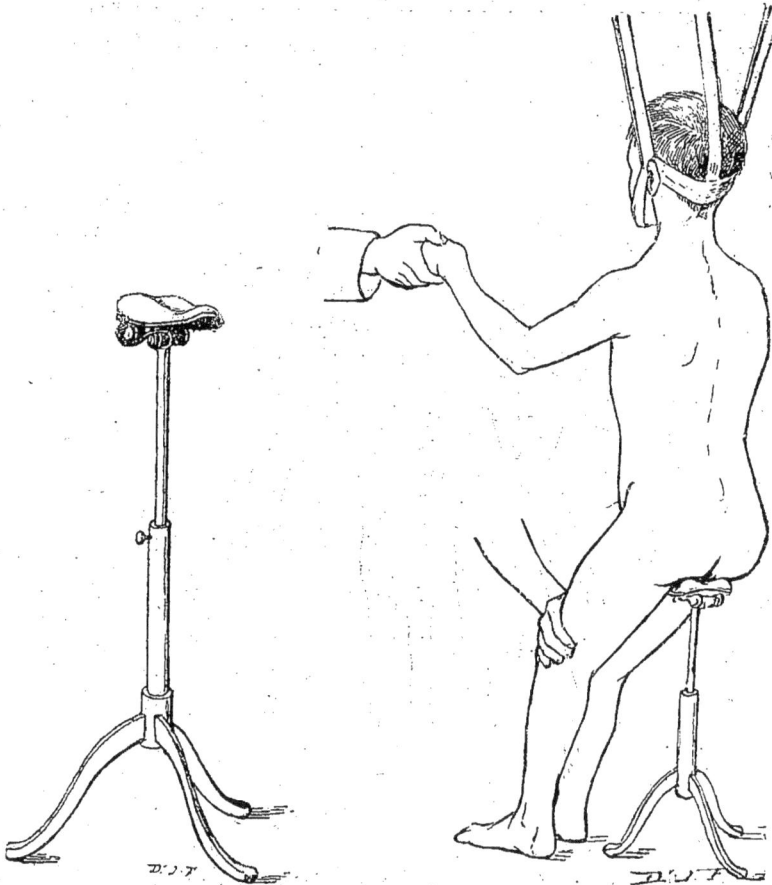

Fig. 258. — Pelvi-support composé d'une selle de bicyclette sur laquelle s'assied, pour la confection de l'appareil, le malade paralysé.

Fig. 259. — Ses cuisses sont *un peu* fléchies pour dégager l'ischion et rendre l'appui plus stable, mais *pas trop* fléchies pour ne pas empêcher l'application exacte du plâtre en avant. — On cale le sujet en appuyant sur les genoux.

à perdre à **faire l'appareil dans la position debout** plutôt que dans la position horizontale [1].

Le sujet sera ainsi plus rectifié sans être fatigué, et vous aurez infiniment plus de facilité pour construire un plâtre bien régulier et bien précis.

---

1. Pour les sujets *paralysés*, on fera l'appareil *dans la position assise*, qui donne assez de traction (pour dégager la moelle), et pas trop (pour éviter le traumatisme immédiat du foyer tuberculeux, et l'eschare ultérieure au menton) (fig. 258 et 259).

a. **L'appareil de soutien.** — L'appareil de soutien peut être, à défaut de moufle, une simple corde fixée à un crochet de suspension dans le plafond ou dans la porte. Cette corde porte à son extrémité le milieu d'une tringle horizontale en bois ou en métal, munie à chaque bout d'une rainure pour retenir les deux boucles terminales de la sangle occipito-mentonnière.

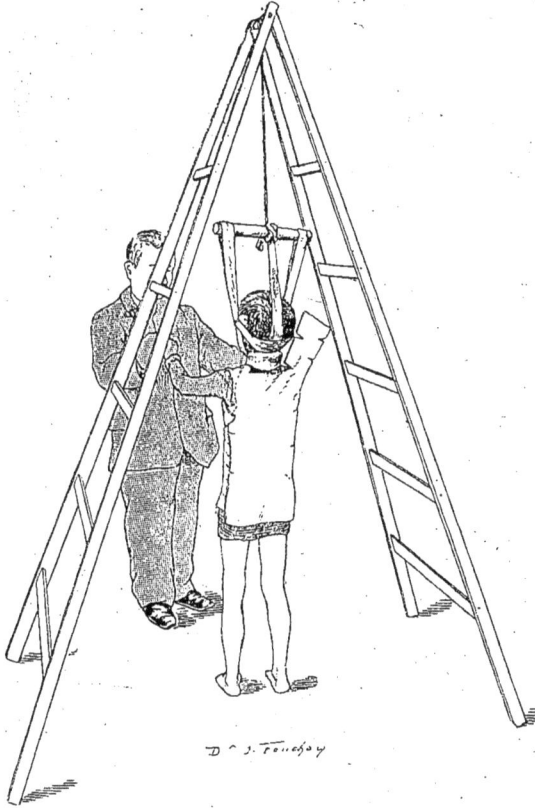

Fig. 260. — Appareil de soutien improvisé avec une échelle double.

Mais, sans moufle et sans crochet, on peut improviser partout un appareil de soutien avec une échelle double (fig. 260), du haut de laquelle partira la corde soutenant le bâton transversal à une distance du sol calculée d'après la taille du malade.

Il est facile, avec ou sans moufle, de **régler la hauteur de cette tringle transversale**, soit en allongeant ou raccourcissant la corde, soit en rapprochant ou éloignant les pieds de l'échelle.

b. **Sangle occipito-mentonnière.** — Le malade est relié à cet appareil de soutien par une sangle ou un collier (fig. 260).

Avec une bande de toile ordinaire et 2 épingles de nourrice, on fait instantanément une sangle qui remplace avantageusement tous les colliers de Sayre ou des fabricants orthopédistes.

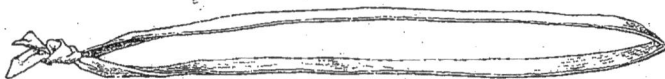

Fig. 261. — Pour faire une sangle, on prend une bande de toile ordinaire de longueur égale à la taille du sujet, plus 20 cm. ; on la replie en deux, et les 2 extrémités sont nouées ensemble.

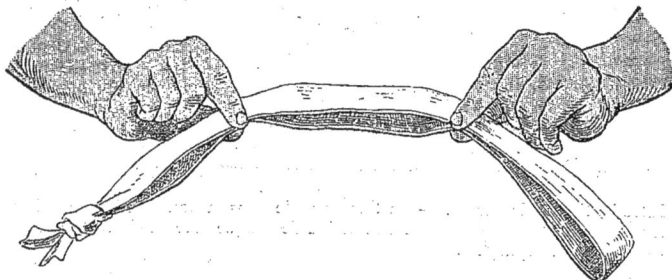

Fig. 262. — On divise en trois cette grande boucle en prenant cette bande aux deux extrémités de son 1/3 moyen entre le pouce et l'index de chaque main.

Les figures ci-contre montrent la manière de procéder.

Vous prenez une bande d'une longueur égale à la taille du malade,

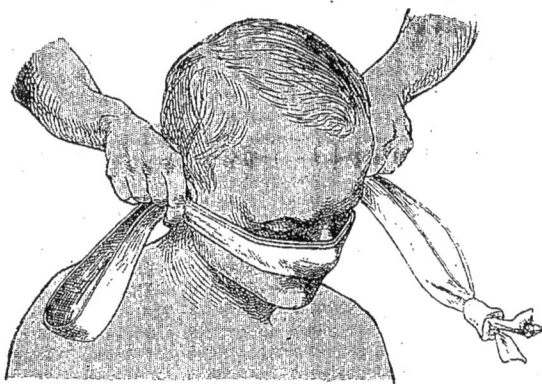

Fig. 263. — La boucle moyenne doit avoir des dimensions telles que, quand on l'applique (les 2 chefs superposés) sur la face du malade au niveau du nez, les points pincés par les doigts répondent aux trous auditifs.

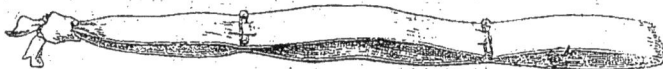

Fig. 264. — Les doigts sont alors remplacés par deux épingles de nourrice.

mesurée de la tête aux pieds (ou mieux 20 cm. en plus), vous repliez cette bande en deux, et vous nouez les 2 extrémités libres. — Vous avez ainsi

une grande boucle (fig. 261) ; vous allez diviser cette boucle unique en
3 anses ou boucles secondaires (en 3 cases), l'une médiane pour embrasser

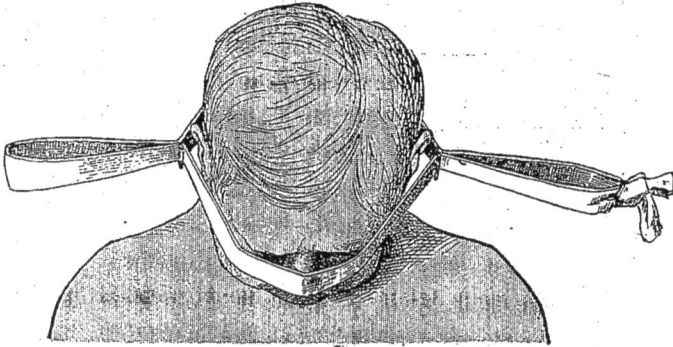

Fig. 265. — Introduction de la sangle. — La tête engagée dans la boucle médiane doit passer facilement, mais pas trop ; il faut seulement 1 cm. de jeu de chaque côté (si c'est plus ou moins, on rapproche ou on éloigne les épingles).

la base de la tête (fig. 262 et fig. 263) et 2 latérales (qui aussitôt la sangle
placée seront enlevées), pour s'accrocher aux deux extrémités de la barre
transversale de l'appareil de soutien.

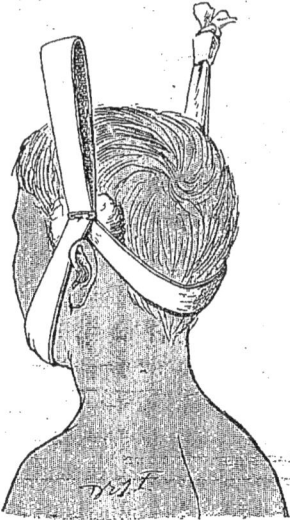

Fig. 266 — Les 2 chefs de la boucle médiane
emboîtent le menton et la nuque. Quand
on relève les boucles latérales, l'épingle doit
se trouver à 1 cm. au-dessus du bord supérieur du pavillon de l'oreille.

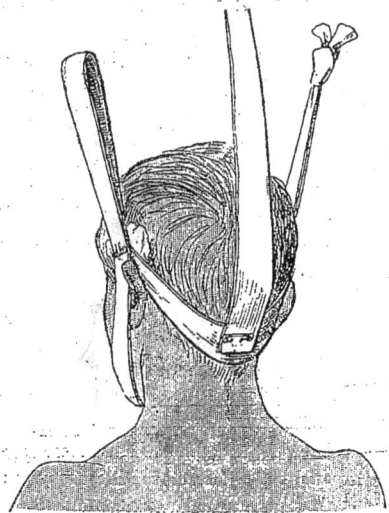

Fig. 267. — On fixe avec une épingle un bout
de bande au milieu de l'anse postérieure de
la boucle médiane.
(On voit dans ces figures le petit carré d'ouate
avec lequel on protège la peau contre le
frottement des épingles.)

La boucle médiane doit avoir un tour (une circonférence) égal au double
de la distance qui sépare (par devant) les 2 trous auditifs du sujet.

Vous mesurez cette distance qui va d'une oreille à l'autre avec simplement la partie moyenne de la bande même prise comme ceci (fig. 262) avec deux doigts de chaque côté. Cette mesure prise, vous mettez 2 épingles transversales à la place de vos doigts (fig. 264).

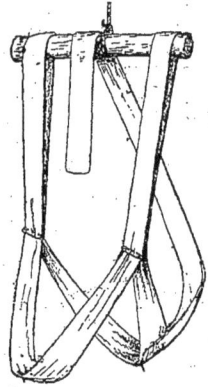

Voilà pour les dimensions de la boucle médiane qui importent beaucoup. Au contraire, celles des boucles latérales importent peu ; il suffit qu'elles soient égales, car leur inégalité amènerait l'inclinaison de la tête d'un côté ou de l'autre, ce qu'il faut éviter. Pour *mettre* la sangle *en place*, on ouvre horizontalement la boucle médiane, on l'introduit de haut en bas (fig. 265) jusqu'à la racine du cou. On adapte le chef antérieur au menton et le chef postérieur à l'occipital, après quoi on relève les boucles latérales pour les passer dans les extré-

Fig. 268. — Sangle terminée et adaptée. On a fait une couture à la place du nœud.

mités de la tringle transversale (en les adaptant aux rainures s'il y en a).

De ce fait, la boucle médiane va décrire une circonférence brisée,

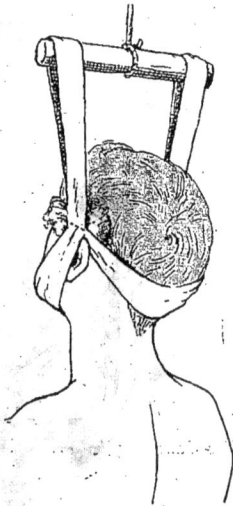 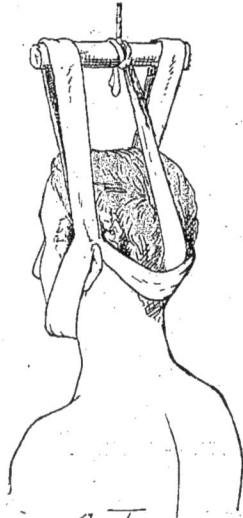

Fig. 269.   Fig. 270.

La comparaison des deux montre l'utilité de la bande postérieure.
Fig. 269 : Cette bande fait défaut : les deux chefs antérieur et postérieur étant égaux, la tête est renversée en arrière. — Fig. 270 : la bande postérieure empêche ce renversement.

ce qui l'empêchera de déraper lorsque le sujet s'appuiera dessus, et elle dérapera d'autant moins qu'il s'appuiera davantage (pourvu qu'on lui ait donné les dimensions indiquées ci-dessus). Mais si le sujet tire sur la sangle, vous verrez que le menton va se porter à la hauteur de l'occipital (fig. 269), c'est-à-dire que la tête *bascule en arrière*.

Normalement, le menton devrait répondre au niveau de la partie inférieure de la 3e vertèbre cervicale. Pour le ramener à ce niveau (normal), nous nous servons d'une bande supplémentaire de toile d'un mètre de long, dont l'une des extrémités est épinglée transversalement sur le milieu

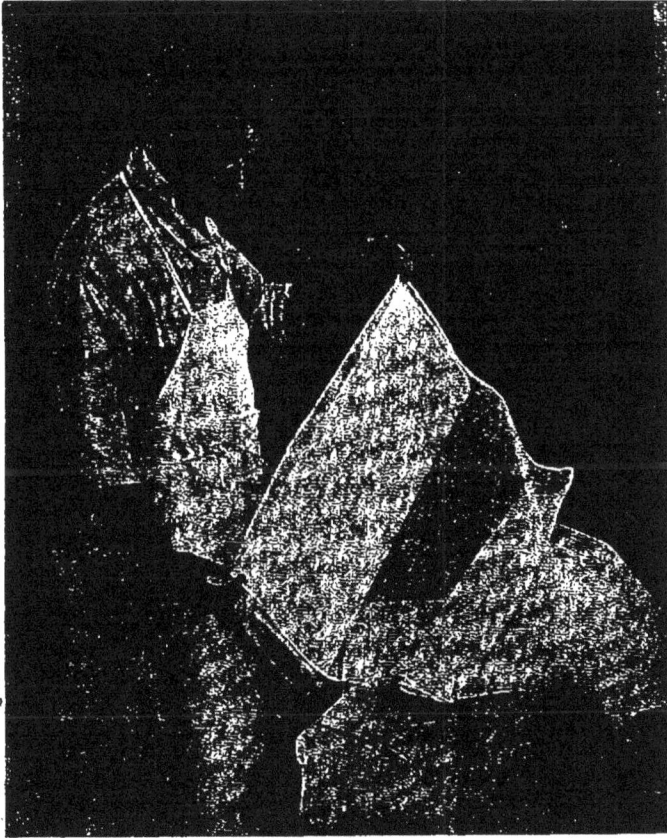

Fig. 271. — Manière de tailler les attelles dans la pièce de tarlatane.

du chef postérieur de la sangle (fig. 267), tandis que l'autre extrémité libre sera tirée en haut et, dès que nous tirons dessus, fera basculer la tête en avant. Nous tirons jusqu'à ce que soit ramené le menton au niveau normal (fig. 270).

Dès que ceci est acquis, on fixe à ce degré de tension l'extrémité libre de cette bande en l'enroulant et la nouant autour du milieu de la barre transversale (fig. 270).

Je vous conseille, pour ne pas fatiguer le malade, de faire cette adaptation et cet essayage de la sangle pendant qu'il est encore au repos sur la table ; — vous allez même l'y laisser jusqu'à ce que soient préparées les diverses pièces du corset.

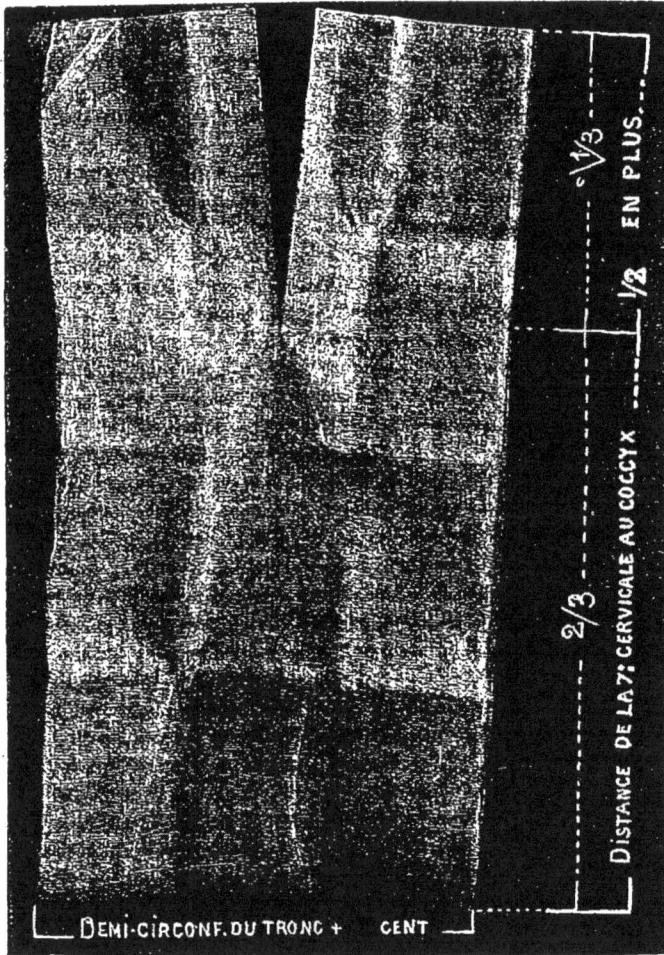

Fig. 272. — Attelle postérieure fendue sur un tiers de la longueur (largeur égale à la 1 /2 circonférence du tronc + 2 à 3 cm.)

Préparation des pièces du corset.

L'appareil se fait avec des bandes et des attelles plâtrées, appliquées par-dessus un jersey (v. aux *Généralités*, chap. i).

Procurez-vous 1° 5 à 10 **kilos** (pour en avoir » trop ») **de plâtre** blanc de Paris.

2° De la **tarlatane** gommée du commerce, n° 8 ; ayez-en trop également, et pour cela prenez-en de 10 à 20 mètres, suivant l'âge du sujet.

Dans cette tarlatane, taillez les *bandes* et les *attelles*.

a. Faites des **bandes** de 5 m. de long, sur 12 à 15 cm. de large.

Nombre de bandes : 2 pour un enfant de 3 à 5 ans, trois pour un enfant de 6 à 11 ans ; quatre pour un enfant de 12 à 14 ans ; cinq à six pour *un adulte.*

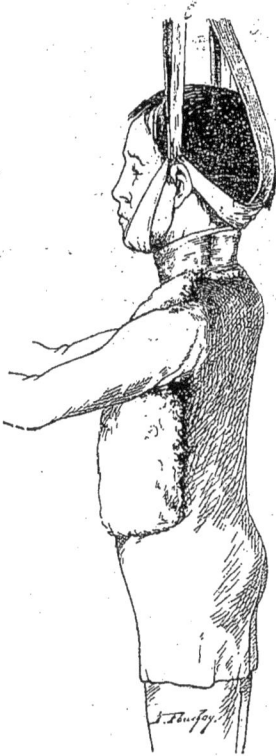

Fig. 273. — Jersey, cravate ouatée. Carré d'ouate appliqué sur le thorax.

b. Taillez à part 3 **attelles** (fig. 271) : deux grandes pour renforcer le dos et le devant, et une petite pour le col.

Leur épaisseur, à toutes, est de 3 feuilles de tarlatane (fig. 271).

La longueur et la largeur sont les mêmes pour les deux grandes : longueur, 1 fois 1/2 celle du tronc ; — largeur, la 1/2 circonférence du tronc, plus 2 à 3 cm. (fig. 272).

La longueur de la petite attelle est égale au tour du cou, plus de 3 à 4 cm., et sa largeur égale à la hauteur du cou (fig. 274).

L'une des deux grandes attelles est fendue sur un tiers de sa longueur en deux chefs égaux. Enfin, les bords de l'une et de l'autre sont légèrement incisés sur plusieurs points par quelques coups de ciseaux, pour en faciliter l'application autour du tronc, et éviter les godets (fig. 280).

Les bandes et les carrés de tarlatane ainsi taillés, *on passe à la préparation du malade.*

Préparation du malade.

Le malade, **encore couché**, est revêtu d'un jersey. Ne mettez pas d'ouate [1], parce qu'elle est difficile à répartir régulièrement. Employez plutôt un *jersey* (fig. 273), ou mieux deux jerseys mis l'un sur l'autre et bien collants. S'il reste des plis, effacez-les avec des « pinces » faites en avant. Les deux bords (antérieur et postérieur) sont réunis en bas, entre les jambes, par une épingle double.

Pour compléter par en haut le jersey, préparez un col, en étoffe douce, circulaire et bien ajusté, qui est fermé en arrière [2] (fig. 274).

1. Ou bien si vous mettez de l'ouate, que ce soit une couche uniforme et aussi mince que possible, de 2 millimètres d'épaisseur à peine.
2. A défaut de col en étoffe, on peut mettre une cravate circulaire faite avec une lanière d'ouate d'une largeur et d'une longueur égales à la hauteur et à la circonférence (ou mieux une circonférence et demie) du cou, et 1/2 cm. d'épaisseur, qu'on place entre deux doubles de mousseline molle de mêmes dimensions. Cette cravate est passée

Préparez aussi, pour le mettre au niveau de la poitrine, par-dessus le jersey, un carré d'ouate ayant 1 à 2 cm. d'épaisseur, et la largeur et la longueur du thorax. Cette ouate a pour but de faciliter, par son élasticité, la dilatation de la cage thoracique (fig. 273), et l'on pourra même l'enlever après coup, lorsqu'on fera la fenêtre antérieure de l'appareil (v. p. 226 et 227).

Ce carré d'ouate et la cravate ainsi préparés ne seront mis en place que lorsque le malade sera sur pieds, bien en position.

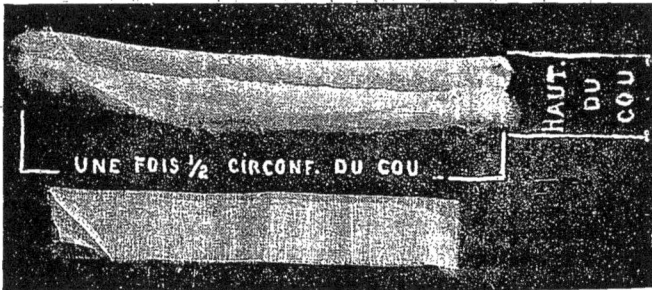

Fig. 274. — Cravate composée d'une lanière d'ouate entre deux doubles de mousseline molle. Au-dessous, on voit l'attelle du col.

Le malade recouvert du jersey est ensuite muni de la sangle, le milieu du chef antérieur de celle-ci répondant au sommet du menton, et le chef postérieur à l'occipital, tandis qu'on en soulève légèrement les deux boucles latérales (fig. 275 et 276). On protège les oreilles contre les épingles latérales par deux petits carrés d'ouate.

Mise en position du malade.

Le malade est placé debout, au-dessous de l'appareil de soutien ; et les deux boucles de la sangle sont passées dans les rainures de la tringle transversale, à 10 cm. environ du milieu, en tout cas, à égale distance de ce milieu, pour que la tête n'incline d'aucun côté. Pour abaisser le menton au niveau voulu, on tire alors sur la deuxième bande, ce qui fait basculer la tête d'arrière en avant, et on la fixe dans cette attitude en nouant la bande autour du milieu de la tringle (voir fig. 270).

On vérifie la hauteur de la corde médiane, on la rectifie au besoin, en raccourcissant ou allongeant, jusqu'à ce que le sujet soit » tendu » au degré voulu, c'est-à-dire **jusqu'à concurrence des talons abandonnant le sol, exclusivement.**

On s'assure que le malade se trouve à son aise, et même, si j'ose dire,

autour du cou, le milieu en avant et les deux extrémités maintenues sur la nuque par l'aide, ou par un point de couture ou une épingle, jusqu'à ce qu'on l'ait fixée par le premier tour de bande plâtrée (fig. 274).

très confortablement. On fait tenir ses mains par une personne de la famille, les bras écartés du tronc à 45 degrés : ce n'est là qu'un appui fictif, un » appui moral ». Une autre personne maintient *momentanément* le carré préthoracique et la cravate ouatés — jusqu'à ce que le premier tour de bande les ait fixés à leur place.

Aussitôt, vous allez passer à la construction du plâtre.

Construction de l'appareil.

1º Préparation de la bouillie plâtrée.

Il a été déjà dit aux *Généralités* (v. chap. I) que pour les corsets plâtrés il vaut **mieux** se servir de **bandes plâtrées préparées** un peu (très peu)

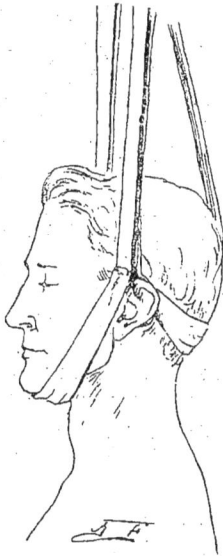 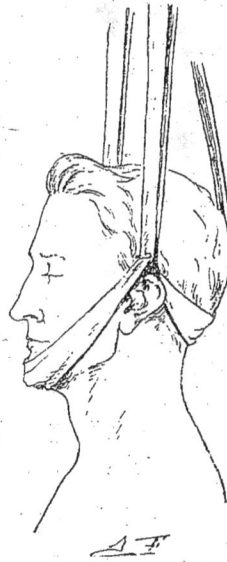

Fig. 275.   Fig. 276.

A gauche du lecteur, mauvaise application de la pièce mentonnière, qui, placée trop en arrière, dérape en arrière et étrangle. A droite, bonne application de cette pièce, elle embrasse le menton à la façon d'une fronde ; le sommet du menton répond au milieu de la largeur de la bande.

à l'avance, plutôt que de bandes trempées instantanément dans la bouillie.

En second lieu, pour un corset, la **bouillie** qui sert pour » mortier » et pour le plâtrage des attelles **doit être plus claire que pour les petits plâtres** de jambe et de bras (on mettra 4 **verres d'eau au lieu de** 3 pour 5 verres de plâtre).

Cette bouillie, plus claire, ne prendra que vers la quinzième minute (et non plus à la dixième). Comme il faut vous réserver quelques minutes pour vérifier l'attitude et modeler l'appareil avant la prise du plâtre, c'est donc de 10 à 12 minutes que vous avez pour construire le plâtre. 10 à 12 minutes suffisent, mais sont nécessaires, lorsqu'on n'est pas » entraîné ». Au reste, vous serez édifié, à cet égard, par la répétition que vous aurez faite. Si vous avez constaté que vous avez mis 15 à 18 minutes à bâtir l'appareil « d'essai », vous ajouterez, pour le vrai plâtre, un demi-verre d'eau à la quantité dite plus haut, ce qui retarde encore la prise de 4 à 5 minutes — et, par contre, si vous n'avez mis que 5 à 6 minutes pour le plâtre d'essai (personnellement nous mettons 2 à 3 minutes pour

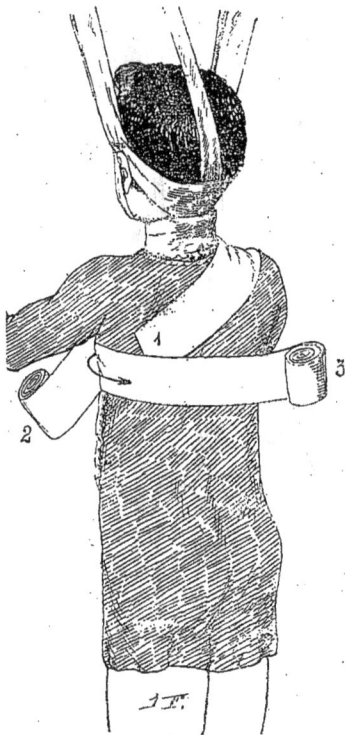

Fig. 277. — Application de la première bande. — Le chef initial est placé à la pointe de l'omoplate gauche (1) ; puis la bande est conduite sur l'épaule droite, passe en diagonale sur le thorax, traverse l'aisselle gauche (2), enfin est conduite horizontalement en arrière, de l'aisselle gauche à l'aisselle droite (3).

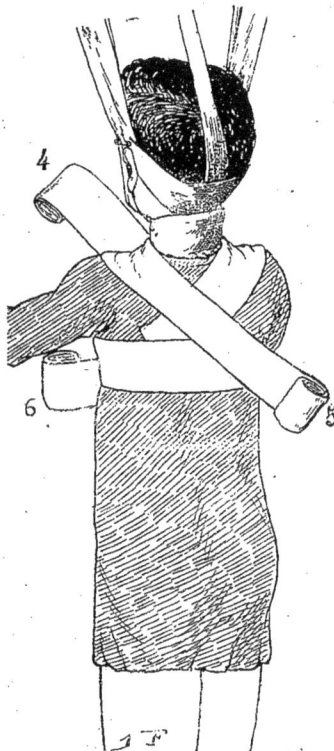

Fig. 278. — La 1re bande, ensuite, passe diagonalement sur la face antérieure du thorax, de l'aisselle droite à l'épaule gauche (4) ; elle est ensuite conduite diagonalement en arrière, de l'épaule gauche à l'aisselle droite (5) ; enfin passant en avant, elle va horizontalement de l'aisselle droite à l'aisselle gauche (6).

construire un corset), ou si la prise de votre plâtre ne s'est faite qu'à la 20e minute, par exemple, vous ajouterez, pour le véritable appareil, un demi-verre de *plâtre*, ce qui avance la prise d'environ 5 minutes.

Le **plâtrage des attelles** se fait comme à l'ordinaire (v. aux Généralités) en les plongeant dans une cuvette à demi pleine de bouillie. Votre aide fera ce plâtrage pendant que vous appliquerez la première bande (ou vous-même, avant cette application, si vous n'avez pas d'aide exercé). Et les 3 attelles sont laissées dans la cuvette, en attendant le moment de les appliquer.

2º Mode d'application des bandes.

Rappelez-vous les 3 recommandations fondamentales : il faut **étaler la bande, l'appliquer exactement, mais sans pression**.

Quel sera le trajet des bandes ? Rien de compliqué (fig. 277 et 278). On recouvre la région des épaules par quelques tours en diagonales et

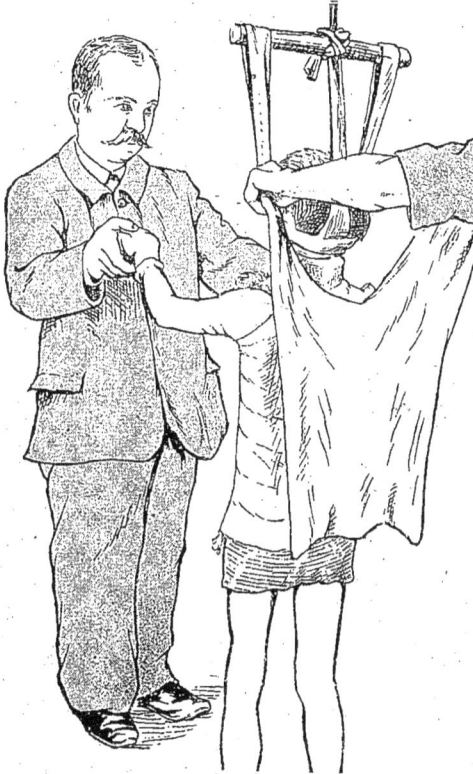

Fig. 279. — Mise en place de l'attelle postérieure.

en 8 de chiffre sur la région des épaules, en évitant toujours de faire des cordes et en débridant, au besoin, le bord trop tendu.

On fait ensuite des circulaires à partir de l'aisselle jusqu'en bas **sans renversés** (v. au chap. i). Avec quelques débridements aux ciseaux, ces circulaires de bandes mouillées et si minces s'appliquent facilement, même sur un tronc qui n'est pas régulier.

Chaque tour de bande doit recouvrir à peu près le 1/4 du tour précédent.

Ainsi se fait le premier **revêtement continu** du tronc. Une bande y suffit pour les petits enfants ; il en faut deux ou trois pour les adolescents et les adultes.

3º **Application des attelles.**

On applique alors les attelles en ayant bien soin de les étaler, après les avoir essorées à moitié.

a. **On commence par la postérieure** ou « chasuble ».

On en met le bord inférieur au niveau de la pointe du coccyx, de sorte que le dos est recouvert par les deux tiers de l'attelle. Ce tiers supérieur, qui dépasse en haut les omoplates, a été fendu en deux chefs de largeur égale, pour entourer les épaules (fig. 279) ; chaque chef passe au-dessus, puis en avant de l'épaule correspondante, ensuite sous l'aisselle et revient se raccorder au bord latéral correspondant de la partie postérieure de l'attelle. Des incisions, pratiquées par places, sur les bords de chaque chef (fig. 280), facilitent son enroulement et son adaptation exacte sur le pourtour de l'épaule.

b. On prend **ensuite l'attelle antérieure** que l'on applique d'abord par son bord supérieur à un doigt au-dessus des clavicules ; elle recouvre les chefs de la précédente, puis descend sur la poitrine et l'abdomen. Le 1/3 inférieur pend au-dessous du pubis ; on replie ce tablier sur le 1/3 moyen, au niveau du ventre ; le pli répond à la ligne des trochanters ; ce sera le bord inférieur du plâtre (fig. 281, 282).

c. **L'attelle du cou** est appliquée comme une **cravate circulaire** (fig. 281)

Fig. 280. — Après l'application de l'attelle, quelques incisions sont pratiquées sur ses bords pour faciliter l'adaptatation. Le chef de droite est déjà rabattu sur l'épaule ; on voit le chef de gauche encore relevé. — Ces deux chefs contournent les épaules en avant et viennent se raccorder au-dessous de l'aisselle aux bords latéraux de l'attelle *(voir fig. 282).*

par-dessus le revêtement d'ouate. Le bord supérieur de cette pièce s'arrête à 1 cm. au-dessous du bord supérieur de la cravate ouatée (fig. 282) ; et le bord inférieur empiète sur les parties supérieures des deux attelles précédentes. Il suffit de l'enrouler sans aucune pression (et cependant exactement), pour éviter sûrement toute constriction du cou. En un mot, vous l'appliquez comme votre faux-col ; celui-ci, fût-il en tôle et mis directement sur la peau, ne comprimera pas cependant votre larynx.

Ces trois attelles mises en place, ce qui est très rapidement fait (une minute pour chacune si l'on est aidé par une ou deux personnes), **on les**

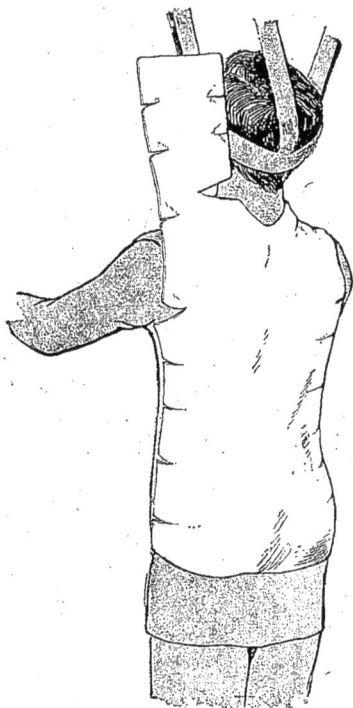

solidarise en roulant par-dessus **une bande** plâtrée de la manière dite pour celle du dessous, c'est-à-dire en 8 de chiffre et en circulaires.

Une bande par-dessus les attelles et une en dessous (deux en tout) suffisent pour construire l'appareil chez les enfants de moins de six ans,

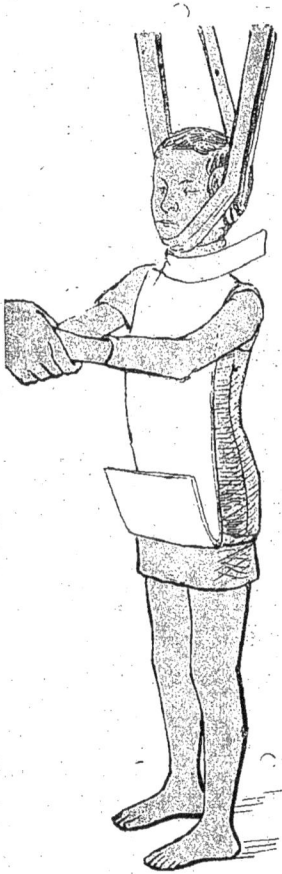

Fig. 281. — Mise en place de l'attelle circulaire du cou et de l'attelle antérieure dont le 1/3 inférieur est relevé : celle qui est représentée ici est trop étroite, elle devrait dépasser d'un à deux centimètres en arrière la ligne axillaire.

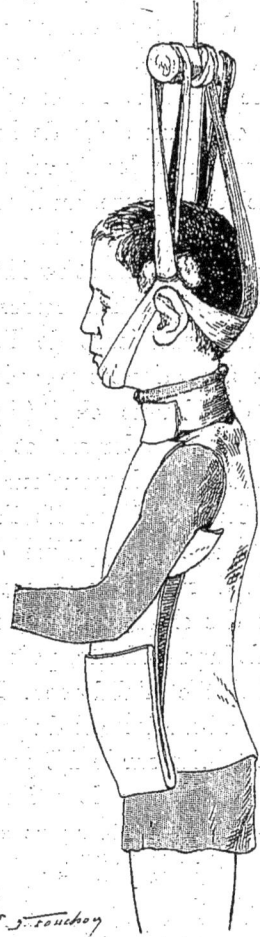

Fig. 282. — Attelles mises en place : on voit l'extrémité du chef supérieur de la « chasuble » sous l'aisselle gauche, et le tiers inférieur de l'attelle antérieure relevé sur l'abdomen, et aussi l'attelle du col par-dessus la cravate ouatée.

mais 4 et 5 bandes (en tout) sont nécessaires, avons-nous dit, pour les sujets de douze à quinze ans. Il en faut même 6 et 7 (toujours en plus des attelles) chez les adolescents et les adultes un peu grands et gros, pour donner au plâtre l'épaisseur et la résistance voulues.

Entre les diverses assises de bandes et par-dessus la dernière, on étale, comme il a été dit aux généralités, une **couche de 1 à 2 millimètres de bouillie plâtrée**. — C'est **le mortier** qui unit en un seul bloc les divers plans de l'appareil.

4° **Modelage du plâtre.**

L'appareil est fini. Il n'y a plus qu'à le modeler sur le bassin et autour des épaules (fig. 283 à 285).

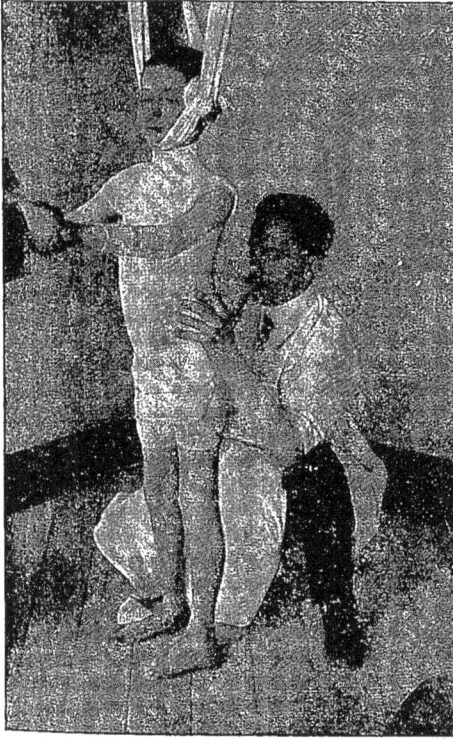

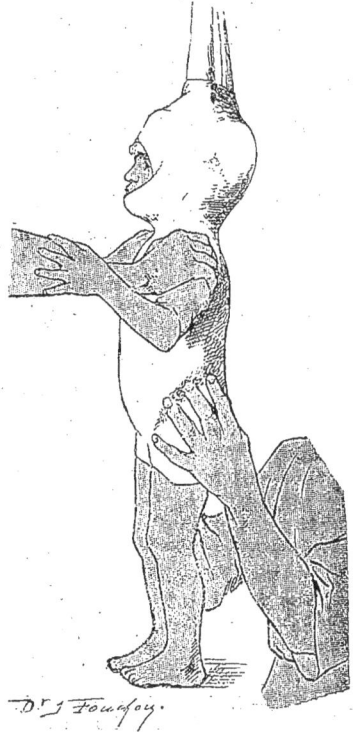

Fig. 283. — Modelage de l'appareil au-dessus des crêtes iliaques.

Fig. 284. — Modelage des épaules et des crêtes iliaques dans un grand plâtre ; ce modelage se fait de même dans le plâtre moyen. — Un autre aide modèle en même temps le sacrum et le pubis cet aide n'a pas été représenté ici pour laisser la figure plus nette, mais voir la figure page suivante).

1° *Sur le bassin* : que vous moulez en embrassant avec les mains à moitié fermées les épines et crêtes iliaques, et en déprimant le plâtre très fortement **au-dessus du bord supérieur et en dedans du bord antérieur** de l'os coxal avec la pulpe des doigts (fig. 283), tandis que les talons des mains le dépriment au-dessous des crêtes iliaques. **Les épines** et les **crêtes** se trouvent ainsi **coiffées, encastrées** par l'appareil, sans cependant aucun risque d'eschare (fig. 284).

2° Sur le *contour des épaules* où un aide applique le plâtre avec une très légère pression (fig. 284)[1].

On passe, à faire ce modelage, les quelques minutes qui précèdent la prise du plâtre, suivant le calcul établi plus haut.

C'est donc vers la quinzième minute que, le plâtre étant pris, on peut enlever le sujet de l'appareil de soutien. Pour cela, on écarte les pieds

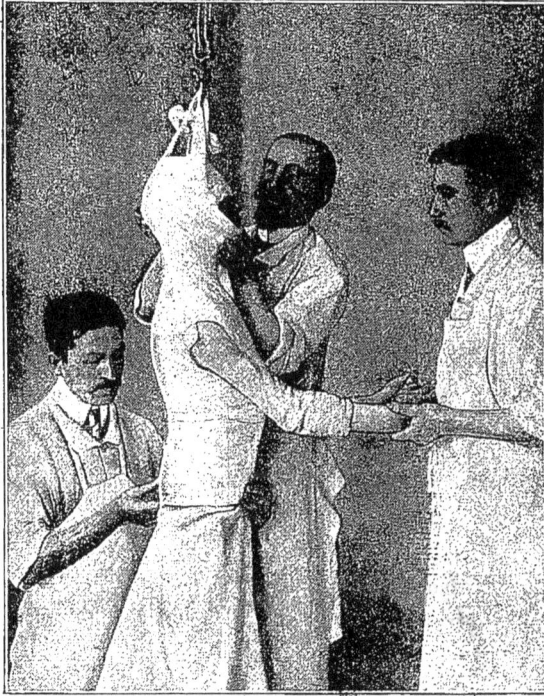

Fig. 285. — Modelage du sacrum et du pubis dans un grand ou moyen appareil. Les crêtes iliaques sont modelées en même temps (v. fig. précédente et sa légende).

de l'échelle, ou l'on baisse la corde ; et l'on tire simplement en avant, pour la faire déraper, la pièce mentonnière de la sangle.

On laisse l'enfant debout pendant encore dix minutes, pour ne pas s'exposer, en le couchant trop tôt, à briser l'appareil ; — puis, le plâtre paraissant solide, on soulève le malade et on le couche — en plaçant transversalement sous son cou un petit rouleau d'ouate en forme de billot, ou plus simplement, en laissant la tête dépasser le bout de la table, et la faisant soutenir avec une main.

---

1. Un autre aide le fait plaquer exactement sur le pubis et sur le sacrum (v. fig. 285).

5° Emondage de l'appareil.

Un quart d'heure ou une demi-heure après (sur le malade couché), on procède à l'émondage (fig. 286), qui se fait avec un bistouri ou un *couteau ordinaire* bien affilé.

On coupe le plâtre (jusqu'au jersey exclusivement) :

En bas, au-dessous des épines iliaques en coup d'ongle, par petites tranches successives, jusqu'à ce que le sujet puisse plier la cuisse à angle droit, si l'on veut qu'il marche avec l'appareil. On le dégage un peu moins, s'il doit rester couché ; car les jambes seront ainsi un peu bridées, et l'immobilisation en sera plus parfaite.

On laisse le plâtre descendre un peu en pointe sur le pubis, et en arrière aussi sur le sacrum.

De chaque côté des épaules on échancre tout ce qui dépasse l'articulation scapulo-humérale.

On dégage de 2 cm. **les aisselles** pour donner de l'aisance aux mouvements des bras.

Et l'on rogne de quelques millimètres le **bord supérieur du col** pour le régulariser (fig. 286).

On ouvre ensuite **sur le devant de la poitrine une petite fenêtre provisoire** par où l'on retire l'ouate placée devant le jersey. Cela facilite le jeu du thorax, sans nuire à la solidité ou à la précision de l'appareil.

Consolidation du plâtre.

Le plâtre est trop faible partout ou en un point.

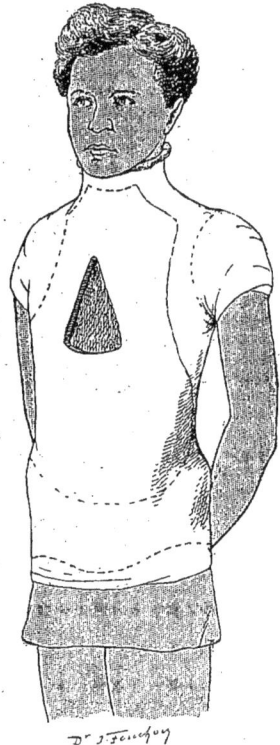

Fig. 286. — Appareil à col officier avec sa fenêtre provisoire : en pointillé, les limites de la grande fenêtre définitive et les bords de l'appareil après l'émondage.

Il peut arriver que, malgré toutes les précautions prises pour coucher le malade, le plâtre se soit brisé dans cette manœuvre ; et même il peut se fendiller ou se plisser spontanément.

Voici comment l'on y remédie : On tire sur le haut et le bas de l'appareil pour rendre au sujet (couché ou debout) la position voulue et pendant que 2 aides maintiennent cette attitude, on la fixe par l'application de quelques carrés de mousseline plâtrée sur les parties faibles, et en les faisant plaquer avec quelques tours de bande. Vous restez là, sans lâcher, jusqu'à la prise des pièces plâtrées nouvelles.

Pour réussir ces réparations, il est bon de commencer par étendre sur

la partie qu'on veut consolider une couche de colle **assez liquide** (parties
égales d'eau et de plâtre) et c'est par-dessus cette couche de colle qu'on
appliquera les carrés de mousseline plâtrée, à une seule épaisseur et un
par un. Cette précaution est même absolument indispensable lorsqu'on

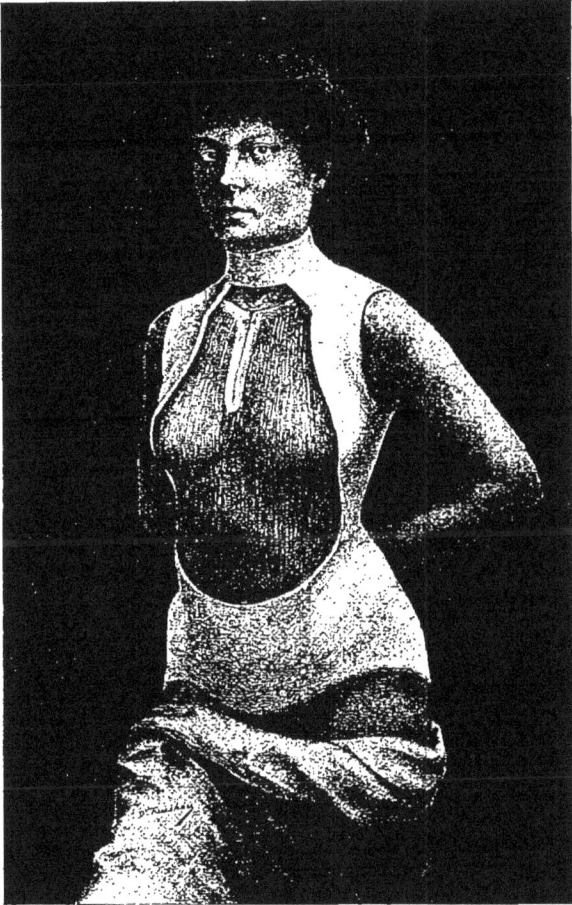

Fig. 287. — L'appareil moyen émondé. Fenêtre antérieure définitive.

veut réparer un plâtre déjà sec. (Pour les détails, se reporter aux généralités de la technique des appareils plâtrés, chap. ɪ).

Polissage du plâtre.

Deux jours après qu'il a été construit, on polit le plâtre, ce qui se fait
de la manière dite aux généralités.

Les fenêtres du plâtre.

24 ou 48 heures après le polissage, on ouvre les *fenêtres définitives.*
Pour fenêtrer le plâtre, comme pour l'émonder, on coupe, couche par

couche, très doucement, jusqu'à ce qu'on ait la sensation de toucher non plus le plâtre dur, mais le tissu du jersey.

Il faut ne pas traverser le jersey sans s'en apercevoir.

Avec un peu d'habitude on y arrive aisément ; mais si cette habitude

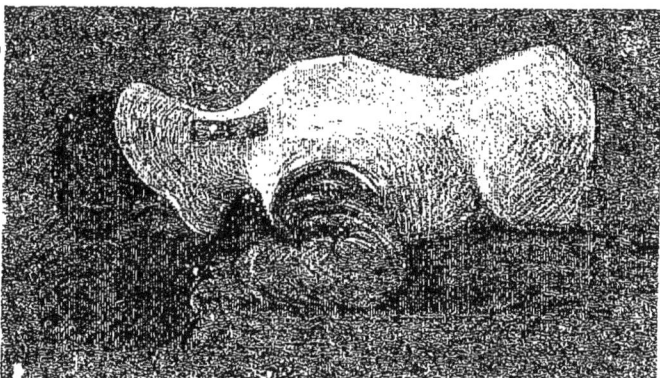

Fig. 288. — Fenêtre dorsale pour la compression des vertèbres malades (dans un grand plâtre).

vous manque, vous aurez, **en prévision des fenêtres** à faire à l'endroit de la gibbosité ou ailleurs, à prendre la précaution de mettre en ces points, sur le jersey, un **carré d'ouate** de 1/2 cm. d'épaisseur, avant d'appliquer le plâtre. Grâce à ce carré, on peut ouvrir une fenêtre sans craindre de blesser l'enfant. Le **double jersey** donne aussi une grande sécurité.

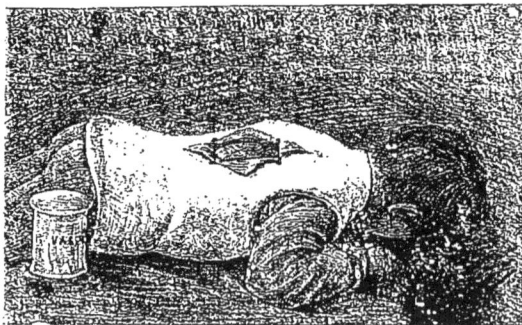

Fig. 289. — Fenêtre dorsale dans un plâtre moyen.

1° *Fenêtre antérieure définitive* (fig. 287).

Ses dimensions. — Chaque montant latéral a une largeur égale, environ, au quart de la largeur de la pcitrine, au niveau des épaules. Mais la fenêtre va en s'élargissant très notablement dans le bas, jusqu'à atteindre par ses côtés les deux verticales axillaires. Le montant supérieur mesure 3 à 4 cm. de hauteur et le montant inférieur 8 à 10 cm.

2º *Fenêtre dorsale.*

Elle est ouverte le même jour que la précédente.

Au cas d'une gibbosité particulièrement pointue, on n'attend pas

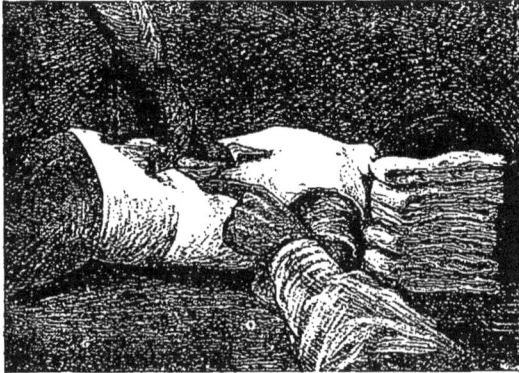

Fig. 290. — Les pans du jersey sont maintenus par un aide ; vous mettez en place les carrés d'ouate dont vous étalez soigneusement les bords entre la peau et le jersey au moyen de vos doigts ou d'un instrument plat (spatule).

ainsi 2 ou 3 jours. Dès la dixième ou la quinzième heure qui suit la confection du plâtre, on fait cette fenêtre dorsale, pour être bien sûr d'éviter toute écorchure (fig. 288).

Cette fenêtre dorsale est indispensable dans tous les appareils de mal

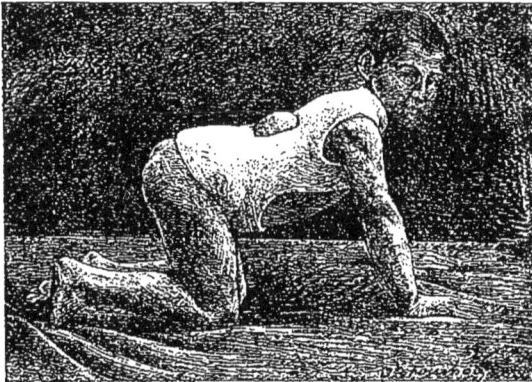

Fig. 291. — Le dôme d'ouate saillant par la fenêtre dorsale.

de Pott. Je dis indispensable. Il suffit, en effet, d'enlever un volet de la partie dorsale de n'importe quel corset ou appareil, même d'un corset fait dans la suspension complète, et de mettre la peau à nu, pour voir (fig. 289) que les vertèbres ne restent pas du tout plaquées contre la partie profonde du corset, qu'elles peuvent même se retirer très loin, à 3 ou 4 cm. de celui-ci, — c'est-à-dire qu'elles ne sont pas soutenues suffisamment. Ce simple examen explique trop bien **que dans les corsets ordinaires**

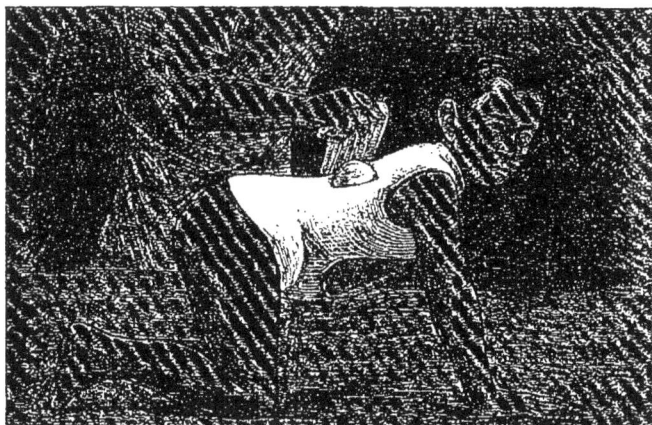

Fig. 292. — Compression du dôme au moyen de la bande de mousseline gommée.

sans fenêtre dorsale, les **gibbosités puissent,** non seulement persister, mais **s'aggraver encore.**

Si l'on veut que les vertèbres malades soient toujours soutenues, on voit qu'il est nécessaire de placer là, en très grand nombre, des carrés

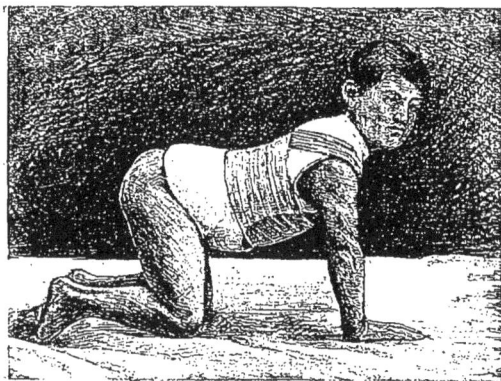

Fig. 293. — La compression est terminée.

d'ouate élastique, pour exercer une pression continue sur le segment vertébral correspondant.

Dimensions de la fenêtre dorsale. — Elle doit dépasser de 3 à 4 cm. de chaque côté le segment vertébral malade (fig. 288).

La pièce plâtrée est enlevée, comme à l'emporte-pièce, avec un bistouri ; puis on fend en croix sur les diagonales le petit carré de jersey, on relève les pans, et l'on procède à la compression.

Technique de la compression.

On commence par enduire la peau d'une couche de **vaseline** de 1 à 2 mm. d'épaisseur.

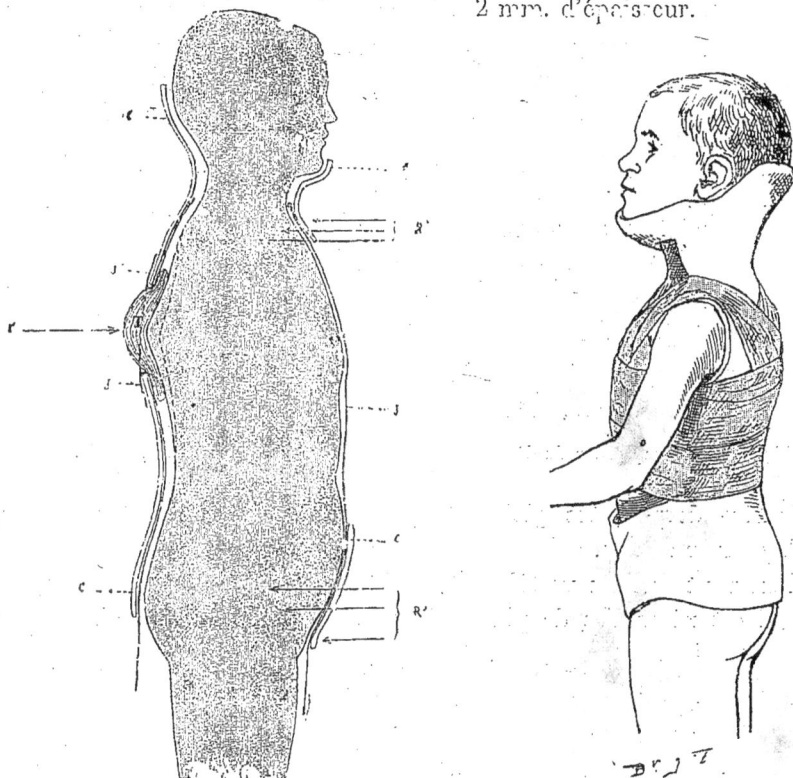

Fig. 294. — Coupe schématique d'un grand appareil muni du tampon compressif avant l'application de la bande gommée : — C, Coupe du plâtre, interrompu en avant par la grande fenêtre antérieure (celle-ci remonte jusqu'à l'os hyoïde ; *voir fig.* 255) ; — J, Jersey rabattu sur les bords de la fenêtre dorsale ; — T, Carrés d'ouate formant tampon sur la gibbosité ; — P, Direction de la pression de la bande gommée qui va ramener le tampon d'ouate et la gibbosité aux dimensions indiquées par les pointillés ; — R, Points de contre-pression de l'appareil au niveau de la ceinture scapulaire ; — R', Points de contre-pression de l'appareil au niveau de la ceinture pelvienne.
Fig. 294 *bis.* — La bande gommée appliquée et obturant en partie la grande fenêtre antérieure.

On prend alors des **carrés d'ouate un peu plus larges que la fenêtre** (fig. 289), et de 1 cm. d'épaisseur. Découpés séance tenante, ils sont introduits, un par un, entre les vertèbres malades et la paroi interne des montants de la fenêtre (fig. 290).

On met ainsi 8 à 10 **carrés** d'ouate **pour la** 1re **compression.**

L'ouate fait un dôme saillant à travers l'ouverture de la fenêtre (fig. 291). On fait rentrer cette saillie de ouate jusqu'au niveau du plâtre avec une ou 2 bandes de mousseline gommée, mouillée, roulée en circulaires autour de l'appareil, et exerçant une forte pression sur le dôme ouaté (fig. 292). On voit celui-ci diminuer de plus en plus, puis s'effacer entièrement (fig. 293 et 294 *bis*).

Cette bande gommée colle bientôt d'elle-même au pourtour du plâtre, et, quelques heures plus tard, on peut découper et supprimer la partie de la bande qui recouvre la fenêtre antérieure : ce qui rend à la respiration toute sa liberté (fig. 295).

Le **nombre des carrés d'ouate** varie suivant les cas.

a. *Il n'y a pas de gibbosité* :

On met 8 à 10 carrés (pour empêcher la gibbosité d'apparaître).

b. Il y a une gibbosité :

On peut aller jusqu'à 15 et 18 carrés de 1 cm. ; non pas la première fois, mais à la troisième ou quatrième compression, lorsque le vide qui se trouve entre les vertèbres et le plâtre est devenu plus considérable.

18 carrés, cela semble énorme, mais cela s'adapte d'une façon incroyable, et jamais nous n'avons vu d'inconvénient d'une compression atteignant peu à peu cette valeur.

La gibbosité est, par ce moyen, progressivement repoussée en avant, tandis que les vertèbres sus et sous-jacentes tendent, au contraire, à revenir vers la paroi postérieure de l'appareil, à cause de l'immobilisation des épaules et du bassin (fig. 294). Le cas est comparable à celui d'un enfant adossé à une échelle verticale, à laquelle il serait solidement attaché par les épaules et le bassin, tandis qu'on repousserait la partie médiane du dos, d'arrière en avant, avec la main.

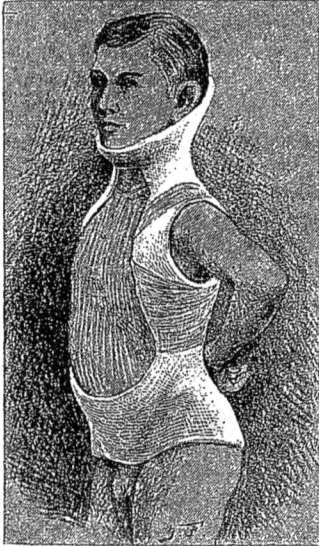

Fig. 295. — On a libéré la fenêtre antérieure des tours de bande qui l'obturaient en partie.

Tout cela se fait lentement, méthodiquement. Si bien que **cette compression très efficace**, qui est aussi énergique qu'on le veut, **est cependant extrêmement douce et très bien tolérée.** Elle ne donne pas d'eschares [1], au lieu que, avec l'appareil plein derrière, les eschares sont presque constantes bien que la contention soit très insuffisante.

II. — **Le grand corset plâtré du mal de Pott.**

Ce *grand plâtre* emboîte la base du crâne.

_____

1. Ou presque jamais ; voir fig. 55 à 58 le moyen de reconnaître et de guérir les eschares.

La **position** du malade, l'appareil de **soutien** et la **sangle** occipito-mentonnière sont **les mêmes** que pour le plâtre moyen.

Voici les différences entre les deux appareils.

Le revêtement. — Comme ci-dessus, jersey et carré d'ouate sur la poitrine. Mais, au lieu de la cravate circulaire, on met ici, pour compléter le jersey, une **cravate ouatée oblique**, embrassant le menton et l'occiput,

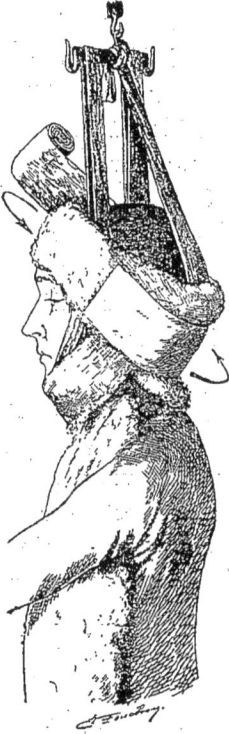

Fig. 296. — Cravate oblique occipito-menton-nière et tour d'ouate, l'un en équateur, l'autre en méridien, pour compléter la protection de la tête.

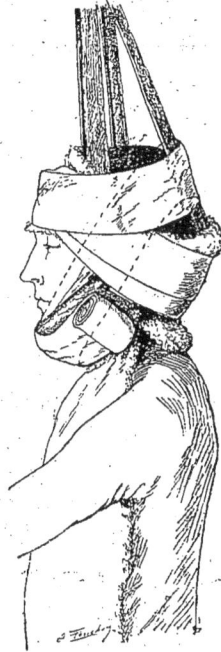

Fig. 297. — Manière de rouler la première bande plâtrée autour de la tête en équateur et de méridien.

suivant par conséquent la **circonférence occipito-mentonnière** (fig. 297). Un aide maintient les deux extrémités de cette cravate sur la ligne médiane en arrière, jusqu'à ce que soit appliqué le premier tour de bande. On complète le revêtement de la base du crâne par deux tours d'ouate d'un centimètre d'épaisseur, dont l'un est conduit perpendiculairement à la cravate, en équateur, du front à la nuque, et l'autre circulairement autour du cou et de la nuque.

La préparation des attelles. — Les 2 grandes pièces du tronc sont les mêmes ; mais, au lieu de la cravate circulaire, nous préparons deux pièces carrées, de 15 à 25 centimètres de côté suivant la taille du sujet (avec toujours 3 épaisseurs) ; elles seront placées, l'une en avant, l'autre en arrière, pour faire l'armature de la partie cranio-cervicale de l'appareil (fig. 299).

Application des bandes.

La première bande plâtrée est roulée autour de la tête en **méridiens** et en **équateurs**, en commençant plutôt par les méridiens allant du vertex

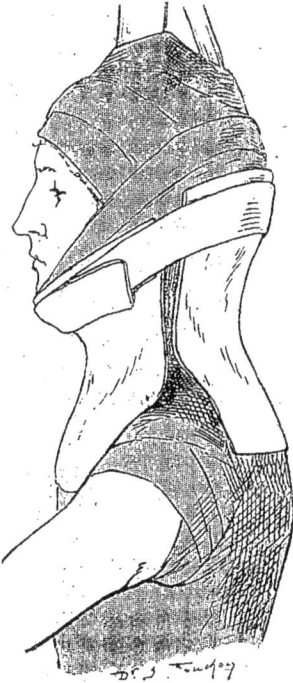

Fig. 298. — Carrés de renforcement et attelle occipito-mentonnière mis en place sur la première bande pour la portion sus-claviculaire du grand appareil.

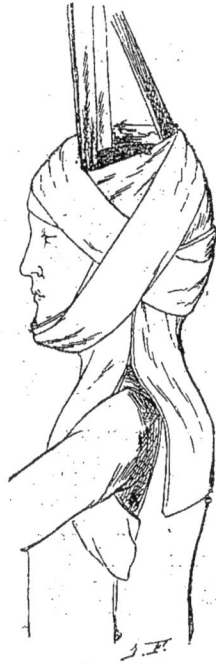

Fig. 299. — Ces deux attelles sont plaquées autour de la tête avec la bande plâtrée.

au-dessous du maxillaire (fig. 298). On repasse trois fois, puis on coupe la bande. Puis l'on fait trois ou quatre tours en équateur, du front à la nuque. On ajoute deux ou trois **tours circulaires, assez lâches autour du cou.**

Ensuite, on enroule une ou deux bandes sur le tronc, comme pour le plâtre moyen (voir plus haut).

Application des attelles. — Les deux attelles du tronc sont placées comme dans l'appareil précédent ; les **deux attelles** carrées supplémentaires sont mises **l'une en avant, du menton aux deux clavicules, l'autre en arrière, du vertex aux omoplates,** en empiétant, par conséquent, en bas plus ou moins largement sur les deux grandes attelles du tronc (fig. 299).

Puis l'on maintient les deux attelles de la tête par des tours de bande en méridiens et équateurs (fig. 299) comme ci-dessus, et les attelles du

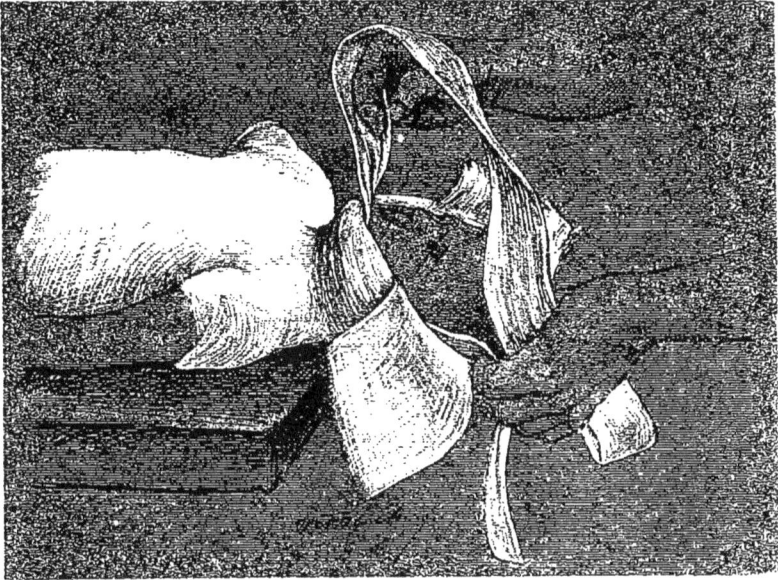

Fig. 300. — Le haut de l'appareil a été coupé sur le front et les deux lambeaux rabattus par côté; on a enlevé les épingles latérales de la sangle qu'on retire ensuite avec précaution en la faisant glisser. Mais si l'on a coupé les 2 chefs d'un côté, on n'a qu'à tirer à soi, de l'autre côté ; ce 2ᵉ procédé est plus facile.

tronc par une bande roulée en 8 de chiffre et en circulaires ; enfin, l'on raccorde la tête et le tronc par quelques circulaires intermédiaires.

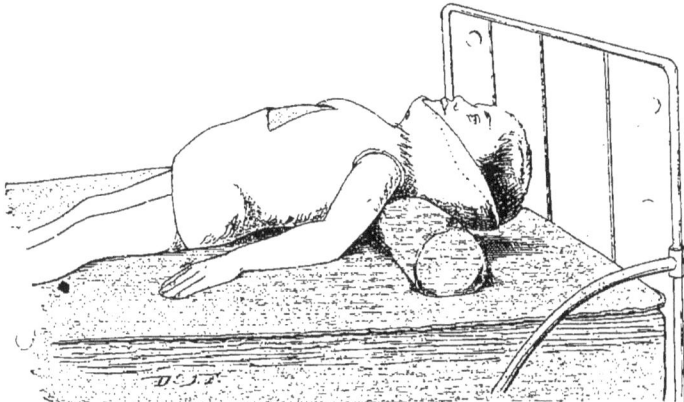

Fig. 301. — Quand l'enfant est couché, on place sous son cou un traversin pour que le sommet de la tête n'appuie pas sur le lit.

Vous mettez, pour construire ce grand appareil, une ou deux bandes de plus que pour le précédent, — suivant qu'il s'agit d'un enfant ou d'un adulte.

Après quoi, on passe au **modelage**, qui se fait, sur les épaules et le bassin, comme le premier appareil (fig. 284, 285).

Il ne sera pas toujours nécessaire de modeler le plâtre avec les mains sur le menton et l'occiput ; il se modèle suffisamment de lui-même si l'on a bien appliqué chaque tour de bande en méridien et en équateur (fig. 300) ; cependant, il vaut mieux mouler le maxillaire en mettant la main *horizontalement* sous le menton, afin que le plâtre fasse, là, un *plateau* plutôt qu'un entonnoir.

L'on attend ainsi jusqu'à la prise du plâtre.

Puis on supprime la tension en enlevant de la tringle les boucles de la sangle. Au bout de dix minutes, on couche l'enfant en mettant la tête un peu en dehors de la table, pour ne pas briser l'appareil.

Emondage. — On enlève alors (avec un bon couteau), en allant lentement, toute la partie du plâtre qui est au-dessus de la circonférence occipito-mentonnière. Cela permet de retirer la sangle : pour cela, on enlève les deux épingles sus-auriculaires et on attire avec précaution la pièce mentonnière d'abord, puis l'autre, ou mieux on coupe aux ciseaux, d'un seul côté, au-dessous de l'oreille, les deux chefs antérieur et postérieur de la sangle, et on tire à soi de l'autre côté (fig. 301). Il vaut mieux enlever la sangle que de la laisser en place.

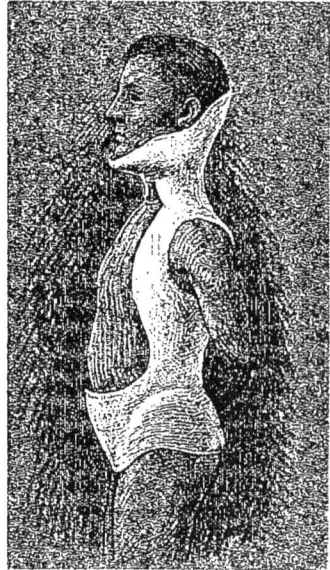

Fig. 302. — Le grand appareil terminé, avec sa fenêtre, remontant jusqu'à l'os hyoïde.

Dans le bas, on émonde le grand plâtre comme le plâtre moyen. On fait ensuite la fenêtre provisoire (fig. 301) par laquelle on retire l'ouate, comme pour le corset moyen.

Trois jours après, on ouvre la **fenêtre** définitive, qui **commence à l'union du cou et du maxilaire** ; le larynx, libre en avant, ne sera donc pas gêné par la compression qu'on peut être amené à faire sur les vertèbres cervicales malades (fig. 288).

La compression dorsale se fait comme dans l'appareil moyen.

La construction du plâtre chez les sujets paralysés.

J'ai dit que, non seulement les maux de Pott supérieurs, mais encore tous les **maux de Pott avec paralysie** sont soignés par le grand plâtre. Grâce à l'entonnoir ou plateau qu'il comporte, on peut en effet conserver,

beaucoup plus exactement avec celui-ci qu'avec le plâtre moyen, **l'extension du rachis nécessaire à la guérison de la paralysie.**

Le sujet se met lui-même dans l'extension voulue (voir fig. 259, p. 209)
car, ne s'appuyant pas sur les pieds (puisqu'il est paralysé), mais seulement et assez imparfaitement sur le siège, il se trouve quelque peu
suspendu par la sangle.

Si (l'appareil tardant un peu à sécher) **l'extension devient**, à la fin

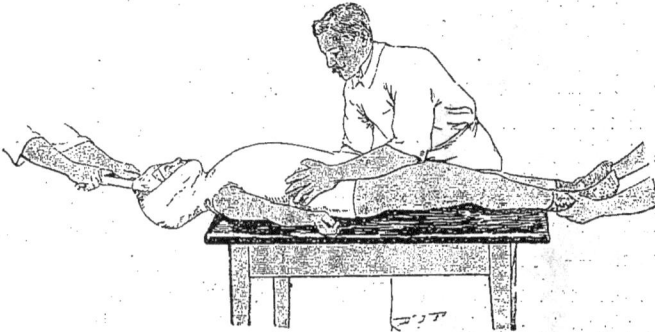

Fig. 303. — Extension du rachis en position horizontale. Un aide modèle l'appareil autour du bassin.
2 autres tirent sur les pieds et sur la tête, de 10 à 15 kgr.

de la séance, **trop pénible** pour le malade, on le soulagera en supprimant la position verticale.

On enlève le sujet (en même temps que la tringle) et **on le couche.**
On tire alors sur la tête, par l'intermédiaire de la tringle, avec les deux
mains, de la force qu'on veut (10 à 15 kgr. généralement), tandis qu'un
aide retient le malade par les pieds (fig. 303). On moule l'appareil sur
le bassin comme dans la coxalgie (v. p. 323). Et **l'on attend** dans cette
position **la prise** du plâtre.

III. — Le petit appareil.

Le petit plâtre se fait comme l'appareil moyen, mais sans cravate et
sans col. C'est un appareil de convalescence pour les maux de Pott inférieurs. Mais, à vrai dire, nous l'employons très peu, même dans la convalescence. — D'habitude, nous faisons encore, à ce moment, un plâtre
moyen à col officier [1].

---

1. QUELQUES REMARQUES SUR LES CORSETS PLATRÉS.

a. En cas *d'abcès* ou de *fistule*, on ouvre une fenêtre au plâtre.

b. Eschare (à la rigueur possible) ; voir p. 264 la manière de la reconnaître et de la
guérir.

c. L'âge du sujet pottique est-il une contre-indication à le plâtrer ? — Non, on peut
plâtrer des enfants d'un an (en évitant les souillures), comme aussi des personnes âgées
de plus de 50 ans.

Soins à donner après l'application du plâtre.

Nous avons parlé de l'émondage de l'appareil, des fenêtres, et de la compression dorsale.

Parfois les malades (surtout les adultes) sont un peu gênés pendant les deux premiers jours. Il faut, avec des « calmants », les faire patienter [1], car à cette gêne va succéder un bien-être parfait.

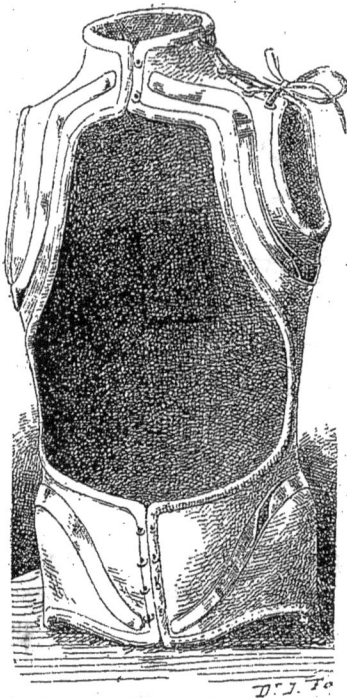

Fig. 304. — Celluloïd moyen. On voit la partie antérieure du volet dorsal.

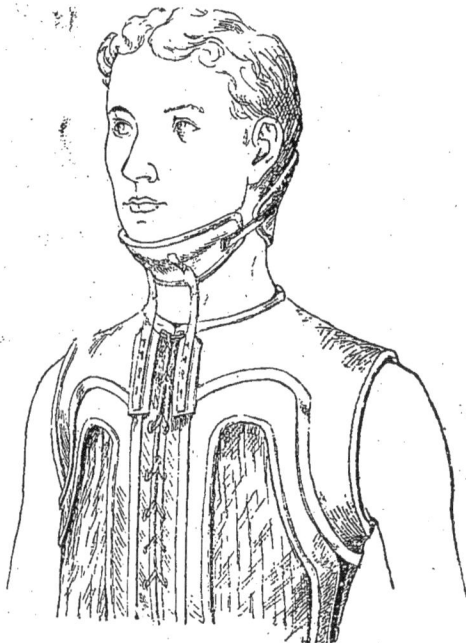

Fig. 305. — Grand celluloïd pour mal de Pott cervical ou cervico-dorsal.

On peut laisser ensuite le malade aux soins des parents ; le médecin n'a plus besoin de le revoir **que 2 fois par mois** pour **refaire la compression dorsale**. On augmente la compression chaque fois d'un 1/4 environ de sa valeur.

d. On peut *s'aider du chloroforme* (A TITRE EXCEPTIONNEL) pour faire le plâtre (v. p. 265).

e. Fistules multiples ou *peaux très intolérantes* et eczémateuses sur une grande surface nécessitant des soins quotidiens : en ce cas, on peut transformer le corset inamovible en plâtre amovible (voir p. 264).

1. Si leur malaise est trop pénible, on peut les soulager en fendant le corset en avant sur la ligne médiane pour en écarter les bords de 1 à 2 ou 3 cm., — sauf « à rattraper » ces bords et à les réunir de nouveau 2 ou 3 jours plus tard, dès que l'accoutumance sera produite.

Enlèvement du plâtre vers le quatrième mois.

Pour enlever l'appareil. — On met l'enfant dans un bain ordinaire pendant un 1/4 d'heure. Le plâtre ramolli se laisse alors couper aisément en 1 minute ou 2 avec un couteau quelconque.

La toilette de la peau. — On la fait à l'éther ou à l'eau de Cologne, si la peau n'est pas sale ni squameuse. — Dans le cas contraire, on frotte légèrement pendant quelques minutes avec de la vaseline, ce qui a pour effet de ramollir les squames épidermiques ; après quoi, on essuie la peau avec un linge fin, bien doucement, et on passe un peu d'alcool ou d'eau de Cologne. On nettoie en avant, puis en arrière, en retournant le sujet.

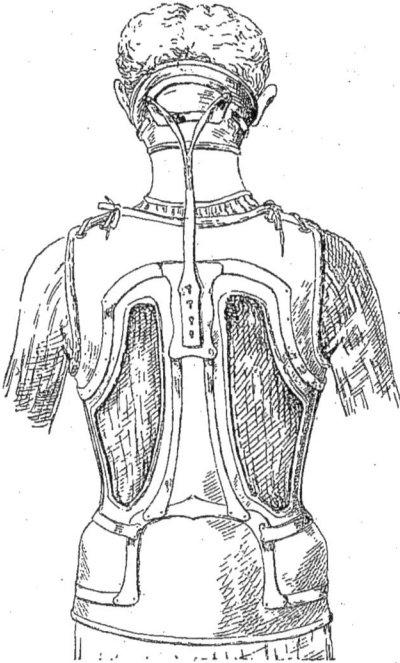

Fig. 306. — Celluloïd à grand col : vu par sa face postérieure.

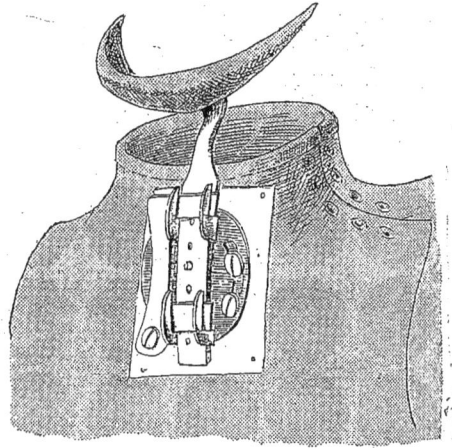

Fig. 307. — Dispositif pour fixer la pièce mentonnière de la minerve.

Recherche des abcès. — Vous cherchez par l'examen du dos et des fosses iliaques, ou, suivant les cas, du cou et du pharynx, s'il n'y a pas trace d'abcès en formation.

LA SUITE DU TRAITEMENT DU MAL DE POTT ET SA DURÉE

Mise sur pieds.

S'il ne survient pas d'abcès, tout se réduit à faire un nouveau plâtre tous les 4 à 5 mois.

Après deux ans de repos dans la position couchée, le malade est mis sur pieds, pourvu qu'il **ne souffre ni spontanément, ni à la pression du dos**, et que son **état général très bon** permette de penser que le **foyer vertébral est éteint** (ou à peu près éteint).

CONVALESCENCE

Les appareils.

On lève le sujet avec le même appareil en plâtre.

Les enfants de l'hôpital conservent un plâtre pendant encore 2 ou 3 ans au minimum à partir de ce moment.

On ne le supprime que lorsque, depuis déjà 2 ou 3 ans, la pression des vertèbres n'éveille plus la moindre sensibilité et que la ligne du dos n'a

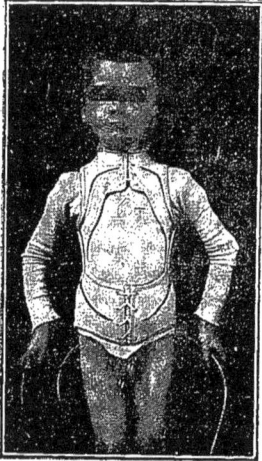

Fig. 308. — Corset de celluloïd moyen.

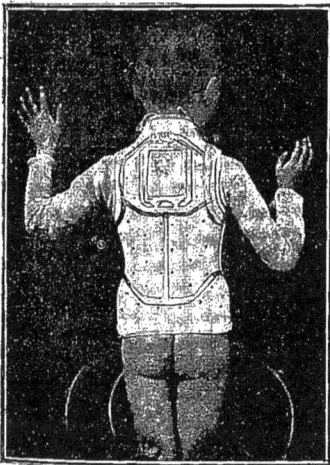

Fig. 309. — Le même. Fenêtre dorsale et volet.

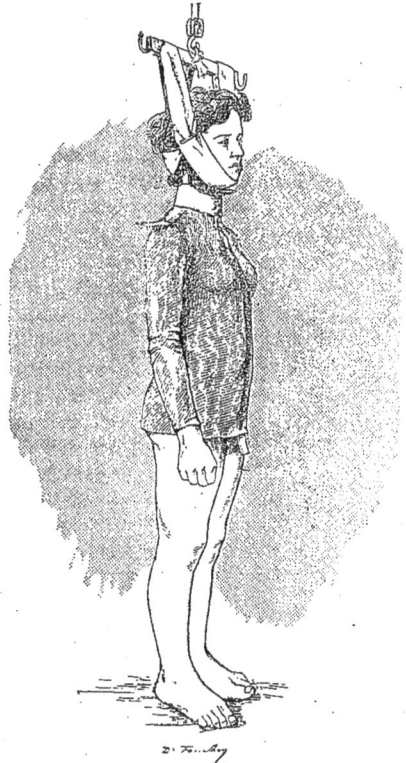

Fig. 310. — Prise d'un moulage. — Le sujet est revêtu d'un jersey. — 2 lattes sous le jersey.

pas varié d'un millimètre, tandis que, par ailleurs, l'état général du sujet est parfait. Dans ces conditions, il est permis de penser que la *soudure du rachis* est *complète* et *définitive*. Mais on s'en assurera par la radiographie de profil chaque fois que ce sera pratiquement possible.

Pour les enfants de la ville, il est avantageux, dès la mise sur pieds, de remplacer le plâtre par des *corsets amovibles*, permettant une toilette complète, plus légers que le plâtre et munis, comme lui, d'une fenêtre dorsale, avec un volet qui permet de continuer la contention ou la compression des vertèbres intéressées (fig. 326 et 327).

Corsets » orthopédiques ».

Les meilleurs, à tous points de vue, sont les corsets en *celluloïd* (v. fig. 304 à 309).

Je vous ai déjà conseillé (voir chap. i) de laisser la construction un peu délicate de ces appareils à des ouvriers spécialistes, et dès lors tout se réduit, pour vous, à faire un moule et l'essayage — ce que chacun de vous apprendra bien aisément en lisant ce qui suit.

Manière de prendre le moulage du tronc. — Le malade, revêtu d'un jersey, et les lattes de zinc en place (fig. 310), est soutenu par la sangle (mais ne le tendez pas) jusqu'à concurrence des talons abandonnant le sol : la tension devra être beaucoup moindre, presque nulle, si l'on veut qu'ensuite le celluloïd s'applique de façon précise.

Au lieu de commencer la construction du moulage par les bandes, — comme pour un plâtre ordinaire, — on commence ici, par les

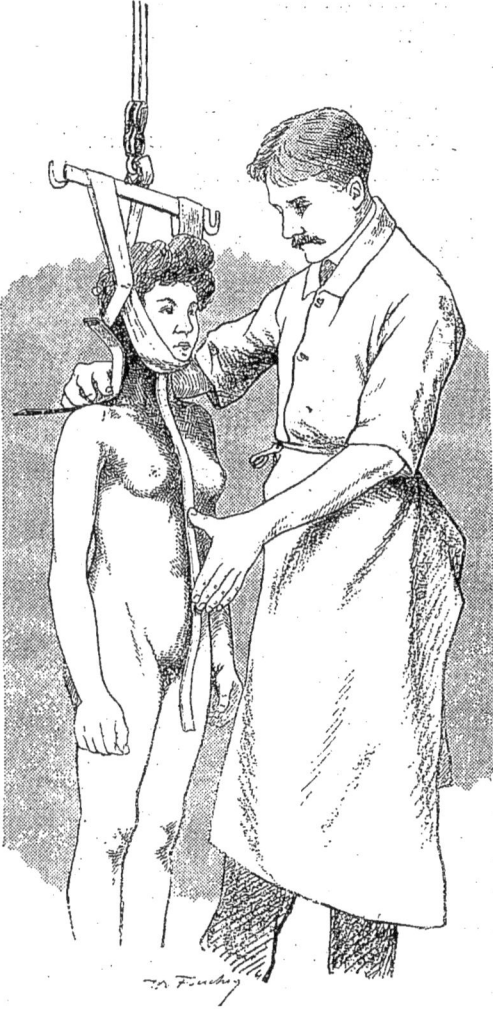

Fig. 311. — Mise en place des lattes de zinc qui serviront à couper le moulage.

attelles : d'abord l'attelle dorsale (v. fig. 313) ; afin que ses bords s'adaptent mieux, on y pratique, au besoin, plusieurs entailles ; ensuite l'attelle antérieure et la cravate. Par-dessus les attelles, roulez 1 ou 2 bandes, et, entre chaque assise de celles-ci, étalez une couche de bouillie.

Cela fait, vérifier au besoin l'attitude du malade. Il faut enfin, pendant la dessication, modeler les contours du bassin et, pour cela, marquer de la main, très exactement, les crêtes iliaques, comme il a été dit pour la construction du corset plâtré.

Lorsque l'appareil est sec, c'est-à-dire au bout de 5 à 10 minutes, on le coupe au couteau, en suivant les lattes de zinc. Après cette section,

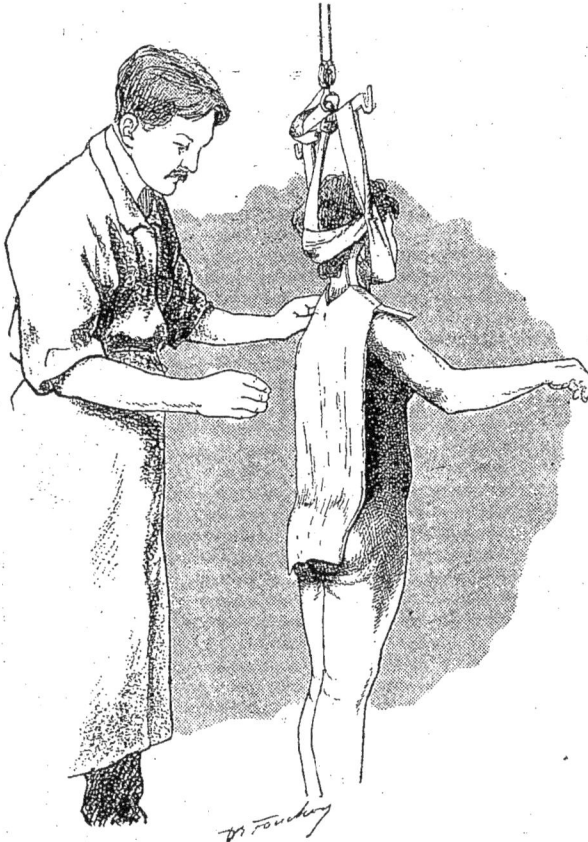

Fig. 312. — Application de l'attelle postérieure.

il est facile de retirer les lattes et de dégager les 2 pans de l'appareil pour l'enlever ensuite complètement (fig. 316 et 317).

Dès que le moulage est retiré, on rapproche avec soin les bords de section et on les maintient rapprochés, soit en entourant tout l'appareil de quelques tours de bande de mousseline molle (fig. 318), soit en appliquant à cheval sur ces deux bords une languette de tarlatane imprégnée de bouillie plâtrée.

Dans ce cas, il faut maintenir les bords au contact, jusqu'à dessication de la languette plâtrée. De cette façon, on reconstituera très exactement la forme du tronc.

Pour plus de sécurité, on pourrait — comme nous l'avons indiqué déjà — bourrer l'intérieur du moule avec du papier ou des copeaux. Le moulage mettra 24 heures pour sécher complètement : pendant ce temps, on le suspendra, ou tout au moins on le maintiendra debout, car, reposé sur l'une de ses faces, il risquerait de s'aplatir et de se déformer.

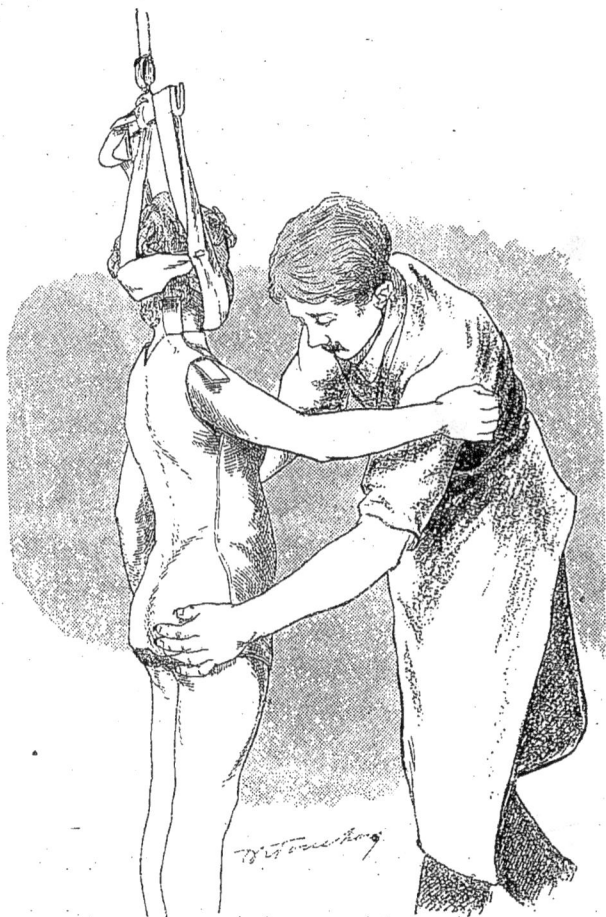

Fig. 313. — Les deux attelles sont en place : on les fait plaquer soigneusement sur la peau.

Moulage pour celluloïd à grand col. — Lorsqu'il est nécessaire de mouler aussi la base de la tête (pour le mal de Pott cervical), on procède de la même façon. Il suffit de compléter en haut le jersey par 2 ou 3 tours de bande de mousseline molle, allant du menton au vertex et de l'occiput au front, afin d'éviter l'application du plâtre sur les cheveux ; de faire monter plus haut les lattes de zinc, l'antérieure jusqu'à la pointe du menton, la latérale jusqu'au-dessus de la région mastoïdienne (fig. 319 et 320).

Pendant la dessication, on modèle d'une main le menton, de l'autre l'occiput.

Manière de faire l'essayage d'un corset en celluloïd. — Le fabricant orthopédiste vous envoie le corset, sectionné sur la ligne médiane et sur

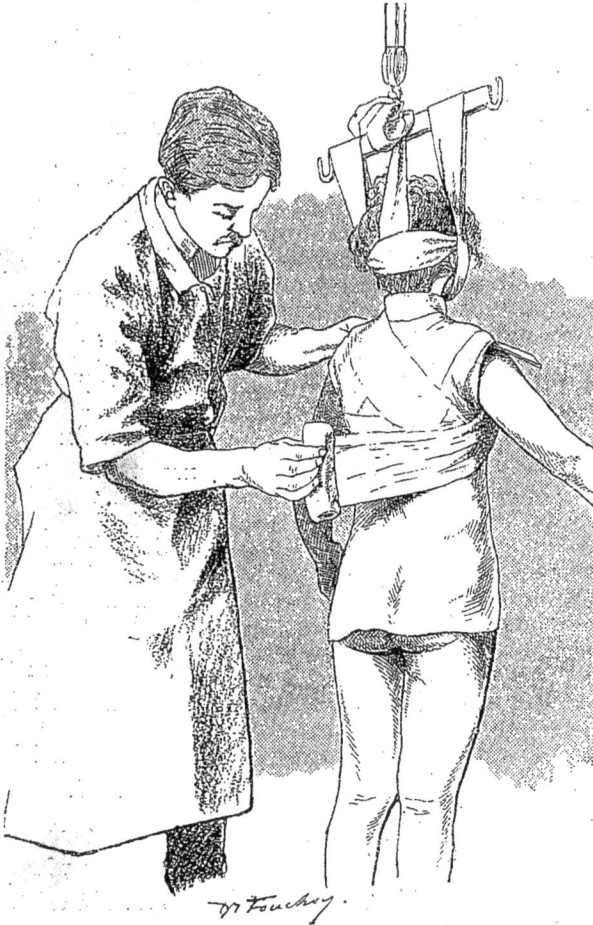

Fig. 314. — Les attelles sont maintenues et plaquées par une bande plâtrée.

les 2 épaules, pour que vous en fassiez l'essayage (fig. 321, 322 et 323). Nous avons dit, aux généralités, l'utilité de cet essayage.

Faites entrer le malade de côté, dans le corset, pour ne pas avoir à trop ouvrir l'appareil (fig. 321).

Le corset est assujetti, et les bords sont rapprochés à l'aide de trois courroies de cuir qui enserrent le tronc au-dessous des aisselles, à la ceinture, au niveau du bassin, tandis qu'un aide ou une personne de votre entourage maintient l'appareil au-dessus des épaules. Les courroies sont serrées jusqu'à concurrence de l'application parfaite de l'appareil sur le corps : si l'appareil est trop large, vous faites chevaucher les bords, et vous marquez au crayon, sur le celluloïd même, les corrections à apporter. Vous notez aussi la hauteur à donner au col, les échancrures à pratiquer au niveau des épaules, les fenêtres à ouvrir, soit en avant, soit en arrière.

Comme le malade veut pouvoir rester assis, vous marquez en arrière le point où doit s'arrêter l'appareil. De même, pour permettre la flexion des cuisses, vous notez la hauteur de l'échancrure à faire pour que cette flexion puisse avoir une ampleur de 80 degrés au moins.

Pour *l'essayage d'une minerve*, on trace la ligne occipito-mentonnière en ménageant la place des oreilles, et on vérifie la courbe de la nuque et du cou.

Avant d'en finir avec le traitement orthopédique

ENCORE UN MOT SUR LA CORRECTION DES GIBBOSITÉS

Corriger la gibbosité, tout est là. En effet, suivant que nous serons maîtres de la gibbosité ou non, le mal de

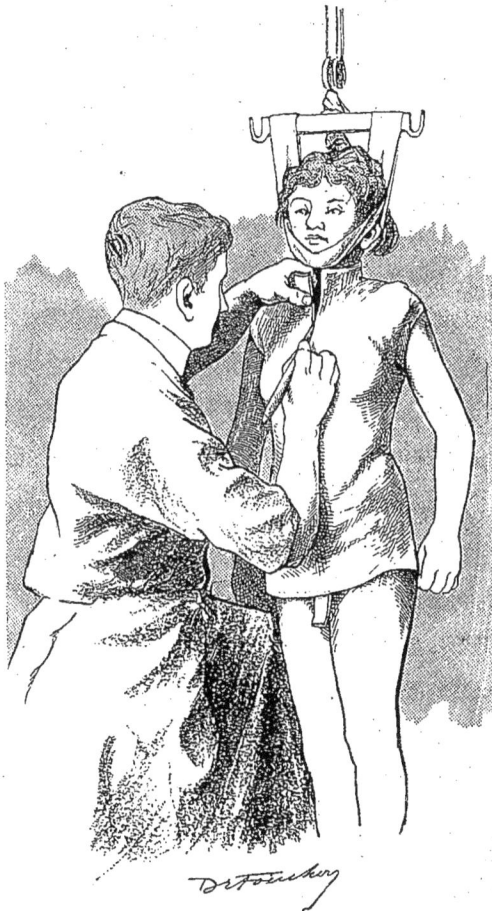

Fig. 315. — On sectionne le moulage sur les lattes de zinc au moyen d'un couteau ou d'un tranchet de cordonnier.

Pott cessera d'être, ou restera la maladie terrible que l'on sait.

a. Gibbosités petites et moyennes.

Il suffit que vous sachiez corriger les gibbosités telles qu'elles sont lorsqu'elles se présentent à vous pour la première fois.

Or, même dans la classe ouvrière, on vous amènera ces enfants peu après que la gibbosité sera devenue apparente (et elle est très apparente pour tous dès qu'il y a une destruction égale à 1/2 vertèbre, ou 2/3 de vertèbre).

Puisque, à ce moment, l'on peut encore tout, par des procédés bénins et faciles, il est permis de dire que le problème du traitement du mal de Pott est résolu au point de vue pratique, — de même il est résolu pour la luxation congénitale de la hanche, parce que, à 2, 3, 4 ans, nous pouvons la guérir et malgré que nous ne le puissions plus à partir d'un certain âge.

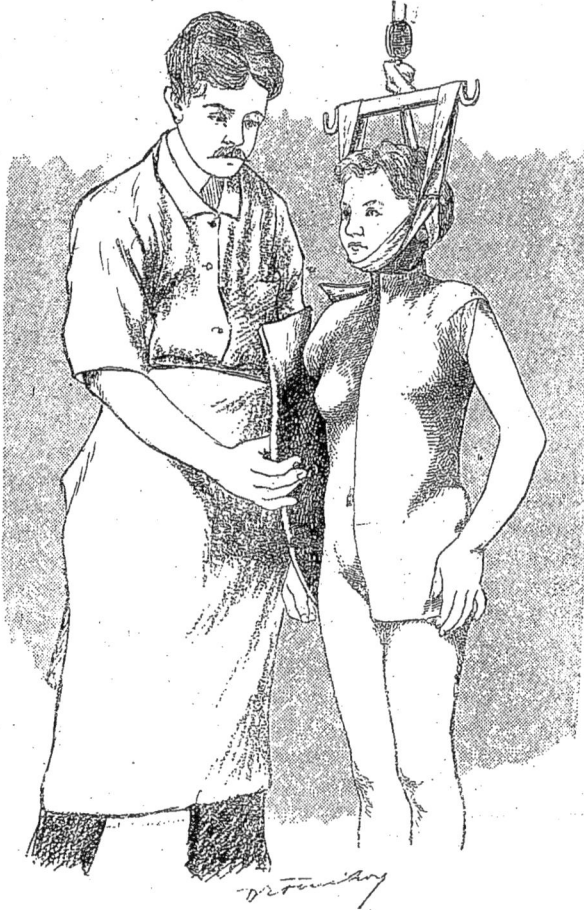

Fig. 316. — Les lattes sont enlevées : on commence par dégager du moulage le côté droit du malade.

On a vu que des deux manières de redresser des gibbosités : **extension** et **pression directe, je recommande surtout la dernière,** parce que l'extension est beaucoup **plus traumatisante** et **plus difficile** à faire. Elle est aussi **moins efficace** et moins sûre, ne pouvant être conservée intégralement avec les appareils sans blesser le malade au menton.

Au contraire, la *pression directe* est douce, bien tolérée, facile à faire et à maintenir, et très efficace. **Demandez-lui donc presque tout, ne faisant** d'autre extension que celle qu'on peut faire sans que les talons abandonnent le sol.

En second lieu, vous avez vu que la **correction** se fait **en 10, 15 séances**, et non pas en 1 **temps**. Cette correction par étapes est plus douce, bénigne

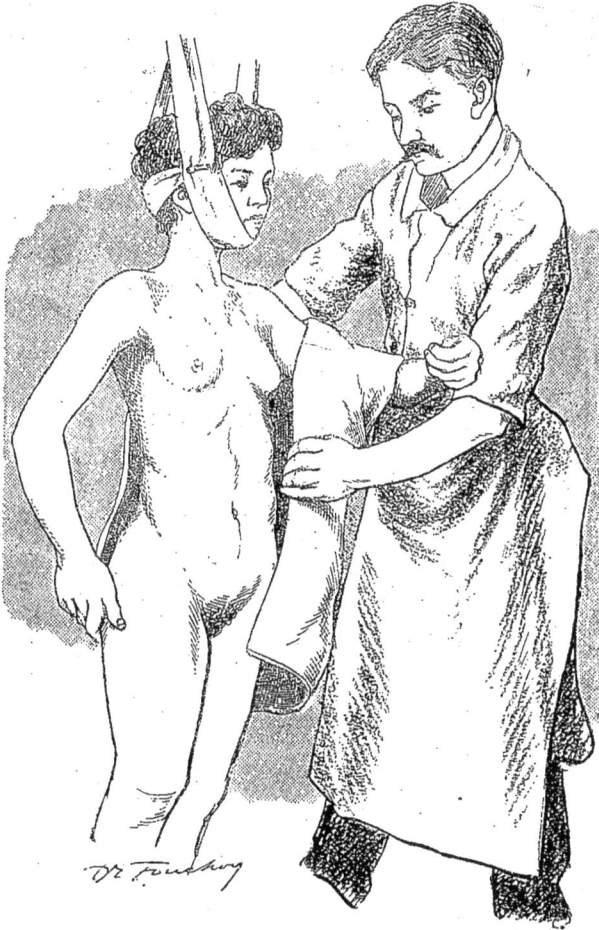

Fig. 317. — Le moulage s'enlève ensuite à la façon d'un gilet.

et tout aussi efficace. On ne perd pas de temps puisque, la correction une fois obtenue, il nous faut, dans les deux cas, la maintenir jusqu'à ce que la tuberculose soit guérie et l'ankylose produite, ce qui demande plusieurs années. Donc, rien à gagner à redresser en une séance.

Nous avons dit qu'on renouvelle la compression 2 fois par mois dans le plâtre ou le celluloïd jusqu'à ce que la gibbosité soit effacée et le mal de Pott guéri.

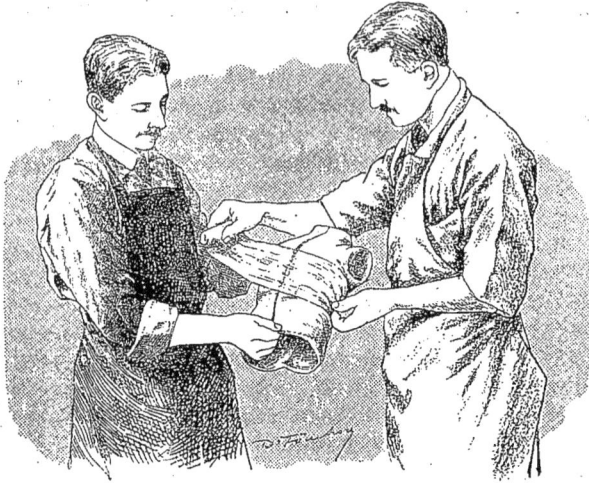

Fig. 318. — Les bords du moulage sont rapprochés et maintenus au moyen d'une bande de mousseline molle.

Durée du traitement d'une gibbosité.

Une gibbosité petite ou moyenne dans un mal de Pott en évolution

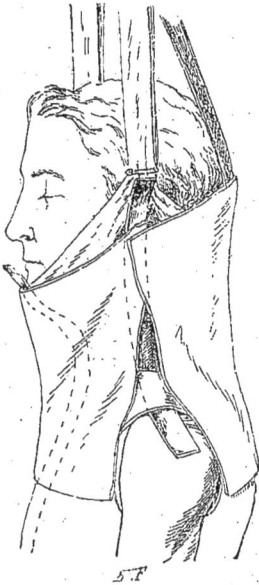

Fig. 319.

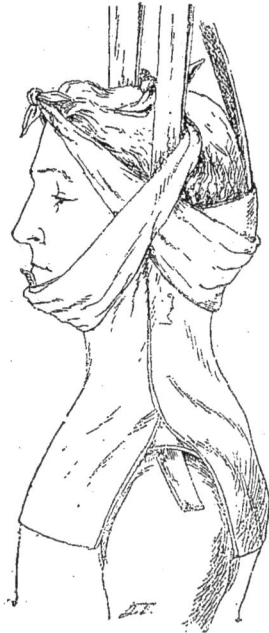

Fig. 320.

Fig. 319 et 320. — Manière de procéder pour obtenir le moulage de la partie cervicale, ou minerve.

peut être effacée en 6 à 12 mois : cela dépend de l'énergie de la compression.

Mais la guérison du mal de Pott, la soudure antérieure, ne se fait guère avant 3 ou 4 ans, — quelquefois plus tôt, souvent plus tard. Ceci dépend du traitement général et de la gravité de la tuberculose.

En tout cas, on ne doit supprimer la compression que lorsque cette soudure est bien acquise et même acquise depuis 1 ou 2 ans.

Où est le critérium de cette soudure antérieure ?

Le problème est le même, ici, qu'après la correction d'une déviation de coxalgie ou de tumeur blanche du genou.

De critérium absolu, il n'y en a pas en dehors des rayons X qui montrent la formation du cal antérieur (voir fig. de la page 198). Or, il est difficile

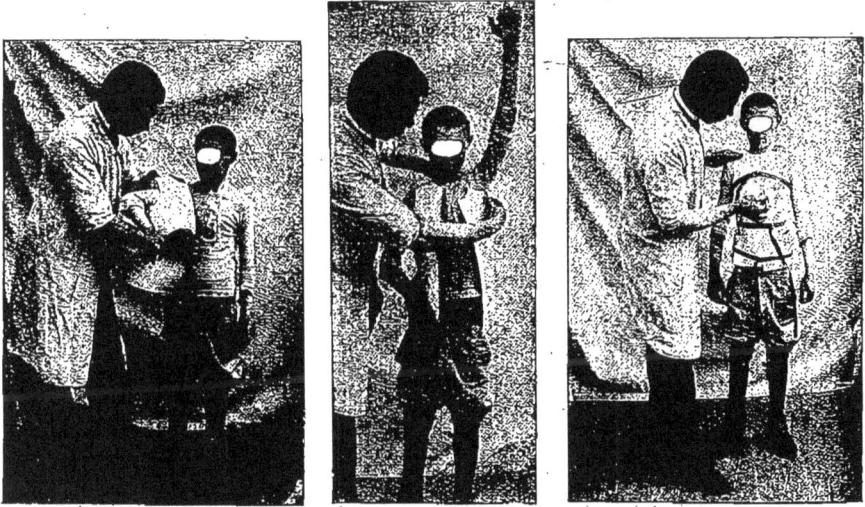

Fig. 321. — Essayage d'un corset en celluloïd. 1er temps de la mise en place du corset.
Fig. 322. — 2e temps de la mise en place du corset pour l'essayage.
Fig. 323. — Essayage du celluloïd (suite). Tracer au crayon noir les points de croisement.

d'avoir des images de profil, bien nettes, et d'autre part, la grande majorité des médecins n'ont pas d'installation radiographique à leur disposition.

A défaut des rayons X, il n'y a que le **critérium clinique** indiqué plus haut, à savoir : **état général parfait, traitement local sévère qui dure depuis déjà trois ou quatre ans, absence de douleur à la pression, dos rigide n'ayant pas bougé d'un millimètre depuis plus d'un an.**

En l'espèce, il faut pécher par excès de précautions plutôt que par défaut ; laisser les appareils deux ans de trop plutôt que les supprimer deux mois trop vite.

Et puis, lorsqu'on les enlève, il ne faut les enlever que temporairement, un jour sur deux au début ; on surveille alors le malade de très près, et, à la première alerte, c'est-à-dire à la première douleur ou petite inflexion visible du dos, on les remettra pour une nouvelle période d'un à deux ans.

b. Vieilles gibbosités.

Je ne conseille pas aux médecins non spécialistes d'entreprendre,

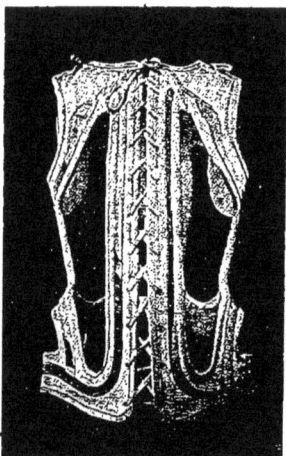

Fig. 324. — Corset de celluloïd sans col : vu de face.

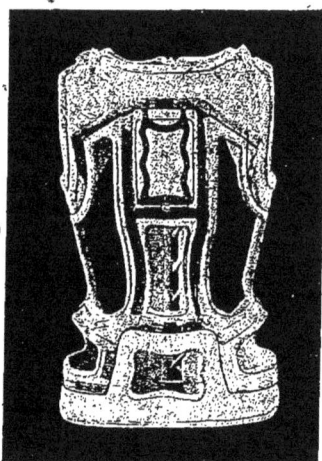

Fig. 325. — Le même : vu de dos, avec son volet dorsal fermé.

en général, le traitement des gibbosités grosses et anciennes, et j'ai expliqué pourquoi. Mais il ne s'ensuit pas qu'un spécialiste ne puisse rien. Il arrivera (mais au prix de quels efforts !) à effacer à la longue les 2/3, les 3/4, de

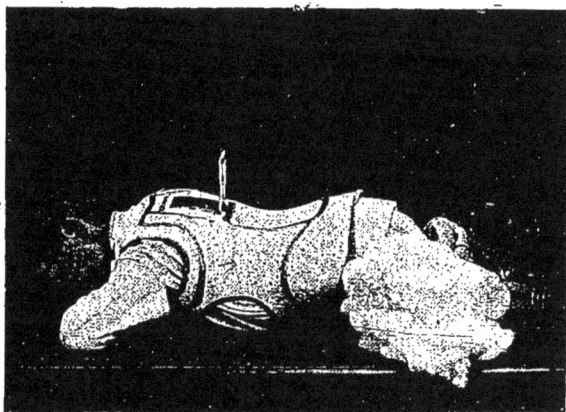

Fig. 326. — Manière de faire la compression dorsale avec l'appareil en celluloïd. Le volet ouvert pour introduire les carrés d'ouate.

la gibbosité, lors même qu'elle est ankylosée. On sait, en effet, que cette ankylose n'est pas absolument complète avant de longues années. D'un autre côté, l'expérience nous permet d'affirmer **qu'on peut, l'ankylose**

fût-elle complète, modifier, en 3, 4, 5 ans, la **forme de ce bloc osseux**, pourvu qu'il s'agisse d'un enfant dont la croissance n'est pas terminée.

En effet, ce bloc osseux subissant, du fait de notre traitement, une

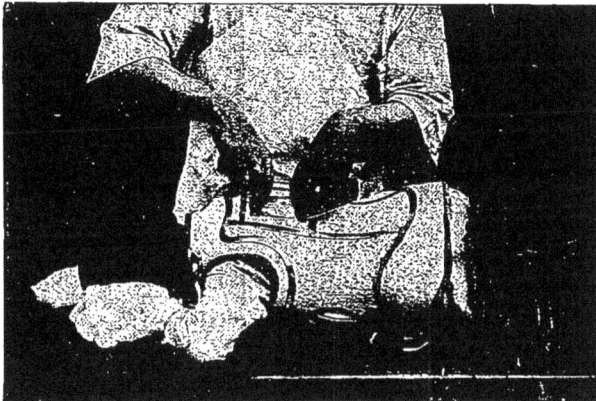

Fig. 327. — Ces carrés d'ouate, plus larges que la fenêtre et d'un centimètre d'épaisseur, sont introduits un par un, entre la gibbosité et les montants de la fenêtre.

pression continue en arrière et une décompression en avant, finira par s'atrophier en arrière et par s'hypertrophier en avant. Nous pouvons ainsi, dans une mesure très notable, régler et diriger son développement,

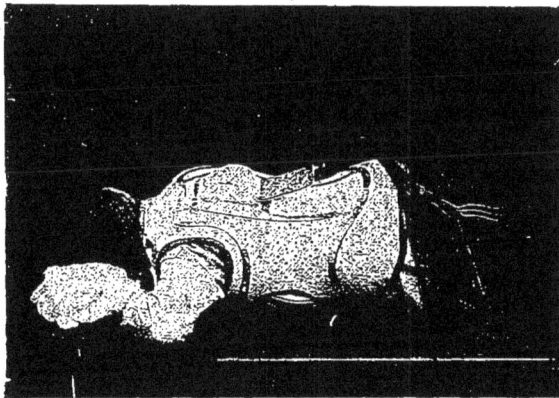

Fig. 328. — On introduit ainsi 8 à 12 de ces carrés d'ouate, ce qui produit une saillie qui déborde par son milieu.

l'orienter dans une direction inverse de celle qu'il aurait suivie, s'il avait été abandonné à lui-même.

Pour les cas de grosses et vieilles gibbosités, on peut dire en toute vérité que, **plus le traitement se prolongera**, jusque vers la fin de la croissance du malade, **plus on se rapprochera de la perfection**, sans jamais l'atteindre, évidemment. La longueur du traitement dépend donc ici du résultat que nous ambitionnons.

Mais, chez les sujets arrivés à la fin de la croissance, — lorsqu'il s'agit d'une gibbosité soudée, — il n'y a pas à rechercher de correction : on ne gagnera plus rien, ou presque rien.

B. — TECHNIQUE DU TRAITEMENT DES ABCÈS

Il existe un abcès ; vous savez où et comment le chercher.

J'ai dit dans quel cas on doit s'abstenir et dans quel cas on doit toucher l'abcès. Y toucher, ne veut pas dire ouvrir l'abcès ; ceci, jamais ! C'est

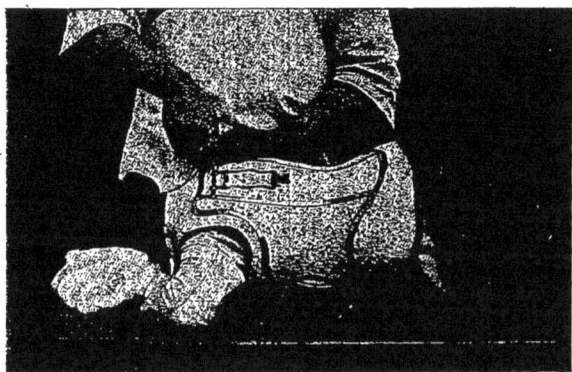

Fig. 329. — Volet rabattu par-dessus l'ouate. Le volet est fermé et fixé avec une petite clef *ad hoc*. — On voit le corset tel qu'il est porté.

surtout quand il s'agit des abcès de mal de Pott qu'il n'est pas permis de les ouvrir, ni de les laisser s'ouvrir, parce qu'ici, plus que partout ailleurs, l'ouverture, ce peut être (et ce sera même le plus souvent) la mort.

Si le mal de Pott était si souvent mortel autrefois, c'est parce que l'on ouvrait les abcès. Et si l'on avait pu dire que les maux de Pott lombaires étaient plus graves que les maux de Pott dorsaux, ceux-là étant presque toujours mortels, tandis que ceux-ci ne l'étaient presque jamais, cela tenait uniquement à ce que les premiers s'accompagnaient d'abcès accessibles que l'on se hâtait d'ouvrir, tandis que les deuxièmes, ne donnant pas d'abcès perceptibles, échappaient au bistouri et à ses conséquences désastreuses.

Ainsi donc, le dogme souverain, le dogme intangible, c'est de n'ouvrir jamais les abcès de mal de Pott. Le bilan de la chirurgie sanglante ne se traduit guère ici que par des désastres. Et de tous les opérateurs, le plus brillant, le plus audacieux, le plus hardi sera ici le plus nuisible.

Et que faut-il donc faire ?

Oh ! c'est bien simple. Si l'abcès reste profond et pas aisément accessible, vous vous abstenez, et vous attendez. De deux choses l'une : ou il se résorbera spontanément, ou il grossira et deviendra accessible. Dès ce moment, et sans attendre qu'il vienne entamer la peau, traitez-le par les ponctions et les injections.

Je n'ai qu'un mot à ajouter à propos des particularités que présentent les abcès du mal de Pott.

1° Les abcès du mal de Pott peuvent, à la rigueur, être infectés d'emblée, en dehors de toute intervention chirurgicale, petite ou grande, en dehors de toute fissure de la peau. L'infection vient alors du dedans, du voisinage de l'intestin (fissure ou non). Mais, rassurez-vous, cela ne se voit presque jamais ; car je ne l'ai vu personnellement que 6 fois en 20 ans.

Signes de l'infection : fièvre vespérale avec forte rémission matinale ; contenu de l'abcès devenu sanguinolent, rouge tomate ou lie de vin.

Essayez de faire tomber l'infection avec des ponctions sans injections consécutives. Cela m'a réussi une fois, et, dans 5 autres cas, j'ai dû, après quelque temps, me résigner, pour avoir raison de la fièvre, à ouvrir l'abcès. Il faut même savoir ne pas trop retarder cette ouverture, car les viscères pourraient, à la longue, s'infecter irrémédiablement.

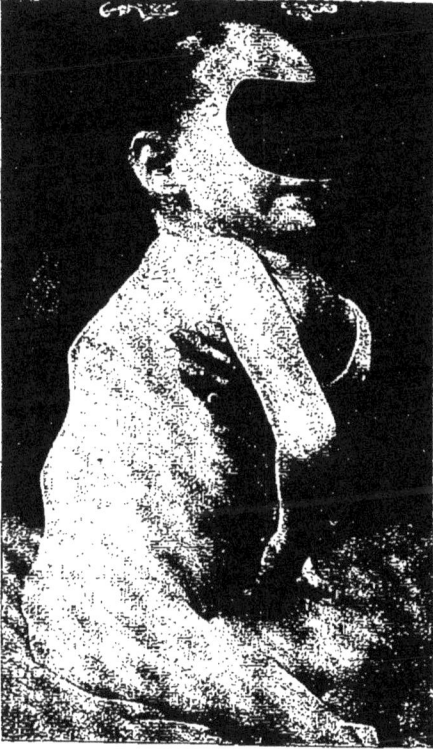

Fig. 330. — Double gibbosité. — Dans un cas pareil, on ouvre une fenêtre dorsale *unique* répondant aux 2 gibbosités et au segment intermédiaire et on comprime avec de très larges carrés d'ouate (dont les dimensions dépassent, comme d'ordinaire, celles de la fenêtre de l'appareil).

Lors donc que cette fièvre persiste depuis 15 jours, que vous vous êtes assuré qu'elle n'est pas imputable à une maladie intercurrente, n'attendez pas, ouvrez l'abcès et drainez. Comportez-vous, dans la suite, comme dans le cas de fistules infectées.

2° Il faut se garder, dans les abcès abdominaux du mal de Pott, d'injecter un liquide diffusible, produisant une trop haute tension (éther iodoformé, eau oxygénée). Malgré que ce liquide très diffusible paraisse *a priori* bien préférable ici, en ce qu'il ira plus sûrement atteindre les foyers malades, il est à rejeter, parce qu'il peut pénétrer, par effraction, dans une cavité viscérale, surtout lorsque la paroi de celle-ci est altérée ou amincie.

3° Lorsqu'un abcès présente une poche principale et des diverticules, ponctionnez la poche ou le diverticule qui est le plus sûrement accessible, en vous assurant que vous videz la totalité de l'abcès. Sinon, vous ferez

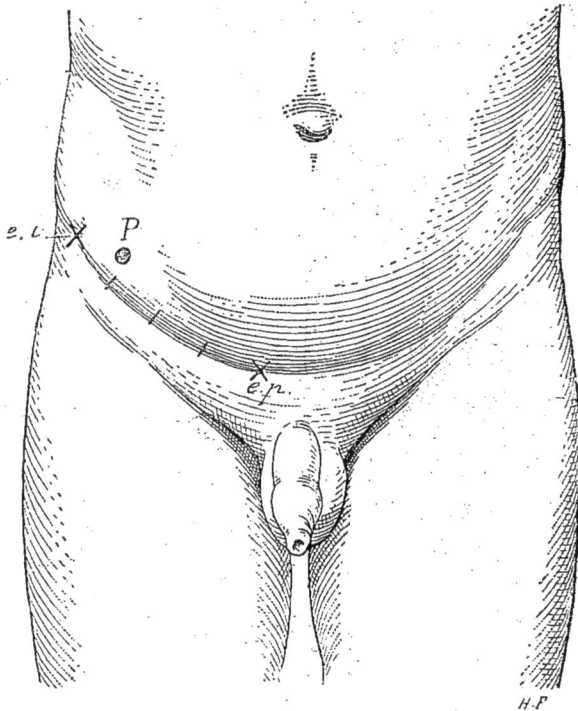

Fig. 331.— *e. i.* épine iliaque antérieure. — *e. p.* épine pubienne. — P. point d'élection de la ponction

parallèlement des ponctions et injections dans la grande cavité et dans les diverticules.

Les particularités de la technique suivant le siège des abcès.

A. L'abcès siège près des vaisseaux.

Au pli de l'aine ou à la région cervicale (fig. 137 à 140).

B. Abcès de la fosse iliaque (fig. 332 à 337). — Vous n'intervenez généralement que dans le cas d'abcès volumineux très superficiels : par conséquent dans lesquels on peut planter l'aiguille sans avoir absolument rien à craindre.

Mais il arrive qu'on ne veuille pas attendre le moment où la collection est aussi près de la peau, car cela demande parfois une ou plusieurs années.

Il est **permis de presser les choses, pourvu** cependant que l'abès soit déjà **assez gros,** — comme le poing, par exemple, — et **franchement dans la fosse iliaque.** On n'oubliera pas que ces collections siègent au début dans la loge même du psoas.

Pour atteindre votre abcès lorsqu'il n'est pas arrivé tout à fait sous la peau, vous conduisez votre aiguille **immédiatement au-dessus de l'arcade**

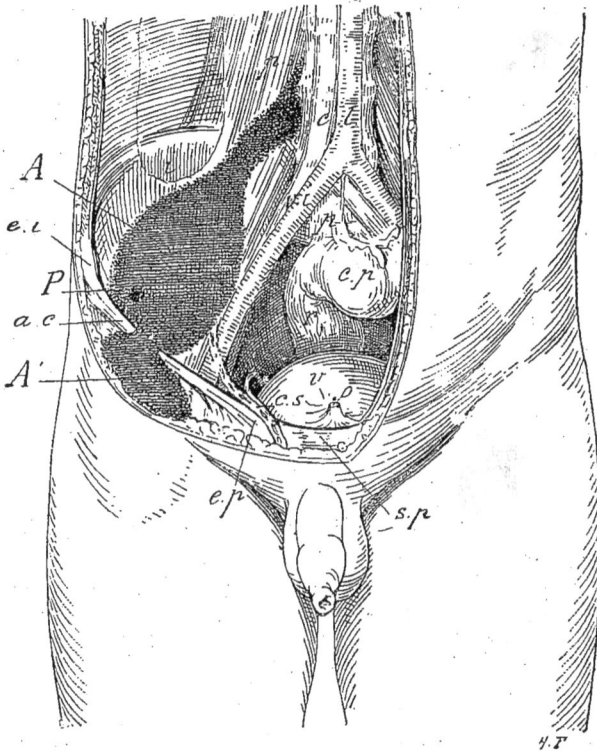

Fig. 332. — *e. i.* épine iliaque antérieure. — *e. p.* épine pubienne. — *s. p.* symphyse pubienne. — *a. c.* arcade crurale. — *c. s.* cordons spermatiques. — *v.* vessie. — *o.* ouraque. — *p.* promontoire. — *v. i.* vaisseaux iliaques. — *c. p.* côlon pelvien. — *c. l.* colonne lombaire. — A A' abcès en bissac. — P. point d'élection de la ponction.

et l'enfoncerez, non pas directement d'avant en arrière, mais à 20 ou 25º, d'obliquité de bas en haut (fig. 333).

Vous sentez quand vous arrivez dans la nappe liquide.

C. **Abcès rétro-lombaires** (v. fig. 339).

La technique ne présente pas ici de difficultés.

D. **Abcès rétro-pharyngiens** (fig. 340).

Ouvrir ces abcès, comme on le fait malheureusement presque partout, c'est **presque fatalement** la mort **par infection.**

N'y touchez pas, à moins que vous n'ayez la main forcée par des accidents de dysphagie ou d'asphyxie — auquel cas vous n'ouvrirez pas l'abcès, mais vous le ponctionnerez.

On le ponctionne **par les parties latérales du cou même lorsqu'il n'est pas perceptible par là.**

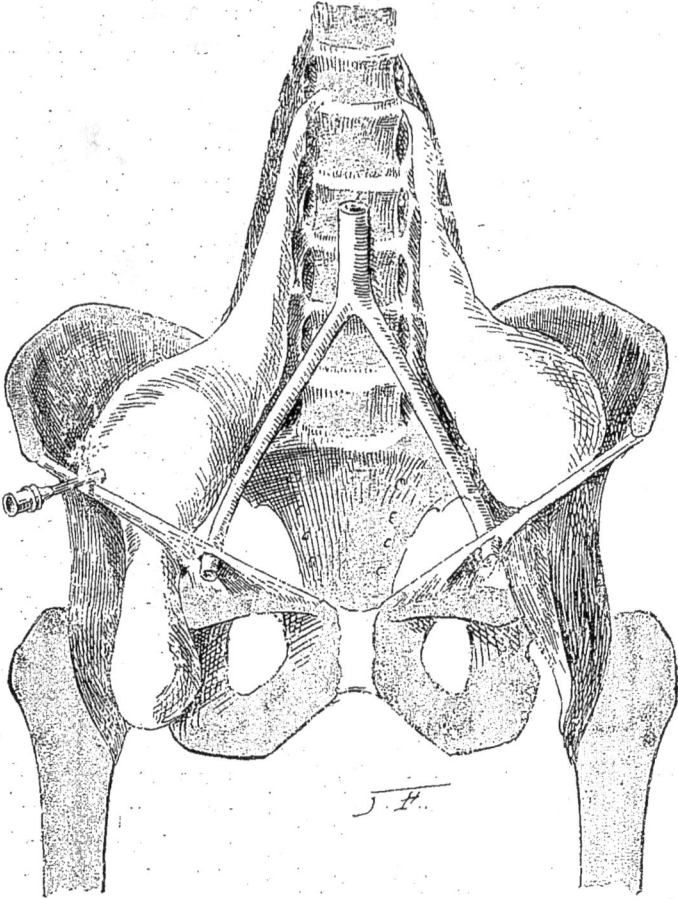

Fig. 333. — Abcès par congestion. — Du côté gauche, l'abcès a envahi une notable partie de la fosse iliaque interne ; du côté droit, le pus a suivi le psoas sous l'arcade crurale et vient former une poche au niveau du petit trochanter. L'aiguille est enfoncée tout contre le bord supérieur de l'arcade, dans la poche pelvienne de l'abcès.

Technique de la ponction des abcès rétro-pharyngiens.

Pour être sûr de l'immobilité du malade, endormez-le (à moins qu'il ne s'agisse d'un adulte très raisonnable).

On pique tout contre et devant **l'apophyse transverse** de l'axis ou de la 3e **vertèbre,** qu'on **sent** assez facilement (fig. 341) ; on **rase l'os** et l'on reste, par conséquent, **bien en arrière des vaisseaux** dont on est séparé par les petits muscles prévertébraux (long du cou, droit antérieur, petit oblique) et l'on arrive sur la collection (fig. 342 et 343). On ponctionne, puis on injecte de l'huile créosotée iodoformée plutôt que du naphtol, car une seule injection d'huile suffit parfois à guérir l'abcès (et l'on n'aura guère à répéter cette intervention délicate).

Durée du traitement d'un abcès du mal de Pott.

La guérison peut s'obtenir en deux mois ; mais il n'est pas nécessaire d'aller aussi vite, prenez plutôt de 3 à 4 mois, en ne faisant qu'une ponction tous les 15 jours (ce qui supprime toute fatigue au malade).

L'abcès reviendra-t-il ? — Non, presque jamais, pourvu que l'état général soit bon et qu'on ne fasse pas marcher le malade avant 6 à 8 mois. S'il revenait, vous le traiteriez de même.

Quelle est l'influence du traitement et de la guérison de l'abcès sur le traitement et la guérison du mal de Pott ? — Lorsque l'abcès se trouve en communication avec tous les corps vertébraux malades, il est évident que les liquides injectés dans la cavité de l'abcès vont toucher tous les points malades, pénétrer les fongosités tuberculeuses, les fondre (naphtol) ou les transformer en tissus scléreux (iodoforme) et, par leur action répétée

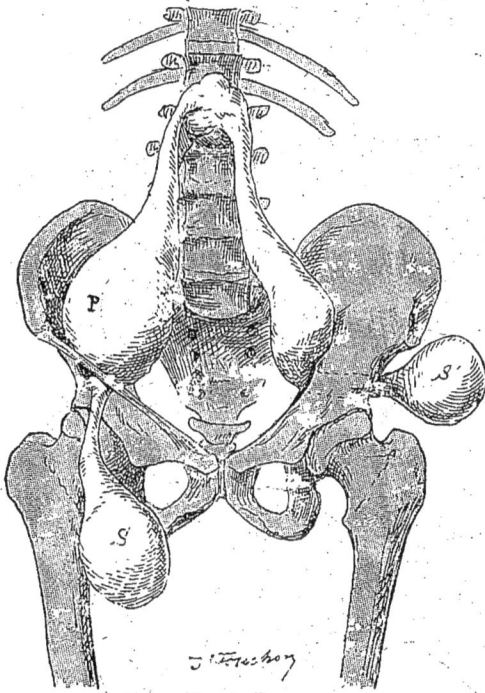

Fig. 335. — Deux abcès en bissac. A droite, l'abcès s'étrangle sous l'arcade et vient pointer à la face interne de la cuisse ; à gauche, il passe par la grande échancrure sciatique et vient dans la fesse. Ponctionner en S S' ne sera pas toujours suffisant : il faudra parfois aussi ponctionner au point P, du côté droit, *au ras de l'arcade*. A gauche, traitez la poche S' et comprimez-la ; si la poche pelvienne n'est pas guérie, le pus s'amassera peu à peu dans la fosse iliaque interne où vous pourrez l'atteindre dans quelque temps.

et continue, assainir complètement le foyer osseux avançant et assurant ainsi la guérison du foyer vertébral lui-même. Il est donc certain qu'à ce point de vue de la durée du mal, on gagne quelque chose à avoir un abcès par congestion.

C. — TRAITEMENT DES FISTULES DU MAL DE POTT

Nous avons déjà dit à quoi l'on distingue les fistules infectées de celles qui ne le sont pas.

Dans les **fistules non infectées**, on fait des injections modificatrices de créosote, d'iodoforme et de naphtol camphré, soit sous la forme liquide, soit sous la forme pâteuse — nous avons dit comment au chapitre III.

Dans les **fistules infectées**, au contraire, pas d'injections modificatrices, elles seraient nuisibles.

En pareil cas, s'il n'y a pas de fièvre, il faut savoir attendre patiemment la fermeture — avec, pour tout traitement, des pansements aseptiques, le repos, la suralimentation et le séjour au bord de la mer.

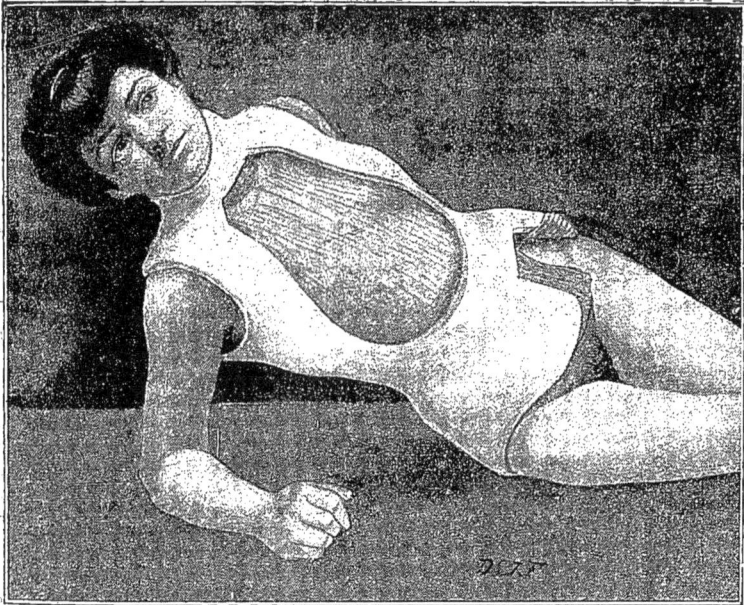

Fig. 336. — Ponction d'un abcès iliaque par une fenêtre ménagée dans l'appareil plâtré. — On repoussera les pans du jersey, et l'on garnira soigneusement de compresses ou de gazes stérilisées, les bords de la fenêtre comme cela est représenté dans les fig. 111, 122 et 124 (chap. III).

Mais si la fièvre dépasse 38°5 et persiste au delà de quelques semaines, cherchez à la faire tomber en améliorant le drainage du pus. Mais gardez-vous (même si le drainage ne suffisait pas) de recourir aux grandes interventions sanglantes, à prétentions de cures radicales, parce que ces opérations ont vingt fois plus de chances d'aggraver l'infection et le sort du malade que de l'améliorer. *Primo non nocere* : or, l'opération, forcément incomplète ici, redoublerait la résorption septique et l'infection. Tandis que si l'on n'opère pas, on laisse au malade une *chance de guérison.* Quelquefois, en effet, vous le verrez guérir.

Mais, trop souvent, nous serons désarmés : la fièvre persistera et conduira petit à petit, en quelques mois ou quelques années, ces malades aux dégénérescences viscérales et à la mort. Et c'est pour cela, je veux le répéter à satiété, qu'il faut tout faire pour éviter les fistules — à savoir : ne jamais ouvrir les abcès et, par tous les moyens, empêcher leur ouverture spontanée.

Cependant, toutes les fistules de mal de Pott n'ont pas le même sombre pronostic : celles du cou, par exemple, il est beaucoup moins rare de les voir guérir que celles des lombes, ce qui tient à la situation relativement superficielle des corps vertébraux du cou, d'où la facilité plus grande d'un drainage complet dans les fistules de cette région.

Traitement orthopédique des maux de Pott fistuleux.

On plâtre le malade pour immobiliser le foyer malade et atténuer les douleurs, souvent assez vives. L'appareil sera fenêtré pour permettre les pansements — ou bien encore il sera bivalve et amovible (v. p. 272).

Médication des symptômes : s'il y a de l'albuminurie, régime lacté. S'il y a de la fièvre, cryogénine, etc.

D. — TRAITEMENT DE LA PARALYSIE DU MAL DE POTT

L'indication, ai-je dit (p. 205), est de décomprimer la moelle.

Par là, on agit sur les causes de la paralysie, extérieures à la moelle, et même sur la nutrition intime de celle-ci.

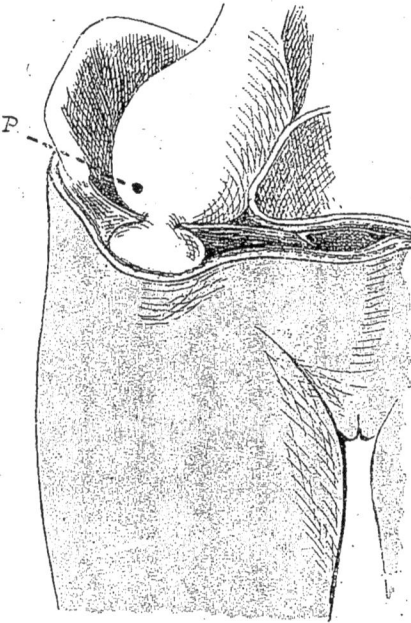

Fig. 337. — Abcès en bouton de chemise ou en bissac qui a perforé les couches profondes de la paroi abdominale et vient s'étaler sous la peau ; dans ce cas, il vaut mieux ponctionner la poche principale comme l'indique le trait pointillé P.

Cela s'obtient simplement par l'application d'un grand plâtre. Il y a déjà décompression de la moelle par l'extension légère faite pendant la confection du plâtre, et nous décomprimons encore plus la moelle par la pression faite ensuite sur la gibbosité.

L'appareil sera construit dans la position verticale du tronc, mais le **siège appuyé** (voir la fig. de la p. 209), comme l'a indiqué notre assistant, le docteur Privat, de manière à n'avoir pas une traction trop forte sur la tête. La suspension complète serait pénible, mal tolérée, et pourrait donner des eschares.

Si, au contraire, le sujet demeure assis, il ne se fatiguera pas, et on pourra faire sécher l'appareil dans la position verticale du tronc. Ceci est une bonne condition pour qu'il soit bien appliqué et produise son plein effet, et aussi pour qu'il ne blesse pas des tissus généralement mal nourris.

Lorsque la paralysie remonte jusqu'aux lombes, il pourrait se produire, en effet, des eschares au niveau de la ceinture pelvienne si le plâtre n'était pas très correctement appliqué et produisait par ses aspérités des compressions anormales en certains points.

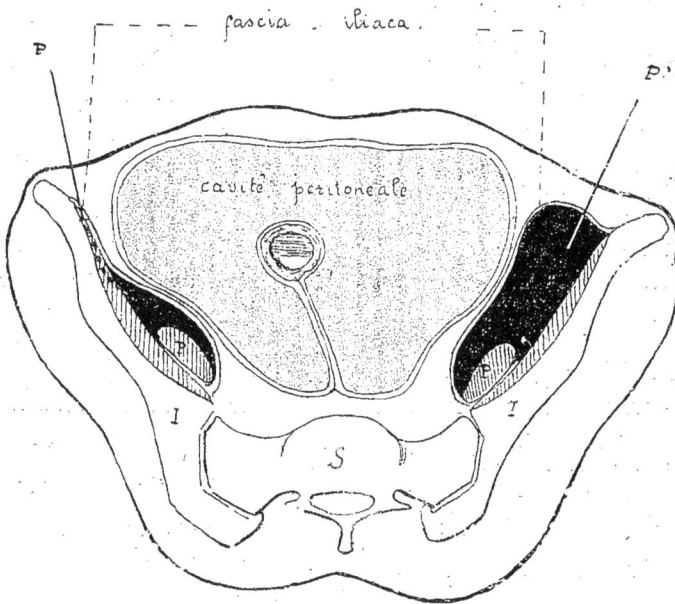

Fig. 338. — A droite, gros abcès ayant envahi toute la fosse iliaque et ayant refoulé en dedans la masse intestinale que la ponction ne risque pas de blesser. A gauche, l'aiguille P est enfoncée tout contre l'épine iliaque ; sa pointe chemine, en rasant l'os (suivant le pointillé), jusqu'à la poche purulente.

A noter que, **dans le cas d'incontinence** de l'intestin et de la vessie, le plâtre se souille facilement. Il faut prendre mille petites précautions pour éviter ces souillures, et, de temps à autre, enlever les parties ramollies et les remplacer par de nouvelles bandes et de nouveaux carrés plâtrés, moyennant quoi on arrive, même dans les cas de paralysie étendue, à conserver cet appareil si utile pour dégager la moelle épinière.

Traitement des symptômes. — S'il y a des rétractions des jambes, vous les combattrez par l'extension continue ou par de petits appareils plâtrés. — On lutte contre la constipation par des suppositoires, des lavements, etc., et contre la rétention vésicale par des diurétiques qui suffisent presque toujours, sans cathétérisme (v. chap. I le traitement des eschares).

MAL DE POTT SOUS-OCCIPITAL

Les auteurs consacrent un chapitre spécial au traitement de ce cas

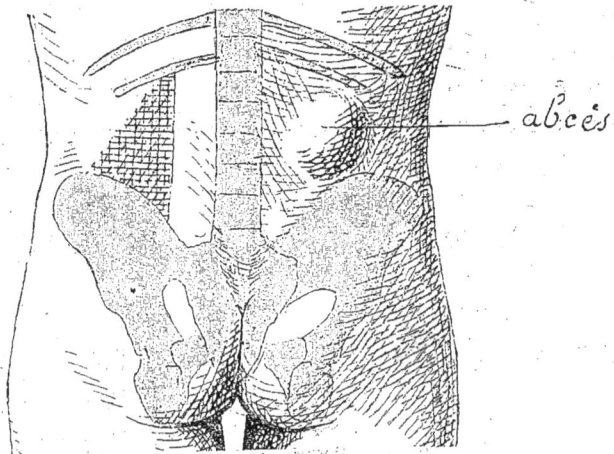

Fig. 339. — Abcès dans le triangle de J. L. Petit (figuré à gauche par des hachures).

particulier. Cela nous paraît parfaitement inutile, car il n'y a rien de ce qui le concerne qui ne soit contenu dans les pages précédentes, soit comme

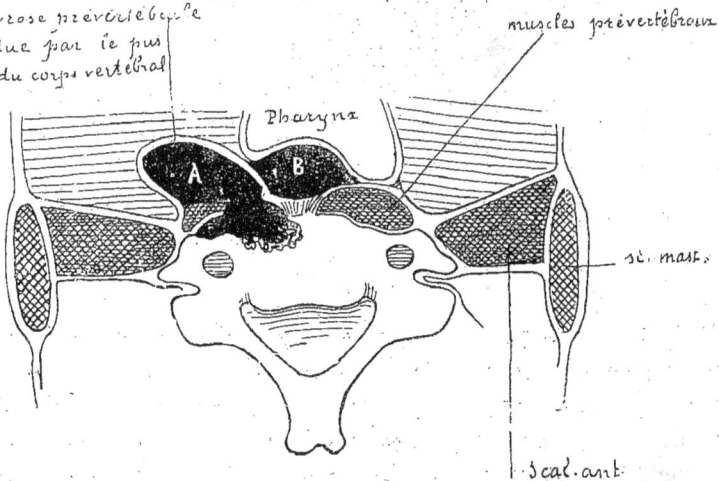

Fig. 340. — A. L'abcès d'origine vertébrale siège *derrière* le périoste. — B. L'abcès ganglionnaire siège *devant*.

traitement orthopédique (voir grand appareil), soit comme traitement des abcès (voir fig. 340, l'abcès rétro-pharyngien), soit comme traitement de la paralysie.

MAL DE POTT DE L'ADULTE

Et, de même encore, nous ne voyons aucune nécessité d'ajouter un chapitre pour le mal de Pott de l'adulte, malgré sa fréquence assez grande (même à un âge avancé).

Il vous suffira de savoir que l'absence de gibbosité est moins rare dans **le mal de Pott de l'adulte** que dans celui de l'enfant, — que la **maladie s'annonce plus souvent par des douleurs rachidiennes** ou en **ceinture** [1]

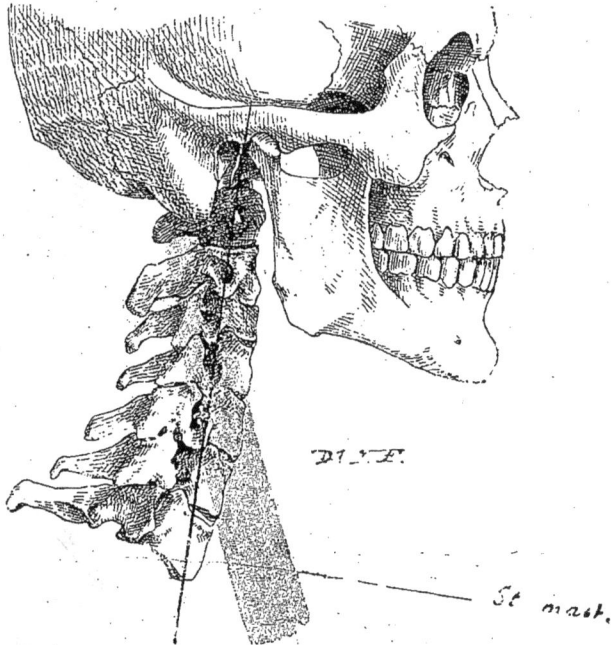

Fig. 341. — Pour la ponction des abcès rétropharyngiens, on se repère sur les apophyses transverses. — La ligne des apophyses transverses des quatre premières cervicales se trouve coïncider avec une verticale abaissée du conduit auditif. — Un doigt repoussera en avant le muscle st.-cl.-mastoïdien.

d'une acuité terrible, — que ces **douleurs peuvent précéder de plusieurs mois et même de 1 à 2 ans l'apparition de la gibbosité,** — et que de **pareilles souffrances inexpliquées doivent vous faire penser** à un mal de Pott possible dont vous rechercherez les autres signes (voir le diagnostic, p. 190), — comme aussi **vous devez y penser,** en **présence de tout abcès parachidien** ou d'une **paralysie** survenue sans cause appréciable, chez l'adulte comme chez l'enfant.

Le **traitement** est le même que chez l'enfant.

Il nous faut cependant accorder une mention spéciale à ces **maux de**

1. Ou parfois dans les cuisses et les jambes.

Pott de l'adulte qui s'éternisent pendant huit, dix, quinze ans, avec des douleurs en ceinture ou dans les membres, douleurs rémittentes ou continues qui font l'effet de douleurs de rhumatisme. (**Cette forme** se voit **aussi chez l'enfant, mais beaucoup plus rarement que chez l'adulte.**)

Que faire contre cette forme, heureusement exceptionnelle ?

On ne peut pas condamner ces malades à la position couchée pendant

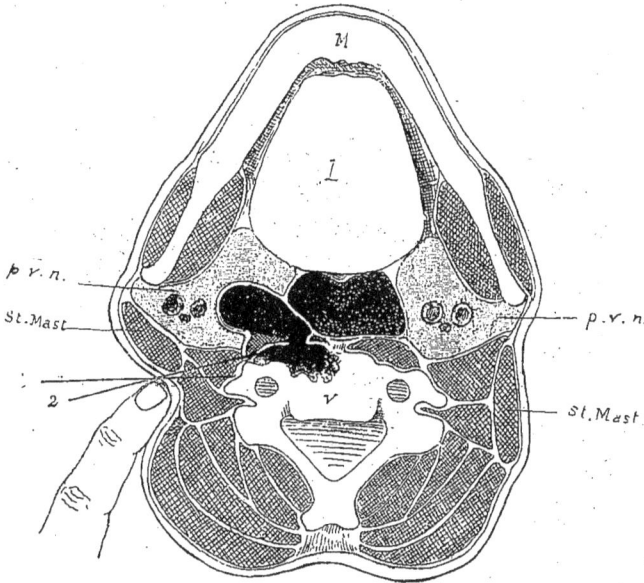

Fig. 342. — La ponction d'un abcès rétropharyngien venant du corps de la troisième cervicale et ne se manifestant par aucun signe clinique sur les parties latérales du cou. — M. Maxillaire inférieur. — D. Langue. — V. Vertèbre. — *p ν n*, Paquet vasculo-nerveux. — L'aiguille est enfoncée en avant de l'apophyse transverse, elle rase l'os, en prenant d'abord la direction 1, puis la direction 2.

quinze ans ! On les laissera se promener, mais non pas sans un bon corset, et l'on proscrira toutes fatigues.

Vous lutterez directement contre les symptômes douloureux par de la révulsion locale sur le rachis ou sur les jambes, des pointes de feu, l'extension continue faite, la nuit, sur les membres inférieurs, etc.

Nous verrons qu'on retrouve sur d'autres parties du squelette ces formes de carie sèche, qui s'éternisent. Mais, au rachis, la douleur peut être due à une autre cause.

Traitement des gibbosités chez l'adulte :

a. *Gibbosité qui évolue* (avec tous les signes d'un foyer vertébral encore en activité) : on l'arrête et la corrige comme chez l'enfant.

b. *Gibbosité déjà ankylosée* (c'est celle qui n'a pas bougé de 1 mm. depuis au moins 2 ans, en même temps qu'on a les autres signes d'un mal de Pott éteint) : **rien ou presque rien à espérer ou à chercher comme correction.** — Mais on mettra cependant un corset, si le malade se plaint de douleurs erratiques, pour essayer de les atténuer (car il peut y avoir encore, *même dans le mal de Pott soudé et bien éteint*, des névralgies du tronc et des membres, par compression des nerfs à leur sortie du rachis, — la cause de la compression persistant plus ou moins longtemps après la guérison du foyer tuberculeux).

Le plâtre bivalve (v. fig. 344) rend des services chez certains adultes intolérants ou « poussifs ».

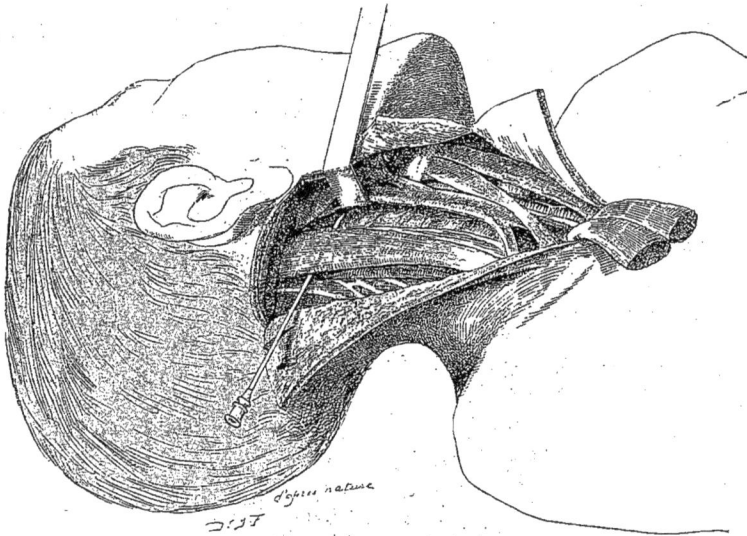

Fig. 343. — Pour montrer le trajet que suit l'aiguille : nous avons fait sur le cadavre des *dissections* de la région après introduction de l'aiguille ; on voit qu'elle a pénétré au ras de la face antérieure des vertèbres, en passant en arrière des muscles prévertébraux ; le paquet vasculo-nerveux qui était couché devant les muscles a été fortement incliné en dedans et en avant pour permettre de voir la pointe de l'aiguille.

MAL DE POTT COEXISTANT AVEC D'AUTRES AFFECTIONS TUBERCULEUSES (coxalgie, etc.)

En tous ces cas, vous traiterez le mal de Pott par un corset (plâtré, au début ; celluloïd, plus tard).

Si c'est une coxalgie sans douleur ni déviation, l'extension suffira à maintenir la bonne attitude de la jambe. Si, au contraire, il y a douleur et déviation, faites un plâtre que vous raccorderez au corset plâtré.

Et, dans tous les autres cas, conduisez parallèlement les traitements des deux affections existantes.

APPENDICE DU CHAPITRE V

Trois notes additionnelles sur le traitement du mal de Pott.

1º **Le corset plâtré amovible.**

Il est bien facile à construire. On fait un corset plâtré ordinaire, en se servant d'eau froide, sans sel, et, lorsqu'il est sec, après quelques heures, ou le lendemain, on le divise par des incisions latérales symétriques, en deux valves, antérieure et postérieure (fig. 344).

Pour éviter le risque d'entamer la peau, en coupant le plâtre, on aura mis, au préalable, sur le jersey, au niveau des quatre lignes prévues pour les incisions,

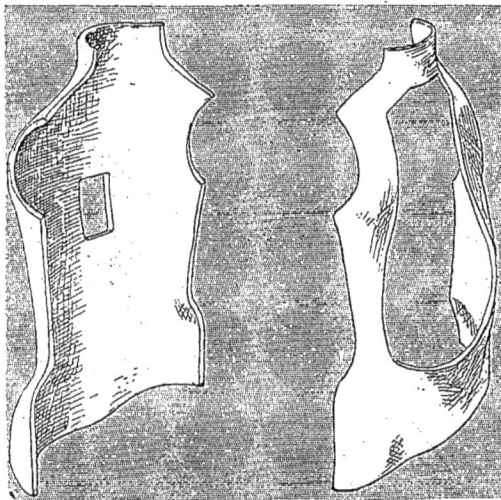

Fig. 344. — Un plâtre moyen bivalve.

des bandes d'ouate, ou, mieux, des lattes de zinc, comme celles qui servent pour le moulage.

Le jersey, qui reste collé à la face interne de l'appareil, servira de garniture naturelle.

Pour appliquer ce corset plâtré amovible, on remet bien exactement les deux pièces au contact, et on les maintient soit avec des sangles, soit par quelques tours de bandes de tarlatane gommée mouillées et exprimées, mieux encore avec des lacets passant par des crochets de couturière : ceux-ci sont cousus à des lanières de toile qui ont été collées au bord de l'appareil avec de la colle de plâtre, ou de silicate, ou même de la colle ordinaire (fig. 346).

Mais vous n'emploierez ces plâtres amovibles que dans des cas très limités, à savoir : lorsqu'il y a des fistules nombreuses, ou une peau réclamant des soins quotidiens, ou bien encore chez un emphysémateux ou un névropathe qui veut pouvoir s'habituer peu à peu au plâtre, en ne le gardant, au début, que quelques heures par jour.

2º **Sur les escharres.**

Nous avons dit (chap. I) les causes, les sièges et le traitement des escharres. Nous n'avons ici qu'un mot à ajouter.

Si l'eschare siège sur la gibbosité, on ne cesse pas un seul jour la compression (mais on la refait tous les jours pour panser l'eschare), car, si cette compression est **régulière**, elle n'empêche nullement la guérison de l'enfant, et ainsi on n'aura rien perdu au point de vue de la correction de la gibbosité. Si l'eschare siège au menton, on fait au plâtre, à ce niveau, une encoche (temporaire), permettant les pansements. Mais tout cela se devine.

3º **Sur l'aide du chloroforme pour faire le plâtre.**

Parfois, les petits enfants se débattent violemment sous l'appareil de ten-

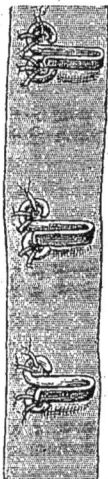

Fig. 345. — Lanière d'étoffe avec agrafes
que l'on colle sur les bords.

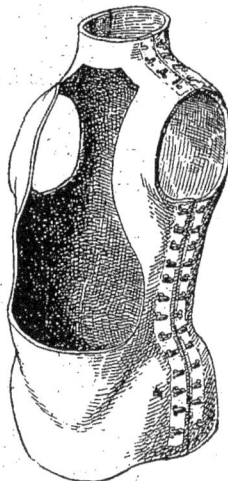

Fig. 346. — Plâtre amovible garni et terminé.

sion : pour supprimer ce traumatisme du foyer morbide, endormez-les. Vous pouvez les endormir dans cette position debout, tendus par la sangle, en faisant immobiliser la tête et le tronc par des mains solides, pendant les premières bouffées de chloroforme. Contrairement à ce que l'on pense généralement, le chloroforme est étonnamment bien toléré dans la position debout, lorsque le menton est maintenu relevé comme ici par la sangle. La dernière bande roulée, on couchera l'enfant sur la table pour faire sécher le plâtre, car s'il séchait debout, sous narcose, le tronc serait trop tendu. D'où un petit risque d'eschare ultérieure sous le menton (s'il s'agit d'un grand corset) et l'appareil serait peut-être trop serré.

Et l'on peut encore, pour diminuer la traction produite par le poids du corps, endormir les enfants, et leur appliquer le plâtre dans la **position assise plutôt que dans la position debout.**

Et cela sera mieux ainsi. Les enfants indociles seront (comme les pottiques paralysés) maintenus assis sur la selle à bicyclette représentée dans la fig. 258.

CHAPITRE VI

LA COXALGIE

Un mot sur les symptômes, le pronostic et le diagnostic de la coxalgie.

La coxalgie est la tuberculose de l'articulation de la hanche.

Le petit tubercule peut rester silencieux pendant plusieurs mois, puis, un beau jour, se traduire par quelques **douleurs** dans la hanche **ou le genou**, ou bien par une petite **boiterie** (dues à des crampes des muscles péri-articulaires).

Caractères cliniques.

A. **Déviations**. — Les douleurs et la boiterie, intermittentes au début, seront bientôt presque continues ; et une déviation apparaît, à peine appréciable d'abord,

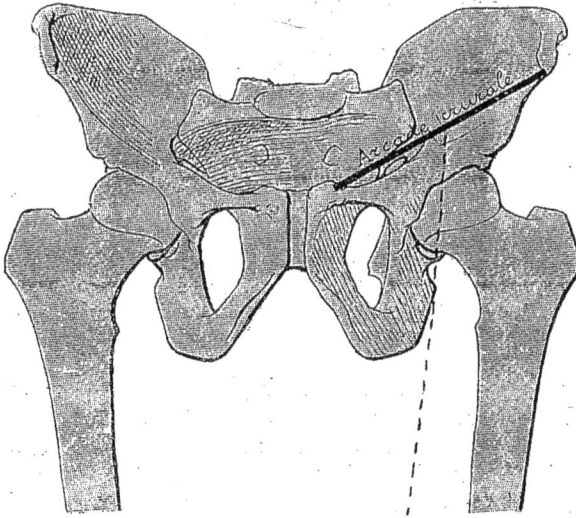

Fig. 347. — Hanche normale. — Rapports de l'arcade crurale et de l'artère avec le squelette.

puis très nette. C'est une ensellure lombaire, produite par une flexion de la cuisse ; c'est un petit allongement de la jambe, produit par l'abduction de la cuisse.

Ainsi, **au début** de la coxalgie, la **jambe malade paraît la plus longue**, parce qu'elle est en abduction. — **Plus tard**, la jambe malade paraîtra la plus courte parce qu'elle sera en adduction. — Mais, à la dernière période de la maladie, elle sera souvent **réellement plus courte**, par suite de l'atrophie des os et de la destruction partielle ou même complète des extrémités articulaires.

B. **Abcès**. — La tuberculose peut rompre les barrières de l'articulation et se porter vers les parties voisines, dans tous les sens, donnant des abcès qui, si l'on ne s'y oppose, viendront trop souvent ulcérer la peau et s'ouvrir au dehors, en produisant des fistules.

C. **Fistules**. — Elles s'infectent facilement, d'où un danger pour la vie, moins grand, cependant, que dans le cas de fistules de mal de Pott.

D. **Luxations**. — Par suite de l'usure osseuse et de la dislocation articulaire qu'amène le processus tuberculeux, il peut se produire, non seulement des chevauchements, mais de véritables luxations du fémur en haut et en arrière.

La maladie se terminera ainsi avec des déviations et des raccourcissements très fâcheux ; à moins que le malade ne soit emporté par les dégénérescences viscérales que causent les fistules infectées.

Qu'on sache bien, cependant, que la coxalgie n'a cette évolution que si elle

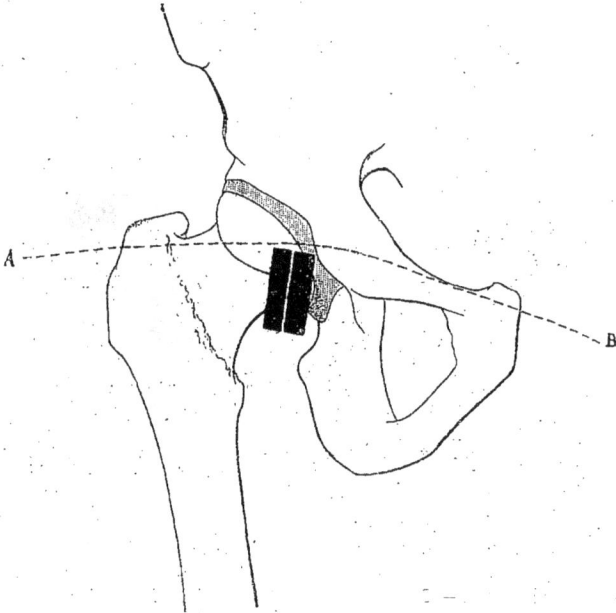

Fig. 348. — La hanche normale. — Rapports de la tête avec les vaisseaux. — La partie pointillée au-dessus de la zone accessible de la tête représente le bourrelet cotyloïdien ; les deux gros traits noirs, l'artère en dehors, la veine en dedans. — L'artère croise la tête à l'union de son 1/3 interne et de ses 2/3 externes.

n'est pas (ou pas bien) soignée, et que, même au cas où elle n'est pas soignée, elle peut s'arrêter spontanément à l'un quelconque des stades indiqués plus haut.

Pronostic.

Mais le pronostic de la coxalgie change du tout au tout lorsqu'elle est bien soignée.

1º Nous pouvons empêcher ou corriger les déviations et, par suite, prévenir les luxations.

2º Nous pouvons empêcher l'ouverture des abcès, c'est-à-dire la formation des fistules ; et, en supprimant les fistules, nous supprimons aussi le grand danger qui existe pour la vie du coxalgique.

3º Nous pouvons empêcher la destruction des extrémités articulaires, chez les coxalgiques venus au début.

Mais ce que nous ne pouvons pas empêcher absolument dans tous les cas,

c'est l'enraidissement de la hanche ou encore la formation d'un abcès et la production d'une certaine atrophie du squelette de la jambe dont les conséquences
sont un petit raccourcissement.

Cependant, raccourcissement et ankylose ne surviendront, en dehors des
malades négligés, que dans quelques coxalgies à forme grave ; dans les autres
cas, nous pouvons, si nous avons soigné les malades dès la première heure, leur
rendre un membre normal ou sensiblement normal, sans compter qu'un coxal-

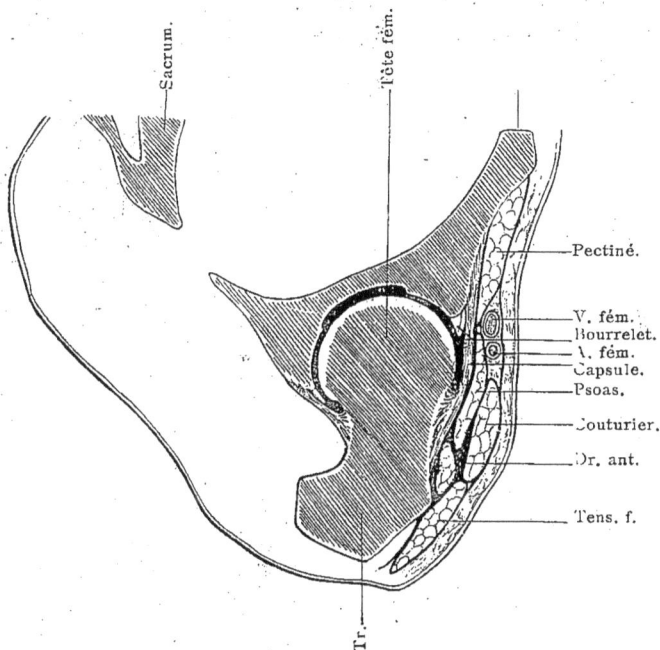

Fig. 349. — Hanche normale. — Coupe horizontale sur un sujet debout suivant A B de la figure
précédente.

gique, guéri avec un raccourcissement de 1 ou 2 cm. et une hanche raide, peut
bien marcher (longtemps et correctement).

La durée de la maladie.

Elle est approximativement de 1 an pour les formes bénignes ; de 2 à 3 ans
pour les formes ordinaires [1], avec ou sans abcès — et de 4, 5, 6, 7 ans et plus
dans certaines formes de carie sèche sans abcès qui évoluent avec une extrême
lenteur et semblent s'éterniser.

Diagnostic.

Il n'est difficile que parfois au début de la maladie.

Aphorisme. — Lorsque vous serez consulté pour un enfant ou un adolescent
qui, sans cause appréciable, a été pris de **boiterie** ou de **douleur** à la hanche ou
au genou, songez à l'existence possible d'une coxalgie et assurez-vous de la valeur
de ces présomptions, en examinant le sujet complètement nu.

[1]. Mais nous verrons qu'avec les injections précoces cette durée de la coxalgie est
réduite de plus des deux tiers.

Faites-le coucher à plat sur une table et cherchez s'il a une douleur à la pression de la hanche ou une limitation des mouvements, en particulier du mouvement d'abduction.

1° *Recherche de la douleur* à la pression de la tête fémorale (v. fig. 350 à 352)·

Portez votre index en avant de la hanche suspecte, au pli de l'aine, à 1 centimètre en dehors de l'artère fémorale que vous sentez battre. Vous êtes en plein sur la tête du fémur.

Pressez sur elle doucement : si le malade pousse un cri, il est inutile d'insister ; sinon, pressez plus fort, jusqu'à ce que le malade accuse de la sensibilité. Et cherchez aussitôt, en faisant une pression identique sur la tête fémorale de l'autre côté, en un point symétrique, si vous provoquez une sensation exactement pareille.

Recommencez, au besoin, cinq fois, dix fois, cette pression de l'un et de l'autre côté, jusqu'à ce que vous sachiez sûrement s'il y a une différence ou non.

Fig. 350. — *a*. Artère fémorale. — *x*. Zone, en dehors de l'artère, où il faut appuyer pour chercher la *douleur à la pression* de la tête fémorale.

2° *Recherche de la limitation des mouvements* (fig. 353, 354, 355). — Vous fixez le bassin d'une main et, de l'autre, vous saisissez le genou, la jambe étant repliée sous la cuisse, et vous portez le membre dans les diverses directions jusqu'à la limite extrême des mouvements possibles : flexion et extension, etc. Pour l'abduction, vous commencez le mouvement par une

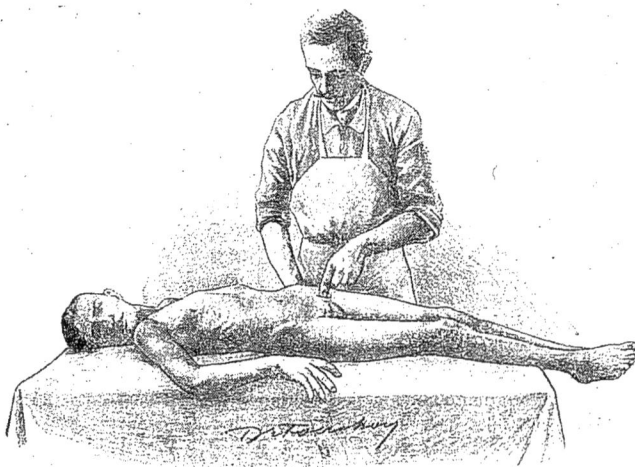

Fig. 351. — On appuie avec l'index pour rechercher la douleur.

flexion directe de la cuisse jusqu'à 90° ; puis, de là, vous portez la cuisse en abduction le plus loin possible. Comparez l'étendue du mouvement des deux côtés. Ici encore, recommencez dix fois au besoin. Si vous avez une **douleur à la pression** et une **limitation du mouvement d'abduction**, vous pouvez dire que la **hanche est malade.**

Mais comment savoir qu'il s'agit de **coxalgie vraie ?**

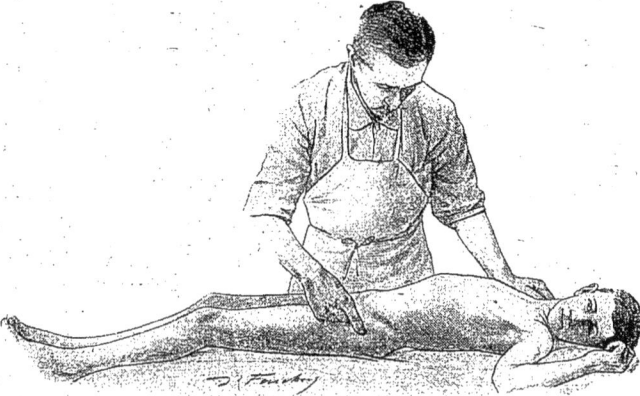

Fig. 352. — Exploration de la sensibilité de la tête fémorale par une pression faite sur le côté externe. L'index s'enfonçant à un centimètre au-dessus du bord supérieur du trochanter.

Par l'existence d'un allongement (apparent) de la jambe malade.

3º *Recherche de l'allongement de la jambe.* (**Signe pathognomonique**). Fig. 356 et 357.

Sans vous préoccuper de la place des deux épines iliaques, rapprochez les

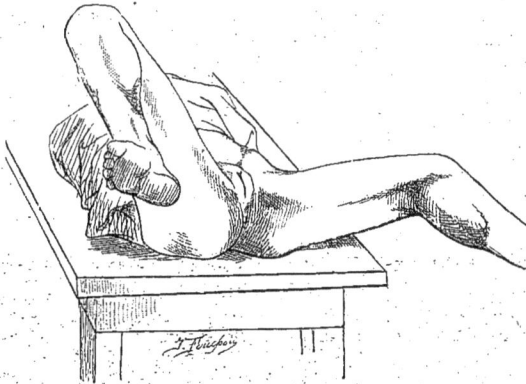

Fig. 353. — 2ᵉ *signe* d'une arthrite quelconque de la hanche. Limitation des mouvements communiqués. Ici se voit la limitation de l'abduction à droite (côté malade), comparée avec l'abduction extrême du côté gauche (sain).

deux talons et regardez si les malléoles internes et si les deux talons sont au même niveau. Y a-t-il une différence de quelques millimètres, cela suffit pour affirmer l'existence de la coxalgie, au début ; car, plus tard, répétons-le, il y a, au contraire, raccourcissement du côté malade.

A défaut de l'allongement caractéristique, vous ferez le diagnostic par l'existence de quelques petits **ganglions** dans l'aine du côté suspect, par l'**atrophie** légère des muscles ou l'**épaississement** du pli de la **peau** de ce côté (fig. 358 et 359), par l'**absence** de tout **commémoratif** de **traumatisme** net, ou de **scarlatine** ou de

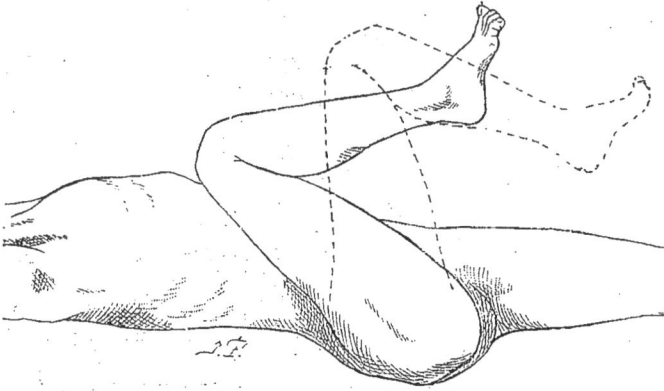

Fig. 354. — Limitation du mouvement communiqué de flexion représenté par le pointillé. — Les traits pleins représentent la flexion extrême normale.

rhumatisme, par le début insidieux et le caractère intermittent des symptômes, par l'état général et les antécédents mauvais ou suspects du sujet, etc.

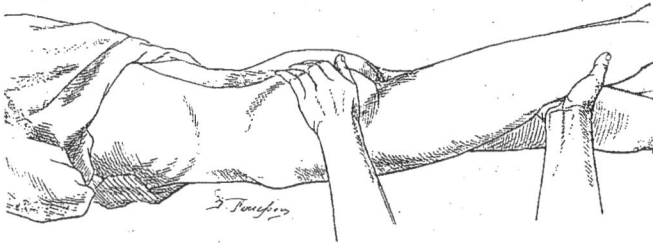

Fig. 355. — Limitation du mouvement d'extension et manière de faire cette recherche.

Dans les cas douteux, réservez votre diagnostic et demandez à revoir l'enfant.

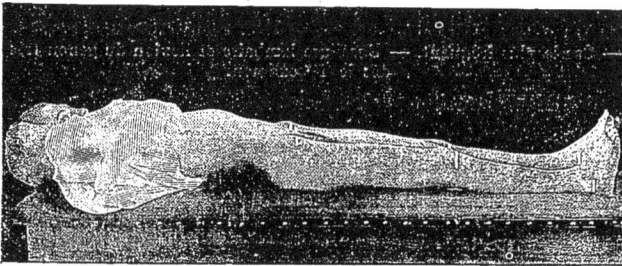

Fig. 356. — Allongement de la jambe malade (droite). Signe, non plus seulement d'arthrite quelconque de la hanche, mais de coxalgie vraie.

Si vous retrouvez, après quelques semaines, ces douleurs à la pression et cette limitation des mouvements, concluez à la coxalgie.

Diagnostic différentiel.

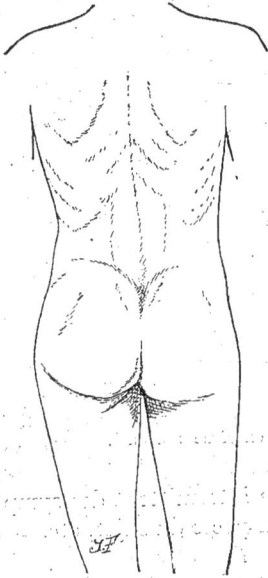

Fig. 353. — Atrophie de la cuisse, autre signe important (bien que non pathognomonique) de coxalgie vraie. L'épaisissement de la peau est l'indice de cette atrophie de la cuisse. Le pli cutané est plus épais du côté malade.

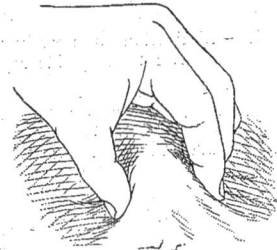

Fig. 357. — Abaissement du pli fessier du côté malade indiquant aussi l'allongement. — En outre, saillie trochantérienne plus forte du côté sain.

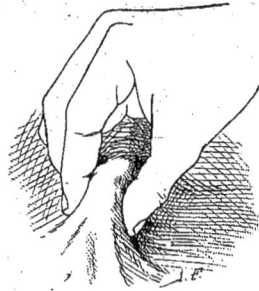

Fig. 359. — Pli cutané plus mince sur la cuisse du côté sain.

a. **Maladies éloignées** : *Tumeur blanche du genou*, ou *sacro-coxalgie*, ou *mal de Pott*.

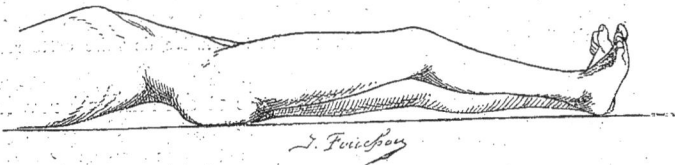

Fig. 360. — Cas le plus fréquent. — Ensellure lombaire et flexion du genou très apparente dès le 1er examen.

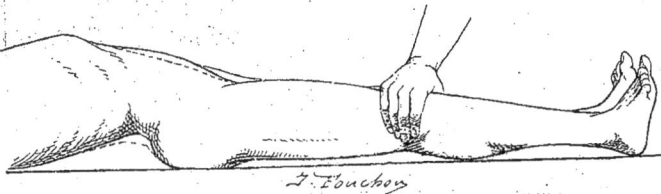

Fig. 361. — La même. — L'ensellure s'accuse par pression sur le genou. (Le pointillé indique l'ensellure primitive).

Il suffit d'y penser — mais il faut y **penser toujours,** c'est-à-dire qu'après l'examen fait d'une hanche, vous devez **examiner le bassin, la colonne lombaire et le genou.** Si le mal siège en ces régions, c'est là et non pas à la hanche qu'on

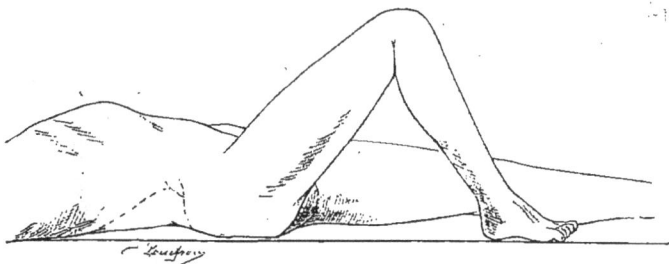

Fig. 362. — La même. — L'ensellure disparaît si l'on fléchit davantage le genou. (Le pointillé indique l'ensellure primitive.)

trouvera, au maximum, les signes caractéristiques : douleur à la pression des os, limitation des mouvements, etc.

b. **Autres maladies de la hanche :**

Ostéomyélite de la hanche, début à grand fracas avec 39 et 40°, etc.

Paralysie infantile. Ni raideur (au contraire laxité anormale), ni douleur à la pression. — Atrophie et faiblesse des muscles plus grandes que dans la coxalgie. Commémoratifs.

Luxation congénitale. Jambe malade plus courte et non plus longue ; — l'enfant a marché tard, a toujours boitillé, en plongeant ; pas de douleur. On ne sent plus la tête fémorale en avant, contre l'artère ; à cette place normale, il y a un vide, mais on sent la tête plus ou moins loin, en dehors et en haut, contre l'épine iliaque antérieure et supérieure (v. chap. XIV).

Coxalgie hystérique. Mais elle est si rare !... méfiez-vous ! elle masque presque toujours une coxalgie vraie.

Rhumatisme. A la hanche comme au rachis, défiez-vous des rhumatismes mono-articulaires qui durent. Même remarque pour les soi-disant *douleurs de croissance.* Combien de coxalgies vraies qu'on a, au début, étiquetées rhumatisme, douleurs de croissance, entorse !...

Cependant, n'allez pas vous exagérer les difficultés du diagnostic de la coxalgie.

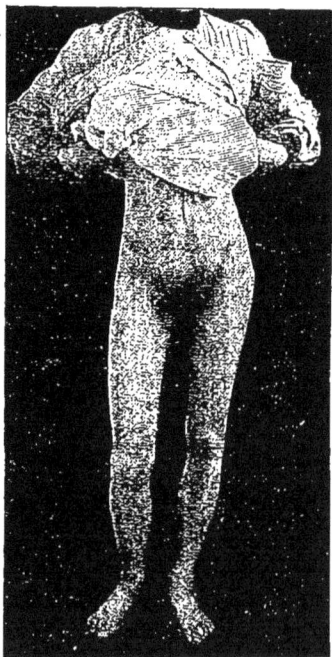

Fig. 363. — La même. — Coxalgie droite. — Abduction et allongement très apparents dans la station debout : la malade plie naturellement le genou du côté malade.

En réalité, il n'y en a **généralement pas** dans la pratique. Lorsqu'il s'agit d'une vraie coxalgie, vous pourrez constater presque toujours, dès votre premier examen (outre les signes que nous avons indiqués plus haut) : 1° une boiterie très apparente ; 2° une attitude vicieuse caractérisée par la flexion de la cuisse et l'ensellure lombaire, avec abduction du membre (fig 360, 361, 362, 363,

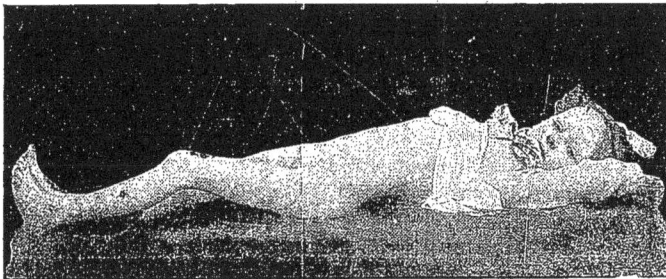

Fig. 364. — Déviation très nette, abduction, ensellure lombaire et flexion du genou.

364, 365) ; — 3° un empâtement fongueux de la région articulaire ; — 4° une limitation (de plus de moitié) des mouvements physiologiques ; — 5° une douleur

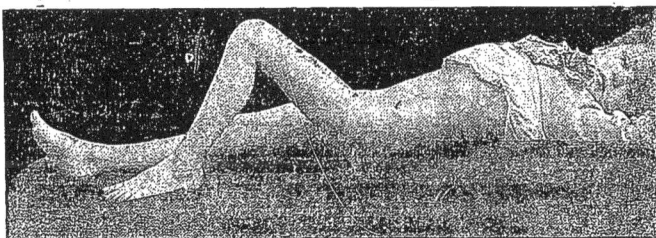

Fig. 365. — La même. — L'ensellure s'efface quand on augmente la flexion du genou.

très vive à la pression et à la mobilisation, etc , c'est-à-dire que vous aurez beaucoup plus de signes qu'il n'en faut pour affirmer l'existence de la coxalgie

UN MOT DES LÉSIONS ANATOMIQUES

D'APRÈS DES RADIOGRAPHIES DE NOTRE COLLECTION
ET LA THÈSE (Sur la Radiographie dans la coxalgie, Paris, 1906)
DE NOTRE AIDE ET AMI LE DOCTEUR FOUCHOU

Ce que vous devez retenir se réduit aux quelques notions suivantes :

En se plaçant au point de vue pratique, on peut considérer dans la
coxalgie 2 **formes anatomiques** : l'**une avec conservation** intégrale du
contour et du volume des os ; **l'autre avec ramollissement** de la tête et
du plafond cotyloïdien conduisant à **une usure de ces extrémités osseuses**
qui se fait assise par assise, dans l'espace de 2, 3, 4, 5 ans.

La première forme se termine sans raccourcissement, mais la seconde
laisse un raccourcissement inévitable qui va de 3 à 4 centimètres, en
moyenne.

Entrons dans quelques détails.

La **première variété** comprend les coxalgies bénignes et récentes (voir plus loin coxalgie du 1er *cas*) qui sont bien soignées, dès la première heure :

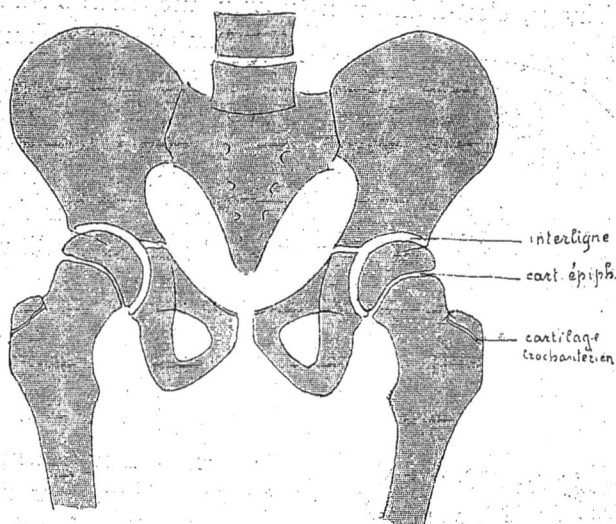

Fig. 366. — Radiographie d'une coxalgie gauche de la 1re forme, sans aucune lésion osseuse appréciable, malgré que, cliniquement, le diagnostic ne soit pas douteux. Il s'agit très probablement d'une coxalgie exclusivement synoviale.

ici les lésions sont toujours synoviales, et les os sont à peine « léchés », si j'ose dire, par le processus tuberculeux (fig. 366 et 367).

La 2e **variété** est plus fréquente dans l'état actuel des choses ; elle comprend les coxalgies des deuxième, troisième, quatrième, cinquième et sixième cas. La tuberculose est ici plus sérieuse, soit parce que d'emblée elle était d'essence plus maligne, soit surtout parce qu'elle *n'a pas été soignée* dès la première heure ou qu'elle *a été mal soignée*.

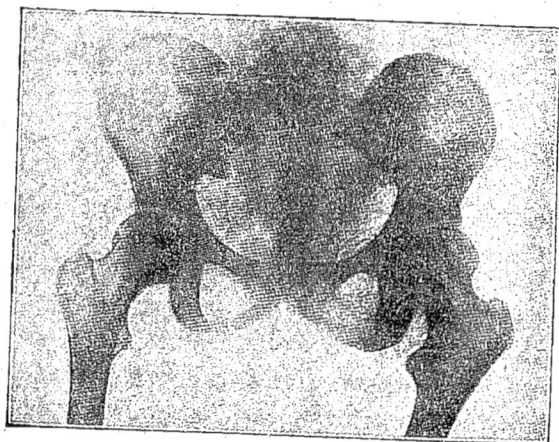

Fig. 367. — Autre coxalgie gauche de la 1re forme. Il n'y a pas d'altération du contour des os, mais seulement une décalcification diffuse de ce côté, se traduisant par une teinte plus claire. — Le fémur est en abduction.

La tuberculose creuse parfois une ou plusieurs petites cavernes à la surface des os, mais c'est rare ; le plus souvent il se produit une infiltration tuberculeuse qui **raréfie** et **ramollit (comme du sucre mouillé)** la tête fémorale et le plafond cotyloïdien, ou bien encore, il s'agit d'ostéite raréfiante de voisinage, c'est-à-dire non tuberculeuse, mais s'étant produite autour d'un minuscule foyer bacillaire.

Du fait de ce ramollissement, ces os vont, par la suite, non pas s'effondrer subitement, mais s'user à la longue, jusqu'à une profondeur plus ou moins grande. L'usure se produira surtout si l'enfant marche, mais elle se produit aussi, quoique à un degré bien moindre, chez les enfants même au repos.

Appartiennent à cette deuxième forme, avons-nous dit :

1° Les coxalgies du deuxième cas, c'est-à-dire les coxalgies qui viennent avec des douleurs spontanées assez vives, ou avec une déviation de plus de 20° ;

2° Toutes les coxalgies des cas suivants (qui ne sont en réalité que des coxalgies du second cas à une période plus avancée), à savoir les coxalgies suppurées ou fistuleuses et les coxalgies à forme de carie sèche.

La marche des lésions et de l'usure progressive des coxalgies de la deuxième forme peut être représentée

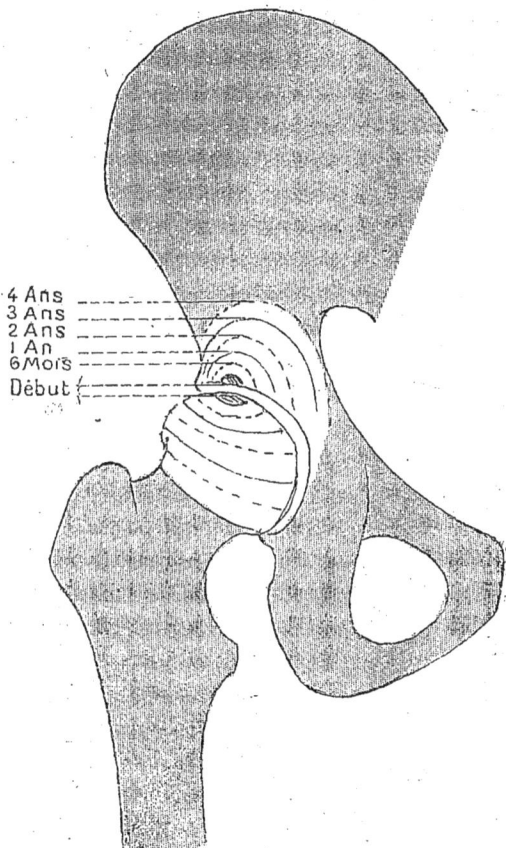

Fig. 368. — Schéma de la destruction osseuse dans les 2ᵉ, 3ᵉ, 4ᵉ et 5ᵉ cas de la coxalgie. Du noyau primitif, la destruction gagne de proche en proche par zones concentriques successives tant sur l'os iliaque que sur l'extrémité supérieure du fémur. L'usure totale des deux extrémités mesure généralement de 3 à 4 centimètres et peut atteindre 5 et 6 centimètres ou même plus dans certains cas où la tête et le col disparaissent presque en entier. Chaque année amène une destruction moyenne de 3 à 5 millimètres dans chaque sens, mais cette fonte a une marche plus ou moins rapide. Les chiffres indiqués ici n'ont évidemment rien d'absolu.

schématiquement par la figure ci-contre (v. fig. 368).

Sans faire état des exemples de destruction extrêmes qui sont heureusement exceptionnels, on peut dire, et c'est ce que je vous demande de retenir, qu'à l'heure actuelle et *dans plus de trois quarts des coxalgies guéries, on observe une usure de 3 à 4 centimètres en général.* Il y a dans cette évolution de la tuberculose osseuse quelque chose de spécial à la hanche et qu'on ne trouve ni dans la tumeur blanche du genou, ni dans celle du

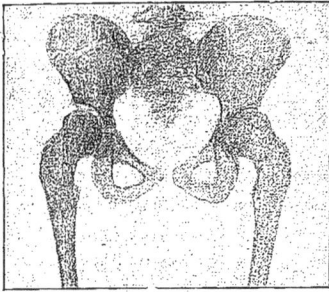

Fig. 369. — Coxalgie droite au début, raréfaction marquée du tissu osseux qui paraît beaucoup plus clair du côté malade. Interligne articulaire beaucoup moins net.

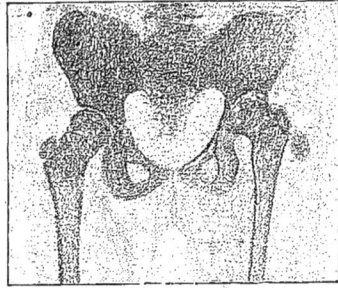

Fig. 370. — Un type plus avancé. — Coxalgie droite : usure notable de la tête, du col et du plafond de la cavité. En outre, en dehors du trochanter, une tache noire que l'examen clinique démontre être un petit abcès.

cou-de-pied, où les os ne se laissent pas détruire et gardent habituellement leur contour.

Nous devons ajouter que cette usure des os se voit surtout dans la

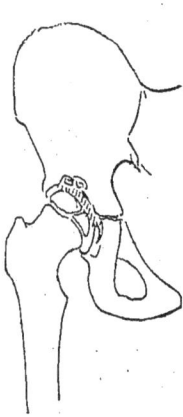

Fig. 371. — Coxalgie gauche : Rad. n° 1. Le bord sup. du cotyle est échancré en coup d'ongle : dans l'échancrure, on voit deux petits séquestres. Le noyau épiphysaire est coupé en deux par un sillon qui va du cartilage d'accroissement à l'interligne.

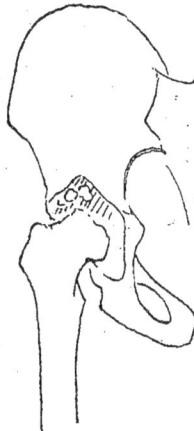

Fig. 372. — Même malade au bout d'un an, après apparition d'un abcès. Le cotyle est très fortement éculé, son bord sup. très remonté : toute la partie épiphysaire de la tête a disparu.

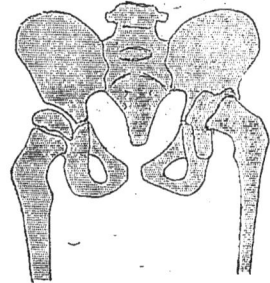

Fig. 373. — Coxalgie droite sans abcès (carie sèche). Usure complète de la tête et agrandissement considérable de la cavité.

coxalgie de l'enfant. Chez l'adolescent qui a terminé sa croissance, l'os résistera beaucoup mieux, et parfois même complètement, à l'usure et à la destruction.

Vous verrez plus loin (p. 289 et suiv.) que le seul moyen vraiment efficace de changer cette évolution du processus tuberculeux à la hanche et d'empêcher cette destruction est de faire des injections articulaires, dès que la coxalgie est reconnue, c'est-à-dire avant que les os soient sérieusement ramollis.

Les trois figures précédentes résument pour vous toutes les lésions de la coxalgie.

Celles qui suivent sont des radiographies en quelque sorte justificatives de la figure 368.

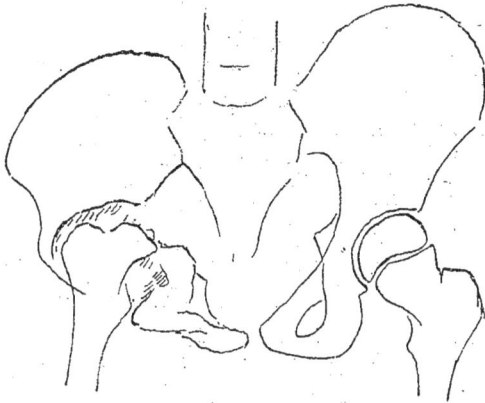

Fig. 374. — Vieille coxalgie gauche avec abcès. Agrandissement considérable du cotyle par fonte complète de la partie moyenne de l'os iliaque. Il est résulté de cette destruction une sorte de tassement et télescopage de toute la moitié gauche du bassin.

La tête et les 2/3 du col fémoral ont disparu.

TRAITEMENT DE LA COXALGIE

Le traitement diffère avec chaque variété de coxalgie. — Toutes les variétés peuvent se ramener aux 6 cas suivants :

1º Sans déviation ; 2º déviation ; 3º abcès ; 4º fistule ; 5º coxalgies sèches qui s'éternisent ; 6º coxalgies guéries avec une tare (raccourcissement, ankylose, luxation [1]).

Nous allons d'abord, dans une première partie, définir et figurer ces divers cas, et vous indiquer le traitement qui convient à chacun d'eux. — Dans une deuxième partie, nous dirons dans le détail *comment* il faut faire ce traitement, c'est-à-dire la technique à appliquer.

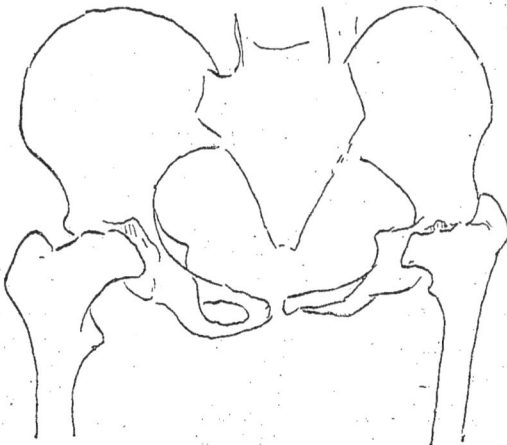

Fig. 375. — Coxalgie double sans abcès appréciable (carie sèche).

A droite, la tête fémorale et la moitié supérieure du col n'existent plus. La partie moyenne de l'os iliaque, fortement ramollie, a cédé, amenant une déformation considérable du bassin.

A gauche : disparition de la tête fémorale et agrandissement de la cavité.

1. Nous parlerons ensuite de la coxalgie *double*, de la coxalgie avec mal de Pott, etc.

Nous ne parlons pas du **traitement général** de la tuberculose. Il est

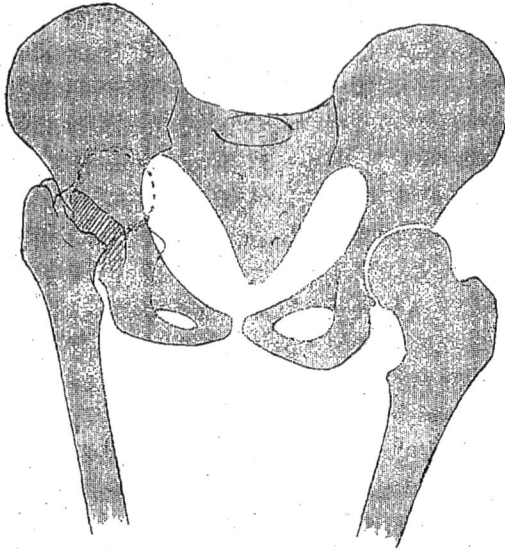

Fig. 376. — Pseudo-luxation. Usure presque complète de la tête et du col dont les limites normales sont figurées en pointillé sur la figure. Il ne reste qu'un petit moignon formé par la partie inféro-externe du col.

connu de tous : *vie au grand air*, à la campagne ou à la mer, pendant deux ou trois ans au moins, si possible ; bonne alimentation ; usage de quelques médicaments reconnus bons contre la tuberculose, etc.

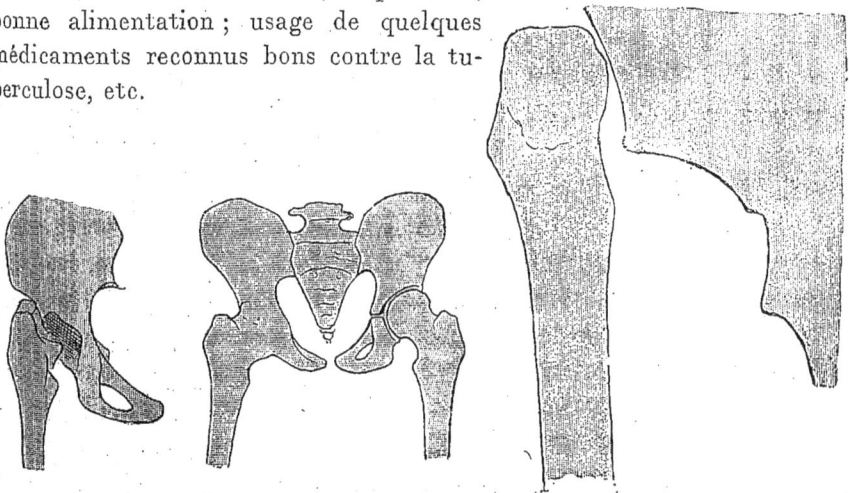

Fig. 377. — Autre type plus avancé. Usure complète de la tête et du col. Il ne reste de ce dernier qu'un petit appendice en forme d'épine qui est encore dans la cavité. Ankylose fibreuse.

Fig. 378. — Coxalgie droite. — Type d'ankylose osseuse en abduction. (L'ankylose osseuse est rare dans la coxalgie.)

Fig. 379. — Luxation vraie. La tête fémorale ou plutôt le petit moignon qui en reste est complètement sorti de la cavité cotyloïde (le fémur a tourné généralement en rotation externe).

I. — 1re PARTIE, *CLINIQUE*. — *LES SIX CAS ET LES INDICATIONS THÉRAPEUTIQUES DANS CHACUN D'EUX*

1er *cas*. — COXALGIE SANS DÉVIATION

Coxalgie au début, sans déviation ni douleurs spontanées (fig. 366 et 367, p. 275).

(Ou avec très peu de douleur ou de déviation, par exemple 10 à 20° de flexion ou d'abduction.)

Pour tous les malades, vous prescrirez le **repos dans la position couchée** pendant 8 à 10 mois au minimum.

On ne doit pas laisser marcher les coxalgiques.

Il ne faut accorder la liberté de marcher qu'aux seuls malades de la classe ouvrière, qui ne peuvent pas être transportés chaque jour au dehors, et pour qui le précepte du repos serait par conséquent la condamnation à moisir dans un taudis.

En ce seul cas, on fera un appareil plâtré jusqu'aux malléoles, et on permettra la marche, mais avec des béquilles et une semelle haute sous le pied sain, afin que le pied malade ne pose pas à terre.

Pour tous les autres enfants, le repos dans la position couchée vaut infiniment mieux que la marche, et c'est le repos que vous ordonnerez, si vous avez l'entière liberté du choix.

Cependant, si les parents veulent *malgré tout* que leur enfant marche, vous pouvez y consentir en lui mettant un appareil (à l'étranger, presque tous les médecins y consentent bien et soignent ainsi les coxalgiques), mais vous n'y consentirez pas du moins *sans avoir libéré votre conscience* et bien dit aux parents qu'avec la marche, quel que soit d'ailleurs l'appareil, avec ou sans dispositif pour la soi-disant décharge [1] du poids du tronc avec ou sans béquilles, qu'on pose ou non le pied par terre, l'on a beaucoup moins de chances de faire avorter les coxalgies récentes (celles du premier cas) et d'obtenir chez elles la *restitutio ad integrum* ; avec la marche, l'on verra plus souvent se produire une aggravation des lésions et un abcès. Et, s'il s'agit de coxalgies des autres variétés (deuxième, troisième, quatrième et cinquième cas), vous direz qu'avec la marche, ou plutôt malgré la marche, on finira par les guérir presque toujours, c'est vrai, mais en y mettant beaucoup plus de temps et en laissant des jambes

---

1. Tel chirurgien qui, après avoir beaucoup vanté, pendant 20 ans, les « appareils de décharge », n'en veut plus, leur ayant trouvé moins d'avantages que d'inconvénients et leur préfère actuellement « les appareils de pression » des deux surfaces articulaires : c'est-à-dire qu'il fait un simple appareil plâtré s'arrêtant au genou, avec lequel les coxalgiques marchent sur la plante du pied, sans même porter de semelle haute ni de béquilles !

beaucoup plus raccourcies (parce qu'avec la pesée du tronc sur les extrémités osseuses ramollies, pesée qu'aucun appareil ne supprime en fait, et avec les secousses et les heurts inévitables de la marche, les lésions progresseront davantage et laisseront une usure et une perte de substance de la tête et du cotyle plus notables que si l'enfant ne marchait pas). Vous mettrez le marché en mains aux parents, ils auront dans l'un et l'autre cas le résultat qu'ils auront mérité.

Chaque fois donc que vous aurez affaire à des parents raisonnables, l'enfant sera mis au repos dans la position couchée.

La prescription du repos ne suffit pas. Pour les *enfants* de *l'hôpital* et de *la classe ouvrière* vous ferez un grand plâtre allant de l'ombilic aux orteils ; votre objectif devant être de les guérir rapidement et définitivement sans trop vous préoccuper ici des mouvements [1].

Pour les *enfants de la ville*, très surveillés par leurs parents, ne mettez pas de plâtre ; tenez-vous-en, **dans les cas bénins**, *au repos* sur un *cadre, avec extension continue*, laquelle effacera l'infime déviation qui peut exister et donnera quelques chances de plus que le plâtre de conserver la mobilité [2].

Résultat fonctionnel à poursuivre dans ce premier cas. — Ainsi donc, contrairement à ce qui existe dans le mal de Pott, où nous devons rechercher toujours l'ankylose des os malades (et où le plâtre est, par conséquent, toujours indiqué), on doit, dans le premier

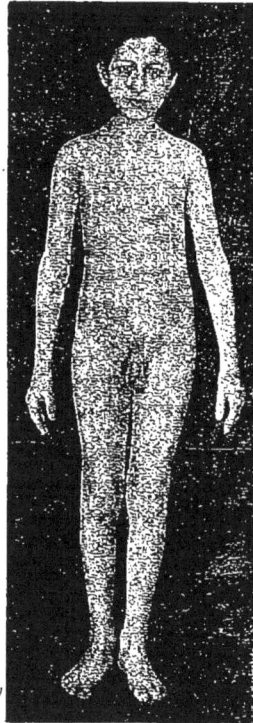

Fig. 380. — 1er *cas.* — Coxalgie gauche au début, sans attitude vicieuse.

cas de la coxalgie, chercher à conserver les mouvements articulaires lorsque cela se peut sans compromettre la guérison, c'est-à-dire chez les enfants très surveillés.

Soins consécutifs. — Le traitement une fois installé, il vous suffit de revoir le malade une ou deux fois par mois.

1. Car, pour ces enfants, le mieux est souvent l'ennemi du bien.
2. Voulez-vous faire plus et mieux ? Voulez-vous assurer et hâter la guérison ? Eh bien ! faites dans tous les cas une série d'injections modificatrices intra-articulaires comme pour une tumeur blanche du genou. C'est un peu moins facile à la hanche qu'au genou. Cependant, les praticiens de bonne volonté peuvent y arriver avec la technique donnée par nous plus loin, p. 294.

On continue ce traitement jusqu'à la guérison, qu'on peut considérer comme acquise de 6 à 8 mois après la disparition de toute douleur, spontanée ou à la pression.

A ce moment, on lève l'enfant, en le munissant, pour les premiers exercices de marche, d'un appareil amovible en celluloïd. (v. p. 357, *Convalescence.*)

2e *Cas*. — COXALGIE AVEC DÉVIATION

Coxalgie en pleine évolution, venue avec une déviation marquée (de plus de 20°).

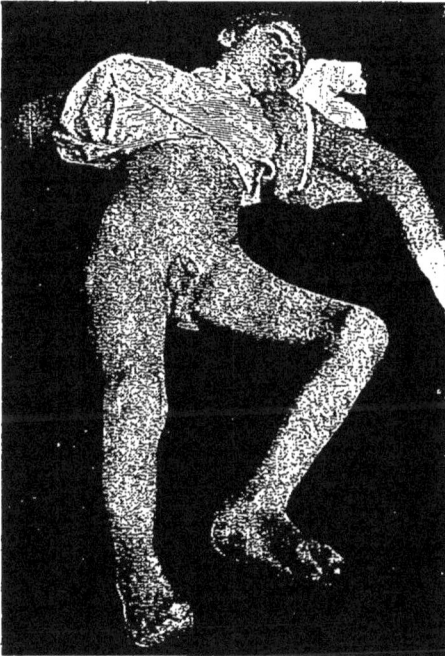

Fig. 381. — Coxalgie gauche, 2e *cas*. — Abduction extrême. Coxalgie extrêmement douloureuse. L'enfant est endormi ; on va faire le redressement.

Cette déviation s'est faite *soit en abduction* (fig. 367) **au début**, avec **allongement de la jambe**, et quelques douleurs ; soit en adduction (fig. 382), **plus tard**, avec **raccourcissement de la jambe**, et le plus souvent sans douleurs.

Généralement l'adduction ne vient qu'après une période d'abduction ; ce changement d'attitude peut se faire du jour au lendemain avec des souffrances, mais il se produit d'ordinaire petit à petit, en plusieurs semaines, et sans souffrances.

En ces cas de déviation, il n'y a qu'un seul traitement à faire partout, en ville comme à l'hôpital : *le redressement de la hanche* : en plusieurs étapes, si les parents refusent l'anesthésie ; mais mieux, avec chloroforme, en une séance ou deux, chaque étape étant suivie de l'application d'un grand plâtre [1].

Résultat fonctionnel à poursuivre dans ce deuxième cas. — Dans les coxalgies de ce deuxième cas (et dans les 3 cas suivants), l'on renonce à la conservation des mouvements. L'on doit même avoir pour objectif la guérison avec une hanche raide, mais en bonne attitude.

---

1. Pour ce deuxième cas, comme pour le premier, je vous conseille de faire des injections modificatrices intra-articulaires avant ou après le redressement, mais plutôt avant (v. p. 289, ce qui regarde ces injections).

Soins consécutifs à la correction.

L'appareil est changé environ tous les quatre mois. — L'enlèvement du plâtre et la toilette de l'enfant se font de la manière dite pour le mal de Pott. On profite de ce changement pour examiner la hanche malade.

Durée du repos (avec le plâtre). On la continue jusqu'à ce que toute douleur ait disparu, et même encore six à dix mois à partir de ce moment.

On lève alors l'enfant, mais avec un appareil (plâtre ou celluloïd) qu'il portera jour et nuit jusqu'à ce qu'il n'y ait plus de tendance à une nouvelle déviation. Or, cette tendance existe encore généralement 1 an 1/2 à 2 ans après la mise sur pieds, c'est-à-dire après la guérison du processus tuberculeux.

Mais il faut savoir que, dans ce deuxième cas, l'on voit survenir ordinairement (du douzième au vingtième mois) un abcès articulaire ou péri-articulaire : l'abcès de la coxalgie.

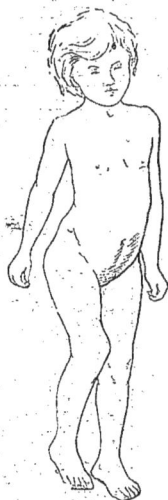

Fig. 382. — Adduction simple (coxalgie droite).

3e *Cas.* — COXALGIE AVEC ABCÈS [1]

L'abcès se produit **dans moitié** environ **des coxalgies** prises en bloc. — On l'observe plus souvent chez les enfants qui marchent et dont l'état général est médiocre. — L'abcès ne se montre guère qu'un an ou deux après le début cliniquement appréciable de la coxalgie.

Il est annoncé presque toujours quelques semaines ou quelques mois avant son apparition, par des douleurs et des cris nocturnes, quelquefois par une légère fièvre vespérale de 37,6 à 38e.

Mais assez souvent, il ne s'annonce par rien d'appréciable, et **vous devez le rechercher systématiquement**, de temps à autre, par une palpation attentive de toute la région de la hanche. Vous ferez cet examen complet et cette recherche systématique de l'abcès tous les mois ou tous les deux mois, par exemple, chez les coxalgiques non plâtrés ; vous le ferez tous les trois ou quatre mois chez les coxalgiques plâtrés, c'est-à-dire simplement à chaque changement d'appareil ; ceci suffit grandement en pratique, car un abcès met toujours, au minimum, plusieurs mois à se former, et, à partir de ce moment, encore cinq ou six mois au minimum avant de risquer de s'ouvrir.

L'abcès peut se produire en avant ou en arrière (dans la fesse), en dehors ou en dedans de la région, — en haut, au-dessus de l'arcade cru-

---

1. Voir les fig. 383 et 384 et aussi les fig. 370 et 374, pages 277 et 278.

rale, ou en bas, jusque vers le milieu de la cuisse, mais surtout sur le tiers supérieur de celle-ci, dans la région antéro-externe.

Enfin, disons que l'abcès est généralement l'indice d'une coxalgie de forme sérieuse, en ce sens que nous devons nous attendre alors à un raccourcissement d'environ 3 cm. par suite de l'usure de la tête et du cotyle qui se produit dans presque toutes les coxalgies suppurées (v. fig. des p. 277 et 278).

Le ramollissement des os et l'usure sont moindres dans les variétés sans abcès. Pas toujours cependant : il est des formes sèches de coxalgie, sur lesquelles nous reviendrons (v. p. 288), qui amènent à la longue une usure aussi notable que les coxalgies avec abcès (v. fig. 375) ; de plus, ces caries sèches peuvent durer 6, 8, 10 ans, tandis que les coxalgies avec abcès guérissent très vite, en quelques mois, à partir du jour où se révèle l'abcès, pourvu que l'on soigne celui-ci par des ponctions et des injections. C'est ainsi que pour ces coxalgiques il vaudrait mieux avoir un abcès qui hâterait la guérison que n'en pas avoir et, dans ces vieilles caries sèches, nous nous sommes pris maintes fois à désirer qu'il survînt un abcès saisissable.

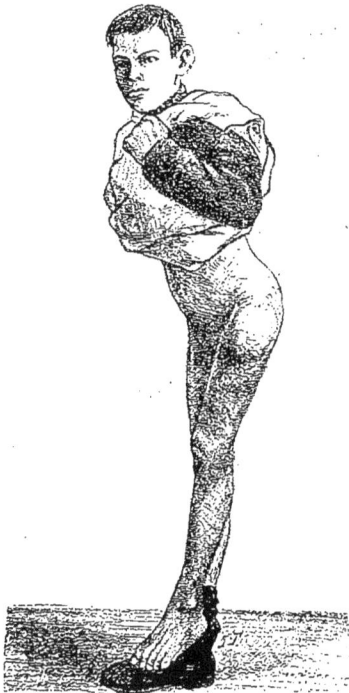

Fig. 383. — L'abcès est indiqué par un renflement limité de la région externe de la cuisse au niveau de son tiers supérieur.

Il faut dire qu'**autrefois** la **coxalgie suppurée** était **toujours beaucoup plus grave** que la coxalgie sèche, — mais c'est parce que, autrefois, l'on ouvrait les abcès et que, par cette porte ouverte, par cette fistule, pénétraient dans le foyer tuberculeux des germes septiques venus du dehors qui engendraient de la fièvre, des infections, des dégénérescences viscérales (du foie, des reins, des poumons) se terminant trop souvent par la mort, un peu plus tôt, un peu plus tard.

Ainsi donc, pour les abcès de la coxalgie comme pour ceux du mal de Pott, le premier mot du traitement sera de ne pas les ouvrir ni les laisser s'ouvrir. — Le deuxième, c'est de les traiter par les ponctions et les injections.

Nous pouvons résumer en ces quelques mots la conduite à suivre en présence d'un abcès :

On peut n'y pas toucher tart qu'il n'est **pas facilement accessible.**

Il vaudrait mieux y toucher que s'abstenir **s'il est accessible**, ce qui est presque toujours le cas.

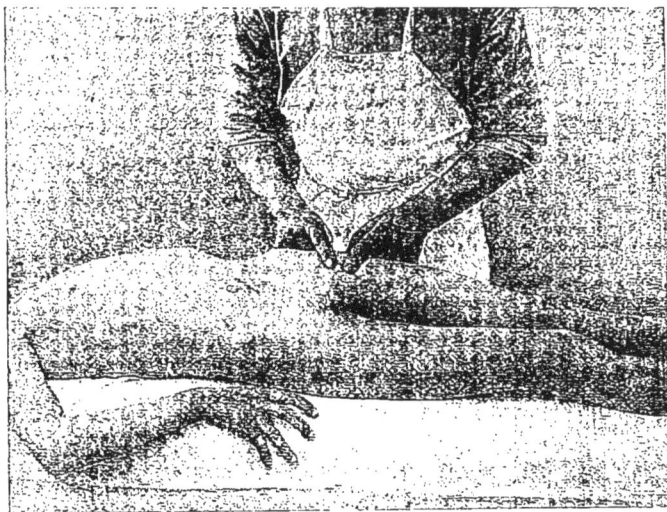

Fig. 384. — Manière de rechercher s'il y a un abcès.
Palpation successive de tous les points par les deux index ainsi disposés.

On a le droit pressant d'y toucher, si l'abcès menace la peau.

Y toucher, cela signifie, je le répète, le ponctionner avec injection consécutive.

4e *Cas*. — **COXALGIE AVEC FISTULE**

Si tous les médecins, en présence des abcès de coxalgies, faisaient leur devoir (comme nous venons de le dire), il n'y aurait plus de coxalgies fistuleuses.

Mais il y en aura toujours, parce que... *errare humanum est.*

Que faire en présence d'une fistule ?

Nous devrions répéter ici ce que nous avons dit des fistules en général, et de celles du mal de Pott (chap. III et chap. v).

On a vu la manière de distinguer une fistule non infectée d'une fistule infectée, c'est-à-dire avec une infection septique *secondaire* étant venue s'ajouter à la bacillose pure du début.

La distinction des deux variétés de fistules importe beaucoup pour le pronostic et le traitement.

a. **Fistule non infectée.**

Ici, rien n'est encore perdu, mais il faut se hâter de fermer la fistule parce que, à la longue, elle finirait par s'infecter (presque fatalement).

L'on y fera des injections de la manière dite page 135, par une fenêtre pratiquée dans le plâtre.

b. Fistule infectée.

Dans les fistules **infectées**, le traitement se résume en quatre mots : asepsie, bon air, suralimentation et patience.

S'en tenir aux pansements aseptiques simples tant qu'il n'y a pas de fièvre (l'absence de fièvre prouve que le pus s'écoule bien).

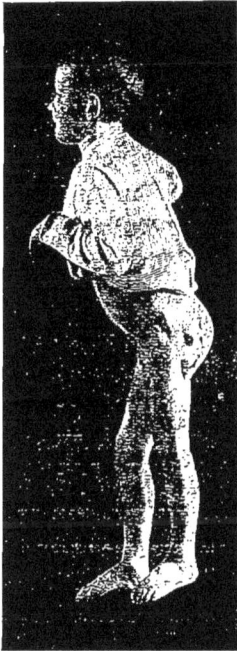

Fig. 385.— Édouard R., Anglais (hôp. Rothschild), entré en juillet 1900 avec 7 fistules infectées et 40° de fièvre vespérale continue. — Après deux ans et demi de soins persévérants, fermeture de toutes les fistules (sans opération sanglante), puis redressement. — Actuellement, janvier 1909, marche très correctement.

Mais dès que survient une fièvre qui persiste pendant quelques jours ou quelques semaines, il faut intervenir, car la fièvre, c'est l'ennemi. Sa cause doit être une rétention du pus, il faut chercher où se fait cette rétention et drainer en un ou plusieurs points, mais **simplement drainer**, sans autre ambition que d'amener la chute de la température (fig. 385).

Si la fièvre est ainsi supprimée par les drainages, ne songez à aucune opération à prétentions de cure radicale. Surtout, pas de résection qui « enlèverait tout »... oui, même le malade ; ces grandes résections donnent un coup de fouet à l'infection déjà existante et par conséquent font beaucoup plus de mal que de bien.

La résection dans la coxalgie.

La résection soi-disant complète est dans la coxalgie une mauvaise opération ; elle ne peut pas guérir cette tuberculose fistuleuse, elle l'aggrave même bien souvent.

De plus, elle mutile le malade ; un malade réséqué conserve (lorsqu'il guérit ?) une jambe beaucoup moins bonne que s'il avait guéri sans résection.

Il ne faut faire la résection (incomplète) **que pour parfaire le drainage** : c'est la seule indication et la seule utilité de la résection dans la coxalgie.

Rassurez-vous, l'indication de cette opération ne se présentera peut-être jamais à vous, car, personnellement, je n'en trouve pas à faire une par an (en moyenne) sur plusieurs centaines de coxalgies que j'ai en traitement.

Précisons bien cette indication. En certains cas, la fièvre persiste malgré tous les drainages faits ; si la fièvre n'est pas due à une cause générale, c'est qu'alors le pus infecté est retenu dans le fond de la cavité cotyloïde ou dans le bassin, au-dessus du cotyle perforé ; il est retenu par la présence de la tête fémorale qu'il nous faudra enlever en totalité ou en partie.

Vous ferez la résection, non pas avec l'ambition de supprimer d'un coup toutes les lésions, c'est impossible, mais avec la pensée plus modeste de supprimer la rétention du pus et d'enlever les séquestres infectés qui peuvent être par eux-mêmes une cause de fièvre.

A quel moment ferez-vous cette résection ?

En pareil cas, il faut savoir intervenir à temps, ni trop tôt, ni trop tard.

Pas trop tôt, c'est-à-dire pas avant d'avoir essayé de tous les autres moyens pour faire tomber la fièvre : drainages périarticulaires et drainages au-dessus de l'arcade crurale, et, si cela ne suffit pas, ouverture de l'articulation ou arthrotomie simple.

Car la résection doit rester une opération de nécessité, il ne faut y recourir que lorsqu'on est moralement sûr que sans elle la fièvre ne tombera pas.

Il ne faut pas cependant intervenir trop tard : je m'explique.

La fièvre est un danger vital pour le malade, danger à brève échéance si elle va de 39 à 40°, danger à longue échéance si elle oscille autour de 38°. En ces deux cas, elle conduit à la dégénérescence viscérale (albumine, gros foie, hypertrophie de la rate, etc.).

Si l'on intervient seulement lorsque se sont déjà produites, avec une certaine intensité, ces dégénérescences viscérales secondaires, suite des résorptions septiques, l'on ne pourra plus « rattraper » le malade, et ces lésions viscérales vont, dès lors, évoluer pour leur propre compte.

Il vaut mieux ne pas attendre qu'il y ait de l'albumine (on analyse l'urine tous les 2 ou 3 jours).

Cependant, lorsqu'il n'y a qu'une trace d'albumine, vous pouvez encore intervenir, mais pressez-vous.

Il reste toujours bien entendu que la cause de cette fièvre se trouve dans la hanche et non pas dans une complication viscérale, auquel cas une opération forcément incomplète ne pourrait que donner un coup de fouet à l'affection viscérale et à la fièvre elle-même.

Au cours de l'opération chez ces malades infectés, vous userez un peu des antiseptiques pour ménager le rein. Vous prescrirez le régime lacté après l'opération (et même avant) dans le même but.

Mais, si vous êtes en présence d'un sujet déjà profondément infecté, avec un teint subictérique, une quantité notable d'albumine et un foie débordant les côtes, c'est-à-dire avec tous les signes d'une infection qui a déjà gagné l'organisme entier ; en ce cas, il est trop tard, n'opérez pas, vous ne guéririez pas ce malade, vous auriez, en l'opérant, trop de chances de hâter sensiblement sa mort, laissez-le mourir en paix.

Ceci m'amène à vous répéter sous forme de conclusion :

Une fistule de coxalgie est infiniment plus difficile à guérir qu'à éviter.

Pour l'éviter, il suffit de ne pas ouvrir les abcès et de ne pas les laisser s'ouvrir.

Rappelez-vous notre aphorisme :

« **Ouvrir les tuberculoses (ou les laisser s'ouvrir) c'est ouvrir une porte par laquelle la mort entrera trop souvent.** »

5e *Cas.* — LES COXALGIES QUI S'ÉTERNISENT

Je veux parler ici de ces **vieilles coxalgies décorées souvent du nom de rhumatismes** et qui n'en finissent pas ! — Coxalgies sans abcès, avec des douleurs survenant de temps en temps (dues à une carie sèche).

Les malades peuvent aller et venir un peu ; ils ont repris presque la vie commune, mais sans cesser de souffrir véritablement de la hanche, et il se trouve même, de temps en temps, que les souffrances deviennent assez vives pour les obliger à interrompre la marche et à se soumettre au repos complet pendant quelques jours ou quelques semaines.

Que faire contre ces coxalgies sèches, qui s'éternisent depuis six ans, huit ans, dix ans, douze ans ? C'est à elles qu'il faudrait souhaiter un abcès comme nous l'avons dit page 284.

On ponctionnerait l'abcès, et l'on en serait quitte avec quelques mois de traitement, tandis que, sans abcès, la maladie peut encore se prolonger des années... Mais l'abcès ne veut pas venir ! (Ceci n'est pas absolu cependant, il peut en survenir un lorsqu'on ne l'attend plus.)

Voici les trois partis entre lesquels il faut choisir :

Ou faire des injections, ou attendre, ou réséquer.

1º **Les injections ?** Oui, mais il est particulièrement difficile d'atteindre tous les points d'une hanche malade depuis si longtemps, à surfaces soudées en partie ou en totalité.

Essayez-en cependant. J'ai guéri ainsi quelques malades. Si les injections ne peuvent pas vous donner, ici, la guérison à tous coups, elles n'auront pourtant que des avantages.

2º **Attendre ?** Oui, si les injections n'ont pas réussi, attendez — en mettant le malade au repos, tout au moins au repos relatif, ne le laissant marcher qu'avec un plâtre ou un celluloïd articulé, en lui faisant de l'extension nocturne, etc., et en reprenant la série des injections une ou deux fois par an.

3º **Réséquer ?** Il n'y a pas d'indications assez pressantes, pour en venir à cette opération qui comporte, quoi qu'on fasse, trop de chances de laisser une fistule, par conséquent d'aggraver la situation du malade au lieu de l'améliorer. Une fistule ! Songez donc que, si elle s'infecte, elle peut le conduire à la mort, tandis que ses douleurs actuelles ne l'empêchent pas, après tout, de mener une vie presque normale.

La question ne se pose que si vous êtes chirurgien, très sûr de vous, et si le malade, éclairé sur ce qui peut advenir, vous supplie néanmoins d'en finir.

Et même alors, faites-le attendre, obligez-le à réfléchir encore 6 mois ou 1 an avant de vous « exécuter ». S'il insiste toujours, vous pouvez l'opérer, mais j'estime que cette obligation ne se présentera pas une fois sur vingt. Si vous réséquez, cherchez ici, bien entendu, la réunion par première intention.

LA MÉTHODE DES INJECTIONS DANS LA COXALGIE

I. — La valeur des injections.

Avant d'aller plus loin je veux m'expliquer là-dessus.

Lorsque vous aurez lu au chapitre suivant (Traitement des tumeurs blanches) que les injections sont le traitement habituel de ces arthrites (où elles donnent les mêmes bons résultats que dans les abcès froids), vous vous demanderez pourquoi je n'ai pas tout de suite recommandé ce moyen comme le traitement invariable de la coxalgie, qui n'est, en somme, que la tumeur blanche de l'articulation coxo-fémorale ?

C'est uniquement parce que cette méthode est plus difficilement applicable à la hanche qu'aux autres jointures.

Cette articulation ne s'y prête pas anatomiquement comme le genou, par exemple. Elle est plus profondément située, la cavité est moins accessible à l'aiguille. Je ne parle pas seulement de l'interstice des surfaces articulaires, qui s'emboîtent trop étroitement pour que l'aiguille puisse aisément pénétrer dans l'interligne, mais encore des culs-de-sac synoviaux, où il est assez difficile de porter l'injection à tous coups.

La difficulté est surtout grande dans les coxalgies un peu anciennes, où la cavité est effacée par des adhérences, ou du moins très cloisonnée.

C'est pour cela que les injections ne sont pas encore entrées dans la pratique courante pour la coxalgie ! Mais comme nous devons le regretter, et quel grand bienfait elles apporteraient avec elles ! Je n'hésite pas à dire que c'est seulement avec les injections que nous pouvons changer le pronostic de la coxalgie, encore si grave, au point de vue orthopédique, avec les autres traitements.

Et, en effet, si la coxalgie ne tue plus ou presque plus depuis que les médecins n'ouvrent plus les abcès, par contre, malgré les appareils les mieux faits, malgré la correction des déviations elle laisse encore beaucoup trop de raccourcissements et de boiteries !

Ce qui est dû à ce que la tuberculose raréfie, ramollit les extrémités articulaires de la hanche, tête et plafond cotyloïdien, et par suite prépare l'usure et le raccourcissement qui surviennent, à plus ou moins longue échéance, après une ou plusieurs années. Voyez sur les figures de la page 279 jusqu'où va l'étendue de cette usure et de cette destruction osseuse.

Or, ce n'est pas là un fait isolé — non, c'est le cas de plus des 3/4 des coxalgies prises en bloc : 1º de toutes celles qui s'accompagnent d'abcès, ce qui représente déjà la moitié des coxalgies, et 2e le cas de presque toutes les formes sèches, qui durent au delà de 1 à 2 ans.

Voilà ce qui est à l'heure actuelle, malgré le repos, l'immobilisation, le traitement général, etc.

Si les médecins ne veulent pas faire davantage, il leur faut se résigner à voir plus des 3/4 de leurs coxalgiques voués à un raccourcissement à perpétuité de 3 à 4 cm. en moyenne. Or, vous devinez qu'un pareil raccourcissement ne peut pas exister sans une boiterie appréciable.

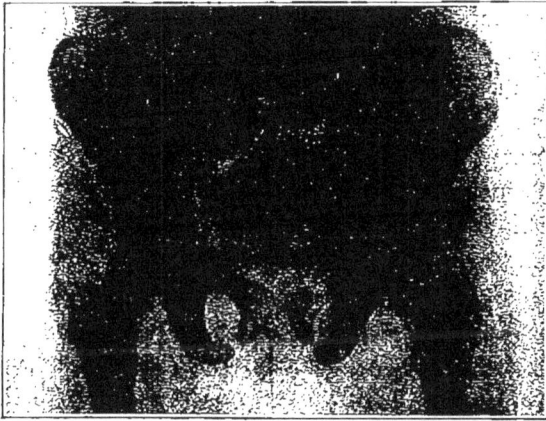

Fig. 386. — Madeleine J... Radiographie à l'arrivée.

Ce qu'il faut faire, c'est chercher et trouver le moyen d'arrêter, ou mieux de prévenir le ramollissement et l'usure produits par la fongosité tuberculeuse ; le moyen de tuer celle-ci avant qu'elle n'ait « mangé » la tête fémorale et le plafond cotyloïdien. **Ce moyen de tuer la fongosité** ou d'en changer l'évolution, **existe-t-il** ? Oui, il en est un, mais un seul, c'est de porter, à son contact, un *liquide modificateur.* **La preuve est faite** pour les fongosités des abcès froids et des autres tumeurs blanches, qui ne diffèrent pas évidemment des fongosités de la coxalgie.

Puisque dans cette maladie au début (les autopsies des coxalgies commençantes le prouvent) les lésions sont toujours localisées à la synoviale et aux surfaces articulaires des os, nous pourrons, par des injections intra-articulaires précoces, atteindre les fongosités avant qu'elles aient détruit l'os.

Voici d'ailleurs une observation de tuberculose de la hanche bien démonstrative à cet égard.

Madeleine J..., sept ans (de Paris), envoyée par mon très distingué collègue, le docteur Cunéo, vient à Berck en septembre 1903. La radiographie (fig. 386) montre que la tuberculose a détruit un bon tiers de

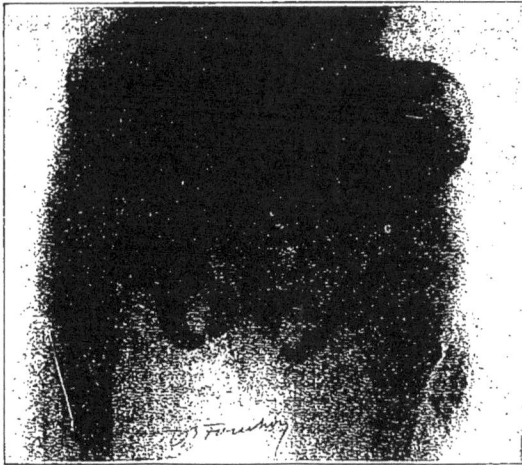

Fig. 387. — La même malade six mois après. Radiographie prise au moment où ont été commencées les injections.

l'épaisseur du |col fémoral en |coup d'ongle |et qu'il existe |là |un séquestre. Ce séquestre |a |même |fait proposer |la |résection |par |un |chirurgien |qui

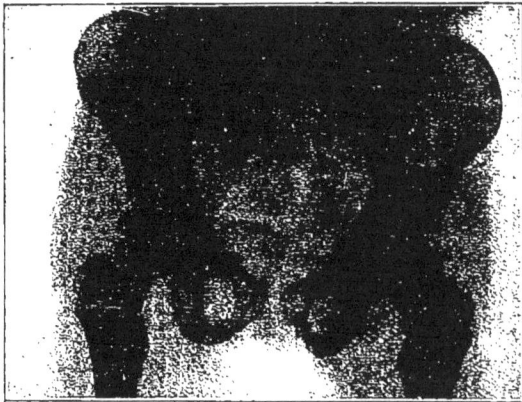

Fig. 388. — La même malade, un an après les injections. Il ne reste plus d'autre trace de la maladie qu'une perte de substance osseuse au niveau de l'angle supéro-interne du col. — |Guérison intégrale avec tous les mouvements.

affirme l'impossibilité de la guérison sans opération ; mais |les |parents ont refusé leur consentement.

|Quant à moi, je ne crois pas à la nécessité de la résection pour guérir l'enfant ; mais je redoute une destruction complète du col à bref délai

par les progrès de la tuberculose, qui paraît ici très virulente, étant excessivément douloureuse, ce qui me fait proposer des injections modificatrices, dont la famille ne veut malheureusement pas. Une demi-année se passe ; l'enfant ne va pas mieux. J'insiste de nouveau auprès des parents, leur disant que, s'ils refusent, nous verrons, dans quelques mois, très probablement, le col détruit en entier, la tête séparée de la diaphyse, d'où une infirmité grave et irrémédiable. M. Cunéo insiste de son côté et réussit cette fois à décider les parents.

Nos craintes n'étaient que trop fondées. Une radiographie prise au moment où nous commençons les injections (fig. 387) montre effectivement que la tuberculose avait détruit près d'un deuxième tiers du col depuis le premier examen de la première radiographie, — et cela malgré le repos, malgré le plâtre et le séjour à Berck.

Je fais une série d'injections de naphtol camphré de la manière dite page 129, je ramollis les fongosités et obtiens une collection appréciable à la sixième injection. J'ai ponctionné à partir de ce moment et injecté jusqu'à concurrence de 10 ponctions et de 10 injections suivant notre technique habituelle pour le traitement des abcès tuberculeux (voir chap. III).

Et, chose étrange qui montrait bien que nous avions atteint le point malade de l'os, c'est que par l'aiguille à ponction sont venus à plusieurs reprises de petits grains osseux, débris de séquestre, facilement reconnaissables. Après cette série d'injections qui a duré 7 semaines, compression pendant trois mois. Un an plus tard, nous prenons une nouvelle radiographie (fig. 388) : non seulement la destruction du col n'avait pas progressé, mais le col, au contraire, s'était un peu refait et la caverne apparaissait en partie comblée. Et, de plus, le séquestre avait disparu. La malade était guérie. Le col s'est encore consolidé depuis ce moment. Nous venons de voir la malade, 3 ans plus tard ; elle est demeurée parfaitement guérie sans raccourcissement, sans tare fonctionnelle. Songez à l'infirmité qu'elle aurait gardée si nous n'avions pas fait les injections, ou si nous avions attendu davantage !

Cela prouve, et nous avons bien d'autres observations aussi probantes (fig. 389 et 390), que nos injections sont capables de tuer les fongosités et de sauver les os de la hanche de la raréfaction et de la destruction prochaine.

Voyez-vous maintenant pourquoi je vous conseille de faire d'emblée, dans tous les cas de coxalgie, comme on le fait couramment pour la tumeur blanche du genou, des injections intra-articulaires ? et la chose serait même bien plus nécessaire à la hanche, où les os, comme l'expérience le montre, résistent infiniment moins bien qu'au genou au processus destructeur de la tuberculose.

II. — Indications des injections intra-articulaires précoces.

Parce que nous disions de les faire dans *toutes* les coxalgies, cela ne veut pas dire qu'il n'y a pas telle coxalgie d'essence bénigne où, les lésions

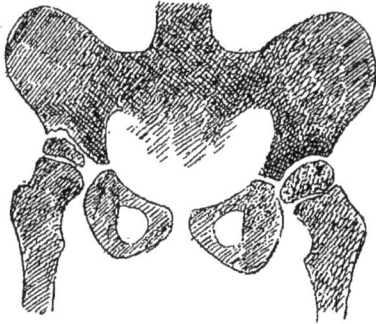

Fig. 389. — Germaine S..., cinq ans, coxalgie gauche avant les injections. L'articulation était menacée d'une destruction complète et prochaine.

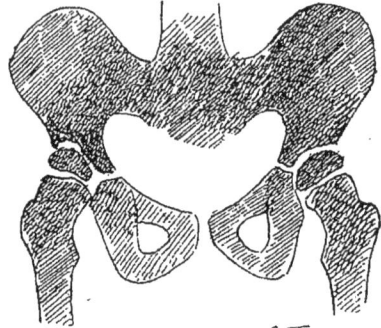

Fig. 390. — La même, 18 mois après les injections. On peut voir que, grâce à celles-ci, l'usure n'a pas progressé. La tuberculose a avorté.

étant seulement synoviales, et les os à peine « léchés » par la tuberculose il arrivera fatalement, si l'on ne fait pas d'injection, une destruction osseuse importante.

Non, il y a des exceptions heureuses, déjà signalées, mais le moyen

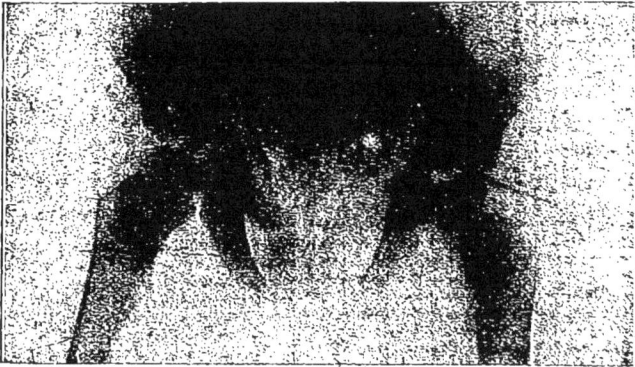

Fig. 391. — Radiog. *in vivo* après l'introduction de l'aiguille : la pointe est dans l'interligne. Ceci prouve qu'on y peut pénétrer, mais c'est chanceux et difficile.

de savoir quels sont les cas qui veulent guérir ainsi sans destruction ultérieure ? Ce moyen, où est-il ? — Il n'est pas de critérium absolu.

Ce seront probablement les coxalgies qui viennent sans douleurs spontanées ni déviations, et où il n'y a pas, aux rayons X, de déformation ni même de raréfaction appréciables des os, coxalgies qui sont, en outre, soignées dès la première heure. Oui, sans doute, mais sachez cependant que rien n'est certain à ce point de vue, que rien ne peut nous donner l'assurance formelle que, pendant que nous réservons nos injections, le processus tuberculeux ne va pas sournoisement et silencieusement raréfier et ramollir les extrémités osseuses.

Par conséquent, même dans ces cas, et à cause des chances mauvaises trop nombreuses que nous avons contre tous, il faut **faire des injections** : c'est-à-dire, au total, dans **tous les cas.**

III. — Quand faut-il faire les injections ?

Nous venons de le dire, d'**emblée** : aussitôt que le diagnostic est établi.

Attendre qu'il y ait des abcès ou n'intervenir que lorsque la coxalgie dure depuis 1 à 2 ans **est une erreur** ; car, alors, il est **trop tard.**

Et, en effet, dans les coxalgies durant depuis 1 à 2 ans, la raréfaction des os est déjà trop marquée, presque toujours, pour qu'on puisse les sauver de l'usure. Et même, lorsque la coxalgie vient avant l'abcès, avec déjà une déviation notable de plus de 20° ou des douleurs vives, il se peut qu'il soit trop tard, non pas toujours, ni même habituellement, mais dans quelques cas.

Le principe est de faire les injections avant que les os soient, je ne dis pas détruits, mais simplement ramollis.

Est-ce à dire qu'on n'en fera pas pour les coxalgies déjà anciennes ? Non, l'on en fera aussi ; car, avec les injections, si l'on ne peut plus empêcher complètement la destruction (l'os étant déjà trop raréfié et ramolli), on peut encore la limiter quelque peu, puisqu'elle met 3, 4 et 5 ans et plus pour atteindre sa mesure définitive. (Dans 4 coxalgies, vieilles de 2 à 3 ars, j'ai pu sauver ainsi, presque en entier, des extrémités osseuses qui, de par la radiographie, m'avaient, à l'arrivée, paru vouées à une destruction complète.)

IV. — Technique des injections intra-articulaires de la hanche.

Et d'abord, l'on conduira ce traitement de la coxalgie comme dans les tumeurs blanches. Vous trouverez au chapitre suivant (p. 299) ce qui regarde l'instrumentation, les liquides, le nombre des injections, leur intervalle, et vous devez *lire ce chapitre en entier, avant de faire les injections dans la hanche.*

Les points d'accès de l'articulation de la hanche.

Pour pénétrer dans la cavité, le point d'élection se trouve *en avant.*

Explorez la hanche saine, vous pourrez sentir au-dessous de l'arcade crurale, entre le couturier et l'artère, la tête du fémur rouler sous votre doigt lorsque vous imprimez au genou des mouvements de rotation (voir fig. 392 et suiv.).

En avant, la partie cartilagineuse de la tête est perceptible *directement* (c'est-à-dire est extra-cotyloïdienne) sur une hauteur de 1 cm. 1/2 chez l'enfant et de 2 cm. 1/2 chez l'adulte, et il nous faut compter, en plus, le cul-de-sac que fait, au-dessus de ce point, la synoviale articulaire.

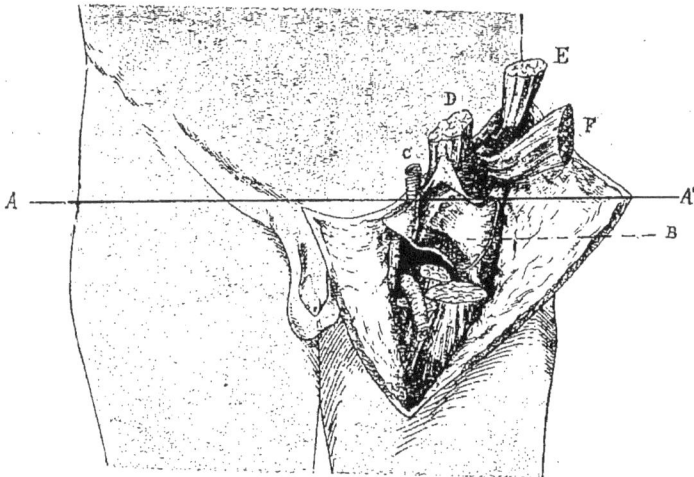

Fig. 392. — Dissection de la région inguinale pour montrer la *zone accessible* de la cavité synoviale : cette zone s'*étend à toute la face antérieure du col*. — AA', horizontale passant par l'épine pubienne ; — B, face antérieure du col ; — C, artère fémorale ; — D, Psoas ; — E, Couturier ; F, Droit antérieur (B est *le point d'élection pour les injections*)

Fig. 393. — Radiographie *in vivo* chez un de nos coxalgiques, après injection d'huile iodoformée dans la synoviale ; on distingue l'image de la capsule distendue par le liquide. C'est la preuve qu'on pénètre bien dans la cavité.

Cette zone est aussi large que haute. Nous avons là, par conséquent, une place très suffisante pour les injections.

Pour atteindre la cavité dans cette zone, nous n'avons à traverser que la peau et une lame musculaire assez mince du psoas iliaque.

Il est facile d'éviter les vaisseaux (artère et veine) qui sont assez loin en dedans, comme le montre la figure 392.

Le nerf crural, lui, est plus près. Mais on l'évite aussi très aisément, car il est presque collé à l'artère, et d'ailleurs, la piqûre du nerf n'aurait guère d'inconvénients.

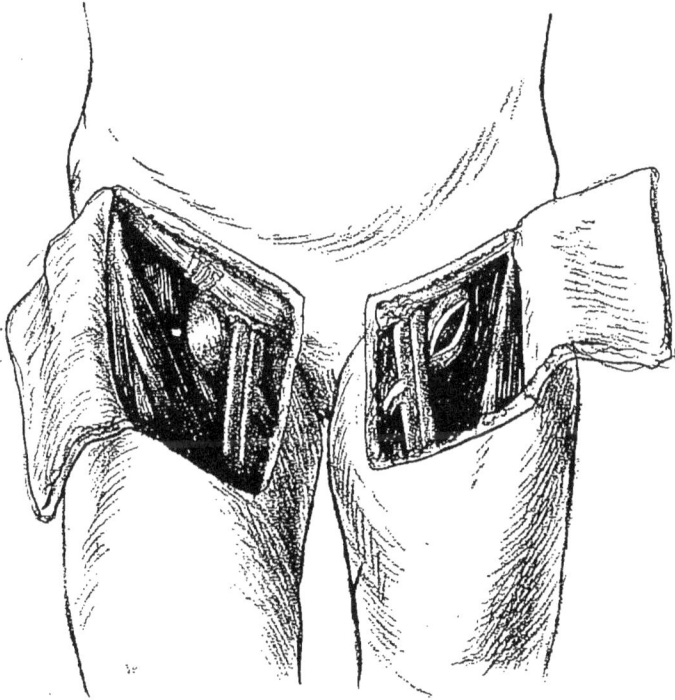

Fig. 394. — Dessin fait d'après nature au cours d'une dissection après injection au bleu de méthylène des deux articulations de la hanche. — Du côté droit, on voit la capsule distendue par le liquide, entre les vaisseaux et le psoas iliaque. — Du côté gauche, la capsule a été incisée, la tête fémorale apparaît, colorée en bleu.

Mais il est nécessaire d'entrer dans quelques détails.

Nous avons fait plus de 100 expérimentations cadavériques (injections suivies de dissections de contrôle) et de nombreuses radiographies *in vivo* chez nos coxalgiques, après injections d'iodoforme (v. fig. 393), pour établir d'une manière précise la technique des injections. Voici les conclusions pratiques de ces recherches.

Vous ne devez pas faire les injections dans l'interligne articulaire qui est non pas impossible (v. fig. 391), mais cependant assez difficile à atteindre. Vous ne les ferez pas non plus au niveau de la partie cartilagineuse de la tête, car la capsule étant à ce niveau collée exactement sur l'os, le liquide pénétrerait difficilement dans leur interstice.

Vous ferez les injections dans le cul-de-sac synovial inférieur au niveau de la face antérieure du col ; ce cul-de-sac possède une certaine laxité qui rend relativement facile la pénétration du liquide.

Voici les points de repère. Sur un enfant de 10 ans, on pique au point B de la figure 396, à 1 cm. *au-dessous de l'horizontale passant par l'épine pubienne et à 1 cm. 1/2 en dehors de la fémorale* (qu'on sent battre). Chez l'adulte, on prend 1 cm. 1/2 et 2 cm. (fig. 395 et 396).

On pique droit d'avant en arrière. On doit enfoncer l'aiguille à une

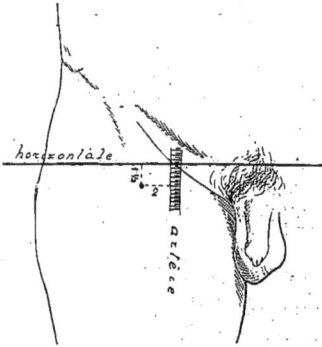

Fig. 395. — Chez l'adulte, on pique à 1 cm. 1/2 au-dessous de l'horizontale passant par les épines pubiennes et à 2 cm. en dehors de l'artère.

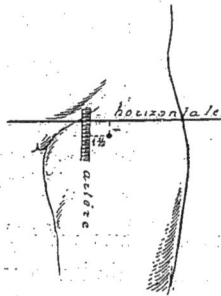

Fig. 396. — Chez une enfant de 9 à 12 ans, à 1 cm. au-dessous de l'horizontale et à 1 cm. 1/2 en dehors de l'artère.

profondeur de 3 à 4 cm. chez l'enfant, et 5 à 6 cm. chez l'adulte de moyen embonpoint.

D'ailleurs, on va jusqu'à ce qu'on soit arrêté par le plan osseux (face antérieure du col) dont la résistance est caractéristique. On sera toujours arrêté par l'os, si l'on a piqué à la bonne place.

On peut réussir en laissant la cuisse dans l'extension.

Mais on facilite sensiblement la pénétration du liquide, comme nous l'a montré M. Farabeuf, en mettant la jambe dans une flexion de 25 à 30° avec abduction et rotation externe de 15 à 20° (fig. 398).

Vous comprenez que, par cette légère flexion de la cuisse, *toujours possible au début de la coxalgie*, la capsule antérieure se relâche (comme se relâchent les doigts d'un gant par la flexion de la main), se détache de l'os et vient s'embrocher d'elle-même sur l'aiguille, et l'engainer (v. fig. 399 et 400).

L'injection poussée, vous mettez un tampon et laissez retomber la cuisse lentement. Ensuite, un pansement légèrement compressif.

V. — Conclusions.

Voici maintenant le schéma du traitement que vous devriez faire dans toutes les coxalgies au début.

Le diagnostic établi, vous mettez le sujet au repos, dans l'extension

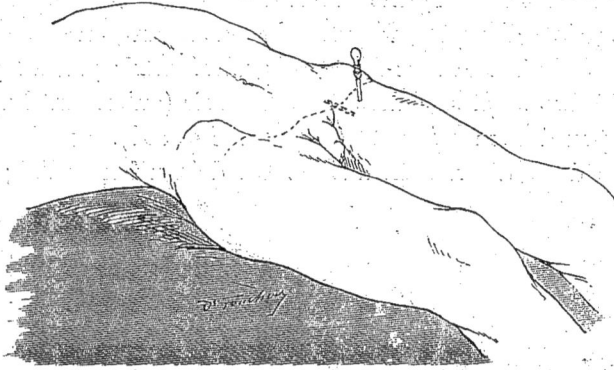

Fig. 397. — Points de repère tracés au crayon dermographique : cuisse en extension, on pique et pénètre jusqu'à ce qu'on sente l'os.

continue ou dans un plâtre, suivant qu'il s'agit d'un enfant de la ville ou d'un enfant de l'hôpital.

Si vous vous servez de l'appareil plâtré, vous le ferez bivalve (fig. 401), de manière à pouvoir l'enlever aisément à chaque nouvelle injection pour donner à la cuisse, chaque fois, la légère flexion voulue (fig. 398).

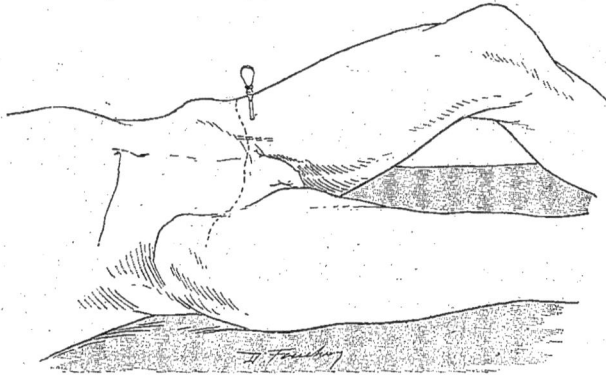

Fig. 398. — Le fémur est ensuite mis en flexion à 30° environ : pendant ce mouvement, veiller à ce que la pointe du trocart ne quitte pas le contact de l'os.

Vous commencez ces injections après 2 ou 3 jours de repos.

Vous injectez, avons-nous dit, les mêmes liquides aux mêmes doses et aux mêmes intervalles que s'il s'agissait d'une tumeur blanche du genou ou d'un abcès froid vulgaire (v. chap. III). Servez-vous d'une aiguille (n° 2) *à biseau court*, comme celui d'une aiguille à rachicocaïnisation, et injectez ici de l'huile créosotée iodoformée (4 à 10 gr.), plutôt que du naphtol camphré glycériné.

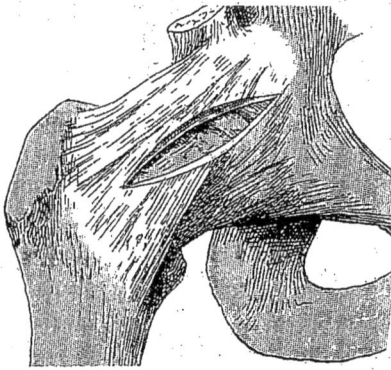

Fig. 399. — L'incision permet de voir que, dans la position d'extension de la cuisse, la capsule est plaquée sur la tête et le col.

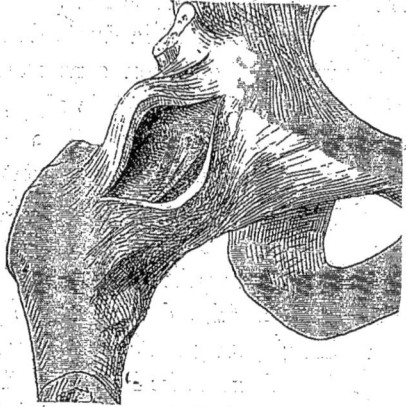

Fig. 400. — Dans la flexion de la cuisse, les lèvres de l'incision s'écartent largement, laissant voir l'espace qui existe entre la capsule et l'os.

Les 9 ou 10 injections nécessaires vous ont pris 2 mois, après quoi vous faites, pendant 3 mois, une compression ouatée de la région articulaire (avec toujours l'extension continue ou le plâtre).

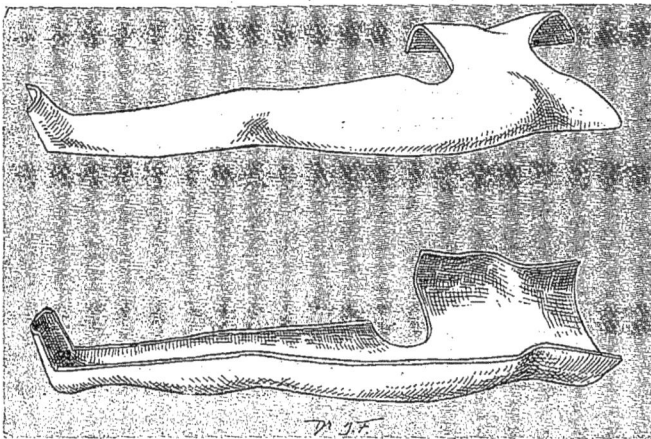

Fig. 401. — Plâtre bivalve maintenu par des bandes ou des crochets

Cette période écoulée, supprimez le plâtre, mais attendez encore 4 ou 5 mois avant de lever le malade. A ce moment, il est guéri [1].

1. S'il ne l'était pas, c'est-à-dire si la douleur persistait 4 mois après la fin des injections, ce qui peut arriver ici comme dans les autres tumeurs blanches, vous ferez une deuxième série d'injections (consultez la note de la page 376).

Ainsi la guérison sera obtenue en une dizaine de mois, à partir du début du traitement (10 à 12 mois), au lieu de 3 à 4 ans (!) que demande le traitement ordinaire sans injections.

Avec les injections, la **durée** de la coxalgie sera donc **réduite des** 2/3 ; **mais surtout** la guérison sans raccourcissement et sans boiterie, — la **guérison intégrale,** — sera la règle, tandis qu'**avec tous les autres traitements,** elle est l'**infime exception.**

Et ainsi l'histoire du traitement pourrait s'écrire en trois lignes :

1re **période,** celle où *l'on ouvrait les abcès* : on mourait de la coxalgie.

2e **période,** celle où *l'on ponctionne les abcès* : on finit par guérir de la coxalgie, mais au prix d'une infirmité.

3e **période,** celle des *injections intra-articulaires précoces* : on guérit de la coxalgie, on guérit vite et l'on guérit sans boiterie et sans tare.

((Voir le *Journal des Praticiens,* 14 mars 1908 : *Traitement de la coxalgie,* conférence faite à l'hôpital Beaujon (service du prof. Robin), par F. Calot.)

6e *Cas.* — **LES COXALGIES « GUÉRIES » MAIS AVEC UNE TARE (RACCOURCISSEMENT, ANKYLOSE, LUXATION)**

Je veux parler ici de ces coxalgies guéries depuis une ou plusieurs années ou paraissant guéries, qui vous viennent ou vous reviennent pour une tare fonctionnelle (fig. 402 et 404).

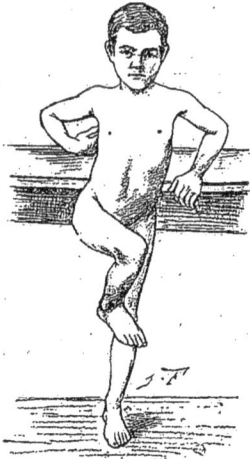

Fig. 402. — Ankylose vicieuse, flexion, adduction et rotation interne.

Les parents se plaignent de ce que l'enfant boite plus ou moins « bas », de ce que la jambe s'est raccourcie et paraît se raccourcir encore, de ce que le dos se contourne en même temps que les reins se creusent, ou bien simplement de ce que la hanche est raide, d'où la difficulté de s'asseoir et de se chausser.

Ils viennent vous demander si l'on peut effacer ces tares fonctionnelles ou tout au moins les empêcher de s'aggraver.

Votre réponse devra s'inspirer des deux principes suivants :

1º S'il s'agit **simplement de raideur de la hanche, il ne faut rien faire.**

2º S'il s'agit de boiterie et de raccourcissement ou de déformation dorsale, l'on peut et l'on doit **effacer la part qui revient à la déviation** de la hanche (dans cette boiterie et ce raccourcissement).

La déviation effacée, on ne recherchera pas la mobilité, mais on va refaire une ankylose en bonne attitude.

Je m'explique sur les deux règles que nous venons de poser.

1º Vous n'interviendrez pas pour « dessouder » la hanche.

En effet, ou bien il s'agit de coxalgie sans raccourcissement (voir plus haut les coxalgies du premier cas) — et alors, vous n'y toucherez pas, en vertu du *primo non nocere* ; car, non seulement vous n'auriez pas plus d'une

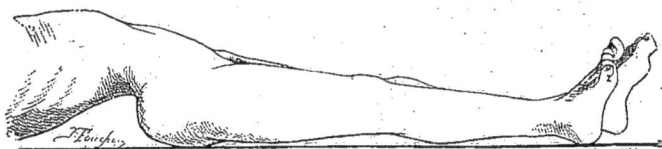

Fig. 403. — Ankylose vicieuse ; ensellure très forte

chance sur dix de rétablir les mouvements, mais vous risqueriez beaucoup trop, en intervenant, d'*aggraver* la situation du malade.

Ou bien il s'agit de coxalgie avec raccourcissement (voir plus haut coxalgies des deuxième, troisième, quatrième cas), et alors ce serait un très mauvais service à rendre au malade que de mobiliser sa hanche (en admettant que l'on y puisse réussir sans danger pour lui).

En effet, ces malades marcheraient moins bien après qu'avant. Il y a intérêt pour eux à avoir la hanche raide ; cela est si vrai, qu'il vous faudra, pour les coxalgiques à hanche mobile qui boitent beaucoup, chercher à enraidir l'articulation pour atténuer cette boiterie (l'on y arrive par des appareils inamovibles longtemps portés).

2° Principe : dans le raccourcissement de la boiterie, on effacera la part qui revient à la déviation. Mais cette part, quelle est-elle ? C'est ce que nous allons déterminer.

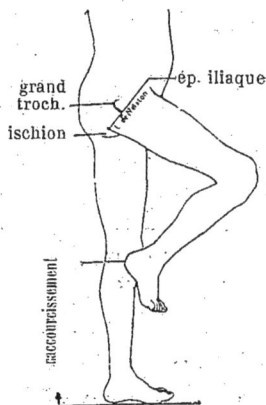

Fig. 404. — Pour avoir en entier le raccourcissement fonctionnel, on doit effacer l'ensellure lombaire et remettre les deux épines iliaques au même niveau : ce qu'on fait ainsi sur le sujet debout. Le raccourcissement est égal à la distance qui sépare les deux talons.

A. — **Du raccourcissement. Ses causes ou facteurs.**

Les grands raccourcissements sont dus à deux facteurs principaux :

1° Une *déviation de la hanche.*

2° L'*usure des extrémités osseuses* malades et l'atrophie du squelette du membre entier.

Contre le premier facteur de raccourcissement, nous pouvons tout.

Contre le deuxième, nous ne pouvons rien[1]. Nous ne pouvons que le masquer en faisant porter une chaussure à talonnette.

----

1. Si ce n'est à titre préventif par les injections.

Manière d'établir le raccourcissement total et la part qui revient à la déviation (fig. 404 à 411).

Pour amener son pied malade le plus près possible de l'autre, le sujet a creusé et déformé son dos.

Par cet artifice, il aura moins de raccourcissement apparent et peut-être

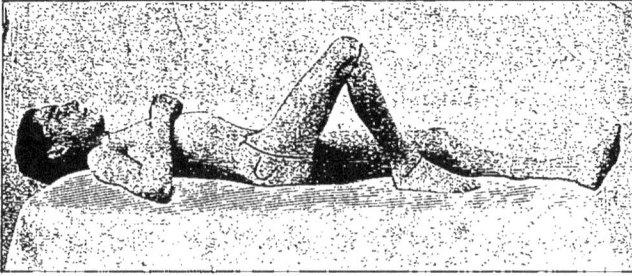

Fig. 405. — Ici le raccourcissement est mesuré sur le sujet couché. Pour faire disparaître l'ensellure, on a été obligé de donner au genou ce degré accusé de flexion. Le raccourcissement total est égal à la distance qui sépare les talons.

moins de boiterie ; mais il aura en plus une déformation dorsale disgracieuse, qui ne vaut pas mieux qu'un degré de plus de boiterie, surtout s'il s'agit d'une jeune fille.

Pour démasquer le raccourcissement vrai, le raccourcissement total du membre inférieur, vous devez **commencer par mettre le dos bien droit**

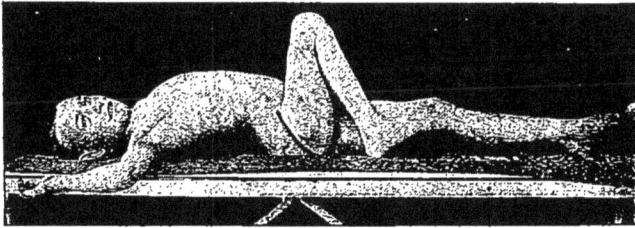

Fig. 406. — Déviation invraisemblable. Le sujet marche en s'appuyant sur les mains. Le raccourcissement égale la distance des talons et la dépasse même, car on peut voir que l'ensellure n'est pas entièrement supprimée et qu'on aurait dû, pour la supprimer, remonter encore davantage le genou

et, pour cela, vous allez fléchir et porter en dedans la cuisse malade jusqu'à ce que l'ensellure lombaire soit effacée, jusqu'à ce que les reins « touchent » sur la table et jusqu'à ce que les deux épines iliaques supérieures soient placées au même niveau (sur la même perpendiculaire à l'axe médian du corps).

Cela fait, on ramène le talon malade contre le mollet sain, et on mesure de ce point de contact jusqu'au talon sain (voir fig. 405 et 406) ; cette distance vous donne le raccourcissement total [1].

Comment faire la part de chacun des 2 facteurs : **déviation et usure** du squelette ?

C'est facile.

Mesurez la longueur du membre malade en partant du milieu de la ligne

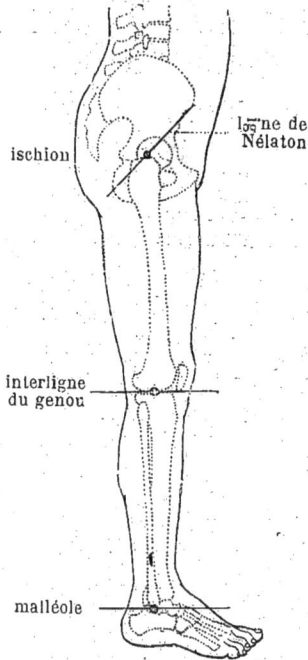

Fig. 407. — Mensuration du membre. — Prendre du milieu de la ligne de Nélaton au bord externe de la plante du pied (en passant par la pointe de la malléole externe).

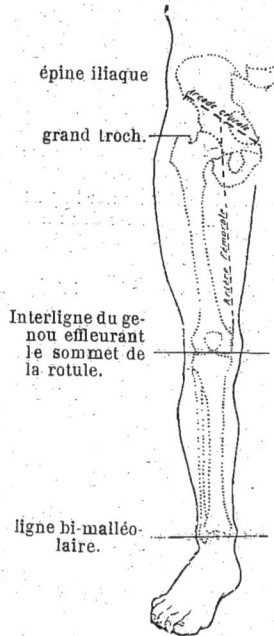

Fig. 408. — Mensuration de face. (Comparer les mesures obtenues sur les 2 membres.)

de Nélaton (je dis de la ligne de Nélaton et non pas du bord supérieur du trochanter remonté) ; mesurez de cette ligne jusqu'à la partie externe de la plante du pied (fig. 407). Mesurez également du côté sain de la ligne de Nélaton à la plante du pied.

Faites la différence entre les deux côtés.

a. **Usure du squelette.** — Cette différence entre les deux côtés représente la part de ce facteur qui comprend lui-même l'usure des extrémités

1. Ainsi mesuré, on l'appelle quelquefois le raccourcissement fonctionnel par opposition au raccourcissement réel qui serait « le manque d'étoffe » des os en longueur ; cette distinction est une erreur ou tout au moins demande une explication : ce raccourcissement fonctionnel, qui est par exemple de 15 cm., est bien le raccourcissement réel, dans ce sens que le malade *boite* réellement comme s'il avait un raccourcissement de 15 cm., et, si l'on n'y remédie pas, le malade restera aussi amoindri toute sa vie que s'il manquait *réellement* à sa jambe 15 cm. de longueur.

articulaires et l'atrophie du squelette du membre entier. L'usure des extré-mités seule est égale à la distance du bord supérieur du trochanter au-dessus du milieu de la ligne de Nélaton (v. fig. 409 et 410).

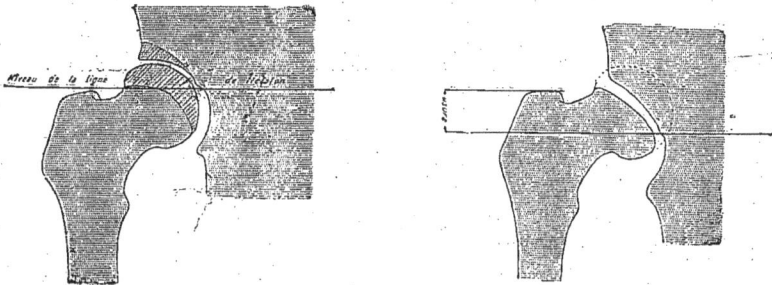

Fig. 409. — Manière de mesurer la part qui revient à l'usure des os ; — l'usure est égale à la distance qui sépare les deux horizontales (trochanter et milieu de la ligne de Nélaton).

b. **Déviation.** — *Le reste* du raccourcissement total sera *la part de la déviation.*

Supposons que le raccourcissement total soit de 15 cm. (ce qui est fréquent) et que vous ayez trouvé, en mesurant comme nous venons de

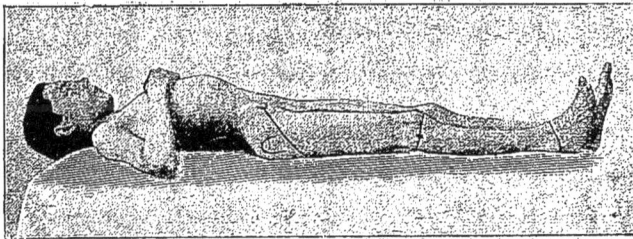

Fig. 410. — Évaluation de l'usure et de l'atrophie en longueur des os. Ce petit fer à cheval indique le contour du trochanter : la distance du trochanter à la ligne de Nélaton indique l'usure. Du tro-chanter à la pointe de la rotule (interligne du genou) et de cet interligne à la malléole externe, on a la mesure de la longueur des os : comparer avec le côté sain (mêmes repères).

dire, une différence de 3 cm. entre les deux membres inférieurs. A la dévia-tion reviendront, dans ce cas, 15 cm. moins 3, soit 12 cm.

Et vous pourrez promettre aux parents d'effacer, par votre traitement, ces 12 cm., soit les 4/5 du raccourcissement.

Au lieu des 15 cm. actuels, leur direz-vous, il ne restera plus à votre enfant que 3 cm. de raccourcissement. Or, avec 3 cm. seulement et une hanche solidement fixée en bonne attitude, on ne boite pas d'une manière bien sensible.

La raison d'intervenir contre le raccourcissement

Dans quel cas sera-t-il bon d'intervenir ? — A quel moment ? Et com-ment ?

1° Nous avons dit qu'on peut tout contre la déviation.

Est-ce une raison pour soumettre l'enfant à une intervention chaque fois qu'il y aura déviation ?

Non. Encore faut-il que cela en vaille la peine. Ainsi, je vous conseille de ne rien faire, ou de n'user que de petits moyens : tractions nocturnes, poids sur les fesses, etc. (voir chapitre xiv), dans les cas où il y a moins de 4 à 5 cm. imputables à la déviation, si, par ailleurs, celle-ci n'augmente pas (pour vous en assurer, faites des mensurations exactes tous les 3 ou 6 mois).

Par contre, il faudra intervenir chaque fois qu'il revient au moins 5 à 6 cm. à la déviation, surtout si celle-ci augmente.

Or, il est très fréquent qu'il lui revienne plus de 5 ou 6 et même 10 cm. et qu'elle ait une certaine tendance à augmenter.

Comment intervenir, c'est-à-dire **par quel procédé** ? Cela dépend du degré d'enraidissement de la hanche et de la variété d'ankylose : *complète*, osseuse ; ou bien *incomplète*, fibreuse.

L'examen direct, en vous révélant des mouvements très nets, permet de faire aisément le diagnostic, dans la plupart des cas.

Dans les cas douteux, lorsque vous ne percevez pas la mobilité nette du fémur (après avoir immobilisé le bassin), recourez aux rayons X, qui vous montreront une continuité entre les deux os. — A défaut de radiographie, donnez quelques gouttes de chloroforme pour faire un examen rapide de cette hanche, et décidez s'il y a ou non des mouvements. Je puis vous dire que vous trouverez **presque toujours**, dans la coxalgie vraie, **quelques mouvements**, même dans les cas étiquetés « ankylose complète de la hanche ».

B. — **Les ankyloses dans la coxalgie.**

1er cas (fréquent). — *Ankylose incomplète.*

Vous avez perçu (avec ou sans chloroforme) des **mouvements très nets** ; vous ferez le **redressement simple** (sans ténotomie si vous n'êtes pas chirurgien, — avec ou sans ténotomie si vous êtes chirurgien).

2e cas (rare). — *Ankylose complète.*

Il **n'y a pas**, même sous chloroforme, de **mouvements** nets : n'insistez pas, car, en insistant pendant 10 minutes, vous pourriez en provoquer, le plus souvent, parce que vous arriverez à séparer les deux extrémités articulaires soudées ; mais vous causeriez aussi un grand traumatisme, ne le faites pas ; *il vaut mieux considérer cliniquement comme des ankyloses complètes ces cas où il n'y a pas immédiatement, sous chloroforme, de mobilité appréciable.*

Pour ces cas, vous ferez une **ostéotomie** (**linéaire** et **sous-cutanée**) sus-trochantérienne, ou bien inter-trochantérienne, pour vous éloigner un peu davantage de l'ancien foyer.

Je ne veux pas vous laisser ignorer que les chirurgiens préfèrent, même pour les ankyloses incomplètes, l'ostéotomie au redressement simple, parce que, disent-ils, le redressement portant sur le siège de l'ancien foyer tuberculeux doit prédisposer à un réveil de la tuberculose bien plus que l'ostéotomie qui porte sur un point éloigné de ce foyer.

Cette objection n'a guère qu'une valeur théorique, surtout si l'on ne fait le redressement que lorsque la tuberculose est bien guérie et que le malade a un bon état général, fallût-il attendre encore un an ou deux pour cela.

Avec un redressement fait à ce moment, méthodiquement, en deux fois si vous voulez, vous ne courez pas plus de risques appréciables qu'avec l'ostéotomie de réveiller la tuberculose.

Et par ailleurs le *redressement* non sanglant reste, tout compte fait, *plus sûrement bénin que l'ostéotomie.*

Avec le redressement vous n'aurez pas de complications opératoires, tandis que vous pouvez à la rigueur en avoir avec l'ostéotomie : infection immédiate de la petite plaie ; ou bien infection secondaire de l'hématome périosseux.

C'est pour cela que je n'hésite pas à vous recommander, à vous, médecins non spécialistes, le *redressement plutôt que l'ostéotomie* pour tous les cas où persistent quelques mouvements.

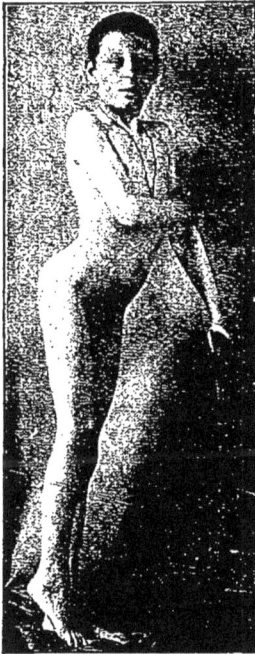

Fig. 411. — Luxation.

C. — Luxation du fémur dans la coxalgie.

Nous devons parler ici des luxations *complètes* du fémur, qu'il faut se garder de confondre avec un simple chevauchement de la tête dans le cotyle agrandi par l'usure de l'os ; chevauchement aussi fréquent que la luxation est rare (fig. 411 et 487).

Vous ne verrez sans doute jamais de luxation *au début* de la coxalgie (j'en ai vu un seul cas depuis 17 ans) et, si vous en voyez, vous les réduirez sous chloroforme par les manœuvres qu'on fait pour la luxation congénitale de la hanche (v. chap. XIV).

Mais vous aurez occasion de voir des luxations *à la suite* de coxalgie bien que ce déboîtement complet, comme dernier terme de la maladie, soit exceptionnel si celle-ci a été soignée.

Le diagnostic en est facile à établir par la radiographie. En l'absence des rayons X, il est très délicat, si ce n'est toutefois dans les cas où, par la palpation, l'on peut sentir nettement la tête fémorale dans la fesse ; mais ceci est rare, parce que les tissus environnants sont sclérosés et surtout parce que la tête fémorale et même le col sont plus ou moins rongés ou détruits dans ces variétés de coxalgies.

Pour faire le diagnostic en ces cas, on peut admettre, en règle générale, que si le trochanter est à plus de 4 cm. au-dessus de la ligne de Nélaton, c'est qu'il s'agit d'une véritable luxation du fémur ; au-dessous de 4 cm., il s'agit plutôt d'un simple chevauchement de la tête dans le cotyle, sans que la tête ait abandonné le cotyle agrandi.

Le **traitement des luxations** pathologiques du fémur est très **difficile**, mais l'on n'est pas complètement désarmé, loin de là. Sans compter que l'on peut toujours corriger la flexion et l'adduction qui accompagnent généralement le déboîtement, on peut encore arriver à corriger celui-ci, soit en « réduisant » la tête, si elle est assez bien conservée, ce qui est très rare, soit, lorsque la tête est détruite, en appuyant dans le fond du cotyle l'extrémité supérieure du trochanter toujours conservé (nous y reviendrons plus loin).

COXALGIE ASSOCIÉE A D'AUTRES TUBERCULOSES

a. Coxalgie double.

La *coxalgie double* est rare ; heureusement, car elle est très grave au point de vue orthopédique.

La coxalgie double ne serait pas si redoutable si le sujet, venu dès la première heure, était traité par les injections articulaires précoces ; — mais ce n'est presque jamais le cas, et alors la maladie s'aggrave rapidement ; la bilatéralité de la coxalgie montre déjà qu'il s'agit d'une tuberculose sérieuse, et cette tuberculose sérieuse ne reste pas au premier degré, ni de l'un ni de l'autre côté. Il survient presque toujours des déviations et des abcès (v. deuxième et troisième cas).

Et dès lors, nous sommes « enfermés dans ce dilemme » : ou bien ne pas immobiliser sévèrement les jambes, auquel cas la déviation va progresser, ou bien mettre un grand plâtre, et alors il restera une double ankylose. Or, si l'ankylose *d'une seule* hanche n'empêche pas le malade de bien marcher, l'ankylose *bilatérale* est désastreuse pour la marche, pour s'asseoir ou se baisser, en un mot pour les fonctions naturelles et physiologiques, etc.

Vous voyez que, quoi qu'on fasse, le pronostic orthopédique de la coxalgie double reste mauvais. De plus, les abcès sont plus fréquents, plus graves, plus sujets à s'ouvrir ici que dans la coxalgie simple ; et l'on voit plus souvent persister une fistule dont vous savez les conséquences fâcheuses.

Quelle est la conduite à tenir ?

Lorsqu'on a la chance de voir les deux coxalgies tout au début, ne rien négliger pour faire avorter la tuberculose (par les injections intra-articulaires).

Comme **traitement orthopédique** : le repos sur un cadre avec une extension continue bien surveillée. Et, d'une manière générale, d'ailleurs, **préférer cette extension au plâtre**, parce que l'extension sauvegarde mieux la mobilité de la jointure.

S'il existe des rotations du membre en dehors ou en dedans, combattez-les par les moyens représentés au chap. xiv, *Luxation congénitale.*

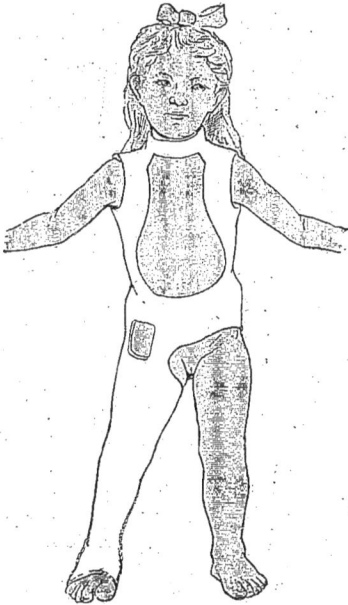

Fig. 412. — Coxalgie et mal de Pott dorsal moyen. — Le plâtre porte une fenêtre dorsale pour la compression de la gibbosité, et une fenêtre pré-inguinale pour les injections articulaires (ou pour le traitement d'un abcès à la hanche).

Mais l'extension ne suffit pas toujours à empêcher les déviations de se produire ou à calmer les douleurs très vives. Force sera bien alors de recourir au plâtre, pour quelque temps. Mais revenez à l'extension aussitôt que possible.

Que faire contre les déviations et les raideurs déjà produites ?

Si la déviation et la raideur ne sont presque rien, se garder d'y toucher.

Si la déviation est très marquée (plus de 30°), la corriger doucement, maintenir avec un plâtre pendant 2 mois, puis continuer avec l'extension continue.

Dans les cas de raideurs, si elles existent en même temps qu'une mauvaise attitude, corrigez celle-ci (vous savez comment) **sans vous occuper de recouvrer la mobilité.**

Si les hanches sont raides mais en bonne attitude, vous n'y toucherez pas : non pas qu'il n'existe pas d'*opérations proposées* pour mobiliser ces jointures, *il y en a trop* !

Vous n'en ferez aucune, parce que, avec la meilleure, vous auriez au moins 9 chances sur 10 de faire plus de mal que de bien.

b. **Coxalgie avec mal de Pott** (fig. 412).

Le pronostic est fâcheux pour la régularité de la marche, surtout lorsque le mal de Pott siège à la partie inférieure de la colonne vertébrale : ce qui se comprend, car le mal de Pott donnant une ankylose du rachis lombaire et la coxalgie laissant assez souvent une hanche raide, l'enfant sera bien « empoté » avec cette double ankylose.

Le traitement. — On embrasse dans un plâtre unique le tronc et la totalité du membre inférieur.

Si ce grand plâtre est mal toléré, enlevez sa partie jambière, et occupez-vous d'abord et surtout de guérir le mal de Pott par le traitement ordinaire (v. *Mal de Pott*) ; pour la coxalgie, faites simplement de l'extension continue (en même temps que des injections articulaires). Ensuite, lorsque le mal de Pott sera guéri, vous compléterez, s'il y a lieu, la correction de la hanche.

c. **Coxalgie avec tumeur blanche au genou du même côté.**

On traite en même temps les deux maladies en faisant soit de l'extension, soit un « **grand** » plâtre bivalve, et l'on cherche à sauver le plus qu'on peut des mouvements (injections précoces).

d. **Coxalgie coexistant avec des bacilloses multiples.**

Voir le chapitre xx, *Des Tuberculoses multiples.*

II — 2º PARTIE *DU TRAITEMENT TECHNIQUE PROPREMENT DIT*

La technique du traitement de la coxalgie comprend :

1º La manière d'assurer le repos de la hanche dans la position couchée, sur un cadre ;

2º L'extension continue ;

3º L'appareil plâtré ;

4º Le redressement de la hanche (redressement simple ou avec ténotomie ou ostéotomie) ;

5º Le traitement des abcès de la coxalgie ;

6º Le drainage et la résection de la hanche.

1º LE REPOS SUR UN CADRE

N'est-il pas oiseux de consacrer un chapitre à la manière d'assurer le repos de la hanche dans la position couchée ?

Je ne le crois pas.

Il suffit, semble-t-il, de placer le malade sur un lit.

Oui, sans doute, si le matelas est dur, régulier, bien plat ; et si ce lit peut être facilement transporté au dehors, pour permettre à l'enfant de passer toute la journée au grand air.

Il est plus pratique de placer le sujet sur une planche ordinaire bien rembourrée et mobilisable ; ou, mieux encore, sur un **cadre en bois**, que voici, **matelassé de crin**, portant de chaque côté des arrêts pour des sangles destinées à brider le corps ; ces sangles sont fixées d'un côté et se bouclent de l'autre (fig. 413).

Aux deux extrémités de la planche ou du cadre sont deux anses servant de poignées pour porter l'enfant au grand air, soit dans un jardin sur deux chaises, soit dans une voiturette de promenade. Cette planche ou ce cadre matelassés peuvent se fabriquer partout. Votre menuisier ou votre tapissier ordinaire vous les construiront.

Ces moyens très simples sont bons. Mais pour les cas où il faut le repos absolument parfait de la hanche, je leur reproche de laisser ballotter l'enfant un peu trop librement, et d'amener inévitablement une mobilisation et une secousse fâcheuse, à chaque garde-robe.

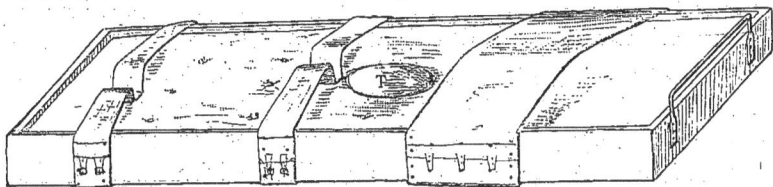

Fig. 413. — Notre cadre. — Cadre ordinaire modifié avec une ouverture médiane au niveau du siège ouverture formée en temps ordinaire par un tampon T qui vient s'y ajuster à frottement.

Pour supprimer jusqu'à ces petits déplacements, j'ai fait construire des cadres avec une large ouverture médiane, pratiquée au niveau du siège (fig. 414). Dans l'intervalle des garde-robes, cette ouverture médiane est exactement comblée par un coussin, bien régulièrement arrondi, qui s'y engage à frottement, et ce coussin est soutenu par une planchette coulissant sur une glissière placée sous le cadre (fig. 415).

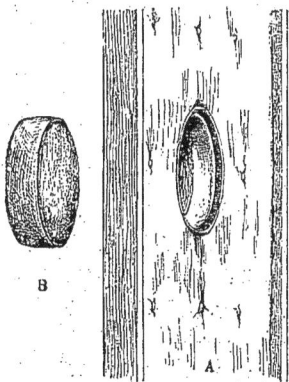

Fig. 414. — Notre cadre. — A, Bassin en place, vu d'en haut. — B, Tampon matelassé qui vient se loger à la place du bassin et reste en place dans l'intervalle des garde-robes.

Au moment de la garde-robe, on tire la planchette, on enlève le coussin et on glisse à sa place un bassin de forme et de dimensions semblables, et qui, par conséquent, s'adapte à l'orifice ; on tire en dessous la planchette, comme pour le coussin, de manière à maintenir le vase en place pendant tout le temps nécessaire.

Pour assurer plus exactement la **fixation des jambes**, on peut disposer les sangles des jambes et des genoux en double boucle pour chaque jambe (fig. 416 et 417).

La **fixation** du **tronc** est assurée par deux larges sangles, ou par un gilet en coutil passé sur la chemise, gilet dont les deux épaulières et les bords inférieurs sont fixés, par des courroies, aux bords du cadre.

Avec la gouttière de Bonnet, on arrive également à cette fixation ; mais les gouttières de Bonnet sont chères et ne se trouvent pas partout. Il y a une autre objection plus sérieuse : la gouttière de Bonnet est généralement mal construite, pas assez régulière, pas assez plate ; elle se laisse déprimer et déformer, et masque les déviations qui s'y élaborent silencieusement, si bien qu' « on retire très souvent de la gouttière de Bonnet un enfant difforme. »

J'aime mieux l'emploi du cadre ordinaire tel que je l'ai modifié. Il a les avantages de la gouttière sans en avoir les inconvénients ; il peut être fabriqué par le plus petit menuisier du village à très bas prix ; il sera complété par un matelas régulier et dur, fait par un tapissier ou par la mère

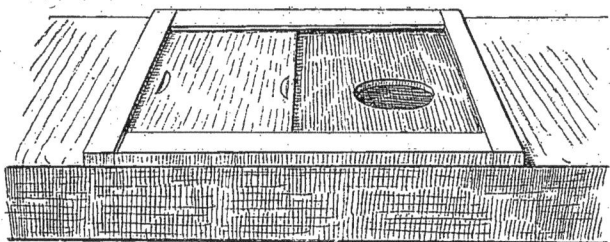

Fig. 415. — Notre cadre vu en dessous avec sa glissière.

de l'enfant elle-même. Ce matelas doit être un peu plus épais au niveau du siège, pour maintenir le bassin soulevé et lutter contre l'ensellure.

On peut adapter à l'extrémité inférieure du cadre des baguettes transversales, par lesquelles, dans une échancrure remplaçant une poulie, passera la corde de l'extension continue (fig. 416).

Je tiens à ce que **les deux jambes** soient **maintenues,** pour deux raisons ; la première, c'est que la jambe saine étant libre pourrait, par ses mouvements exagérés, imprimer quelques secousses au bassin ; la seconde, c'est qu'il y a intérêt, pour l'avenir, à ce que les deux jambes soient mises au même régime de repos absolu pendant la durée de la maladie, surtout lorsqu'on recherche, comme c'est ici le cas, une **guérison intégrale.**

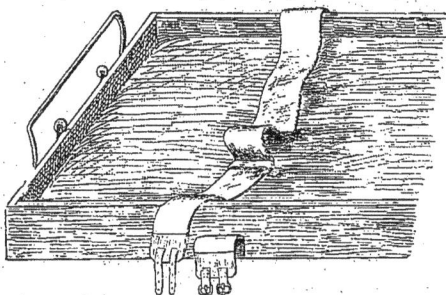

Fig. 416. — Notre cadre. — La sangle des jambes est fixée par son milieu pour embrasser le membre dans une boucle.

En effet, la guérison ne pourrait pas être intégrale si l'on maintenait étroitement l'une des jambes, — la malade, — tandis que l'autre — la saine — pourrait se mouvoir sans entraves dans le lit. Après un an ou deux de ce régime, la jambe bridée serait amaigrie, tandis que la jambe libre serait hypertrophiée, trop souvent.

Lorsque le malade se lèvera, il ne fera pas des pas symétriques s'il a une jambe faible et l'autre très solide. Si les deux jambes sont également faibles, au contraire, il leur demandera le même effort ; elles reprendront symétriquement et simultanément leur force et leur habileté. Les jambes étant plus égales, la marche en sera plus régulière et la guérison plus parfaite.

Pour ne rien omettre, ajoutons que les enfants couchés sont vêtus généralement de longues blouses de flanelle, ouvertes en arrière dans toute la hauteur.

Aux repas, on permet à l'enfant de soulever un peu la tête, tandis que ses épaules sont calées par un petit coussin.

Pour les distraire, on les promène une ou deux fois par jour dans des voiturettes, *sur un terrain plat*, pour éviter les secousses.

Toutes les six semaines environ, vous enlèverez l'enfant de son cadre

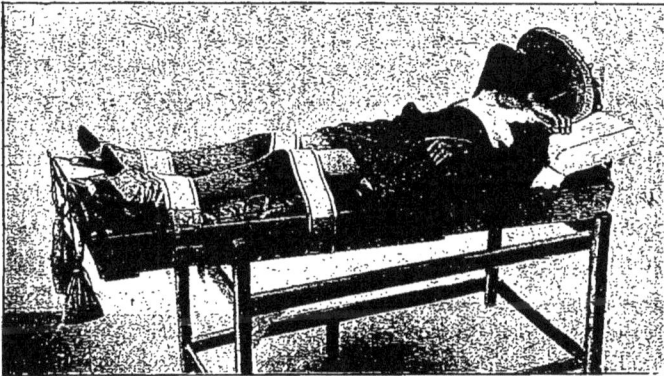

Fig. 417. — Enfant dans son cadre. On voit les deux sangles des jambes et des cuisses fixées par leur partie médiane et embrassant les membres dans une double boucle. La contre-extension est assurée par le poids du corps pourvu que l'on relève la partie inférieure du cadre par une ou deux briques placées sous les pieds du support en bois.

ou de sa gouttière, pour le poser sur une table ordinaire, ce qui vous permettra de vérifier la position et l'état de la jointure. La mère en profitera pour faire la toilette complète du petit malade. Cet examen mensuel contribue à empêcher la hanche de s'enraidir.

2º DE L'EXTENSION CONTINUE

Vous savez certainement faire l'extension continue pour les fractures de cuisse ; il ne s'agit que de l'appliquer au traitement de la coxalgie.

Il y a dix manières de fixer au membre malade les liens qui doivent soutenir le poids de l'extension. Si vous avez un procédé que vous connaissez bien, tenez-vous-y.

Si vous êtes habitué aux bandes de diachylon, c'est très bien ; faites-les remonter jusqu'au tiers supérieur de la cuisse, pour agir sur celle-ci et non pas sur la jambe.

Si vous n'avez pas de système préféré, voici celui que je conseille, parce qu'il peut être employé partout, et que les parents sont d'ordinaire

capables de le bien surveiller en votre absence, condition nécessaire pour
que l'extension soit vraiment continue.

Extension.

a. *Extension.* — Faites faire en coutil, ou mieux en cuir doux, un long
bas qui remonte jusqu'au tiers supérieur de la cuisse, lacé par-devant,

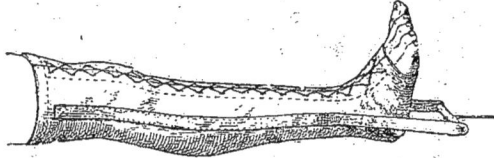

Fig. 418. — Guêtre en coutil ou en cuir pour l'extension continue.

avec des œillets et des » pattes », comme les chaussures (fig. 418). Il n'y
aura pas de couture au talon ; on peut même y pratiquer une fenêtre
pour éviter toute blessure à cet endroit. Du milieu de la partie de la jambière du bas part, de chaque côté, une lanière de cuir, qu'on maintient

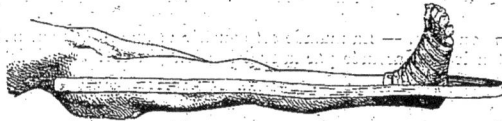

Fig. 419. — Appareil extemporané d'extension continue. Le pied bandé jusqu'au-dessus des malléoles. Une bande est placée en étrier sous la plante : les deux chefs de cette bande remontent
jusqu'à la racine de la cuisse.

écartée des malléoles, pour éviter toute pression, au moyen d'une baguette
de bois transversalement posée, sensiblement plus longue que la plante
du pied n'est large, et à chaque extrémité de laquelle se trouve un crochet
passant dans le trou que porte l'extrémité de chaque lanière.

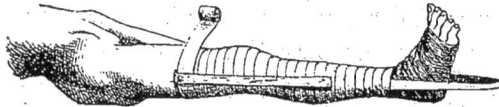

Fig. 420. — Les deux chefs de la bande en U sont recouverts jusqu'au-dessus du genou. Ils sont ensuite
rabattus de chaque côté du membre et l'on continue le bandage en descendant jusqu'aux malléoles

A la partie moyenne de la baguette est un autre crochet où se fixe la
corde qui soutient le poids ; cette corde passe sur une poulie, ou, à défaut
de poulie, sur la tringle transversale du pied du lit, ou du cadre, ou bien
encore dans un trou creusé dans le rebord terminant le cadre ou le lit
en bois. Rien n'est plus facile à adapter. A l'extrémité de la corde on met
un poids en plomb ou en sable, de la valeur de 2, 3, 4 kilogrammes, suivant l'âge de l'enfant et le résultat qu'on veut obtenir. S'il s'agit d'une

déviation à corriger, on augmente la valeur du poids jusqu'à 6, 8, 10 kilogrammes.

Le bas sera lacé plus ou moins étroitement, en tout cas assez solidement, pour qu'il ne soit pas entraîné par le poids.

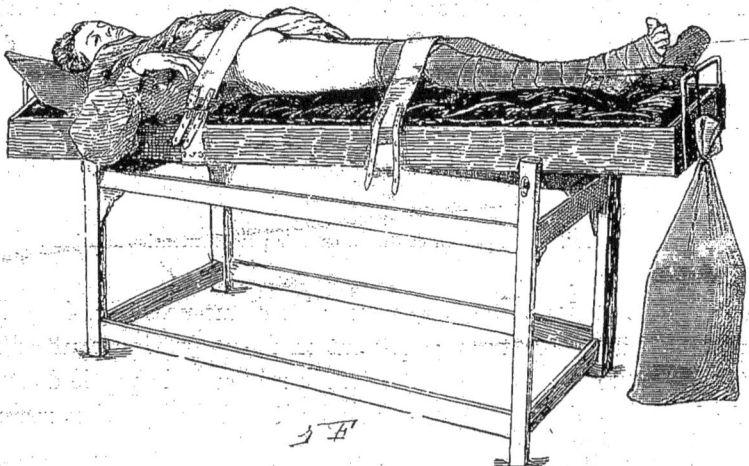

Fig. 421. — Extension continue. — La malade est couchée et maintenue sur notre gouttière à extension. La contre-extension est assurée par la surélévation (du côté des pieds) du châssis sur lequel repose la gouttière.

C'est là une affaire de tâtonnement de la part des mères, qui guetteront le degré de tolérance de l'enfant.

Contre-extension.

b. *Contre-extension*. — Le moyen le plus simple, c'est d'élever les pieds du lit, et de fixer le sujet, c'est-à-dire de retenir par quelques bandes Velpeau le tronc de l'enfant sur son cadre ou sur son lit (v. fig. 421 et 422). On peut aussi faire une contre-extension directe en mettant un *écheveau* de laine très douce à *la racine du membre* et en adaptant les deux extrémités de cet écheveau à des anneaux situés à la partie supérieure du cadre ou du petit lit, de manière à tirer en haut le côté correspondant du bassin de l'enfant. Si la jambe est en abduction, l'écheveau se place sur l'aine, du côté malade. Si la jambe est en adduction, l'écheveau se mettra dans l'aine du côté sain.

Le *maintien* du tronc par un *gilet de coutil* bien serré, dont les extrémités sont fixées au cadre, assure également la contre-extension.

Après un temps, très peu de temps, le soin de cette extension peut être confié à la mère ou à une garde ; c'est pour cela que j'indique ce système de préférence à tel autre, car le médecin ne peut guère exercer lui-même une surveillance de chaque instant. En suivant vos instructions dans ce sens, et après quelques tâtonnements, les mères intelligentes sauront obtenir beaucoup par l'extension continue ; mais ce moyen thérapeutique demande de très grands soins et une certaine adresse. Si vous n'êtes pas secondé, mieux vaut y renoncer.

Dans les hôpitaux où il y a beaucoup de malades, ce n'est pas non plus un système pratique.

Enfin, il ne faut pas demander à l'extension continue plus qu'elle ne

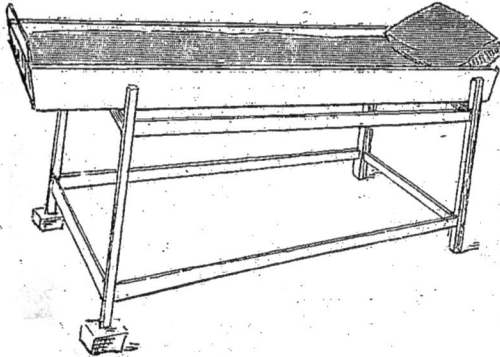

Fig. 422. — On assure très simplement la contre-extension en plaçant des briques sous les pieds de devant du lit ou du châssis qui supporte le cadre.

peut donner. Il y a des cas de coxalgies **douloureuses** ou de *déviations rebelles* où elle ne suffit pas.

Cette douleur ne sera calmée qu'avec un bon plâtre, et cette déviation ne sera effacée que par une correction faite sous chloroforme et ne sera intégralement maintenue que par un grand appareil plâtré bien fait.

9º LA MANIÈRE DE FAIRE UN PLATRE DE COXALGIE

Il y a trois modèles d'appareils plâtrés pour le traitement de la coxalgie [1]. Ils ne diffèrent que par leur partie inférieure.

Le *grand plâtre* va des fausses côtes aux orteils (fig. 423).

Le *plâtre moyen* s'arrête à mi-jambe (fig. 424).

Le *petit plâtre* s'arrête à l'interligne du genou et laisse les mouvements du genou libres (fig. 425).

Les indications du grand, du moyen et du petit plâtres.

Le premier est indispensable dans les coxalgies douloureuses ou ayant une tendance à se dévier ; plus simplement, disons qu'on l'applique à toutes les coxalgies (sans distinction) pendant la période d'évolution de la maladie.

Le deuxième s'applique aux coxalgiques guéris, lorsqu'on les met sur pieds.

Le troisième suffit six mois après la mise sur pieds. Il est porté pendant un an et demi en moyenne, jusqu'à ce que l'on renonce à tout appareil.

[1]. Voir thèse du docteur L. Saint-Béat, 1906.

Pour les enfants de la ville, le plâtre moyen et le petit plâtre ne sont guère employés. A leur place, on applique, au moment de la mise sur pieds, un grand appareil en celluloïd rigide à la hanche, mais articulé au genou et au pied.

Nous avons indiqué longuement, dans notre chapitre Ier, la technique de l'appareil plâtré, et nous y renvoyons pour toutes les généralités. Nous ne dirons ici que ce qui se rapporte spécialement au plâtre de la coxalgie.

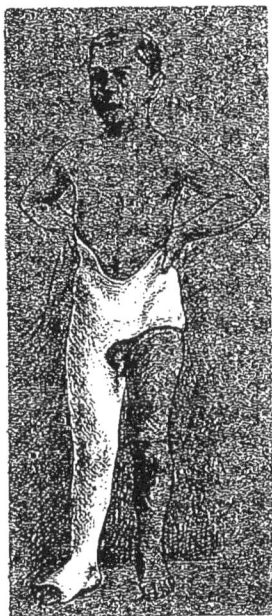

Fig. 423. — Le grand plâtre de la coxalgie.   Fig. 424. — Le plâtre moyen.   Fig. 425. — Le petit appareil plâtré de marche (appliqué lorsque la coxalgie est guérie).

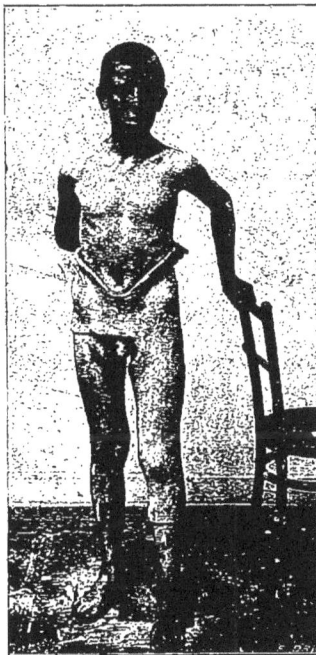

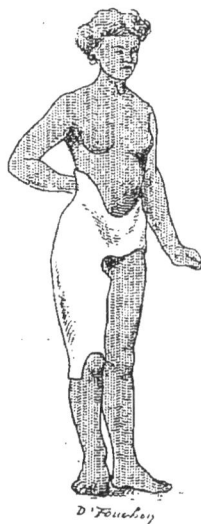

Il y a **deux conditions** à remplir pour faire un bon appareil de coxalgie.

La *première*, c'est de ne *pas interposer*, entre le plâtre et les parties à maintenir, une couche d'*ouate* telle que les os, dès que l'ouate se sera tassée, puissent jouer dans l'intérieur de l'appareil.

La *deuxième* condition, c'est de *bien modeler* le bord supérieur du bassin, de coiffer les crêtes iliaques en faisant une dépression d'un gros doigt, au plâtre, au-dessus des crêtes. Sans quoi, celles-ci peuvent remonter ou redescendre librement, et la déviation se reproduira dans le plâtre et malgré le plâtre.

Voici les règles très simples et très sûres qu'il faut suivre pour faire du premier coup un bon plâtre de coxalgie.

a. *Comme revêtement du sujet*, au lieu d'ouate, mettez à l'enfant, en guise de **caleçon**, un maillot ou jersey ordinaire ou même 2 jerseys l'un sur l'autre ; la manche recouvrira la jambe, et le bord inférieur du maillot deviendra ici le bord supérieur (fig. 429).

Pour le grand appareil, qui va des fausses côtes jusqu'aux orteils, comme la manche s'arrête à mi-jambe et ne recouvre pas le pied, vous chausserez celui-ci de l'autre manche du jersey coupée d'avance. Le bord supérieur de cette sorte de chaussette empiétera sur l'extrémité inférieure de l'autre manche jusque vers le genou.

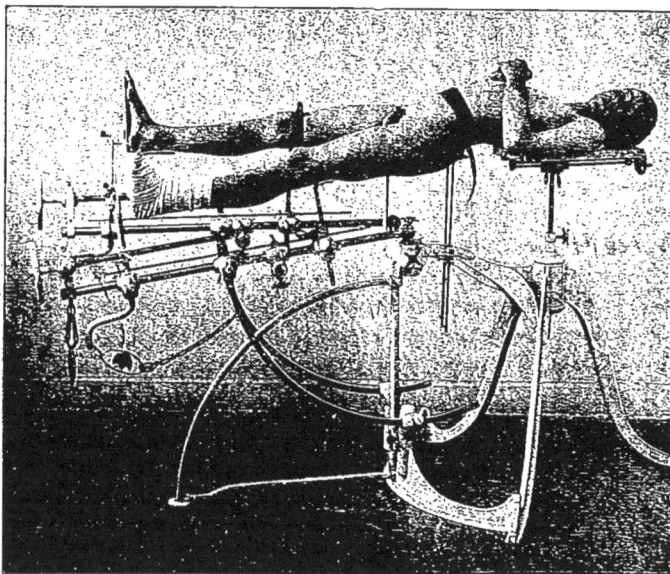

Fig. 426. — Table Calot pour construire les appareils plâtrés du membre inférieur.

L'enfant ainsi revêtu du jersey, ou plutôt du double jersey, est placé sur un **pelvi-support** dont le plan de soutien est situé à 15 ou 20 cm. au-dessus du plan de la table, — pelvi-support que vous pouvez **improviser** partout, avec deux caisses, deux petits bancs, ou deux piles de livres, de manière à soutenir d'une part les épaules et la tête, et d'autre part le bassin du malade (v. fig. 430).

Les pieds sont maintenus dans la position voulue par un aide qui tire la jambe saine, si elle est plus courte, ou la repousse, si elle est plus longue que la jambe malade ; un deuxième aide pèse sur le genou malade et sur le bassin pour les maintenir dans l'extension ou l'hyperextension.

Tenez-vous-en, pour votre pratique, à l'emploi de ces pelvi-supports improvisés. C'est vous dire que vous n'avez pas besoin de faire l'acquisition d'avance de ces pelvi-supports ou de ces tables inventés un peu partout, qui ne sont guère que des objets de luxe. Nous-même avons fait construire une de ces tables, et si nous l'avons fait représenter ici (voir fig. 426 à 428), ce n'est que pour vous bien montrer, justement, que son rôle peut être rempli tout aussi parfaitement, et à bien moins de frais, par le support improvisé dont j'ai parlé (fig. 429 et 430), avec le secours d'aides, également improvisés, que vous trouverez partout, dans l'entourage même de votre malade.

b. *Construction du plâtre.*

Vous préparez vos **bandes plâtrées** de la manière dite pour les appareils

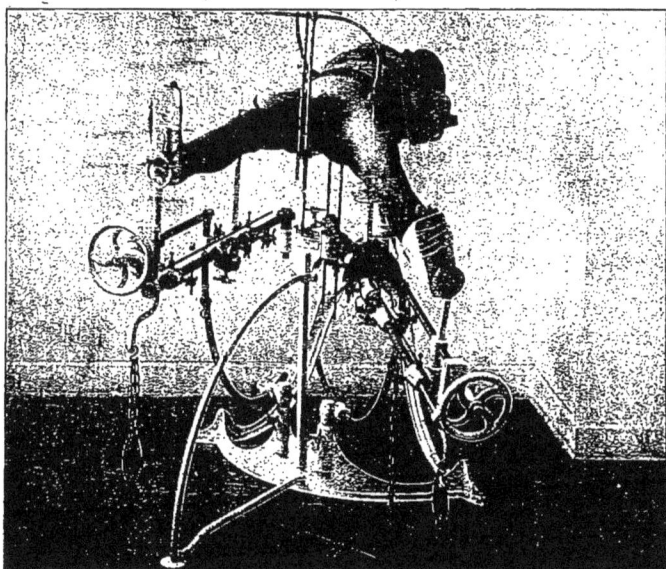

Fig. 427. — On repousse ou on tire (avec le contrôle du dynamomètre), on fait de l'abduction ou de l'adduction, de la rotation, interne ou externe, de la flexion ou de l'hyperextension.

du mal de Pott, c'est-à-dire que vous préférerez les bandes plâtrées sau poudrées d'avance aux bandes qu'on plâtre instantanément dans la bouillie plâtrée (voir chap. l et chap. v).

Et vous appliquez ces bandes en observant les recommandations déjà données.

Il faut **étaler** les bandes, les appliquer **exactement**, mais **sans pression.** Si on les étale, elles ne feront pas de cordes, et ne blesseront pas. Si on les applique exactement, l'appareil ne sera pas trop lâche. Si on les applique sans pression, l'appareil ne sera pas trop serré (fig. 431).

On fait des circulaires sur le tronc, sans qu'il soit nécessaire de faire des renversés. A l'aine, on fait un spica, comme avec une bande de toile.

A la cuisse, à la jambe et au pied, on fait de nouveau des circulaires qui s'appliquent exactement, sans renversés (fig. 432).

Il faut 3 bandes [1] de 5 mètres de long et de 10 à 12 cm. de large, pour le plâtre d'un enfant de dix ans.

Souvenez-vous que l'appareil se brise surtout à la région inguinale. Consolidez donc ce point en repliant la bande plusieurs fois sur elle-même,

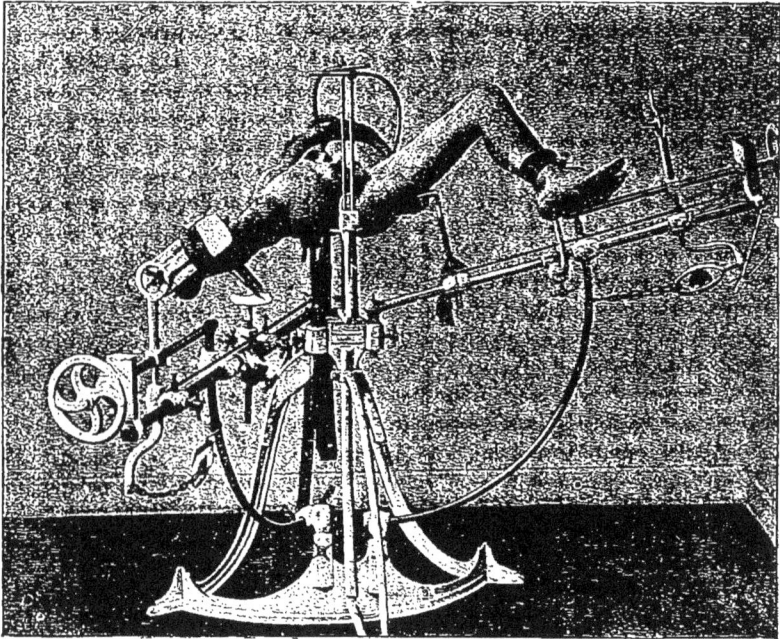

Fig. 428. — Notre table de coxalgie peut servir pour le traitement des autres affections orthopédiques du membre inférieur (par exemple pour la luxation congénitale de la hanche). Le bassin est fixé solidement et les crêtes iliaques sont modelées par deux godets ou gouttières métalliques. La cuisse gauche se trouve ici dans la position que nous donnons pour le traitement de la luxation du fémur dans la coxalgie (v. p. 461) et aussi pour le traitement de la luxation congénitale de la hanche : cette cuisse gauche se trouve dans la « 1re position », celle du 1er plâtre dans le traitement de la luxation, tandis que la cuisse droite se trouve dans la « 2e position », celle du 2e plâtre. (V. p. 746 et 751.)

ou en imbriquant les uns sur les autres plusieurs spicas (fig. 433), ou plus simplement avec une attelle plâtrée passée en cravate autour de la hanche (fig. 434).

Les attelles plâtrées de renforcement.

L'appareil peut se faire exclusivement avec des bandes, mais je vous conseille de le faire plutôt avec des bandes et des attelles, comme le plâtre du mal de Pott. L'appareil est ainsi plus solide, plus régulier et plus facile à faire.

1. Trois bandes suffisent, parce qu'il est bien entendu qu'on ajoute des attelles.

Nous avons dit aux *Généralités,* chap. Ier, la manière de préparer les attelles et la bouillie.

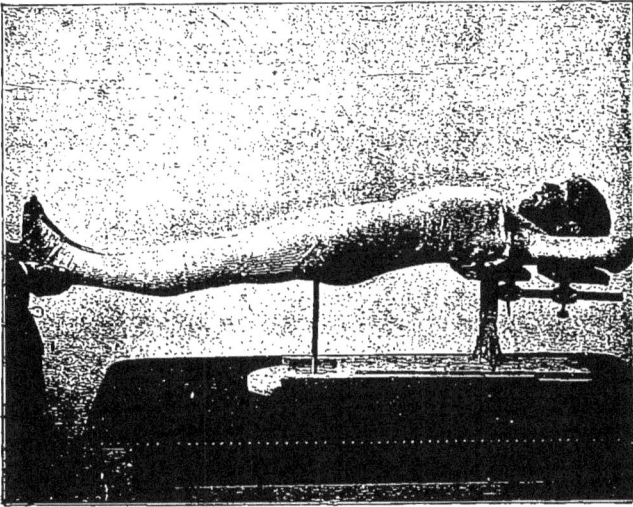

Fig. 429. — L'enfant revêtu de son maillot simple ou double, mis à la manière d'un caleçon.

Pour un plâtre de coxalgie, nous mettons 4 attelles.

a. L'attelle en cravate déjà indiquée, faite avec 3 épaisseurs de tarla-

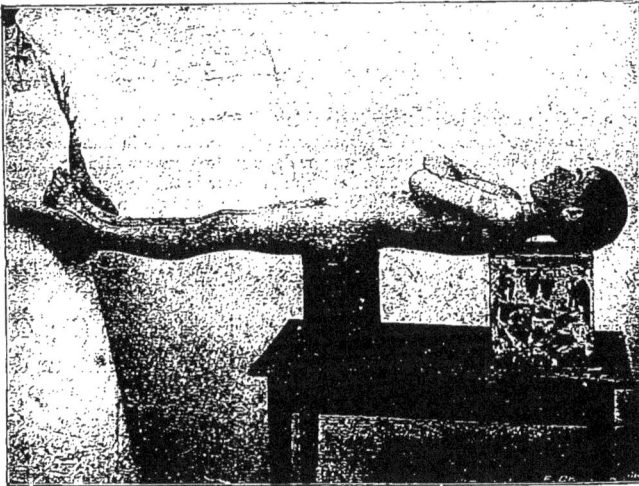

Fig. 430. — Pelvi-support improvisé.

tane, une largeur de 12 cm., et une longueur suffisante pour qu'on puisse cravater le pourtour de la hanche (fig. 434).

b. Une attelle pelvienne circulaire pour consolider la partie pelvienne et abdominale de l'appareil (3 épaisseurs de tarlatane : longueur égale

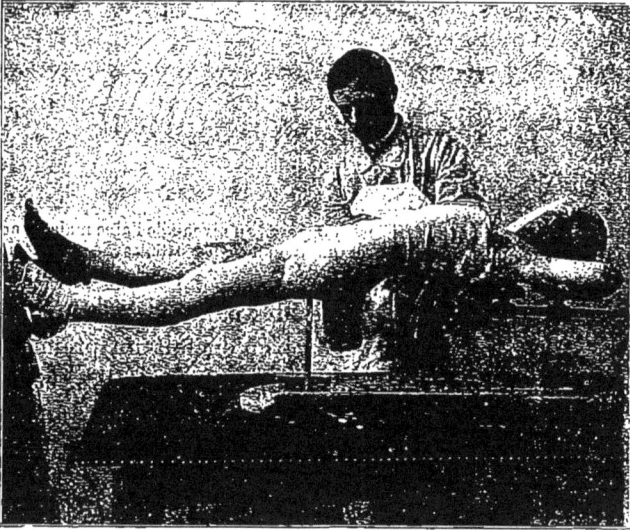

Fig. 431. — On roule la première bande.

à la circonférence du bassin, hauteur égale à la distance des fausses côtes à la ligne des trochanters, fig. 435).

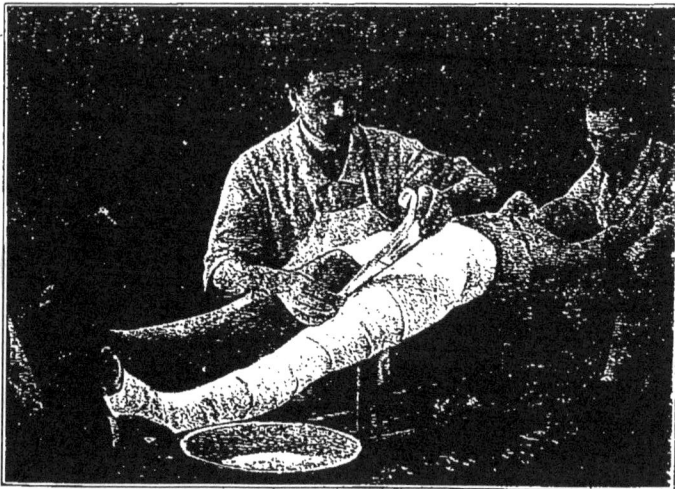

Fig. 432. — Dernière bande.

c et *d.* Deux attelles destinées à consolider en avant et en arrière la partie jambière de l'appareil. On leur donne une longueur égale à la dis-

tance de l'épine iliaque aux orteils et une largeur égale à la demi-circonférence maxima de la cuisse. On peut remplacer ces deux attelles par une
attelle unique, en gouttière (fig. 436).

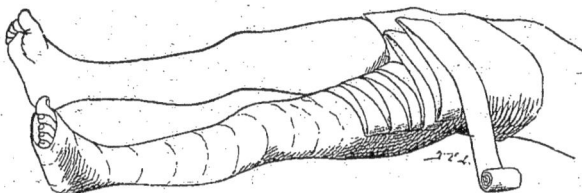

Fig. 433. — Pour consolider la partie fragile de l'appareil au niveau de l'aine malade, on replie la bande
sur elle-même plusieurs fois, ce qui remplace les attelles de renforcement.

La place respective des attelles et des bandes est la même que pour le
corset plâtré (v. chap. v), c'est-à-dire qu'on fait un premier revêtement
avec la bande plâtrée, puis on place les quatre attelles, et enfin on fait,
par-dessus celles-ci, un deuxième revêtement avec des bandes.

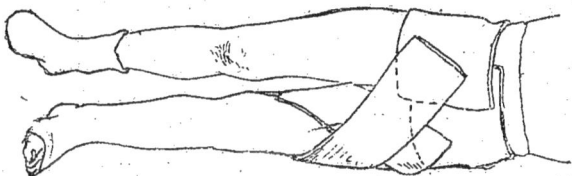

Fig. 434. — L'attelle en cravate de l'aine.

Entre les diverses assises du plâtre, pour les solidariser, on met, avec
la main, une couche de 1 à 2 mm. de bouillie (véritable mortier) qui solidifie
le tout.

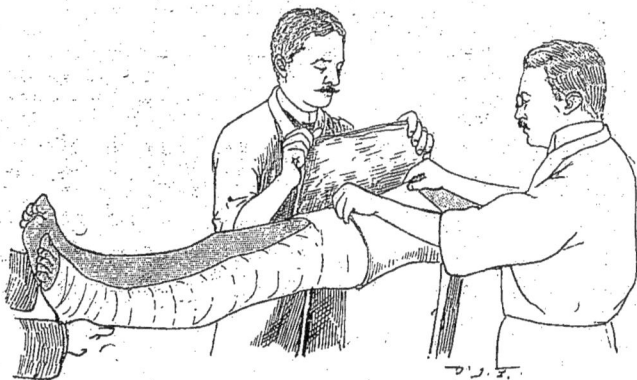

Fig. 435. — L'attelle circulaire du ventre.

e. Comment modeler les parties à maintenir (crêtes iliaques genou). — On
s'occupe de ce modelage dès que l'enfant est descendu du pelvi-support et
remis sur la table, quelques minutes avant la prise du plâtre (fig. 442 à 449).

On coiffe les crêtes iliaques en faisant au-dessus (non pas *sur* les crêtes mêmes, mais *au-dessus*) et en avant d'elles une dépression au plâtre avec les mains légèrement fléchies, le pouce en avant, et les autres doigts au-

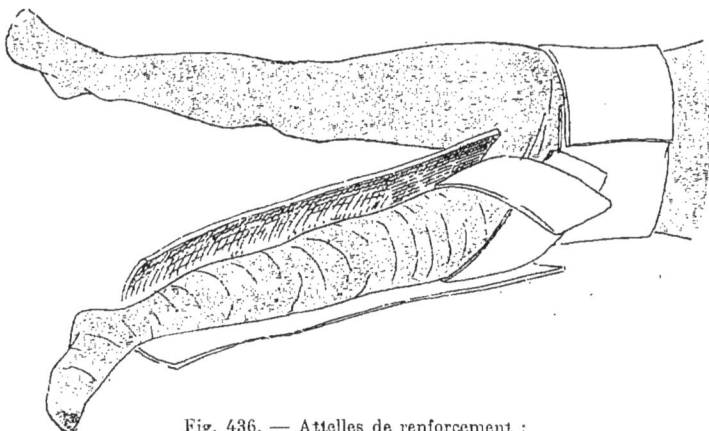

Fig. 436. — Attelles de renforcement :
1° En ceinture. — 2° En cravate à la racine de la cuisse. — 3° En gouttière sous le membre ;
celle-ci remplace les deux attelles antérieure et postérieure.

dessus. — On déprime aussi le plâtre au-dessous de la crête iliaque, de manière à placer celle-ci entre les deux dépressions : la supérieure plus

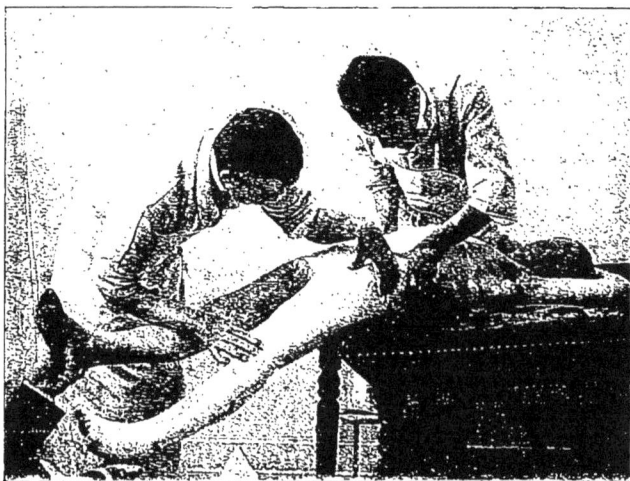

Fig. 437 à 444. — L'appareil terminé, on remet l'enfant sur la table. — On vérifie et rectifie au besoin la position. — On coiffe les crêtes iliaques. — On emboîte la rotule entre deux dépressions latérales.

profonde, dans l'espace ilio-costal, et l'inférieure moins marquée sur la fosses iliaque externe.

Avec les mains, l'on abaisse ou l'on remonte un des côtés du bassin, suivant les indications.

On applique également le plâtre sur les condyles fémoraux et de chaque côté de la rotule, en renfermant par conséquent la rotule entre deux dépressions.

Il n'y a pas d'autre secret pour faire des appareils de coxalgie parfaits, et tout cela, vous le voyez, « n'est pas sorcier » !

Avec ce plâtre, une jambe qui était en bonne attitude ne pourra pas se dévier (fig. 445).

Et quant aux attitudes vicieuses, si, après leur correction, vous maintenez ainsi, vous ne verrez pas cette correction se perdre dans le plâtre,

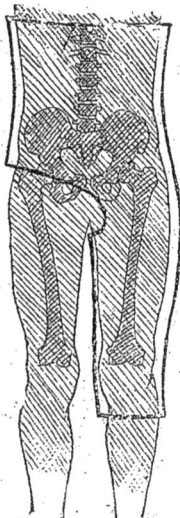

Fig. 438.   Fig. 439.   Fig. 440.

Fig. 438. — Mauvais appareil ; — appareil plâtré sans dépression, tel qu'on les fait presque partout, malheureusement.

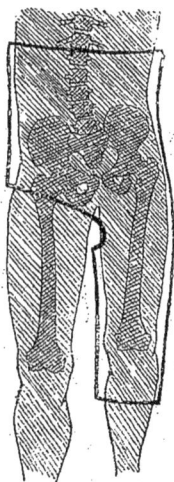

Fig. 439. — Les os iliaques peuvent librement s'incliner et se déplacer dans cet appareil. Appareil mal fait.

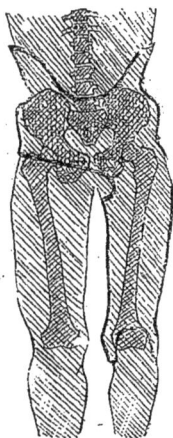

Fig. 440. — Appareil bien fait, bien modelé sur les crêtes iliaques et de chaque côté de la rotule. Les os iliaques ne peuvent se déplacer ni en haut ni en bas. L'appareil ne peut pas tourner au genou.

je ne dis pas de plusieurs centimètres, comme on le voit avec les appareils de certains chirurgiens soi-disant spécialistes, mais pas même de quelques millimètres.

Emondage de l'appareil. — Un quart d'heure ou une demi-heure après que le plâtre est « pris », on émonde et régularise les bords en coupant jusqu'au jersey exclusivement. On découpe le bord supérieur du plâtre, sur le ventre, en forme de croissant, de manière à laisser l'ombilic à nu, puis on dégage les parties génitales et les orteils (v. fig. 423). Après quoi l'enfant peut être reporté dans son lit, mais il est sage de ne pas trop le remuer jusqu'au lendemain ; dans ces vingt-quatre heures, le plâtre, encore plus sec, aura gagné en résistance.

Fenêtres du plâtre. — Ce n'est que le lendemain qu'on pourra pratiquer les fenêtres nécessaires pour traiter un abcès ou faire une injection dans la jointure (fig. 447).

Si l'enfant se plaint en quelque point, talon, malléoles, épines iliaques, on peut les découvrir en enlevant un petit fragment de plâtre comme à l'emporte-pièce. On fait ces fenêtres, grandes ou petites, avec simplement un bon couteau ; on va millimètre par millimètre, jusqu'à ce qu'on sente la pointe quitter le plâtre et atteindre le jersey ; moyennant quelque pru-

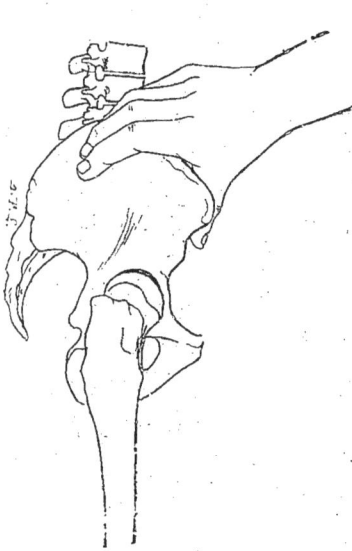

Fig. 443. — Coupe schématique du genou dans un *Appareil mal fait* : l'appareil étant circulaire, le genou peut tourner en tous sens.

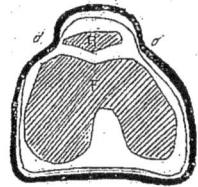

Fig. 441. — Manière de coiffer les crêtes iliaques.; — la place des mains pour modeler l'appareil sur les crêtes iliaques.

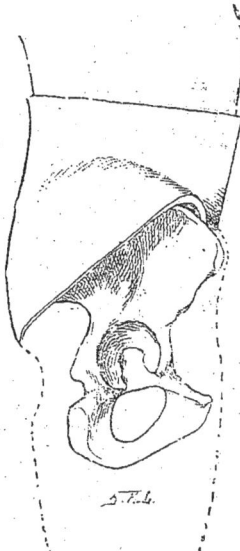

Fig. 442. — Coupe d'un appareil bien modelé au-dessus des os iliaques.

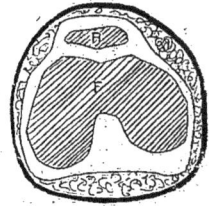

Fig. 444. — *Appareil bien fait.* Les dépressions faites en *d* de chaque côté de la rotule empêchent le genou de tourner.

dence, l'on n'a pas à craindre d'atteindre la peau. C'est à ce moment qu'on apprécie les avantages du double jersey.

4° TECHNIQUE DU REDRESSEMENT DE LA HANCHE

Avant d'exposer cette technique, nous devons rappeler les différences existant entre les déviations récentes (abduction) et les déviations anciennes (adduction).

L'abduction du début de la coxalgie, étant due à des contractures musculaires, se corrige aisément, presque toujours.

C'est fort heureux. Car au début, **surtout dans les cas douloureux,** il s'agit de **tuberculose floride** ; et notre devoir est de faire la correction par les manœuvres les plus **douces** et les plus **brèves.** On s'abstient surtout des manœuvres de mobilisation en tous sens, préconisées par Bonnet (de Lyon), qui sont malheureusement celles que décrivent tous les livres classiques.

Ces manœuvres violentes et longues sont dangereuses parce qu'elles peuvent amener un broiement des fongosités virulentes et provoquer des inoculations au loin.

On portera *directement* et *aussi doucement que possible* la jambe malade en dedans et en bas.

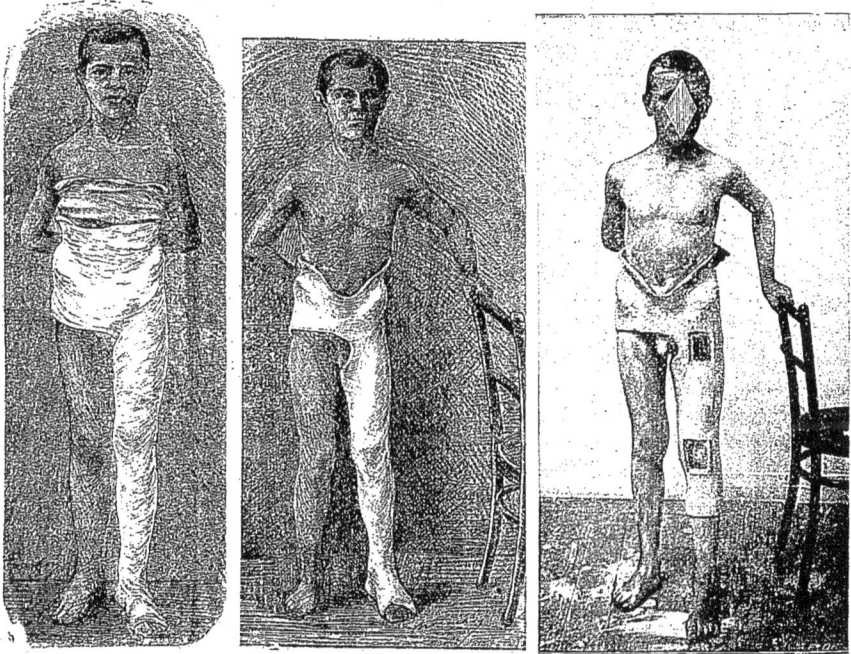

Fig. 445 et 446. — Le plâtre brut (446), émondé et poli (447).
Fig. 447. — Le plâtre moyen avec des fenêtres à la hanche et au genou.

Si la correction demande, pour être complète, des manœuvres vigoureuses, on s'en tiendra pour l'instant à une correction partielle, qui sera complétée deux mois plus tard.

L'attitude vicieuse en adduction, survenant dans des coxalgies plus anciennes, réclame des tractions plus vigoureuses. Mais ces manœuvres sont alors permises, puisque la tuberculose est très atténuée et parfois même éteinte dans ces vieilles coxalgies.

Le redressement peut être fait avec ou sans chloroforme.

1ᵉʳ *moyen* : **Correction sans chloroforme**
(*par étapes ; un nouveau plâtre tous les mois*, fig. 448 à 452).

On peut arriver à la correction en faisant tous les mois un nouvel appareil plâtré, chaque nouvel appareil mettant le membre dans une position de plus en plus correcte. On gagne quelques degrés chaque fois, sans douleur, par une petite traction et une petite pesée, qu'on fait immédiatement après l'application de la dernière bande plâtrée et qu'on soutient jusqu'à ce que le plâtre soit sec.

On obtient ainsi, dans l'espace de deux à quatre mois, des corrections surprenantes, souvent complètes.

Cependant, pour les déviations accentuées, on est généralement obligé

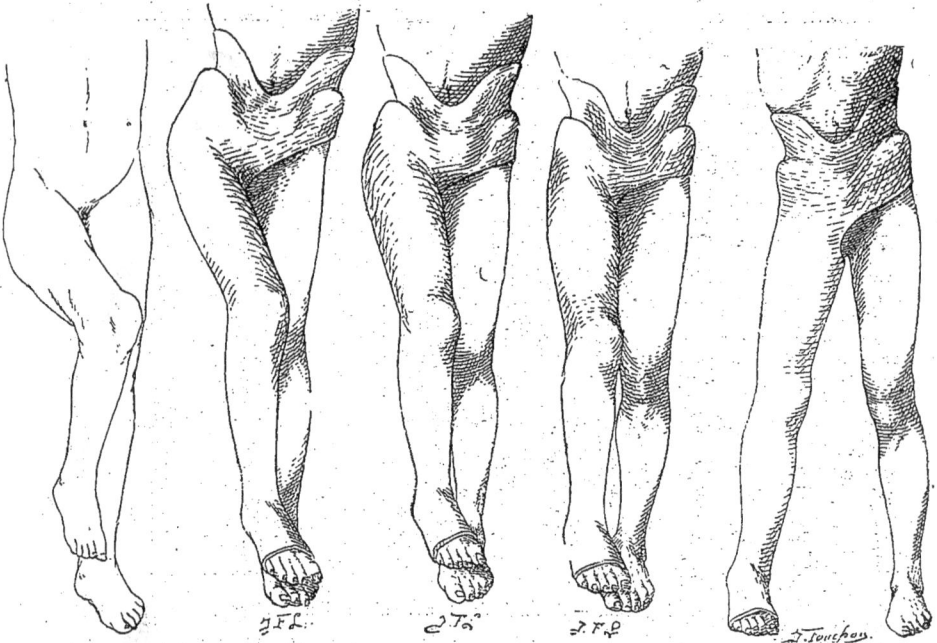

Fig. 448. — Ankylose vicieuse, flexion, adduction et rotation interne.
Fig. 449. — Correction sans chloroforme. Premier appareil (1re étape).
Fig. 450. — Deuxième appareil (2e étape).
Fig. 451. — Troisième appareil (3e étape).
Fig. 452. — Sixième appareil (6e étape). La correction est parfaite.

de faire une dernière séance de correction sous chloroforme, si l'on veut effacer « le petit rien » de déviation qui persiste.

2e *moyen* : **Correction avec chloroforme**
(voir Anesthésie, chap. II).

Cette correction avec anesthésie est bien simple ; et, *à moins qu'il ne s'agisse de coxalgie non douloureuse et d'attitude vicieuse récente et légère, je conseille d'y recourir.*

Avec l'aide du chloroforme on arrive, en une minute ou deux, sans violence aucune, à la correction des déviations récentes.

Instantanément, on applique un bon appareil plâtré ; le tout dure de six à dix minutes, et en voilà pour trois mois de repos et de bien-être parfait pour l'enfant.

C'est, on le voit, le moyen le plus facile et le plus rapide.

Nous allons décrire successivement : 1° le redressement d'une déviation récente (en abduction) ; 2° le redressement d'une déviation plus ancienne (en adduction) ; 3° le redressement des vieilles ankyloses de la hanche ; 4° le traitement des luxations.

1er *cas* (fig. 453). — **Coxalgie avec abduction et allongement** (*coxalgie datant de quelques semaines ou de quelques mois, plus ou moins douloureuse*).

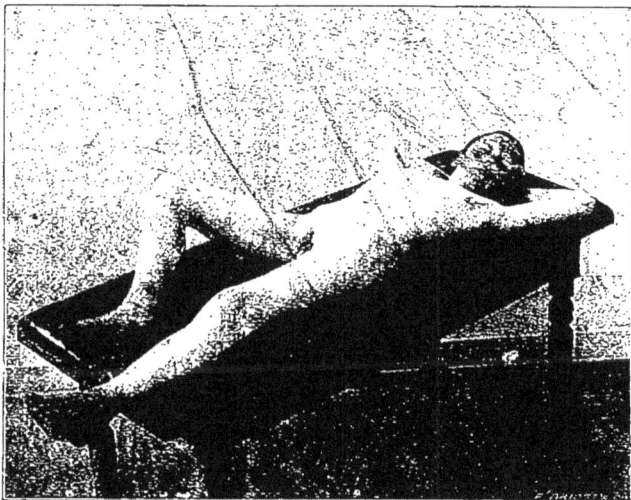

Fig. 453. — Coxalgie droite avec abduction extrême.

Le malade est transporté sur une table ordinaire bien solide, et puis endormi. Si la coxalgie est très douloureuse, le malade sera préalablement endormi dans son lit, ensuite porté sur une table.

1er *temps* (fig. 454). — *Mise en place du bassin et du tronc.* — Mettez le tronc et le bassin bien à plat et bien en place sur la table. — C'est chose facile : il suffit de prendre la jambe malade par le pied et le genou et de la porter *dans le sens de la déviation*, c'est-à-dire davantage en abduction, et en flexion, jusqu'à ce qu'on ait ainsi supprimé totalement l'ensellure lombaire et ramené l'épine iliaque du côté malade au même niveau que l'épine du côté sain, c'est-à-dire qu'on les ait mises toutes deux sur la même ligne perpendiculaire à l'axe du corps.

Vous avez ainsi sous les yeux, *en son entier*, nettement apparente, l'attitude vicieuse que vous devez corriger.

Fixez bien le tronc et le bassin dans la position normale que vous venez de leur donner.

Vous ferez évoluer autour du bassin la cuisse malade, pour la ramener à une attitude parfaite.

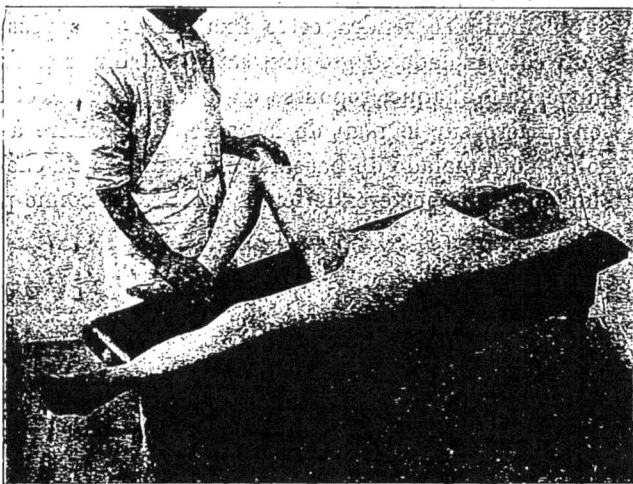

Fig. 454. — *Correction*. 1er *temps* : Mise en place du bassin et du tronc.

2e *temps* (fig. 455). — *Fixation du bassin et du tronc dans la position normale*. — Un seul aide suffit généralement à assurer cette fixation ;

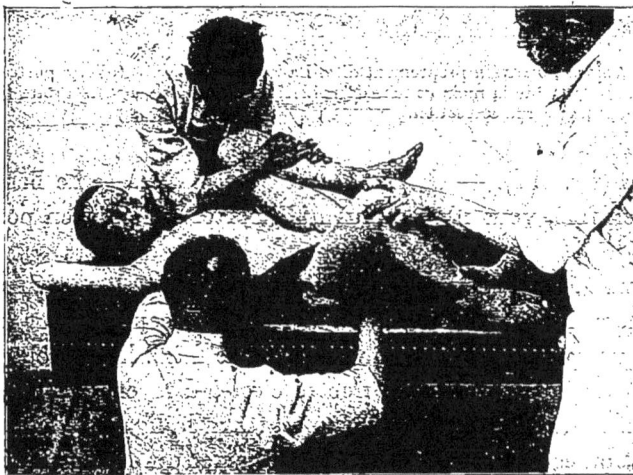

Fig. 455. — *Correction*. 2º *temps* : Manière de fixer le bassin et le tronc dans cette position normale.

c'est l'aide qui tenait la jambe saine, tandis que vous-même remettiez le bassin en place en agissant sur la jambe malade. Cet aide replie la jambe saine sur le ventre, et **par l'intermédiaire de cette jambe fléchie pèse sur le**

tronc et sur le bassin, de façon à les maintenir étroitement sur la table, veillant à ce que les deux épines iliaques soient toujours au même niveau et à ce que l'ensellure reste bien effacée.

Un aide supplémentaire rendra cette fixation encore plus parfaite ; celui-ci, placé du côté malade, à genoux, saisissant d'une main l'ischion malade, de l'autre l'aile iliaque, repousse en avant l'ischion et ramène la crête iliaque en arrière sur le plan de la table, de manière à empêcher la crête iliaque du côté malade de basculer en avant, ce qu'elle aura tendance à faire lorsque vous porterez le fémur malade en bonne position.

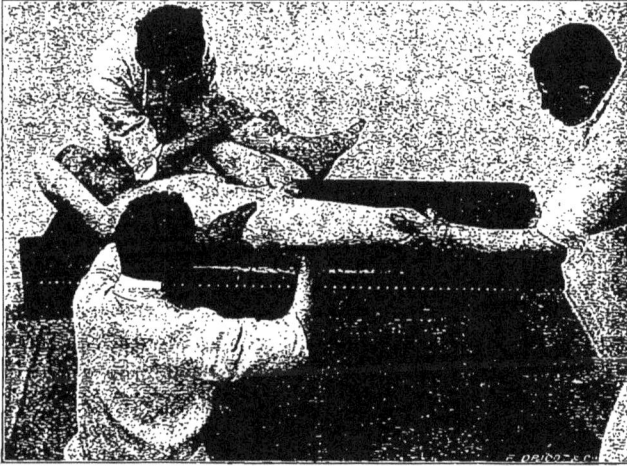

Fig. 456. — 3e *temps* : *Correction* proprement dite. La jambe déviée vient d'être portée en dedans et en bas par la pression de la main gauche du médecin pendant que la main droite tire légèrement sur le pied pour faciliter la correction.

3e *temps* (fig. 456). — *Correction proprement dite.* — Le bassin mis en place et bien fixé, vous n'avez plus qu'à porter le fémur en position normale :

D'une main, vous saisissez le genou, et de l'autre le pied. Avec la première main, vous **tirez légèrement sur le fémur**, comme pour le détacher de l'os iliaque, puis, avec une simple pesée de 1 à 2 kilos, vous le **poussez directement** dans la position correcte, c'est-à-dire **en dedans et en bas.** On est assez en dedans, lorsque le genou atteint la ligne médiane prolongée du corps, et on est assez en bas lorsque le jarret du côté malade touche la table.

Laissez cependant persister, en prévision de la tendance que la jambe aura plus tard à se mettre en adduction, laissez persister 10 à 15° d'abduction. — Par contre, l'on doit aller un peu plus loin pour la déflexion et faire une légère **hypercorrection.** Pour cela, on porte le bassin sur l'extrémité inférieure de la table et l'on abaisse le **genou** malade à 5 ou 10 cm.

au-dessous du plan prolongé de la table, en pressant sur le genou de haut en bas.

Cette manœuvre a demandé quelques secondes. Vous vérifiez la correction (fig. 457) en prenant les deux pieds (la jambe saine fléchie a été ramenée à l'extension normale), et en comparant la position des deux malléoles et des deux talons, tandis que l'aide, une main sur le genou du côté malade, le maintient dans la position d'hyperextension.

Il n'y a plus qu'à conserver la correction ainsi obtenue à l'aide d'un appareil plâtré.

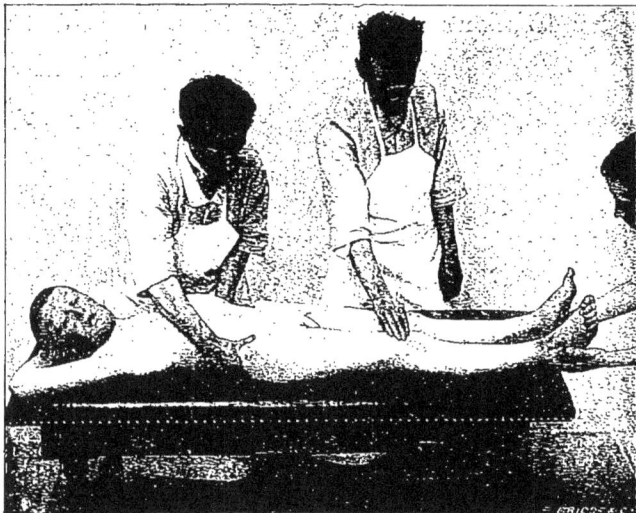

Fig. 457. — *Correction (suite).* La jambe saine étant remise en extension, le chirurgien tenant les pieds vérifie la correction.

4e *temps.* — *Construction du plâtre.* (V. plus haut, p. 315.)

5e *temps.* — *Vérification de la correction un peu avant la prise du plâtre.* — L'appareil terminé, on enlève l'enfant du pelvi-support, on le pose doucement sur la table, les jambes débordant la table pour faciliter l'hyperextension. La correction est vérifiée de nouveau, complétée au besoin, et maintenue très exactement jusqu'à ce que le plâtre soit sec.

L'aide qui modèle les crêtes iliaques doit veiller à ce que les épines iliaques soient au même niveau et à ce que *toute trace d'ensellure lombaire soit effacée* ; pour cela, il **presse vigoureusement** d'avant en arrière (ou, plus exactement, **de haut en bas** dans cette position couchée du tronc).

Si c'est nécessaire, un aide supplémentaire agit sur l'ischion et sur l'aile iliaque, comme nous l'avons dit plus haut, pour arriver à *cet effacement de l'ensellure,* qu'on ne fait jamais assez complètement. L'on y peut aider indirectement, en faisant l'hyperextension de la cuisse ; pour cela un aide **presse sur le genou malade de haut en bas.**

Vous vous chargez vous-même, soit du bassin, soit des pieds, et contrôlez à chaque instant la perfection de la correction.

On tire ou on repousse l'un ou l'autre pied, en faisant, au besoin, appel au concours de l'aide qui a les mains au-dessus des crêtes iliaques et qui peut, en poussant l'une ou l'autre de ces crêtes, abaisser ou remonter l'un des côtés du bassin [1]

Durée de l'intervention.

La correction proprement dite a duré 1 ou 2 minutes ; la construction de l'appareil, 5 à 10 minutes ; la prise du plâtre a demandé ensuite 6 à

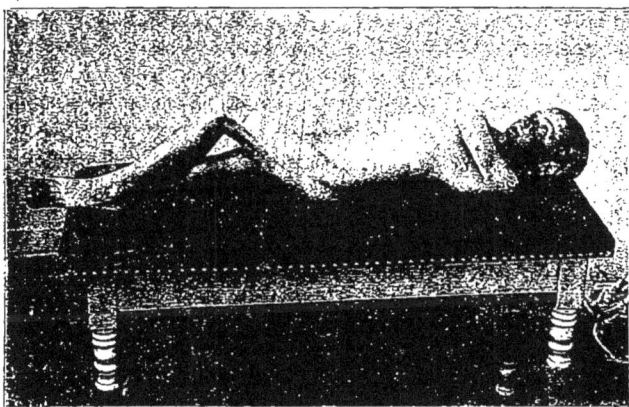

Fig. 458. — Coxalgie avec adduction déjà vieille d'un an et demi.

8 minutes. La durée de l'intervention entière est donc de 15 minutes environ.

J'ai supposé un cas où le chloroforme faisait tomber, à lui seul, presque toutes les résistances. Si cette déviation en abduction est plus ancienne, s'il s'est déjà produit des rétractions fibreuses, une pesée de 1 à 2 kilos ne suffirait plus évidemment pour la correction.

Si la résistance de la déviation est supérieure à cette force, si celle-ci ne vous donne pas une correction absolument parfaite, elle vous donnera toujours une correction très appréciable, grâce au chloroforme. N'allez pas plus loin, si vous voulez rester très prudent. Vous compléterez cette correction partielle 6 ou 8 semaines plus tard. Ce sera encore facile alors, et surtout ce ne sera plus dangereux ; car la tuberculose aura perdu beaucoup de sa virulence par le seul fait de l'immobilisation parfaite de la hanche dans un appareil plâtré, pendant ces deux mois.

1. Si l'aide qui embrasse l'ischion le pousse en haut tandis que le chirurgien qui tient le pied tire sur la jambe, on arrive par là à fixer la hanche, dans l'appareil plâtré, avec un *certain écartement* des surfaces articulaires.

2e *cas* (fig. 458). **Coxalgie avec adduction et raccourcissement** [1] (*c'est la déviation ordinaire des coxalgies quelque peu anciennes*, un an ou plus).

La correction de l'adduction (du raccourcissement) nécessite généralement plus de force que celle de l'abduction ; mais cette correction sera bénigne si l'on procède de la manière suivante :

1er *temps* (fig. 459). — *Mise en place du bassin et du tronc.* — Le tronc et le bassin sont mis à plat sur la table, et à leur place normale. Cela se

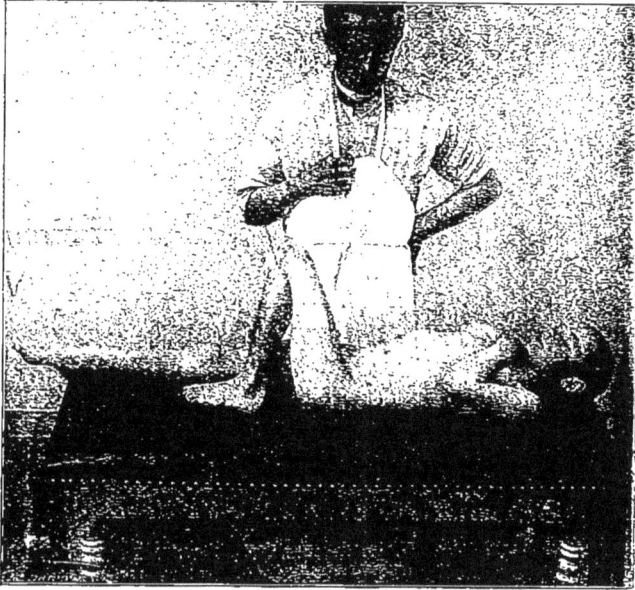

Fig. 459. — *Correction.* 1er *temps* : Mise en place du bassin et du tronc (les épines iliaques sont marquées par deux points).

fait comme pour l'attitude vicieuse précédente, avec cette différence qu'au lieu de porter la jambe malade dans la flexion et l'abduction, on est obligé de la porter dans la flexion et l'adduction, pour réussir à effacer l'ensellure lombaire, et à ramener les deux épines iliaques au même niveau, sur la même perpendiculaire à l'axe médian du corps.

2e *temps* (fig. 460). — *Fixation du bassin dans cette position* par un ou mieux deux aides. (Comme plus haut, p. 438.)

3e *temps* (fig. 461). — *Correction proprement dite.* — Vous embrassez la cuisse du malade au-dessus du genou, avec vos deux mains, tandis qu'un aide saisit, de la main gauche, le bas de la jambe à la région des malléoles et, de la main droite, embrasse le milieu du pied ; et tous deux, par un effort associé et bien combiné, vous tirez la jambe comme pour la

1. Voir thèse du Dr L. Saint-Béat, 1906.

détacher de l'os iliaque, vous tirez dans le sens de la déviation, c'est-à-dire

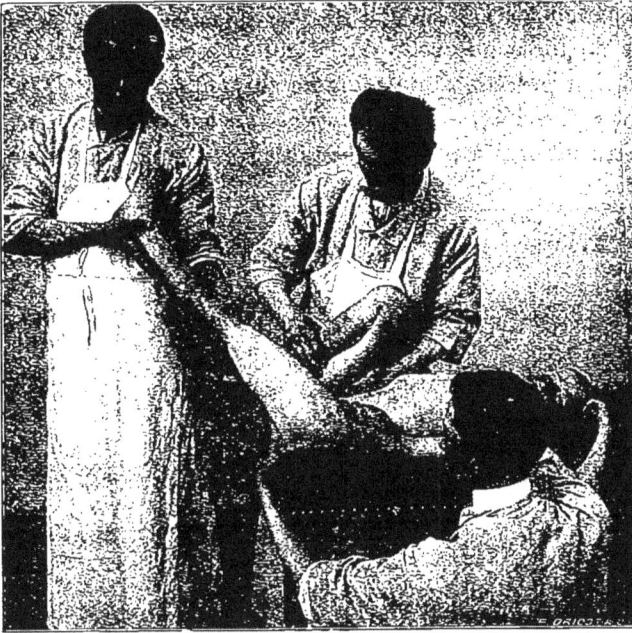

Fig. 460. — 2ᵉ *temps* : Fixation du bassin et du tronc par deux aides, jambe saine repliée sur le ventre. Ici l'opérateur saisit seul la jambe pour la porter en position correcte   généralement on se met à deux.

en haut et en dedans. Puis, lorsque vous sentez que cette jambe « tient »

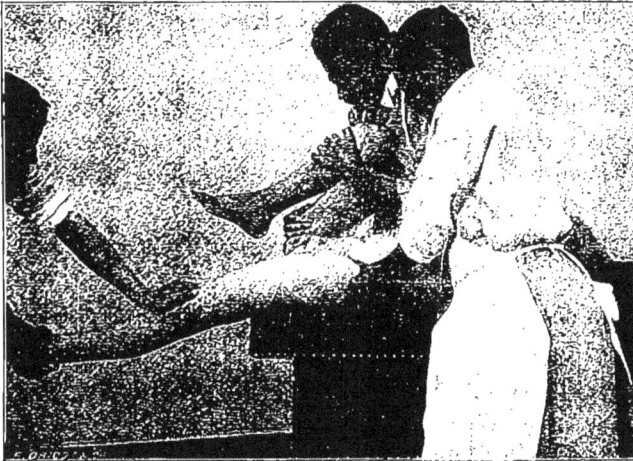

Fig. 461. — 3ᵉ *temps* : La correction proprement dite est terminée.

moins au bassin, vous la reportez directement (en tirant toujours) dans la position normale, c'est-à-dire en dehors et en bas, pour effacer l'adduction et la flexion.

L'adduction est corrigée lorsque la partie interne du genou arrive sur l'axe médian du corps prolongé. La flexion est corrigée lorsque le jarret touche le plan de la table.

Mais c'est ici surtout que **corriger ne suffit pas** ; il **faut** faire de l'**hypercorrection.** Nous aurons de l'hypercorrection de la flexion lorsque le genou sera abaissé à 10 cm. au-dessous du plan prolongé de la table, les jambes tenues en dehors de celle-ci. Nous aurons de l'hypercorrection de l'ad-

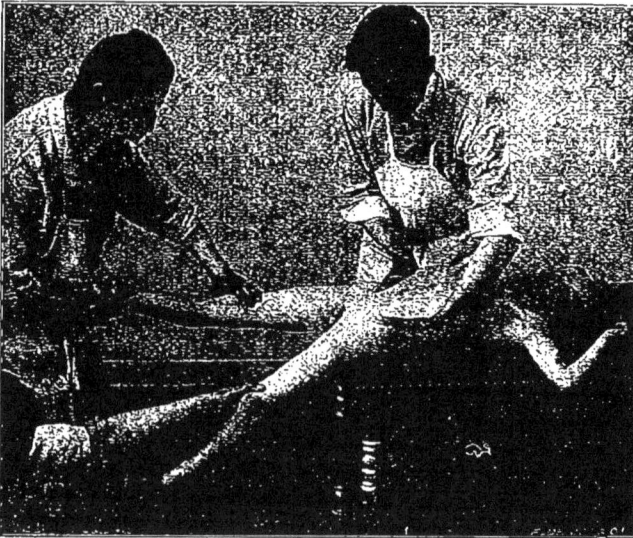

Fig. 462. — La jambe droite saine est remise dans l'extension (pour la fabrication de l'appareil plâtré) et repoussée en haut. La jambe gauche malade est tirée fortement et portée davantage en abduction. Cette traction est faite par un ou deux aides.

duction lorsque le genou se trouvera à 40 ou 50° en dehors de l'axe médian du corps prolongé. Il nous fait obtenir 40 à 50° au début, pour garder finalement 15°.

Une abduction de 15 à 20°, si elle persiste, et si la jointure s'ankylose dans cette attitude, compensera le léger raccourcissement réel qui existe presque toujours dans les cas où le raccourcissement apparent est très grand.

Une jambe ankylosée en abduction est, en effet, fonctionnellement, c'est-à-dire pratiquement, un peu plus longue qu'elle n'aurait le droit de l'être, si je puis ainsi parler, avec l'étoffe osseuse qu'elle possède. Inversement, une jambe ankylosée en adduction sera fonctionnellement et pratiquement plus courte que sa longueur réelle (son étoffe) ne le comporte.

Vous porterez donc la jambe dans une **abduction de plus de** 45°. Elle restera fixée pendant quelques mois dans un appareil plâtré. Dès qu'il s'est produit quelques adhérences dans cette position, on laisse revenir la jambe un peu en dedans, à chaque appareil nouveau. Il est dès lors assez facile de garder définitivement les 15° dont on a besoin pour faire la compensation du raccourcissement réel[1].

4e temps. — *Vérification de la position et plâtre* (fig. 457) et modelage ; comme plus haut, page 331.

3e cas. — Les ankyloses de la hanche
(dans les coxalgies guéries ou paraissant guéries).

Après l'étude du deuxième cas vient naturellement celle de la correction des déviations très anciennes, de la correction des ankyloses vicieuses *qui ne sont qu'un degré de plus* de la déviation en adduction dont nous venons de parler.

En réalité, il s'agit **presque toujours** (v. p. 305) **d'ankyloses incomplètes, non osseuses** : si l'on ne perçoit pas de mobilité du fémur, cela ne veut pas dire que cette soudure est osseuse et complète. Il vous faut avoir recherché les mouvements sous le chloroforme avant d'affirmer qu'il n'y en a pas.

Si l'ankylose est incomplète, on fait le redressement ; si elle est osseuse, l'ostéotomie.

A. CORRECTION PAR LE REDRESSEMENT SIMPLE

On peut faire ce redressement[2] de deux manières :

Ou bien sans chloroforme, en plusieurs séances, à raison d'une tous les vingt jours, par des corrections partielles et des plâtres successifs. Après 3 à 5 plâtres et 2 ou 3 mois, la correction est obtenue (v. fig. 448 à 452)

Ou bien avec chloroforme, en une ou deux séances.

Le deuxième procédé est plus facile, plus sûr et moins pénible pour le malade, malgré les apparences contraires.

Vous connaissez déjà la direction à donner aux manœuvres de redressement, mais on comprend que l'on doive employer ici des manœuvres beaucoup plus vigoureuses que dans les déviations de même sens survenues au cours de la coxalgie, et datant seulement de quelques mois.

Vous redresserez de la manière dite plus haut pour le deuxième cas, puisque la cuisse est presque toujours en adduction. Allez progressivement, lentement, patiemment, corrigez **surtout en tirant** très fortement sur la jambe, sans négliger cependant la pression sur le genou, ou plutôt sur le milieu du fémur.

1. L'abduction définitive persistante ne doit pas dépasser 15 à 20°, car au-dessus de ce chiffre elle amènerait, pendant la marche, un abaissement du bassin, préjudiciable à la régularité et à l'élégance de la démarche.
2. Voir, SUR LE REDRESSEMENT DES ANKYLOSES DE LA HANCHE, l'excellente thèse, très documentée, du Dr Quettier, de Berck (1894).

Vous ne briserez rien, si vous corrigez degré par degré, méthodiquement, **sans à-coups.**

Mettez-vous à trois ou quatre ; c'est ici nécessaire. Tandis que 2 aides tirent sur la jambe et le pied, vous serez aussi à 2 pour peser sur la cuisse et la pousser en bas et en dehors : **pesez à 4 mains,** synergiquement et méthodiquement sans discontinuer pendant 10, 12, 15 minutes. Vous arriverez ainsi au résultat cherché, — sans danger, — si vous avez soin de peser plutôt sur le tiers moyen de la cuisse que sur le genou exclusivement, car cette pression exclusive sur le genou, avec un pareil bras de levier,

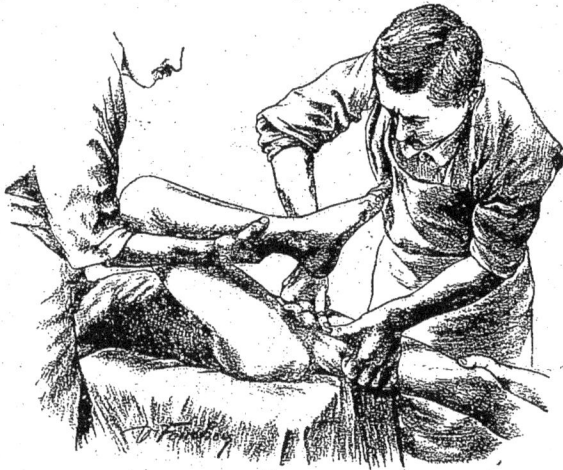

Fig. 463. — Rupture des adducteurs. Un aide fixe le bassin, l'autre porte la jambe malade en hyper-extension et abduction. L'opérateur presse de toute sa force avec les pouces sur le point d'insertion supérieur des adducteurs.

vous exposerait à des fractures. Ou, mieux encore, — pour éviter plus sûrement ce risque, — vous aurez pris la précaution de placer quatre attelles en bois le long de la jambe, du trochanter aux malléoles, attelles maintenues solidement avec des sangles, — et c'est sur le milieu de la cuisse, ainsi consolidée, que vous pèserez.

Il vous faudra souvent de 10 à 15 minutes, ou même plus, de tractions et de pesées continues avant d'obtenir le résultat cherché [1], c'est-à-dire avant d'avoir le genou malade à 15° au-dessous du plan de la table et à 40 et 50° en dehors de l'axe médian du corps.

Par les manœuvres de redressement décrites, on agit à la fois sur toutes les résistances, lesquelles sont de deux ordres :

1° Les *résistances extra-articulaires* provenant de la rétraction de tous les tissus mous, mais surtout des tendons adducteurs et fléchisseurs ;

1. Et même, en certains cas, vous n'y arriverez pas du premier coup. Vous n'aurez qu'une demi-correction, — que vous compléterez dans une deuxième séance de redressement, faites 3 ou 4 semaines plus tard.

2º Les *résistances articulaires* venant de la rétraction de la capsule ou des adhérences fibreuses ou ostéo-fibreuses unissant les deux extrémités osseuses.

Au lieu d'agir en même temps sur ces diverses résistances, il est souvent préférable de les isoler et de les attaquer l'une après l'autre. Si donc, en commençant le redressement, vous voyez très tendues et très dures les cordes des tendons, qui vous arrêtent, vous allez vous en occuper spécialement et exclusivement dans un premier temps, vous en aurez ainsi

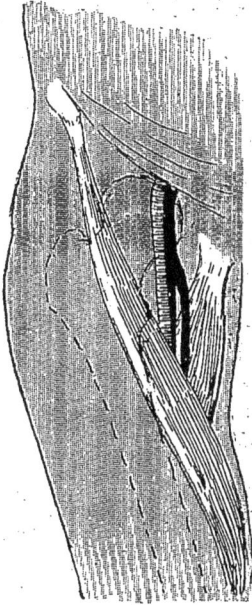

Fig. 464.   Fig. 465.

Fig. 464. — Dans l'adduction, les vaisseaux sont plus rapprochés des adducteurs que dans l'abduction (par conséquent, porter la cuisse en dehors autant qu'il est possible par des manœuvres modérées, avant de faire la ténotomie des adducteurs).

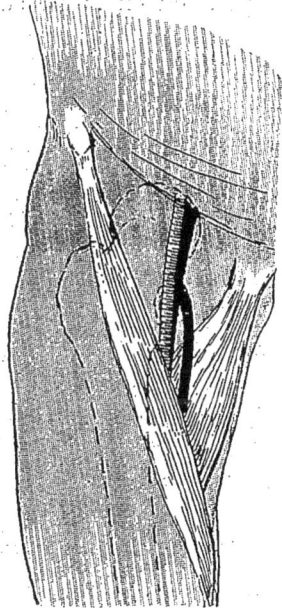

Fig. 465. — Rapports des tendons et des vaisseaux dans la position d'abduction.

plus facilement raison. Cet obstacle vaincu, le redressement deviendra aisé, car les tendons rétractés représentent souvent moitié, ou même plus, de la résistance totale.

Il y a deux manières d'agir sur les tendons : l'une sanglante et l'autre *non sanglante.*

Si vous n'êtes pas chirurgien, *tenez-vous-en* toujours à *celle-ci* et vous arriverez très bien, par la seule pression des pouces appliqués sur la corde saillante des tendons rétractés, à les assouplir, les pétrir, les allonger et même les rompre.

a. **Assouplissement, pétrissage, distension des tendons.**

Vous ferez les manœuvres indiquées chap. XIV, à propos de la luxation congénitale de la hanche, mais vous ferez ces manœuvres sur la cuisse étendue et non plus sur la cuisse fléchie.

b. **Rupture des tendons adducteurs** (fig. 463).

Deux pouces pressent fortement en travers sur la corde tendineuse, que 1 ou 2 aides, tirant la jambe en dehors, tendent au maximum. Après une pesée de 1 ou 2 minutes, on sent sous les pouces un premier tendon céder, puis un deuxième, puis les autres, pendant que la jambe se porte en dehors.

La rupture des tendons fléchisseurs avec les pouces est très difficile et amène un assez grand traumatisme ; mais vous arriverez à les distendre suffisamment par un long et patient brassage.

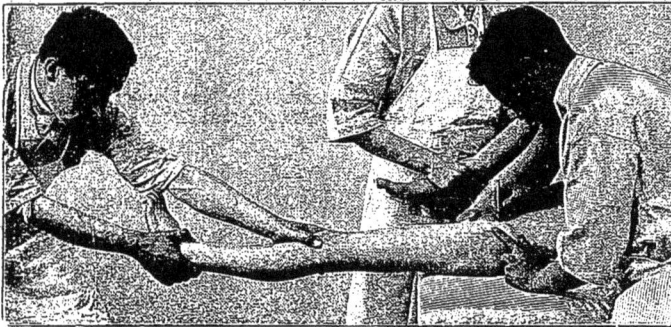

Fig. 466. — Ténotomie des fléchisseurs. — Un aide tire sur le pied d'une main, et de l'autre pèse sur le genou de haut en bas pour faire saillir les tendons fléchisseurs. Le ténotome est enfoncé en dedans du couturier, 1 cm 1/2 au-dessous de l'épine iliaque. L'opérateur pousse les tendons vers le tranchant avec les doigts de la main restée libre.

c. **La ténotomie.**

Si vous êtes chirurgien, vous préférerez la ténotomie à cette rupture des tendons par la pression des pouces. La section est plus expéditive et ne demande aucun déploiement de force.

On fait la ténotomie **sous-cutanée** (fig. 466 et 467) par une incision de quelques millimètres, ce qui met plus sûrement **à l'abri de toute infection** et est encore **plus simple**, quoi qu'on ait dit, que de faire la section des tendons à ciel ouvert. — Si quelques fibres échappent au ténotome, on les brisera facilement en faisant une traction, après que le ténotome aura été enlevé. Cette traction supplémentaire est d'ailleurs nécessaire aussi, bien qu'à un degré moindre, dans la ténotomie à ciel ouvert, la rétraction qui porte sur tous les tissus de la région ne pouvant être vaincue que par cette traction supplémentaire.

Le manuel opératoire est le suivant :

Instruments. — 1° Un ténotome pointu ; 2° un ténotome mousse. À la rigueur, un simple bistouri étroit suffit.

a. **Section des tendons fléchisseurs** près de l'épine iliaque (couturier, fascia lata, parfois même le droit antérieur).

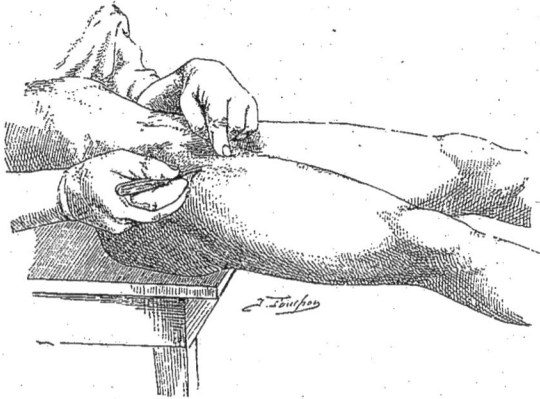

Fig. 467. — Autre procédé de ténotomie des fléchisseurs. Ici le ténotome est enfoncé en dehors des tendons : la main gauche de l'opérateur isole les vaisseaux tout en présentant les tendons fléchisseurs au tranchant de l'instrument.

La section se fait à 1 cm. 1/2 au-dessous de l'épine iliaque antérieure et supérieure en piquant en dedans de la corde tendineuse et en coupant de dedans en dehors.

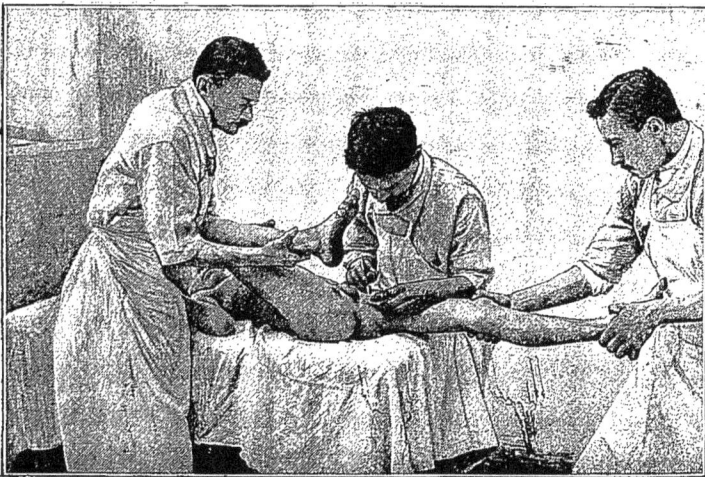

Fig. 468. — Un aide tire la jambe en dehors pour faire saillir la corde des adducteurs. On coupe les tendons de dehors en dedans. La main gauche est occupée d'abord à pousser les tendons vers le ténotome, puis à soulever la peau pour la sauver de l'atteinte du tranchant.

Place des aides (fig. 466). — Un premier aide tient la jambe saine fortement fléchie sur le ventre, pour immobiliser le bassin. Un deuxième aide tire sur le genou malade et le porte en bas en extension.

1er **temps**. — *Incision cutanée*. — On incise avec le ténotome pointu, sur une longuer de 4 à 5 mm., le long du bord interne des tendons saillants, à 1 cm. 1/2 au-dessous de l'épine iliaque, et l'on introduit la pointe jusqu'à une profondeur d'environ 2 cm. 1/2.

2e **temps**. — On retourne ce même ténotome, le bord tranchant en dehors ; ou bien on introduit le ténotome mousse parallèlement à l'incision, à cette même profondeur, puis on le tourne en dehors.

3e **temps**. — On sectionne par un mouvement de scie, tandis que l'index gauche ramène les tendons de dehors en dedans sur la tranche du ténotome. On évite de perforer la peau en dehors avec la pointe du ténotome.

4e **temps**. — Une secousse s'est produite

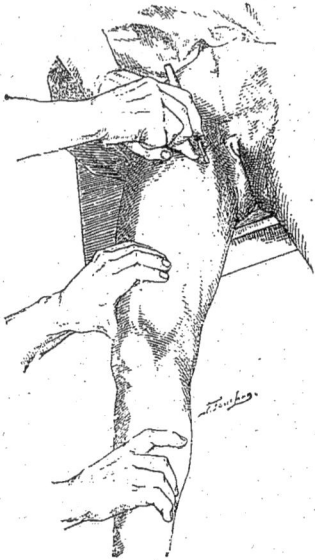

Fig. 469. — Encore la ténotomie des adducteurs. Ici le ténotome est conduit sur l'index gauche dont la pulpe repousse en dehors les vaisseaux.

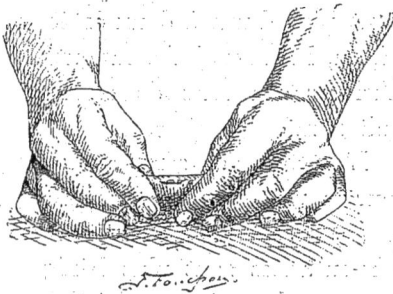

Fig. 470. — Hémostase après la ténotomie ; on exprime le sang en pressant fortement les deux lèvres de la peau ; après quoi, on fait la compression.

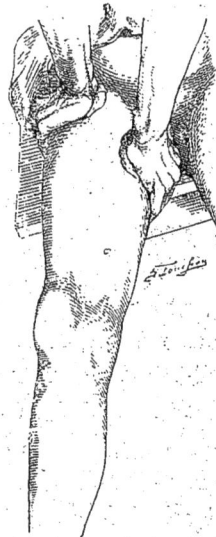

Fig. 471. — Hémostase. Un aide comprime fortement de ses deux mains, munies de tampons, les deux petites plaies produites par la double ténotomie.

et une dépression cutanée a succédé à la section des tendons. Le ténotome est retiré ; vous tamponnez à travers la peau, en **pressant vigoureusement**, pour assurer l'hémostase.

Par votre pression et quelques tractions de l'aide sur le genou s'achèvent la division des tendons et la correction de la flexion.

b. **La ténotomie des adducteurs** (fig. 468 et 469).

Le manuel opératoire est calqué sur le précédent, avec les petites modifications que l'on devine ; le **ténotome pénètre en dehors des tendons** et non pas en dedans, les aides tirent la jambe en dehors et non pas en bas. On fait la section à 1 cm. au-dessous des insertions supérieures, le long du bord externe de la corde rendue saillante, par une traction en dehors. On se place en dehors du membre malade.

On met l'index gauche sur la corde saillante, puis on laisse glisser (comme une muscade) cette corde, en dedans, — sans enlever l'index qui touche alors le bord externe du tendon. Sur l'ongle de l'index, on pose le dos du ténotome qu'on pousse ensuite dans les tissus jusqu'à la profondeur voulue, et on incise les tendons de dehors en dedans, en évitant de trouer la peau en dedans avec la pointe.

On fait ensuite une hémostase soignée, puis encore de l'abduction pour arriver à l'hypercorrection (abduction de 35 à 40° au moins).

La correction, dans les deux cas, est maintenue par un appareil plâtré très solide et très bien modelé. La compression faite pour l'hémostase doit être prolongée avec le plus grand soin jusqu'à la « prise » du plâtre. Cette compression est nécessaire pour éviter des hématomes sous-cutanés qui pourraient s'infecter par la suite.

B. — LA CORRECTION DES ANKYLOSES PAR L'OSTÉOTOMIE

J'ai dit, p. 305, que vous n'aurez à faire presque jamais la section de l'os, parce que presque jamais la coxalgie vraie ne laisse d'ankylose osseuse. Je ne fais pas personnellement plus d'une à deux ostéotomies par an, bien que j'aie, en tout temps, plusieurs centaines de coxalgies en traitement.

L'ostéotomie sera **sous-cutanée** pour la même raison que la ténotomie, parce que les interventions sous-cutanées sont plus bénignes et mettent plus sûrement à l'abri de l'infection que si elles sont faites à ciel ouvert.

L'ostéotome sépare les deux tiers ou les trois quarts de l'épaisseur de l'os, et on finit la section par une ostéoclasie, ce qui rend l'intervention plus sûrement bénigne.

Où doit se faire la section de l'os ?

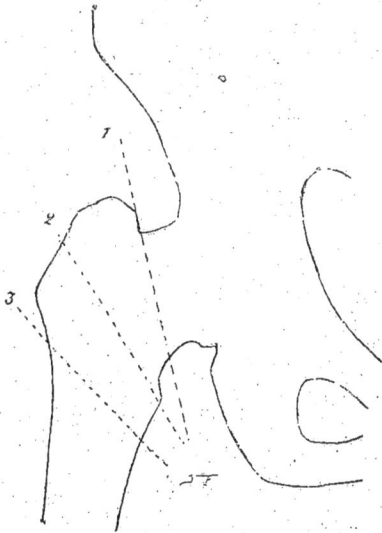

Fig. 472. — Où peut se faire l'ostéotomie. — 1. Ostéotomie cervicale ou plutôt cervico-trochantérienne (la plus utile). 2 Trochantérienne (encore recommandable). 3. Sous-trochantérienne (faite ordinairement, mais *à tort)*

Au point de vue orthopédique, elle devrait se faire au niveau de l'angle de coudure (fig. 472).

Mais, à cause du siège de l'ancien foyer morbide qui peut, à la rigueur, n'être pas entièrement éteint, il vaut mieux que la rupture soit faite un peu en dehors de ce point.

Ainsi donc elle ne se fera pas contre l'os iliaque, vous seriez trop près de l'ancien foyer ; mais à **la partie la plus externe du col.** En tout cas ne descendez pas **plus bas que le milieu du grand trochanter** (fig. 472, 2) parce

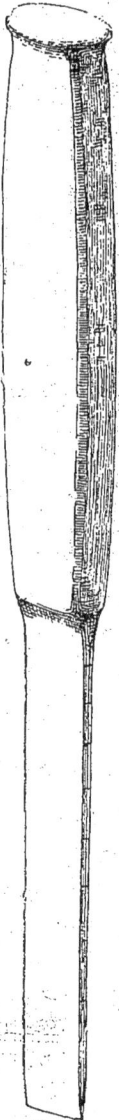

Fig. 474.   Fig. 475.

Fig. 474. — Ostéotomie cervico-trochantérienne. Mauvaise direction transversale de l'ostéotome qui pénétrerait dans le bassin.
Fig. 475. — Bonne direction ; — doit être presque verticale en certains cas.

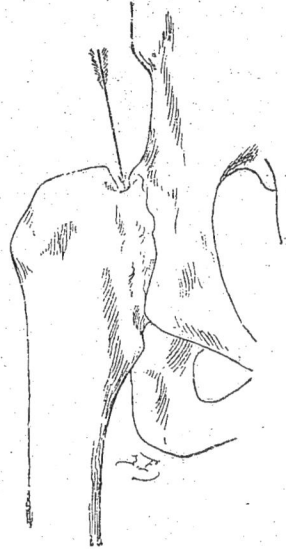

que vous seriez alors trop loin de l'angle de coudure et votre bénéfice serait trop amoindri au point de vue de l'allongement du membre ; c'est pour cela que nous condamnons l'ostéotomie sous-trochantérienne conseillée dans certains livres ; elle est un peu plus facile, c'est vrai, mais notablement moins avantageuse.

Fig. 473. — Ostéotome ordinaire.

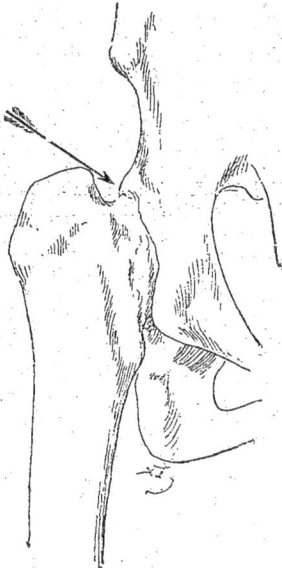

Pour tout concilier, vous pouvez aborder l'os à 1 **cent.** ou 1 **cent. 1/2 au-dessous du bord supérieur** du grand trochanter (fig. 472, 1 et 2).

La section ne sera pas transversale, — on risquerait de pénétrer dans l'os iliaque ; elle sera parfois presque verticale (fig. 475). — Elle aura sensiblement la direction de la bissectrice [1] de l'angle formé par la diaphyse du fémur et l'axe bicotyloïdien (fig. 475).

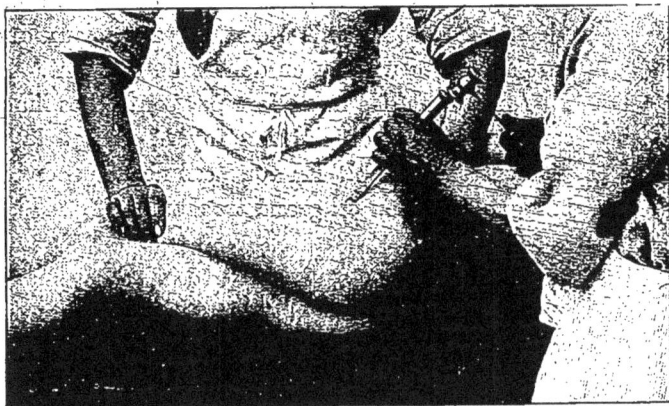

Fig. 476. — Ostéotomie *(b)*, voir fig 477 *(a)*. — Position du malade. Sur cette fig. 476 le manche de l'ostéotome est trop relevé. Sa direction doit être celle indiquée fig. 478).

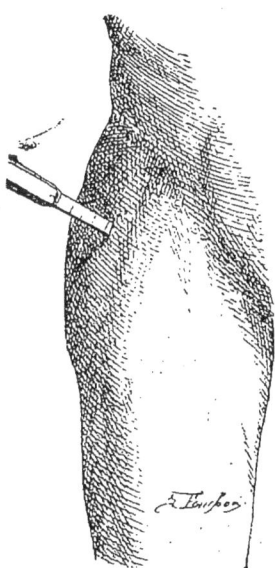

Fig. 477. — Ostéotomie *(a)*. — L'ostéotome est introduit parallèlement à l'incision cutanée *jusqu'à l'os*, à l'union du trochanter et du col. Puis l'ostéotome est tourné de 90° (voir chap. xxvi, fractures du col).

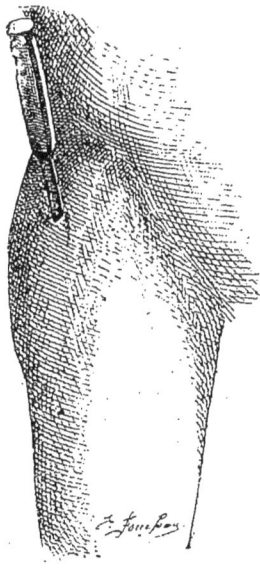

Fig. 478. — Suite *(c)*. — Diriger l'ostéotome suivant une ligne allant vers le milieu de la face interne de la cuisse. Les bords sup. et inf. de l'ostéotome doivent rester parallèles au plan déterminé par l'axe de la diaphyse et l'axe du col.

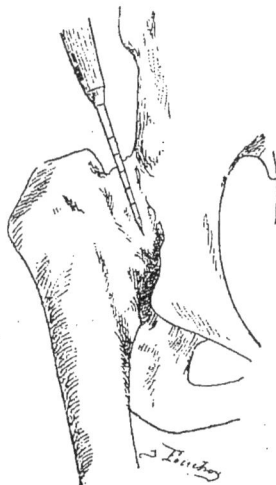

Fig. 479. — Porter l'instrument au ras du trochanter, plus en dehors que ne l'indique cette figure. L'ostéotome est enfoncé par quelques coups de marteau, de façon à sectionner les 2/3 ou les 3/4 de l'os.

1. Cette indication suffit pour la pratique, car on n'a jamais affaire qu'à des adductions de moins de 45° (dans l'ankylose osseuse). Mais l'indication ne serait plus vraie pour une adduction extrême supposée, de 80° par exemple (il faudrait, en ce cas, faire l'ostéotomie sous-trochantérienne).

Hémostase par une pression prolongée, et fixation en hypercorrection (fig. 481).

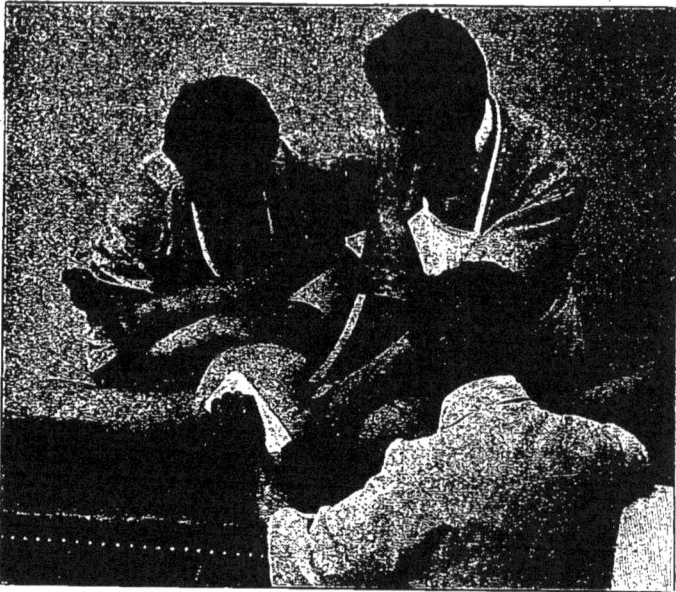

Fig. 480. — Ostéotomie (suite). — La section de l'os étant faite aux 2/3 ou aux 3/4, on enlève l'ostéotome et *on finit par une ostéoclasie*. Pour ceci, la cuisse est portée très fortement en flexion et adduction *comme si l'on voulait exagérer la déviation existante* (c'est le 1er temps de cette ostéoclasie finale).

Le traitement consécutif est le même que celui du redressement simple. On laisse le grand plâtre six mois, puis on fait lever l'enfant avec un petit

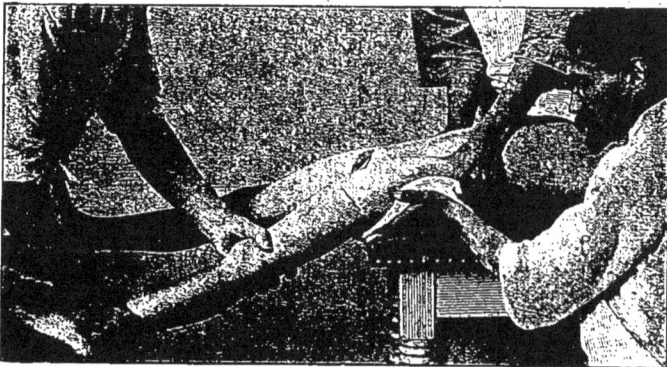

Fig. 481. — Ensuite (2e temps) la cuisse est portée dans la position de correction, c'est-à-dire en hyperextension et abduction forcées.

appareil, — qu'on ne supprimera que 1 an 1/2 plus tard, lorsque l'attitude se maintiendra d'elle-même.

L'ostéoclasie.

Bien qu'elle soit, en réalité, un peu plus traumatisante et moins précise que l'ostéotomie, l'ostéoclasie manuelle peut rendre des services : pour les enfants dont les parents ne veulent à aucun prix entendre parler d'ostéotomie, ni de sang, ni de trou à la peau. Je l'ai faite dans ces conditions sans incident, avec un excellent résultat final. Cependant, je ne vous conseille d'y recourir que dans les seuls cas où les rayons X vous auront

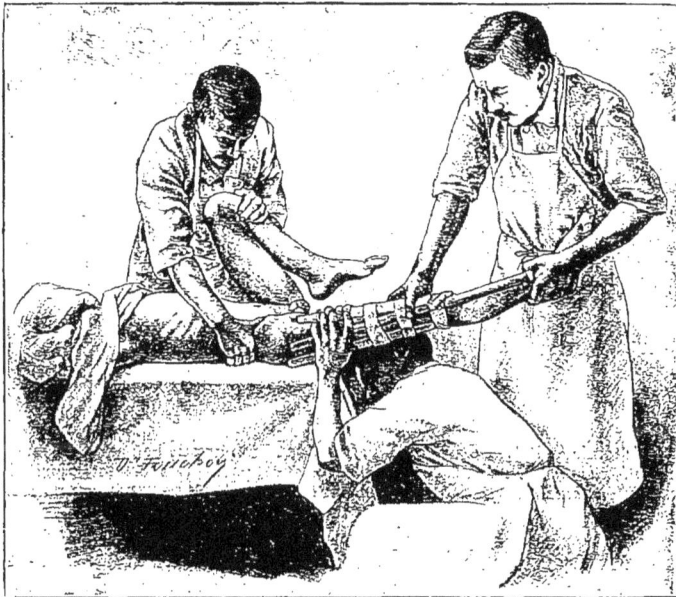

Fig. 482. — Ostéoclasie d'emblée. — Un aide maintient le bassin (ou mieux 2 et même 3 aides solides fixent le bassin). L'opérateur saisit le membre (préalablement consolidé au moyen d'attelles serrées avec des sangles) ; un autre aide saisit la cuisse le plus près possible de la racine et tous deux, opérateur et dernier aide, poussent la cuisse en bas et en dehors jusqu'à ce que l'os se brise.

montré un col assez grêle et atrophié — ou bien, à défaut de cette donnée, lorsque vous aurez trouvé, sous chloroforme, quelques mouvements obscurs, mais insuffisants pour faire un redressement ordinaire.

Dans ces 2 cas, vous avez toutes les chances de briser l'os sur le col ou très près de l'angle de couture.

Pour y réussir, on consolidera la diaphyse fémorale à l'aide de 4 attelles en bois maintenues par des sangles fortement serrées, véritable appareil de Scultet (v. fig. 482).

1er *temps* [1]. — On place les attelles en bois.

2e *temps*. — 2 ou 3 aides maintenant le bassin, on pratique une pesée sur le milieu de la cuisse, jusqu'à ce que l'os cède.

1. Après s'être assuré que l'ankylose est bien complète.

4e *cas.* — **Le traitement des luxations du fémur.**

J'ai dit que si la tête fémorale est conservée, *ce qui est très rare*, on fait la réduction comme dans une luxation congénitale de la hanche (v. chap. xiv).

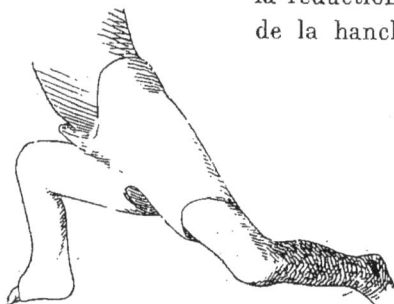

Fig. 483. — Luxation *droite.* — 1re position *après la réduction* (voir p. 348). Pour mieux assurer l'immobilisation, la cuisse saine a été plâtrée.

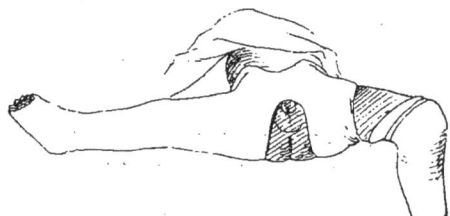

Fig. 484. — 2e étape. La jambe gauche (saine) est encore dans un collier de plâtre.

Mais, si la tête est détruite (*ce qui est le cas ordinaire*), on ne peut qu'appuyer le trochanter dans le fond du cotyle. — Il faut se guider ici,

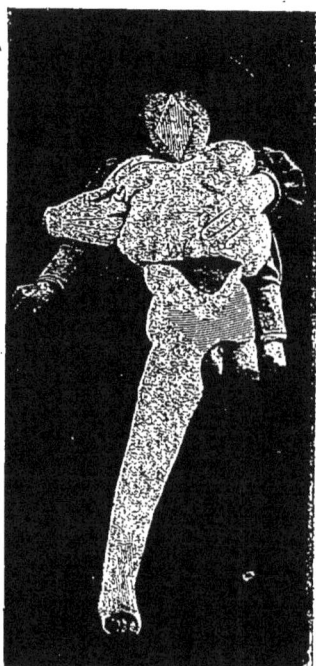

Fig. 485. — 3e étape (grand plâtre).

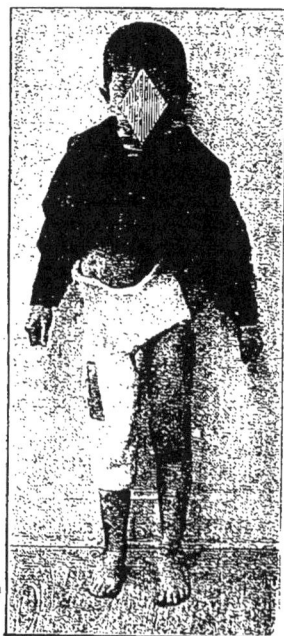

Fig. 486. — 4e étape. L'enfant marche.

à chaque pas, sur les indications de la radiographie. — Ce traitement est difficile et est réservé à peu près exclusivement aux spécialistes. Le voici figuré (fig. 483 à 494).

348   COXALGIE. — TECHNIQUE DU TRAITEMENT DES LUXATIONS

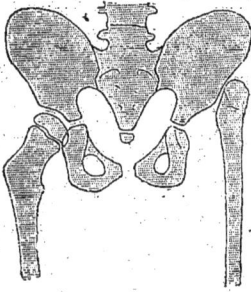

Fig. 487. — Luxation de la hanche droite.
Radiogramme du 2 sept. 1901.

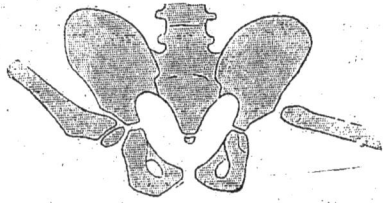

Fig. 488. — 23 septembre 1901. — On essaie de
réduire par une abduction de près de 90°,
mais sans succès.

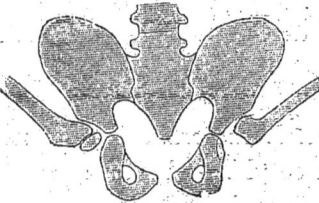

Fig. 489. — 23 septembre 1901. — Pour faire
pénétrer le fémur dans la cavité, il faut mettre
la cuisse *en flexion à angle aigu sur le ventre*,
et abduction d'environ 60°.

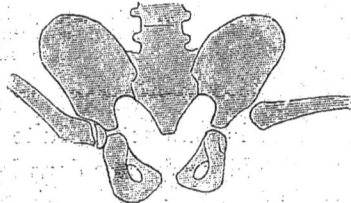

Fig. 490. — 28 octobre 1901. — Un mois après,
on essaie de diminuer la flexion et l'abduction. La radiographie laisse voir que le fémur
a une tendance à s'échapper de sa cavité.

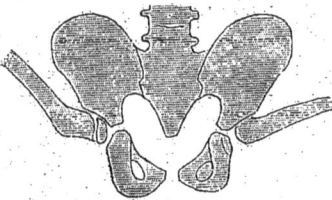

Fig. 491. — 28 octobre 1901. — Devant cette
constatation, l'on remet aussitôt dans l'ancienne position d'abduction et flexion : la
radiographie montre que, de nouveau, la réduction est acquise.

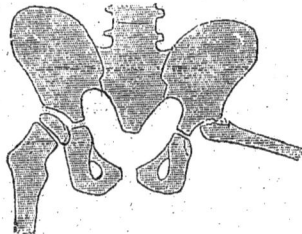

Fig. 492. — 23 décembre 1901. — Nouvelle
tentative pour ramener le fémur en abduction
de 90°. Cette fois la réduction se maintient,
on voit qu'il s'est produit un petit pont osseux entre le rebord de la cavité et le fémur.

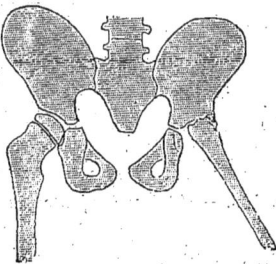

Fig. 493. — 6 mai 1902. — Le fémur a été
ramené peu à peu en plusieurs étapes. La
réduction s'est toujours maintenue.

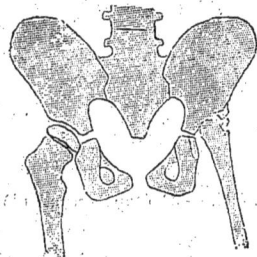

Fig. 494. — 22 juin 1902. — Abduction de 20°
environ. La réduction s'est maintenue. Le
petit pont osseux a de la tendance à s'accroître. L'enfant peut marcher facilement.

LE TRAITEMENT DES ABCÈS DE LA COXALGIE

Le traitement par les ponctions et les injections est le seul rationnel. Nous en avons exposé la technique, tout au long, au début de cet ouvrage, dans le chapitre III.

Voici quelques indications se rapportant particulièrement au traitement des abcès de la coxalgie.

Quelques précautions à prendre suivant le siège de l'abcès. — Lorsque l'abcès est loin des vaisseaux, rien à noter de particulier ; mais lorsque l'abcès siège, soit en avant dans la région des vaisseaux fémoraux, soit

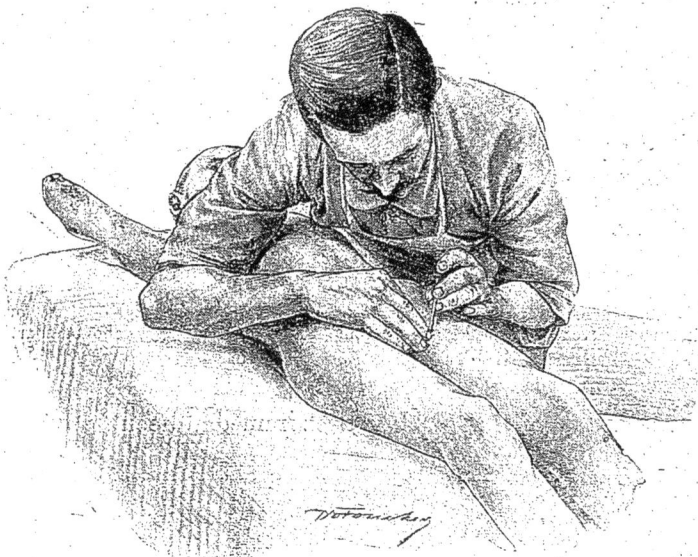

Fig. 495. — Ponction en dehors des vaisseaux. L'opérateur isole les vaisseaux d'une main. pendant qu'il ponctionne de l'autre main.

au-dessus de l'arcade crurale, dans le bassin, il y a quelques particularités à connaître.

a. **Au-dessus de l'arcade crurale** (fig. 495).

Palpez d'abord l'artère fémorale qu'on sent battre ; en dedans de l'artère se trouve la veine, pour laquelle vous compterez un centimètre et demi.

Vous examinerez où vous devez aborder la collection, si c'est en dehors de l'artère ou en dedans de la veine. Cela dépend de la facilité avec laquelle la pression des doigts fait saillir cette collection purulente plus fortement et plus nettement, en dehors ou en dedans (fig. 496 et suivantes).

Lorsque vous vous êtes décidé pour le point interne ou l'externe, votre aide essaie de passer son doigt sous les vaisseaux, du côté opposé à celui où vous allez ponctionner, et il pousse la collection vers vous ; elle devient, par cette manœuvre, plus facilement accessible. On évite ainsi de blesser les vaisseaux (fig. 496 à 499).

Admettons pourtant que vous les blessiez : aussitôt, un très fort jet

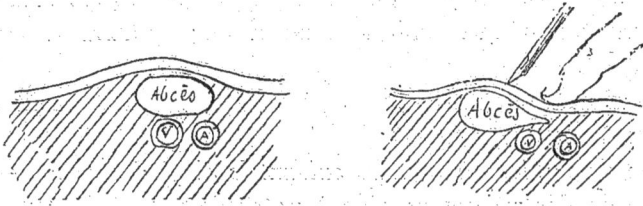

Fig. 496. — 1. Petit abcès en avant de la veine fémorale. — Fig. 497. L'abcès est repoussé en dedans
par la pression du doigt. L'aiguille, dirigée de dehors en dedans, contre la face dorsale du doigt,
ne risque pas d'atteindre la veine.

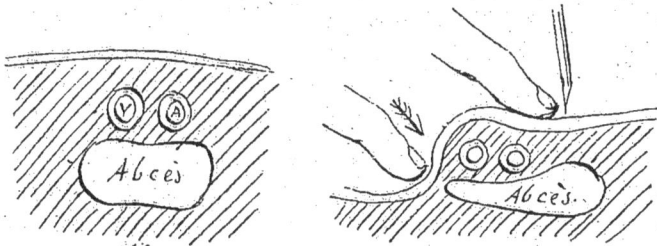

Fig. 498. — 1. Abcès placé en arrière des vaisseaux. — Fig. 499. 2. Un doigt déprime fortement la
peau en dedans de la veine dans le sens de la flèche. L'abcès fait saillie en dehors de l'artère, qu'un
doigt protège pendant la ponction.

de sang vient par l'aiguille ; vous la retirez immédiatement, et vous mettez

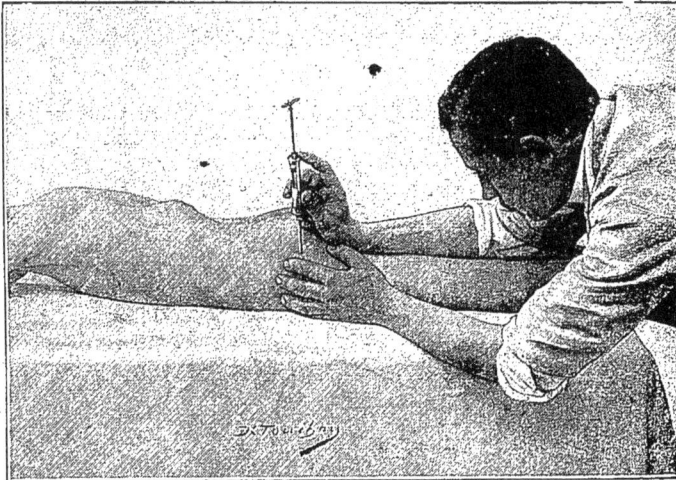

Fig. 500. — Abcès de la fesse. — Il est facile d'éviter le nerf sciatique situé à égale distance
du trochanter et de l'ischion.

le doigt sur l'orifice, en comprimant un instant, puis, tranquillement,
comme dans le pansement de la saignée du bras (c'est la même chose au

fond), vous appliquez sur le point qui saigne un tampon de ouate avec
quelques tours de bande Velpeau. Ce pansement légèrement compressif
sera laissé en place pendant cinq ou six jours ; après quoi vous recommen-

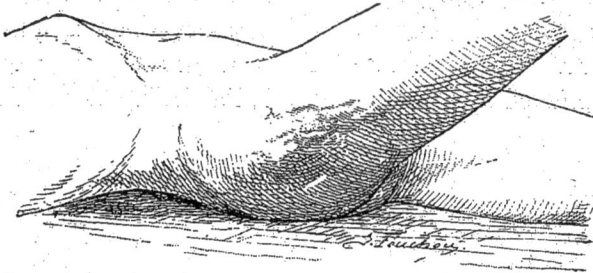

Fig. 501. — Fistules multiples (voir les figures suivantes).

cerez vos ponctions, en vous portant un peu plus loin des vaisseaux, soit
en dedans, soit en dehors.

b. **Au-dessus de l'arcade crurale.**

Un aide fait saillir encore davantage la collection purulente, par une
compression exercée de haut en bas sur la fosse iliaque interne. Vous raserez
avec votre aiguille l'arcade crurale, pour être bien sûr d'éviter le péritoine,

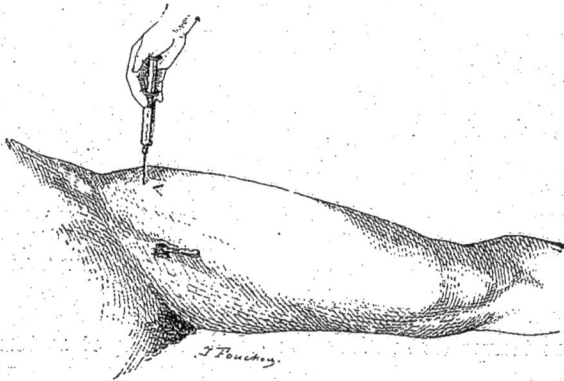

Fig. 502 — Injection dans les trajets fistuleux par *voie rétrograde* Le liquide modificateur, injecté
en A dans la cavité articulaire, ressort par le ou les orifices fistuleux qu'on bouche, avec un large
tampon. On a suivi ici la voie externe pour pénétrer dans l'articulation au lieu de la voie antérieure
indiquée page 393, — mais on peut prendre aussi cette voie antérieure.

en vous tenant en dehors des vaisseaux ou en dedans suivant le cas (v. aussi
fig. 496 à 499).

c. **En arrière de la cuisse** (fig. 500).

Vous éviterez le nerf sciatique, en vous rappelant qu'il passe sensiblement à égale distance du trochanter et de l'ischion.

5e *cas.* — **Le traitement d'une fistule de coxalgie.**

Ce traitement doit s'inspirer de celui indiqué (chap. III et V) pour les fistules en général, et pour les fistules du mal de Pott (v. fig. 501 à 504). — Mais ici, à la hanche, on peut faire davantage, à savoir la résection.

Le drainage, l'arthrotomie et la résection de la hanche.

Nous avons dit (p. 286) leurs indications respectives.

Le *drainage* se fait, comme partout ailleurs, au moyen d'incisions pratiquées dans tous les points où l'on soupçonne que le pus est retenu.

L'*arthrotomie*, ou simple ouverture de l'articulation, se fait comme les

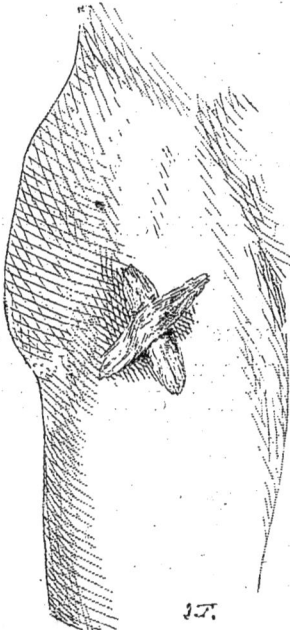

Fig. 503. — Le pansement après l'injection. 1° Deux tampons en croix sont placés sur la fistule pour maintenir l'occlusion.

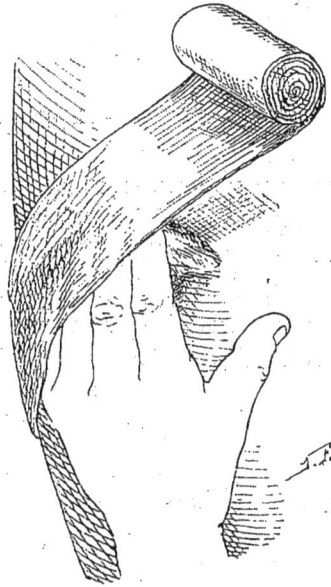

Fig. 504. — 2° Un aide maintient ces tampons pendant l'enroulement de la bande. Ce qui assurera l'oblitération de la fistule d'une injection à l'autre.

quatre premiers temps de la résection de la hanche et se termine par un large drainage.

Nous allons exposer la technique de la résection.

La résection de la hanche [1] (fig. 505 à 511).

1er **temps.** — *Incision de la peau* sur la ligne allant de l'épine iliaque antérieure et supérieure à l'angle antéro-supérieur du trochanter, en dépassant de deux centimètres, dans chaque sens, ces deux points extrêmes.

2e **temps.** — *Reconnaître l'interstice* du fascia lata et du moyen fessier et en écarter les 2 lèvres. Si cet interstice n'est pas reconnaissable, ce qui est le cas dans les vieilles suppurations de la hanche, couper, dans la direction de l'incision cutanée, les tissus lardacés, jusqu'à la capsule.

1. Dont les indications sont si EXCEPTIONNELLES, vous ne l'avez pas oublié (V. p. 286).

· 3e **temps.** — *Dénudation de la capsule* ou ce qui en reste.

4e **temps.** — *Ouverture de la capsule par une incision en croix.* — La tête fémorale apparaît.

5e **temps.** — *On enlève la tête sans luxer le fémur.* — Si la tête est complètement nécrosée ou en bouillie, ce qui est fréquent dans ces coxalgies, on l'enlève en entier avec la curette et on dénude le cotyle. — Si la tête fémorale n'est pas nécrosée ni en bouillie, on n'enlève (avec le ciseau à froid poussé avec les mains ou le marteau) que la moitié supérieure de la tête et du col, pour assurer l'écoulement du pus ; la moitié restante nous sera extrêmement utile au point de vue orthopédique pour empêcher les luxations ultérieures.

6e **temps.** — *On fait la toilette avec une curette,* puis avec des gazes montées, qu'on promène à frottement dans la cavité cotyloïde et les parties voisines pour enlever tous les débris. *Et l'on fait l'hémostase.*

Je dois accorder une mention spéciale à **l'hémostase** à faire soit pendant, soit après l'opération. Vous devez vous en occuper à chaque pas.

Il faut aller vite, — c'est entendu. Mais il est une chose qui importe encore davantage que d'aller vite (le *tuto* avant le *cito*) :

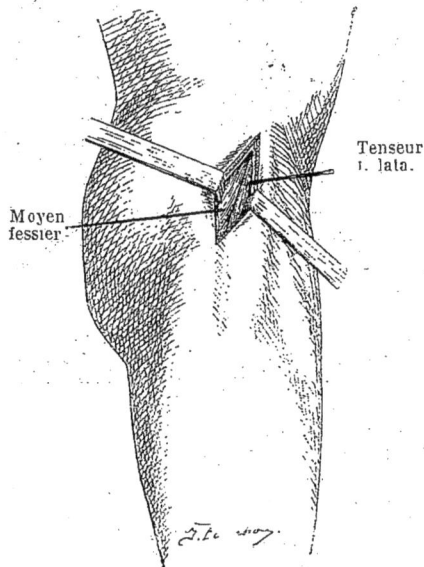

Fig. 505. — Tracé de l'incision, soit pour le drainage de la jointure, soit pour la résection. On voit, dans le fond de la plaie, l'interstice qui sépare le moyen fessier du tenseur du fascia lata.

c'est de **veiller à ce que le sujet ne perde pas de sang** ou n'en perde que le moins possible.

Pour cela, à chaque temps de l'opération, on pince au fur et à mesure les petits vaisseaux qui peuvent avoir été ouverts. Quant au saignement en nappe des parties molles ou des os, on met des **tampons** et **l'on presse** dessus **fortement** une, deux, trois, quatre, cinq minutes, jusqu'à ce que cela ne saigne plus. Puis on avance de nouveau, on comprime encore, et ainsi de suite.

Si vous êtes attentif à bien faire l'hémostase, le choc opératoire sera presque nul, même avec une opération d'une demi-heure ou de trois quarts d'heure ; au contraire, le choc serait grave, même avec une opération courte, si vous n'aviez pas bien fait l'hémostase.

A la fin de l'opération, on fait l'hémostase définitive par un tamponne-

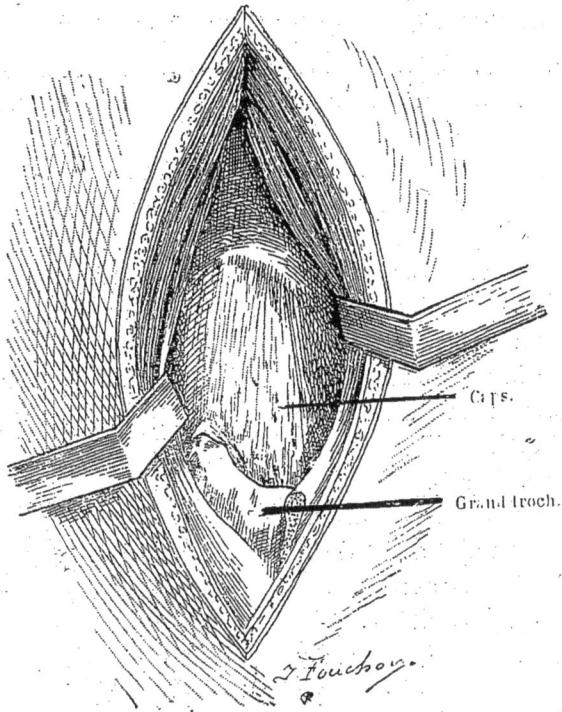

Fig. 506. — On pénètre dans cet interstice et l'on voit la capsule articulaire.

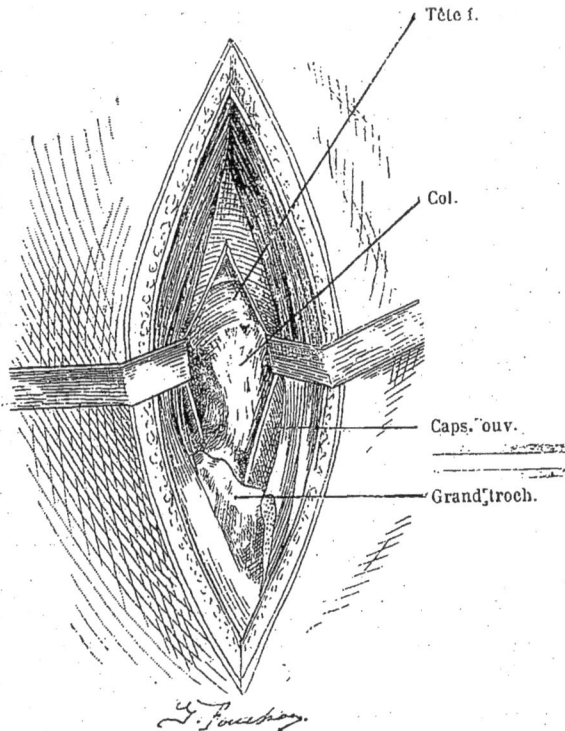

Fig. 507. — Arthrotomie. La capsule articulaire est ouverte dans toute sa longueur et laisse voir la tête et le col fémoraux.

ment du fond du cotyle et une **pression** énergique, que l'on continue 10 à 12 **minutes** avant de procéder au pansement.

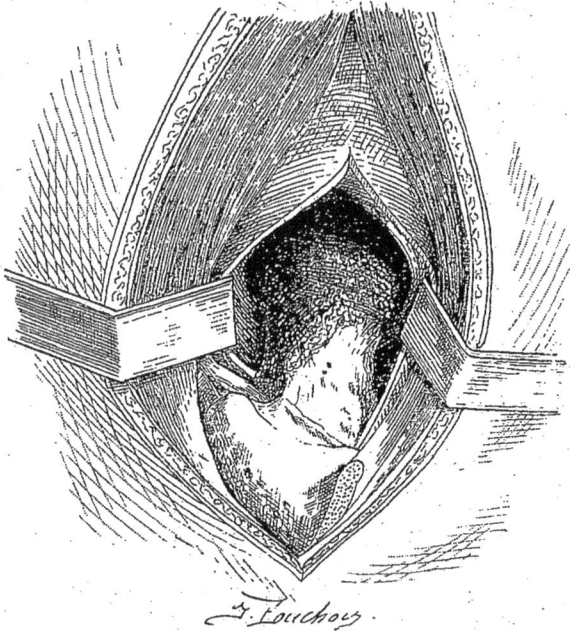

Fig. 508. — La partie supérieure de la tête et du col a été abrasée ; ce qui suffit parfois pour assurer le drainage de la cavité.

On place un ou deux gros drains dans la jointure, et, s'il y a lieu, dans le trou du plafond cotyloïdien agrandi au besoin, et l'on dispose, autour du drain, des tampons de ouate pour vingt-quatre heures. On suture les deux extrémités de la plaie.

7e **temps.** — *L'appareil.* — On fait par-dessus le pansement *un grand plâtre* dans une position d'extension et de légère abduction.

Le lendemain, on pratique une fenêtre carrée au niveau de la région opératoire en suivant comme indication la ligne d'incision, et l'on enlève les tampons en les humectant préalablement d'eau oxygénée. Dès lors, on continue les pansements à travers la fenêtre du plâtre.

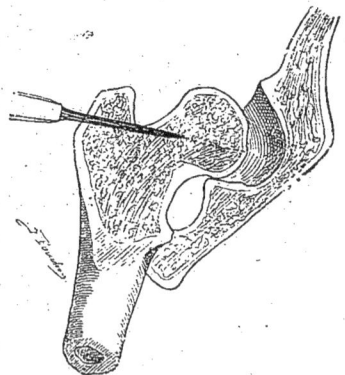

Fig. 509. — Résection de la moitié supérieure du trochanter, du col et de la tête au moyen d'un ciseau à froid poussé à la main.

La **technique** de la résection **différerait** un peu si l'on était intervenu pour une de ces **coxalgies** qui s'éternisent, à forme de carie sèche (v. sixième

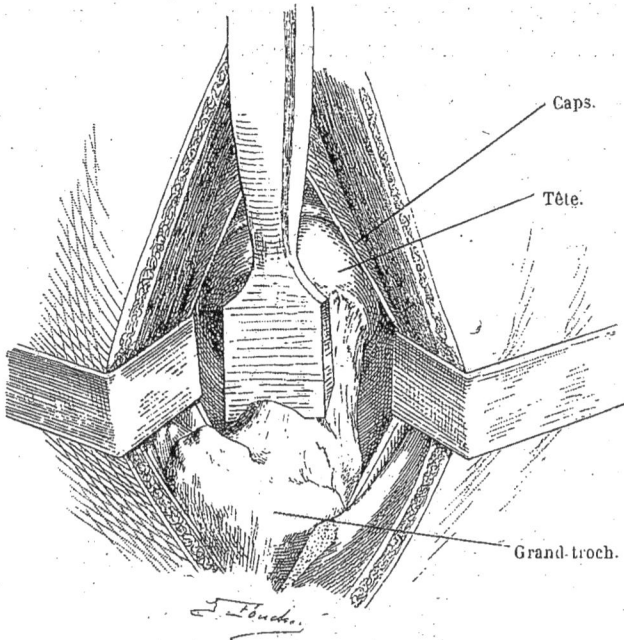

Fig. 510. — Ablation complète de la tête et du col. — Un ciseau à froid, poussé à la main, sectionne le col près de sa base, et presque perpendiculairement à son axe.

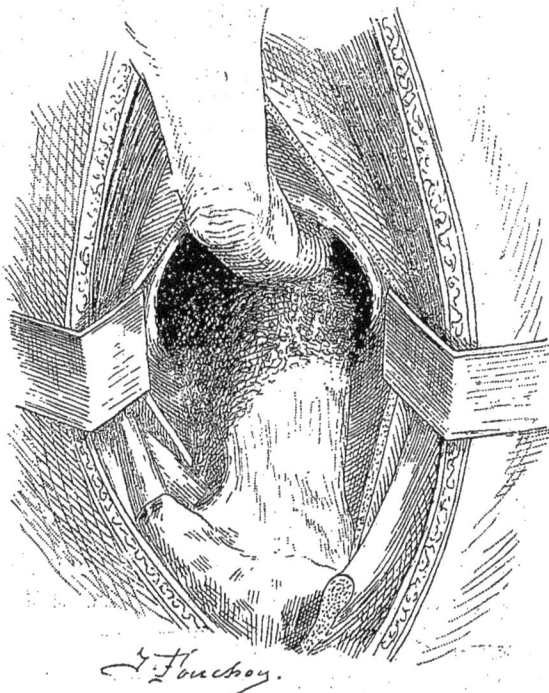

Fig. 511. — Exploration de la cavité cotyloïde après abrasion de la tête.

cas), parce qu'alors on recherche la guérison complète et immédiate du malade, c'est-à-dire la réunion par première intention.

En ce cas, l'on se conduit comme dans la résection du genou pour tumeur blanche non ouverte. On se garde avec plus de soin que jamais de toute faute d'asepsie. On abrase tous les points suspects des deux extrémités osseuses et des tissus mous environnants.

Pour les os, cependant, on cherche à concilier avec le souci d'enlever tous les points malades celui de conserver un crochet de tête, ou au moins

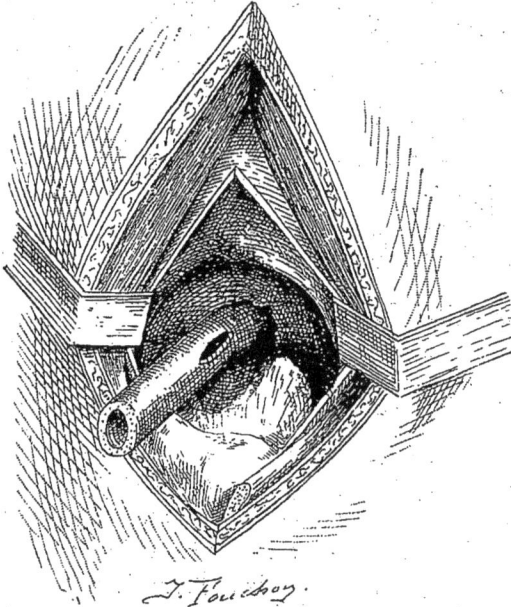

Fig. 512. — Drainage après abrasion de la tête fémorale et d'une partie du col. Le drain pénètre dans la perforation du plafond cotyloïdien.

de col, suffisant pour obtenir un appui solide de la jambe au niveau même du cotyle.

On touche à la solution phéniquée forte (au 1/10 par exemple) et l'on tamponne, dix minutes, très énergiquement les surfaces osseuses, pour bien assurer l'hémostase, avant de fermer la plaie.

Vous ne la fermez pas en entier, vous mettez deux petits drains à ses deux extrémités pour empêcher les hématomes qui s'infectent si facilement. — On enlève ces drains du sixième au huitième jour.

LA CONVALESCENCE DE LA COXALGIE

A quel moment met-on l'enfant sur pieds ?

En règle générale, lorsque le foyer tuberculeux est guéri.

On peut le considérer comme guéri 6 à 10 mois après la disparition des

manifestations cliniques ; fongosités, empâtement et douleur soit spontanée, soit à la pression.

On met alors [1] l'enfant sur pieds ; au début, avec l'appui de deux
béquilles ou mieux encore de deux mains étrangères, puis de deux bâtons
(fig. 513), puis d'un seul bâton ou plutôt d'une **canne tenue du côté opposé
à la hanche malade.**

Il fera ses exercices de marche de 10 heures du matin à 6 heures du soir.

Il marchera 5 minutes toutes les 2 heures [2] pendant les 2 premiers mois, puis
5 minutes toutes les heures pendant 2 autres mois ; puis 10 minutes par heure les
4 mois suivants, après quoi il sera rendu
au régime normal.

Appareils de convalescence.

1er *cas.* — Si la hanche a **conservé** la
totalité ou la plus grande partie **des mouvements**, on lui fait construire, **pour faire
ses premiers pas**, un appareil amovible en
celluloïd, — soit le petit appareil s'arrêtant au genou (fig. 514, 515), — soit,
mieux, un grand appareil prenant le pied,
mais articulé au genou et au pied (fig. 516,
517). — Il ne s'en servira que de 10 heures
à 6 heures. Sa hanche sera libre dans la
journée le reste du temps, et toute la nuit.

Six à dix mois plus tard, l'on commence
à masser doucement les jambes et à les
électriser, à les baigner, et l'on apprend au
malade à marcher correctement, méthodiquement, en « méditant » chaque pas.
Après un an, tout appareil est supprimé.

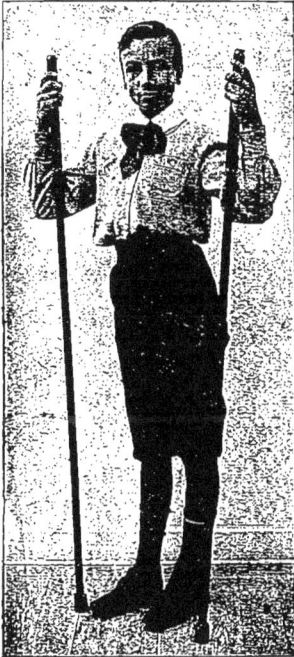

Fig. 513. — **Les bâtons qui remplacent
avantageusement les béquilles pour
le coxalgique convalescent.**

2e *cas.* — Si le malade a la **hanche raide** avec une **tendance à se dévier,**
on lui laisse constamment un appareil.

Ce sera un **petit** plâtre inamovible, ou bien un grand celluloïd allant
de l'ombilic au pied, articulé au genou et au pied.

Jusqu'à quel moment doit-on conserver un appareil ?

Vous laissez l'appareil **jusqu'à ce que la hanche n'ait plus de tendance**

1. Dès ce moment, on lui permet de s'asseoir 1 à 2 heures par jour, dans son lit ;
— 4 à 6 mois plus tard, il pourra s'asseoir sur une chaise ordinaire pour prendre ses
repas (sans appareil).

2. Dans l'intervalle de ces exercices, l'enfant se repose sur son cadre ou sur une
chaise longue.

à se dévier, ce qui n'est acquis, bien souvent, que 2 ans, ou même plus, après la mise sur pieds.

Lorsque vous jugez que le temps est venu de lâcher l'appareil, vous le lâchez progressivement, d'abord la nuit, puis une partie de la journée, et vous vérifiez très exactement tous les huit jours, que rien ne bouge, c'est-à-dire qu'il ne se refait pas d'adduction du genou ni d'ensellure lombaire. Si vous apercevez la moindre déviation, reprenez l'appareil

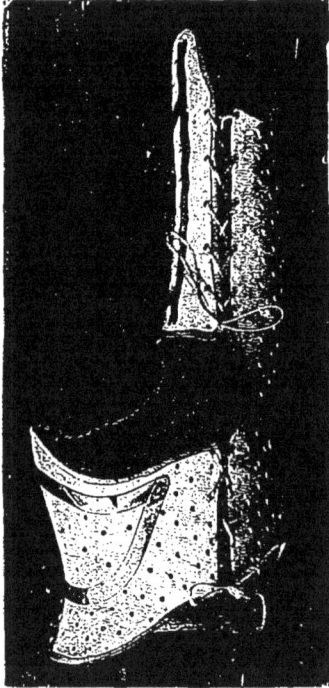

Fig. 514. — Le petit appareil en celluloïd avec armure d'acier, et garni. Face antérieure.

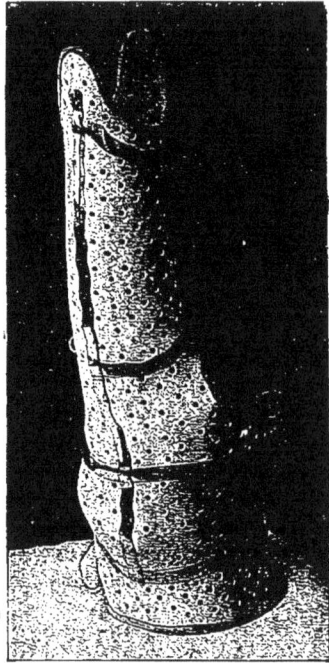

Fig. 515. — Le même. Face postérieure.

ou tout au moins imposez, pour la nuit, à l'aide de bandes Velpeau, des attitudes inverses de celles que la jambe a tendance à prendre. On combattra l'adduction, la flexion, la rotation de la manière dite chap. xiv (*Luxation congénitale*). Et même, dans le cas où rien n'a bougé, faites pendant la nuit un peu d'extension, comme mesure préventive, pour conserver le membre dans l'attitude et la longueur voulues.

C'est vous dire que les enfants coxalgiques ont besoin, bien après la guérison de la tuberculose, d'être surveillés par le médecin pendant une et même plusieurs années, sans quoi ils se dévient trop souvent, — silencieusement et progressivement. Vous aviez mis sur pied un malade droit, ne boitant pas ou presque pas ; mais les parents ne vous l'ayant plus présenté, il est survenu, au bout d'un, ou deux, ou trois ans, une déviation de la hanche et un raccourcissement marqués, causant une boiterie très disgracieuse.

N'abandonnez pas ces enfants parce qu'ils vous ont abandonné trop tôt. Remettez-les en traitement et redressez la déviation, comme nous l'avons indiqué pour les ankyloses vicieuses des coxalgiques guéris (voir p. 336).

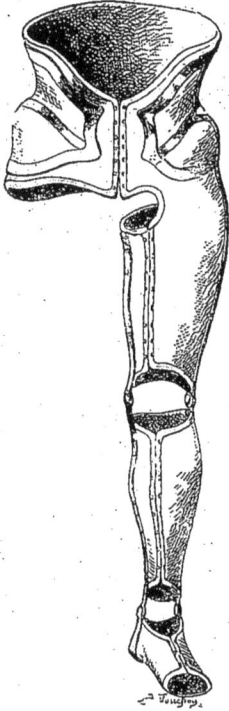

Fig. 516. — Le grand appareil en celluloïd articulé au genou et au cou-de-pied. Face antérieure.

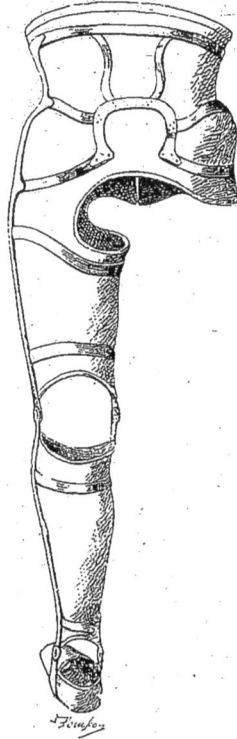

Fig. 517. — Le même. Face postérieure.

Cette fâcheuse éventualité ne se produira pas si vous savez obliger les parents à vous montrer l'enfant après l'enlèvement de l'appareil, au moins tous les 3 ou 4 mois, pendant plusieurs années.

Chaussures orthopédiques.

Il restera souvent [1], malgré tout [2], un raccourcissement. Si celui-ci mesure moins de 2 cm., il est négligeable ; l'enfant marchera bien, sans

1. En particulier dans les coxalgies avec abcès, la tuberculose ayant, dans ces cas plus sérieux, fortement usé et quelquefois même détruit la tête fémorale et le plafond cotyloïdien.
2. A moins que vous n'ayez fait des injections articulaires précoces.

même avoir besoin de chaussure surélevée (pourvu que l'attitude soit bonne et la hanche bien soudée). Mais si le raccourcissement atteint ou dépasse 3 cm., mettez une talonnette, non pas de hauteur égale à la

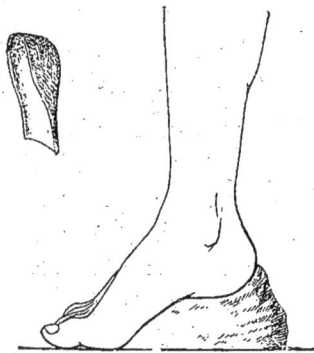

Fig. 518. — Pour prendre la mesure de la talonnette. Le malade est debout, les épines iliaques au même niveau : on met du plâtre sous la plante du pied qui ne touche pas le sol.

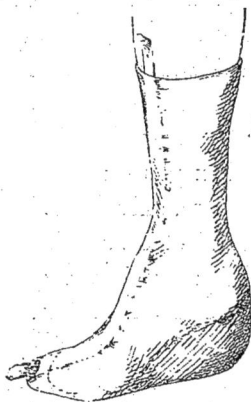

Fig. 519. — Le pied muni de la talonnette est recouvert d'un bas; le moulage se fait par-dessus le tout : on voit la bande de zinc sur laquelle se fera l'incision du moulage négatif pour l'enlever.

totalité du raccourcissement, mais seulement de la moitié. Cette chaussure sera souple, pour conserver au pied la facilité des mouvements.

Rechutes et récidives [1].

En disant les précautions à prendre et les soins à donner au moment

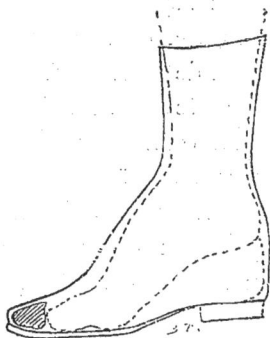

Fig. 520. — Chaussure du côté malade. Pied muni de la talonnette.

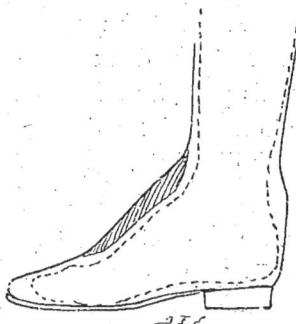

Fig. 521. — Côté sain.

de la mise sur pieds et pendant la convalescence, nous avons par cela même implicitement indiqué le meilleur moyen d'éviter les récidives, c'est-à-dire le retour de la tuberculose.

1. Ce que nous disons ici des récidives de la coxalgie s'applique aux récidives des autres tuberculoses ostéo-articulaires.

Nous devons y ajouter des précautions d'ordre général, entendant par là qu'il ne faut pas se hâter de ramener cet enfant à Paris ou dans une grande ville, ou dans le mauvais milieu où il était tombé malade.

Il faut le conserver à la mer ou à la campagne. Il faut s'occuper de son alimentation et de son hygiène.

Le garder de toute contagion possible.

Combien n'est-il pas de coxalgiques guéris qui, ramenés prématurément à Paris, sont retombés !

N'oubliez pas que ce coxalgique guéri est un ancien tuberculeux, qui doit, à ce titre, suivre une hygiène sévère, pendant encore plusieurs années.

Grâce à cette surveillance, on évitera la récidive, ou tout au moins on la rendra aussi rare qu'il est humainement possible ; car il faut dire qu'une **maladie débilitante**, apparue malencontreusement peu après la guérison, — grippe, angine, oreillons, etc., ou un violent **traumatisme** sur la hanche, peuvent amener une récidive, quoi qu'on ait fait jusqu'alors.

Les parents doivent fuir tous les foyers de contagion et garder soigneusement leurs enfants de tout choc.

Que faire en présence d'un coxalgique guéri depuis un ou deux ans, et **qui souffre de nouveau** dans la région articulaire ?

S'assurer tout d'abord qu'il s'agit bien d'une récidive vraie et non pas de quelques douleurs passagères dues à une **simple entorse**, — les coxalgiques ayant, certes, le droit (autant et même plus que personne) d'avoir une entorse de la hanche à la suite d'une chute ou d'une fatigue exagérée, — sans qu'il s'agisse fatalement d'un retour de la tuberculose.

Dans le doute, on met toujours l'enfant au repos pour une à deux semaines. Si toute douleur disparaît le jour même, on remettra l'enfant sur pieds après ces deux semaines, et on le rendra de nouveau à la vie ordinaire, mais petit à petit et en le surveillant de très près, bien entendu.

Par contre, si les douleurs reparaissent dès qu'il est mis sur pieds, ou bien si, d'emblée, il avait été repris de douleurs aiguës, de contractures musculaires dans toute la région ou de douleurs nocturnes, ou bien encore s'il existe des fongosités appréciables à la palpation, on conclura à une **récidive vraie**, et l'on soumettra l'enfant au même traitement que lors de la première atteinte.

Disons que l'apparition sans aucune douleur d'un **abcès** périarticulaire, deux, trois, quatre ans après que l'enfant a été rendu à la vie normale, n'est **pas toujours** le **signe** d'une **récidive** de l'ostéoarthrite. Il s'agit, le plus souvent, d'un vieux noyau bacillaire erratique, d'une fongosité des parties molles ayant perdu depuis longtemps toute communication avec la hanche, qui aurait pu se résorber et rester éternellement ignorée et qui, au lieu de cela, s'est ramollie et a donné l'abcès dont nous parlons. En un mot, c'est un abcès idiopathique des tissus mous, bien plus qu'un abcès par congestion venant de l'articulation. On le ponctionnera, on l'injectera, et on pourra rendre presque immédiatement (après un à deux mois) cet enfant à la vie ordinaire.

APPENDICE AU CHAPITRE III
Sur nos résultats dans la coxalgie.

1º **Spécimen du résultat obtenu ordinairement dans les coxalgies récentes** (v. les fig. 522 et 523).

Il s'agit, dans le cas ici figuré, d'un petit garçon, Pierre R..., de Paris, que nous avons soigné à Berck pour une coxalgie gauche datant de 2 à 3 mois.

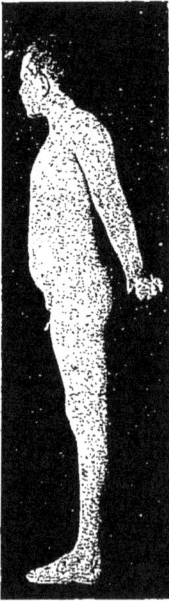

Fig. 522. — Enfant guéri de coxalgie gauche, Pierre R. de Paris, qui m'avait été envoyé à Berck par mon maître Jalaguier.

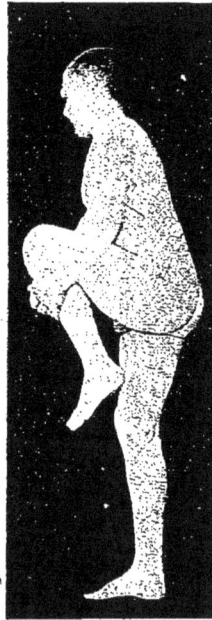

Fig. 523. — Le même. On voit qu'il a recouvré la totalité des mouvements. Il peùt fléchir à angle aigu la cuisse guérie.

Ces deux photographies ont été prises trois ans après la guérison.

Il était si bien guéri, qu'il a pu faire la campagne actuelle et il vient d'être tué en Champagne d'une balle au front en chargeant comme sous-lieutenant à la tête de ses hommes.

Le diagnostic avait été fait par notre maître, M. Jalaguier, qui avait même commencé le traitement à Paris, avant de nous envoyer cet enfant à Berck.

A Berck, le petit malade a suivi le traitement indiqué dans ce livre pour les coxalgies du premier cas. Au bout de 14 mois, il était remis sur pied et commençait à marcher.

Et voici les photographies prises trois ans plus tard.

La première montre que l'enfant est bien droit (fig. 522). Pas d'ensellure, pas de déformation, pas de raccourcissement. La deuxième montre qu'il a recouvré la totalité de ses mouvements.

Après cela, on ne s'étonnera pas que cet enfant marche aujourd'hui sans l'ombre d'une boiterie. C'est un enfant normal. Et de pareils résultats ne sont pas l'exception, ils sont la règle pour les coxalgies prises au début et bien soignées. Nous comptons un bon nombre de nos anciens coxalgiques qui ont été capables de faire leur service militaire.

2° **Spécimen** des **résultats** qu'on obtient dans les **coxalgies anciennes** ou **graves.**

Ces 4 figures (524 à 527) représentent un garçon de 13 ans (A. de N., de Lisbonne) qui nous est arrivé à Berck en 1899, après une coxalgie gauche de forme

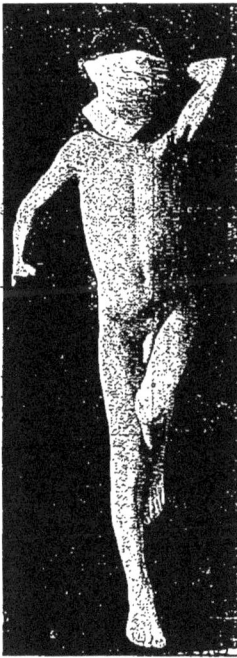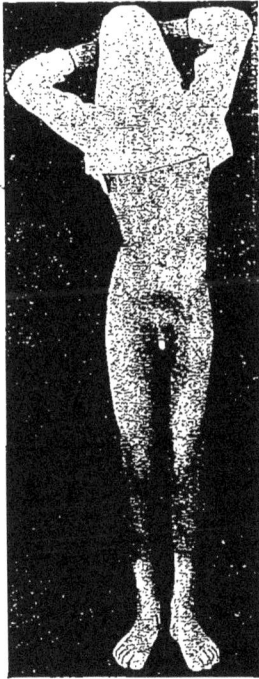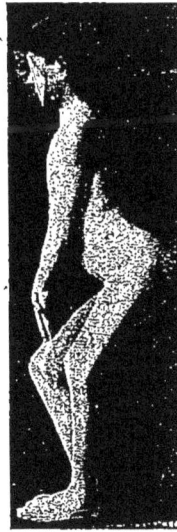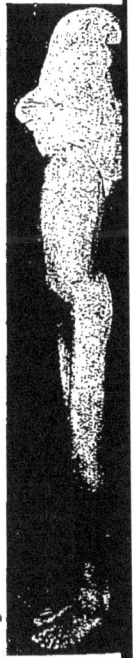

Fig. 524.   Fig. 525.   Fig. 526.   Fig. 527.

Fig. 524. — Coxalgie gauche datant de 4 ans, de forme grave, et encore en pleine évolution. Douleurs vives, 2 abcès. Ankylose vicieuse. L'enfant ne peut pas se mouvoir. Etat de l'enfant à *l'arrivée* à Berck.

Fig. 525. — Le même enfant 3 ans après (les abcès ont été taris et la déviation effacée en plusieurs séances, par étapes. Voir le texte ci-contre pour les détails du traitement).

Fig. 526. — Le même enfant vu de profil (à son arrivée à Berck).

Fig. 527. — Le même, 3 ans après notre traitement. Le voilà redressé. Et la bonne attitude s'est maintenue depuis plus de 7 ans.

maligne datant de près de 4 ans et encore en pleine évolution ; car l'enfant accusait des douleurs très vives et portait deux abcès volumineux, l'un dans la fesse, l'autre à la partie moyenne de la cuisse, mais non encore ouverts, heureusement. Impossibilité de se mouvoir sans béquilles, à cause de la douleur et d'une déviation très marquée de la cuisse malade, fléchie presque à angle droit [1] avec adduction et rotation interne.

Etat général très médiocre, enfant pâle et chétif.

Traitement. — Repos complet dans la position couchée, sur un cadre. Nous commençons par traiter les abcès, — ponctions et injections, — sans nous occuper, pour l'instant, de la coxalgie. Au bout de trois mois, les abcès étaient taris. Et parallèlement l'état général s'était grandement amélioré.

A ce moment, nous avons commencé le traitement orthopédique, c'est-à-dire la correction de l'ankylose vicieuse en procédant doucement, sans chloroforme et par étapes.

Voici comment : le tronc de l'enfant étant maintenu par deux aides, nous-même avons tiré sur le pied et la jambe, légèrement, de 10 à 15 kilos à peu près, et après 2 à 3 minutes de cette traction, ayant obtenu 10 à 15° de correction, nous nous en sommes tenu là. Confiant la traction à un aide, nous avons plâtré l'enfant dans cette attitude légèrement corrigée (grand plâtre allant de l'ombilic aux orteils).

Quinze jours plus tard, deuxième correction (encore sans chloroforme) de 10 à 15°, et deuxième plâtre. Et ainsi de suite : toutes les 2 semaines, nouvelle petite séance de correction, — toujours aussi douce, afin de ne point fatiguer l'enfant qui a supporté admirablement ces minimes interventions.

Au bout de 3 mois, la correction était obtenue aux trois quarts. Pour gagner le dernier quart, nous avons préféré recourir au chloroforme et fait une ténotomie des adducteurs. Cette toute petite opération, qui a duré à peine 5 minutes, nous a donné non seulement la correction complète, mais encore une hyper-correction de 35 à 40°. Cette fois, nous avons laissé le plâtre en place quatre mois. Puis, nouveau grand plâtre pour trois mois, avec une abduction moindre (25 à 30°). Après quoi, un dernier plâtre, celui-ci s'arrêtant au genou, dans une abduction de 20° seulement. Pendant encore 1 an, l'enfant a porté des petits plâtres ; et ensuite pendant près de 8 mois, un appareil en celluloïd, ce qui fait une durée d'environ trois ans pour la totalité du traitement. Mais voyez le résultat obtenu.

L'enfant marche actuellement sans boiterie apparente et cette lente guérison se maintient parfaite depuis plus de 7 ans.

Et l'on peut, avec un traitement bien conçu et bien exécuté, obtenir des résultats tout aussi satisfaisants dans l'immense majorité des cas de coxalgies graves et anciennes.

1. Si la cuisse paraît, sur la fig. 524, beaucoup moins fléchie, c'est parce que l'ensellure n'est pas effacée, mais cette flexion atteignait de 80 à 90° lorsqu'on avait pris la précaution d'effacer la cambrure lombaire).

CHAPITRE VII

TUMEURS BLANCHES

I. — Diagnostic de l'arthrite tuberculeuse au début.

Nous ne parlons pas de la période d'état où le diagnostic s'impose, mais du début de la maladie.

Vous êtes consulté par un sujet qui ressent dans un membre une fatigue ou une douleur (douleur parfois seulement nocturne), ou bien encore une simple gêne fonctionnelle, qui peuvent n'être qu'intermittentes. Ne négligez jamais d'examiner sur ce sujet, complètement nu, les régions articulaires du membre suspect, en les comparant constamment avec les mêmes régions du côté opposé.

— Cherchez :

1º S'il existe une **douleur à la pression** des extrémités articulaires, dans le segment sur lequel le malade ou les parents attirent l'attention (fig. 528) ;

2º S'il existe déjà un commencement de déviation et, à défaut de déviation apparente, une **limitation**, même infime, **des mouvements** de cette articulation.

Vous pouvez dire, **avec ces deux signes**, qu'« il y a quelque chose » dans l'articulation (fig. 529, 530, 531, 532).

Comment savoir que ce « quelque chose » est de la tuberculose ?

1º **Par les** *commémoratifs.* Si cette douleur et cette impotence sont survenues sans cause appréciable, sans traumatisme net, ni rhumatisme, ni blennorrhagie, ni antécédents de scarlatine ou de syphilis héréditaire, vous devez penser à une arthrite tuberculeuse, surtout s'il s'agit d'un enfant délicat, ou relevant d'une maladie débilitante, fièvre éruptive, rougeole, coqueluche, etc.

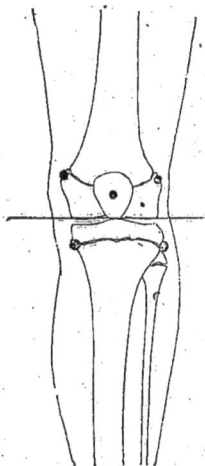

Fig. 528. — *T. B. du genou.*
— *Recherche de la douleur.*
— Les points douloureux (à la pression de l'index) peuvent se trouver soit au niveau des cartilages épiphysaires soit sur l'interligne même.

2º **Par les** *signes directs.* Si le malade n'a pas de fièvre (ou à peine quelques dixièmes) ; si, par la palpation des parties accessibles de la synoviale, vous trouvez des épaississements (fig. 533, 534), des reliefs irréguliers de la séreuse, à consistance pâteuse ou pseudo-fluctuante, s'il existe une atrophie des muscles contrastant avec l'épaisissement du pli de la peau (V. fig. 358, p. 272).

3º **Par la** *cutiréaction* dont la valeur, sans être pathognomonique, m'a paru réelle, à condition toutefois que l'enfant ait moins de 7 ans.

4º **Par la** *ponction exploratrice*, sans danger, à condition qu'elle soit pratiquée avec une asepsie rigoureuse. Il est rare que dans le liquide retiré, on puisse, par l'examen direct, mettre en évidence le bacille de Koch, mais l'inoculation au cobaye en est constamment positive.

5º **Enfin par la** *radiographie* qui, dès le début, permettra de constater un aspect flou, un certain degré de décalcification des surfaces articulaires au contact.

Dans les cas où vous conservez quelques doutes, **osez** et sachez **réserver votre diagnostic,** demandez à revoir le malade et, en attendant, mettez-le en observation.

Si vous pensez à une entorse possible, massez-le ; — si à un rhumatisme,

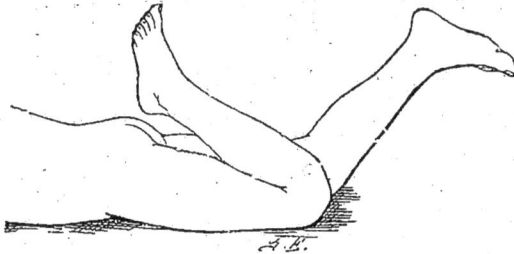

Fig. 529. — *La limitation des mouvements.* — Sujet couché sur le ventre. Du côté droit (malade) la flexion du genou est très limitée ; du côté gauche sain la flexion est complète.

donnez du salicylate de soude ; — si à une hydarthrose simple, ponctionnez et comprimez ; — si à une syphilis héréditaire, faites le traitement spécifique.

Mais lorsque, malgré ces divers traitements, les signes persistent encore au

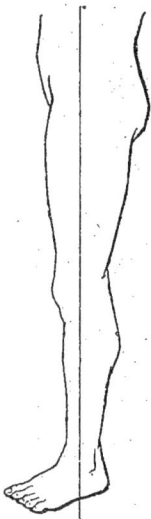 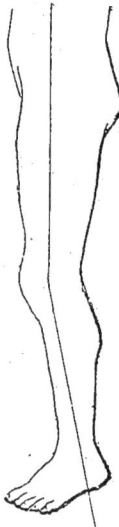 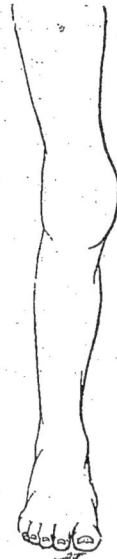

Fig. 530.   Fig. 531.   Fig. 532.

Fig. 530. — *Limitation des mouvements.* — Un genou normal. — L'extension complète est possible.

Fig. 531. — Un genou malade. — L'extension complète est impossible. il reste un léger degré de flexion.

Fig. 532. — Vu de face. — Genou globuleux. — On note en même temps un léger degré de genu valgum.

bout de plusieurs semaines, à savoir la douleur à la pression des extrémités osseuses, la limitation des mouvements, la gêne fonctionnelle, l'épaisissement de la synoviale, — alors, concluez à l'existence d'une arthrite tuberculeuse et commencez le traitement propre à cette affection.

II. — *Pronostic de la tumeur blanche suivant les cas et suivant le traitement.*

1º **Guérira-t-elle ?** — Oui : si le sujet vit à la mer ou à la campagne, et si vous n'ouvrez pas et ne laissez pas s'ouvrir le foyer tuberculeux de la jointure.

2º **Comment guérira-t-elle ?** — Il est toujours possible de conserver ou de rendre au malade un membre en bonne position, — solide et utile.

¶ Pour les mouvements, c'est une autre affaire : cela dépend de la jointure, de la gravité du mal, de l'âge du sujet et non plus seulement du traitement appliqué. Nous verrons, en étudiant les tumeurs blanches en particulier (v. p. 384), ce que vous pouvez promettre au point de vue de la mobilité pour chaque variété de tumeur blanche.

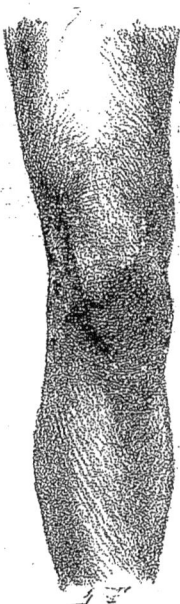

Fig. 533. — Genou normal. — Les saillies osseuses et les reliefs des muscles (à l'état normal).

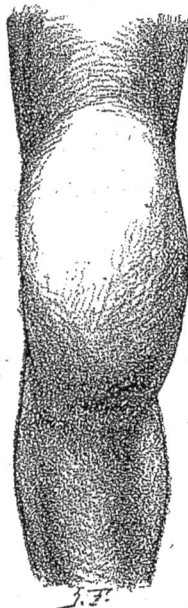

Fig. 534. — Genou malade. — Les saillies osseuses et musculaires ont disparu par suite du gonflement du genou.

¶ 3º **Quand guérira-t-elle ?** — Cela dépend beaucoup du traitement adopté. En 1 an, avec les injections intra-articulaires ; en 3, 4, 5, 6 ans et plus, avec le traitement conservateur, sans injection : en 3 ou 4 mois, avec une résection qui serait très bien réussie. Voilà pour la tumeur blanche fermée (avec ou sans épanchement). Mais s'il s'agit d'une tumeur blanche fistuleuse, il est impossible de préciser la durée de la maladie (peut-être cependant est-il permis de dire un an et demi en moyenne, — avec le traitement conservateur indiqué ici, et dans un milieu comme celui de Berck). (Voir les observations de tumeurs blanches fistuleuses guéries, dans notre *Traité des tumeurs blanches.* Masson, éditeur, 1906.)

TRAITEMENT DES TUMEURS BLANCHES

1re PARTIE : *GÉNÉRALITÉS S'APPLIQUANT A TOUTES LES TUMEURS BLANCHES*

Nous devons distinguer le traitement orthopédique et le traitement du foyer tuberculeux.

A. — TRAITEMENT ORTHOPÉDIQUE

1º Tumeur blanche bénigne et récente.

(Peu ou pas fongueuse, sans douleur et **sans déviation.**)

A *l'hôpital*, et pour les enfants de la classe ouvrière, vous mettrez immédiatement un plâtre (plâtre circulaire allant jusqu'aux articulations voisines).

Pour *les enfants de la ville*, vous pouvez également mettre un plâtre ; cependant, il est mieux, en **ces cas** et **dans ce milieu,** où vous **cherchez toujours la guérison avec mobilité de la jointure,** de ne pas appliquer de plâtre, mais à la condition de tenir la jointure malade au repos.

Interdiction de marcher et repos dans la position assise, avec les jambes allongées, s'il s'agit du membre inférieur.

Le bras en écharpe avec la liberté de marcher, s'il s'agit du membre supérieur.

La jointure est, dans les deux cas, protégée par un pansement légèrement compressif (ouate et bandes Velpeau).

2º Tumeur blanche nettement fongueuse ou douloureuse.

Ici, en ville comme à l'hôpital, vous appliquez immédiatement un plâtre, qui *prendra même les deux articulations voisines*, pour mieux assurer l'immobilité de la jointure malade.

3º Tumeur blanche avec déviation (fig. 535).

L'indication est de corriger la déviation, puis de maintenir la correction avec un grand plâtre.

Inspirez-vous de ce que nous avons déjà dit (v. Coxalgie, chap. vi) pour le redressement des déviations tuberculeuses.

Nous devons distinguer, comme dans la coxalgie, **deux variétés d'attitudes vicieuses.**

1º **Celles du début,** ou de la période floride de la maladie, alors que la tuberculose est la plus virulente, qui **demandent les plus grands ménagements.**

2º Les attitudes vicieuses *presque toujours indolores*, **de la fin** ou de la période « régressive », alors que la tuberculose est presque éteinte ou même complètement éteinte. Ici, des **manœuvres** beaucoup **plus vigoureuses** sont **permises.**

a. 1er **moyen.** — *Sans chloroforme. Redressement par étapes.*

Un nouveau plâtre tous les 15 jours.

On gagne quelques degrés chaque fois, sans douleur, parce que tout se réduit à une petite traction ou une petite pesée, qu'on peut même ne faire qu'après l'application de la dernière bande plâtrée.

Vous faites appel à l'énergie des malades raisonnables, qui vous diront franchement jusqu'où vous pourrez aller dans votre traction sans éveiller de véritables douleurs.

On obtient ainsi, dans l'espace de deux ou trois mois, des corrections surprenantes et même complètes, sans rien changer à l'existence du malade.

Les figures 536 à 539 représentent cette correction par étapes, faite avec une série d'appareils plâtrés, sans chloroforme.

b. 2e **moyen.** — *Correction avec l'aide du chloroforme.*

Un appareil tous les 15 jours, de la manière que nous venons de dire,

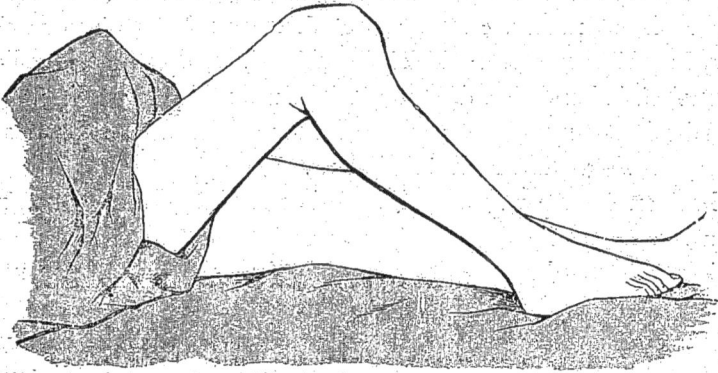

Fig. 535 — Tumeur blanche du genou droit avec déviation marquée.

c'est encore trop dans certaines circonstances, à l'hôpital, par exemple, pour un médecin très occupé. Il est plus simple, par exemple, pour peu qu'on soit familier avec l'anesthésie, de donner quelques gouttes de chloroforme et d'en finir en une séance ou deux tout au plus.

En effet, à l'aide du chloroforme, on arrive presque instantanément sans danger, sans violence, à la correction voulue, qu'on fixe aussitôt en appliquant un appareil plâtré. Le tout a duré de 5 à 10 minutes, et en voilà pour trois mois de repos et de bien-être parfait assurés au malade.

Il suffit d'une séance pour les attitudes vicieuses récentes.

Les déviations les plus anciennes en demandent généralement deux, quelquefois trois.

Une règle invariable, et qu'il importe de ne pas oublier, c'est d'éviter toute manœuvre inutile ou violente.

Ajoutons que la correction s'obtient toujours ou presque toujours par de simples manœuvres orthopédiques, par un redressement non sanglant, sans avoir à recourir à une ostéotomie ni même à une ténotomie.

B. — LE TRAITEMENT DU FOYER TUBERCULEUX

Que ferons-nous pour guérir le foyer tuberculeux ?

Un traitement consistant dans le repos de la jointure et son immobilisation par un appareil plâtré.

Est-ce tout ?

C'est tout, lorsqu'il s'agit d'un foyer de mal de Pott.

Mais si, dans le mal de Pott sans abcès perceptible, le siège trop éloigné des lésions nous empêche de faire davantage, il ne s'ensuit pas que notre

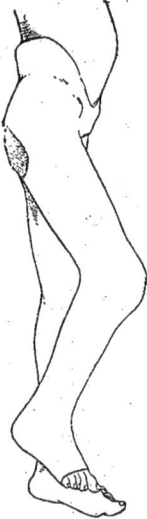 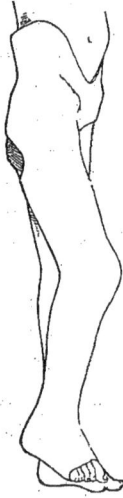 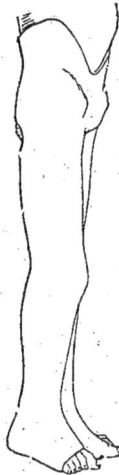 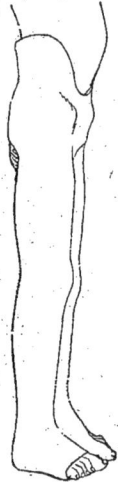

Fig. 536.   Fig. 537.   Fig. 538.   Fig. 539.
Fig. 536 à 539. — Correction par étapes successives d'une déviation du genou.

attitude sera la même pour des articulations aussi faciles à atteindre que le genou, le pied, l'épaule, le coude, le poignet [1].

Ici, nous pouvons choisir entre les trois [2] traitements suivants :

1º Le seul *repos* dans le *plâtre* ;

2º L'extirpation du foyer articulaire, c'est-à-dire la *résection* ;

3º Les *injections* modificatrices intra-articulaires.

De ces traitements, quel est le meilleur ?

1. A ce point de vue, la coxalgie tient le milieu, en quelque sorte, entre le mal de Pott et les tumeurs blanches de ces diverses jointures. La hanche est moins accessible que celles-ci ; cependant, vous avez vu qu'on peut l'atteindre aussi avec la technique donnée par nous au chapitre précédent.

2. LA MÉTHODE DE BIER DANS LES TUMEURS BLANCHES ? ? Je ne connais pas assez cette méthode pour pouvoir porter sur elle un jugement définitif. Mais ce que je puis dire, c'est que, dans les quelques cas bien connus de moi où elle a été appliquée A DES ARTHRITES TUBERCULEUSES, elle a causé une AGGRAVATION non douteuse. L'amputation a même été nécessaire chez 3 des malades soignés ainsi, — malades qui auraient sûrement guéri par le traitement que nous conseillons ici.

Pour répondre à cette question, reportons-nous à la lésion tuberculeuse type, qui est l'abcès froid.

Aussi bien, la **tumeur blanche** n'est-elle, en réalité, que l'**abcès froid des articulations** (fig. 540 et 541).

La chose est évidente, s'il s'agit de tumeur blanche avec épanchement. Mais cela est aussi vrai dans la tumeur blanche non encore ramollie ; s'il nous manque ici le contenu liquide de l'abcès froid, par contre, nous en avons la cavité virtuelle et surtout l'élément caractéristique, le seul essentiel de l'abcès froid, à savoir la paroi proliférante et fongueuse.

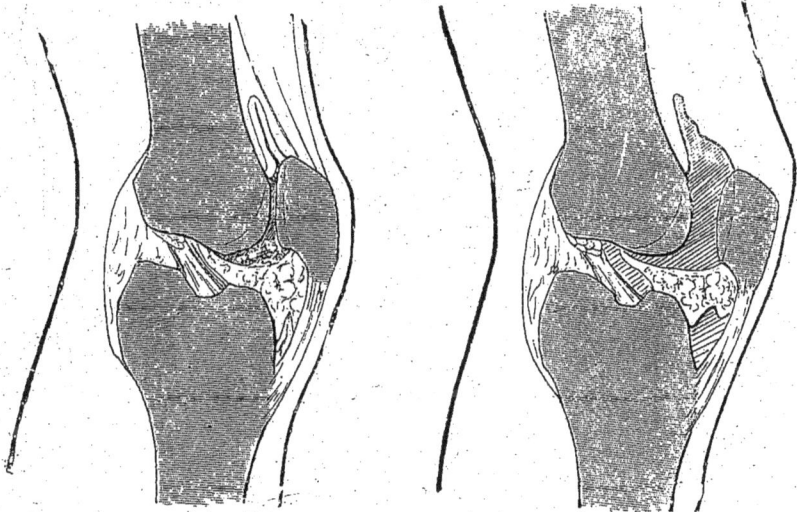

Fig. 540.   (Voir la légende de la fig. 544.)   Fig. 541.

Il s'ensuit que ce qui aurait été reconnu bon pour l'abcès froid le sera sans aucun doute pour les tumeurs blanches accessibles. Or, s'il est une chose prouvée pour les abcès froids, c'est la révolution bienfaisante qui s'est opérée dans leur traitement depuis qu'on les *ponctionne* et les *injecte*, c'est la **supériorité indiscutable des ponctions et injections sur le traitement conservateur pur** (de repos et de compression), qui est *trop incertain et trop long, et* sur l'**opération sanglante,** *qui guérit rarement et aggrave souvent* (en laissant une fistule), *mutile* [1] *toujours* (fig. 545).

Eh bien, il en est exactement de même dans les tumeurs blanches, où le traitement par les ponctions et les injections est infiniment supérieur aux deux autres ; il est efficace, bénin, facile à appliquer partout et rela-

---

1. Et si cela est vrai lorsqu'on opère un abcès froid, que dire des mutilations laissées par les résections chez l'enfant ? Elles entraînent inévitablement une lésion du cartilage de conjugaison, d'où un raccourcissement qui augmentera encore par la suite. C'est pour cela que les résections typiques doivent être condamnées, sans appel, chez l'enfant.

tivement rapide ; il guérit en quelques mois, 8 à 12, en laissant des résultats orthopédiques supérieurs à ceux des deux autres méthodes [1].

Je ne dis pas qu'il n'existe quelques cas de tumeurs blanches sèches ou fongueuses justiciables soit du traitement conservateur (arthtite récente et bénigne, pas fongueuse, enfant nullement pressé, pouvant attendre des années), soit de la résection (tumeur blanche du genou, complètement et facilement accessible, chez un adulte ouvrier, pressé). **Mais, à part ces**

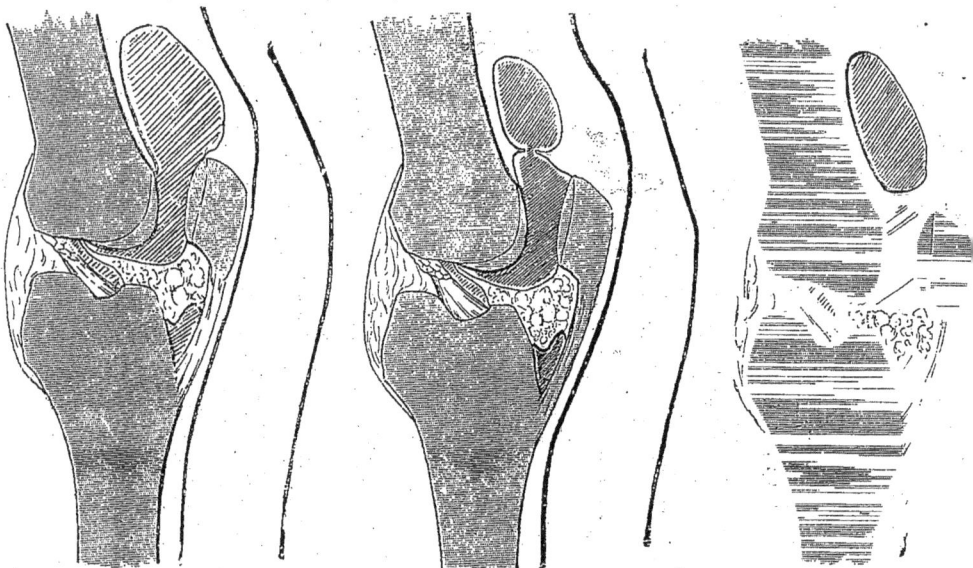

Fig. 542.   Fig. 543.   Fi5. 544.

Fig. 544. — Légendes des fig. 542 et 543. — *Analogie de la tumeur blanche suppurée avec un abcès froid :* ces fig. permettent de se rendre compte qu'une partie de la synoviale (le cul-de-sac sous-tricipital) peut se séparer du reste de la cavité articulaire (adhérences pathologiques) et former un abcès. Cet abcès est guéri, comme tous les abcès froids, par les ponctions et les injections. La poche articulaire devra guérir logiquement par la même méthode (puisqu'elle est de nature identique à la partie qui s'est séparée d'elle).

indications spéciales, exceptionnelles, sur lesquelles nous reviendrons, le traitement par les **injections** doit être le **traitement habituel** des arthrites tuberculeuses.

Le mode de guérison des tumeurs blanches *avec épanchement*, par cette méthode des injections, est facile à comprendre ; mais *comment les injections peuvent-elles guérir* une tumeur blanche *sèche ou fongueuse ?*

Voici comment. En faisant ces injections dans la grande cavité arti-

---

1. Les injections, en avançant la date de la guérison, permettent d'abréger beaucoup la période de l'immobilisation sévère dans le plâtre : et les mouvements n'ont pas ainsi le temps de se perdre, ou de se perdre sans retour, — tandis que les médecins qui ne font pas d'injections sont obligés de laisser le plâtre pendant de très longues années, d'où, pour leurs malades, la terminaison habituelle par ankylose, même à la suite des arthrites bénignes.

culaire et non pas autour, nous atteignons les fongosités sur la face interne de la synoviale et sur les surfaces osseuses, c'est-à-dire là où elles sont.

Le liquide, mis en contact avec ces fongosités, les modifie de deux manières, soit en les sclérosant, soit en les fondant. Transformation fibreuse ou fonte, la guérison sera ainsi provoquée, hâtée, assurée ; s'il y a fonte, c'est-à-dire épanchement intra-articulaire artificiellement créé, on associe les ponctions aux injections, comme dans le cas où l'épanchement existait d'emblée.

Eh bien, nous avons des liquides qui nous donnent la sclérose : celui

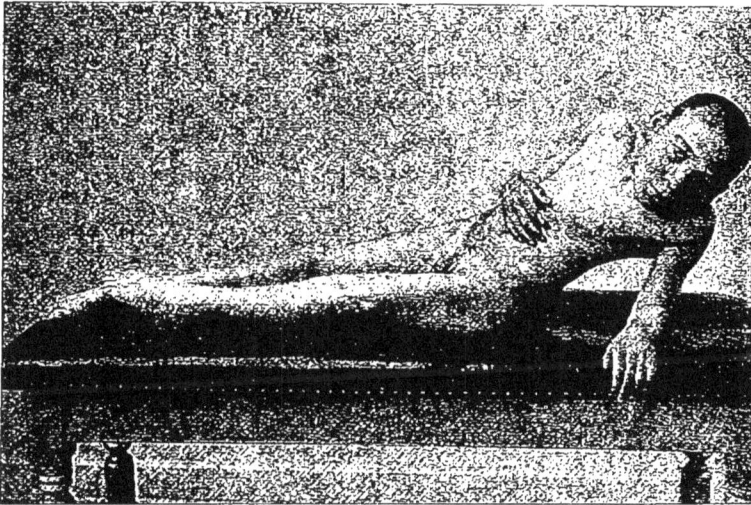

Fig. 545. — Un exemp   des résultats déplorables laissés par la résection du genou chez un enfant il existe 11 centimètres (!) de raccourcissement réel au bout de cinq ans et une pseudarthrose flottante.

qui nous a donné les meilleurs résultats, c'est l'huile créosotée iodoformée (la formule est indiquée p. 92) ; — d'autres qui nous donnent la fonte des fongosités, et le meilleur est l'émulsion de napthol camphré dans la glycérine (1/6 de naphtol camphré pour 5/6 de glycérine ; voir, p. 92, la dose à injecter).

J'appelle *injections à type sec* les injections qui donnent la **sclérose** ; et *injections à type liquide* celles qui amènent la **fonte**.

D'une manière générale, il vaut mieux fondre que scléroser. On guérit mieux et plus sûrement en fondant tous les produits tuberculeux, pour les expulser ensuite par des ponctions, qu'en les transformant *in situ* par sclérose. La bactériologie nous permettait de le prévoir, et la clinique l'a bien démontré.

On fera donc, — en règle générale, — des injections de **naphtol camphré** glycériné plutôt que des injections d'huile créosotée iodoformée. C'est même une nécessité pour les **formes** tant soit peu **graves** de tuberculose articulaire.

Quant aux **formes bénignes**, les **injections d'huile créosotée iodoformée peuvent suffire**, et, comme elles amènent, cela se devine, moins de réaction inflammatoire que les autres, il est permis, **chez tous les enfants de la ville**, à parents pusillanimes, de **faire des injections à type sec**. On guérira ainsi plus des 3/4 des cas. Et vous en serez quitte, pour les autres, ceux qui, au bout de 5 à 6 mois, ne seront pas guéris, en faisant une deuxième série d'injections, à type liquide cette fois.

En résumé, que les tumeurs blanches soient sèches ou suppurées, le traitement par les injections, s'il est bien fait, guérira plus de 19 sur 20 de ces malades dans l'espace de 8 à 12 mois, avec, le plus souvent, la conservation des fonctions articulaires.

Mais cette conservation de la mobilité s'obtient surtout chez les malades de la ville que l'on peut suivre, et qui nous sont arrivés avant la période des destructions osseuses.

UNE STATISTIQUE

Pour vous donner une idée des résultats des injections dans les arthrites tuberculeuses, nous ne pouvons mieux faire que de consigner ici la statistique intégrale des tumeurs blanches soignées pendant 10 ans, de janvier 1895 à janvier 1905, à l'hôpital Cazin de Berck[1], où toutes les tumeurs blanches sans distinction sont soignées par les injections intra-articulaires.

Le nombre de ces tumeurs blanches atteint 311 (176 genoux, 77 cous-de-pied, 18 autres articulations du pied, 8 épaules, 15 coudes, 17 poignets ou autres articulations de la main.

Tous ces enfants sont guéris. Tous ont guéri dans un espace d'une année, avec une série de 12 injections, à l'exception de 7 d'entre eux chez qui la guérison s'est fait attendre de 2 ans à 3 ans et a nécessité une 2e série d'injections, et même pour quatre d'entre eux, une 3e série : sans doute parce qu'il existait plusieurs foyers indépendants, qui n'avaient pas été tous atteints par les premières séries.

Donc pas une mort, pas une amputation ni même une résection vraie ; nous n'avons fait, dans cet hôpital, depuis 10 ans, que trois résections du genou dans *un but purement orthopédique...*

Ces enfants ont guéri, disons-nous, dans un temps moyen de 8 à 12 mois, à savoir : 2 mois pour les injections proprement dites, 3 mois de compression et de repos à la suite des injections, et enfin de 4 à 6 mois de surveillance, encore au repos, pour bien s'assurer de la guérison, avant de reprendre l'usage du membre.

Au point de vue de la qualité des résultats, non seulement nous obtenons des membres de longueur, d'attitude et de solidité normales, mais, dans les 9/10

---

1. Cette statistique de l'hôpital Cazin est la plus démonstrative de toutes celles que je pourrais citer :

1o Parce qu'à l'hôpital Cazin *toutes* les tumeurs ont été traitées par les injections ;

2o Parce que la méthode y a été suivie dans toute sa rigueur.

des cas, la mobilité même est sauvegardée, si ce n'est cependant au genou ; mais il faut dire que nous ne faisons rien dans les hôpitaux pour conserver cette souplesse au genou, parce que ces enfants d'ouvriers, peu ou pas surveillés dans la suite, ont davantage besoin pour l'instant d'un membre solide qui demeure bien guéri, que d'une jointure souple qui, parce qu'elle est souple, expose à des entorses et aux rechutes. — Aussi bien, on voit plus tard, après un an et demi ou deux ans d'attente, la mobilité revenir assez souvent d'elle-même dans ces genoux...

TECHNIQUE DU TRAITEMENT DES TUMEURS BLANCHES PAR LES INJECTIONS INTRA-ARTICULAIRES

a. Tumeur blanche avec épanchement.

Voici le schéma du traitement que vous ferez ici.

Vous mettez un plâtre, avec une fenêtre pour les injections. Puis traitement identique à celui de l'abcès froid ordinaire (v. chap. III), *Traitement des tuberculoses suppurées*) : les mêmes liquides, aux mêmes doses, sont injectées dans la cavité articulaire. (Vous trouverez, dans la deuxième partie de ce chapitre, les points de pénétration pour chaque articulation.) On fait ainsi 7 à 8 ponctions, avec autant d'injections, — à raison d'une tous les 6 à 8 jours — ce qui dure environ deux mois.

Après quoi, vous faites sur la région une compression méthodique avec des carrés d'ouate introduits par la fenêtre du plâtre et maintenus par une bande molle, compression assez pareille à celle d'une gibbosité (v. chap. V). Et vous laissez le membre au repos dans l'appareil plâtré pendant encore trois à quatre mois.

L'examen fait après ces trois ou quatre mois vous montre que l'articulation est indolore [1].

A partir de ce moment, la jointure est laissée libre d'appareil ; mais elle reste encore au repos pendant quelques mois (repos sur un cadre pour le membre inférieur ; écharpe pour le membre supérieur). Et c'est pendant ces quelques mois de repos que l'on voit généralement les mouvements revenir *spontanément*, par le seul effet de la liberté laissée à la jointure et sans aucun traitement direct ; tout au plus y aide-t-on par quelques bains (2 ou 3 par semaine). — Ce n'est que cinq, six ou sept mois après avoir trouvé les extrémités articulaires indolores à la pression, que l'on doit considérer l'enfant comme guéri.

Cela fait, pour le traitement entier, de 8 à 12 mois, en moyenne.

HYDARTHROSE TUBERCULEUSE

Si, au lieu de pus dans la jointure, on n'a qu'un épanchement séro-

---

1. Si, par extraordinaire, trois ou quatre mois après ces injections, il persistait de la douleur et des fongosités, il vous faudrait faire une deuxième et, au besoin, une troisième série d'injections, en laissant trois ou quatre mois d'intervalle entre les séries. La nécessité d'une deuxième série d'injections s'est présentée à nous 3 fois sur 100, et celle d'une troisième série, 1 fois sur 100 seulement.

fibrineux (n'oubliez pas que la moitié des hydarthroses de l'enfance, en particulier celles qui durent au delà de quelques semaines, sont de nature tuberculeuse), on fera le même traitement que dans les épanchements franchement purulents, avec cette différence que cinq ou six ponctions et injections, suivies de deux ponctions sans injections, suffisent généralement, dans ce cas d'hydarthrose, à assurer la guérison.

b. Tumeur blanche sèche.

On met généralement un plâtre fenêtré pour 5 à 6 mois. Nous savons qu'on peut ici rechercher soit la sclérose, soit la fonte des fongosités.

Non seulement les liquides, mais aussi le nombre des séances et leurs intervalles sont différents dans les deux cas.

1º **Pour obtenir la sclérose**, on injecte 2 à 12 grammes, suivant l'âge du sujet et la capacité de la jointure, d'huile créosotée iodoformée, et l'on ne fait qu'une injection par semaine (sans ponction, puisqu'il n'y a rien à évacuer). On cesse lorsqu'on en a fait huit ou neuf.

2º **Pour obtenir la fonte des fongosités**, on injecte le mélange de naphtol et de glycérine [1] (v. p. 129) et on fait *une injection* tous les jours, jusqu'à ce que survienne l'épanchement articulaire.

Celui-ci se produit vers le quatrième jour (quelquefois au troisième, et quelquefois seulement au cinquième ou au sixième).

Dès que le liquide s'est formé, on commence par une ponction et on finit par une injection, suivant la technique déjà étudiée précédemment pour les tumeurs blanches avec épanchement existant d'emblée.

A partir de ce moment, on espace les séances ; on n'en fait plus qu'une tous les cinq ou six jours, ce qui repose le malade, que les injections quotidiennes du début avaient fatigué.

Le traitement qui suit les injections est le même que ci-dessus.

La réaction causée par les injections.

Les injections amènent toujours une certaine fatigue et une certaine réaction ; cela est vrai, même avec l'iodoforme. Vous devez en prévenir

---

1. SEUL, le NAPHTOL CAMPHRÉ peut nous DONNER sûrement cette FONTE. — Le gaïacol, ou thymol, ou salol camphrés ont une valeur INCOMPARABLEMENT MOINDRE (je les ai expérimentés aussi, depuis bien longtemps).

Mais le naphtol camphré demande à être employé avec de grandes précautions, c'est-à-dire à une grande dose et sous une certaine forme.

La dose est de 6 à 30 gouttes à chaque injection, suivant qu'il s'agit d'un enfant ou d'un adulte.

La forme sous laquelle il doit être employé : JAMAIS SEUL, mais toujours mélangé intimement avec de la glycérine, dans la proportion de 1 gr. de naphtol camphré pour 5 gr. de glycérine. Reportez-vous à la page 99.

SOUS CETTE FORME et à cette dose, le NAPHTOL CAMPHRÉ est non seulement INOFFENSIF, mais encore tout aussi EFFICACE que le naphtol camphré pur, — c'est-à-dire qu'il donne au quatrième et au cinquième jour l'épanchement articulaire cherché.

(Voir thèse du docteur H. Saint-Béat, 1905.)

les parents. Mais cette réaction est plus notable avec les injections de naphtol, surtout au début, où l'on est obligé de les répéter chaque jour pour
produire l'épanchement articulaire.

Il ne s'agit pas de la réaction immédiate, qui est à peu près nulle avec
nos liquides, mais de la **réaction**, d'ailleurs **voulue**, du lendemain et des
jours suivants, qui se traduit par les phénomènes généraux et locaux
d'une inflammation aiguë ou subaiguë. On observe un certain malaise,
de l'inappétence, un sommeil moins bon, en même temps qu'un peu de
gonflement et de sensibilité, de la chaleur, et parfois de la rougeur, de la
région articulaire.

La température atteint 38°, 38°5, et même quelquefois 39°, avec les
doses que nous avons indiquées.

Si donc, après la première injection ou la deuxième, la température
monte, cela est bon signe, en ce sens que cela annonce la formation très
prochaine de l'épanchement articulaire.

Il ne faut pas, cependant, que la douleur et les autres symptômes
dépassent une certaine limite, et que la température reste, par exemple,
à 39° au delà de quelques jours.

Il est **facile**, d'ailleurs, de **modérer cette réaction** trop vive ; il suffit
de suspendre les injections pendant un ou plusieurs jours, ou bien de ne
plus injecter que des doses moitié moindres de liquide.

Voici la juste formule : provoquer assez de réaction pour obtenir l'épanchement articulaire, et pas trop pour ne pas causer de fatigue excessive
au malade. On se maintient au degré voulu, autour de 38°, en augmentant
ou diminuant la dose du liquide injecté, et en rapprochant ou éloignant les
injections.

Cette période de malaise prend fin dès que l'épanchement est amorcé,
d'autant que, dès ce moment, la partie étant gagnée, on peut espacer
les séances.

   c. [Les injections dans les tumeurs blanches fistuleuses.

La règle est ici la même que pour les fistules tuberculeuses en général
(v. p. 132 et 166).

Ce n'est que dans les fistules non infectées qu'on fait **des injections**
modificatrices (de naphtol camphré glycériné, ou d'huile créosotée iodoformée). On en fait une par jour pendant 10 jours ; puis, compression
et repos pendant 3 ou 4 semaines.

Si cette série ne suffit pas à guérir, on recommence, de la manière dite
p. 134 et 139.

CHOIX DU TRAITEMENT
SUIVANT LA VARIÉTÉ CLINIQUE DE TUMEURS BLANCHES

1er Cas. — TUMEURS BLANCHES SÈCHES OU FONGUEUSES
(SANS ÉPANCHEMENT)

Nous avons dit que les injections intra-articulaires étaient notre traitement habituel des tumeurs blanches ; ce traitement, nous le faisons toujours et d'emblée dans les hôpitaux. Mais en ville, nous ne le faisons ni toujours, ni d'emblée, pour des raisons qu'on devine aisément. Il est des parents timorés, qui en ont peur, instinctivement, sans savoir pourquoi, du reste. Il faut bien compter avec leur opposition. Et comme, par ailleurs, il est indiscutable qu'une arthrite tuberculeuse a de grandes chances de guérir sans injections, dans un bon milieu, en y mettant cinq à six fois plus de temps, il est vrai, vous pouvez, après avoir bien prévenu les parents de ceci, vous en tenir au traitement conservateur pur, sans injections intra-articulaires.

On laisse l'enfant au repos, comme dans le premier cas de la coxalgie, sur un cadre, sans plâtre, avec un simple pansement ouaté.

Il vit à la mer ou tout au moins à la campagne pendant 2 à 3 ans. Nous avons dit que ses parents n'étaient pas pressés.

Et tant que l'articulation n'a pas d'appareil, il n'y a pas à craindre d'ankylose, ni d'atrophie trop grande du membre.

Après quelques mois de ce régime, si l'articulation est devenue à peu près indolore à la pression, s'il n'y a plus de fongosités, si l'attitude est toujours correcte, on est en droit d'escompter la guérison, et l'on continue le même traitement.

Mais si la tumeur blanche est stationnaire et, à plus forte raison, si elle a progressé, s'il est survenu des fongosités, des douleurs ou une déviation, la preuve est faite que la guérison ne s'obtiendra pas sans injections, ou tout au moins qu'elle ne se fera pas avant de longues années. Le devoir du médecin, alors, est d'insister de nouveau, auprès des parents, pour qu'ils laissent faire des injections modificatrices. Dites-leur que les injections vont : 1º assurer et hâter la guérison ; 2º laisser une meilleure guérison que ne le ferait le traitement conservateur pur en pareil cas.

Cela dit, voici, résumée en quelques mots, la conduite à suivre dans les tumeurs blanches sèches ou fongueuses.

Il faut distinguer les trois variétés cliniques suivantes :

a. **Tumeurs blanches bénignes et récentes.**

Presque pas fongueuses, ni déviation, ni douleurs spontanées (fig. 546 et 547).

Lorsqu'il s'agit d'un malade de la ville. — Si les parents ne veulent pas d'injections, mettre la jointure au repos avec ou sans plâtre et attendre.

Mais **si l'on a une entière liberté d'action**, faire d'emblée des **injections d'huile créosotée iodoformée** après avoir mis un plâtre pour le temps des injections et pour les quelques semaines qui suivent.

Si l'on voit, après trois ou quatre mois d'attente, que cela n'a pas suffi, s'il persiste des fongosités ou des douleurs à la pression, faire des injections de naphtol camphré.

Lorsqu'il s'agit d'un malade de l'hôpital, injecter d'emblée du **naphtol camphré** glycériné (après application d'un plâtre).

b. **Tumeurs blanches fongueuses et graves**, avec ou sans déviation, et

c. **Tumeurs blanches anciennes et douloureuses**, déjà *vieilles de plusieurs années et prises pour un rhumatisme chronique.*

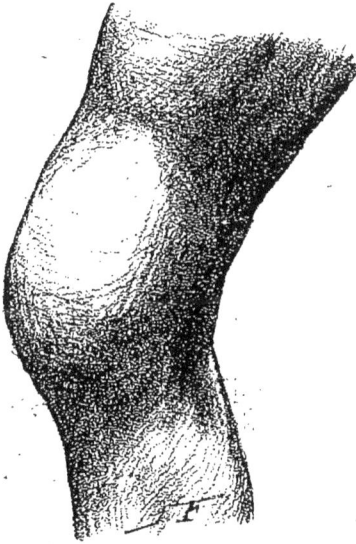

Fig. 546. — Genou malade. — Gonflement de l'articulation. — La rotule paraît projetée en avant.

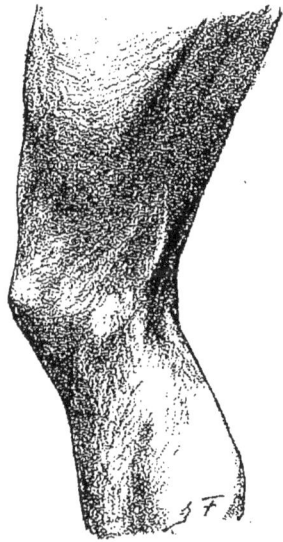

Fig. 547. — Genou sain. — Vu par sa face externe.

Pour ces deux variétés (*b* et *c*) : dès l'arrivée du malade, appareil plâtré, après correction de l'attitude vicieuse s'il y en a une ; puis, dès le lendemain ou le surlendemain, **injections de naphtol camphré.**

Dans ces vieilles tumeurs blanches, probablement cloisonnées, il faut faire des injections parallèles et simultanées en tous les points où l'on suppose exister un foyer tuberculeux, et faire, au besoin, une deuxième et une troisième série, à trois ou quatre mois d'intervalle l'une de l'autre.

Il faut dire cependant que, s'il s'agit d'un ouvrier adulte, presque toujours pressé, et si vous êtes chirurgien et très sûr de votre asepsie, vous pouvez proposer d'emblée [1] la résection, parce qu'elle fera gagner du temps au malade.

Si vous n'êtes pas chirurgien, vous pouvez, même en ce cas, vous en tenir au traitement par les injections à type liquide, répétées au besoin. Elles finiront par réussir 9 fois sur 10, et la guérison orthopédique ainsi obtenue sera au moins égale à celle que donnerait la résection, — au prix d'un peu de patience et de temps, il est vrai (un an ou un an et demi, au lieu de trois à cinq mois), mais sans aucun risque pour le malade, tandis qu'on ne peut pas en dire autant de la résection qui laisse assez souvent des fistules, auquel cas la situation a été aggravée très notablement par l'opération.

2° Cas. — **TUMEURS BLANCHES AVEC ÉPANCHE- MENT PURULENT OU SÉRO-FIBRINEUX (HYDARTHROSES TUBERCULEUSES)** (fig. 548).

Ici, toujours et partout, en ville comme à l'hôpital, chez l'adulte comme chez l'enfant, il n'y a qu'un **seul traitement** rationnel : le plâtre, les **ponctions** et les **injections**, soit avec de l'huile créosotée iodoformée, soit avec du naphtol camphré dans la glycérine (v. p. 92).

S'il y a des abcès péri-articulaires, ne communiquant pas avec la grande cavité, on fait parallèlement des injections dans ces abcès et dans la grande cavité synoviale.

3° Cas. — **LES TUMEURS BLANCHES AVEC FISTULES**

Relisez ce que nous avons dit (chap. VI) des fistules de la coxalgie.

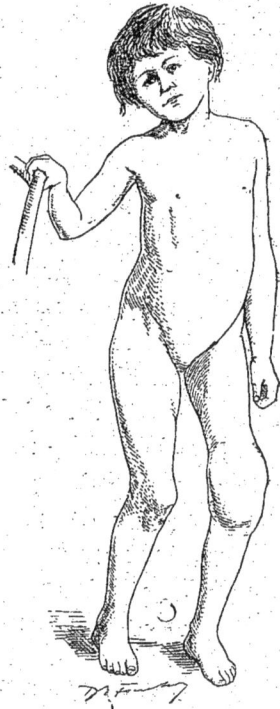

Fig. 548. — Tumeur blanche avec épanchement. — Genou très volumineux ; pas de reliefs osseux apparents ; fluctuation très nette.

Le traitement diffère suivant qu'il s'agit d'une fistule infectée ou non (v., pour cette distinction, le chap. III).

Dans les **fistules non infectées**, vous ferez des injections, et la guérison s'obtiendra généralement en quelques mois.

Dans les **fistules infectées, pas d'injections** modificatrices d'iodoforme ou de naphtol camphré. Tout au plus essaiera-t-on quelques lavages au permanganate de potasse ou à l'eau phéniquée très faible.

Il faut s'en tenir à une thérapeutique discrète, faire simplement de

1. Ou mieux après une série d'injections (5 ou 6, faites dans l'espace d'un mois), ce qui atténuera beaucoup la virulence de la tuberculose et vous assurera la réunion par première intention.

l'asepsie et un bon traitement général, et s'armer d'une longue patience, car la guérison demande, 1, 2 ou 3 ans.

Mais elle finit par arriver, tout au moins dans un milieu idéal comme celui de Berck.

Voilà pour le cas où il n'y a pas, ou bien il n'y a plus de fièvre.

Mais cela ne suffit pas s'il y a de la fièvre. Vous allez drainer pour en avoir raison.

Si la fièvre persiste malgré le drainage, malgré l'arthrotomie (c'est-à-dire l'ouverture large de la cavité articulaire et l'enlèvement des séquestres qui peuvent s'y trouver) et malgré la résection, ou bien encore si les viscères, foie et rein, donnent les premiers signes de dégénérescence, par suite de l'infection venue du foyer périphérique, ou si le malade se cachectise et que le poumon commence à se tuberculiser, il faut se résigner à sacrifier le membre. C'est là une ressource ultime que nous n'avions pas dans la coxalgie. Mais il ne faut y recourir qu'à la dernière extrémité, c'est-à-dire lorsque vous êtes *moralement sûr que la vie du malade, en danger immédiat, ne pourra pas être sauvée sans l'amputation du membre* [1].

Cependant, l'amputation est à proposer quelquefois en dehors des indications précédentes, chez l'ouvrier que les nécessités de la vie retiennent de force dans le milieu malsain d'une grande ville. Sa fistule, plus ou moins infectée, sans mettre présentement sa vie en danger, n'a pas cependant assez de chance de guérir et crée beaucoup trop de risques d'amener, à la longue, une généralisation tuberculeuse chez ce malade. Il vaut mieux l'amputer.

Et, s'il s'agit du membre inférieur, l'on n'essaiera même pas, au préalable, d'une résection très large, qui ne le guérirait qu'en lui laissant une jambe si raccourcie qu'elle serait moins utile qu'un bon pilon [2].

4e CAS. — TUMEURS BLANCHES GUÉRIES OU PARAISSANT GUÉRIES AVEC ANKYLOSE

Votre conduite, en présence d'une ankylose, différera suivant que celle-ci s'accompagne ou non d'une déviation.

Vous n'y toucherez pas s'il n'y a pas de déviation, ou plutôt vous n'opposerez à l'ankylose que de très petits moyens : massages très doux, bains de Barèges, de Bourbonne, d'Aix, de Dax, de Salies, d'Argelès-Gazost [3].

---

1. Et d'autre part, être moralement, sûr que l'amputation le sauvera, c'est-à-dire ne pas intervenir trop tard.
2. A Berck, je ne fais pas, en moyenne, une amputation par an, sur plusieurs vingtaines de tumeurs blanches fistuleuses d'enfants ou d'adultes, que j'ai à soigner en tout temps ; mais tous les malades ne peuvent pas venir à Berck, ni attendre 2 ans leur guérison. C'est vous dire que vous pourrez vous trouver plus souvent, relativement, que les médecins de Berck, dans cette pénible nécessité de faire une amputation.
3. Voir *Argelès-Gazost médical*, par notre ancien assistant, le docteur Bergugnat.

Par contre, s'il y a une **déviation** et que les fonctions du membre en soient sérieusement troublées, vous devez la **corriger**.

Pas d'opération sanglante pour cela, pas même de ténotomie ; mais la **correction** par les simples manœuvres **orthopédiques** avec ou sans chloroforme : par étapes, une tous les quinze jours, chaque correction partielle étant suivie de l'application d'un plâtre : 3 ou 4 séances suffisent. Cette méthode vous réussira, parce que l'ankylose n'est à peu près jamais complète, c'est-à-dire osseuse.

Jamais ou presque jamais vous n'aurez besoin de faire ni d'ostéotomie [1], ni de résection orthopédique modelante.

Pour mon compte, je n'en fais pas une en moyenne par an, bien que j'aie à redresser annuellement une centaine d'ankyloses, suites de tumeurs blanches.

Dès que vous serez arrivé à transformer cette ankylose avec déviation en une **ankylose en bonne attitude**, vous n'y toucherez plus, **vous ne ferez rien pour la mobiliser** [2].

Vous auriez trop peu de chances de recouvrer les mouvements et vous risqueriez beaucoup trop, en les recherchant, de perdre la bonne attitude du membre. La guérison de la tumeur blanche est acquise en bonne position. Le sujet aura donc un membre très utile. Tenez-vous pour satisfait de ce résultat « très honorable » et n'allez pas le « gâter » au point de vue fonctionnel, ou peut-être même réveiller la maladie, en recherchant la souplesse articulaire perdue.

Si je tiens à vous avertir, au cours de ce livre, de tout ce que vous pouvez et devez faire, je tiens aussi à vous dire ce que vous ne pouvez pas, ou ne devez pas oser.

---

1. Aussi bien, cette ostéotomie, si elle vous paraissait jamais indispensable, est d'une exécution simple et facile. Voir, chap. x, comment se fait, au genou, l'ostéotomie sus-condylienne de Mac Ewen.

2. Sans doute, il en va un peu différemment pour un spécialiste très familier avec cette thérapeutique et exerçant dans un institut orthopédique qui est muni de toutes les installations désirables pour cela (balnéothérapie, électrothérapie, mécanothérapie, etc.).

Là, on peut avoir recours non seulement aux massages, mais, en certains cas bien déterminés, à la mobilisation discrète et prudente, active ou passive, des jointures enraidies.

Les mouvements passifs sont parfois produits par des machines mathématiquement réglées, comme notre arthromoteur personnel, par les mains du médecin. Parfois même, en certains cas infiniment rares, on pratique la mobilisation forcée des ankyloses sous chloroforme, pour amener le mouvement ; après quoi l'on immobilise le membre dans un plâtre pendant 8 à 15 jours ; et l'on développe ensuite, par des massages et des manœuvres passives, la mobilité ainsi amorcée de la jointure.

Mais ces traitements sont trop difficiles et demandent trop de temps et de soins, ils ont bien trop peu de chances de réussir entre les mains de la majorité des médecins pour que je n'hésite pas à vous les déconseiller formellement.

II

DEUXIÈME PARTIE DU CHAPITRE VIII
OU LE TRAITEMENT DE CHAQUE TUMEUR BLANCHE EN PARTICULIER

Ce que nous venons de dire dans la première partie de ce chapitre s'applique à toutes les tumeurs blanches.

Il nous faut maintenant passer en revue les tumeurs blanches des diverses articulations, afin d'indiquer les particularités que présente chacune d'elles.

TUMEUR BLANCHE DU GENOU

La tumeur blanche du genou est la plus fréquente de toutes [1].

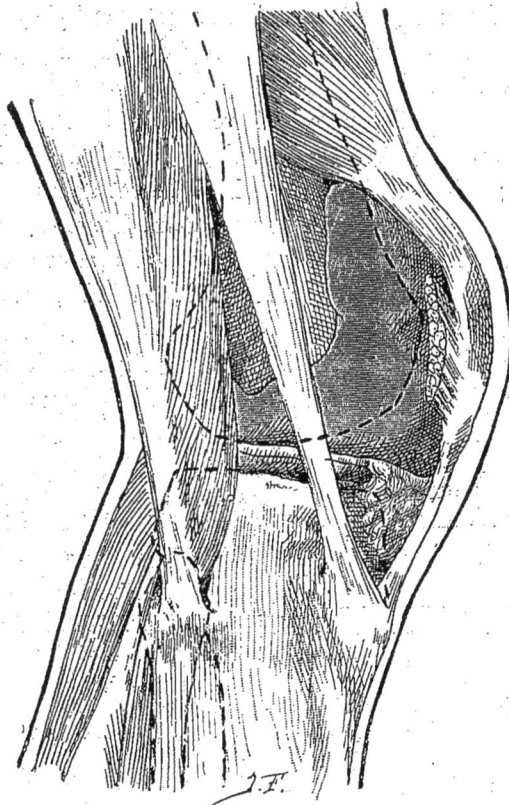

Fig. 549. — Pour la recherche des fongosités. — Schéma de l'anatomie de la synoviale du genou, qu'on voit teintée en gris en arrière de la rotule.

C'est la tumeur blanche type, celle que nous avions surtout en vue

1. Voir thèses du docteur Dulac, 1898 ; du docteur Ch. Benoît, 1906 ; du docteur Cresson, de Saint-Pétersbourg, 1905.

dans notre étude clinique et thérapeutique générale des tumeurs blanches. Aussi n'aurons-nous que peu de chose à ajouter ici.

1º *Au point de vue du* **DIAGNOSTIC** (fig. 549 à 556).

a. Je n'ai pas besoin de vous apprendre à trouver, par la recherche du choc rotulien, l'existence d'un *épanchement.*

b. C'est surtout ici que nous aurons à distinguer l'*hydarthrose simple* de l'*hydarthrose tuberculeuse.*

Si l'*hydarthrose* dure plus de 6 à 8 semaines, malgré la ponction et la compression, elle est (presque toujours) *symptomatique* d'une arthrite tuberculeuse.

En présence d'une hydarthrose double, sans limitation des mouvements, on doit penser à la *syphilis* et, s'il y a des antécédents, et même dans le doute, il faudra pratiquer une réaction de Bordet-Wassermann. Si cette réaction est positive, elle constituera une forte présomption en faveur de la nature syphilitique probable de la lésion ; négative, elle ne résoudra pas le problème, et de toutes façons il s'imposera de pratiquer un traitement d'épreuve mixte, arseno-benzol et mercure, voire même iodure. (V. chapitre XXI, *Syphilis du squelette.*)

c. Chez les adolescents et les adultes, une arthrite du genou survenue sans cause apparente peut être due à une *blennorrhagie* et l'on doit toujours examiner le malade à ce point de vue.

Fig. 550. — La même vue de face (toujours teintée en gris), s'étalant de chaque côté de la rotule.

2º *Pour ce qui est du* **PRONOSTIC.**

Rappelez-vous ce que nous avons dit à ce sujet page 368.

On peut rendre à ces malades une jambe droite, solide, utile, mais non pas toujours les mouvements.

Il faut même noter que cette mobilité est beaucoup plus difficile à obtenir au genou qu'ailleurs.

Avec le meilleur traitement, vous n'y arriverez guère dans plus de la moitié des cas (au genou).

Au reste, cette mobilité n'est pas toujours souhaitable pour le malade, comme vous allez voir.

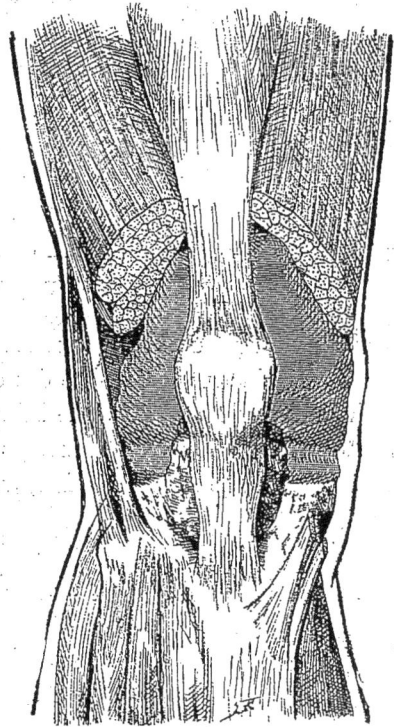

Le résultat fonctionnel à poursuivre au genou.

I. — *Enfants ou adultes de la classe aisée.*

Vous ne **chercherez** la guérison *avec* **conservation des mouvements** que lorsque la tumeur blanche est bénigne et récente, et que l'attitude et la souplesse sont normales ou presque normales.

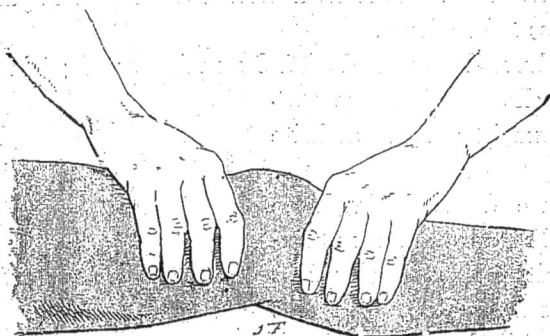

Fig. 551. — *Recherche de la fluctuation.* — Faire refluer le liquide de la périphérie au centre en pressant sur le sac synovial, au-dessus et au-dessous de la rotule avec les deux mains en fer à cheval (1ʳᵉ étape)

Vous réussirez alors à conserver la mobilité dans les 3/4 des cas chez les enfants, et dans la moitié des cas chez les adultes.

Voici comment : vous ne laisserez le plâtre que pendant 4 à 5 mois, à savoir les 2 mois que durent les injections et 2 à 3 mois après celles-ci ; ensuite on laisse le genou libre, avec une simple bande de crêpe Velpeau,

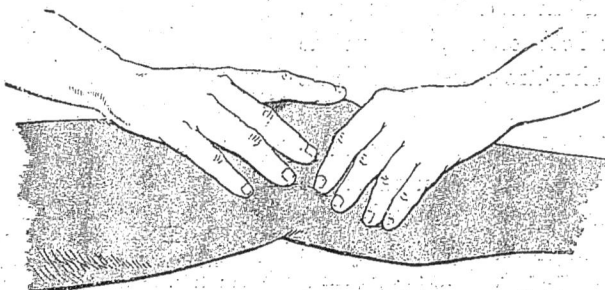

Fig. 552. — 2ᵉ temps : Tout en continuant la pression, on rapproche les mains et avec l'un des index, on appuie sur la rotule comme sur une touche de piano : on obtient ainsi le *choc rotulien*, signe de la présence du liquide.

mais encore au repos dans la position horizontale pendant 5 à 6 mois ; ce qui fait 10 à 12 mois pour la durée totale du traitement.

Après quoi, on met les enfants sur pieds, on les fait marcher avec un grand appareil en celluloïd prenant le bassin et le pied, mais articulé à la hanche et au cou-de-pied. Cet appareil est enlevé dans les intervalles des exercices de marche et toute la nuit. On le supprime entièrement après une année d'usage.

Vous **cherchérez** *au contraire la guérison par* **ankylose** dans tous les cas de tumeurs blanches un peu anciennes (datant d'un an ou plus) et de forme grave, avec une attitude vicieuse marquée (flexion de plus de 20°, avec subluxation en dehors et en arrière).

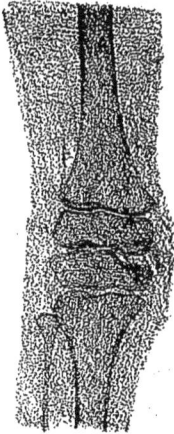 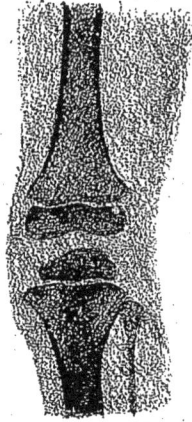 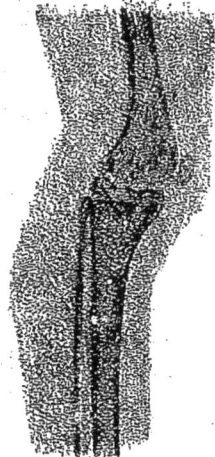

Fig. 553.   Fig. 554.   Fig. 555.

Fig. 558. — La 1ʳᵉ radio, à gauche du lecteur, fig 553, est celle du côté malade. — La 2ᵉ (fig. 554) celle du côté sain. — Enfant de 6 ans 1/2. — Arthrite tuberculeuse datant de 4 mois. — Teinte générale plus claire, interligne plus étroit, parties épiphysaires plus développées sur le genou malade.

Fig. 555. — T. bl. du genou, vieille de 1 an 1/2, enfant de 7 ans). — L'interligne est « flou » ; coudure diaphyso-épiphysaire du tibia à concavité antérieure.

Cherchez-la également *dans tous les cas du premier groupe* où les mouvements ayant été conservés ou recouvrés, l'attitude devient mauvaise

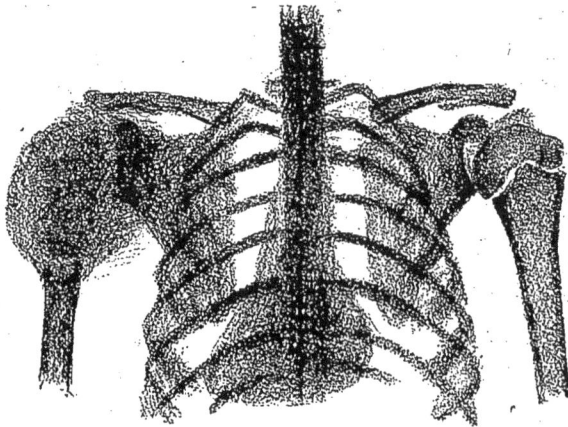

Fig. 556. — Ostéosarcome de l'épaule (avait été pris pour une tum. bl.).

dès que le sujet est laissé sans appareil, ou bien lorsqu'il boite notablement ou qu'il est incapable de faire une longue marche.

Pour obtenir l'ankylose, on fait porter des genouillères en plâtre ou en

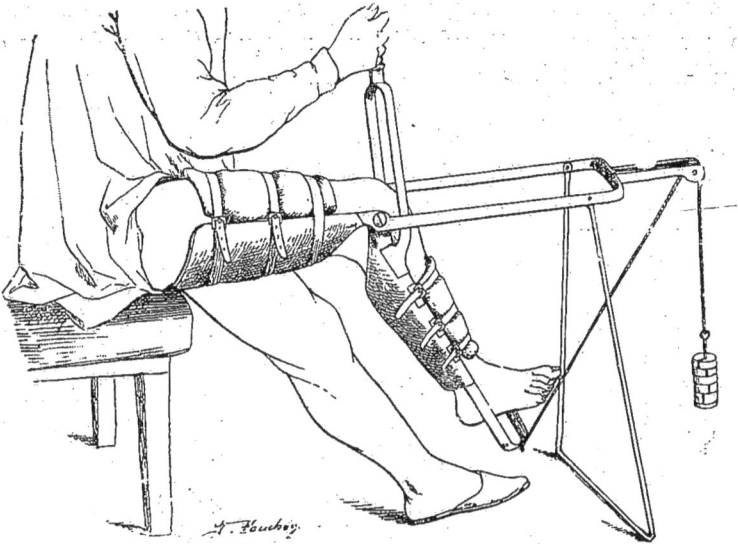

Fig. 557. — Appareil de Bonnet pour mobiliser le genou.

celluloïd jusqu'à ce que l'on voie le genou « lâché » pendant quelques jours se maintenir droit de lui-même, — ce qui demande quelquefois 3 ou 4 ans

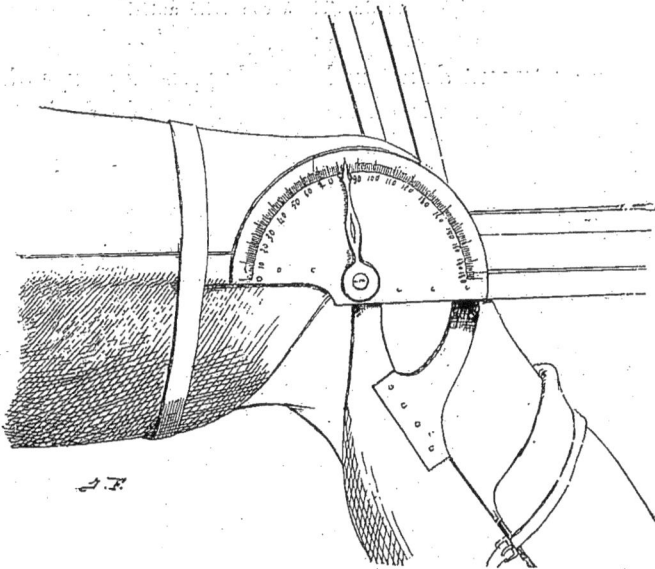

Fig. 558. — Dispositif de l'appareil précédent à l'endroit de l'articulation.

et même davantage. Dès que le genou, bien guéri depuis au moins un an, reste en bonne attitude, vous pouvez le laisser sans appareil.

Le genou sera raide, — mais le résultat demeure cependant très satisfaisant.

Gardez-vous surtout **de toute mobilisation forcée**, avec ou sans chloroforme.

Ces mobilisations forcées réservent, avons-nous dit, beaucoup trop de mécomptes aux médecins non spécialistes.

Qu'on s'en tienne aux massages, aux bains quotidiens, salés ou sulfu-

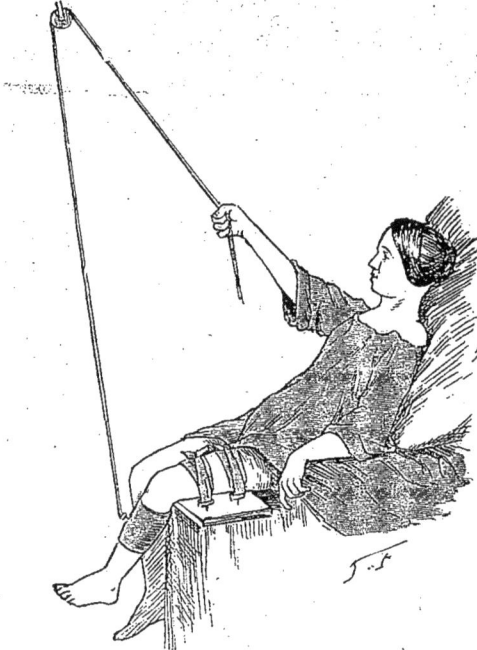

Fig. 559. — Autre dispositif plus simple pour la mobilisation du genou.

reux, à quelques essais de flexion faits par le malade dans le bain, par la seule action des muscles de la jambe.

Tout au plus, à titre exceptionnel, et seulement un an après la guérison certaine, pouvez-vous autoriser quelques exercices très doux, très prudents, faits avec des machines graduées et mues par le malade lui-même [1], en n'avançant que d'un degré ou d'un demi-degré tous les jours (fig. 557 et 558). Encore faudra-t-il être toujours prêt à interrompre ces exercices au premier signe d'inflammation, et dans ce cas, à renoncer pour toujours à une nouvelle recherche de la mobilité articulaire.

Il arrive d'ailleurs **assez souvent** (plus de 1/3 des cas) que les **mouvements reviennent spontanément**, sans aucun traitement spécial, un ou

1. Voir mon *Traité des tumeurs blanches*, chez Masson, p. 220.

deux ans après la guérison de l'arthrite tuberculeuse. — Tout le monde en
a vu des exemples, surtout chez les sujets très jeunes.

   II. — *Enfants et adultes de l'hôpital ou de la classe ouvrière.*

Après les considérations qui précèdent, avons-nous besoin de spécifier
que l'on ne doit pas, chez les malades de cette catégorie, chercher la guérison avec conservation des mouvements ? Guérissez-les avec le genou raide.

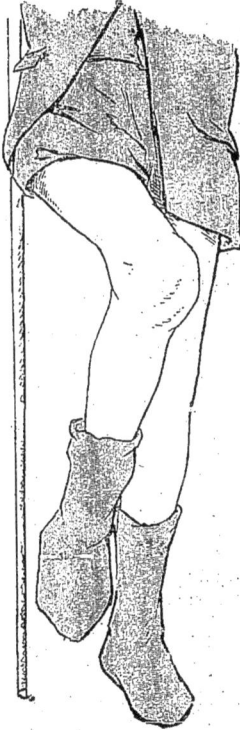

Fig. 560. — Autre type de t. bl. du genou.   Fig. 561. — T. bl. avec genu valgum.

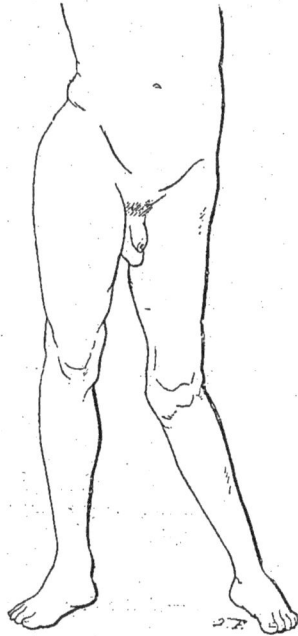

Lorsque le genou restera spontanément en bonne attitude, 1 an et 1/2 à
2 ans après la guérison acquise, débarrassez ces malades de tout appareil.

Nous avons noté, chez nos enfants des hôpitaux, comme pour ceux
de la ville, mais un peu moins souvent, que la mobilité est revenue par la
suite, spontanément.

   3º *Au point de vue de l'*ASPECT CLINIQUE *et des* INDICATIONS
THÉRAPEUTIQUES.

Nous n'ajouterons qu'un mot à ce qui a été dit sur **les déviations.**

Une déviation latérale (**genu valgum, ou subluxation du tibia en dehors
et en arrière**) accompagne presque toujours la flexion directe du tibia
(fig. 560 et 561). — Quant à la luxation complète du tibia en arrière (fig. 562

et 563), dans le creux poplité, vous ne la verrez sans doute jamais, je ne l'ai vue que deux fois depuis dix-sept ans.

Mais il faut signaler **l'allongement de la jambe** malade qui se produit souvent dans ces tumeurs blanches, ce qui est dû à la fertilité plus grande du cartilage de conjugaison du côté malade que du côté sain.

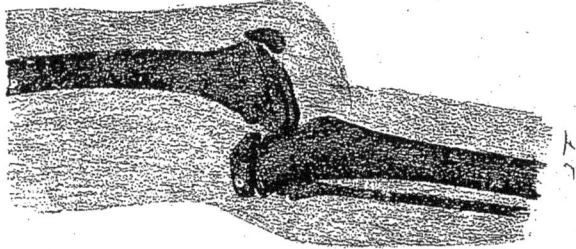

Fig. 562. — Lucien L..., de Paris. — Luxation complète du tibia dans le creux poplité, existant depuis 5 ans (radiogramme).

Cette fertilité n'est guère stimulée, et **l'allongement** n'existe que dans les **arthrites bénignes** ; elle est souvent compromise, au **contraire**, dans les **tumeurs blanches graves**, d'où, ici, **raccourcissement**.

L'allongement, lorsqu'il existe, n'est que temporaire ; après un an, ou deux, ou trois, le cartilage du côté sain rattrape l'autre et l'égalité des deux jambes se rétablit.

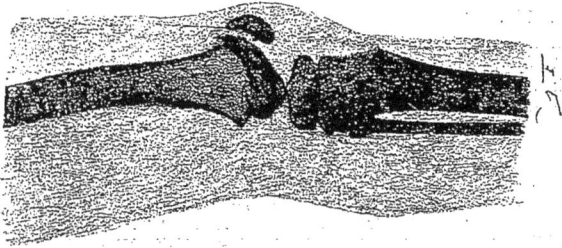

Fig. 563. — Le même, après réduction *non sanglante.* — Cette réduction a été faite le 18 novembre 1905 (sous chloroforme). — Avec un appareil de traction nous avons tiré sur la jambe jusqu'à 70 kilogr., pendant 15 minutes, ce qui nous a abaissé la surface articulaire du tibia *au niveau* de la surface du fémur. — Alors, par des pressions de haut en bas sur le fémur et de bas en haut sur le tibia, nous avons remis au contact ces deux surfaces. — Puis grand plâtre (de l'ombilic aux orteils). Dans le plâtre, nous avons fait, le lendemain, deux fenêtres : l'une en avant, au niveau des condyles. l'autre en arrière, au niveau des tubérosités tibiales et par là une double compression ouatée (comme dans nos appareils de mal de Pott) pour maintenir, et parfaire encore, la réduction. — 5 mois après : la réduction persiste.

En attendant, pour la marche, vous aurez mis une semelle plus haute sous la jambe saine.

4º *Au point de vue du* **TRAITEMENT.**

Nous ajouterons à ce qui a été dit, aux *Généralités*, quelques mots sur les appareils, la correction des attitudes vicieuses, la technique des injections et des interventions sanglantes au genou.

A. — LES APPAREILS

Pour bien immobiliser un genou, qu'il s'agisse d'empêcher une déviation ou de maintenir une correction, il faut faire un grand plâtre qui
embrasse les deux articulations adjacentes (hanche et pied).

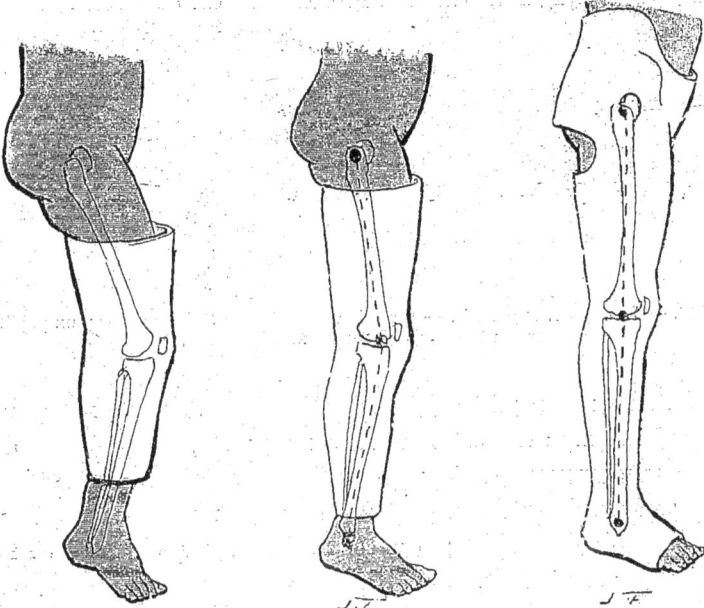

Fig. 564.   Fig. 565.   Fig. 566.

Fig. 564. — La petite genouillère trop souvent faite. Beaucoup trop courte, et trop large : les tissus
  mous se laissent déprimer par les bords de la genouillère et la déviation se produit à volonté.
Fig. 565. — Genouillère plus longue ; mais encore insuffisante, pour les mêmes raisons, atténuées.
Fig. 566. — Manière parfaite d'immobiliser un genou. — Notre grand plâtre qui prend non seulement
  le genou, mais aussi les deux jointures adjacentes.

Il suffit de jeter les yeux sur les figures ci-dessus, pour voir combien
« la genouillère » classique est insuffisante pour immobiliser les deux leviers

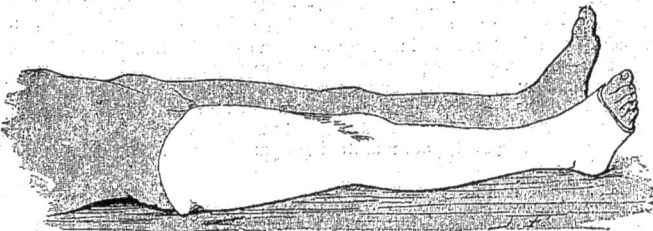

Fig. 567. — Appareil moyen allant de l'ischion aux orteils.

articulaires, dans les cas tant soit peu rebelles. Le plâtre ira donc de l'ombilic aux orteils et sera en tout semblable au grand appareil de la coxalgie
(fig. 564 à 566).

Si l'on se sert de grands appareils orthopédiques (celluloïd ou cuir), on peut les articuler à la hanche et au pied, en laissant le genou raide.

Ce n'est que lorsque la tendance à la déviation n'existe plus, que l'on peut se dispenser de prendre les deux articulations voisines (fig. 567). On met alors un plâtre moyen, allant de l'ischion aux orteils et n'immobilisant qu'une des articulations adjacentes, ou bien même simplement la genouillère ordinaire qui laisse celles-ci libres toutes deux.

Enfin, disons que, pour immobiliser un genou, les plâtres circulaires sont bien plus précis et plus exacts que les gouttières, et doivent, par conséquent, leur être préférés.

La grande fenêtre antérieure du plâtre circulaire permet de faire, sans difficulté, l'examen du genou et les injections articulaires (fig. 568).

B. — LA CORRECTION DES ATTITUDES VICIEUSES DU GENOU

a. L'*extension continue* peut rendre des services pour les enfants de la ville dont les parents ne veulent pas du plâtre (fig. 569 et 570).

Lorsqu'il s'agit d'une déviation au début et que vous pouvez vous en occuper de très près, vous arriverez ainsi à la correction, — avec une extension continue installée par vous et contrôlée chaque semaine.

Mais il est bien plus simple de redresser, puis de mettre un plâtre.

b. *Le redressement forcé du genou.* — Nous n'avons que peu de chose à ajouter à ce qui a été dit aux *Généralités*.

Ayez soin de faire bien **plus une traction** sur le pied (fig. 571) **qu'une pression** directe du genou, — laquelle amènerait l'écrasement ou la fracture des extrémités articulaires.

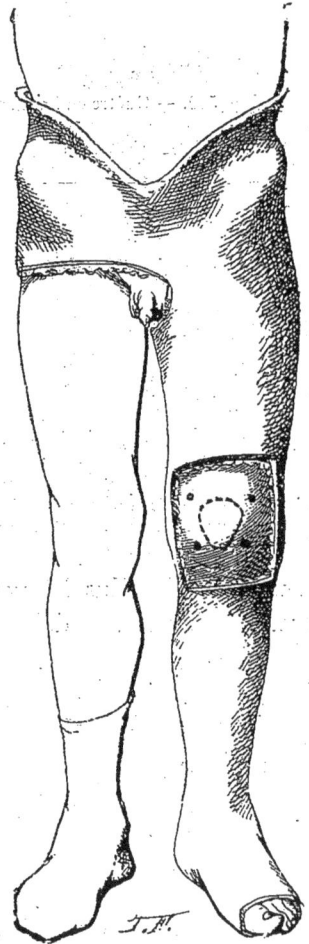

Fig. 568. — Grand appareil avec fenêtre permettant le traitement par ponctions et injections.

La traction doit être ici pour plus des 3/4 dans la correction des attitudes vicieuses, et la pression pour moins de 1/4.

Mais cela s'applique au redressement des flexions directes.

Or, il ne faut pas oublier qu'il s'y ajoute généralement des déviations latérales.

Analysez bien les divers éléments de ces déviations complexes, dont les

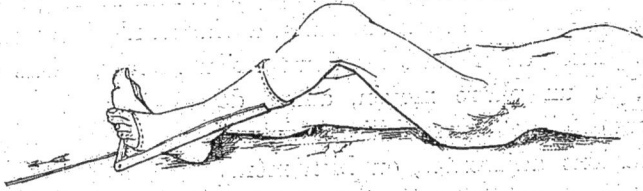

Fig. 569. — Guêtre en basane et étrier pour l'extension continue dans la tumeur blanche du genou.

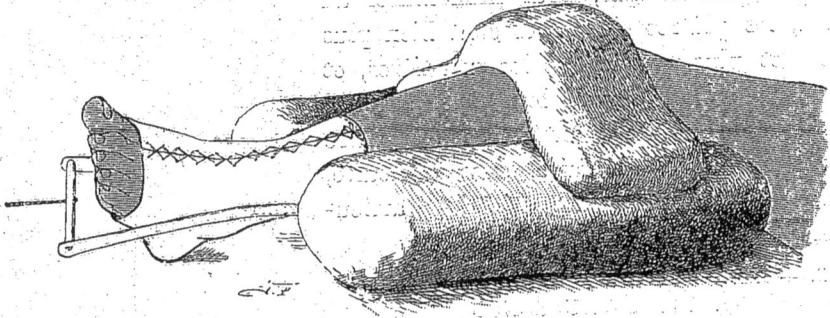

Fig. 570. — On place un sac de sable de chaque côté du genou pour le caler ; un 3ᵉ sac appuie légèrement sur la rotule et ajoute son action à celle de l'extension continue, pour corriger la flexion.

deux types les plus fréquents sont : *flexion et génu valgum, flexion et subluxation* du tibia en dehors et en arrière.

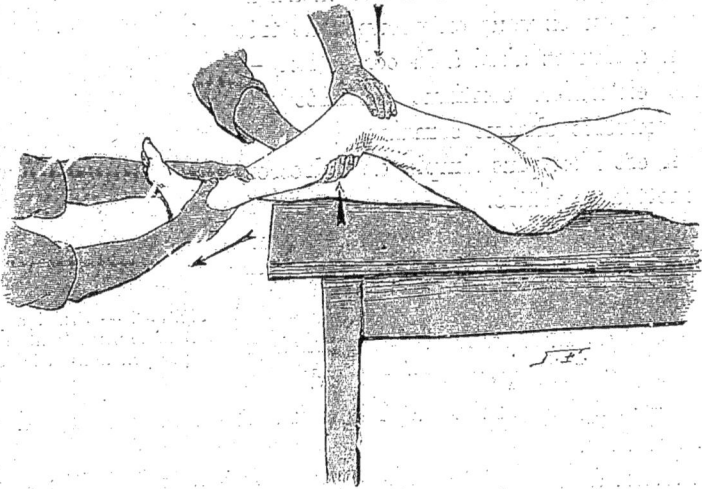

Fig. 571. — Redressement d'une attitude vicieuse. Un aide tire fortement dans la direction de la déviation ; le chirurgien appuie modérément sur le fémur et repousse en avant l'extrémité supérieure du tibia. Le malade est retenu solidement sous les bras, et par l'intermédiaire de la jambe saine repliée sur le ventre.

Vous agirez sur ces divers facteurs, en même temps.

C'est-à-dire qu'un aide tirant sur le pied pour corriger la flexion,

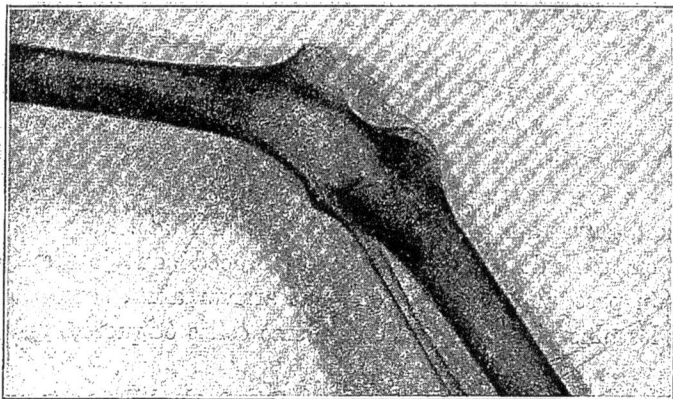

Fig. 572. — Ankylose osseuse, vieille de 21 ans, chez une femme de 30 ans. A remarquer la fusion complète du fémur et du tibia, tellement complète qu'il s'est fait un canal médullaire à l'intérieur du pont osseux qui les réunit. Raccourcissement de 19 cm. Marche avec des béquilles. — La malade demande à être redressée, *mais sans opération sanglante.* Si l'on ne peut pas arriver sans ostéotomie, elle préfère garder son infirmité, pourtant si pénible.

Devant cet ultimatum, nous avons décidé de faire l'ostéoclasie. Pour cela, nous avons consolidé le fémur et le tibia avec des attelles en bois, 4 sur la cuisse, 4 sur la jambe, fixées par des sangles (voir p. 346) ; et (sous narcose) nous avons pesé ensuite de toutes nos forces (en nous mettant à 2) comme pour augmenter la flexion de la jambe, le fémur étant maintenu par 2 aides. Après 2 à 3 minutes d'efforts, la jambe a cédé, avec un craquement elle s'est fléchie à angle aigu, puis nous l'avons ramenée dans l'extension. Grand plâtre pendant 3 mois. — Suites très bénignes.

vous-même agissez de toutes vos forces sur l'extrémité supérieure du tibia pour corriger la subluxation, poussant le tibia d'arrière en avant et de

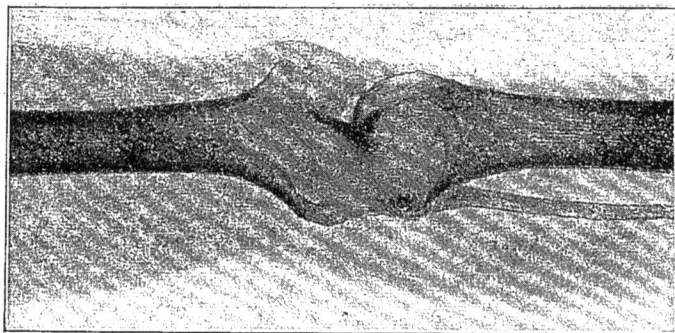

Fig. 573. — La même 3 mois après l'ostéoclasie. Nous avons brisé l'os exactement à l'endroit voulu, au niveau de l'ancienne articulation. On voit les débris de la rotule. — *Résultat parfait.* Au lieu de 19 cm. de raccourcissement, il reste à peine 1 cm. 1/2 (dû à l'atrophie). — Nous nous sommes bien gardés de rien faire pour rendre la mobilité de ce genou. — La boiterie a disparu.

dehors en dedans avec une main, tandis qu'avec l'autre vous poussez le fémur en sens inverse (fig. 571).

Recommencez ce mouvement, insistez pendant plusieurs minutes ;

il faut insister, parce que, si la déviation est vieille, il s'est fait des déformations osseuses qui rendent le redressement difficile.

Faites la correction complète en deux fois, c'est plus doux pour vous et pour le malade. Ainsi vous n'arracherez rien, — je ne parle que de l'arrachement des extrémités osseuses, car la déchirure des vaisseaux et nerfs poplités n'est guère à craindre, malgré ce que disent certains livres ; je ne l'ai jamais observée pour mon compte.

Correction des ankyloses.

Ne touchez pas aux ankyloses en bonne attitude. Mais redressez les ankyloses en attitude vicieuse — par le procédé que je viens de dire ; toujours (ou presque toujours) l'on peut arriver ainsi, sous chloroforme, à corriger les plus vieilles déviations, même celles étiquetées **ankyloses du genou.**

Lorsque ces malades sont endormis, si on cherche bien, on trouve encore quelques mouvements obscurs de la jointure ; or, cette très petite mobilité suffit pour qu'on puisse promettre de redresser ce genou par de simples **manœuvres non sanglantes**, ce qui simplifie singulièrement les choses.

Ces manœuvres, vous les connaissez déjà (fig. 571).

Après avoir, pendant quelques minutes, fait doucement la traction et la pression, vous fixerez avec un bon appareil plâtré cette correction partielle, à peine appréciable quelquefois. Vous maintenez la traction et la pression, pendant que le plâtre sèche, ce qui vous fera gagner encore quelques degrés, — et en voilà pour 15 à 20 jours.

Après quoi, deuxième séance de redressement, qui vous donnera une correction beaucoup plus appréciable.

Vous en faites une troisième, au besoin, et, finalement, vous avez corrigé, sans une goutte de sang, des déviations pour lesquelles d'autres médecins consultés avaient jugé indispensable une résection ou ostéotomie.

Vous pouvez éviter aussi la section des tendons poplités, qui est d'ailleurs facile avec la technique décrite au chap. xiii.

(Et, de même, pour le cas, d'ailleurs assez rare, d'ankylose osseuse. Il serait bien facile de faire une ostéotomie supra-condylienne par le procédé indiqué chap. x.)

C. — LES INJECTIONS

Les culs-de-sac de la synoviale sont si étendus, si superficiels et si accessibles que les injections sont ici particulièrement aisées, pourvu qu'il ne s'agisse pas d'une tumeur blanche vieille de plusieurs années, où la cavité peut se trouver effacée ou cloisonnée.

Rappelons que l'interligne répond à une horizontale passant par le sommet, ou l'angle inférieur, de la rotule (fig. 574.)

Ce **sommet de la rotule** est parfaitement appréciable au doigt. De

chaque côté on sent aisément **une dépression.** Une aiguille poussée dans cette dépression va pénétrer dans la grande cavité.

Voilà déjà **deux premiers points d'accès** de l'articulation.

Il en est **deux autres,** à 1 cm. 1/2 **au-dessus** de la base de la rotule et à 1 cm. 1/2 **au dehors** (par rapport à l'axe du membre) des deux angles supérieurs.

Si on pique là, on pénètre dans le prolongement sous-tricipital de la cavité synoviale.

En règle générale, c'est **dans la partie externe de ce prolongement sous-tricipital** que je fais les injections et **que je vous conseille de les faire.**

On peut faire saillir le cul-de-sac en ce point externe, en exerçant une pression sur les autres points, c'est-à-dire au-dessus et en dedans de la rotule et au-dessous de celle-ci, de chaque côté du ligament rotulien.

Enfoncez votre aiguille dans ce cul-de-sac supéro-externe, non pas directement d'avant en arrière, mais un peu de haut en bas et de dehors en dedans, pour que la pointe arrive dans la gorge de la poulie fémorale, entre le fémur et la face profonde de la rotule. Vous sentirez que l'aiguille est à la fois enclavée et libre entre les deux os.

Dès que vous aurez cette sensation, vous serez sûr d'être à la place voulue, en pleine cavité articulaire (fig. 575).

Si vous piquez la peau trop près de la rotule ou si l'obliquité de l'aiguille est trop forte, vous risquez de buter contre la base de la rotule et de ne pas pénétrer dans la cavité.

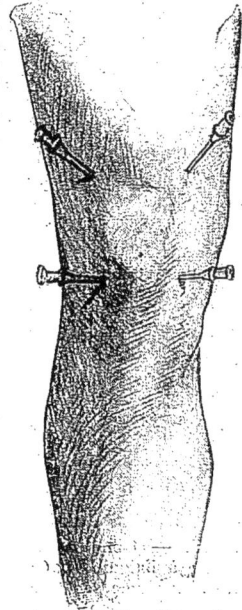

Les deux aiguilles inférieures sont dans l'interligne.

Fig. 574. — Points d'accès de l'articulation du genou.

Piquez donc à 1 centimètre 1/2 ou même 2 centimètres au-dessus et en dehors de l'angle supéro-externe de la rotule, et donnez à l'**aiguille** une **inclinaison de** 45° environ.

Vous devez sentir le fémur avec l'extrémité de l'aiguille ; mais vous éviterez de planter la pointe dans le tissu osseux, car elle pourrait se briser ou bien s'obstruer, ce qui rendrait l'entrée du liquide impossible.

Par conséquent, vous pousserez l'aiguille vigoureusement et lentement à travers les tissus mous jusqu'au fémur, et, dès que vous aurez senti l'os, vous retirerez légèrement de quelques millimètres votre aiguille ; vous devez alors en sentir la pointe remuer entre la rotule et le fémur. A ce moment, vous pourrez pousser l'injection sans crainte, et vous verrez se gonfler, non seulement le cul-de-sac sous-tricipital, mais encore les culs-de-sac latéraux inférieurs, de chaque côté de la pointe de la rotule, et vous verrez même la rotule se soulever nettement.

Les injections dans les tumeurs blanches anciennes du genou.

Dans les vieilles tumeurs blanches, ai-je dit, il se peut que le cul-de-sac sous-tricipital soit effacé ou isolé de la grande cavité, et que la rotule soit collée à la gorge de la poulie fémorale.

En ce cas, si vous voulez bien être sûr de pénétrer dans la cavité articulaire, ou plutôt dans ce qui en reste, piquez de chaque côté du ligament rotulien, dans l'interligne même ; piquez un peu obliquement, en allant de la partie latérale vers le centre, de manière que l'extrémité de votre aiguille arrive dans la rainure inter-condylienne, exactement derrière le ligament rotulien.

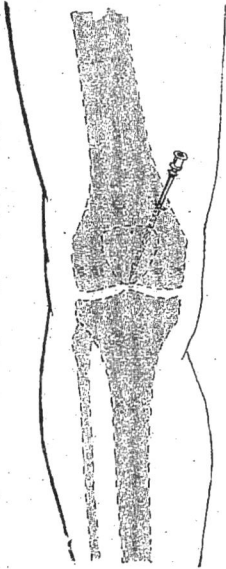

Le liquide introduit dans ces points ne pourra pas faire fausse route ; il pénétrera bien entre les deux surfaces articulaires, — lorsque celles-ci laissent entre elles des interstices.

Mais vous ferez ensuite, dans la même séance, une deuxième injection, directement dans le cul-de-sac sous-tricipital, pour être sûr d'atteindre toutes les parties malades.

Si le malade, après le traitement classique des injections poussées ainsi dans la cavité plus ou moins libre, accuse encore un ou plusieurs points particulièrement douloureux, soit en dehors, soit au-dessus de l'interligne, on peut penser qu'il persiste là de petits foyers indépendants, non atteints par les injections faites dans la grande cavité.

Fig. 575. — Obliquité à donner à l'aiguille pour être bien sûr de pénétrer dans l'articulation *(idem lorsqu'on pénètre par le cul-de-sac supéro-externe).*

Vous ferez alors une série d'injections supplémentaires en ces points douloureux et précis, en poussant votre aiguille jusqu'à la surface même de l'os, au-dessous du périoste.

D. — QUELQUES REMARQUES SUR LES INTERVENTIONS SANGLANTES AU GENOU

Pas plus que je n'exposerai la technique de l'amputation de la cuisse, je ne m'attarderai à vous décrire ici toutes les opérations sanglantes qu'on a pu faire ou proposer contre les tumeurs blanches du genou : grattages, synovectomies, arthrectomies, — et je le ferai d'autant moins que je considère ces interventions économiques comme de mauvaises opérations.

Ne dépassant pas les limites du mal, ces opérations n'ont presque aucun des avantages de la résection. Elles n'ont pu guérir que des tumeurs blanches tout à fait au début, où les lésions étaient presque nulles, où un traitement par des injections et même un traitement conservateur auraient suffi. C'est dire qu'elles étaient parfaitement inutiles ; mais à leur inutilité il faut ajouter presque tous les désavantages des larges opérations sanglantes : dangers de fistules, d'inoculation tuberculeuse, etc.

La seule opération sanglante que vous aurez à faire **quelquefois**, c'est une **résection du genou chez l'ouvrier adulte** : il n'en est pas question chez l'enfant, où elle serait désastreuse au point de vue de l'accroissement du membre.

Ce que vous ferez surtout, c'est le **drainage des jointures** pour les abcès articulaires qu'on aura, par une faute commise, ou par une simple omission, laissés s'ouvrir, — et, par une deuxième faute, laissés s'infecter.

a. Technique du drainage du genou.

On aura soin d'ouvrir la cavité articulaire dans les points les plus déclives (fig. 576 et 577).

Vous savez que, fait méthodiquement comme il doit l'être, ce drainage comprend **quatre incisions** « latérales » **parallèles à l'axe du membre**, deux de chaque côté — d'une longueur de 7 à 8 centimètres.

Les deux incisions antéro-latérales longent les côtés de la rotule, et

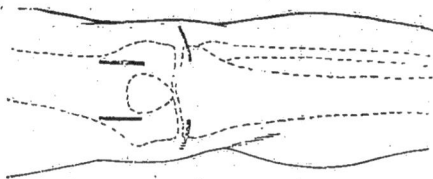

Fig. 576. — Drainage de la jointure du genou. — Pour les deux incisions supérieures et l'incision inféro-interne, suivez les indications de la figure ; mais l'incision postéro-latérale externe *ne doit pas se faire*, comme cela est figuré, dans une direction *perpendiculaire* à l'axe du membre ; donnez-lui une direction *parallèle* à cet axe pour être absolument sûr d'éviter le sciatique poplité externe (voir le texte).

les deux postéro-latérales, un peu plus petites, répondent aux bords latéro-postérieurs des condyles.

Ces deux dernières incisions remplacent le drainage postérieur direct à travers le creux poplité, lequel est plus difficile et ne pourrait se faire qu'en ouvrant franchement et largement la jointure.

Par chacune des incisions antéro-latérales, on conduit un gros drain jusqu'à l'incision postéro-latérale.

Vous devinez qu'on pourrait également réunir les deux incisions antéro-latérales par deux drains supplémentaires passant l'un au-dessus, et l'autre au-dessous de la rotule.

L'incision postéro-latérale interne, faite sur le bord postérieur du condyle interne, ne demande pas une très grande précision. Il n'en est pas de même en dehors, à cause de la présence du nerf **sciatique poplité externe**.

Pour l'éviter sûrement, il faut se repérer sur le tendon du biceps, facile à reconnaître [1] : le nerf est à 1 cm. en dedans du tendon. On n'a donc

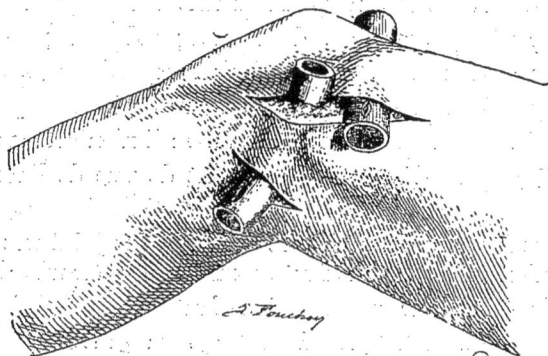

Fig. 577. — Genou vu par sa face interne. — Les diverses incisions donnent passage à des drains qui les réunissent.

qu'à se tenir en dehors du tendon et à arrêter l'extrémité *inférieure* de l'incision à l'interligne qui répond au sommet de la rotule dans la position d'extension.

b. **Sur la résection du genou.**

On trouvera la technique dans le livre de Farabeuf. Voici simplement,

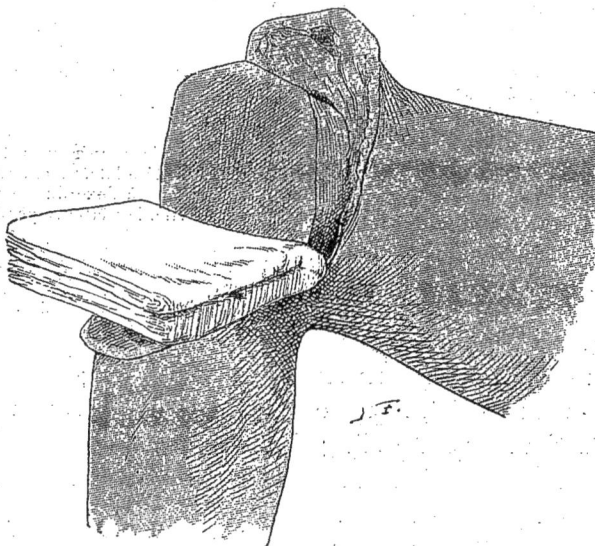

Fig. 578. — Hémostase après la résection. — 1er *temps* : on place, entre les deux surfaces osseuses saignantes, une compresse pliée en plusieurs doubles.

1. Et non seulement le tendon, mais aussi le *nerf*, est *facile* à *sentir* à travers la peau et même *à travers les vêtements* ; essayez sur vous-même, portez votre doigt en arrière sur la tête du péroné, à 1 cent. en dedans du tendon, vous ferez sauter le nerf sous votre doigt (comme on fait au coude pour le nerf cubital).

à ce sujet, quelques remarques personnelles qui compléteront les notions que vous avez déjà.

Vous vous servez de la bande d'Esmarch, qui vous donne beaucoup de facilité pour voir et enlever les points malades.

Vous faites une résection, à la petite scie ou au très large ciseau à froid,

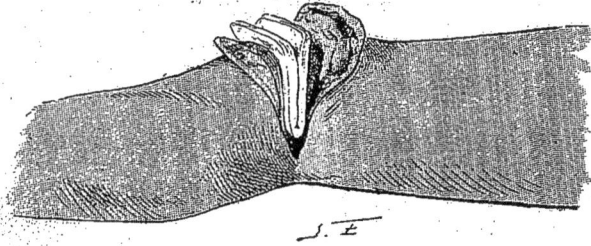

Fig. 579. — 2ᵉ *temps* : Le membre est ensuite placé dans la rectitude

des deux extrémités articulaires, — résection ni trop large ni trop économique, afin d'enlever la totalité des points osseux malades et de mordre de quelques millimètres, pas plus, dans la zone saine ; — puis vous enlevez tous les tissus mous suspects avec les ciseaux et la pince à disséquer, en y mettant l'attention et le temps voulus.

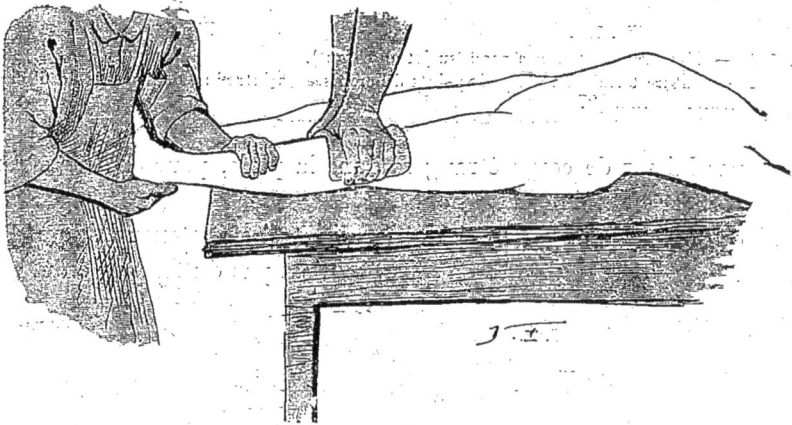

Fig. 580. — 1ᵉʳ *temps* : 1 ou 2 autres compresses sont placées sur la plaie : le chirurgien exerce une compression soutenue avec ses deux mains pendant que son aide maintient le pied et repousse la jambe vers le haut, en appuyant le pied contre sa poitrine.

La toilette des os et des parties molles bien faite, l'adaptation exacte des surfaces osseuses bien vérifiée, vous placez des compresses entre les deux surfaces osseuses, la jambe étant légèrement fléchie au besoin ; vous mettez deux autres compresses en avant des os, entre l'os et les parties molles correspondantes, et vous vous préparez à faire la compression, tandis qu'on enlève la bande d'Esmarch (fig. 578 à 580).

Vous **comprimez** ainsi très exactement **pendant dix à douze minutes.** Cela suffit pour assurer l'hémostase sans avoir à faire de ligatures. Je n'en fais presque jamais de ces tout petits vaisseaux, — et l'avantage est grand

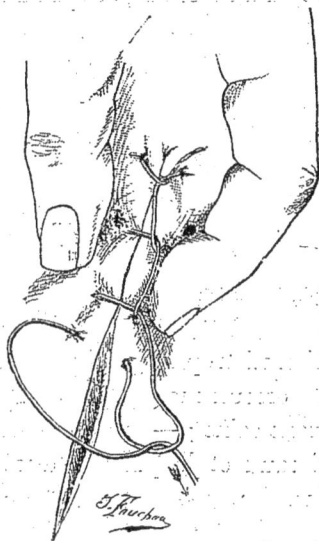

Fig. 581.　　　　　　　　　　　　Fig. 582.

Fig. 581. — Manière de suturer la peau (surjet au catgut).
Fig. 582. — Suture terminée : En trois points différents on a introduit des mèches de fil de catgut pour assurer le drainage.

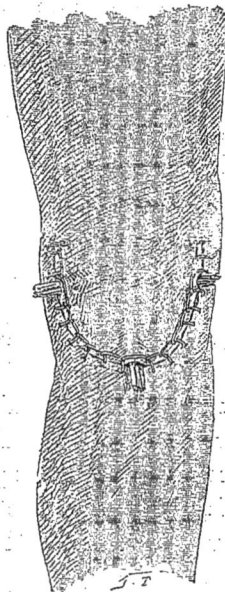

de ne pas laisser de corps étrangers dans la plaie, pour obtenir sûrement la réunion par première intention.

Si cela saigne encore après douze minutes, maintenez la compression pendant cinq ou six minutes de plus ; ce n'est pas du temps perdu.

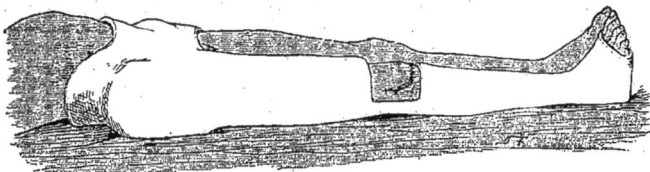

Fig. 583. — Appareil plâtré muni d'une fenêtre qui permet de surveiller et de panser la plaie opératoire : on la referme chaque fois avec une bande plâtrée.

Si, ce qui ne se voit guère, un vaisseau saigne encore à ce moment-là, il vous est bien permis de le serrer dans un catgut, mais vous aurez toujours gagné beaucoup à cette compression prolongée, puisque, au lieu de vingt ligatures, vous n'en aurez qu'une seule à faire.

L'hémostase assurée, vous passez à l'adaptation des os. Vous n'aurez pas à suturer les os, grâce au grand plâtre que l'on applique ; vous suturez seulement la peau avec un surjet de catgut que voici figuré (fig. 581).

Cette suture demande une minute ; les douze minutes qu'on a perdues pour la compression, on les regagne donc ici.

On introduit trois mèches de fil de catgut ou trois petits drains, pour empêcher l'accumulation d'un épanchement séro-sanguin dans la plaie (fig. 582).

La suture de la peau et le drainage peuvent être ainsi faits avec des corps entièrement résorbables.

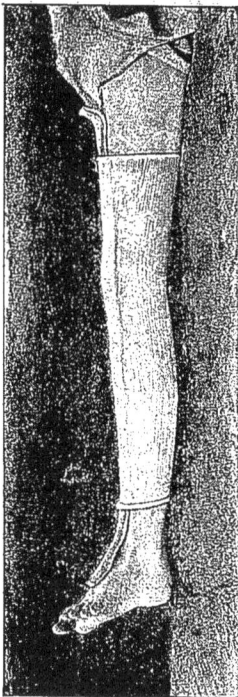 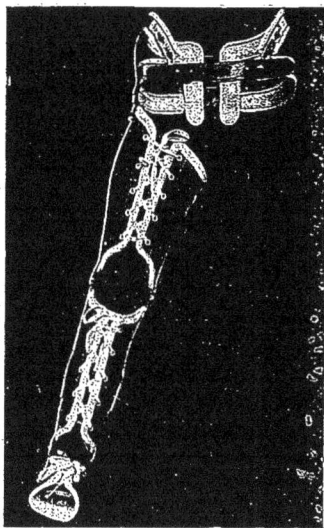 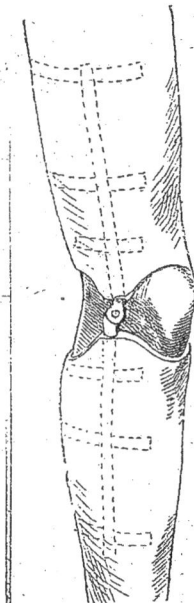

Fig. 584.   Fig. 585.   Fig. 586.

Fig. 584. — Bas ordinaire ou manche de jersey, et une latte dessous : pour le *moulage du genou*.

Fig. 585. — Celluloïd pour la marche. Hanche et cou-de-pied articulés et mobiles. Genou rigide ou mobile, à volonté.

Fig. 586. — Genouillère plâtrée munie de l'articulation. — Pour rendre amovible cette genouillère articulée, il suffirait de couper les deux fourreaux plâtrés sur la ligne médiane antérieure et d'en garnir les bords.

L'appareil est ici d'une importance capitale, et mérite tout spécialement de fixer l'attention. C'est un grand plâtre, très précis, qui va de l'ombilic au pied, et que voici figuré (fig. 583).

On commence par faire la partie de l'appareil qui va des orteils à la racine du membre, en le modelant bien autour du genou et des malléoles, puis, lorsque la prise du plâtre est faite, ou à peu près (après cinq à dix minutes d'attente environ), on construit la partie abdominale de l'appareil.

Le sujet est mis, pour cela, sur un pelvi-support. — Le raccord est facile à faire entre la pièce abdominale et la pièce jambière, avec quelques tours de bande plâtrée, roulés en spica de l'une à l'autre, et avec quelques carrés de renforcement.

(Voir page 315 la manière de construire l'appareil plâtré.)

Dès que la dernière bande est roulée, on modèle l'appareil très exactement au niveau du bassin. Cette précision empêchera tout déplacement, si petit soit-il, des deux surfaces articulaires mises en contact ; on obtient ainsi une réunion parfaite, en attitude correcte ; je ne parle pas de l'avantage qu'ont ces appareils d'assurer l'hémostase et d'empêcher toute inflam-

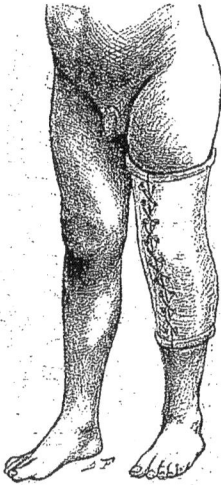

Fig. 587. — Genouillère en celluloïd pouvant servir tout au plus à protéger le genou, mais non pas à empêcher une déviation.

mation et toute douleur — par l'immobilité mathématique qu'ils donnent.

Si, par extraordinaire, il survenait de la fièvre, rien n'empêche de faire une ou plusieurs fenêtres temporaires, au niveau de la suture, pour surveiller la plaie et vérifier le drainage (fig. 583).

Au cinquantième jour, on enlève le plâtre ; on le remplace par un autre, ou bien par un **appareil orthopédique** (fig. 584 à 587) avec lequel le sujet pourra marcher après encore une semaine de repos, au soixantième jour environ.

Mais, **à la rigueur**, le malade pourrait, étant pourvu du grand plâtre que nous venons de dire, se tenir sur pieds 12 à 15 jours après l'opération et marcher avec des béquilles.

E. **Les appareils de convalescence pour la tumeur blanche du genou** (v. fig. 584 à 587).

Pour le moment de la mise sur pieds, l'enfant est muni d'un grand appareil en celluloïd (allant de l'ombilic aux orteils), semblable à celui des coxalgiques en convalescence — avec cette différence que dans la coxalgie on laisse rigide la hanche et on articule le genou et le pied (de l'appareil), et que dans la tumeur blanche, c'est le genou (de l'appareil) qu'on laisse rigide, tandis qu'on articule la hanche et le pied. Mais un peu plus tard, on peut articuler le genou à son tour.

Dans le cas d'enfants de la classe ouvrière ne pouvant pas faire les frais d'un celluloid, vous appliquerez, même pour la période de convalescence, des genouillères plâtrées allant du trochanter aux malléoles.

TUMEUR BLANCHE DU COU-DE-PIED [1]

a. DIAGNOSTIC (SES PARTICULARITÉS)

Chez les adolescents qui souffrent du cou-de-pied, il faut se garder de prendre pour une arthrite tuberculeuse une simple *tarsalgie*. — Il suffit d'y penser pour éviter l'erreur. La conformation du pied (saillie en dedans de l'astragale et du scaphoïde, déjettement du pied en dehors, en abduc-

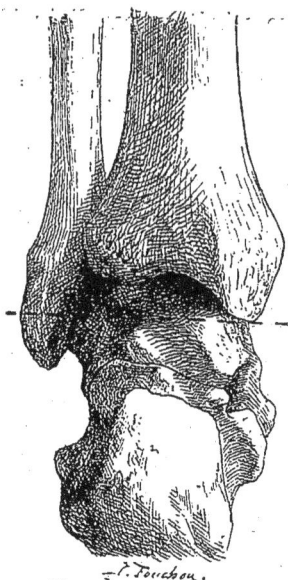

Fig. 588. — Squelette du cou-de-pied, vue postérieure.

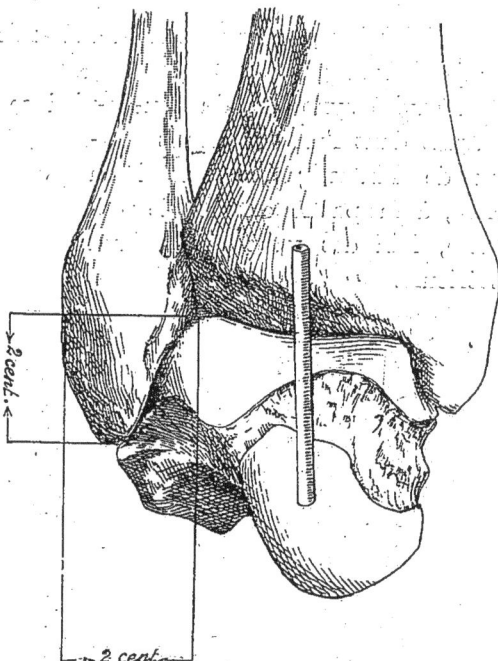

Fig. 589. — Le même, vue antérieure, avec points de repère, chez l'adulte.

tion, plante du pied très plate en général), l'absence de fongosités appréciables, permettent de faire le diagnostic (v. aussi *Tarsalgie*, chap. XII).

b. PRONOSTIC

Il est ici particulièrement favorable ; la guérison se fait presque toujours avec la conservation des mouvements.

Résultat fonctionnel à poursuivre.

Suivez les mêmes principes que pour le genou. Ils vous conduiront à une guérison intégrale.

Si, dans tel cas exceptionnel, le pied demeure raide, ne faites rien pour le dessouder, du moment que l'attitude est bonne. Bien plus, si le cou-de-pied a conservé des mouvements, mais garde un certain équinisme, ce qui fait boiter le malade, n'hésitez pas à remettre le pied à angle droit

1. Voir thèse du Dr Balencie, 1904.

et à le maintenir avec un plâtre aussi longtemps qu'il est nécessaire pour assurer la bonne attitude, au risque de l'ankyloser.

Le jeu des articulations voisines, sous-astragaliennes et médio-tarsienne, suppléera, dans une grande mesure, à cette raideur du cou-de-pied, qui pourra d'ailleurs n'être que temporaire.

c. PARTICULARITÉS DU TRAITEMENT
I° Les injections.

Et d'abord, quelques notions d'anatomie pour établir la technique de ces injections (fig. 588 et 593).

La cavité synoviale du cou-de-pied se laisse pénétrer par l'aiguille en avant dans l'un des angles latéraux de l'interligne, et aussi en arrière, à la partie externe de préférence, loin des vaisseaux tibiaux postérieurs.

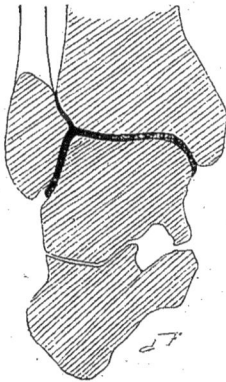

Fig. 590. — Coupe transversale du cou-de-pied.

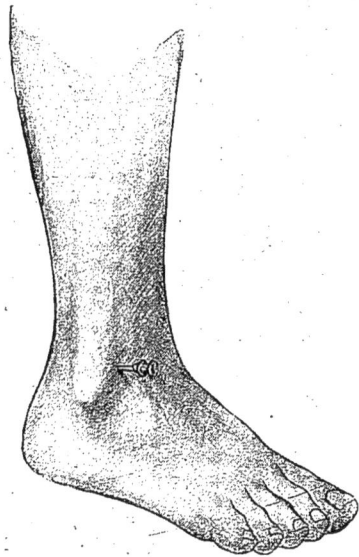

Fig. 591. — On pénètre dans l'angle antéro-externe de l'articulation tibio-tarsienne. Il n'est pas nécessaire d'enfoncer l'aiguille autant qu'on le représente ici.

En avant, on se gardera facilement de l'artère et de la veine pédieuses, placées au milieu de cette face antérieure.

Il faut employer de fines aiguilles (n° 1 ou au plus n° 2 de Collin). On fait bâiller l'angle interne si l'on porte le pied en dehors, et, inversement, on fait bâiller l'angle externe si on porte le pied en dedans.

En règle générale, je fais les injections **en avant** et alternativement en dedans et en dehors (fig. 593) de l'interligne (**sur les angles latéraux**).

Mais si vous trouvez, dès votre première visite, une tuméfaction appréciable de la séreuse en un autre point, c'est là, dans le centre de cette masse fongueuse, bien accessible, que vous portez le liquide modificateur.

C'est en avant, ou bien encore assez souvent dans les parties déclives en arrière, tout contre les malléoles ou même auprès du tendon d'Achille, que se produisent ces masses fongueuses. Dès qu'elles apparaissent, à la deuxième, troisième, quatrième injections, le traitement devient beaucoup

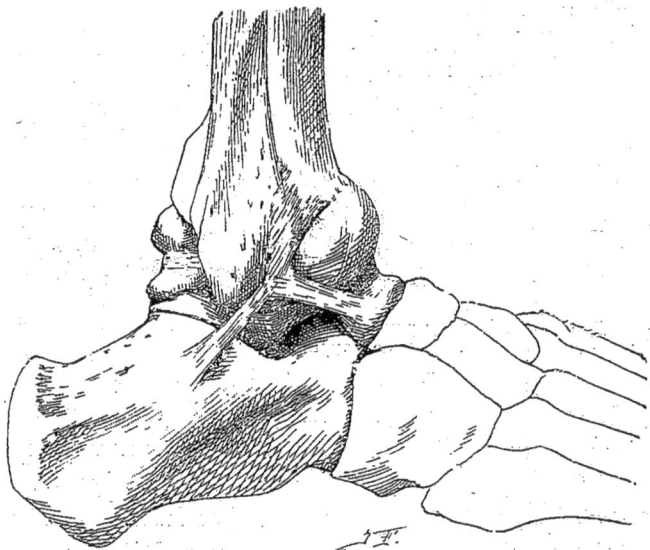

Fig. 592. — Vu par la face externe après injection dans la synoviale.

plus aisé. L'injection et la ponction, s'il y a de la fluctuation, se font en ces points.

S'il existe à la fois une saillie antérieure et une saillie postérieure, c'est

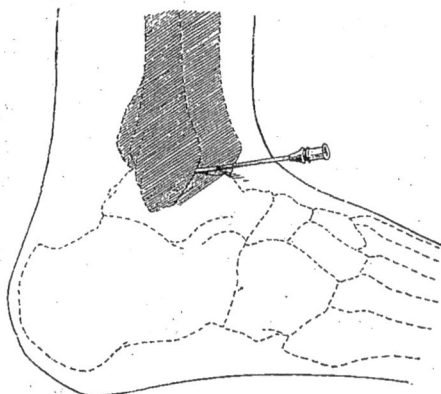

Fig. 593. — L'un des 2 points d'élection pour pénétrer dans cette jointure.

cette dernière que nous choisirons de préférence, parce que, en arrière, la synoviale est beaucoup plus éloignée de la peau qu'en avant et que nous nous mettons ainsi plus sûrement à l'abri d'une fistule. — On voit, en effet, quelquefois la peau éclater en avant, à la suite d'une réplétion trop grande de la cavité articulaire, — dans le cours du traitement par les injections. Mais c'est une simple rupture de la peau par excès de ten-

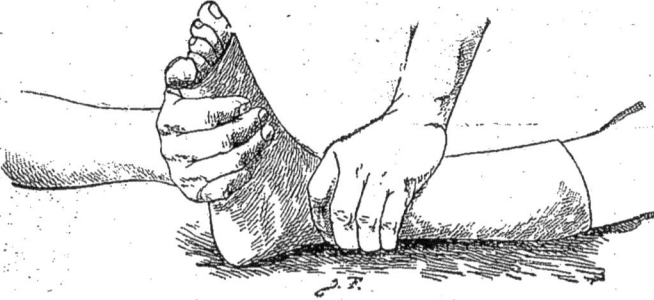

Fig. 594. — Plâtre du cou-de-pied : position des mains du chirurgien pendant la dessiccation de l'appareil.

sion, c'est-à-dire une fistule non infectée. Il suffit de cesser les injections et de faire des pansements bien aseptiques pendant une semaine ou deux, pour la voir se fermer. On reprendra alors les injections, si l'on n'en avait pas déjà le nombre voulu.

2° **Les appareils** (fig. 594, 595).

Ils vont des orteils jusqu'à l'interligne du genou, ou tout au moins jusqu'au dessus du mollet.

Il faut avoir grand soin de mettre le pied bien à angle droit, et même à angle légèrement aigu sur la jambe, à titre préventif, à cause de la tendance naturelle du pied à se mettre en extension ; c'est pour une raison analogue que, dans la coxalgie, nous mettons préventivement la cuisse en hyperextension et légère abduction.

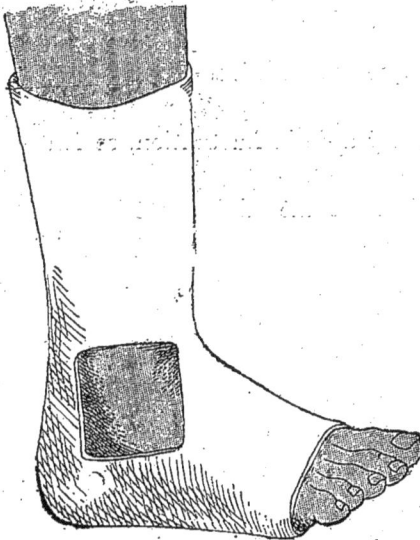

Fig. 595. — Le même, terminé, avec fenêtre au niveau de la malléole externe.

Au lieu de pratiquer une fenêtre à la partie antérieure, pour faire les injections, nous aimons mieux diviser l'appareil en deux valves, antérieure et postérieure ou latérales, de manière à pouvoir l'enlever pour chaque nouvelle injection (fig. 42). Cela permet une exploration bien complète du pourtour de la jointure.

La ponction et l'injection faites, et un mince pansement appliqué, on réemboîte la jambe et le pied, en ayant bien soin de remettre très exactement le talon à la partie la plus déclive de l'appareil, de manière à retrouver l'angle droit ; sans quoi le pied se mettrait spontanément en léger équinisme. On empêche ainsi les déviations.

On use encore de ces plâtres bivalves dans le cas de fistules multiples.

3° Déviations.

Mais si le pied vous est venu déjà dévié, vous saurez le corriger chemin faisant, au cours du traitement par les injections. Pour cela, vous ferez, après chaque injection (ou toutes les deux séances), un nouveau petit plâtre, ce qui demande 2 minutes (2 bandes à rouler) ; et, avant que le plâtre soit pris, vous chercherez à gagner quelques degrés de correction par une **pression douce, mais soutenue**, de votre main appliquée sous la plante du pied, l'autre main fixant solidement la partie jambière de l'appareil (fig. 594).

Quant aux déviations observées dans une tumeur blanche guérie, le plus simple est d'obtenir la correction avec une série d'appareils plâtrés, comme nous venons de le dire.

On pourrait se servir, à la place de plâtre, d'un appareil articulé en celluloïd ou en cuir, à la partie antérieure duquel on adapterait deux

Fig. 596. — Moulage du cou-de-pied (v. p. 77). Chaussette ordinaire fendue au niveau de l'extrémité des orteils. Une latte de zinc est placée sous la chaussette sur la peau.

lanières élastiques en X, pour rapprocher les deux leviers articulaires (fig. 596 à 600).

On peut corriger aussi ces vieilles déviations, en particulier les déviations latérales en valgus ou varus, avec le levier chaussure qui nous sert pour le pied bot (v. chap. xxv).

D'une manière générale, vous ne toucherez pas aux ankyloses en bonne attitude.

TUMEURS BLANCHES DE LA MÉDIO-TARSIENNE ET DES PETITES ARTICULATIONS DU PIED

Ici, de même, gardez-vous de prendre une tumeur blanche pour une tarsalgie ou inversement. Nous avons dit comment se fait ce diagnostic (v. aussi chap. xii).

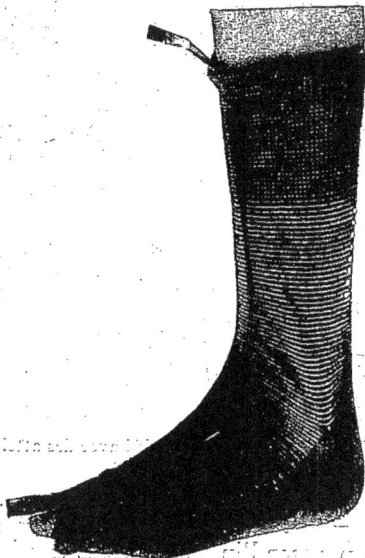

On traite une arthrite médio-tarsienne comme l'arthrite du cou-de-pied (v. plus haut).

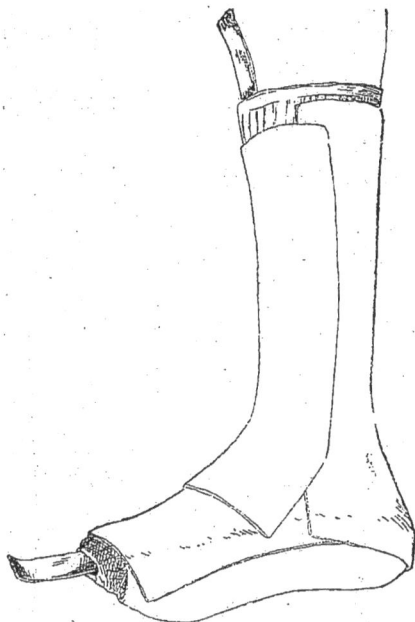

Fig. 597. — Moulage du pied avec des attelles.

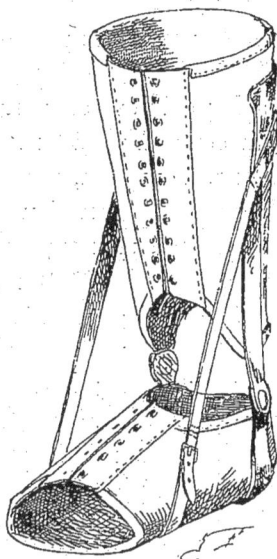

Fig. 598. — Celluloïd avec élastique pour le redressement progressif du pied.

Lorsqu'il s'agit de petites articulations du pied, il devient très difficile de pousser l'injection dans des jointures aussi serrées (fig. 602 et 603).

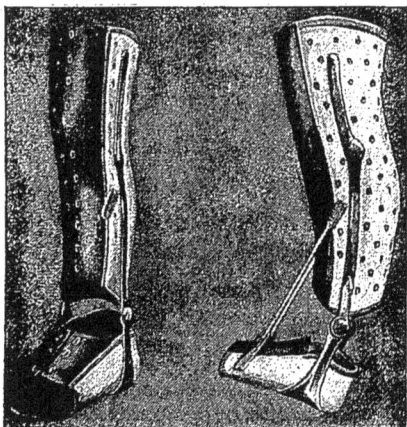

Fig. 599. — Pour le redressement progressif du pied.

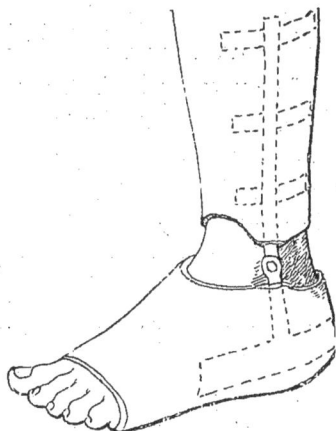

Fig. 600. — Plâtre avec articulation.

En outre, il faut savoir qu'en raison de leur situation superficielle, presque sous-cutanée, la peau de la face dorsale est constamment menacée, soit par les piqûres qui, à la longue, diminuent sa résistance, soit (de dedans en dehors) par les fongosités.

Il faut donc redoubler de précautions pour éviter l'ouverture des tumeurs blanches de ces petites jointures.

S'il y a une amorce, par exemple une saillie fongueuse, du côté de la plante, vous permettant d'attaquer par là les articulations, profitez-en ; l'épanchement que vous allez provoquer trouvera facilement à se développer entre les os et les masses charnues de la plante, et la peau se sauvera facilement.

Si c'est, au contraire, vers la face dorsale du pied que pointent les

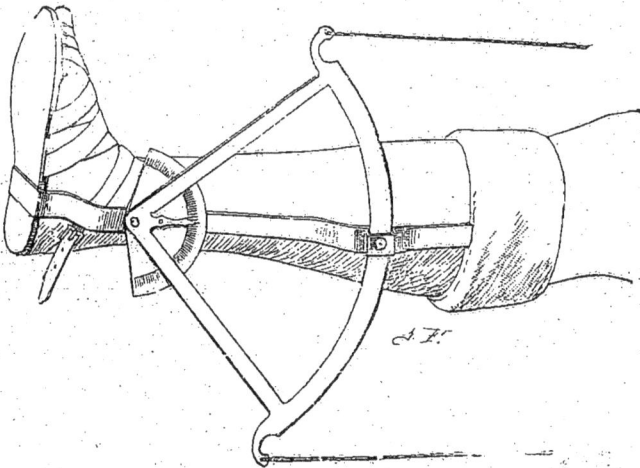

Fig. 601. — Appareil de Bonnet pour la mobilisation du cou-de-pied.
Mais, si vous n'êtes pas spécialiste, *réservez-le aux raideurs non tuberculeuses.*

fongosités, surtout si elles ont déjà commencé à ronger la face profonde des téguments, force vous est bien de les attaquer par là. — Alors, injectez avec une fine aiguille de Pravaz (en piquant en dehors des points envahis) un liquide peu « irritant » et à petite dose ; injectez, par exemple, quelques gouttes (6, 8, 10) d'huile créosotée iodoformée (plutôt que du naphtol camphré, qui pourrait amener une réaction trop forte).

S'il s'est produit un épanchement liquide avec légère tension, hâtez-vous de l'évacuer ou par une légère pression faite à travers la peau, après une piqûre avec l'aiguille n° 1 ou n° 2, ou par une aspiration de la manière ordinaire, mais en ayant soin de n'employer qu'une aiguille n° 3, le n° 4 serait ici dangereux pour l'intégrité de la peau.

Puis, réinjectez quelques gouttes d'huile créosotée, et conduisez le traitement en conciliant toujours ces deux préoccupations d'assainir la jointure et de ne pas amener de fistule.

Les uns réussissent là où les autres échouent. C'est une affaire d'attention et, un peu aussi, d'habitude.

Lorsque la peau éclate, si ce n'est pas au début, si déjà l'on a pu faire quelques injections de liquide modificateur et assainir partiellement les

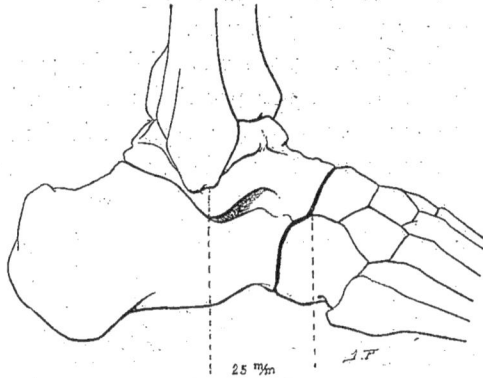

Fig. 602. — Articulation médio-tarsienne, vue par sa face externe : point d'élection à 25 millimètres en avant de la malléole externe (adultes).

tissus, il n'y a que demi-mal ; la cicatrisation s'obtient généralement dans les quinze jours qui suivent l'éclatement de la peau.

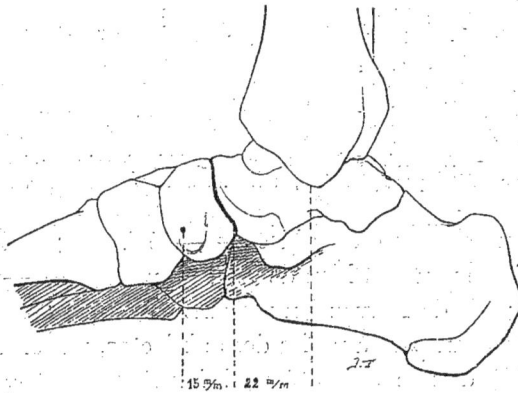

Fig. 603. — La même, vue de sa face interne : point d'élection à 15 millimètres arrière du tubercule du scaphoïde ; à 22 millimètres en avant de la pointe de la malléole interne.

Pour obtenir la réparation de la peau ulcérée, suivez le traitement indiqué page 126.

LES TUMEURS BLANCHES DU MEMBRE SUPÉRIEUR

Les tumeurs blanches du membre supérieur sont moins fréquentes que celles du membre inférieur, parce que celui-ci supporte plus de fatigue que celui-là ; elles arrivent à un degré moins grave au bras et se guérissent plus aisément pour la même raison.

Il s'ensuit encore que les déviations sont moins marquées et les appareils sévères sont moins nécessaires, ou moins longtemps nécessaires au membre supérieur qu'au membre inférieur.

On peut assurer le repos du bras ou de l'avant-bras avec une simple écharpe en y ajoutant, bien entendu, un pansement ouaté légèrement compressif pour protéger la jointure malade.

Si cependant les douleurs étaient vives ou la forme de la tumeur quelque

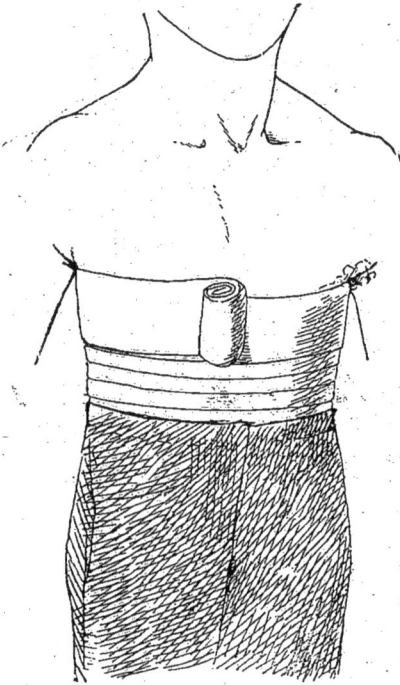

Fig. 604.

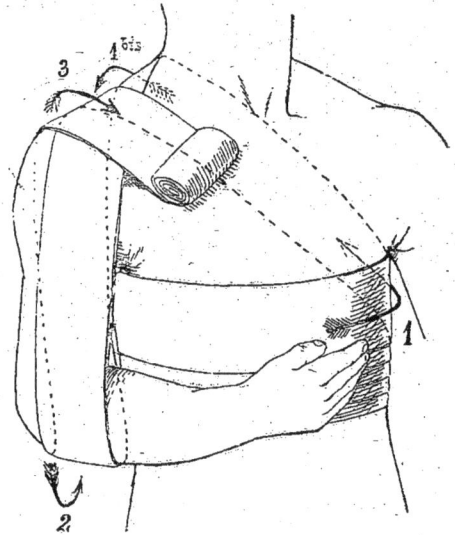

Fig. 605.

Fig. 604. — Comment faire un appareil plâtré du membre supérieur.
1er *temps* : Circulaires du tronc, les bandes plâtrées sont, comme toujours, appliquées sur un revêtement qui est ou bien une couche régulière d'ouate de 4 à 5 millimètres d'épaisseur ou mieux un jersey ordinaire.

Fig. 605. — Comment faire un appareil plâtré au membre supérieur.
2e *temps* : Le globe de la bande est conduit, en arrière, de l'aisselle du côté sain (1) à l'épaule malade (1 *bis*) ; descend sur la face antérieure du bras, fait une boucle sous le coude fléchi (2), remonte en arrière et vient se croiser sur l'épaule (3) : on fait plusieurs fois ce même spica en imbriquant les diverses spires l'une sur l'autre (voir le 1er temps dans la fig. 604).

peu grave, il serait bien simple d'immobiliser davantage la région malade en remplaçant la bande molle du pansement ouaté par quelques bandes plâtrées.

C'est ici que trouvent fréquemment leur emploi les plâtres amovibles, les plâtres bivalves ; nous avons dit, page 72, la manière de les construire.

Avec l'appareil plâtré — qui supprime promptement la douleur — le malade a la liberté de marcher.

Les figures ci-contre représentent les différents appareils qu'on appliquera, suivant les cas, au membre supérieur.

Voici le grand plâtre qui réalise l'immobilisation du membre en entier, dans les cas de tumeur blanche douloureuse de l'épaule (fig. 604 à 608).

Le grand appareil des tumeurs blanches du coude est identique, au précédent.

La figure 609 représente l'appareil moyen du coude.

On voit par ces figures les positions dans lesquelles on immobilise le membre supérieur :

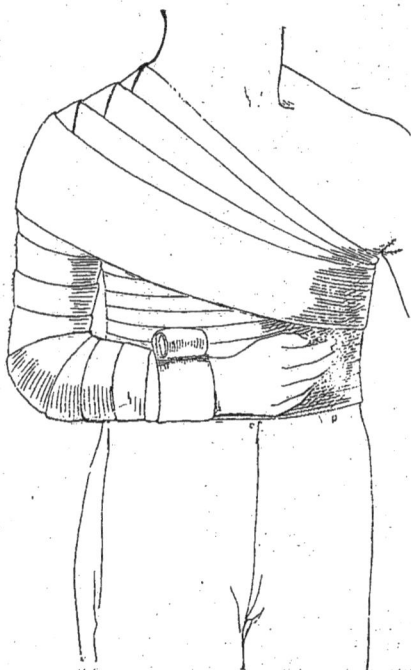

Fig. 606.   Fig. 607.

Fig. 606. — La technique d'un grand plâtre du membre supérieur (suite).
3e *temps* : On fait les circulaires du bras.

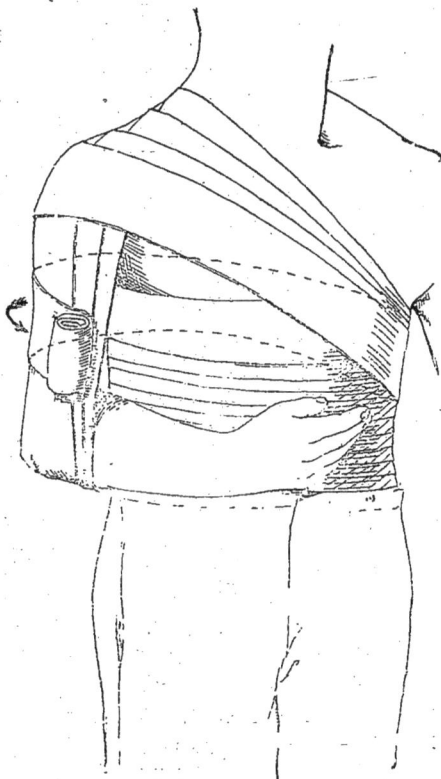

Fig. 607. — Appareil du bras *(suite)*. 4e *temps* : On termine par les circulaires du bras, de l'avant-bras et du poignet.

Le bras, dans une abduction de 15 à 20° ;

Le coude, dans la position de flexion à angle droit ou mieux, de 70 à 80° (sur le bras).

Le poignet, dans une position droite, sans flexion, mais sans hyperextension.

A. — LA TUMEUR BLANCHE DE L'ÉPAULE

Technique des injections. — La figure 611 montre l'anatomie de l'articulation et le parcours de la synoviale.

Il est bien des points par où l'on peut aborder celle-ci.

Ne retenez que les deux suivants :

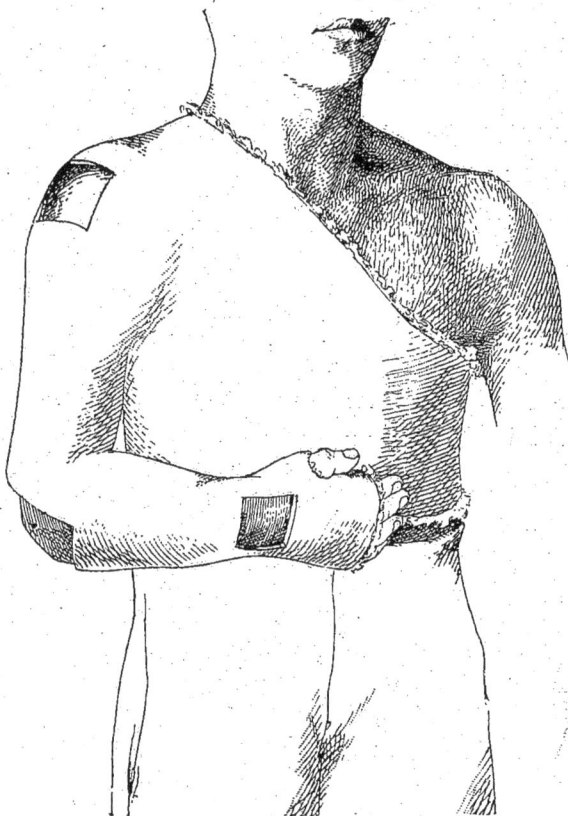

Fig. 608. — Appareil du membre supérieur terminé, muni de fenêtres au niveau des diverses articulations.

1º **En dehors,** dans le cul-de-sac bicipital de la grande séreuse ;

2º **En avant, entre l'apophyse coracoïde et la coulisse bicipitale.**

C'est la seconde voie, c'est-à-dire la **voie antérieure,** que je vous conseille de **suivre dans tous les cas** [1] (fig. 611).

L'apophyse coracoïde, pointue, est toujours facile à sentir, même chez les sujets gras (fig. 613), à la partie antéro-interne de la voûte osseuse de l'épaule. De la pointe osseuse de **l'apophyse coracoïde,** portez-vous horizontalement **en dehors :**

1. Car il est assez difficile de faire pénétrer le liquide dans le cul-de-sac bicipital.

A 1/2 cm. de l'apophyse, chez l'enfant ;

A 1 cm., chez l'adulte ;

Et enfoncez votre aiguille en ce point, d'avant en arrière et un peu (15°) de haut en bas. Vous sentez la tête humérale avec l'extrémité de l'aiguille, et il sera facile, en faisant mouvoir l'humérus, de vous assurer que vous êtes bien sur la tête de l'os.

Cela fait, vous retirez l'aiguille de 1 à 2 mm., et vous poussez votre injection.

Si vous faites une injection par jour, vous aurez du liquide collecté au troisième ou quatrième jour.

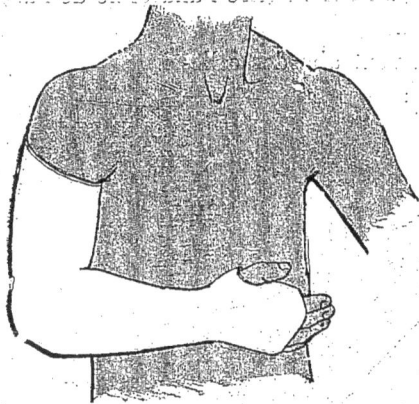

Fig. 609. — Appareil moyen du membre supérieur immobilisant le coude et le poignet (on peut facilement le faire bivalve).

Il faut savoir qu'il se ramasse surtout en arrière ou dans la partie la plus déclive de l'articulation — plutôt qu'en avant.

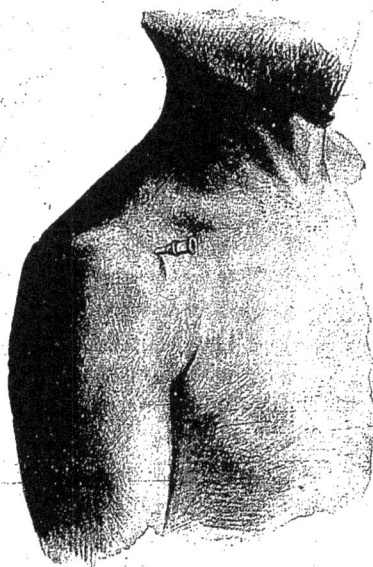

Fig. 610. — On pénètre à 1 centimètre en dehors de l'apophyse coracoïde.

C'est donc en arrière de l'épaule (ou même à la partie postérieure du creux axillaire) que, dès le troisième ou quatrième jour, vous chercherez la fluctuation, bien que vous ayez fait vos injections en avant.

Dès que la fluctuation est appréciable en un point, vous ponctionnez là.
— Mais si vous préfériez ne ponctionner qu'en avant, vous feriez refluer la totalité du liquide vers ce point, en pressant avec le plat de la main sur la partie opposée, déclive, de la collection articulaire.

On fait les dix ponctions et injections réglementaires ; après quoi,

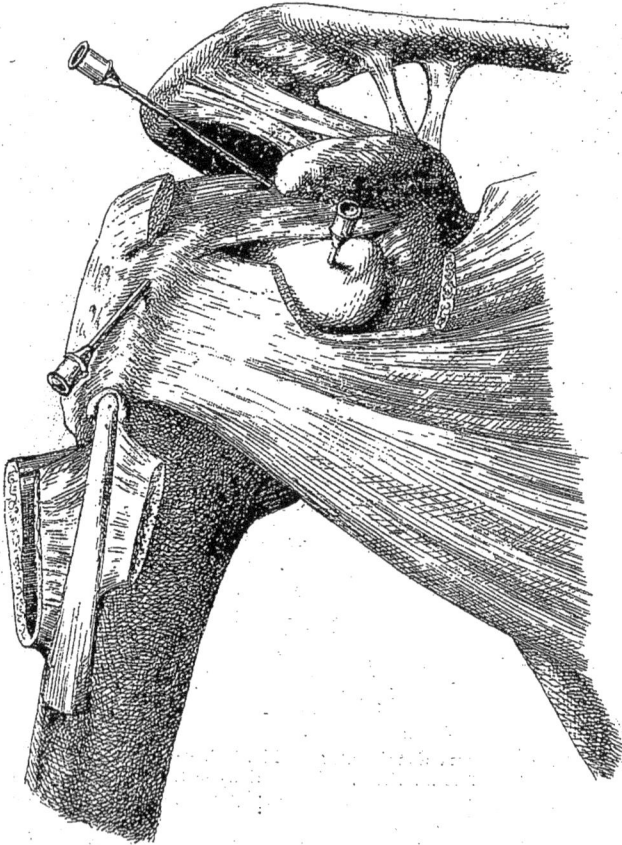

Fig. 611. — Articulation de l'épaule après injection de la synoviale. Cette figure montre les différents points que l'on peut atteindre avec l'aiguille.

on vide à fond la cavité articulaire, par deux ponctions supplémentaires, sans injections consécutives. Pendant ce traitement comme après, on ne maintient l'épaule qu'avec la bande Velpeau qui recouvre le pansement et avec une écharpe qui supporte le bras.

Ce n'est que dans les cas de **douleurs vives** que l'on fera le **grand appareil plâtré** (de la manière indiquée plus haut) avec une fenêtre sur la partie antérieure de la région pour faire les injections nécessaires. Mais on enlèvera cet appareil plâtré aussitôt que les douleurs auront disparu, par exemple 15 à 20 jours après la cessation des injections.

On ne fait donc jamais une immobilisation sévère et prolongée de la jointure.

L'avantage de cette conduite, c'est que les mouvements n'ont pas le temps de se perdre, au moins d'une manière complète, et qu'ils reviennent généralement dans les premières semaines qui suivent la fin du traitement actif.

Ils reviennent d'eux-mêmes. Le malade, dès qu'il ne souffre plus, étend instinctivement le champ des mouvements de l'épaule. Un peu

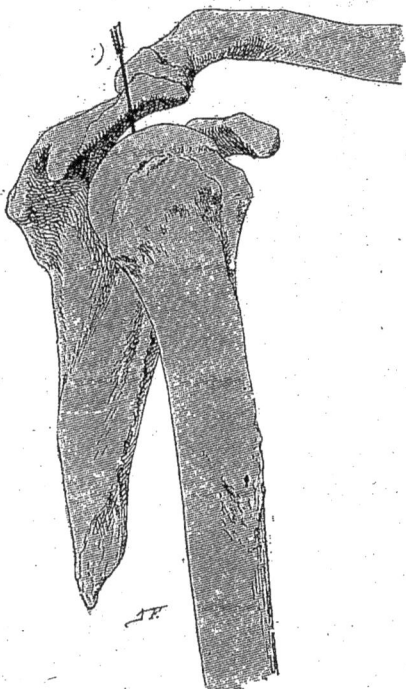

Fig. 612. — L'aiguille peut être enfoncée entre la voûte acromiale et la tête humérale.

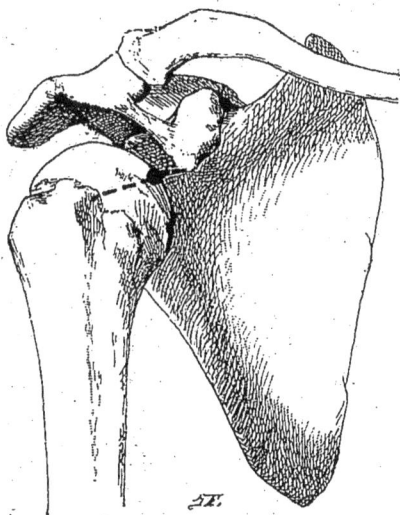

Fig. 613. — Le point d'élection pour les injections se trouve à 1 cm. en dehors de l'apophyse coracoïde, toujours facile à sentir.

plus tard, il demande au bras quelques menus services sans cependant lui imposer un véritable travail, pendant encore plusieurs mois.

Pour aider au retour de la mobilité, on donne au sujet des bains quotidiens : bains de mer chauds, bains salés ordinaires ; bains de Barèges, d'Argelès-Gazost, de Bourbonne, etc., etc.

Le traitement des fistules ne présente rien que vous ne sachiez déjà après avoir lu la première partie de ce chapitre.

Fonctionnement. Raideurs et ankyloses.

Nous avons dit que, si le bras n'a pas été immobilisé sévèrement au delà de quelques mois, — et cela ne sera pas avec le traitement par les injections articulaires, — les mouvements ne seront pas perdus, généralement.

Si vous vous trouvez en présence d'une ankylose complète n'y touchez pas ; c'est plus prudent.

Votre malade a une bonne guérison, grâce à la mobilité supplémentaire et compensatrice de l'omoplate ; et vous auriez trop de chances d'aggraver la situation, au lieu de l'améliorer, en entreprenant la mobilisation forcée de cette ankylose.

C'est tout au plus l'affaire des chirurgiens spécialistes, opérant dans les instituts orthopédiques, de faire, en certains cas, ces essais de mobilisation (fig. 614).

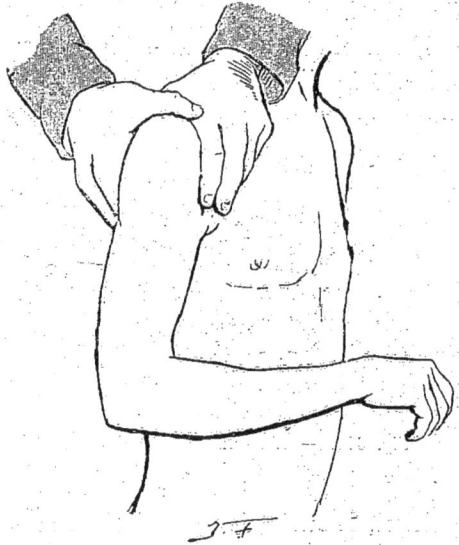

Fig. 614. — Moyen de fixer le moignon de l'épaule.

B. — LA TUMEUR BLANCHE DU COUDE

Au coude comme au genou, la **technique des injections** est particulièrement facile. On pénètre, soit par l'interligne radio-huméral, que l'on

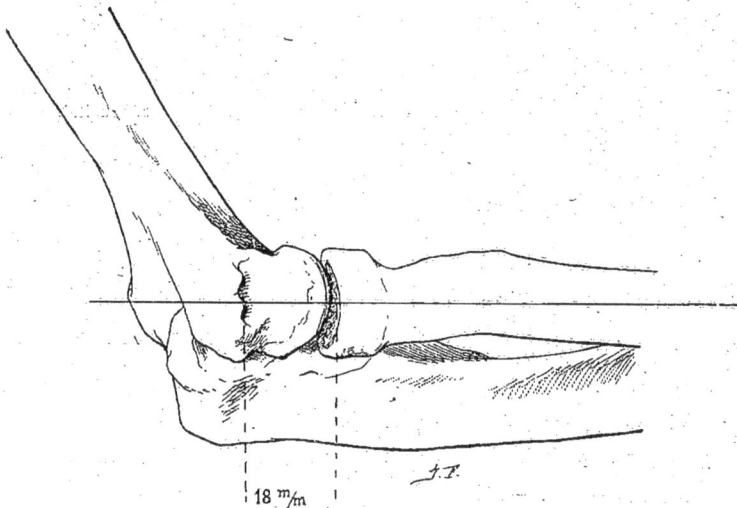

Fig. 615. — Articulation du coude vue par sa face externe : l'articulation radio-humérale se trouve à 18 millimètres de la pointe de l'épicondyle.

sent sur le bord externe du coude en imprimant des mouvements de rotation de l'avant-bras, ou bien, de préférence, à quelques millimètres au-

dessus du bec de l'olécrâne, car la voie est ici plus large et plus accessible (fig. 615 à 617).

En fléchissant l'avant-bras à angle droit, on sent facilement le bec de l'olécrâne, et au-dessus de lui le tendon du triceps tendu dans cette

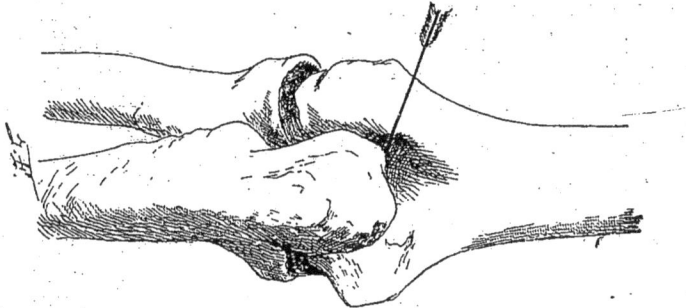

Fig. 616. — L'aiguille aborde l'articulation par l'angle supéro-externe de l'olécrâne et pénètre dans la cavité olécrânienne.

position. Il suffit de piquer à 3 ou 4 mm. au-dessus de la pointe osseuse, et en dehors du milieu du tendon pour pénétrer aisément et sûrement dans la cavité.

Après quelques injections, le cul-de-sac sus-olécrânien se distend,

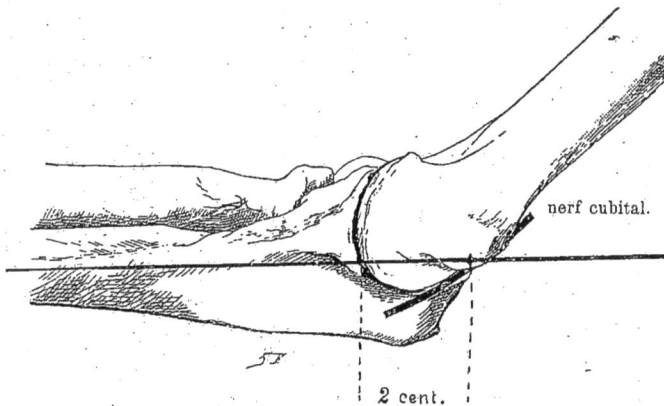

Fig. 617. — Articulation du coude vue par sa face interne : l'interligne cubito-huméral se trouve sur l'axe du cutibus, à 2 centimètres de l'épitrochlée.

et la technique devient encore plus facile. La synoviale est placée assez loin de la peau pour qu'on ne coure ici aucun risque de fistule.

Attitudes vicieuses. — C'est à 70 ou 80° que doit se trouver le coude, pour le cas où, malgré tous les soins, surviendrait une ankylose (v. fig. 609, p. 416).

S'il n'est pas dans cette attitude, il faut l'y mettre, par étapes, en faisant suivre ces corrections partielles de l'application de petits plâtres, et en recommençant tous les 8 ou 15 jours une nouvelle correction.

Raideurs ou ankyloses. — Les mouvements reviennent presque toujours spontanément, pourvu que l'on n'ait pas prolongé inutilement l'immobilisation par des appareils plâtrés. C'est même pour cela que nous maintenons généralement avec de simples bandes molles. Laissez les mouvements revenir d'eux-mêmes — en y aidant, après 5 ou 6 mois d'attente, par des bains et de petites mobilisations douces, faites par le malade lui-même, voici comment :

Le bras est maintenu par deux courroies ou par une main étrangère sur le plan horizontal d'une table, le malade étant assis. Avec la main saine, celui-ci prend son avant-bras enraidi et lui imprime de petits mouvements en tous sens : flexion et extension, pronation et supination. Nous avons obtenu ainsi quelques très belles guérisons (voir aussi fig. 619).

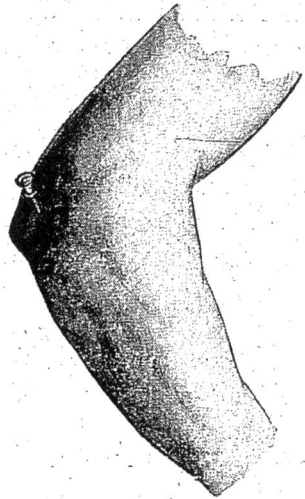

Fig. 618. — L'injection dans l'articulation du coude.

Ce que nous venons de dire se rapporte exclusivement aux ankyloses incomplètes, fibreuses.

Dans le cas où le malade vous arriverait avec une ankylose complète

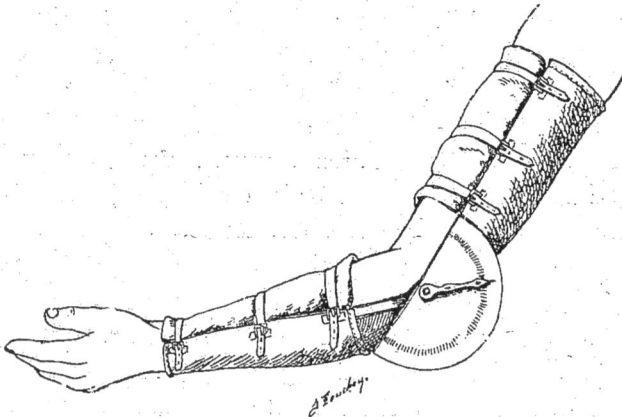

Fig. 619. — Appareil articulé à cadran pour mobilisation du coude.
Pour fléchir, on peut réunir les 2 leviers avec des liens élastiques.

et osseuse, n'y touchez pas si l'attitude est bonne, c'est-à-dire si le coude est fléchi de 70 à 80°.

Si l'ankylose est défectueuse (le coude dans l'extension complète), corrigez-la par une ostéotomie incomplète amorçant le brisement manuel, ou bien, même, tenez-vous-en exclusivement à l'ostéoclasie manuelle, que vous ferez de la manière suivante :

Des lattes de bois sont placées tout autour du bras, et d'autres autour de l'avant-bras. Pendant que vous faites maintenir solidement le bras, vous saisissez l'avant-bras avec vos deux mains et le portez dans le sens de la flexion. La séparation se fait au niveau de l'interligne.

L'avant-bras étant fléchi à angle droit, vous le fixez ainsi avec un plâtre que vous laissez de 2 à 3 semaines ; après quoi, vous l'enlevez, vous donnez des bains et vous faites des massages.

Généralement, l'ankylose se reproduit, mais dans une très bonne attitude. Parfois vous aurez la chance de voir revenir quelques mouvements utiles.

Une résection modelante a bien pu rétablir, exceptionnellement, quelque mobilité — mais combien rarement ! — et ce n'a guère été qu'au préjudice de la vigueur du bras — si bien que, tout pesé, je n'ose pas vous conseiller de recourir à cette opération — pourvu que le coude soit ankylosé à angle droit.

C. — **TUMEUR BLANCHE DU POIGNET ET DES PETITES ARTICULATIONS DE LA MAIN**

1º **Tumeur blanche du poignet.**

Anatomie. — Les deux extrémités de l'interligne sont facilement appréciables. Le milieu de l'interligne, chez l'adulte, se trouve à 6 ou 7 mm. au-dessus de la ligne droite réunissant les deux apophyses (fig. 620).

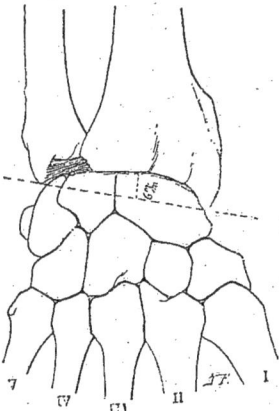

Fig. 620. — Le point d'élection pour les injections dans l'articulation radio-carpienne se trouve à 6 millimètres au-dessus du milieu d'une ligne rejoignant les extrémités des apophyses styloïdes du cubitus et du radius.

Avec cette indication, vous saurez conduire dans l'interligne une fine aiguille.

Assez souvent, vous apercevrez sur la face dorsale de la main des saillies fongueuses, développées dans les culs-de-sac de la synoviale. C'est par ce prolongement de la synoviale que vous ferez alors pénétrer votre liquide dans la cavité (fig. 621).

Souvenez-vous que les parties molles n'ont qu'une assez petite épaisseur sur la face dorsale du poignet, et qu'on doit, par conséquent, prendre des précautions pour ménager la peau.

Nous renvoyons à ce que nous avons déjà dit à ce sujet pour le cou-de-pied, où la situation est identique.

Ankyloses du poignet. — Encore ici, le meilleur traitement de l'ankylose, c'est le traitement préventif. Si vous traitez la tumeur blanche par des injections, sans plâtre, le poignet ne s'ankylosera pas. Je n'ai plus vu d'ankylose de cette articulation depuis que je traite ainsi ces tumeurs blanches.

Mais un malade, traité ailleurs, peut vous arriver avec une ankylose déjà constituée. Si celle-ci est fibreuse, vous la traiterez par les petits moyens : massages, bains ; et vous laisserez le malade imprimer lui-même avec la main saine quelques mouvements doux (cinq ou six séances quotidiennes de 10 minutes chacune), l'avant-bras étant immobilisé par une main étrangère ou par une courroie sur une table.

Si l'ankylose est osseuse, n'y touchez pas [1].

2° **Tumeur blanche de la main et des doigts.**

On voit, figure 620, la situation de l'interligne dans l'articulation médio-carpienne.

Ces tumeurs blanches doivent être attaquées par des injections à petite

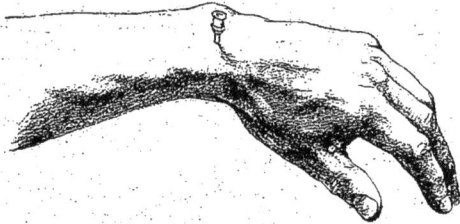

Fig. 621. — Point de pénétration de l'aiguille. Mais on n'a pas besoin d'enfoncer l'aiguille aussi loin qu'on le représente ici.

doses, espacées, faites chaque fois en des points différents, de manière à ménager la peau tout en atteignant les lésions.

C'est de la même manière qu'on doit traiter, en songeant toujours à l'intégrité de la peau, **le spina ventosa**, je tiens à le dire en passant, quoique celui-ci ne rentre pas, à vrai dire, dans notre étude, puisque c'est une maladie de la diaphyse des phalanges plutôt que de leur jointure, au moins à son début (voir *Spina ventosa*, chap. XIX).

Les ankyloses des doigts se traitent comme celles du poignet (voir plus haut). Ne touchez pas aux ankyloses osseuses [2].

---

1. Cependant il m'est arrivé d'y toucher personnellement dans un cas d'ankylose complète chez une jeune fille de Rotterdam, où, par une intervention non sanglante (sous chloroforme), j'avais rompu les adhérences osseuses. J'ai vu les mouvements revenir en totalité, grâce, je dois le dire, à un traitement consécutif de plusieurs mois ; traitement très doux et très méthodiquement dirigé par un masseur habile et instruit, mon regretté ami, le docteur Fourrière.

2. Encore ici, cependant, j'ai obtenu un résultat complet chez un enfant de Paris qui avait une ankylose osseuse des deux phalanges du pouce. Quatre mois après la rupture forcée de l'ankylose, le résultat était acquis, grâce également au docteur Fourrière.

LA CONVALESCENCE DES TUMEURS BLANCHES

Qu'on relise ce que nous avons dit de la convalescence de la coxalgie, qui n'est que la tumeur blanche de la hanche (voir chap. VI).

A quels signes reconnaît-on qu'une tumeur blanche est guérie ? — A ce qu'il n'y a plus de fongosités appréciables, et à ce qu'il n'y a plus de douleurs.

La disparition de la douleur à la pression, voilà le critérium de la guérison clinique.

A partir de ce moment, comptez encore de 6 à 5 mois au minimum avant de croire à la guérison anatomique.

Après ces 5 ou 6 mois, laissez la jointure retrouver d'elle-même ses

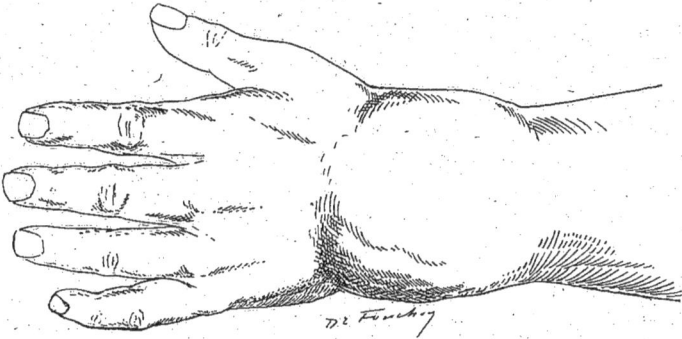

Fig. 622. — Tumeur blanche du poignet. Déformation de la région dorsale.

fonctions normales, en la libérant de tout appareil en dehors des exercices de marche, à moins que vous ne recherchiez l'ankylose, auquel cas vous conserverez l'appareil longtemps. Or, il faut rechercher l'ankylose dans tous les cas où la conservation des mouvements cause des douleurs persistantes ou bien laisse se reproduire une déviation.

Nous répétons que, dès qu'il s'agit de choisir entre une attitude correcte et la mobilité, c'est celle-ci qu'il faut sacrifier.

En résumé, pour une tumeur blanche du membre inférieur :

Vous ne mettrez le malade **sur pieds que** si la tuberculose est guérie, c'est-à-dire s'il y **n'a plus de douleurs** (depuis 6 mois).

Vous ne **supprimerez** tout **appareil que** lorsque **l'attitude** se **conserve bonne** d'elle-même.

Devoirs du médecin pendant la convalescence.

Votre rôle n'est pas fini. Il est, pendant encore plus d'une année, tout aussi important que pendant la période active de la maladie.

Et pourtant, il y a des médecins qui se désintéressent du malade dès que celui-ci n'a plus ni douleurs ni empâtement de la région articulaire.

Ils ne savent pas qu'ils ont encore un double devoir à remplir :

1er **devoir**. — Le médecin doit rendre le malade à la vie ordinaire progressivement, afin d'éviter une rechute ou, plus exactement, une récidive du mal. Pour cela, il faut qu'il surveille l'état général et l'état local de sa jointure.

2e **devoir**. — Il doit surveiller le résultat fonctionnel obtenu ; empêcher ce bon résultat de se compromettre ou de s'amoindrir, et, au contraire, s'efforcer de l'améliorer, toutes les fois que cela se peut.

1er **devoir : empêcher la rechute et la récidive.**

Nous ne pouvons que répéter ici ce que nous avons dit à propos de la coxalgie. L'on doit prendre, pendant longtemps encore, des précautions d'ordre général et d'ordre local. J'entends par **précautions d'ordre général** qu'il ne faut pas se hâter de ramener le sujet guéri dans la grande ville, ou dans le milieu, souvent malsain, où il est tombé malade. Il faut s'occuper de son alimentation et de son hygiène, le prévenir de toute contagion possible.

Au point de vue local : on ne peut imposer d'emblée, à une articulation qui vient d'être malade, le même travail qu'à une jointure restée toujours saine. C'est progressivement qu'on la rendra à ses fonctions naturelles.

On devine que la station debout ou la marche, s'il s'agit des membres inférieurs, ne peuvent être que de quelques minutes, au début.

Dans certains cas, il faut venir au secours de cette jointure fragile, en l'entourant d'un appareil, plâtre ou celluloïd, qui en assurera le repos. L'appui de deux bâtons est utile pour la marche, et pendant six mois on peut même user de béquilles, qui déchargent du poids du corps le genou et le pied.

Tels sont les moyens d'éviter le retour du mal, ou tout au moins de le rendre aussi rare que possible ; car une maladie débilitante, apparue malencontreusement peu après la guérison, fièvre éruptive, broncho-pneumonie, etc., — ou encore un traumatisme, chute ou choc sur la jointure, peuvent rallumer le foyer tuberculeux, quoi qu'on ait fait jusqu'alors. — Que les parents fuient donc tous les foyers de contagion, et gardent soigneusement l'enfant des causes d'entorses et de toutes les fatigues.

2e **devoir : maintenir et améliorer le résultat fonctionnel.** — Mais gardez-vous cependant de tout zèle intempestif : Vous vous en tiendrez aux petits moyens : massages, bains, éducation de la marche.

Et même, ne recourez à ces petits moyens que six à dix mois au minimum après la guérison reconnue de la tumeur blanche.

DEUXIÈME PARTIE

DÉVIATIONS ACQUISES. NON TUBERCULEUSES

CHAPITRE VIII

LA SCOLIOSE

Parmi les affections orthopédiques, c'est, je crois bien, la scoliose qui embarrasse le plus les médecins.

En présence des théories multiples et diverses soutenues par les auteurs sur la nature de cette maladie, le médecin ne sait plus auquel entendre : parmi les différents traitements proposés, il ne sait plus celui qu'il faut choisir, et, s'il en a choisi un, il ne sait surtout pas la manière de l'appliquer, pour en tirer quelque profit. En fin de compte, il ne fait rien.

J'appelle ne rien faire, et se dérober, que de se borner à prescrire quelques vins fortifiants, et à donner l'adresse d'un fabricant qui fera un corset quelconque, et surtout servira au médecin à dégager sa responsabilité.

Combien cette inertie du praticien, qui voit les scolioses tout au début, au moment où elles ne sont encore rien, est désastreuse pour les malades !

Et combien elle est fâcheuse pour les médecins eux-mêmes, qui seront tenus en bien médiocre estime par les parents, dès que ceux-ci verront leur enfant se dévier de plus en plus, sans qu'on ait rien fait d'efficace pour empêcher cette aggravation !

Je voudrais réagir contre cette tendance et bien persuader aux praticiens qu'ils peuvent et doivent désormais avoir une autre conduite en présence de la « scoliose essentielle de l'adolescence ». Il faut qu'ils regardent la maladie en face, franchement, bravement, et qu'ils la combattent avec la même vigueur que les autres affections orthopédiques. Ils en triompheront d'ordinaire, s'ils savent **dépister** la maladie **dès la première heure** et lui **appliquer, sans retard, le traitement** que nous allons décrire.

Dans cet exposé, je me suis efforcé d'être clair, pratique et utile. Ayant usé de tous les traitements, je dirai, sans aucun parti pris, celui qui me paraît le meilleur. Mais, auparavant, je dois indiquer le moyen de dépister la scoliose au début.

Diagnostic. — Je ne m'occupe, dans ce chapitre, que de la scoliose essentielle des adolescents ou scoliose vulgaire [1]. Il est facile de reconnaître, dès le début,

---

1. L'on a décrit 36 formes de scoliose : l'essentielle ou « habituelle », la rachitique, la constitutionnelle, la statique, la névropathique, etc.

On peut ramener toutes ces formes aux 4 suivantes :

1º La SCOLIOSE DE L'ADOLESCENCE, celle dont nous parlons ici.

2º La SCOLIOSE RACHITIQUE proprement dite, — celle qui débute ou plutôt que l'on reconnaît à 3 ans, 5 ans, 8 ans. — Elle se distingue par des caractères importants, et par son pronostic plus grave : elle sera étudiée au chapitre : DÉVIATIONS RACHITIQUES, chap. X.

3º La SCOLIOSE SYMPTOMATIQUE, qui comprend elle-même :

a. La scoliose statique, c'est-à-dire symptomatique d'une inégalité des membres inférieurs (coxalgie, luxation congénitale de la hanche, paralysie infantile, etc.), auquel

l'existence d'une scoliose. — Il vous arrive un adolescent, presque toujours une jeune fille, dont les parents vous racontent qu'elle se tient mal depuis quelque temps, malgré les observations qu'on peut lui faire, ou bien la mère s'est aperçue, en la déshabillant, — et, plus souvent encore, c'est la couturière ou la corsetière qui en ont fait la remarque, — que l'enfant a une **épaule** un peu **plus forte,** ou bien une **hanche plus saillante** : ceci a été une révélation pour les parents, à qui rien n'avait fait soupçonner jusqu'alors l'existence d'une déviation. Ce doit être la croissance, se hâtent d'ajouter les parents, car l'enfant pousse très vite, trop vite ; cela l'a fatiguée.

Et, en effet, vous voyez une jeune fille de 12 à 14 ans, un peu efflanquée, un peu anémique, un peu molle et vite fatiguée, non encore réglée ou à menstruation irrégulière.

Dès qu'une enfant se présente à vous avec ces renseignements, vous pensez à l'existence d'une scoliose. Il faut vous en assurer aussitôt en procédant à un **examen** de la colonne vertébrale sur le **dos complètement nu.** Pendant que la mère la déshabille (ce qui est toujours assez long), vous l'interrogez sur les **antécédents héréditaires** ou **personnels** de l'enfant.

Quelquefois la mère avoue qu'il y a une tante, une grand'mère ayant présenté une déviation de la colonne vertébrale. Quelquefois, la mère n'avoue rien ; mais sa tournure, son dos un peu rond, ses épaules inégales avouent pour elle.

Dans les antécédents personnels, ne manquez jamais de demander comment l'enfant a été nourrie. Vous apprendrez généralement que c'est au biberon, ou par une série de nourrices médiocres ou manifestement mauvaises. — Demandez si elle n'a pas eu de **troubles digestifs,** car chez ces enfants les entérites à répétition sont presque la règle, et aussi la constipation avec un gros ventre et des garde-robes fétides. — Renseignez-vous sur les maladies débili-

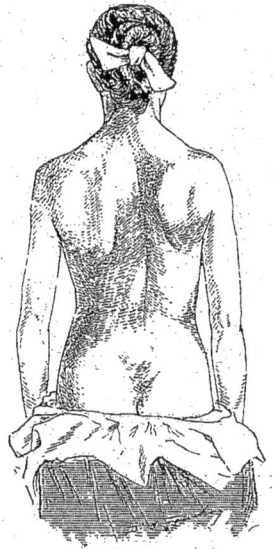

Fig. 623. — Scoliose à courbure unique convexe à droite.

tantes antérieures, comme coqueluche, broncho-pneumonie, fièvre éruptive, etc.

Vous souvenant que la **scoliose** est la « **maladie scolaire** » (l'attitude mauvaise s'amorce souvent à l'école ou s'y révèle), informez-vous du nombre d'heures de classe de l'enfant et de sa tenue en écrivant.

Mais la voici déshabillée, le dos bien au jour, en face de vous, les bras collés contre le corps. Vous lui dites de fixer les yeux droit devant elle, sur un point que vous indiquez.

En regardant son dos, vous êtes frappé par la **différence de hauteur** des deux **épaules,** par l'**absence** de **symétrie** des deux **omoplates** (l'une est plus rapprochée

cas il faut traiter ces maladies, ou compenser l'inégalité des membres par une chaussure ;

b. La *scoliose symptomatique* d'une autre affection quelconque (et ces affections causales sont des plus nombreuses) : empyème, affection thoracique, hémiplégie, rétraction du torticolis, etc.

4° La SCOLIOSE PAR VICE DE CONFORMATION d'une ou plusieurs vertèbres, etc.

que l'autre de la ligne médiane), par la **saillie** de l'une des hanches et par la différence des 2 **triangles** que **font les bras** avec le côté correspondant du tronc et du bassin. Ces signes s'accusent, si vous laissez la fillette longtemps debout.

Cela frappe souvent bien plus qu'une déviation de la ligne des apophyses épineuses ; déviation qui n'est que peu ou pas apparente, en effet. Pour démasquer celle-ci, vous tracez la ligne des apophyses épineuses avec un crayon, ou plus simplement en pressant avec votre index sur toutes les apophyses, de haut en bas. Cette pression un peu vigoureuse et répétée deux ou trois fois laisse une raie rouge qui vous donne la ligne de l'épine et vous reconnaissez aisément que celle-ci n'est plus rectiligne mais qu'elle **décrit une courbe** vers la droite ou vers la gauche, parfois au niveau des lombes, plus souvent au niveau de la région dorsale (fig. 623).

Faites pencher l'enfant en avant, les bras pendants, vous verrez dans cette position la déviation des apophyses s'effacer, mais alors apparaîtra une légère voussure costale du côté reconnu convexe de l'épine dorsale (fig. 624).

Votre **diagnostic** de scoliose **est fait.**

Cependant, examinez encore la poitrine, qui peut être déjà un peu (très peu) asymétrique ; percutez et palpez le ventre et l'estomac pour bien juger de l'état de la nutrition générale ; et n'oubliez jamais, non plus, de vous assurer qu'il n'y a pas de troubles oculaires, ou de végétations adénoïdes, ou **d'inégalité des jambes** (mesurez-les avec soin).

Diagnostic différentiel de la scoliose.

a. **Dos normal** : ici manquent les caractères positifs de la scoliose indiqués plus haut (ligne des épaules, saillie des hanches, triangle brachial, ligne déviée des apophyses).

b. **Mal de Pott** (voir chap. V). La courbure de celui-ci est **médiane** (et non pas latérale) ; ce n'est pas une longue courbe (comme dans la scoliose), mais une saillie aiguë, une apophyse en recul sortie du rang. De plus, **dans le mal de Pott,** il y a une **douleur** à la pression d'une ou plusieurs apophyses ; il y a une **fixité,** une **raideur** marquée du dos ; les deux **épaules,** les deux **hanches,** les deux **triangles latéraux** sont **symétriques,** à moins que le mal ne soit à une période avancée, auquel cas des inclinaisons latérales peuvent se surajouter à l'inflexion première ; mais, à cette période du mal de Pott, il n'y a plus de confusion possible.

Telle est la règle presque constante. Cependant, il existe, chez des enfants à état général médiocre, des scolioses avec déviation latérale très légère et même un peu de douleur à la pression au niveau d'une apophyse épineuse ; celle qui est au point de rencontre des deux courbures latérales, superposées ; parfois cette apophyse fait même une légère saillie (v. chap. V).

Assurez-vous de l'existence de ces deux déviations latérales plus ou moins nettes, au-dessus et au-dessous du point sensible : constatez que les mouvements du rachis sont libres, que la saillie médiane est à peu près nulle et la douleur à peine appréciable, et cela vous permettra, en **ces cas difficiles,** mais **heureusement très rares,** de faire le diagnostic. Dans les cas douteux, n'affirmez rien,

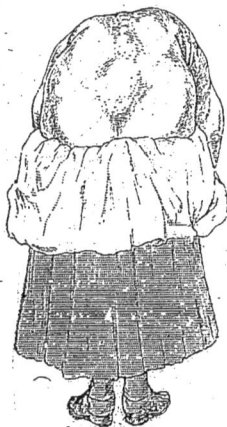

Fig. 624. — Faire pencher la malade en avant, les bras pendants : on voit, à jour frisant, l'asymétrie formée par la voussure costale du côté convexe.

demandez à revoir l'enfant ; le diagnostic se précisera rapidement par l'évolution même de la maladie.

Pronostic. — Il faut vous défendre contre deux préjugés opposés et contradictoires, mais également déraisonnables, funestes et invétérés. Le 1er, c'est que la scoliose se guérit toute seule. Le 2e, c'est, au contraire, que la scoliose ne guérit jamais.

Cela ne se passe pas tout seul ; ou plutôt, la guérison spontanée est si exceptionnelle, qu'il serait fou d'y compter pour s'abstenir de faire un traitement. — Si, chez des enfants à nutrition générale très satisfaisante, particulièrement des garçons, l'on a pu voir une scoliose commençante s'arrêter d'elle-même 1 fois sur 100, cela ne peut infirmer en rien la nécessité d'une thérapeutique active. — Par contre, s'il se trouve à l'autre extrémité de l'échelle, et dans des conditions inverses, des enfants pâles, essoufflés, rachitiques, tardifs, à tares héréditaires graves, chez qui la scoliose est d'essence maligne et a une tendance presque invincible à s'aggraver, quoi qu'on fasse, le cas est plutôt rare, et même exceptionnel, dans la scoliose essentielle tout au moins, et nous ne devons pas en tenir compte. Ce n'est pas sur des exceptions qu'on doit établir une ligne de conduite.

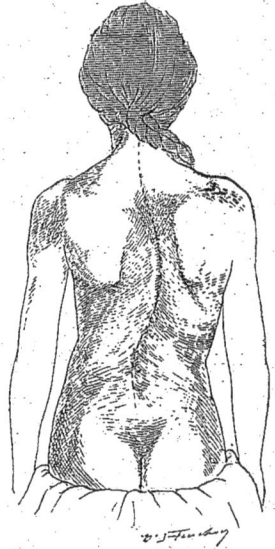

Fig. 625. — Scoliose à double courbure dorsale droite et lombaire gauche.

L'on peut dire que **l'avenir** de votre scoliose **dépendra de la période** où vous aurez **entrepris son traitement,** et de la **manière** dont vous l'aurez fait.

3 degrés. — On a distingué 3 périodes dans la scoliose abandonnée à elle-même :

1er *degré.* — Scoliose à courbure unique, à droite ou à gauche, dorsale ou lombaire, de date récente (fig. 623 et 624).

2e *degré.* — 2 courbures, de sens opposé : généralement une dorsale convexe droite et une lombaire convexe gauche (fig. 625).

3e *degré.* — Il existe 3 courbures : une principale et primitive, dorsale, et 2 secondaires, cervicale et lombaire, dites de compensation, en sens inverse de la première (fig. 626).

Les scolioses graves du troisième degré, arrivées à leur période ultime, donnent de véritables « bosses latérales », où le dos est déjeté, avec une saillie costale formant la côte de melon classique et une déformation inverse du thorax antérieur. Le dos est, en ce cas, presque entièrement soudé et « incorrigible ».

La conduite à tenir. — Vous pouvez et devez traiter les scolioses du premier et du deuxième degré. — En fait, vous n'aurez guère à soigner que des scolioses de la première période. On vous montrera les enfants dès ce moment, dans votre clientèle ordinaire ; et si on ne vous les montre pas spontanément, c'est vous qui provoquerez cette visite, c'est vous qui aurez pour habitude de demander à voir, tous les six mois, par exemple, le dos de toutes les fillettes des familles dont vous êtes le médecin attitré. Or, si vous soignez des scolioses dès ce moment, il n'y en aura plus qui arriveront au troisième degré.

Mais si un enfant négligé vous vient avec une scoliose de ce troisième degré (fig. 626), ne vous y attaquez pas ; vous en seriez pour vos frais, cela ne vous vaudrait que des déboires. Seul, le spécialiste peut quelque chose contre elle.

I. — TRAITEMENT DE LA SCOLIOSE AU 1er DEGRÉ

Entre tous les traitements proposés, quel est le bon, et en est-il un ? » That is the question. » Où est la vérité, parmi les différentes opinions professées ?

Hâtons-nous de le dire, elle n'est certainement pas dans les opinions extrêmes, dans les opinions exclusives et absolues. Sur ce chapitre, nous sommes éclectiques, en thérapeutique comme en pathologie.

Ainsi l'on ne peut pas dire, avec quelques-uns, que la scoliose essentielle de l'adolescence est toujours, ni même généralement, du rachitisme vrai. Ce que l'on peut admettre, c'est qu'il existe le plus souvent, dans la scoliose, des troubles de nutrition présentant quelque analogie avec ceux qui engendrent le rachitisme ordinaire. Chez ces enfants débilités par des entérites, ou par une mauvaise alimentation, ou par une mauvaise hygiène, ou par une croissance trop rapide, ou par des maladies antérieures, de même que chez les rachitiques vrais, la plus petite influence, la surcharge [1], la mauvaise tenue en classe, répétées tous les jours et plusieurs heures par jour, ont pu amener la scoliose.

Le traitement ne sera donc jamais déterminé par une théorie absolue, exclusive et, jusqu'à plus ample informé, arbitraire. Le traitement général, anti-rachitique, reconstituant ne saurait suffire, non plus que le traitement local, gymnastique, ne suffirait. — Notre traitement doit être à la fois général et local.

LE TRAITEMENT GÉNÉRAL

Il comprend : A. L'**Alimentation** de l'enfant et la surveillance de ses fonctions digestives ; B. Des mesures générales d'**hygiène**.

A. En matière d'**alimentation** [2], prescrivez comme pour un rachitique ordinaire, en tenant, bien entendu, compte de l'âge. Permettez les seuls mets qui donnent un minimum de résidus, et combattez les fermentations intestinales par les antiseptiques locaux que vous avez l'habitude de manier.

Dans le même ordre d'idées, combattez la constipation. Ordonnez le **massage du ventre** et le port d'une sangle faite de quelques tours d'une large bande Velpeau.

B. Au point de vue des principes d'**hygiène**, vous conseillerez de faire vivre le plus possible au grand air la fillette atteinte de scoliose. Le **séjour à la mer** serait évidemment parfait, mais il n'est à la portée que d'un trop petit nombre de familles.

---

1. Il y a des scolioses chez les quadrupèdes. Donc la surcharge, telle que l'entendent les Allemands, n'est pas nécessaire pour amener la scoliose, et la prédisposition existe bien nettement chez certains sujets.

2. La *scoliose* est une *maladie de l'estomac* tout autant qu'une « maladie scolaire ».

N'oubliez pas les **médicaments** d'usage : huile de foie de morue, phosphate de chaux, sirop iodo-tannique, etc.

Mais je n'insiste pas sur ce traitement général : c'est là un chapitre que vous connaissez tout aussi bien que moi.

Un mot sur l'école et sur le coucher.

L'école. — L'enfant peut-il fréquenter l'école ? Vous savez l'influence si fâcheuse de la mauvaise tenue en classe.

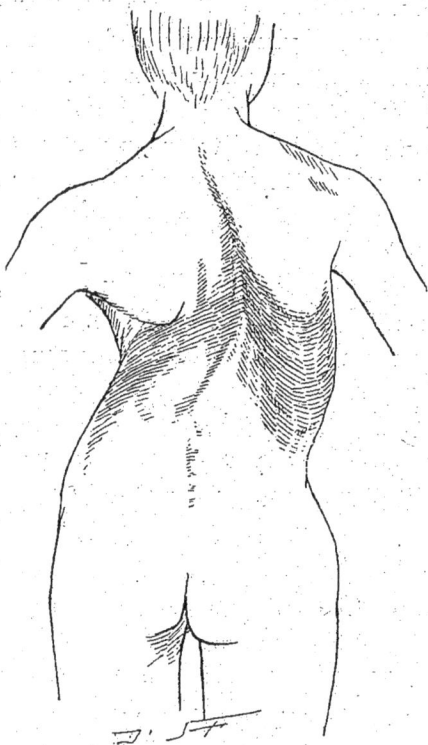

Fig. 626. — Scoliose au 3ᵉ degré (ou plutôt au moment du passage du 2ᵉ au 3ᵉ degré).

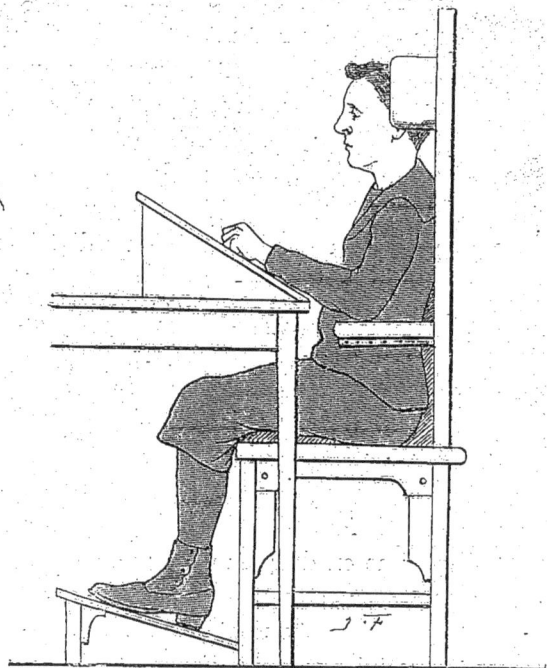

Fig. 627. — Notre siège de travail pour scoliotiques.

Vous ne l'y autoriserez que s'il ui est permis, durant des récréations longues et bien réparties, de se livrer en toute liberté aux jeux de son âge, et si, pendant les heures d'étude, le mobilier scolaire mis à sa disposition satisfait pleinement vos exigences orthopédiques.

Ainsi, pas de ces petites tables étroites, uniformes pour tous, trop hautes pour les petits, trop basses pour les grands.

Dans le premier cas, l'enfant s'habitue à s'accrocher par le bras droit qui écrit, remontant l'épaule ; et, dans le second, il se penche, se couche sur son cahier, l'épaule abaissée.

L'attitude fâcheuse, répétée plusieurs heures par jour, sans être contre-balancée par rien, finit par persister chez tous les sujets tant soit peu prédisposés.

C'est pour cela que la scoliose mérite vraiment le nom de « maladie scolaire ». C'est pour cela aussi que, si les conditions de l'école où va notre scoliotique sont trop évidemment mauvaises, il faudra l'en retirer, tout au moins pour quelques mois.

Ce que doit être la **table de travail.** — Vous prescrivez un siège à dossier très haut, où la tête et le dos seront appuyés constamment sur la plus grande étendue possible, et un pupître placé à une distance de 20 à 25 cm, et suivant une inclinaison de 20 à 30°, telle que les yeux pourront facilement suivre les caractères que dessine le bras soutenu par un accoudoir (la tête et le dos restant appliqués au dossier).

Les pieds seront appuyés sur un tabouret, à la hauteur voulue pour que les cuisses, en position horizontale, se trouvent à la hauteur du siège, et voici (fig. 627) le banc d'école que nous aurons. (Faites-le faire d'après ce modèle par votre menuisier ordinaire.)

Ajoutons qu'il faudrait peu à peu habituer l'enfant à l'écriture droite, qui n'a pas les inconvénients de l'écriture penchée (v. fig. 660, p. 452).

Le coucher. — L'enfant couchera sur un lit plat, dur (planche sous le matelas), sans oreiller, ni traversin.

Ces divers principes d'hygiène, *bons pour tous les enfants*, sont d'une application *indispensable pour les enfants prédisposés*, c'est-à-dire pour les candidats à la scoliose, soit de par leur hérédité, soit de par le mauvais état de leur tube digestif.

Lorsque la scoliose existe déjà, il faut faire tout cela, bien entendu ; mais il faut, de plus, faire le traitement propre de la déviation, — qui se résume en deux mots : gymnastique et corset.

LE TRAITEMENT LOCAL
Gymnastique médicale. — Exercices de redressement.

Oh ! ne vous effrayez pas, c'est bien simple. Il n'est pas nécessaire d'avoir vu le jour à Stockholm, ni de prendre des airs inspirés pour savoir qu'un arc courbé se redresse par une traction faite sur ses deux extrémités et par une pression exercée sur la convexité.

Sans doute, dans les scolioses qu'on a laissées s'invétérer, il s'est produit des courbures secondaires et les manœuvres vraiment « correctives », qu'elles le soient peu ou beaucoup, sont devenues assez difficiles à déterminer. Mais ces scolioses regardent le spécialiste. N'entreprenez pas leur traitement. C'est au début que vous interviendrez. Or, au début, la courbure du rachis est unique et, à ce moment, le problème se réduit à redresser cet arc. Non seulement vous le **redresserez**, mais vous essayerez de **l'infléchir en sens inverse** de la déviation.

Toutes les manœuvres qui conduisent à ce résultat sont bonnes. Vous les trouverez aisément par simple raisonnement ou par l'inspection des modifications que subit le dos de l'enfant au cours des divers mouvements que vous lui commanderez ou que vous lui imprimerez vous-même.

Voilà pour la *gymnastique spéciale* à chaque cas.

Vous ferez de plus une *gymnastique générale*, la même pour tous, ayant pour but : *a.* le **développement de la cage thoracique**, par des inspirations forcées, suivies d'expirations complètes ; *b.* **l'exercice des muscles du dos et des membres**, par des mouvements symétriques des bras, des jambes, que savent faire tous les enfants des écoles (une, deuss !...) ; des inflexions de corps en avant, en arrière, des marches au commandement, des haltères, etc.

Mais vous ne pouvez guère vous contenter de ces indications sommaires. Pour vous être vraiment utile, il nous faut préciser et codifier, pour ainsi dire, tous ces exercices :

Voici un programme, facile à suivre, que nous avons arrêté avec notre excellent interne et ami Rœderer, à votre intention. Il présente cet avantage que vous pouvez l'appliquer **sans installation spéciale** et sans agrès, dans les milieux familiaux les plus modestes.

Il s'inspire des deux principes qui doivent être les deux idées directrices de tout traitement de la scoliose :

1º **Fortifier l'organisme,**

2º **Corriger la déviation.**

Il comporte deux séances par jour, à neuf heures du matin et cinq heures du soir, par exemple. Chaque séance aura une durée de trois quarts d'heure à une heure.

Vous présiderez vous-même aux premières

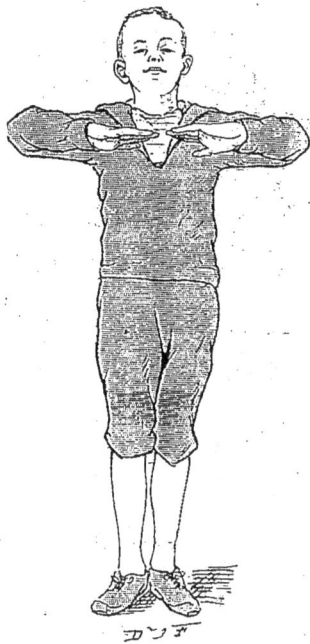

Fig. 628.

séances ; puis, dès que vous aurez éduqué l'enfant et **la mère**, dès la troisième ou la quatrième séance, celle-ci **vous remplacera très bien.** — Il vous suffira de revoir l'enfant une fois par semaine ou même moins souvent. Nous rappelons qu'il s'agit de scoliose du premier degré. L'exemple choisi (fig. 628 et suiv.) est celui d'un garçon [1] de douze ans, de constitution faible, qui va à l'école : scoliose droite, légère, épaule droite plus haute.

La séance de gymnastique et de redressement comprend **quatre parties.** La première et la quatrième sont de la gymnastique générale utilement applicable à tous les enfants ; les exercices de la deuxième et de la troisième partie sont le traitement spécial de la déviation.

1. Pour être moins fréquente que chez les filles, la scoliose essentielle est cependant loin d'être rare chez les garçons.

CALOT. — Orthopédie indispensable. 28

1re partie. — **Gymnastique respiratoire.** — Durée : 7 à 10 minutes.

Debout. — 1° Faire une inspiration profonde par le nez, suivie d'une expiration aussi complète que possible par la bouche.

2° Position de départ. — Coudes fléchis et horizontaux, mains allongées à la hauteur des épaules (fig. 628).

Étendre les bras en croix, pendant l'inspiration (fig. 629). Revenir à la position de départ pendant l'expiration.

3° Position de départ : le bras pendant le long du corps. — Élever les

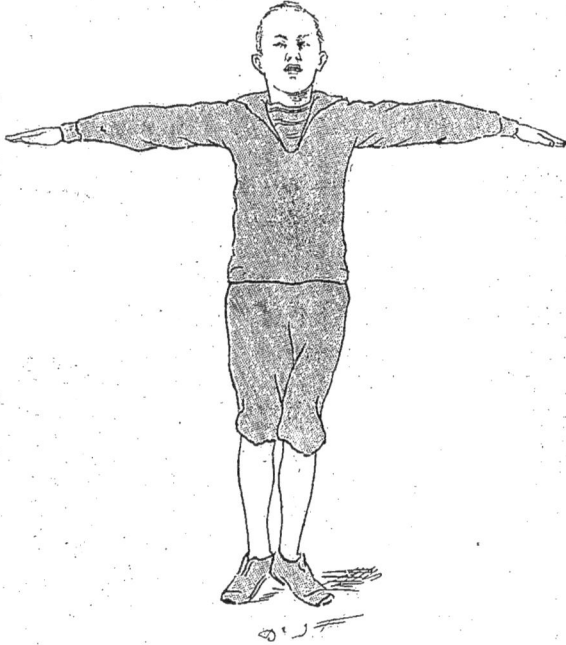

Fig. 629.

bras latéralement, d'abord en croix, puis au-dessus de la tête (pendant l'inspiration), rester trois ou quatre secondes (fig. 630).

Laisser retomber les bras, aussi loin en arrière que l'on peut, pendant l'expiration (fig. 631).

Recommencer cette série (1°, 2°, 3°) pendant trois ou quatre minutes. Ensuite, repos d'une minute.

Assis. — 1° Même exercice que tout à l'heure debout (n° 1), les mains étant jointes à la hauteur du bassin, derrière le dossier de la chaise (fig. 632).

2° Un aide passe les mains sous les aisselles et soulève le thorax de l'enfant à la fin de l'inspiration, qui se trouve ainsi « forcée » (fig. 633).

Recommencer le 1 et le 2 pendant trois ou quatre minutes.

En règle générale, **les enfants ne savent pas, sans apprentissage spécial, dilater leur cage thoracique.**

Le coefficient respiratoire, c'est-à-dire la différence du périmètre à l'inspiration et à l'expiration, est d'à peine 1 à 2 cm. au début du traitement.

Après deux mois de ces leçons et exercices, le coefficient atteindra les chiffres de 4, 5, 6 centimètres.

Faites-le constater aux parents ; c'est-à-dire faites-leur mesurer le périmètre du thorax au maximum d'amplitude, dans l'inspiration forcée,

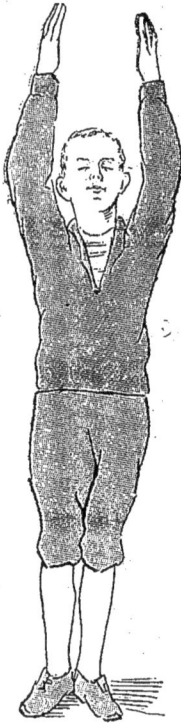 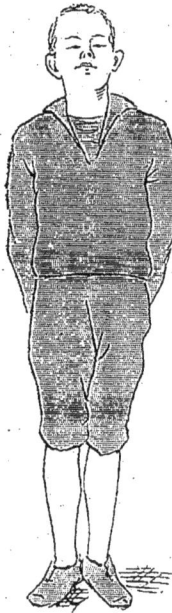 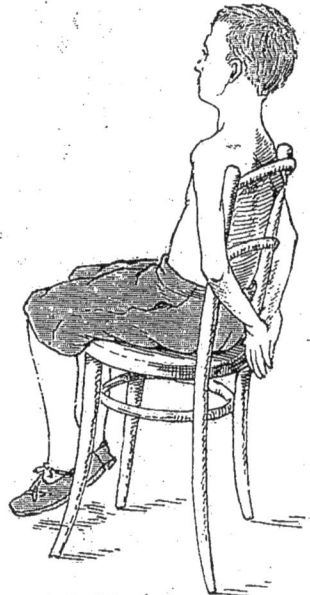

Fig. 630.   Fig. 631.   Fig. 632.

d'abord au début du traitement, et puis à la fin du premier et du deuxième mois, cette comparaison les frappera et les stimulera. Il est certain qu'une plus large ventilation de ses poumons déterminant une hématose plus complète est, pour l'enfant, une condition d'amélioration de sa santé.

En effet, **après quelques semaines** de ces séances, tous les enfants, non seulement **se tiennent mieux**, mais **se portent mieux**. Cela est manifeste pour tous, et les parents y puisent un grand encouragement. Or, ceci n'est pas indifférent, car il faut beaucoup de persévérance de la part de tous, pendant de longs mois, pour arriver au résultat définitif.

Au reste, la pratique de ces exercices respiratoires est en train de se

généraliser. Ils feront bientôt, s'ils ne le font déjà, partie du programme
quotidien de toutes les écoles, au même titre, et avec plus d'utilité, que la
leçon d'astronomie ou d'anatomie, de chimie ou de physique.

Mais, en dehors de ces 8 à 10 minutes consacrées spécialement aux
mouvements respiratoires, il faut que l'enfant profite de cette leçon d'une
manière continue ; c'est-à-dire que, pendant tout le *reste de la séance de
gymnastique*, il devra respirer largement, s'arrangeant pour qu'à chaque exercice, la fin de l'inspiration coïncide avec le maximum de l'effort, et que, *pendant toute la journée*, il devra penser à faire plusieurs respirations forcées par heure, ce qui l'amènera insensiblement à mieux respirer en temps ordinaire, même lorsqu'il n'y pensera pas.

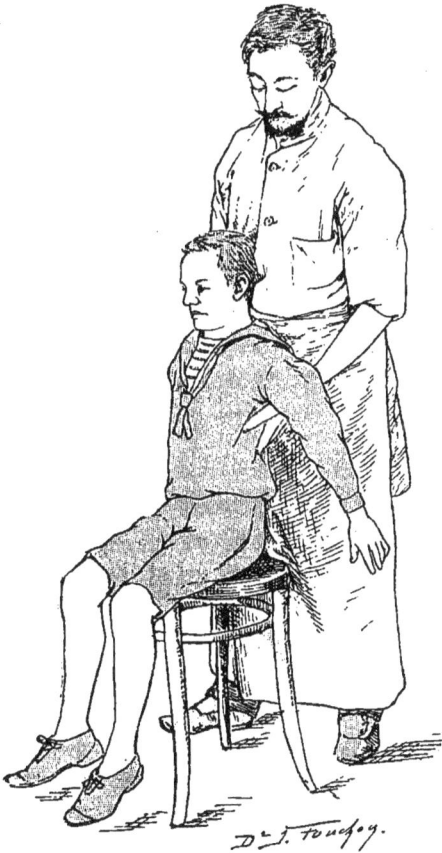

Fig. 633.

Après ces 8 à 10 minutes consacrées aux mouvements respiratoires, *repos de cinq minutes* dans la position couchée, sur le tapis du plancher, puis on passe à la deuxième partie de la séance.

2º Partie. — **Exercices actifs,** faits par l'enfant seul sous votre direction.

A. **Auto-redressement.** — 1er *Exercice.* — L'enfant, les bras tombants, le dos appuyé à l'angle d'une porte, essaie de se grandir, sans s'élever sur la pointe des pieds, ni hausser les épaules, ni lever le menton (fig. 634), comme on se grandit instinctivement sous la toise pour repousser le curseur avec la tête. Il peut ainsi allonger sa taille de 1, 2, 3 cm. dès le début.

2º Pour obtenir encore davantage par cet exercice, il met les mains sur les hanches (pouce en arrière), y prend un point d'appui et s'élève sur le bras, toujours sans hausser les épaules (fig. 635).

Après avoir répété ces deux exercices pendant 6 minutes, il se repose 2 minutes, et passe ensuite aux exercices suivants :

B. **Correction.** — Cet exercice durera de 4 à 5 minutes.

1º L'enfant, les bras tombants, s'incline à droite, du côté de la con-

vexité, les épaules restant sur le même plan transversal vertical, ou frontal
(fig. 636).

Par ce mouvement, la courbure droite sera mise en état d'hypercorrection, et vous verrez même une courbure se produire à gauche. — Il y aura
comme une scoliose en sens inverse.

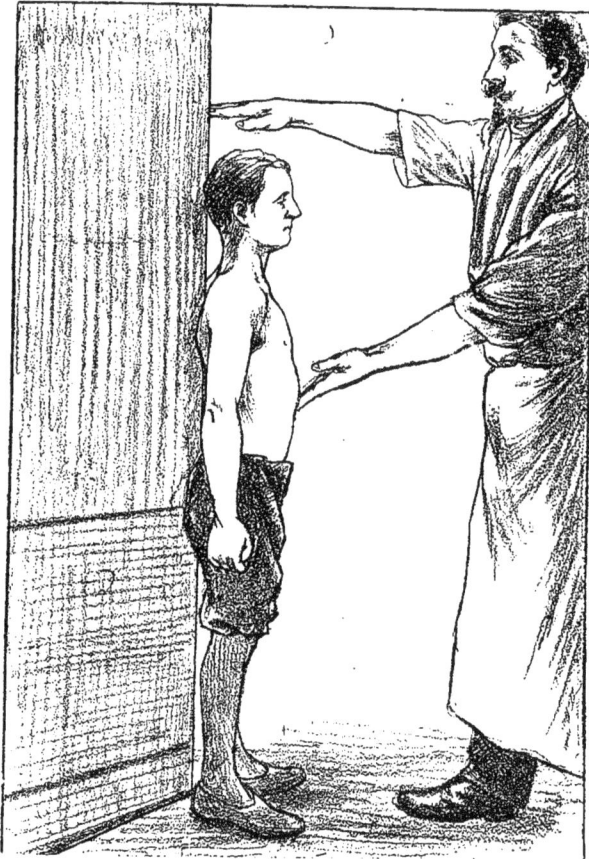

Fig. 634.

2° L'enfant tient son bras gauche (du côté concave) verticalement
dressé, il l'étire tant qu'il peut (fig. 637) tandis que, avec sa main droite
demi-fléchie, il repousse fortement, d'arrière en avant et de dehors en
dedans, le côté droit convexe.

On répète le 1 et le 2 pendant 4 minutes.

Après quoi, 5 minutes de pause comme ci-dessus. Puis, nous passons
à la troisième partie de la séance.

3° **Partie.** — **Exercices passifs.** Ici, c'est vous-même (et plus tard la
mère) qui redressez la déviation. L'enfant subit passivement cette correction.

1º L'enfant est couché sur le côté droit, c'est-à-dire sur le côté convexe ; un oreiller plié en deux est interposé entre le plancher et l'enfant (durée 2 minutes ; fig. 638).

2º Vous joignez les mains sous la convexité et soulevez l'enfant de dix à quinze centimètres au-dessus de l'oreiller plié. — A refaire six à huit fois pendant une minute (fig. 639).

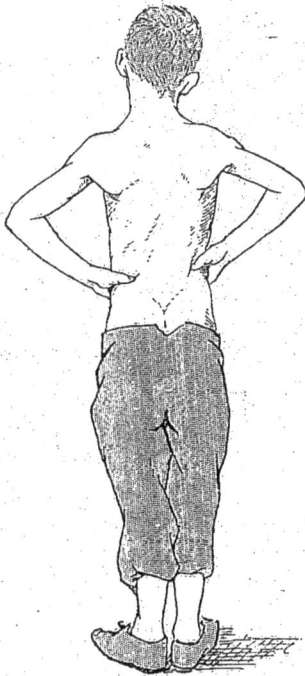
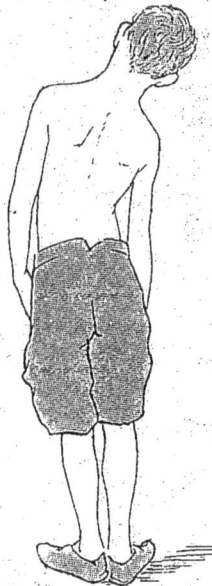
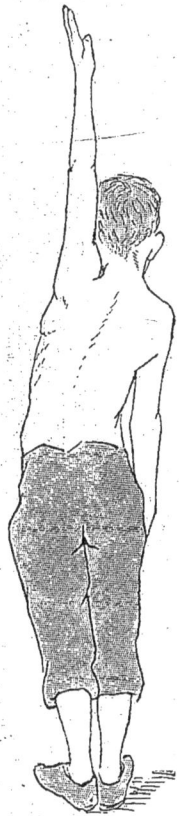

Fig. 635.   Fig. 636.   Fig. 637.

3º L'enfant est accroché par les mains à une barre fixée dans une porte ; les pieds quittant le sol, vous le prenez par le bassin que vous déplacez

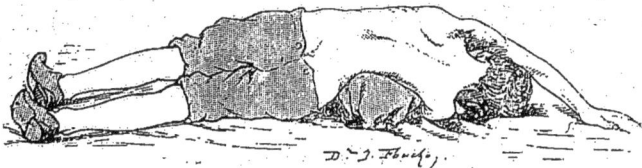

Fig. 638.

vers la droite (côté convexe) de 30 à 50 cm. — La courbure droite sera corrigée. — A refaire 5 fois en prenant, après chacune, quelques secondes de repos (fig. 640).

Ensuite *cinq minutes de pause comme ci-dessus.*

4ᵉ **Partie.** — Vous finissez la séance par des **Exercices généraux**, symétriques, réguliers et **lents.**

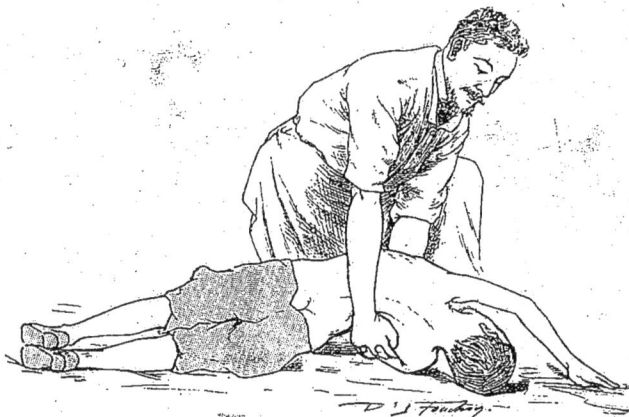

Fig. 639.

Debout. — 1° Élévation des bras dans toutes les directions, en deux ou quatre temps (fig. 641).

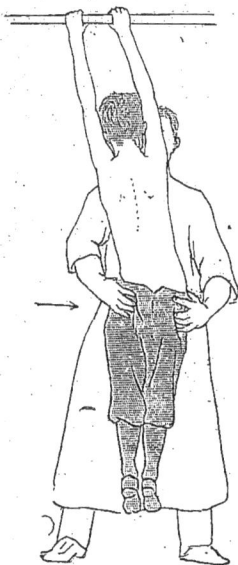

Fig. 640. — Scoliose convexe à droite (courbure unique). Enfant pendu à la barre horizontale, on porte le bassin à droite.

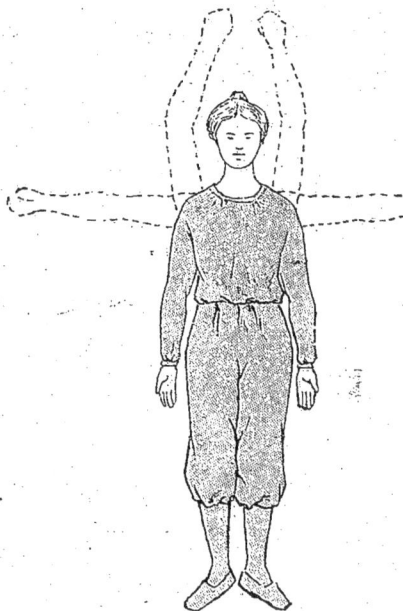

Fig. 641.

Rappelez-vous que ces mouvements d'inspiration forcée doivent coïncider avec l'élévation des bras, et les mouvements d'expiration avec l'abaissement.

2º Mouvements d'inclinaison latérale, de flexion en avant, de rotation de la tête en deux temps.

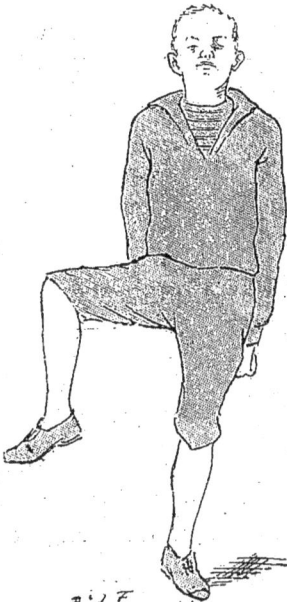 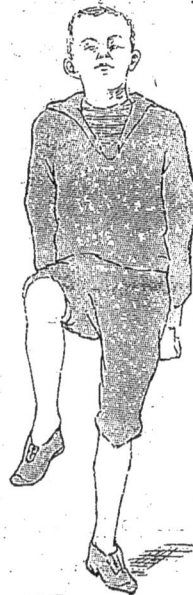

Fig. 642.   Fig. 643.

3º Flexion des cuisses (fig. 642 et 643). Recommencez le 1, le 2 et le 3 pendant 2 à 3 minutes.

Couché. — 1º Les bras sont portés en dehors, puis au-dessus de la tête, sans quitter le plan du plancher, puis reviennent à leur position primitive (fig. 644).

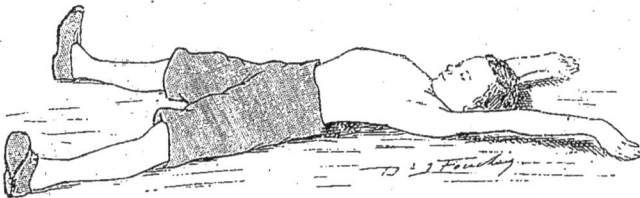

Fig. 644.

2º Les jambes sont écartées, puis rapprochées.

3º Les jambes sont fléchies sur les cuisses, les cuisses sur le bassin, le bassin sur le thorax (fig. 645).

On recommence le 1, le 2 et le 3 pendant une à deux minutes.

A plat ventre. — Relever le tronc, faire des mouvements de natation. Une personne maintient les pieds, au début (1 minute) (fig. 646).

Massage du dos. — Avant de quitter l'enfant, vous lui faites un massage du dos ; — d'abord effleurage de haut en bas ; — puis frictions fortes avec la paume de la main, de bas en haut ; — ensuite, *vibrations* avec l'index et le médius réunis, des deux côtés des apophyses épineuses, une main à droite, l'autre à gauche.

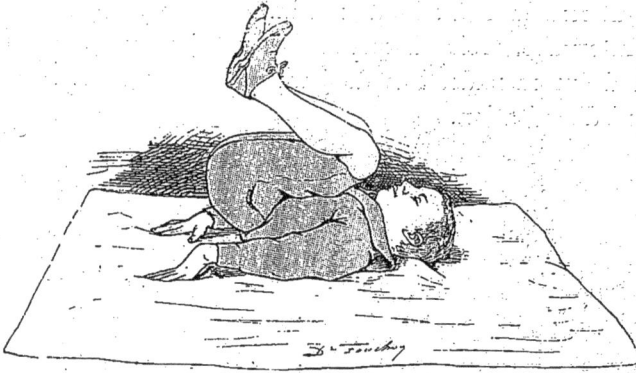

Fig. 645.

La scoliose est un arc de cercle. — Du côté concave, tous les tissus, muscles, tendons, ligaments, aponévroses, sont rétractés. Donc du côté concave, fatiguez, pétrissez, distendez, allongez les muscles comme on ferait pour les adducteurs rétractés dans la coxalgie.

De l'autre côté, au contraire, il y a des muscles faibles, mal nourris ; il faut les fortifier, les ménager, améliorer leur nutrition. Réservez à ces

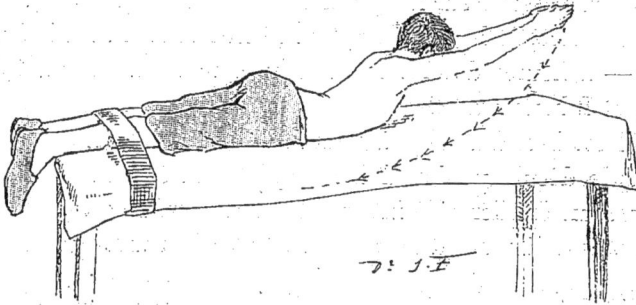

Fig. 646.

muscles un massage léger, lent et un peu prolongé (10 minutes), faisant circuler la lymphe et le sang, activant, par un rapport incessant de sang nouveau et une circulation plus intense, les échanges nutritifs et respiratoires.

L'application de l'**électricité**, sous forme de courants continus et faradiques, vous rendra de très grands services pour hâter la régénérescence des muscles et accroître leur force [1].

1. L'ÉLECTRISATION des muscles du dos, dans la scoliose, se fait en une SÉANCE composée de DEUX PARTIES : la PREMIÈRE consacrée à la GALVANISATION des muscles

Voilà ce que vous savez et pouvez faire, où que vous soyez ; voilà ce que fera une mère dévouée et intelligente lorsqu'elle l'aura vu faire une fois.

Dans l'après-midi, deuxième séance de gymnastique et de redressement, en tout semblable à celle du matin.

Dans l'intervalle, trois ou quatre fois par jour, un quart d'heure de marche ou de promenade. Pas de jeux violents, pas de bicyclette. pas d'escrime, ni d'équitation.

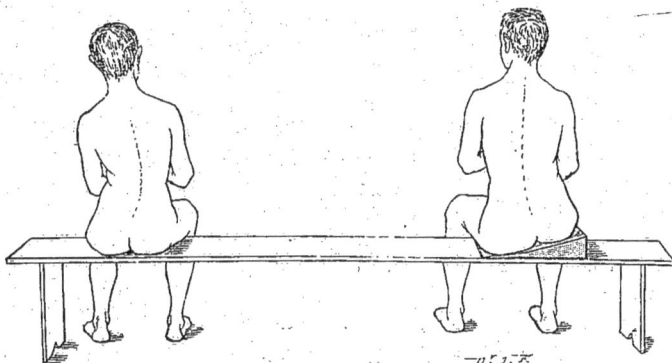

Fig. 647. — Banc spécial : à gauche (du lecteur), l'enfant scoliotique est mal assis ; à droite, le siège est oblique, surélevé du côté convexe ; l'enfant, pour maintenir son équilibre, se redresse de lui-même, instinctivement.

Entre temps, pour les repas, par exemple, et pour apprendre ses leçons, l'enfant pourra s'asseoir sur le siège incliné que voici (fig. 648).

Quant à l'école, je le répète, pour la continuer, il faut le banc spécial (fig. 627), — 2 heures de **classe** le matin, coupées d'un quart d'heure de récréation, et 2 heures de **classe** le soir sont **permises**.

Enfin, il est bon d'assurer à l'enfant 1 heure à 1 heure 1/2 de repos, tantôt dans le décubitus dorsal *bien à plat*, tantôt dans le décubitus sur le côté, avec un oreiller plié interposé entre le plancher et la convexité.

Nous avons déjà parlé du coucher nocturne sur un lit plat.

du côté convexe dont il importe d'augmenter la vitalité : deux grandes électrodes placées l'une au niveau de la nuque, l'autre au niveau des lombes ; le pôle positif est à la nuque. Le courant est établi et progressivement augmenté jusqu'à 15 milliampères : durée 10 minutes.

La deuxième partie est consacrée à la faradisation rythmée (Bergonié) des différents muscles du dos. Il est avantageux d'électriser les muscles des 2 côtés. Cette faradisation se fait à l'aide de courants induits obtenus par une bobine à gros fil. Les interruptions nécessaires pour provoquer des contractions successives des muscles sont déterminées directement par l'opérateur au doigt, ou mieux par un métronome interrupteur intercalé dans le circuit (on règle son appareil de façon à obtenir des contractions moyennes avec intervalle d'une seconde de repos). Cette deuxième partie de la séance doit durer environ un quart d'heure (Docteur Bergugnat, d'Argelès-Gazost). — Ces séances d'électrisation doivent être renouvelées 3 fois par semaine, pendant 2 mois, après lesquels on les interrompt pour 6 à 8 semaines. — Voir, pour l'installation des appareils, page 661.

LE CORSET DANS LA SCOLIOSE

Est-il nécessaire de faire porter un corset orthopédique ?

Je vous préviens que toutes les familles, ou presque toutes, vous « chicaneront » sur l'utilité d'un corset à cette première période de la scoliose, où il y a « trois fois rien », disent les parents.

Il est vrai que le corset ne serait pas indispensable à ce moment, pour un enfant qui resterait presque constamment couché.

Mais ceci, nous ne pouvons pas raisonnablement l'exiger au début ; ce serait enlever trop brutalement l'enfant à la vie ordinaire de tous les enfants de son âge. — Les familles ne l'accepteraient pas et nous ne l'accepterions pas nous-mêmes s'il s'agissait de nos propres enfants. Nous laisserons donc à l'enfant la permission de continuer ses études et même la liberté d'aller et venir entre les séances d'exercices et de massages. Mais pour que cette liberté de marcher et de rester debout plusieurs heures par jour n'ait pas d'inconvénient, il est bon de soutenir la colonne vertébrale avec un corset. Je ne vous dis pas que le mal pourra jamais guérir sans corset, dans une scoliose tout au début ; cependant, même en ces cas bénins, il aura encore **beaucoup plus de chances de guérir vite et bien avec le corset que sans le corset.**

Pour juger de l'opportunité du corset de maintien, pensez au pied bot. Si, après l'avoir redressé par des manipulations 2 ou 3 fois par jour, on le faisait marcher sans tuteur, que deviendrait-il ? Non seulement il ne se corrigerait pas, mais il s'aggraverait en règle générale, et l'on est obligé de maintenir le pied dans l'intervalle des exercices. Eh bien, la situation est sensiblement la même ici.

Songez donc que les manœuvres et exercices de redressement de la scoliose ne se font, dans beaucoup de familles, qu'une fois tous les 2 ou 3 jours. Si, d'une séance à l'autre, le rachis n'est pas bien maintenu, la scoliose va facilement s'aggraver.

Mais il ne suffit pas de mettre un corset, il faut que ce corset remplisse son rôle. **En pratique, presque tous les corsets sont insuffisants** ; ils ne maintiennent et n'empêchent rien ou à peu près rien ; et le dos, au lieu d'être soulagé, se trouve avoir à porter un poids nouveau ; c'est une surcharge qui, s'ajoutant au poids déjà trop lourd de la tête et des épaules, ne fait qu'accentuer la déviation au lieu de l'atténuer.

Regardez les corsets en usage : qu'il s'agisse d'une scoliose haute ou d'une scoliose basse, le corset s'arrête invariablement à l'aisselle, laissant souvent la déviation manifestement en dehors du bord supérieur du corset. D'autre part, le corset ne descend pas assez bas, il se termine au niveau des crêtes iliaques.

En sorte que si l'on pouvait voir à travers les corsets habituellement employés (vous pouvez essayer ; faites-y pratiquer une fenêtre dorsale, pour vous assurer de ce que j'avance), on verrait la déviation telle qu'elle, sous le corset, parfois même accentuée de par le poids de l'appareil.

Comment résoudre cette difficulté ?

Le meilleur moyen de maintenir le rachis serait, vous le devinez, un corset plâtré inamovible, analogue à celui du mal de Pott, voir chapitre v, — plâtre moyen ou plâtre suivant le siège de la scoliose.

Il serait construit dans une position de correction du rachis scolio-tique et fenêtré dans le dos afin de pouvoir exercer une pression directe et précise sur la convexité.

Et c'est bien cet appareil que nous vous conseillons de faire pour les enfants des hôpitaux, là où l'installation ne permet pas les séances de gymnastique et de redressement.

Mais il y a mieux pour les enfants de la ville que vous (ou les parents) pouvez façonner, exercer et redresser une ou deux fois par jour.

Chez eux, pour tout concilier, à savoir le maintien du dos et la possibilité de faire des exercices quotidiens, il faut appliquer un **corset amovible** en cuir ou celluloïd (le corset moyen à col officier). **Préférez le celluloïd** qui est à la fois plus léger et plus solide (fig. 648 et 649).

Vous prenez un moulage dans une très légère extension du rachis (les pieds touchant le sol franchement, par toute la plante) et sur ce moule vous construisez ou faites construire par l'orthopédiste un celluloïd.

Nous avons dit, page 76, la manière de faire un moulage du tronc et un appareil en celluloïd, ainsi que la technique de la compression dorsale.

Faut-il porter le corset tout le temps ?

En théorie, il serait excellent de le conserver constamment, en dehors, bien entendu, des séances de redressement.

En fait, il vaut mieux, pour ménager les muscles, que les parents l'enlèvent la nuit et même, si c'est pratique, pendant les heures de repos (dans la position couchée) pris dans la journée.

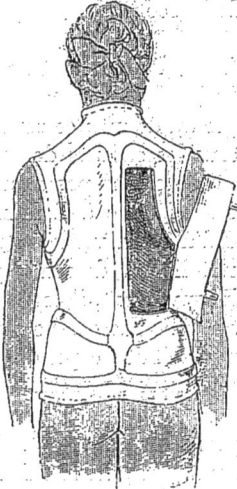

Fig. 648. — Corset à une fenêtre, pour comprimer le côté convexe.

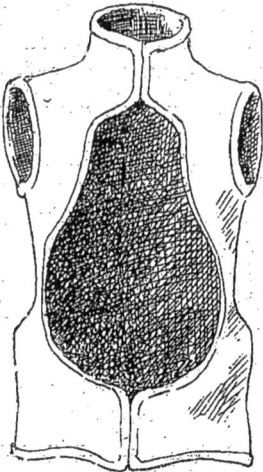

Fig. 649. — Le même, vu de face.

II. — SCOLIOSE DU DEUXIÈME DEGRÉ

Si l'on vous amène une scoliose plus avancée, avec déjà deux courbures (par exemple, une convexité dorsale droite et une convexité lombaire gauche, c'est-à-dire une *scoliose du deuxième degré* ; v. fig. 625) vous pouvez et vous devez encore la soigner. Avec un traitement plus long et plus sévère, non seulement vous arrêterez la déviation actuelle, mais encore vous l'effacerez presque complètement.

Cependant, n'affirmez rien en pareil cas, car un résultat parfait n'est plus certain ici, chez ce malade venu un peu trop tard.

TRAITEMENT GÉNÉRAL

Vous prescrivez le même régime alimentaire, la même hygiène, les mêmes exercices de respiration et de gymnastique générale que pour un premier degré ; mais la manière de vivre de l'enfant ne sera plus exactement celle indiquée plus haut.

Plusieurs choses qui étaient permises dans la scoliose au début doivent être proscrites dans celle-ci.

Pour faire un traitement suivi, il est nécessaire de retirer les enfants de l'école pour au moins un an. On supprime le piano et toujours, cela va de soi, demeurent interdits l'équitation, la bicyclette, ainsi que les jeux violents et les longues courses.

Cette fillette, retirée de l'école, pourra cependant continuer ses études, soit assise sur le banc spécial, soit, mieux encore, couchée sur le ventre ou sur le dos.

Procurez-lui, en tout cas, un repos de 4 à 5 heures par jour, dans la position couchée.

On ne peut pas, généralement, la condamner au repos continu, comme le voudraient quelques-uns. Ce serait un bouleversement trop grand dans le mode de vie de l'enfant et des familles elles-mêmes. La santé générale de la fillette pourrait en souffrir, à moins qu'elle ne vive au bord de la mer, ce qui n'est pas possible pour la totalité, ni même la majorité des enfants.

Vous allez donc permettre quelques petites promenades : 3 à 4 par jour, de 1/4 d'heure

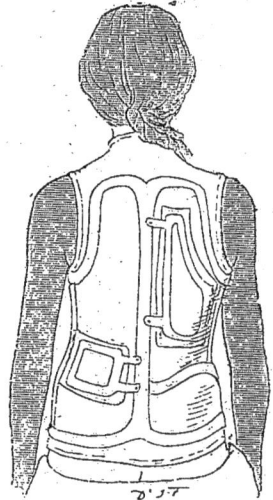

Fig. 650. — Corset à 2 fenêtres, l'une sur la convexité dorsale, l'autre sur la convexité lombaire, permettant de faire la compression comme avec le corset de la fig. 657, p. 449.

à 20 minutes chacune. Ces sorties et marches modérées auront pour résultat de conserver la santé générale du système musculaire.

TRAITEMENT LOCAL

A. — **Le corset.**

Le corset n'est plus discutable ici; il est toujours nécessaire. Ce sera un corset en celluloïd, avec deux fenêtres au niveau des sommets des deux courbures, pour réaliser deux compressions en sens inverse (fig. 650).

Le jour, il n'est enlevé que pour les exercices de redressement et pour les heures de repos sur le dos. Il reste aussi en place la nuit (tout au moins une nuit sur trois pour faire la part des corrections sans trop fatiguer les muscles).

B. — Venons maintenant aux **exercices de redressement** à faire dans la scoliose du deuxième degré.

1° **L'Auto-redressement.**

a. Commencer par l'exercice de redressement conseillé pour le premier degré (v. fig. 634).

b. Le même, les mains aux hanches (v. fig. 635).

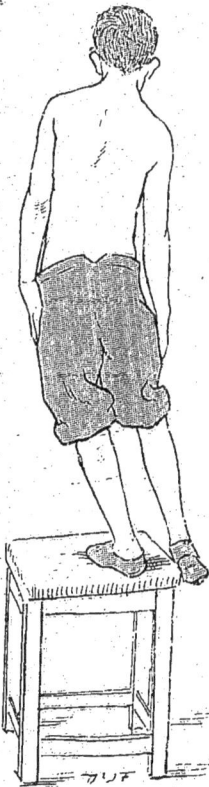

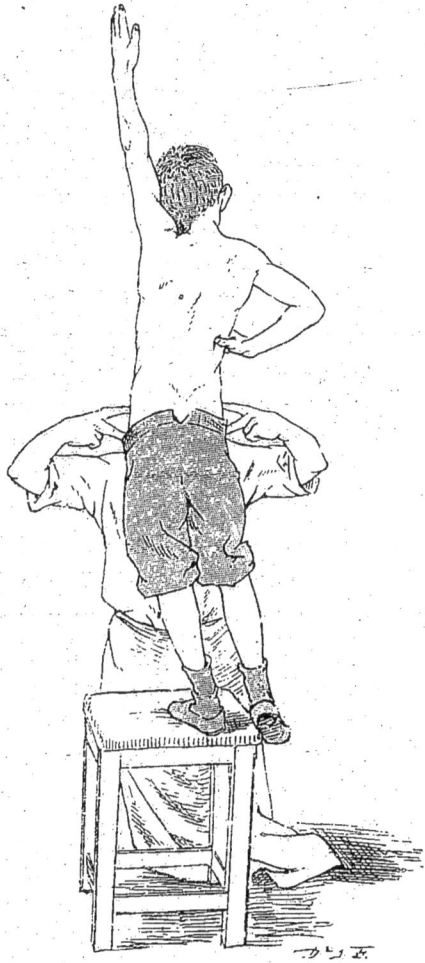

Fig. 651.   Fig. 652.

c. De plus, conseiller l'attitude de la figure 651.

L'enfant, debout sur un tabouret, se tient sur la jambe gauche, la jambe droite pend au dehors. La courbure lombaire est redressée (fig. 651).

Il relève le bras gauche, côté de la concavité dorsale. La courbure dorsale est corrigée (fig. 652).

Il pousse avec la main droite sur la convexité droite. La courbure dorsale est hypercorrigée.

2º **Exercices de correction active.** — *a.* Même exercice de flexion latérale que celui de la figure 636, le pied gauche reposant sur le tabouret.

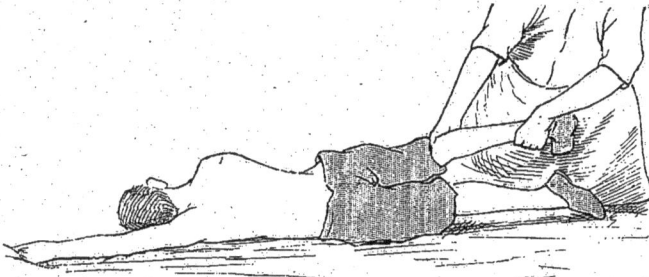

Fig. 653.

b. Dans la même position des jambes, l'enfant tire en haut son bras gauche, comme dans la figure 637.

3º **Exercices passifs.** — *a.* L'enfant est couché sur le côté droit. La convexité dorsale est soulevée et corrigée par un oreiller plié, tout comme dans la figure 638.

b. On soulève l'enfant au niveau de la convexité dorsale, comme précédemment (fig. 639). Mais, de plus, vous tirez sur la jambe droite, côté de la concavité lombaire, et cela redresse cette concavité.

c. L'enfant couché sur le côté gauche, et le bras gauche (côté de la concavité dorsale) tenu le plus possible, vous tirez sur la jambe droite, côté de la concavité lombaire, et cette manœuvre (fig. 653) redresse les deux courbures du rachis.

d. L'enfant est pendu par les mains à une barre fixée entre deux portants, mais la barre est inclinée de telle façon que la main droite (côté de la convexité dorsale) soit plus basse (fig. 654).

Puis les jambes sont portées à gauche, et le bassin un peu abaissé à droite.

e. L'enfant se mettra souvent, dans la journée, en position couchée, à gauche, et fera des flexions de la jambe droite.

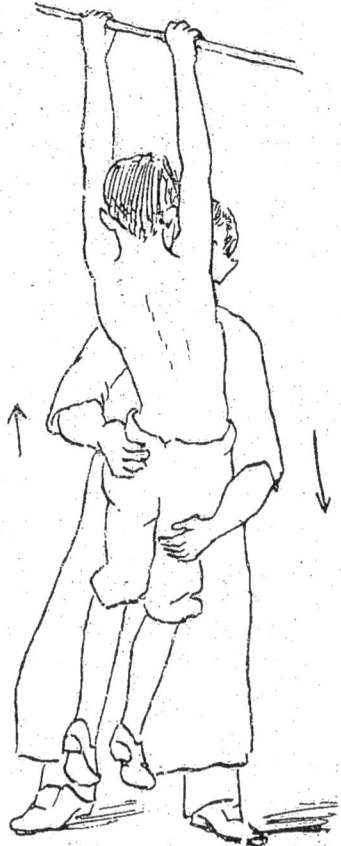

Fig. 654.

Le redressement forcé et le traitement par le plâtre [1].

Ne peut-on pas faire davantage pour ces scolioses du second degré ? Par exemple, chercher un redressement passif plus accentué, et maintenir le résultat dans un plâtre inamovible ?

Oui, sans doute, mais pour un temps très limité et seulement après avoir bien mobilisé les articulations vertébrales et fortifié les muscles du dos par le traitement que nous venons d'indiquer, celui-ci continué pendant 6 mois, par exemple.

Alors oui, vous pouvez faire une séance de redressement passif plus

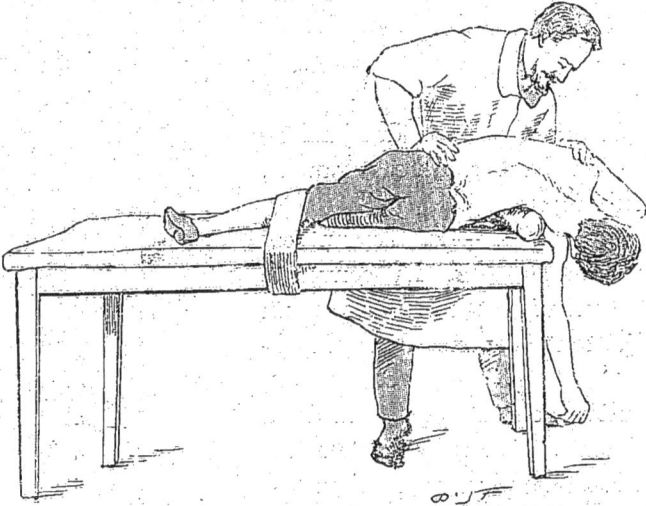

Fig. 655. — Redressement d'une scoliose : l'enfant est couché sur le côté, un oreiller placé sous la convexité : le chirurgien appuie sur le bassin et sur l'épaule pour redresser la colonne vertébrale.

accentué, de 5 à 10 minutes, le malade couché sur le côté — par des manœuvres analogues à celles qu'on ferait pour redresser une déviation quelconque, un pied bot, par exemple, et en allant jusqu'à l'hypercorrection (fig. 655).

Aussitôt que celle-ci est acquise, on applique dans la position debout un plâtre moyen très précis (fig. 656 et 657), avec fenêtres dorsales latérales (voir, pour la construction de ce corset, p. 218). Ce plâtre sera conservé, pendant quelques mois, 3 ou 4 environ, après lesquels on l'enlève pour reprendre le traitement ordinaire avec la gymnastique et un corset amovible en celluloïd fait sur un nouveau moulage.

Cette méthode ménage beaucoup plus les muscles du dos que celle qui consiste à faire la totalité du traitement avec un plâtre.

---

1. Voir, à l'appendice, l'exposé du traitement moderne de la scoliose par notre méthode personnelle. — Voir dans quels cas et dans quelle mesure les indications, données ici pour le redressement des scolioses du 2e et du 3e degré, doivent être modifiées.

Et cependant, ceci, vous serez obligé de le faire, chez les enfants de l'hôpital et les enfants de la classe ouvrière, pour qui le traitement quotidien par la gymnastique n'est pas possible.

Sans doute, ce traitement complet de la scoliose par le plâtre vous donnera généralement les meilleurs résultats immédiats ; mais les muscles ayant été affaiblis par la pression dans ce plâtre et le manque d'exercices et de massages, le résultat se perd

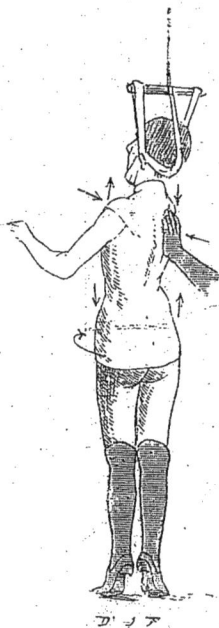

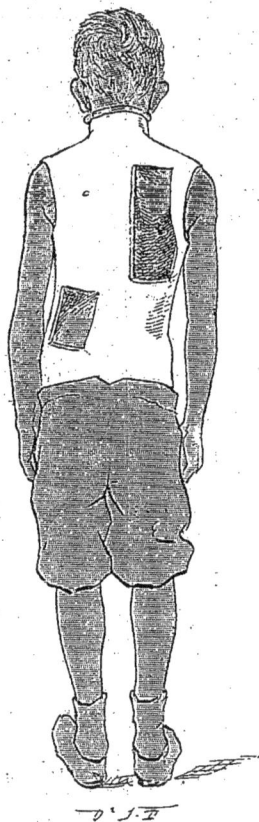

Fig. 656.   Fig. 657.

Fig. 656. — Scoliose convexe à droite. Dessiccation du plâtre. On repousse en avant l'épaule droite. On repousse en arrière l'épaule gauche. On repousse en arrière et en haut la hanche droite. On repousse en avant et en bas la hanche gauche.

Fig. 657. — L'appareil terminé et muni de 2 fenêtres au niveau des deux convexités (dorsale droite et lombaire gauche).

assez souvent, en partie, à la suite de l'enlèvement de l'appareil plâtré.

Si bien que, pour les enfants de la ville, il faut chercher à tout concilier, redressement de la tige ostéo-articulaire et conservation des muscles. C'est ce que vous ferez par le système mixte, gymnastique et corset en celluloïd, que nous venons d'exposer.

SCOLIOSE DU TROISIÈME DEGRÉ

Nous l'avons définie au début de ce chapitre.

Il ne peut plus être question de classes ni d'études suivies pour ces enfants : ce sont des malades dont le traitement doit être continu et sévère *comme celui du mal de Pott.*

On les fera vivre à la mer, si possible.

Après avoir mobilisé, par un traitement gymnastique de plusieurs

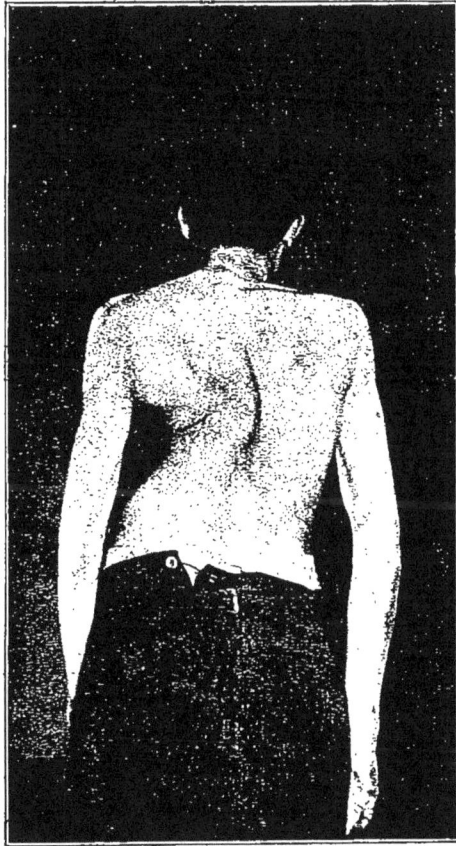

Fig. 658. — Un cas de redressement forcé. Scoliose du 3e degré, vieille de 8 ans. Albert G., de Paris, 19 ans et demi. État à l'arrivée à Berck en 1903. Taille 1^{m}57. Voir, figure suivante, le résultat.

mois, les articulations vertébrales plus ou moins ankylosées, on les soumettra tous les trois mois à des séances de redressement forcé de 15 à 20 minutes, avec chloroforme, suivies de l'application de notre grand plâtre avec fenêtres dorsales pour la compression des parties saillantes [1]. Repos de 1 à 2 ans dans la position couchée (fig. 658 et 659).

Notre ambition se borne, ici, à fixer le dos dans une attitude meilleure, sans nous occuper immédiatement des muscles.

1. Voir Calot, *De la correction des scolioses graves.* (Masson, éditeur.)

Ce traitement est très difficile et très ingrat, *à cause de la torsion si accusée des vertèbres* en pareil cas, torsion contre laquelle nous sommes bien mal armés, malgré tous les « appareils de détorsion » inventés jusqu'ici.

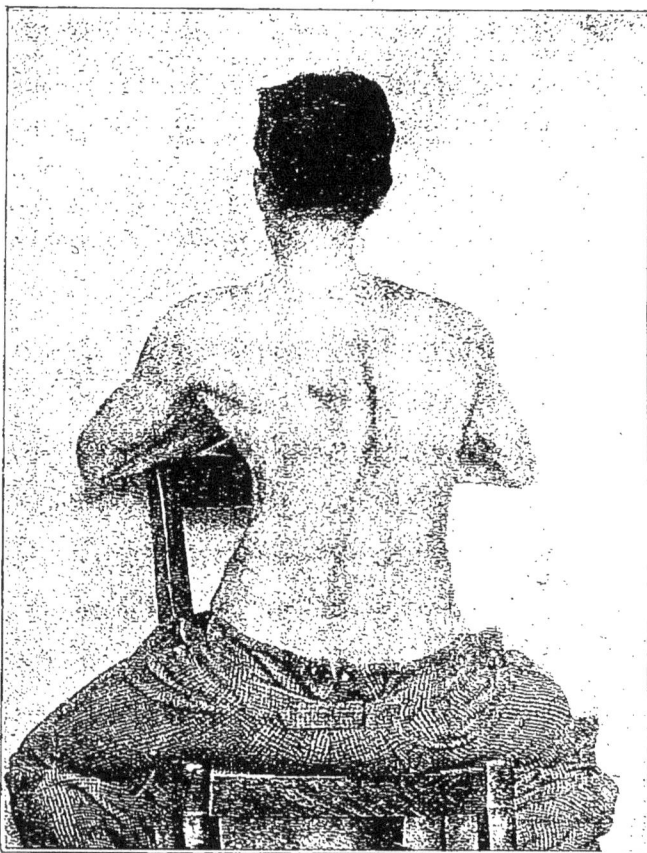

Fig. 659. — Le même 6 ans plus tard. Taille 1^m66. Le traitement avait duré 2 ans et demi et consisté en l'application d'un nouveau grand plâtre tous les 3 à 4 mois : il y a eu 7 appareils plâtrés, dont les 2 premiers appliqués sous chloroforme.

Mais, je l'ai dit, ce traitement est exclusivement du ressort des spécialistes, et je n'insiste pas.

RÉSUMÉ DU TRAITEMENT D'UNE SCOLIOSE

L'ordonnance à faire pour cette jeune fille scoliotique, venue vers vous *dès le début de cette maladie*, sera rédigée ainsi :

On s'est assuré qu'il n'y a ni végétations adénoïdes, ni troubles de la vue, ni déformation des membres inférieurs. Sinon, l'on s'en occupe.

1º **Traitement général.**

a. Alimentation saine et simple, surveillance des fonctions digestives, massages du ventre.

b. Hygiène générale : vie au grand air de la campagne et de la mer, bains salés, bonnes conditions de climat, d'habitation, dans la mesure du possible, bien entendu.

2º **Traitement local.**

a. Assurer la bonne tenue en classe (v. fig. 660).

b. Gymnastique générale et spéciale : 3/4 d'heure matin et soir (redressement actif, redressement passif). Apprendre à la mère comment se font ces exercices.

Fig. 660 à 662 *bis*. — A. L'écriture droite (caractères droits) laisse le rachis droit.
B, C, D. Toutes les autres écritures entraînent les attitudes vicieuses du rachis (inclinaison latérale et torsion).
(*Imité de Ritzmann et de W. Schulthess, de Zurich.*)

c. Massage et électrisation des muscles du dos.

d. Corset avec fenêtre et compression, si ce n'est dans les scolioses presque imperceptibles du début.

Il suffit, après avoir « emmanché » les choses, de voir l'enfant une ou deux fois par mois, pour contrôler le traitement, et de prendre un moulage une fois l'an pour faire remplacer le corset.

Si vous soignez ainsi les scolioses commençantes, dans votre clientèle, je ne dis pas qu'il n'y aura plus jamais de scolioses graves [1], mais j'affirme

---

1. Parce qu'il peut exister, nous l'avons dit, quelques très rares scolioses malignes qui, de même que certaines tuberculoses externes malignes, peuvent s'aggraver *malgré tout*. Mais c'est exception dans l'un comme dans l'autre cas. Je parle toujours de la scoliose essentielle de l'adolescence, et non pas des scolioses nettement et franchement rachitiques, existant depuis la première enfance et dont le pronostic est beaucoup plus sérieux (v. p. 480).

qu'il y en aura cent fois moins en France : comme en Suède, où l'on n'en voit presque pas.

La durée du traitement d'une scoliose récente.

Vous ferez le traitement que nous venons de dire, aussi longtemps que la scoliose durera, c'est-à-dire pendant **1 à 2 ans, en règle générale, pour les scolioses du 1er degré** ; celles dont vous aurez à vous occuper.

Après quoi, votre rôle actif sera, en grande partie, terminé : et vous pourrez ou cesser le traitement, ou le réduire de moitié, en laissant les parents et les enfants le continuer eux-mêmes dans la mesure que vous jugerez opportune. Ils le feront sans difficulté. Mais il n'en faudra pas moins surveiller ces jeunes filles pendant plusieurs années et même jusqu'à la fin de la croissance, cessant et reprenant le traitement actif suivant les besoins et les indications de chaque cas particulier [1].

---

1. Pour le traitement de ces scolioses, voir à l'appendice l'exposé de notre méthode personnelle.

CHAPITRE IX

LE DOS ROND. — LA LORDOSE

A côté des déviations latérales, il nous faut accorder une mention aux déviations *médianes* (non tuberculeuses) qui forment :

Ou bien *le dos rond*, la *cyphose*, c'est-à-dire à convexité postérieure (fig. 663) ;

Ou bien, au contraire, une *ensellure*, une *lordose*, c'est-à-dire une déviation à concavité postérieure (fig. 664).

Assez souvent le dos rond et l'ensellure coexistent. Le malade présente une *cyphose dorsale* au niveau des omoplates et une *lordose lombaire* qui exagère simplement la courbure physiologique des reins.

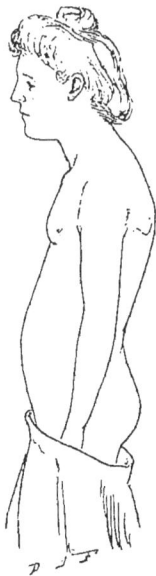

Fig. 663. — Dos rond.

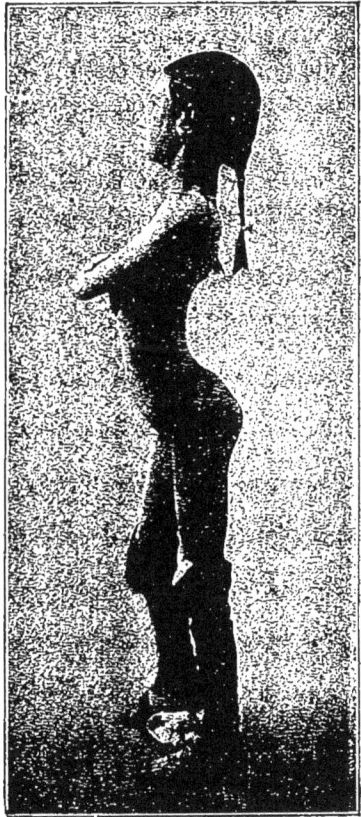

Fig. 664. — Lordose.

Les *cyphoses* (dos rond) et les *lordoses* peuvent exister sans autre déviation ; mais elles viennent aussi s'ajouter à une déviation latérale scoliotique. On peut même dire que, le plus souvent, la scoliose s'accompagne d'une déviation légère ou accusée dans le sens antéro-postérieur (cyphose ou lordose), ou bien d'un dos plat.

Pensez donc toujours à examiner soigneusement le rachis, à rechercher la scoliose, si on vous consulte pour un dos rond, tout comme une ensellure lombaire entrevue vous invite naturellement à regarder la démarche et l'état de la hanche, à suspecter une luxation congénitale ou une coxalgie.

Le même traitement et les mêmes exercices conviennent aux cyphoses et lordoses, qu'elles soient isolées ou associées à une scoliose.

Cyphose ou dos rond [1]

A. *Exercices respiratoires.*

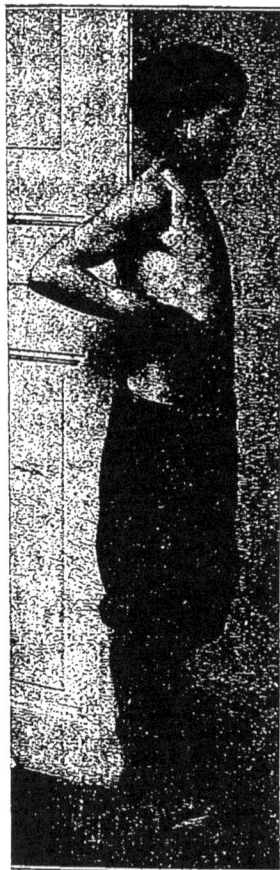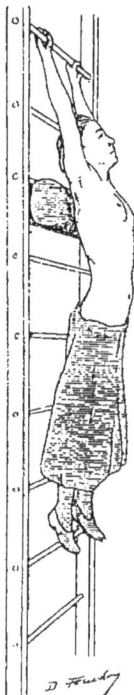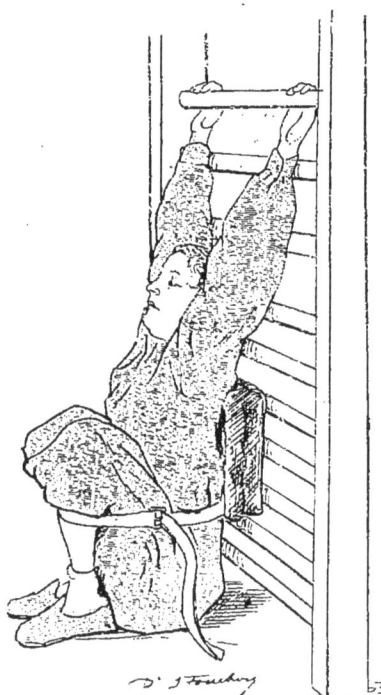

Fig. 665.   Fig. 666.   Fig. 667.

Fig. 666. — Dos rond. L'enfant pendu à l'échelle droite avec coussin sur le dos.

Fig. 667. — L'enfant est assis au pied d'une échelle droite, les bras sont élevés, les cuisses en flexion forcée, les genoux en flexion sur la cuisse et maintenus par une courroie.

Position de départ. — Les bras de l'enfant sont étendus et rapprochés en avant, les mains étant en contact.

L'enfant fait alors une inspiration profonde, en même temps qu'il met

1. Vous connaissez bien ces silhouettes de jeunes gens et surtout de jeunes filles efflanquées, à dos voûté, à épaules rentrées, aux omoplates décollées ou soulevées « en forme d'ailes » (au lieu de rester plaquées sur le tronc), à la poitrine étriquée, au cou tendu en avant, ce qui donne à la démarche une allure si caractéristique. — Le dos rond est l'indice d'une débilité générale de l'organisme. Voilà ce qui commande, en même temps que le traitement local ici indiqué, un traitement général reconstituant. Le traitement marin fait merveille chez ces enfants.

les bras en croix. Résistance est faite par l'assistant à ce mouvement d'écartement des bras, — résistance douce, égale et soutenue.

Cet exercice développe les muscles qui rapprochent les omoplates de la colonne vertébrale.

B. *Exercices actifs.* — 1° L'enfant étend la tête en arrière, en même temps qu'il courbe les reins.

2° Debout contre l'angle d'une porte, il porte les coudes fléchis le plus en arrière qu'il peut (fig. 665).

C. *Exercices passifs.* — L'enfant est appuyé sur une échelle, pendu par les bras. — Un coussin est placé sous son dos, au niveau de la déviation (fig. 666).

En classe, l'enfant, toutes les fois qu'il est possible, tient les mains croisées derrière le dossier de sa chaise.

Quelquefois, le port d'une brassière qui ramène les épaules en arrière peut être recommandé, à condition qu'elle ne gêne pas les mouvements respiratoires.

Les autres parties du traitement du dos rond, alimentation, hygiène, heures d'études, marches et promenades, coucher, etc., etc., sont les mêmes que dans la scoliose au 1er degré.

Le corset. — De préférence à la brassière, indiquée plus haut, l'enfant portera, exception faite de la nuit et, bien entendu, aussi du temps des séances de gymnastique, un corset en celluloïd avec **fenêtre dorsale médiane**, pour permettre une **compression ouatée** correctrice.

Nous avons même complètement guéri, par ces seuls corsets en plâtre ou en celluloïd, sans autre traitement, un grand nombre de cyphoses et de lordoses (avec, il est vrai, l'adjuvant précieux du séjour de Berck). Le mieux est d'associer les deux facteurs : gymnastique et corset.

Lordose.

Exercices actifs (v. fig. 665).

Exercices passifs (v. fig. 666 et 667).

Correction de l'ensellure par la position couchée sur le ventre, avec un poids sur la fesse et sur le dos.

A noter aussi les bons effets de l'extension du rachis par la suspension ou plutôt la tension simple (v. p. 208) ; répéter cette tension 3 fois par jour, 5 minutes chaque fois.

Le corset est le même que pour la cyphose : en pressant par une fenêtre sur la région dorsale, on efface d'autant le creux de la lordose lombaire.

CHAPITRE X

RACHITISME

Nous ne nous occuperons du rachitisme qu'au seul point de vue ortho-pédique.

Le rachitisme dévie surtout les membres inférieurs et le dos.

I. — DÉVIATION DES MEMBRES INFÉRIEURS

Ce sont, par ordre de fréquence :

a. Les déviations du genou et, en particulier, le genu valgum ; beaucoup plus rarement le genu varum ;

b. *Les courbures du tibia* ;

c. *Les courbures du fémur et la* coxa vara.

A, — GENU VALGUM

Un petit enfant de 2 à 4 ans vous arrive avec un genou, ou plus souvent les deux **genoux cagneux.** Qu'allez-vous faire ?

Vous ferez un traitement général et un traitement local.

Le traitement général du rachitisme que vous connaissez bien et qui est :

Médicamenteux : huile de foie de morue, phosphore, etc., avec un usage discret des antiseptiques intestinaux ;

Alimentaire : lait et œufs formant la base de l'alimentation.

Hygiène et climatérique : séjour dans une maison et dans un climat secs et ensoleillés et, si possible, au bord de la mer, qui fait merveille en pareil cas, et guérit ces enfants avec un minimum de traitement local.

Le traitement local.

C'est d'abord l'interdiction de la marche, si vous pouvez l'obtenir des parents ; le repos dans la position assise, les deux jambes horizontales (pour quelques mois, de 6 à 10 mois environ).

A la mer, le repos suffit à amener le redressement de presque toutes les déviations rachitiques peu avancées.

A Berck, par exemple, il nous arrive, dans plus des 3/4 des cas, de nous en tenir à cela. Après un séjour de 6 à 10 mois, les genoux se sont redressés et affermis spontanément. On peut alors faire lever les enfants, qui sont guéris, et restent guéris, sans avoir jamais porté d'appareil.

Mais les choses ne se passent pas aussi simplement pour les enfants qui habitent un milieu moins favorable, par exemple une grande ville, ni même pour les enfants qui séjournent au bord de la mer, lorsque le genu valgum est trop accentué, comme dans le cas, figuré ici, de ces trois frères, atteints en même temps de rachitisme grave (fig. 672 et 673).

Ainsi donc, dans un mauvais milieu et pour les formes sérieuses, vous auriez tort d'escompter la guérison par le seul repos ; intervenez activement, sans perdre de temps.

D'autre part, si les parents ne veulent pas du repos, le port d'un appareil, après correction, est nécessaire, même pour les cas légers.

Il est **deux manières** d'arriver **à la correction**, ou plutôt deux manières à retenir, car les livres classiques en indiquent plusieurs douzaines.

La première, la manière ordinaire et la plus simple, c'est de redresser en agissant sur l'articulation : procédé **non sanglant**.

La deuxième, c'est d'agir sur la partie inférieure du fémur par une **ostéotomie** de Mac Ewen.

Les deux manières sont bonnes : comment arrêter votre choix ?

C'est d'abord une affaire de tempérament de la part du médecin.

Si, instinctivement, vous aimez mieux ne pas prendre le bistouri, ou bien encore si la famille recule à l'idée d'une ostéotomie, sachez que vous pouvez toujours arriver à la guérison par des manœuvres orthopédiques, en vous résignant, dans les cas les plus ardus, à faire deux ou trois séances et autant d'appareils, et à consacrer 3 ou 4 mois au traitement, ce qui ne constitue, après tout, que de très petits inconvénients.

Par contre, si vous êtes chirurgien de profession et que, par conséquent, l'ostéotomie vous soit une opération familière,

Fig. 667 *bis*. — Schéma du redressement du genu valgum.

vous ferez volontiers celle-ci, qui est bien facile et qui vous donnera le résultat désiré, avec un seul appareil et 2 mois de traitement.

En principe, malgré les bons résultats de l'ostéotomie, je vous conseille de **préférer toujours le redressement non sanglant**, parce que c'est le traitement le **plus simple** et le **plus pratique** pour vous.

Faut-il ajouter que, par ailleurs, ce traitement purement orthopédique nous paraît plus rationnel que le traitement sanglant, ici comme pour les autres déviations, pied bot, luxation congénitale, etc.

Restons fidèle à ce principe. Pour ce qui me concerne, je faisais très volontiers autrefois l'ostéotomie sus-condylienne classique ou même

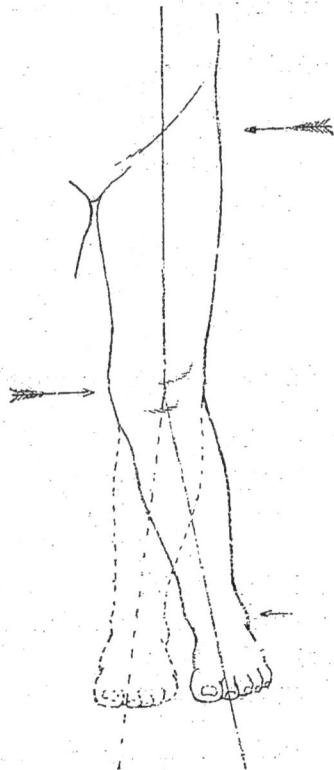

l'ostéoclasie manuelle ; je m'en tiens aujourd'hui au simple redressement articulaire. Je procède de la manière suivante :

Iʳᵉ Manière: — REDRESSEMENT NON SANGLANT

a. **Le cas d'un genu valgum peu accentué.**

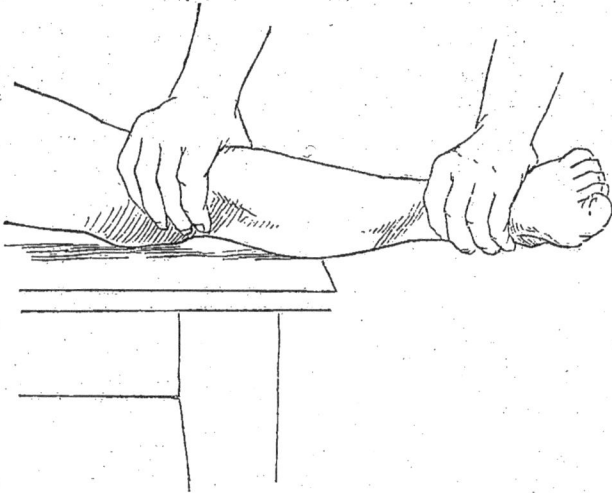

Fig. 668. — Le pied est repoussé en dedans, et le genou attiré en dehors (voir fig. précédente).

Que la jointure soit ou non relâchée, vous arriverez, par des manœuvres douces, progressives, d'une durée de 3, 4 ou 5 minutes, à redresser plus que suffisamment le genou. Dès que ce résultat est obtenu, on le fixe

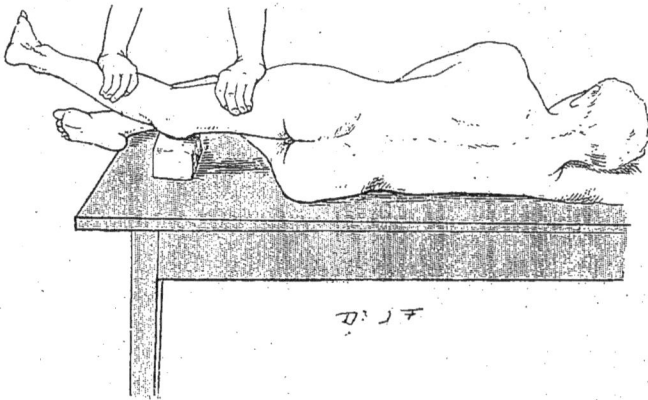

Fig. 668 *bis.* — Redressement du genu valgum (le malade est couché sur le côté sain) ; la face interne du genou appuie sur un billot ; on fixe le fémur et on pèse sur le pied et sur le bas de la jambe par petits coups rythmiques.

avec un plâtre allant du trochanter aux malléoles (v. fig. 671). Avec cet appareil, l'enfant peut marcher si les parents l'exigent.

Durée moyenne du traitement, 5 à 6 mois.

Ai-je besoin de décrire en détail les manœuvres à faire pour arriver à cette correction ?

Ne sait-on pas que, puisque le fémur et le tibia font un angle à sinus externe, nos manipulations, nos tractions, nos pressions tendront à ouvrir cet angle, en agissant sur les deux extrémités (trochanter et malléoles) pour les repousser de dehors en dedans; tandis qu'une autre main repoussera, au contraire, de dedans en dehors, le sommet de l'angle qui répond au condyle interne du genou (fig. 667 *bis* et 668).

Pendant ce redressement, le malade peut rester couché sur le dos, mais il vaut mieux le coucher sur le côté sain (du tronc), puis replier

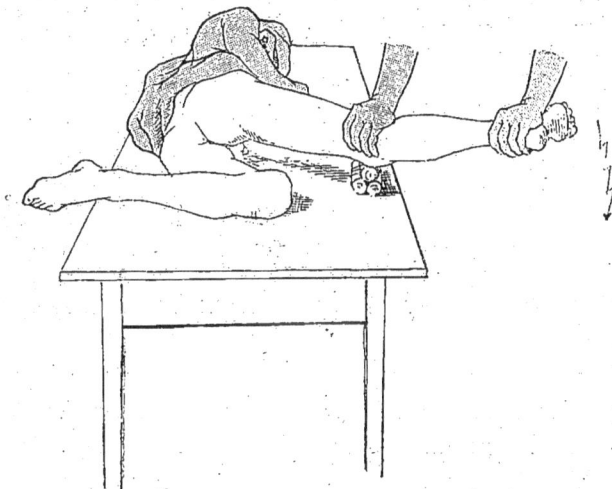

Fig. 669. — Genu valgum. Redressement. On appuie le condyle interne sur un «tampon dur» formé avec 3 bandes de tarlatane gommée nouées ensemble.

la jambe saine, de manière que la face interne du membre malade, ou plutôt du condyle interne, repose sur un coin de la table recouvert d'une serviette pliée en huit. Faisant maintenir le genou et la cuisse dans cette position par un aide, vous prenez vous-même le pied et le faites basculer de haut en bas, petit à petit, jusqu'à ce que vous l'ayez abaissé jusque sur le plan de la table et même au-dessous de ce plan pour obtenir une hypercorrection de 15 à 20° (fig. 668 *bis* et 669).

Il faut veiller, dans ces manœuvres, à maintenir la jambe dans l'extension forcée sur la cuisse.

b. **Le cas d'un genu valgum très accentué.**

Il est ici nécessaire de prolonger les manœuvres jusqu'à 10 et 15 minutes.

Elles se feront avec ou sans chloroforme, au gré du médecin ; on peut se passer de chloroforme, parce que, si on les fait douces, progressives, méthodiques, lentes, elles ne sont pas, ou presque pas, douloureuses. Lorsque l'enfant est fatigué, on s'arrête, pour reprendre 1 à 2 minutes après, ou bien encore l'on s'en tient, pour la première fois, à une correction relative.

Cependant, je vous conseille, d'une manière générale, de recourir à l'anesthésie, parce qu'elle facilite grandement la besogne et permet d'obtenir du premier coup un résultat complet.

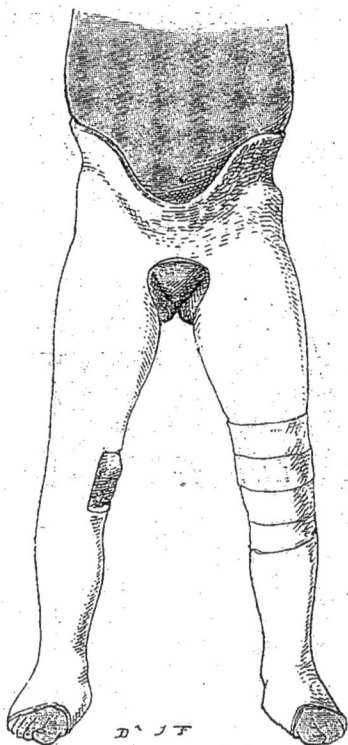

Fig. 670. — Double appareil plâtré muni de fenêtres pour permettre la compression ouatée sur les condyles internes.

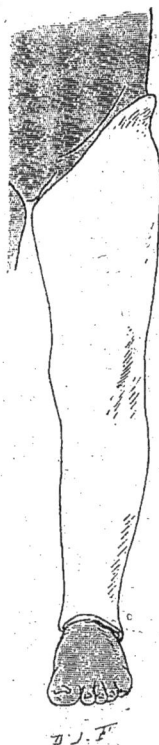

Fig. 671. — Plâtre permettant la marche, après le redressement.

LE GENU VARUM

Pour corriger un **genu varum** [1], vous ferez des manœuvres analogues, mais de sens inverse (fig. 674).

La correction ou l'hypercorrection obtenue, il faut savoir la maintenir intégralement ; or, pour maintenir une correction du gerrou, on doit prendre les deux articulations adjacentes, cou-de-pied et hanche (avec le bassin) (voir fig. 670).

Dès que la dernière bande est appliquée et **avant la prise** du plâtre, on rattrape intégralement le degré de correction préalablement obtenu par les manipulations, mais pas plus ; car, en voulant y ajouter quelque-

1. Voyez au chapitre suivant un bel exemple de guérison de genu varum double, obtenu par ces manœuvres non sanglantes.

chose par des pressions forcées faites à travers le plâtre, on risquerait de provoquer une eschare sur le condyle interne en particulier.

Si l'on a quelque raison de redouter une eschare, ou si le malade se plaint beaucoup au niveau du condyle interne, dès le soir, ou le lendemain de l'application du plâtre, il est bon d'ouvrir une fenêtre en cet endroit et de remplacer le carré de plâtre par quelques carrés d'ouate qu'on main-

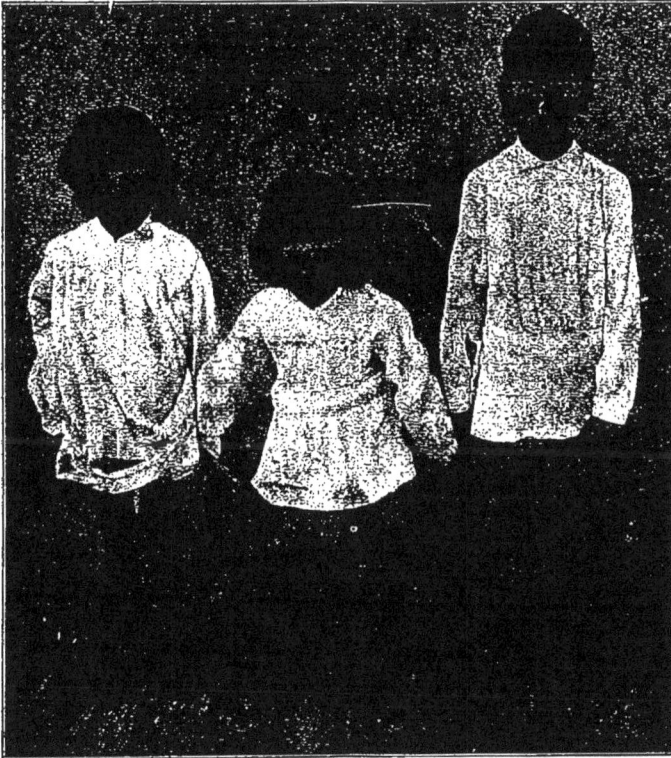

Fig. 672. — Trois frères atteints de genu valgum double et grave.

tient par une bande, comme dans la compression de la gibbosité pottique (v. chap. v). Cette précaution permet de conserver intégralement la correction, sans courir aucun risque (fig. 670).

Lorsqu'il y a deux « genu valgum », on les corrige en même temps, et un grand plâtre immobilise les deux membres inférieurs, avec une abduction des cuisses de 30 à 40° (fig. 670).

Si la correction n'a pas été faite entière du premier coup, on enlève l'appareil après 8 à 15 jours, pour la compléter.

On fait une nouvelle séance de redressement doux et progressif, en répétant les manœuvres dites plus haut, suivies de l'application d'un nouveau plâtre d'une égale durée que le premier, et ainsi de suite, jusqu'à ce qu'on ait obtenu une correction non seulement suffisante, mais plus que suffisante, jusqu'à ce qu'on ait transformé le genu valgum en genu varum de 15 à 20°.

Car, ici comme partout, il faut **obtenir trop pour conserver assez.**

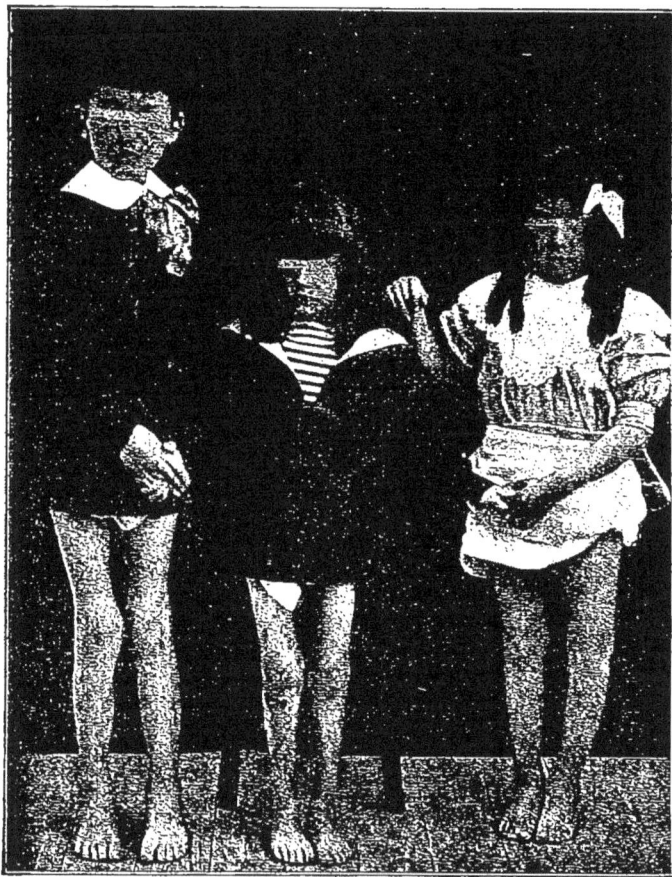

Fig. 673. — Les mêmes, 5 mois après le redressement simple orthopédique, fait par nous en 3 séances, et suivi d'un grand plâtre.

Dès que l'hypercorrection est obtenue (en une ou plusieurs fois), on la fixe avec un plâtre qu'on laisse 2 à 3 mois.

Après cette fixation de 2 mois 1/2 environ, dans l'hypercorrection on peut laisser l'enfant libre de tout appareil, mais encore au repos dans la position assise durant 4 ou 5 semaines.

Pendant ce temps, la guérison s'affermit, le genou recouvre de lui-même les mouvements, et les muscles se fortifient. Pour y aider, on masse et on baigne l'enfant, et on mobilise très doucement son genou (deux petites séances de une à deux minutes tous les jours).

Après quoi, on fait lever l'enfant avec une genouillère maintenant le genou raide, genouillère amovible en plâtre ou en celluloïd, allant de l'ischion aux malléoles, — qu'on enlève en dehors des heures de marche, mais que l'on conservera pour la marche pendant deux ou trois mois.

Six mois environ après le début du traitement, la guérison est acquise, et l'enfant n'a plus besoin d'appareil.

Vous devinez qu'on pourra, si la famille le demande, dès l'enlèvement du grand plâtre, mettre immédiatement l'enfant sur pieds avec cette genouillère, mais en la supprimant la nuit, pour ne pas laisser le genou s'enraidir.

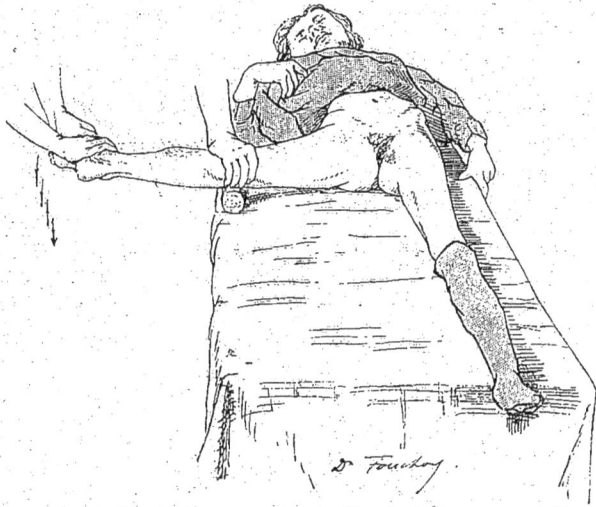

Fig. 674. — Genu *varum*. Redressement. Le genou repose par le condyle externe sur une bande de toile dure, contre laquelle il est maintenu par un aide : le chirurgien pèse sur le pied par à-coups pour corriger la déviation.

Par contre, tant qu'il a le grand plâtre, l'enfant reste au repos. Cependant, il peut, à la rigueur, marcher, à l'aide de béquilles.

Si je parle de cette question de la marche pendant le traitement actif, c'est parce qu'elle sera toujours soulevée par les parents. Vous en trouverez un bon nombre qui se refuseront à accepter un traitement créant une impossibilité de marcher, même lorsqu'il s'agit d'un degré accentué de genu valgum.

Si les parents ne veulent entendre parler ni du repos, ni des béquilles, voici comment vous ferez le traitement.

Traitement avec un plâtre permettant la marche.

Vous redresserez, en plusieurs séances (sans narcose), en vous inspirant de ce que nous avons dit plus haut. Après chaque petite nouvelle correction, au lieu du grand appareil prenant le bassin, vous appliquerez un plâtre allant de la racine de la cuisse aux malléoles, et laissant la liberté aux articulation adjacentes (voir fig. 671) ; et l'enfant marche avec cet appareil.

Et l'on peut arriver ainsi à la guérison ; mais on y mettra deux et trois fois plus de temps, chaque correction n'étant plus alors maintenue aussi intégralement.

Pour la même raison, l'on vous demandera de faire

Le traitement avec des appareils orthopédiques de marche.

Ces appareils de marche séduisent beaucoup les parents, *a priori*. Pour mon compte, je vous les déconseille parce que ce sont des appareils assez délicats à manier utilement, trop sujets à se détraquer, et parce que, après tout, et malgré les apparences, ils constituent un **traitement moins simple** qu'une séance de correction sans chloroforme faite tous les huit jours, suivie de l'application immédiate d'une genouillère plâtrée.

Cependant, si les parents s'obstinent à préférer l'appareil orthopédique, prenez un moulage du membre dévié et envoyez-le à un fabricant ; celui-ci vous renverra un appareil à crémaillère, que les parents avanceront d'un cran tous les deux jours, et qui finira assez souvent, s'il est bien construit et bien surveillé, par amener un redressement satisfaisant (fig. 675). Mais cette

Fig. 675. — Appareil amovible muni d'une vis que l'on tourne un peu tous les 2 jours pour ramener ainsi la rectitude.

manière de procéder est certainement beaucoup plus longue et plus infidèle que l'usage des plâtres successifs. Ce ne doit être qu'un **traitement d'exception ou de nécessité.**

2ᵉ Manière. — OSTÉOTOMIE SUS-CONDYLIENNE

Je ne fais à l'ostéotomie d'autre objection que d'être une opération sanglante qu'on peut éviter ; on ne guérit, avec elle, guère plus vite qu'avec le redressement simple. Il est vrai qu'elle demande au praticien lui-même un peu moins de temps.

Cette opération, je la réserve, quant à moi, pour certains « genu valgum » très résistants de l'adulte, et même ici, l'on pourrait obtenir la correction par le redressement simple ; mais nous y reviendrons dans un chapitre spécial consacré au genu valgum des adolescents.

En tout cas, c'est une opération que vous savez faire.

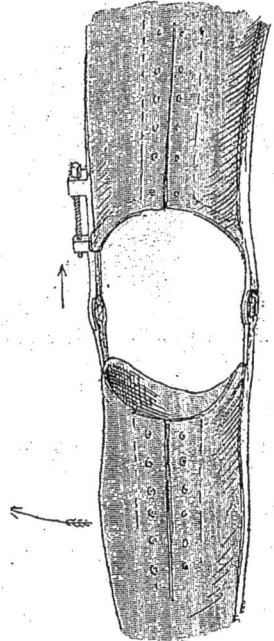

Technique de l'ostéotomie sus-condylienne (fig. 680 à 683).

Instruments : bistouri, ciseau à froid et marteau.

Chez les petits enfants, dont nous parlons exclusivement ici, vous n'avez même pas toujours besoin de marteau pour couper l'os ; il suffira de pousser l'ostéotome avec les deux mains. Cependant, comme l'os peut

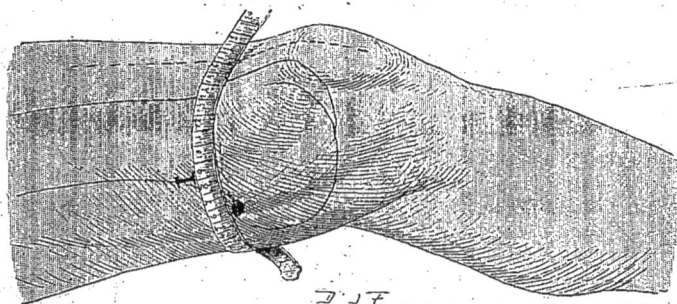

Fig. 676. — On incise la peau (au-dessus du bas-relief du condyle interne) à *égale distance* de la ligne médiane antérieure et du bord supéro-interne du creux poplité. (Le point noir marque le tubercule du grand adducteur.)

être très résistant et même éburné, vous aurez toujours un solide marteau en réserve.

Ayez en plus un **coussin de sable** humide sur lequel le genou reposera par son bord externe.

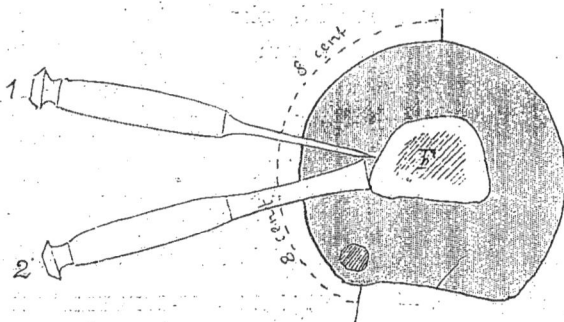

Fig. 677. — Schéma montrant la manière dont l'ostéotome aborde le fémur (F). 1. L'ostéotome est enfoncé dans les tissus mous, parallèlement à l'axe de la plaie jusqu'à l'os. 2. Il est ensuite retourné perpendiculairement à la plaie et le manche est porté en arrière pour attaquer l'os d'arrière en avant et de dedans en dehors.

Position du genou : flexion, abduction et rotation externe de 30° (fig. 681).

1° **Incision :** à 2 cm. au-dessus du bord supérieur du condyle interne, et en avant du tendon du troisième adducteur, tout contre ce tendon facile à sentir, vous commencez une incision de 2 cm. **remontant parallèlement à l'axe de la cuisse.** Le bistouri va d'un coup jusqu'à l'os et fend le périoste.

2° On introduit l'ostéotome parallèlement à l'incision, jusqu'à l'os, puis on le retourne transversalement en le dirigeant de dedans en dehors, et (de 10 à 15°) d'arrière en avant (fig. 682) : de cette façon, rien à craindre

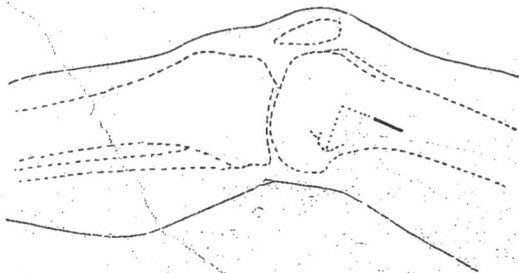

Fig. 678. — Point de repère pris sur l'os pour l'incision : 2 centim. au-dessus et 1 centim. en avant du tubercule du 3ᵉ adducteur.

pour les vaisseaux et les nerfs poplités, dont l'ostéotome s'éloignera de plus en plus, au fur et à mesure de sa pénétration. Tout ce qui peut arriver, au pis, c'est de crever la peau sur le bord externe du genou ; mais cela n'a pas d'inconvénient sérieux, avec une bonne asepsie.

Si la poussée de la main ne suffit pas à faire pénétrer l'ostéotome dans le tissu osseux, on le pousse avec

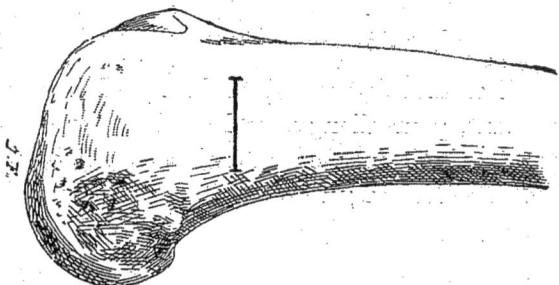

Fig. 679. — 2ᵉ *temps* : puis on retourne l'ostéotome en travers. Point où doit se faire l'ostéotomie de Mac-Ewen.

quelques coups secs et précis d'un marteau de serrurier ou de menuisier, qu'on a « bien en main ». Un seul ostéotome suffira.

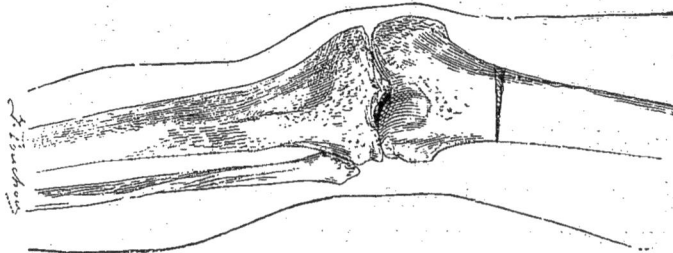

Fig. 680. — La section est faite.

Il faut souvent de 15 à 20 petits coups pour arriver à briser les 2/3 ou les 3/4 de l'épaisseur de l'os. — On sent instinctivement lorsqu'on en est là ; on peut aussi avoir un ostéotome gradué qui renseigne sur son degré de pénétration.

3º On finit par une **ostéoclasie**. Il vaut mieux ne pas sectionner osl' en entier. Lorsque l'os est coupé aux 3/4, on retire l'ostéotome, on met un tampon sur la petite plaie, et on cherche à faire céder l'os par un effort des mains.

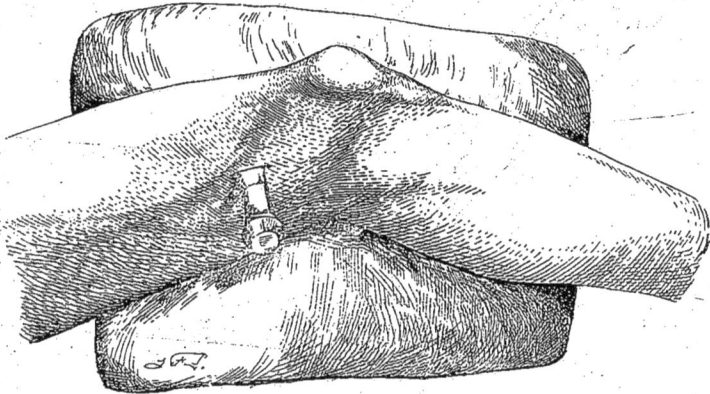

Fig. 681. — Introduction de l'ostéotome, le tranchant parallèle à l'axe du membre.

Il suffit de presser de dedans en dehors sur le fragment inférieur, en prenant, pour allonger les bras de levier de ce petit fragment, la jambe tout entière tenue en extension complète ou mieux en hyperextension. On pèse ainsi vigoureusement (à deux ou trois) jusqu'à ce que l'os cède.

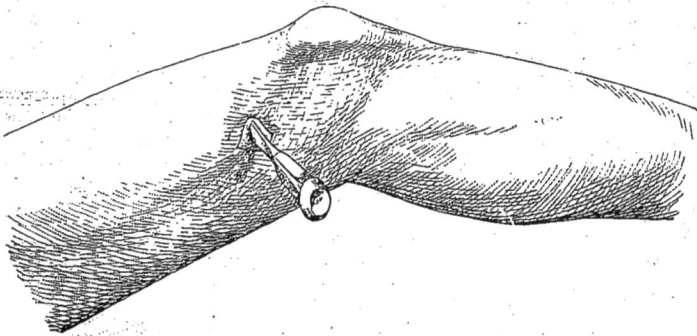

Fig. 682. — Arrivé sur l'os, l'ostéotome est retourné, le tranchant perpendiculaire à l'axe du fémur.

4º **On corrige la déviation**, on fait même une hypercorrection de 15 à 20º. — On change le genu valgum en un genu varum léger.

5º On met un grand plâtre (voir fig. 670).

On l'enlève au 50e jour. Puis, même conduite que plus haut après le redressement simple : marche pendant 2 mois avec une genouillère amovible, massage et légère mobilisation du genou.

Les récidives. — Vous n'en aurez pas, ni après le redressement ni après l'ostéotomie, à moins que : 1º vous ne vous soyez contenté d'une correction insuffisante ou que 2º vous n'ayez lâché l'enfant sans appareil avant la guérison complète du vice rachitique. Il va de soi que, tant que le rachitisme est en évolution, vous ne devez pas permettre à l'enfant de marcher et surtout de marcher sans un très bon tuteur.

B. — LES DÉVIATIONS RACHITIQUES DU TIBIA

Les déviations des jambes portent généralement sur le tiers inférieur et affectent deux formes principales : une courbure à convexité externe, et une courbure à convexité antérieure.

Un bon **traitement général**, un séjour au bord de **la mer** et le **repos** suffisent à faire disparaître les déviations peu accentuées des tibias.

Combien d'enfants viennent à la mer, dont les jambes tordues paraissent justiciables d'une ostéotomie, et qui, sans qu'on ait rien fait, s'en retournent six mois plus tard avec des jambes droites ou sensiblement droites ! C'est le cas de presque tous.

Si vous ne pouvez pas envoyer les enfants à la mer, ou si le séjour à la mer n'a pas suffi dans tel cas exceptionnel, vous interviendrez activement ; mais il est bien entendu que vous ne le ferez que si cela en vaut la peine, lorsque la déviation est suffisante (un angle de plus de 30 à 40º par exemple) pour rendre la marche défectueuse et entraîner un raccourcissement notable de la taille, — ou lorsqu'une ligne tirée du milieu de la rotule à l'épine antérieure

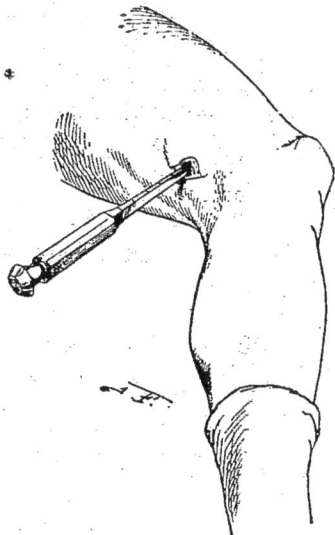

Fig. 683. — L'ostéotome doit attaquer le fémur de dedans en dehors et un peu d'arrière en avant : on pousse l'ostéotome avec les mains (ou, si les mains ne suffisent pas, à coups de maillet) jusqu'à ce que l'os soit sectionné aux trois quarts. On retire alors l'instrument et on fait céder les fibres restantes de l'os par une pesée exercée de dedans en dehors sur la jambe mise en hyperextension.

du tibia et prolongée par en bas, laisse le pied complètement en dehors ou en dedans d'elle.

Il faut alors faire **la correction. Comment** la ferez-vous ?

1º Vous essayerez **avec les mains de redresser** la jambe, en la courbant, comme une baguette de fer doux ou de bois vert.

Cela est possible pendant un certain temps, de un an et demi à trois ans à peu près ; quelquefois même jusqu'à quatre et cinq ans. Cependant, il n'y a rien d'absolu à cet égard, cela varie beaucoup avec les enfants, l'évolution du rachitisme se prolongeant chez certains enfants. Vous **essayerez** donc **dans tous les cas.**

Vous procédez d'abord avec douceur ; mais si, en déployant une force

de quelques kilogrammes, vous n'arrivez pas à faire plier l'os, insistez ;
— déployez une force de 30 à 40 kilogrammes (ceci est variable, mais

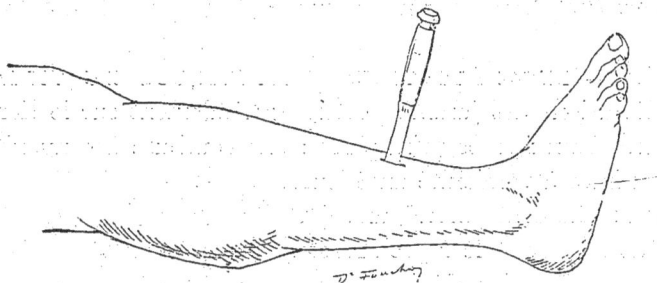

Fig. 684. — Incision verticale tout contre le bord externe du tibia, l'ostéotome est placé parallèlement à la plaie (1ᵉʳ *temps*).

j'aime mieux vous donner une idée de l'effort à déployer), et alors il arrive que **l'os se plie**, ou que vous le **brisez**, ce qui est encore une solution favorable (fig. 686), ou bien que l'os résiste.

S'il résiste, faites l'**ostéotomie**, non pas ce même jour, mais un peu plus tard, lorsque la contusion des tissus sera guérie.

Cette ostéotomie sera linéaire, et non pas curviligne ou cunéiforme, parce que la première est beaucoup **plus simple pour vous**, et sensiblement **aussi efficace** que les deux autres (fig. 686 et 687).

Pour être bien sûr d'éviter tous les vaisseaux et nerfs importants, vous irez **de dehors en dedans**, de la face externe du tibia à la face interne, contrairement à ce qu'on dit dans les livres. Vous maintiendrez ensuite avec un appareil plâtré ordinaire (fig. 670).

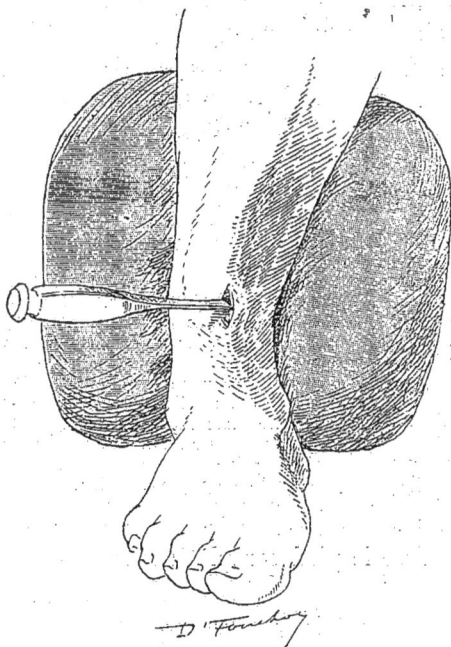

Fig. 685. — Ostéotomie du tibia *(suite)* : le tranchant de l'ostéotome est tourné perpendiculairement à la plaie et aborde le tibia de dehors en dedans.

C. — DÉVIATION DES PIEDS
de nature rachitique (Pieds plats rachitiques, etc.).

Traitement général comme ci-dessus, et, pour traitement local, celui du pied bot ordinaire (v. chap. xv) ou du pied plat des adolescents (voir chap. xii).

Le redressement se fait en 1, 2 ou 3 fois, c'est-à-dire qu'on procède à un véritable façonnage des pieds, qu'on maintient avec un plâtre inamovible pendant 2, 3 et 4 mois, et ensuite avec de petits appareils en cellu-

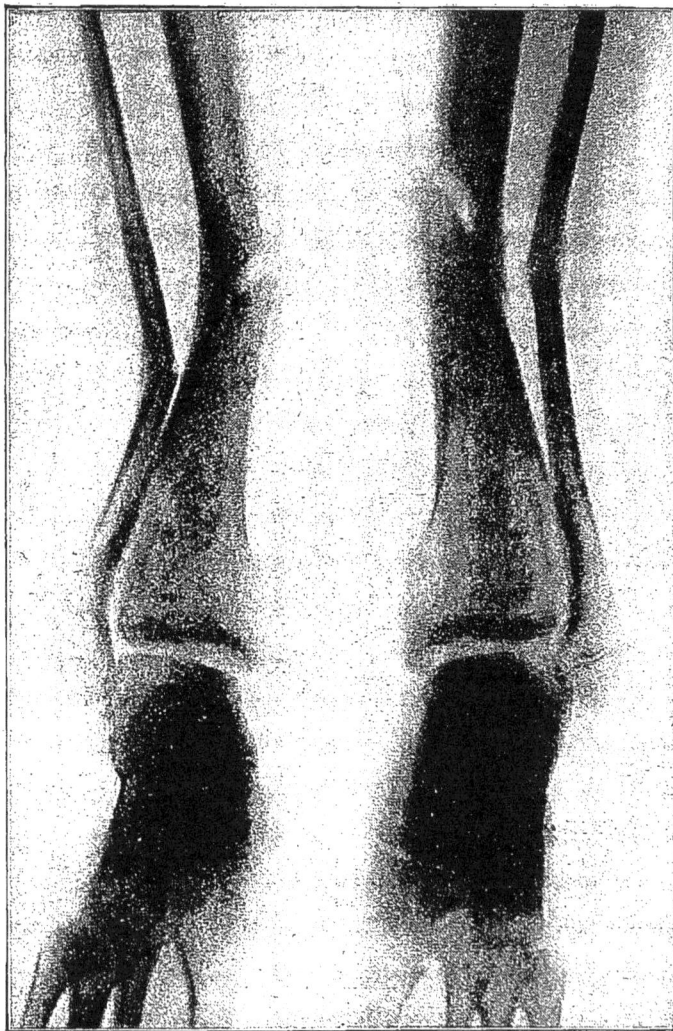

Fig. 686. — Radiographie après *ostéoclasie* faite avec les mains pour déviation rachitique des jambes (chez un enfant de 6 ans).

loïd que l'on introduit dans des chaussures ordinaires, un peu « avantageuses ».

D· — DÉVIATION DU FÉMUR

D'une manière générale, je ne conseille ici que le traitement général et le repos. Il ne vous arrivera probablement jamais de vous trouver en présence d'une déviation des fémurs tellement accentuée qu'une ostéotomie linéaire doive procurer un bénéfice certain au malade.

Si cela était, vous feriez une incision longitudinale de 3 à 4 cm. sur la face antéro-interne de la cuisse, mais *à 2 travers de doigt en dehors de l'artère*, toujours facile à repérer, puis vous iriez par une boutonnière, entre deux faisceaux du muscle, jusqu'à l'os. Vous y introduiriez votre ostéotome sur le bord interne de l'os ; vous le retourneriez ensuite transversalement pour le pousser de dedans en dehors (ou de haut en bas), vers la face externe de la cuisse devenue inférieure, cette face externe reposant sur un coussin de sable mouillé, très dur (fig. 687).

E. — COXA VARA

La coxa vara. — Voyez, sur la figure 688, la direction normale du col par rapport à la diaphyse. Le col forme avec celle-ci un angle obtus de 130°, c'est-à-dire à peu près un angle droit et demi.

Il y a de la coxa vara lorsque le col s'affaisse jusqu'à devenir perpendiculaire à la diaphyse (fig. 689) et, à plus forte raison, lorsqu'il fait avec elle un angle aigu (fig. 690).

[Par contre, si le col se relève, faisant un angle très supérieur à 140° (fig. 691), on a de la **coxa valga**, bien rare].

Je parle ici de la coxa vara parce qu'elle est presque toujours d'origine rachitique, au même titre que le genu valgum [1].

Comme celui-ci, la coxa vara s'observe soit chez les tout petits de deux à trois ans, soit chez les adolescents de douze à dix-huit ans. Les deux déformations se produisent sous des influences analogues.

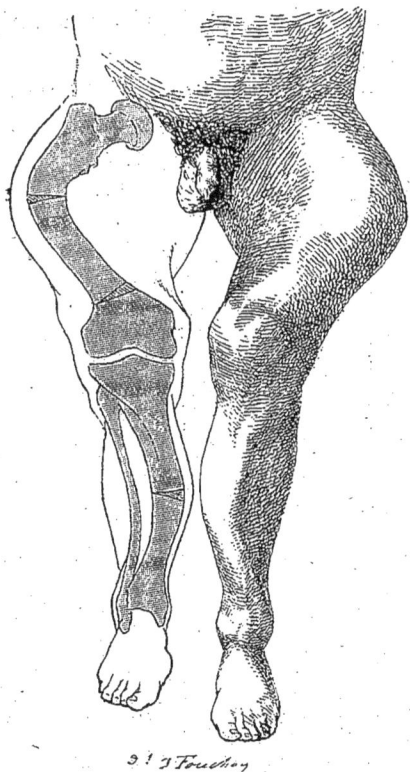

Fig. 687. — Cas grave de déviations rachitiques multiples des membres inférieurs traité par des ostéotomies multiples. Ici, on a coupé de dehors en dedans le fémur (en haut).

---

1. La coxa vara peut être une déformation congénitale, comme la luxation de la hanche, par exemple, et coïncide même assez souvent avec celle-ci. Mais elle est généralement due à un vice de nutrition de l'os : rachitisme, ostéomalacie, etc.

Il peut se produire une coxa vara secondaire dans la coxalgie (voir fig. 689 et 690), ou bien encore à la suite des fractures du col vicieusement consolidées.

Nous ne parlons ici que de la coxa vara des petits enfants.

C'est parce que ces enfants marchent mal, **parce qu'ils boitent** que l'on est venu vous consulter. Et il faut savoir que **cette boiterie** peut rappeler à s'y méprendre **celle de la luxation congénitale de la hanche.**

Diagnostic de la coxa vara et de la luxation congénitale.

L'enfant se dandine et canarde dans les deux cas. Et si l'on s'en tenait aux caractères de la marche chez les enfants habillés (sans autre examen) on s'y tromperait le plus souvent.

Et ce n'est pas seulement les caractères de la démarche, il y a **d'autres signes communs** aux deux maladies.

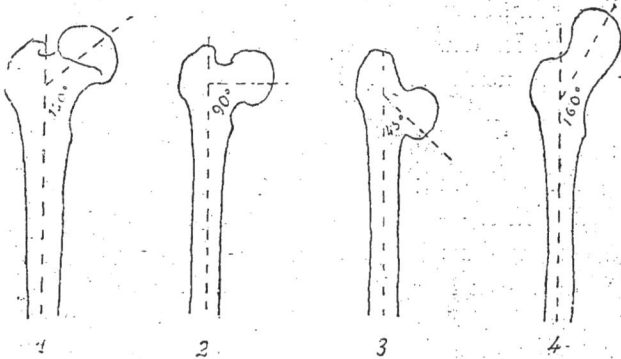

Fig. 688.   Fig. 689.   Fig. 690.   Fig. 691.

Fig. 688. — *Fémur normal.* L'axe du col fait avec l'axe de la diaphyse un angle ouvert (en bas) de **130ᵉ** environ.

Fig. 699. — *Coxa vara* (degré moyen). L'angle du col et de la diaphyse est un angle droit.

Fig. 690. — *Coxa vara* de forme très grave. L'angle du col et de la diaphyse est de 45° seulement.

Fig. 691. — *Coxa valga.* L'angle du col et de la diaphyse est de 160°, au lieu de 130°, angle normal.

Raccourcissement de la jambe dans la coxa vara unilatérale, tout comme dans la luxation.

Dans les deux cas, la marche a été tardive, le trochanter est au-dessus de la ligne de Nélaton ; il y a une ensellure lombaire et un gros ventre ; — il y a une limitation du mouvement d'abduction de la cuisse, par suite de la rétraction des adducteurs.

Comment distinguer les deux affections ? On peut déjà dire *a priori* que, la luxation étant 100 fois plus fréquente que la coxa vara, il y a 99 chances sur 100 pour qu'il s'agisse de celle-là plutôt que de celle-ci.

De plus, dans le cas de coxa vara, il y a des antécédents et d'autres manifestations de rachitisme, mais cela ne suffit pas pour établir le diagnostic.

Or, il est indispensable de bien établir ce diagnostic, à cause de la différence absolue de traitement. La luxation ne peut guérir que par la réduction. La coxa vara guérira avec le traitement du rachitisme, ou même parfois spontanément. C'est ainsi que certaines boiteries de naissance, prises à tort pour des luxations, et qui étaient des coxa vara ont pu guérir sans traitement.

Fort heureusement, nous avons, pour faire ce diagnostic, **deux moyens assurés :**

1º Les rayons X ;

2º Sans rayons X, la recherche, par la **palpation, de la tête** fémorale à sa place normale.

Si vous ne trouvez pas la tête sous l'artère fémorale, c'est une luxation. Si vous l'y trouvez, c'est une coxa vara.

En résumé, vous ne pouvez affirmer jamais l'une ou l'autre de ces deux maladies qu'après avoir fait une palpation attentive de la hanche[1].

Rappelons que les deux maladies **peuvent coexister,** que la coxa vara est même assez fréquente dans la luxation congénitale.

Diagnostic de la coxa vara (unilatérale), **avec la coxalgie.**

Signes communs. — Boiterie, limitation du mouvement d'abduction, légère rotation externe du genou.

Signes différentiels. — Dans la coxa vara, jambe raccourcie (et non pas allongée comme dans la coxalgie au début). — Dans la coxa vara, trochanter au-dessus de la ligne de Nélaton. Pas de douleur à la pression de la tête fémorale comme dans la coxalgie.

Pas de douleurs nocturnes. **Il y a d'autres signes de rachitisme,** etc. — L'enfant se dandine dans la coxa vara, tandis qu'il traîne la jambe dans la coxalgie. De plus, la coxalgie est rare de 1 à 2 ans, tandis que la coxa vara se voit surtout à cet âge ; enfin, la coxa vara *unilatérale* est exceptionnelle.

Le traitement de la coxa vara.

On n'est guère appelé à traiter la coxa vara que lorsqu'elle amène de la boiterie. Le traitement est celui du rachitisme, traitement général, séjour à la mer, phosphates, régime lacté, etc., et traitement local, repos et extension continue.

Ce traitement suffit presque toujours à guérir la coxa vara des tout petits enfants et à amener, après un an ou deux, la disparition du dandinement et de la démarche en canard.[2]

II. — **LES DÉVIATIONS RACHITIQUES DU TRONC**

A. Les déformations **thoraciques** (sans scoliose ni cyphose).

B. Les déviations **vertébrales : Cyphose et scoliose.**

---

1. Dans la coxa vara, le trochanter ne remonte ni ne descend à chaque pas comme dans la luxation (v. chap. XIV).

2. Chez les adolescents, il est quelques très rares cas graves où ces moyens ne suffisent pas et où l'on est obligé de recourir à des opérations sanglantes complexes (voir p. 483).

A. — LES DÉFORMATIONS THORACIQUES

Elles prennent généralement l'une des deux formes suivantes :

1º *La poitrine en carène* (fig. 692) ; 2e *le thorax en entonnoir* (fig. 695).

1º Pour la première, je conseille un corset inamovible en plâtre ou, mieux, un corset amovible, en celluloïd, avec *fenêtre antérieure*, ouverte au niveau de la saillie thoracique (fig. 693).

On exercera sur celui-ci une compression avec des carrés d'ouate, comme s'il s'agissait d'une gibbosité de mal de Pott (v. chap. v). Et l'on arrive ainsi à des résultats excellents, assez rapidement, dans l'espace de 8 à 12 mois, en moyenne.

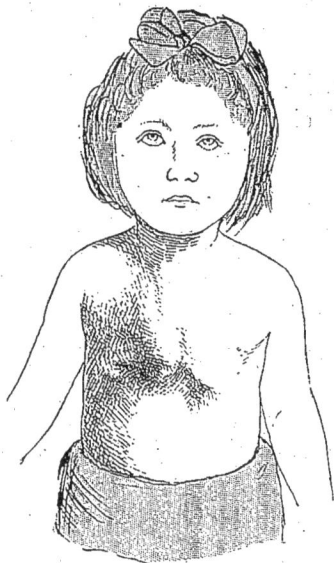

Fig. 692. — Thorax en carène ou en bréchet.

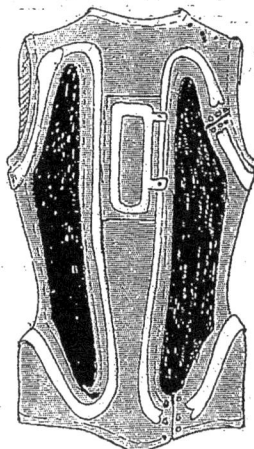

Fig. 693. — Corset de celluloïd avec *fenêtre antérieure* pour la compression dans les cas de pectus carinatum.

2º Il n'est pas aussi aisé de corriger la *déformation en entonnoir* du thorax (fig. 694 et 695).

Nous avons employé ici, avec quelques résultats, l'usage prolongé des corsets en celluloïd, avec fenêtre, toujours ouverte, au niveau de la dépression.

On enlèvera le corset plusieurs fois le jour, pour faire des exercices respiratoires.

Pendant que l'enfant fait des mouvements d'amplification thoracique d'inspiration forcée, on comprime les deux faces latérales du thorax avec les mains à plat. On peut encore ordonner à ces enfants de souffler violemment du cor de chasse ; en un mot, l'on recherche tous les exercices qui effacent un peu ou beaucoup la dépression thoracique.

L'enfant sera couché bien à plat. Parfois, sur l'enfant couché, on peut voir que la déformation s'atténue légèrement, en plaçant un oreiller sous le dos. Si cela est pour le cas particulier de votre malade, usez de ce petit moyen pendant le long repos de la nuit.

B. — **LES DÉVIATIONS VERTÉBRALES. — CYPHOSE ET SCOLIOSE**

Le rachitisme amène quelquefois une cyphose, rarement une lordose, assez souvent (dans 15 cas pour 100 de rachitisme) une scoliose.

La déviation vertébrale peut même être, en certains cas, la seule manifestation osseuse (visible) du rachitisme.

1° **Cyphose et scoliose des petits enfants de 1 à 6 ans.**

Diagnostic.

a. **Cyphose** (fig. 696). — La cyphose rachitique se distingue d'un **mal de Pott** (voir chap. v) :

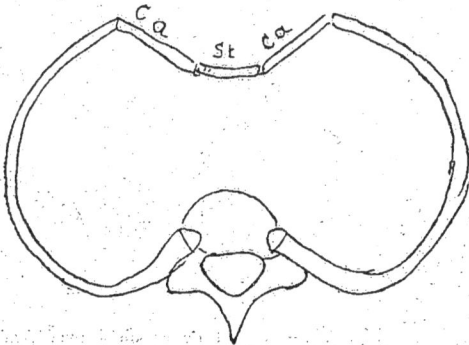

Fig. 694. — Poitrine en entonnoir ; St. sternum ; Ca, cartilage costal.

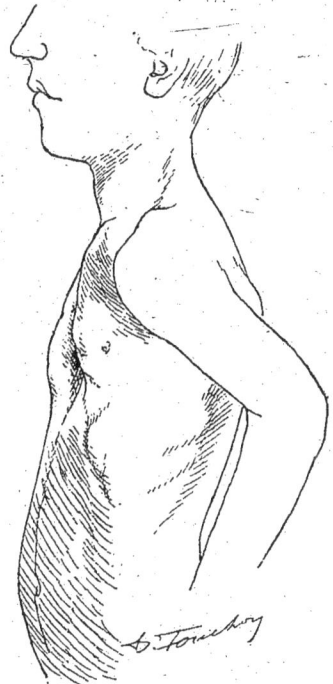

Fig. 695. — Thorax en entonnoir.

1° *Par la* **forme** *de la gibbosité* qui n'est pas angulaire, comme dans le mal de Pott (v. p. 184), mais arrondie.

2° *Par son* **siège** qui est toujours, ou presque toujours, dorso-lombaire (v. fig. 696).

3° *Par l'***absence de raideur** vertébrale. Le sujet étant couché sur le ventre, si l'on soulève les jambes en arrière (v. fig. de la p. 188), la déviation s'efface ici, tandis qu'elle persiste dans le mal de Pott.

4° *Par l'***absence de la douleur** à la pression et l'**absence de contractures** des groupes musculaires du voisinage, tandis que douleur et contracture existent dans le mal de Pott.

5° *Par les antécédents*, et la coexistence ordinaire de **lésions rachitiques** sur d'autres points du squelette, en particulier le chapelet costal.

b. **Scoliose.**

Le **diagnostic de la nature** de la scoliose est facile à faire chez les enfants de 1 à 6 ans, car à cet âge elle est toujours rachitique (fig. 697 et 698).

Traitement [1].

Si ces difformités sont peu marquées, mettez les enfants au repos et faites-les vivre au bord de la mer pendant huit mois ou un an. Si les enfants ne peuvent pas aller au bord de la mer, ou si ce séjour ne suffit

pas à redresser les dévia-tions trop marquées, faites davantage, redressez le rachis et maintenez en-suite avec un plâtre.

On redresse le rachis comme on redresserait un pied bot, en une ou plu-sieurs séances, avec ou sans chloroforme, par des manipulations, des ma-laxations dans le sens ou les divers sens voulus. Vous recommencerez par une mobilisation de ce rachis, déjà plus ou moins fixé dans sa position dé-fectueuse. Une fois cette mobilisation acquise, vous mettez (avec la pression de 2 ou de 4 mains) la colonne vertébrale dans une position corrigée, ou partiellement corrigée si

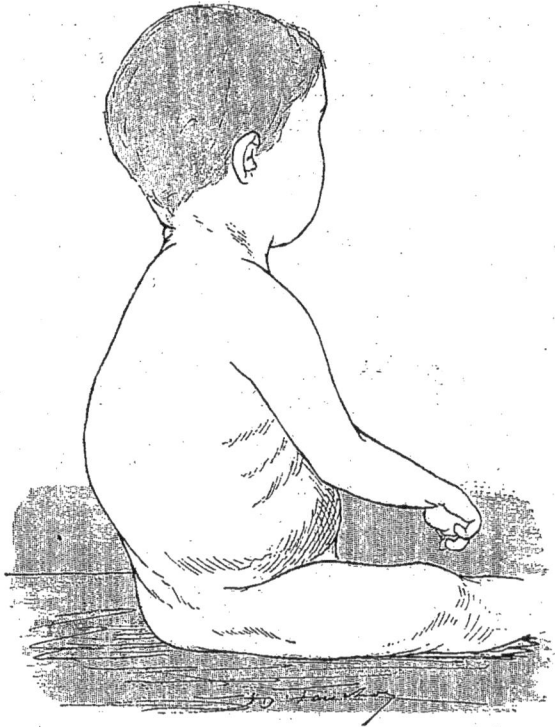

Fig. 696. — Cyphose rachitique : la déformation n'est pas angulaire comme dans le mal de Pott, mais est arrondie.

vous procédez par étapes. Et vous maintenez le rachis dans cette position avec un corset plâtré, soit le grand corset (v. p. 207), ce qui serait le mieux, soit l'appareil moyen à col officier, lorsque le grand appareil répugne aux parents.

Vous faites cet appareil dans une extension très modérée du rachis ; l'extension maxima qu'on peut faire sans que les talons abandonnent le sol (v. p. 208). Que votre appareil soit exact et précis ; avant la prise du plâtre, retrouvez avec vos mains, par des pressions faites à travers ce

1. Voir, à l'appendice, les modifications très importantes apportées dans ces dernières années au traitement des scolioses par notre méthode personnelle que vous trouverez là exposée dans ses détails.

plâtre encore malléable, la correction que vous aurez obtenue et maintenez exactement jusqu'à ce que le plâtre soit pris.

Le lendemain, lorsque l'appareil est bien solide, vous aurez soin d'ouvrir une fenêtre dans tous les points où a porté la pression de vos mains.

Cela est nécessaire ; si nous ne faisons pas ces fenêtres, nous aurons des eschares en ces points, et, de plus, nous perdrons quelque chose de la correction. Si nous les faisons, non seulement nous n'aurons pas d'eschare et ne perdrons rien de la correction, mais nous pourrons augmenter celle-ci avec des carrés d'ouate mis en nombre de plus en plus grand dans les semaines qui suivent.

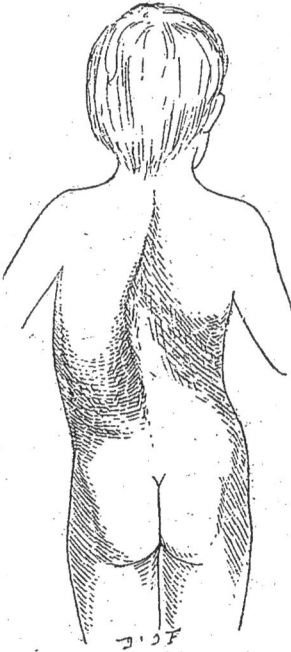

Fig. 697.— Le plus souvent la scoliose rachitique a (comme ici) sa convexité à gauche.

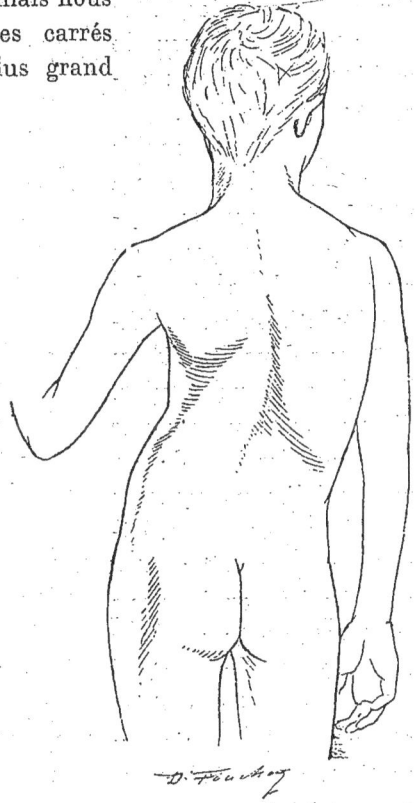

Fig. 698. — La scoliose rachitique du côté droit est plus rare que celle du côté gauche.

Mais vous avez déjà appris à corriger ainsi les gibbosités du mal de Pott (v. chap. v).

L'enfant gardera le repos dans la position couchée. Mais si les parents vous forcent la main, vous pouvez, à la rigueur, l'autoriser à marcher un peu, par exemple une demi-heure à une heure par jour.

Vous laisserez l'appareil en place pendant huit semaines ; puis vous l'enlèverez pour faire une nouvelle séance de correction suivie d'un nouveau plâtre, et ainsi de suite, jusqu'à ce que la correction soit satisfaisante, ce qui peut demander huit à douze mois, et même davantage.

Dès que cela est acquis, on peut, à la place du plâtre, appliquer un corset en celluloïd ou en cuir, avec des fenêtres et des volets pour la compression, et l'enfant pourra marcher avec cet appareil. Le celluloïd a cet avantage qu'on peut l'enlever tous les jours, et même plusieurs fois par jour, pour faire des exercices de redressement et des massages (v. *Scoliose*, chap. VIII).

A l'hôpital, et pour les enfants peu surveillés de la ville, je conseille de conserver un plâtre inamovible pendant cette période de convalescence.

Avec un très bon traitement général et un traitement local ainsi fait, on arrive à des résultats surprenants dans les déviations dorsales d'origine rachitique. Je pourrais citer, entre autres, un enfant de quatre ans, Pierre B., de Chaumont, que m'avait adressé mon maître Jalaguier ; il avait une scoliose si complexe et si grave qu'après examen je n'osais guère espérer arriver à un résultat quelconque. Pendant un an, la déviation s'est peu améliorée, l'état général de l'enfant restait mauvais et l'empêchait de supporter les plâtres d'une façon continue ; — mais, la deuxième année, le séjour à la mer a heureusement modifié la nutrition générale, et les appareils ont été tolérés, si bien que, en 2 ans 1/2 de traitement à Berck, cette énorme déviation a été complètement effacée. J'ai vu des résultats presque aussi saisissants dans la généralité des cas.

On peut cependant avoir affaire à une scoliose d'essence particulièrement maligne, mais ceci est l'infime exception, — et je puis vous promettre que, si vous faites avec précision le traitement, vous arriverez à de très belles guérisons, dans la scoliose rachitique des petits enfants.

2° **Scoliose rachitique des sujets plus âgés** (de huit à vingt ans) (v. la note de la page 426).

Ce que je viens de dire du pronostic généralement favorable de la scoliose rachitique, pour qui veut s'en occuper activement dès la première heure, s'applique **exclusivement aux tout petits enfants.** Si ces scolioses rachitiques n'ont pas été soignées dès leur apparition, si on les a laissées se développer jusqu'à 12, 15 et 20 ans, leur correction est devenue bien difficile et même presque impossible ; ce sont ces **scolioses rachitiques** qui formeront plus tard le **contingent des scolioses graves,** des bosses latérales ; mais il nous faut dire comment, chez un enfant de dix à quinze ans, vous arrivant pour une scoliose, reconnaîtrez-vous s'il s'agit de **scoliose rachitique** ou de **scoliose ordinaire** de l'adolescence, celle étudiée page 426 ; elles se **différencient** par un assez grand nombre de caractères :

1° Par la **date d'apparition.** La scoliose rachitique a débuté dans les 8 premières années tandis que la scoliose essentielle est surtout fréquente de 11 à 16 ans.

2° Par la **forme clinique** et **anatomique.** La scoliose rachitique a une **courbure unique,** ou plutôt paraissant unique, les courbures secondaires, cervicale et lombaire, étant situées très haut et très bas ; le **sommet** de la grande courbure de la scoliose rachitique répond sensiblement **au milieu du rachis**, tandis que, dans la scoliose essentielle, la courbure, lorsqu'elle est unique, est à plus petit rayon, et son sommet répond soit au dos, soit aux lombes et, plus tard, lorsqu'il existe deux courbures, l'une est franchement dorsale, l'autre franchement lombaire, et elles ont souvent une importance sensiblement égale.

3º Par la possibilité de retrouver assez souvent d'autres traces du rachitisme ancien comme une dépression bilatérale et symétrique des hypochondres et surtout des vestiges de chapelet costal (qui est le signe le plus constant et même le seul constant du rachitisme).

4º Nous l'avons déjà dit, par le **pronostic beaucoup plus grave** de la scoliose rachitique. Les grandes déformations, les gibbosités latérales en côtes de melon, les torsions et affaissements du tronc, ce qui fait, en un mot, les **scolioses malignes,** appartiennent presque exclusivement au rachitisme vrai. Ici, les os sont éburnés, les articulations déjà plus ou moins ankylosées, ce qui ajoute encore à la difficulté du traitement.

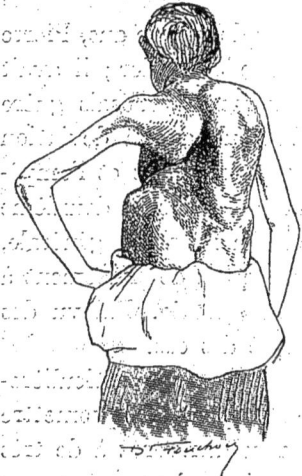

Fig. 699. — Scoliose rachitique invétérée (3º degré).

Ce traitement est comme celui de la scoliose du troisième degré (voir p. 449) ; il s'agit ici, en effet, de scoliose du troisième degré. D'abord un traitement gymnastique pour mobiliser le rachis, puis des séances trimestrielles de redressement forcé et un grand plâtre.

On garde ces appareils sévères jusqu'à la fixation du rachis dans une attitude acceptable. Ces traitements demandent de 2 à 3 ans, avec le séjour au bord de la mer. Il est donc comparable à celui du mal de Pott.

Mais, encore une fois, gardez-vous d'entreprendre le traitement de ces scolioses malignes contre lesquelles nous sommes encore si mal armés, et dont on[1] a pu dire avec tant de justesse : » Depuis que la luxation congénitale a cessé d'être l'opprobre de la chirurgie, ce titre revient de droit aux vieilles scolioses rachitiques. »

Qu'en présence de ces mauvais cas (v. fig. 699), qui ne leur vaudraient que des déboires, les praticiens sachent se souvenir à propos qu'il existe quelque part des spécialistes à qui on peut les « passer »...

_____

1. Le docteur Bergugnat.

CHAPITRE XI

GENU VALGUM (ou VARUM) DES ADOLESCENTS
COXA VARA DES ADOLESCENTS

C'est à dessein que nous étudions ces difformités immédiatement après le rachitisme, auquel elles se rattachent par plus d'un lien, si tant est qu'elles ne se confondent pas avec lui.

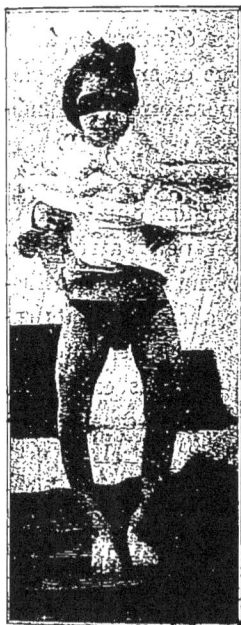 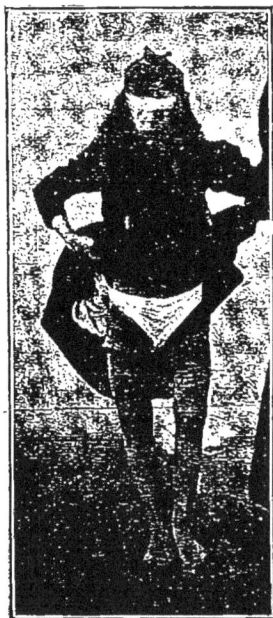 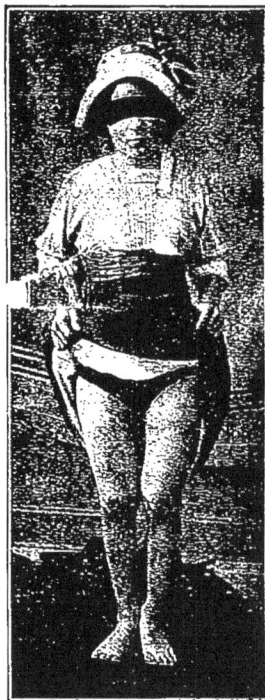

Fig. 700.   Fig. 701.   Fig. 702.

Fig. 700. — Un cas de genu varum (déjà traitée, pendant trois ans, sans résultat).
La voici avant notre traitement (voir les 2 figures suivantes[1].
Fig. 701. — La même après notre premier plâtre. Nous faisons un redressement non sanglant par étapes.
Fig. 702. — La même après le 3ᵉ plâtre.

Il y aurait beaucoup à dire sur ce point, mais nous voulons nous garder ici de toute discussion pathogénique, et nous retiendrons simplement, de cette parenté, qu'en présence du genu valgum et de la coxa vara des adolescents, nous aurons à faire, comme pour les déviations rachitiques, en dehors du traitement local de la difformité, un **traitement général** : a. *alimentaire* (lait, œufs, etc.) ; b. *climatérique* (séjour au bord de la mer, si possible) ; c. *médicamenteux* (huile de foie de morue, iode, phosphate et phosphore sous toutes les formes).

Ce traitement général, vous le connaissez ; le **traitement local** est lui-même bien connu de vous, après ce que nous avons dit du genu valgum et de la coxa vara des petits enfants.

1° *Genu valgum (ou varum)*

La déformation existe d'un côté ou des deux. Reportez-vous à la page 457, où nous avons indiqué la conduite à suivre. — Comme chez les petits enfants, la correction s'obtient soit par le **redressement** simple du genou, soit par l'**ostéotomie sus-condylienne.**

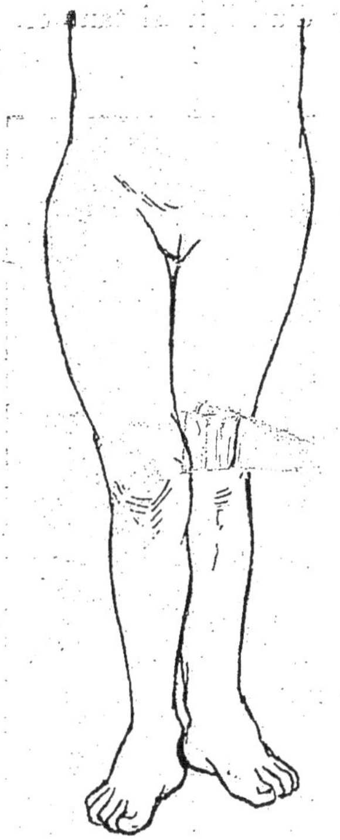

De ces 2 traitements, lequel choisirez-vous ?

Si vous êtes quelque peu chirurgien, faites l'**ostéotomie**, opération bénigne et simple et *plus expéditive*, dont le manuel opératoire a été indiqué à la page 465.

Mais si vous, ou les parents, tenez à éviter « ce trou à la peau » et l'effusion d'une goutte de sang, vous le pouvez ; on peut arriver au **redressement** par de simples manœuvres orthopédiques, à cet âge, comme chez les petits enfants ; il suffit d'y mettre un peu plus de temps.

Et, de même que chez les petits enfants, si les parents exigent de vous un traitement n'entraînant pas l'impossibilité de marcher, vous pourrez l'accorder, parce que la guérison s'obtiendra malgré la marche, à la condition d'y mettre le temps supplémentaire voulu. En ce cas, pour permettre la marche, vous arrêtez votre plâtre en haut au bord supérieur du grand trochanter, et, en bas, au niveau des malléoles (voir fig. 671).

Fig. 703. — Attitude dans la *coxa vara*, adduction et rotation externe.

En cas de **genu varum**, on fait un traitement analogue en sens inverse (voir fig. 700, 701, 702).

2° *Coxa vara des adolescents.*

Nous avons parlé, page 472, de la coxa vara des petits enfants.

D'après les auteurs allemands cette difformité serait surtout observée chez les jeunes gens se livrant aux travaux des champs, d'où le nom de *Bauërbein* par opposition à celui de *Backerbien* (jambe de boulanger) donné par eux au genu valgum des adolescents ; cependant je dois dire que, pour mon compte, je n'ai eu l'occasion de l'oberver que chez les jeunes citadins allant encore en classe. J'ajoute que cette difformité est très rare

en France, si j'en crois mon observation. Je n'en ai peut-être pas vu
20 cas en 20 ans, tandis que les Allemands disent la rencontrer assez souvent.

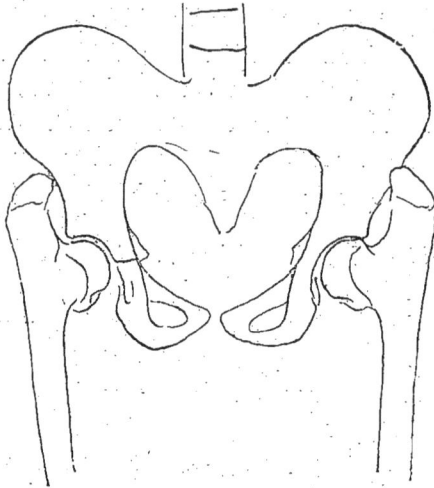

Fig. 704. — Un cas très grave de coxa vara (d'après la radiographie d'un de nos malades de 14 ans).

L'attitude des membres inférieurs dans la coxa vara est caractérisée
par une tendance à l'adduction des cuisses et à la rotation en dehors
(fig. 703).

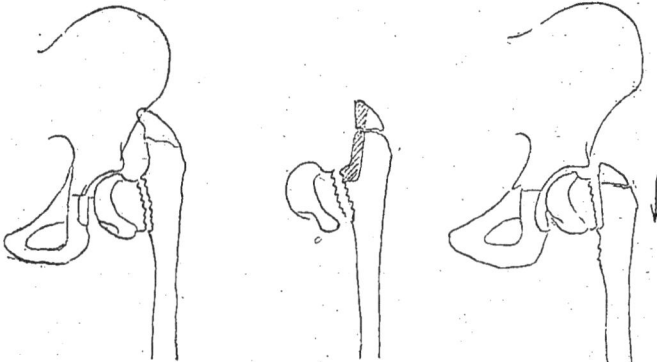

Fig. 705.   Fig. 706.   Fig. 707.

Fig. 705. — 1er temps de l'opération : séparation du col et de la diaphyse.
Fig. 706. — 2e temps : avivement de la face interne du grand trochanter.
Fig. 707. — 3e temps : traction de la diaphyse et mise au contact du col et de la face avivée du
grand trochanter, puis appareil plâtré avec extension continue 1.

Le 1er **signe** peut être l'apparition d'une douleur à l'occasion d'un
traumatisme insignifiant, ou un sentiment de lassitude dans les jambes,

1. Voir pour l'association du plâtre et de l'extension notre *Orthopédie de guerre*,
2e édition, fig. 239 à 258, Maloine édit.

mais, plus habituellement, le premier signe est, ici comme chez les petits enfants, une **défectuosité de la marche**, défectuosité qui progresse insensiblement, pour aboutir à une vraie boiterie. Dans les cas avancés, on voit ces malades vaciller, *se dandiner* et *canarder*, si bien que l'on pense soit à une coxalgie au début, soit à une luxation congénitale de la hanche, méconnue jusqu'alors, soit même à une luxation acquise, dans le cas où le sujet rapporte l'origine de la boiterie à une chute ou à un traumatisme.

Le **diagnostic** se fera entre ces trois maladies, comme chez les petits enfants, soit par les seuls signes cliniques (v. p. 473), soit par les rayons X.

Le traitement.

A. *Traitement général* antirachitique.

B. *Traitement local* :

a. Pour les cas légers, le repos et l'extension en abduction pendant 5 à 6 mois.

b. Pour les cas un peu plus prononcés, on y ajoute le brassage ou même la ténotomie des adducteurs de la cuisse, à peu près toujours rétractés. Et l'on arrive ainsi, en quelques mois, à effacer entièrement la défectuosité de la marche.

c. Mais, dans les cas très graves (v. fig. 704), il est nécessaire pour obtenir la guérison de recourir à l'ostéotomie.

Nous renvoyons pour tous les détails du traitement sanglant aux notes additionnelles sur la coxa vara placées à la fin du livre.

CHAPITRE XII

TARSALGIE DES ADOLESCENTS
OU PIED PLAT DOULOUREUX

A. — DIAGNOSTIC

Avant d'exposer le traitement, nous devons dire un mot du diagnostic ; c'est nécessaire, puisque, sur 7 tarsalgies que nous avons vues depuis 6 mois, 3 nous sont venues avec des erreurs de **diagnostic** commises par des médecins, pourtant instruits.

La première a été prise pour du **rhumatisme**, la deuxième pour une **arthrite tuberculeuse**, la troisième pour une **luxation du pied** en dehors,

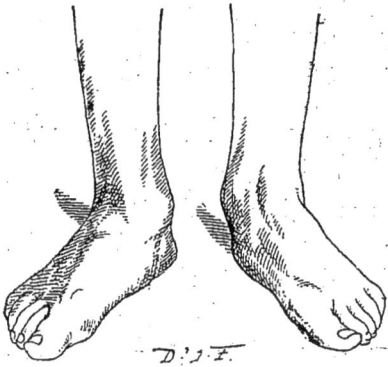

Fig. 708. — Pieds plats valgus : on voit sur cette figure l'adduction en masse du pied et l'abaissement de la voûte plantaire. Saillie du scaphoïde sur le bord interne.

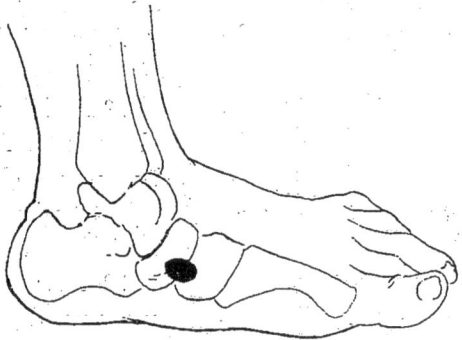

Fig. 709. — Le point douloureux siège, presque toujours, sur la partie interne de la médio-tarsienne. Ici, il est un peu en avant.

ce qui est difficile à concevoir au premier abord, mais qui s'explique dans une certaine mesure par la contracture invraisemblable en ce cas (comme nous n'en avions jamais vu) des péroniers et de l'extenseur commun des orteils qui avaient tiré le pied en dehors, en valgus, au point de simuler presque un véritable déboîtement.

Dans les deux autres cas, c'est l'impotence, c'est l'endolorissement du pied qui avaient fait penser au rhumatisme et à une tumeur blanche.

Trois erreurs sur sept cas, c'est beaucoup ! Et cependant le diagnostic exact importe ici au plus haut point ; car, s'il s'agit d'une **arthrite tuberculeuse** (c'est la **confusion faite ordinairement**), il faut mettre le sujet au repos pour au moins un an ; s'il s'agit de tarsalgie, le malade, au contraire peut et doit marcher aussitôt le pied redressé, presque séance tenante, et la guérison sera acquise dans deux mois.

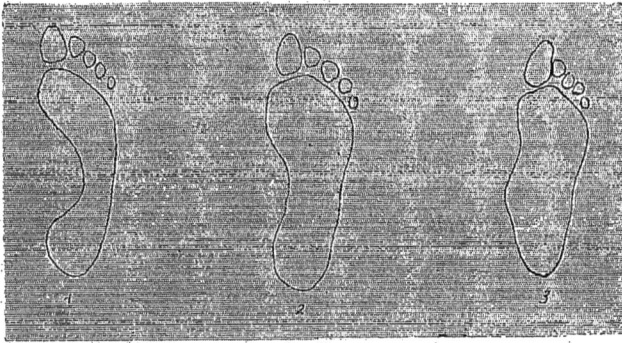

Fig. 710. — 1. Empreinte de pied normal
2 et 3, Pieds plats valgus à deux stades différents.

Vous devinez les désagréments auxquels on s'expose en méconnaissant la véritable nature du mal.

A quels signes peut-on reconnaître la tarsalgie ?

1° *A l'âge* des malades, — qui sont [1] des adolescents. Ainsi donc, en présence d'un pied douloureux chez un sujet de dix à vingt ans, *il faut toujours penser à une tarsalgie possible,* et vérifier la valeur de ces présomptions.

2° *Aux caractères de la douleur,* — qui est survenue, d'ordinaire, après une marche un peu longue, et qui a disparu complètement par le repos de la nuit ; depuis, elle reparaît à certains jours, lorsque le malade se fatigue, et ne se montre pas dans le cas contraire. Cette douleur était, au début, une sensation de crampe dans le mollet et le pied ; plus tard, cela peut devenir une douleur angoissante d'écartèlement du pied allant jusqu'à l'impossibilité de faire un pas.

3° *A la forme du pied.* — Il faut regarder (fig. 710) le pied nu, sur le sujet debout.

Fig. 711. — Pied plat vu du dos ; l'axe de la jambe tombe en dedans du talon.

a. **Le pied est plat,** il n'a pas de voûte ; il pose sur le sol par la totalité de la plante (fig. 710) ; le bord interne est convexe en dedans, le sommet de la convexité, c'est-à-dire la partie la plus saillante,

_____

1. Presque toujours.

est formée par la tête de l'astragale et le scaphoïde qui arrivent parfois
à toucher le sol.

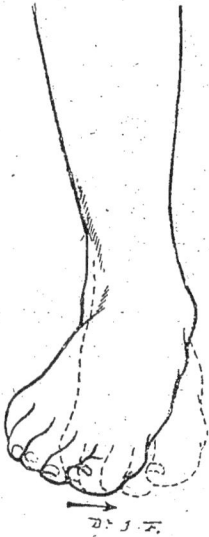

Fig. 712. — Correction de l'abduction. Le pied est porté en
masse en dedans, dans le sens
de la flèche : on voit en pointillé le tracé du pied redevenu normal.

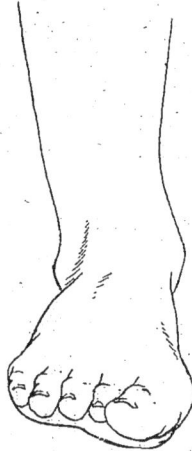

Fig. 713. — Pied plat vu de
face : abaissement du bord
interne.

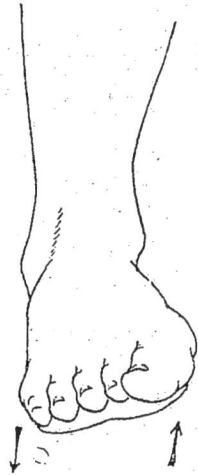

Fig. 714. — Le bord interne
est relevé, le bord externe
abaissé dans le sens des
flèches.

Le bord externe est au contraire presque concave.

b. Le pied est en masse déjeté en dehors, en valgus : cela se remarque

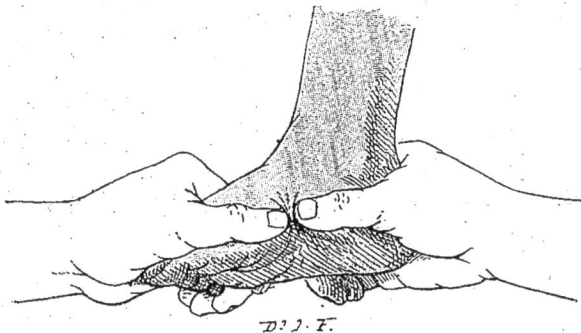

Fig. 715. — Les pouces sont placés au niveau du tubercule du scaphoïde : les autres doigts de la main
droite embrassent la face interne du calcanéum : laisser ceux de la main gauche à la partie antérieure du bord externe du pied. Les pouces servant de point d'appui, on fait basculer les deux mains
pour cintrer le bord interne du pied.

surtout sur le pied vu par derrière ; l'axe de la jambe tombe bien en dedans
du milieu du talon (fig. 711).

c. Sous l'influence de la position debout, le pied se violace, présente des varicosités et parfois se couvre de sueurs.

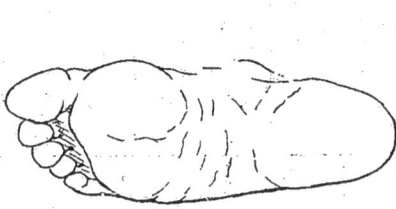

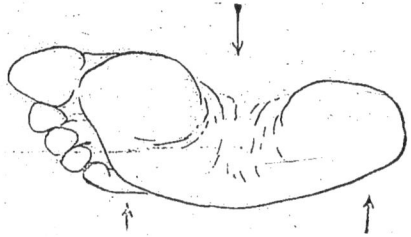

Fig. 716. — Pied plat vu sur sa face plantaire.   Fig. 771. — Schéma de la manœuvre de la fig 716.

4° *A la palpation du pied,* qui est négative au début, on ne trouve ni fongosités, ni douleurs à la pression des os. A une période avancée, le pied peut être gonflé, c'est vrai, mais c'est un œdème uniforme, il n'y a pas de collerette ni de points fongueux sur le trajet des synoviales articulaires, comme dans l'arthrite tuberculeuse ; il peut y avoir aussi, à ce moment, une douleur à la pression des os, mais c'est presque toujours une douleur localisée à la partie interne de l'articulation astragalo-scaphoïdienne (fig. 709). Et le dia-

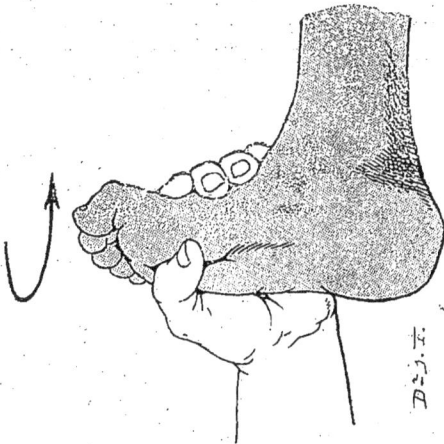

Fig. 718. — Relèvement du bord interne du pied.   Fig. 719. — Pied corrigé : comparer avec fig. 711. Axe sur le bord externe du talon.

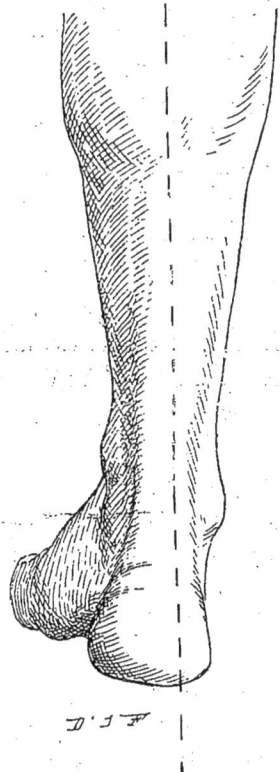

gnostic sera facile, même en ce cas, grâce aux antécédents, à la forme du pied et à l'absence des fongosités.

5º *A ce que les deux pieds sont très souvent pris* (voir fig. 708), quoique à des degrés inégaux. Le malade ne parle que d'un des pieds, celui qui le fait souffrir le plus. C'est à vous de penser à toujours examiner l'autre ; obligez le malade à se souvenir s'il n'a pas souffert aussi un peu de celui-ci.

6º *A ce* qu'on retrouve souvent la *même conformation* du pied chez *d'autres personnes de la famille*, sans qu'il existe de douleurs dans tous les cas.

Il nous faut remarquer, cependant, qu'un enfant avec un pied plat a le droit, tout comme un autre, de « faire » une arthrite tuberculeuse mais on retrouvera alors les signes des deux maladies superposés.

Au total, et pour les cas ordinaires, les éléments du diagnostic se trouvent renfermés dans la dénomination synonyme de la tarsalgie, à savoir *pied plat valgus douloureux des adolescents* ; tout y est :

a. Pied **plat**, *b.* Et **valgus**, *c.* Avec des **douleurs**, *d.* Chez des sujets de 10 à 20 **ans.**

B. — TRAITEMENT

Le diagnostic fait, quel sera le traitement ? Cela dépend de la variété ou plutôt de la forme clinique de la tarsalgie.

On peut distinguer **deux formes**, l'une **légère** et l'autre **grave**, qui correspondent d'ordinaire à deux périodes différentes de mal.

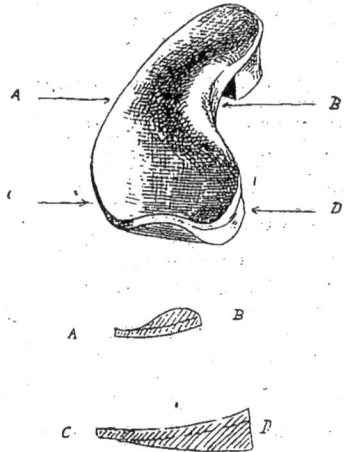

Fig. 720. — Semelle de la chaussure pour pieds plats valgus. Elle est fortement cintrée sur son bord interne : la semelle et le talon beaucoup plus épais en dedans qu'en dehors ; au niveau de la cambrure du pied, elle porte un bourrelet mousse, destiné à surélever le bord interne du pied.

Dans la première, il s'agit d'un commencement d'affaissement du pied sous la pesée du corps ; la douleur n'existe qu'à la marche, et même seulement dans les marches un peu longues.

Dans la deuxième, il y a une arthrite inflammatoire secondaire, une contracture des muscles péroniers et extenseur commun, le pied est douloureux au repos et à la pression ; il est fixé en valgus, et résiste « comme du bois » si l'on essaie de le porter en varus, et cet essai est très douloureux.

L'impotence est complète ou presque complète.

Quelle que soit la forme de la tarsalgie, le principe rationnel de tout traitement est de *changer la statique du pied*, de *le ramener à la forme normale* et de *l'y maintenir*.

Traitement de la première forme (forme légère).

a. On masse le pied une ou deux fois par jour, on le porte en correction ou plutôt en hypercorrection, en une séance de 10 minutes, avec des manipulations inverses de celles qu'on fait pour le pied bot congénital ordinaire en varus (fig. 712, 713, 714, 715, 716, 717, 718, 719). Vous apprenez aux parents à faire ces manipulations.

b. On fait porter au malade une chaussure à bord interne plus relevé de 2 centimètres, avec une légère voussure au niveau de la voûte pour refaire celle-ci (fig. 720).

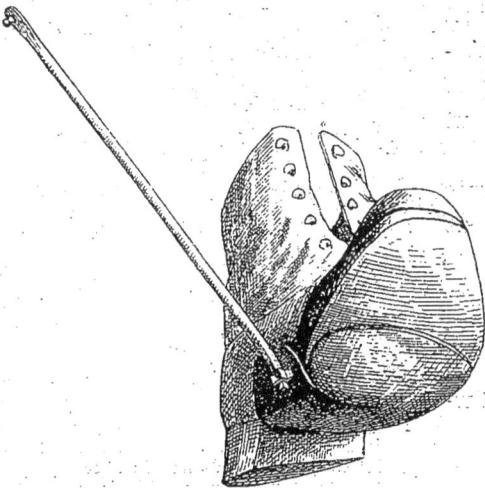

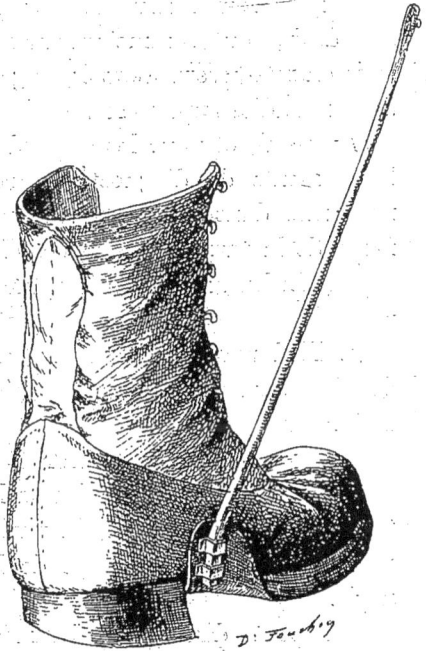

Fig. 721. — Notre semelle à levier adaptée à un soulier (vue par la plante).	Fig. 722. — Notre semelle à levier vue par la face interne.

Cela suffit dans les cas très légers, et le malade peut continuer tranquillement sa vie ordinaire. Si cela ne suffit pas, on adapte à sa chaussure notre semelle à levier, de la manière ici figurée (fig. 721, 722, 723, 724). Grâce à cette chaussure, le malade redevient tout de suite capable de marcher comme un sujet normal ; il faut même qu'il marche, car, en marchant, il façonne son pied plus vite qu'en restant au repos. — Après six mois à un an, on peut revenir aux chaussures ordinaires en leur donnant simplement un rebord interne de 1 cm. plus haut que l'externe.

Traitement de la deuxième forme ou forme grave de la tarsalgie.

Le pied est impotent et douloureux, fixé en valgus.

Si l'on veut le façonner, le malade pousse des cris, et, cependant, *il faut* le façonner. — Voici comment l'on y arrive.

A. **Avec chloroforme.** — Il y a un moyen bien aisé et bien expéditif d'y réussir : c'est d'endormir le malade pendant cinq à dix minutes pour, mettre le pied en varus, en adduction, de manière que le bord interne soit concave et relevé, et puis de le fixer, aussitôt, dans un plâtre (fig. 725 et 726), avec lequel le sujet va pouvoir marcher dès le lendemain.

B. **Sans chloroforme.** — Même au cas où les parents ne veulent ni du chloroforme, ni du plâtre, vous pouvez arriver encore à la guérison :

1° *Vous allez pouvoir redresser le pied* en vous conduisant comme en

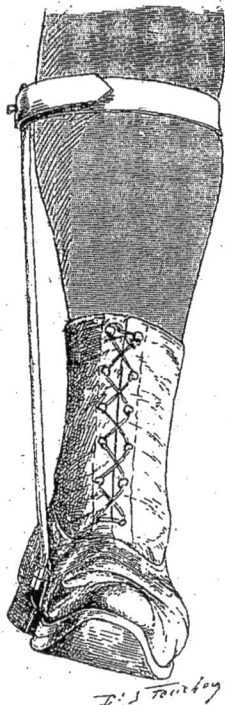

Fig. 723. — Notre appareil appliqué.

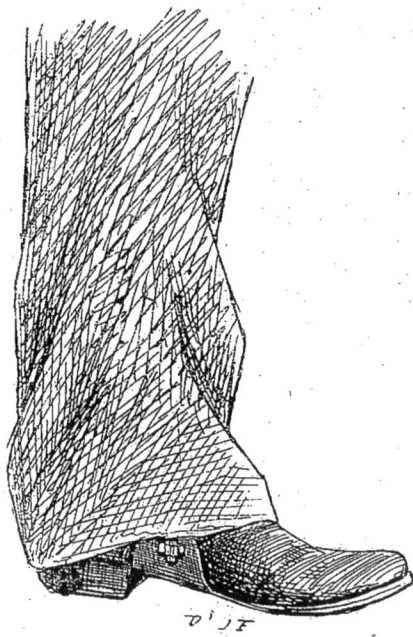

Fig. 724. — Le pantalon masque la présence du levier.

présence d'une entorse très douloureuse ; vous allez masser ce pied, d'abord très doucement, en l'effleurant à peine, pendant plusieurs minutes, pour émousser et endormir sa sensibilité et faire céder ses spasmes ; puis vous allez un peu moins doucement puis plus vigoureusement et, après quinze minutes, vous pourrez, sans douleur (ou avec des douleurs infimes, très supportables pour le malade), le malaxer, le façonner et le mettre en varus du premier coup, ou tout au moins en position presque correcte, remettant au lendemain ou au surlendemain, à la troisième ou à la quatrième séance, d'obtenir l'hypercorrection en varus.

Vous pouvez faire deux séances de massage par jour.

2° *Pour maintenir le pied.* — Vous allez, à la fin de chaque séance, le fixer avec notre semelle à levier que voici figurée (fig. 723 et 724) et,

dès le deuxième ou troisième jour, le malade va pouvoir *marcher* avec
cette semelle à levier mise dans une chaussure « avantageuse »,
comme il le ferait avec un appareil plâtré. Le plâtre a cet avantage qu'on
n'a plus besoin d'y toucher de six semaines. — Par contre, la semelle

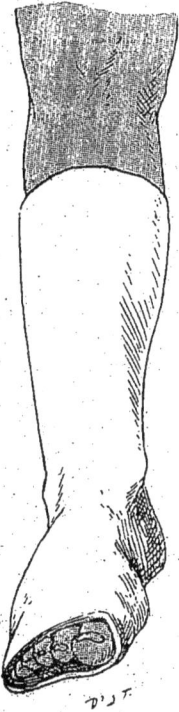

Fig. 725. — Après les manœuvres de correction,
on met un appareil plâtré maintenant le pied
en hypercorrection ; cet appareil ne doit
laisser libre que le bout des orteils.

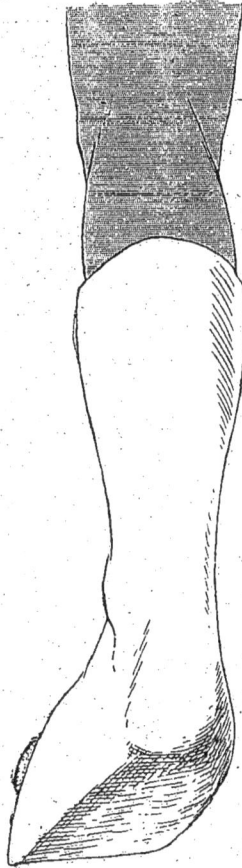

Fig. 726. — Plâtre vu de dos : on renforce avec
un coin de plâtre le bord interne de la semelle,
pour que la face plantaire soit perpendiculaire
à l'axe de la jambe et pose bien à plat sur le
sol (*pour faciliter la marche*).

à levier agrée souvent davantage aux familles : elle peut être changée
à volonté ; on refait une nouvelle séance de massage tous les 2 ou 3 jours ;
dans l'intervalle des séances, le malade garde cette semelle (c'est-à-dire
jour et nuit) pour arriver à façonner son pied.

Après les six semaines, on supprime le plâtre ou le levier-chaussure,
et on les remplace par un soulier ordinaire à bord interne relevé et à voûte
légère ; à ce soulier est adapté un levier de la manière figurée ici. Avec un
pantalon « à pattes d'éléphant », ou simplement un peu large, et mieux

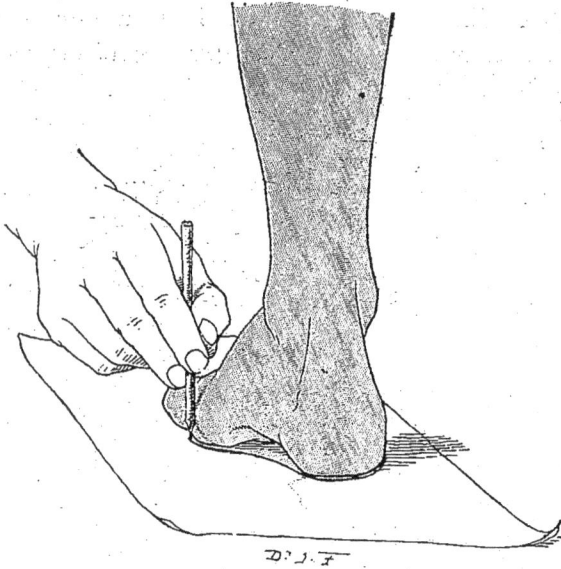

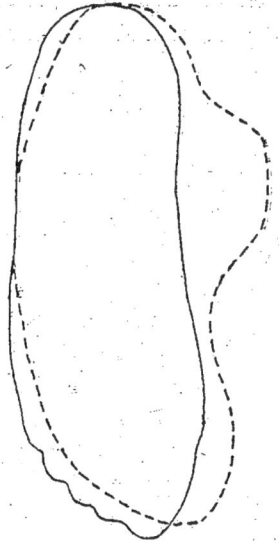

Fig. 727. — Construction de notre semelle à levier ; on place le pied sur une feuille de papier et on trace son contour avec un crayon.

Fig. 728. — En traits pleins le tracé du pied. En pointillé le tracé suivant lequel sera découpée la semelle de fer du levier-chaussure.

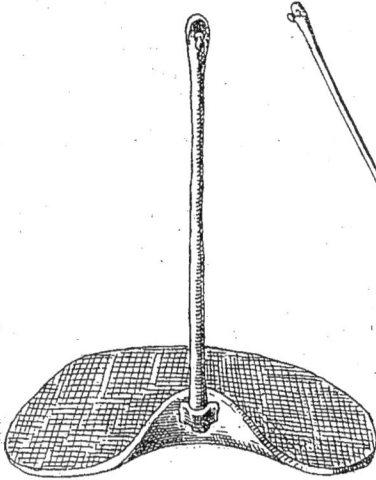

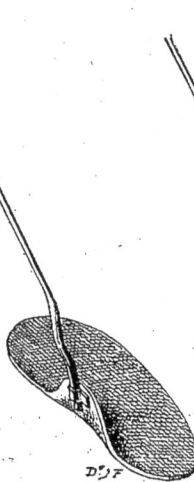

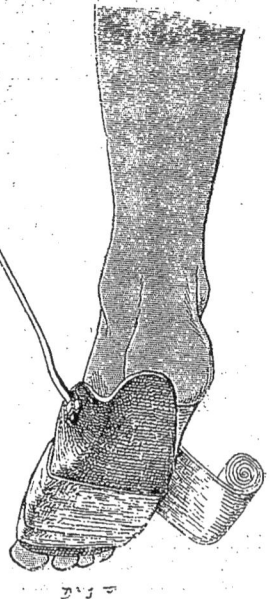

Fig. 729.   Fig. 730.   Fig. 731.

Fig. 729. — Vue par sa face interne.

Fig. 730. — Par sa face postérieure de 3 /4.

Fig. 731. — Application. On fixe d'abord l'avant-pied par quelques tours de bande Velpeau. Le talon dépasse en dehors l'extrémité de la semelle.

encore avec des guêtres, on cache très bien la partie inférieure du levier. Le malade conserve cette chaussure, dans les cas graves, un à deux ans,

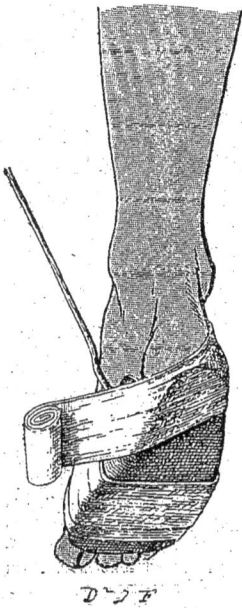 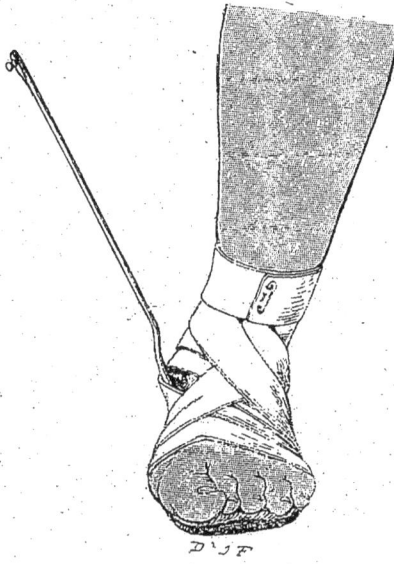 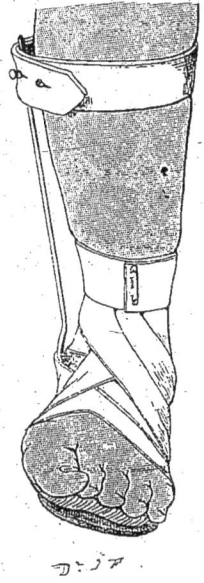

Fig. 732.   Fig. 733   Fig. 734

Fig. 732. — Un jet de bande force le talon à se porter en dedans, sur la semelle ; le bord interne du pied se trouve ainsi cintré.

Fig. 733. — Le pied est intimement fixé sur la semelle.

Fig. 734. — Le levier ramené contre le mollet relève le bord interne du pied et remet celui-ci en adduction.

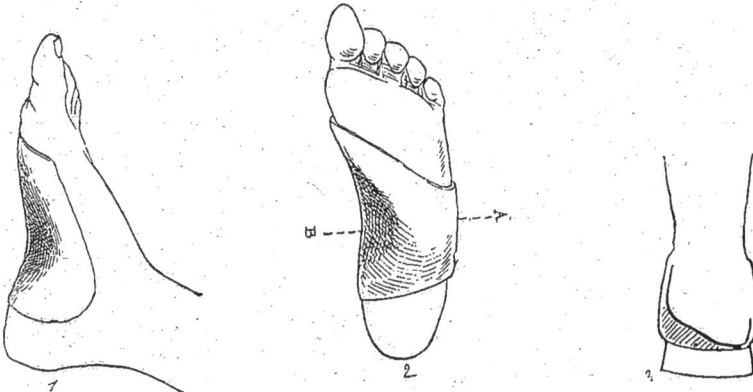

Fig. 735, 736 et 737. — Simple semelle d'acier (dans la chaussure) qui suffit pour le pied plat bénin *au début* : 1, face interne ; 2, face plantaire ; 3, coupe de la chaussure munie de la semelle (suivant AB de la fig. 2) (Withmann).

pour façonner son pied (mais, avec ce tuteur si commode, il va et vient comme un sujet normal). Pendant les années qui suivent, le malade portera, au besoin, un soulier un peu relevé en dedans. Voyez comme le traitement est simple et précis. On vous avait apporté, en certains cas, un individu complètement impotent, depuis plusieurs mois. Presque instantanément, séance tenante, ou du moins le lendemain, vous l'avez débarrassé de toutes ses douleurs, et le voilà redevenu capable de marcher autant qu'il le veut. Et ce petit miracle, vous l'obtenez à tous coups, car tous les cas sont justiciables de ce traitement.

Valeur des opérations sanglantes.

Mais alors, les opérations sanglantes, pour les cas graves, les opérations d'Ogston, de Vogt, de Trendelenburg... c'est-à-dire les résections cunéiformes osseuses, les ablations de l'astragale, etc. ??... — Je n'en fais plus.

Autrefois, je traitais les tarsalgies invétérées, la scie ou le ciseau à froid à la main, comme tous les chirurgiens. Aujourd'hui, je traite ces mêmes cas graves par le façonnage vigoureux du pied, avec ou sans chloroforme, suivi de l'application d'un plâtre ou d'une semelle à levier, et je les guéris, non pas seulement aussi bien, mais certainement beaucoup mieux que par mes opérations sanglantes d'autrefois. Je n'ai pas vu, depuis 6 à 7 ans, une seule tarsalgie qui ait résisté à ce traitement.

Ce **traitement**, outre son admirable **efficacité**, présente cet avantage précieux qu'il est **très simple** et **peut être fait partout**, par chacun de vous.

CHAPITRE XIII

PARALYSIE INFANTILE

Avant d'aborder le traitement de la paralysie infantile, nous voulons dire *ce qu'il faut savoir d'électricité* : 1° pour faire le **diagnostic** de l'état des muscles malades ; 2° pour **combattre l'atrophie musculaire**, — d'autant que ces notions ne nous ont paru exposées nulle part avec la précision et la clarté voulues [1].

On utilise dans ce but les courants galvaniques ou continus et les courants faradiques ou induits.

Appareils employés. — Les courants galvaniques sont fournis par une batterie de piles de 30 éléments (fig. 739) que livrent les constructeurs, avec les acces-

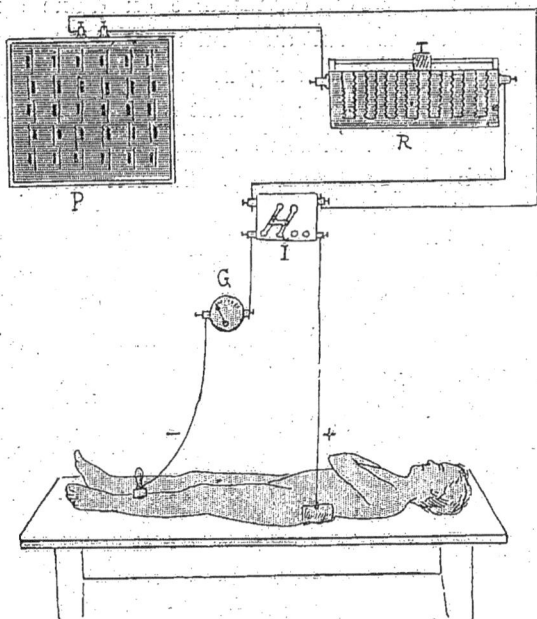

Fig. 738. — Schéma d'un appareil à courant continu et connexions nécessaires pour application au malade. Le rhéostat permet de graduer le courant.
P, batterie de 30 éléments ; R, rhéostat ; I, interrupteur inverseur ; G, galvanomètre.

soires nécessaires, tels que : collecteur ou rhéostat pour graduer le courant, milliam-pèremètre pour le mesurer, interrupteur et renverseur pour l'établir, l'interrompre modifier le sens du courant ; plaques d'étain et tampons garnis de feutre ou de peau de chamois servant à l'appliquer sur le malade, et des fils souples pour établir les connexions.

Les courants faradiques sont fournis par une bobine d'induction (fig. 740),

1. Ces quelques pages ont été rédigées par notre ancien assistant, le docteur Bergu-gnat, d'Argelès-Gazost, qui est un électricien particulièrement compétent.

munie d'un trembleur réglable et alimentée par une pile. Le flux d'induction peut être augmenté ou diminué à volonté : la bobine induite doit être à gros fil.

Mode d'emploi. — Les plaques sont imbibées d'eau chaude. L'une, très grande, de 100 à 150 cq., appelée électrode indifférente, parce qu'elle ne sert qu'à fermer le circuit électrique, est appliquée vers le milieu du dos du malade, s'il s'agit d'une paralysie des membres inférieurs, sur la nuque, s'il s'agit des membres supérieurs. Elle reste fixe pendant toute la durée de la séance ; l'autre, plus petite, de forme olivaire ou sphérique, appelée électrode active, est posée sur les muscles à électriser et déplacée suivant les besoins. On établit les connexions avec les bornes de la bobine d'induction ou avec les pôles de la batterie, en ayant soin

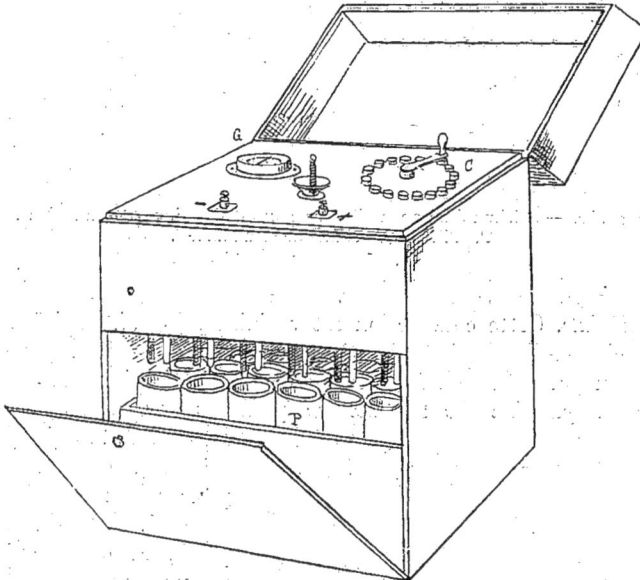

Fig. 739. — Modèle de la boîte portative avec collecteur.
G, galvanomètre ; C, collecteur ; P, piles.

d'établir le courant *progressivement*, et, quand il s'agit de courant continu, en déterminant *exactement le sens du courant*, l'électrode active étant, selon le cas, positive ou négative et n'ayant pas les mêmes effets. La seconde électrode est quelquefois représentée, pour l'électrisation du membre, par un baquet d'eau où plonge la main ou le pied (fig. 742).

Exploration de la contractilité musculaire. — Po ir ceci, la mesure des courants employés doit être précise, et il faut bien localiser l'électrode active sur les points moteurs des muscles.

A l'état normal, le courant faradique produit des secousses musculaires pendant le passage du courant, plus ou moins fortes selon son intensité : une série de contractions isolées et répétées, si les interruptions sont assez lentes, une contraction soutenue si les vibrations du trembleur sont rapides.

Le courant galvanique, qui a des effets profonds sur la nutrition des muscles et favorise leur développement, provoque des fourmillements, des brûlures sur la peau aux points de contact des électrodes ; *mais si le courant a été établi progressivement sans à-coups et diminué de même, il n'y a pas de contraction mus-*

culaire pendant le passage du courant. Au contraire, si on interrompt brusquement le courant et si on le rétablit aussi brusquement, le muscle reçoit à la rupture et à l'arrivée du courant un choc galvanique auquel il répond par une contraction vive,

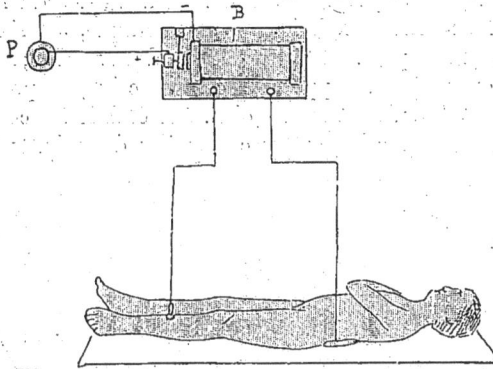

Fig. 740. — Schéma d'un appareil pour courant faradique et connexions.
P, Pile ; B, Bobine de Ruhmkorff.

brusque, immédiate. Cette contraction est variable selon l'intensité du courant, la direction, c'est-à-dire le signe du pôle excitateur, et selon la nature du choc galvanique reçu (ouverture ou fermeture du circuit). Il existe un rapport normal dans l'ordre d'apparition des contractions quand le courant est successivement porté de 1, 2, 3 jusqu'à 20 milliampères et dans leur force pour une même intensité de courant. A 1 ou 2 milliampères, la contraction de fermeture apparaît si l'électrode active est négative ; à 3 milliampères, c'est la contraction de fermeture avec l'électrode positive ; à 3 ou 4 milliampères, on peut constater la contraction de rupture avec l'électrode positive ; avec l'électrode négative, la contraction de rupture ne se montre que si le courant atteint 15 milliampères. Avec un courant de 15 à 20 milliampères, on obtient avec les deux pôles, indifféremment à l'arrivée et à l'interruption du courant,

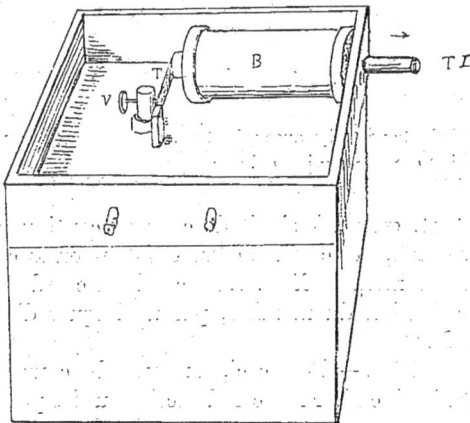

Fig. 741. — Appareil à inducteur portatif. — Lorsqu'on tire la tige suivant la flèche, le courant augmente. — B, bobine de Ruhmkorff ; T, trembleur ; V, vis du trembleur ; T I, Tube intermédiaire.

une contraction, mais, à l'arrivée, la contraction due au pôle négatif est prédominante ; à la rupture, c'est la contraction due au pôle positif qui est la plus forte. D'autre part, les contractions produites par l'arrivée brusque du courant sont toujours plus fortes que celles survenant à la rupture.

A l'état pathologique : lorsqu'un muscle est frappé dans la paralysie infantile, il ne réagit plus normalement aux excitations électriques. D'abord, il devient de moins en moins excitable au courant faradique. Lorsque le cas est grave, il ne se contracte plus avec ce courant, quelle qu'en soit l'intensité. L'excitabilité galvanique peut alors être augmentée ou bien diminuée, les rapports entre les contractions obtenues restant les mêmes qu'à l'état normal. Mais si ce rapport se modifie, le muscle se trouvant inexcitable par le courant faradique, alors apparaît ce qu'on appelle, depuis Erb, la réaction de dégénérescence. La contrac-tion due à l'excitation posi-tive sera plus forte, à la fermeture du circuit, que la contraction due à l'excita-tion négative. C'est l'inverse de ce qui se passe à l'état normal : la même inversion peut se produire à la rupture du courant. C'est ce trouble apporté à la formule nor-male des réponses muscu-laires au courant galvanique qui caractérise la réaction de dégénérescence.

D'autre part, la contrac-tion produite n'offre plus son caractère d'instantanéité : elle est lente, paresseuse, retardée.

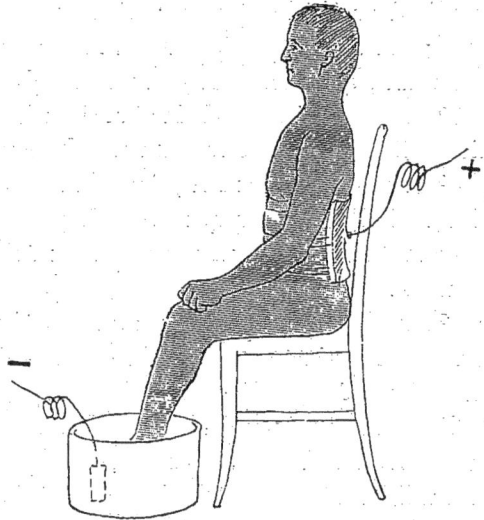

Fig. 742. — Position du malade pour l'application du courant continu dans le cas de paralysie infantile, jambe gauche. La plaque du dos, fixée à l'aide d'une bande, est positive, le baquet d'eau représente l'élec-trode négative.

Dans d'autres cas plus graves, le muscle reste inerte devant l'appli-cation des courants faradiques et galvaniques.

Valeur de l'électricité pour établir le pronostic.

De ces réactions musculaires, on peut tirer des conclusions intéres-santes pour le pronostic de la maladie.

I. Les muscles présentent-ils seulement une **diminution** de leur **contrac-tilité** galvanique et faradique, on peut espérer un **retour assez rapide** (8 à 10 mois) de la motilité.

II. Sont-ils devenus **inexcitables** *au* **faradique**, mais en se **contractant** encore au **galvanique** sans réaction de dégénérescence, le cas est encore **curable**, mais il faut 1 an ou 1 an 1/2.

III. Si les muscles présentent la **réaction de dégénérescence**, on peut encore espérer une **amélioration** si le **traitement** est appliqué avec **constance**.

IV. Enfin, lorsque les muscles ont **perdu toute excitabilité** électrique, **malgré** un **traitement** méthodique fait depuis **un an**, leur **fonction** est irrémédiablement **perdue.**

Traitement électrique des muscles paralysés.

Le traitement électrique de la paralysie infantile peut se résumer ainsi :

1º Intervention **précoce** : 2 ou 3 jours après la chute de la fièvre.

2º Emploi de courants **galvaniques** de 10 à 15 milliampères appliqués deux ou trois fois par semaine à l'aide de deux très larges électrodes, une plaque *positive* placée sur le dos et l'autre représentée par une cuvette remplie d'eau tiède où plonge l'extrémité du membre malade. Durée du passage du courant : 10 minutes. Avoir soin de n'arriver à cette intensité de courant, que lentement, en partant de 0 à chaque séance.

3º Provoquer à **la fin** de la séance quelques contractions par de **brusques interruptions** et des renversements de courant.

4º Après ce traitement, qui s'adresse à tout le membre, électriser, à l'aide de l'électro-tampon, **muscle par muscle,** ceux qui se trouvent le plus en retard. Employer pour cela la même forme du courant que précédemment.

5º *Pas de courant faradique* : on **peut** s'en servir **pour explorer** de temps en temps les réactions musculaires, c'est-à-dire pour le diagnostic, *mais il ne doit pas être appliqué en traitement.*

6º Il faut beaucoup de **persévérance** au médecin et au malade, car le traitement doit durer longtemps ; lorsque le traitement dure plus d'un an, il est utile de le couper tous les trois mois d'un repos.

7º Avant de considérer un muscle comme **perdu** définitivement et **l'abandonner,** il faut **attendre** que, malgré le traitement employé, il ne présente plus, pendant au moins 1 **an,** de réaction électrique.

LE TRAITEMENT DE LA PARALYSIE INFANTILE

Je ne m'occupe ici de la paralysie infantile qu'au seul point de vue orthopédique. — Elle amène des déviations et des impotences plus ou moins graves. — Que faire ?

Il n'y a pas de règle générale s'adaptant à tous les malades. La conduite à suivre dépend de chaque cas, et les cas diffèrent beaucoup les uns des autres.

Nous allons passer en revue les diverses modalités cliniques qu'on peut rencontrer, et indiquer le traitement de chacune d'elles.

Ce traitement peut être **orthopédique** ou **sanglant.**

I. — TRAITEMENT PUREMENT ORTHOPÉDIQUE
(celui que tous les médecins peuvent faire)

A. — La paralysie infantile est localisée au pied.

Vous savez que c'est surtout le pied qui est pris. On peut distinguer trois cas :

1er **cas** : *Tous* les muscles de la jambe sont touchés, — mais *peu* et *uniformément* touchés. — *Il n'y a pas de déviation.*

2e **cas** : *Tous* les muscles sont touchés et *perdus complètement.* — On a *un pied ballant.*

3ᵉ cas : *Un seul muscle* — ou 2 ou 3 muscles seulement — sont touchés, et l'on a *un pied bot paralytique* (produit par l'action prédominante des muscles antagonistes sains).

1ᵉʳ *cas.* — L'enfant traîne un peu le pied et flageole légèrement de ce côté en marchant ; et, lorsqu'on l'examine, on trouve **un peu de faiblesse,** mais **pas de déviation** (fig. 743).

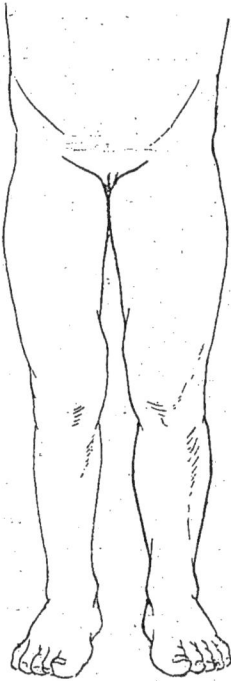

Fig. 743. — Paralysie infantile de la jambe droite. Tous les muscles ont été touchés et peu touchés. Il n'y a pas de déviation.

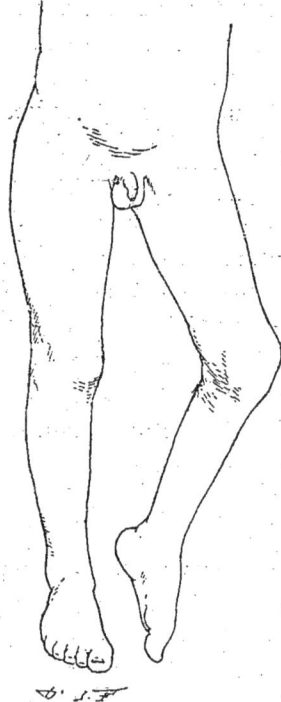

Fig. 744. — Tous les muscles de la jambe ont été frappés et sont complètement perdus ; pied ballant. La cuisse est normale.

En comparant la jambe à celle du côté opposé, on trouve que son développement est un peu amoindri ; tous ses muscles sont un peu plus mollasses, un peu moins forts ; mais cet amoindrissement est *très peu marqué et*, de plus surtout, il porte *sur tous les muscles,* ce qui assure l'équilibre du pied et la conservation de sa bonne attitude.

Le traitement est très simple : Il ne peut pas être question ici d'appareils, ou d'opérations. La seule chose à faire, c'est de fortifier toute la musculature du pied par des massages, des électrisations, des bains de mer chauds, ou de sable marin chaud, ou encore des bains de Bourbonne, d'Aix, d'Argelès-Gazost, de Salies, etc. S'il y avait en même temps un raccourcissement, on le corrigerait par une talonnette dans la chaussure.

2ᵉ *cas* (fig. 744). — **Tous** *les muscles du pied sont atteints très gravement,* entièrement **perdus** ou presque ; la peau est cyanosée, le **pied** est **ballant** et froid. Il s'est mis en **équinisme** sous la seule influence de la **pesanteur**.

Ici, pas d'hésitation. Vous redresserez ce pied, en sectionnant le tendon d'Achille si c'est nécessaire pour obtenir la correction. Dès que le pied est droit, vous en prenez le moulage, sur lequel on fera une chaussure rigide à contreforts solides fixant le pied dans cette position.

Le moulage enlevé, vous mettez un plâtre que vous laissez pendant quatre à six semaines — le temps de faire la chaussure. — Celle-ci devra être bien matelassée pour éviter les eschares dans ce pied mal nourri. La chaussure est portée le jour, et même la nuit, au début, jusqu'à ce qu'il se soit fait quelques adhérences fixant le pied à angle droit.

3e cas. — Le pied bot paralytique.

Il existe une déviation du pied qui s'est faite petit à petit ; elle n'était rien au début, mais elle a fini par constituer un véritable **pied bot**. Cela peut être un valgus équin, ou un pied bot équin, ou un pied creux, ou un varus équin.

Diagnostic. — On le distingue du *pied bot congénital* : 1º par la forme ; 2º par les commémoratifs ; 3º par l'examen du membre ; 4e par la facilité relative que vous aurez à le redresser.

a. *La forme.* — Tandis que le pied bot congénital est presque toujours varus équin, le pied bot paralytique est très souvent valgus équin ou équin, ou talus valgus, pied creux, etc.

b. *Les commémoratifs.* — Dans le pied bot paralytique, le pied était correct à la naissance et généralement même l'enfant a bien marché à la date normale, de 12 à 14 mois. A 1 an et demi ou 2 ans, est survenue une **fièvre** [1] avec ou sans **convulsions** ; les jambes ont été à peu près complètement paralysées pendant plusieurs semaines, puis cette paralysie a disparu de partout, excepté du pied, qui a pris peu à peu la forme défectueuse que vous voyez.

Lorsque vous avez des antécédents aussi nets, le diagnostic s'impose. Lorsqu'ils n'ont pas cette netteté, le diagnostic est naturellement moins sûr. Il sera sage de rechercher d'autres signes.

c. *Examen du sujet.* — S'il s'agit d'un pied bot paralytique, vous retrouverez des signes de paralysie infantile dans le pied ou la jambe, à savoir : pied moins chaud ou même froid, peau moins rosée ou même violette de ce côté, ce qui témoigne d'une nutrition défectueuse ; musculature de la jambe plus mollasse, et défaut de contraction de certains muscles ; en un mot, vous êtes en présence de la paralysie ou de la parésie d'un ou plusieurs muscles, d'une atrophie manifeste soit de la jambe, soit même de la totalité du membre inférieur.

Je sais bien que, dans le pied bot congénital, il y a un peu d'atrophie, mais à un degré incomparablement moindre ; les muscles y sont toujours beaucoup plus forts et plus résistants.

d. *Facilité de redressement.* — C'est encore là un élément de diagnostic très précieux, au point qu'on peut établir, comme une règle générale, qu'un pied bot de six, huit, dix ans, qu'on peut redresser en moins de huit ou dix minutes, n'est pas un pied bot congénital. Celui-ci, à cet âge, demanderait, pour se corriger, trois quarts d'heure de manœuvres vigoureuses.

---

1. Fièvre le plus souvent *nocturne*.

Le traitement du pied bot paralytique.

1er degré. *Simple tendance à une attitude vicieuse.* — Il n'existe encore qu'une amorce de déviation ; mais si l'on n'y fait rien, cette légère amorce aboutira un jour aux déviations les plus graves. Tout se réduit, pour l'instant, à l'amoindrissement d'un seul muscle que la paralysie a touché légèrement. Il semble que, si nous pouvions aider ce muscle un peu défaillant, nous rétablirions l'équilibre et assurerions l'avenir. Et, justement, nous le pouvons, en faisant porter à l'enfant un *muscle artificiel*. Que ce mot ne vous effraye pas ! Il n'y a rien de plus facile à installer, comme vous pouvez le voir par le modèle ici figuré d'un muscle artificiel que j'ai fait faire par la mère d'un de mes petits malades (fig. 745).

Si le pied a tendance à se porter légèrement en dehors et en extension (léger valgus équin), il s'agit presque toujours de la parésie du jambier antérieur. On peut **s'en assurer** soit en l'électrisant comparativement à celui du côté opposé ; soit, plus simplement, en commandant à l'enfant de faire le mouvement propre du muscle, à savoir de porter le pied en dedans et de le fléchir sur la jambe, pendant qu'on palpe le muscle, en le comparant toujours avec le jambier antérieur de l'autre côté.

Il est manifestement plus faible que celui-ci. C'est donc bien lui que nous devons aider avec un « **muscle artificiel** ».

C'est sur une guêtre en coutil qu'on fixe, qu'on insère les deux extrémités de ce jambier antérieur artificiel en lui donnant les points d'attaches et la direction du vrai muscle. Il est composé **d'un ventre élastique** (simplement 2 ou 3 doubles de bretelles

Fig. 745. — Un jambier antérieur artificiel.

élastiques accouplés par quelques points de couturière, ventre non fixé à la guêtre et pouvant ramper sur elle) et de deux **extrémités rigides** (cordons ou rubans de toile, figurant les tendons et cousues sur la guêtre au niveau des points d'insertion naturels du muscle (en bas, au niveau du côté interne du premier cunéiforme et, en haut, au niveau de la tubérosité externe et de la tubérosité antérieure du tibia), et voilà notre muscle artificiel établi.

Il y a certaines particularités à signaler dans sa construction. En bas, la guêtre coiffera l'extrémité du pied comme une chaussette, et en haut remontera jusqu'au-dessus du genou ou se fixera au gilet par une jarretelle. Cette double disposition fait que rien ne glisse, elle empêche le « retourne-

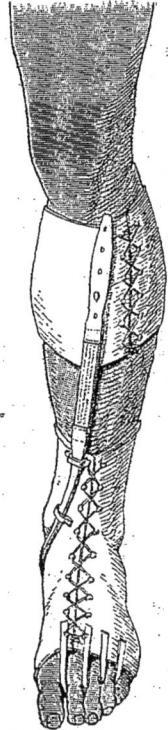

ment » des deux extrémités de la guêtre (que pourrait amener, sans cela, la traction de la partie élastique).

A la rigueur, on peut se passer de la guêtre proprement dite, en mettant simplement, au niveau du corps charnu du muscle, un segment de bretelle élastique portant à ses deux extrémités deux lanières de toile remontant et descendant le long du membre et s'appliquant au niveau

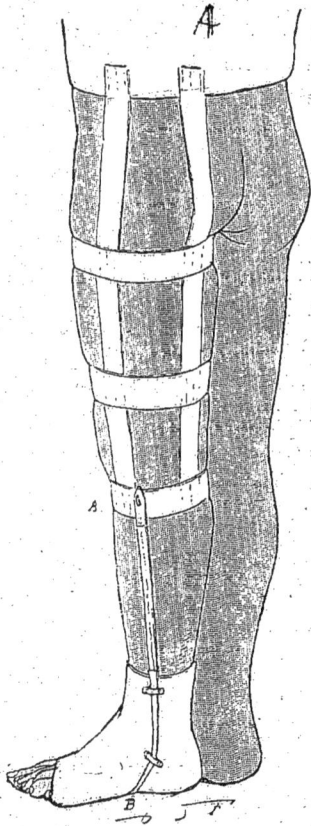

Fig. 746. — Long péronier latéral artificiel.

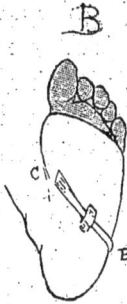

Fig. 747. — Extenseur commun des orteils et court péronier latéral artificiels.

des articulations par des anneaux de la même toile, véritables ligaments annulaires et poulies de réflexion : l'attache supérieure sera la jarretelle, les attaches inférieures, deux petites lanières passées entre les orteils.

Il y a des enfants qui ne supportent pas bien ces deux lanières sur les orteils. En ce cas, bornez-vous à serrer en arrière, mais très près des orteils, l'anneau de toile, pour qu'il ne soit pas retourné par la traction du muscle artificiel, ou bien encore prenez l'extrémité inférieure pleine d'une chaussette ordinaire.

Voici (fig. 745) le muscle artificiel qui aide le jambier antérieur parésié :

cas d'un pied dont la pointe va un peu en dehors et en bas (léger équin valgus). — Pour aider les péroniers (cas d'un pied allant en dedans), le « muscle » aura la disposition représentée (fig. 746). — Pour aider l'extenseur commun des orteils (cas d'un pied léger en équinisme et légère adduction, voir (fig. 747), le muscle artificiel se portera presque constamment : pendant la marche et même au repos et la nuit. Il n'est pas plus gênant qu'une chaussette ordinaire.

Voici le **degré de tension** à donner à ce muscle artificiel : il faut que, lorsque le pied est au repos, le muscle artificiel suppléant par exemple le jambier antérieur, mette le pied en léger varus avec flexion sur la jambe, c'est-à-dire dans une position un peu inverse de celle que le pied tendait à prendre. — Et ainsi, lorsque le pied se meut, le jambier antérieur parésié, mais aidé de son supplément artificiel, est « à la hauteur » de son rôle.

Si, cependant, vous ne pouvez pas compter sur l'entourage de l'enfant, ou si vous n'arrivez pas ainsi à un résultat satisfaisant, parce que le muscle est déjà trop malade, vous traiterez ce premier degré de déviation comme le suivant, c'est-à-dire que vous ferez faire à l'enfant une chaussure rigide articulée, dont l'articulation empêchera les mouvements de latéralité du pied et limitera son extension au delà de l'angle droit (v. fig. 752).

2e degré du pied bot paralytique. — *Le pied bot paralytique est bien franchement et nettement constitué.*

On doit : 1° le redresser ; 2° le maintenir redressé.

Redressement d'un pied bot paralytique.

On fait des manœuvres identiques à celles du redressement d'un pied bot congénital (v. chap. xv). En « décomposant » et en corrigeant successivement les divers facteurs de la déviation, on arrive généralement, après 8 ou 10 minutes, à un résultat très suffisant ; mais ne vous arrêtez pas avant d'avoir obtenu une hypercorrection d'au moins 15 à 20°.

J'ai dit que vous serez étonné de la facilité avec laquelle le pied se laisse redresser. On peut même le redresser sans anesthésie, en deux ou trois séances, faites à 8 jours d'intervalle. Cependant, une ténotomie est parfois indiquée pour achever la correction. — Supposons le cas du pied bot équin : si, à la fin de la séance, la correction de l'équinisme était encore incomplète, vous sentez le tendon d'Achille résister solidement, — au lieu de l'arracher par un effort très considérable, ce qui serait possible, à la rigueur, mais vous exposerait à arracher aussi quelques copeaux de calcanéum, — vous ferez la section ou l'allongement du tendon.

Indications de la section et de l'allongement (fig. 748).

On doit faire la section lorsqu'il ne s'agit que d'obtenir un allongement de 1 cm. et quart chez l'enfant, et de 2 cm. et demi chez l'adulte, car la nature peut combler cet écartement. Mais, si vous devez obtenir davantage, vous ferez l'allongement du tendon.

a. **Section sous-cutanée du tendon d'Achille.**

Instrument : un ténotome ou un bistouri étroit.

Précautions ordinaires et minutieuse asepsie.

Faites coucher le sujet sur le ventre, pour bien avoir le tendon sous l'œil et sous la main. Commandez à l'aide de fléchir légèrement le pied, pour faire saillir un peu la corde du tendon.

Vous allez couper cette corde (fig. 749 et 750) à 2 cm. au-dessus de l'insertion au calcanéum, pénétrez de dedans en dehors pour être bien certain d'éviter le paquet vasculo-nerveux. Enfin, coupez le tendon de sa face profonde à sa face superficielle.

1º Avec votre index ou votre pouce gauche, invaginez la peau de dedans en dehors sous la face profonde du tendon momentanément relâché.

2º Conduisant sur votre ongle votre fin bistouri, à plat, vous piquez la peau dans ce pli, et vous pénétrez ainsi directement jusqu'au niveau du bord externe du tendon.

3º Vous enlevez alors votre index gauche, et la peau invaginée revient sur elle-même.

4º Après quoi, vous retournez le tranchant pour attaquer la face profonde du tendon.

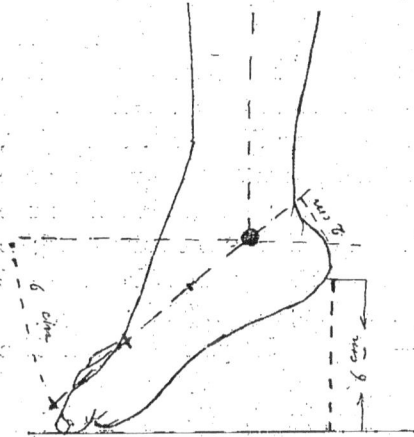

Fig. 748. — L'allongement *nécessaire* du tendon est égal au tiers de la distance séparant le talon du sol. Ici cette distance est de 6 cm. Donc le tendon devra s'abaisser de 2 cm. *Comme il ne se refait guère après la ténotomie qu'un tronçon de 1 cm. chez l'enfant, il faudra dans le cas présent faire l'allongement et non pas la ténotomie simple.*

5º A ce moment, vous commandez à l'aide de fléchir le pied de plus en plus fortement. Le tendon vient se couper ainsi de lui-même sur le bord tranchant, — doucement, lentement, millimètre par millimètre, jusqu'à ce qu'on ait atteint les fibres superficielles (sous-cutanées). Le ténotome doit être toujours maintenu pour ne pas trouer la peau. Pour plus de sûreté, vous pouvez aussi soulever la peau avec l'index et le pouce gauches, pendant que se fait la section. A un moment, avant même que vous n'ayez enlevé le bistouri, se produit (d'ordinaire) la séparation brusque, d'un seul coup, des deux fragments du tendon, ou bien leur séparation en plusieurs petits coups. Si cela ne s'est pas produit lorsque votre ténotome est arrivé sous la peau, vous le retirez néanmoins, et vous pressez avec un tampon sur la petite plaie, pour faire l'hémostase.

Tandis que vous pressez ainsi, vous demandez à l'aide de fléchir encore davantage le pied avec ses deux mains d'un **coup sec** et **vigoureux** (« le coup du malin »). Cette manœuvre rompt les fibres qu'a épargnées le bistouri, et vous sentez que le tendon a lâché. Le redressement du pied est alors obtenu aussi complètement que vous voulez.

Vous faites un pansement aseptique légèrement compressif de la petite plaie ; et par-dessus vous appliquez un plâtre qui fixe le pied dans une hypercorrection de 15 à 20°, par conséquent fléchi sur la jambe à 70 ou 80°.

b. Allongement du tendon d'Achille.

On fait cet allongement à ciel ouvert, ou par **la voie sous-cutanée**, de la manière très simple que voici (fig. 751).

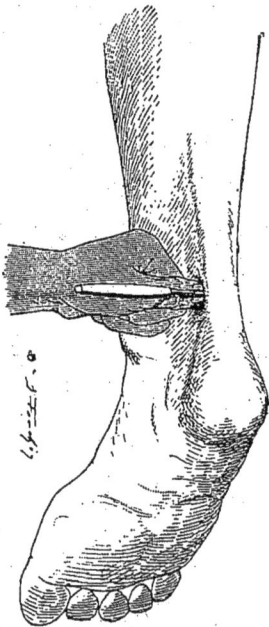
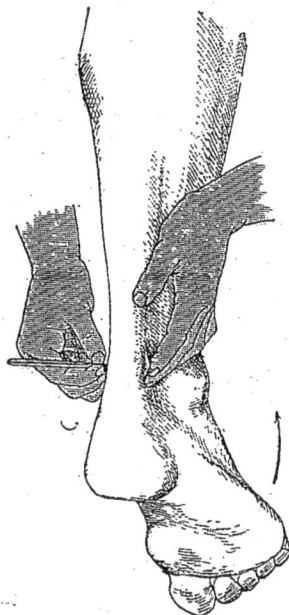

Fig. 749.   Fig. 750.

Fig. 749. — Section du tendon d'Achille. Le pouce gauche déprime la peau sous le tendon pour protéger les organes profonds et servir de guide au ténotome.

Fig. 750. — Ténotomie *(suite)*. Le ténotome mousse, passant sous le tendon, vient faire saillie sous la peau du côté externe. La main gauche le fixe dans cette position : un aide fait de la flexion progressive du pied suivant le sens de la flèche et le tendon se coupe de lui-même sur le tranchant.

1° Vous enfoncez un fin bistouri sur la ligne médiane du tendon et à 6 ou 7 cm. environ au-dessus de son attache inférieure. Et vous sectionnez de dedans en dehors sa **moitié externe**.

2° Puis, vous enlevez le bistouri et le portez beaucoup plus bas, à 1 cm. et demi seulement au-dessus de l'attache du tendon ; vous piquez sur la ligne médiane, pour couper cette fois la **moitié interne** du tendon, de dehors en dedans.

3° Cela fait, vous **relevez doucement** la pointe du pied et vous **sentez**, pendant le redressement, les **deux moitiés** du tendon **glisser doucement** l'une sur l'autre jusqu'à vous donner l'allongement voulu.

Si vous n'avez jamais fait cet allongement, allez, pour la première fois, à ciel ouvert. Dans l'opération à ciel ouvert, on réunit par une incision longitudinale médiane les deux incisions transversales. On suture ensuite les deux extrémités des languettes tendineuses par un catgut, puis la peau également au catgut.

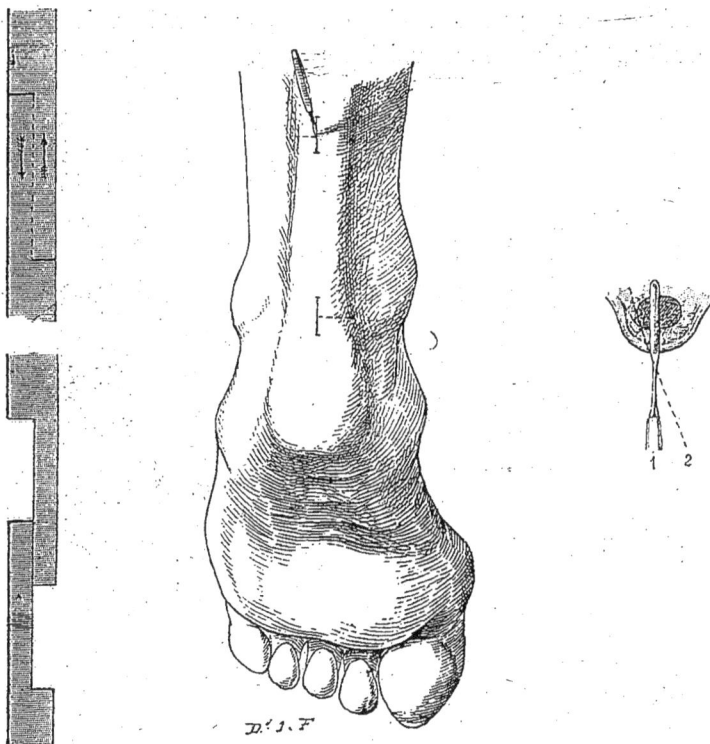

Fig. 751. — Manière de faire l'allongement du tendon d'Achille. (Voir le texte).

On fixe la correction dans un plâtre (comme après la ténotomie). Le plâtre est laissé en place de 3 à 4 mois. Mais, avec ce plâtre, l'enfant **pourra marcher** dès que le pied ne sera plus sensible, c'est-à-dire 6 à 8 *jours après le redressement*. — Au bout de ces 4 mois, on enlève le plâtre, et on lâche le pied.

La conservation du redressement.

Le pied est corrigé, et même hypercorrigé pour l'instant.

Que reste-t-il à faire ? — Cela dépend de ce qui va advenir.

a. Il arrive, dans tels **cas favorables** de pied bot, que le **pied reste droit**[1]

1. Dans le cas où les muscles antagonistes sont presque également forts et où la déviation ne s'est produite que parce que le groupe musculaire postérieur était revenu plus vite à la vie que l'antérieur, après l'attaque de la paralysie infantile.

après sa sortie du plâtre (sans aucun tuteur). Tant qu'existait la déviation, les muscles distendus ne pouvaient rien, car leur action se perdait à lutter (inefficacement du reste) contre cette déviation. Dès que celle-ci est corrigée ou même un peu hypercorrigée, et que, par ailleurs, les points d'attache des muscles sont rapprochés, **l'action de ces muscles peut redevenir suffisante** pour balancer les **antagonistes** qui sont au **contraire un peu affaiblis**, ayant été allongés par l'hypercorrection.

Pour y aider, vous massez les muscles, autrefois distendus, maintenant rétractés, vous les électrisez, vous faites faire des mouvements actifs. Aidez-y encore au besoin avec un muscle artificiel, qui, insuffisant avant le redressement, ne l'est peut-être plus maintenant.

b. Mais, **le plus souvent**, il faut bien vous y attendre, ce traitement **ne suffira pas**; il n'empêchera pas le pied de retourner à sa mauvaise attitude, car, après comme avant l'opération, les groupes musculaires antagonistes resteront très inégaux [1].

Après quelques jours ou quelques semaines, écoulés depuis la suppression du plâtre, si vous voyez que, malgré les massages ou le muscle artificiel, la correction obtenue ne se conserve pas, si le pied reprend son ancienne direction, hâtez-vous de le rattraper. Redressez-le instantanément, ce qui est cette fois bien facile, et prenez-en le moulage dans cette bonne position, pour faire faire une **chaussure articulée** qui empêchera les mouvements de latéralité et l'extension au delà de l'angle droit (fig. 752).

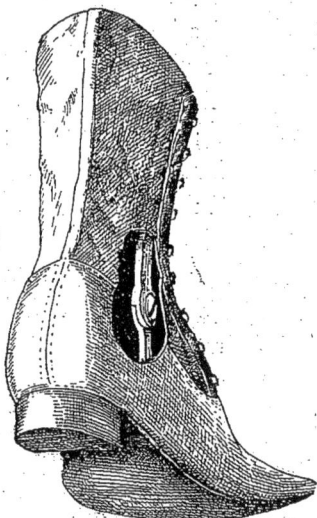

Fig. 752. — Chaussure articulée ne permettant la flexion qu'en deçà ou au delà de l'angle droit (suivant les cas).

Le moulage enlevé, vous fixez le pied dans la rectitude par un petit plâtre, que vous laisserez le temps nécessaire pour la confection de la chaussure.

Avec cette chaussure, je n'ose pas dire que la boiterie disparaîtra entièrement, mais elle sera, du moins, très atténuée. Notez que cette chaussure peut être facilement **confectionnée partout**, à un prix qui ne

---

1. C'est à cause de ces inconvénients, causés par l'inégalité des divers groupes musculaires, que Duchesne (de Boulogne) a pu dire : « Il vaudrait mieux avoir perdu tous les muscles moteurs du pied sur la jambe plutôt qu'un seul des plus importants de ces muscles. »
Mais nous verrons plus loin que, pour qui veut et sait faire des transplantations tendineuses, cela n'est plus vrai, et que le résultat de l'opération sera d'autant plus beau que le pied aura perdu moins de muscles.

dépassera certainement pas les ressources les plus modestes, puisqu'il suffit de prendre deux tiges métalliques avec une articulation à jeu limité et de faire fabriquer une chaussure ordinaire sur cette armature. En d'autres termes, il n'y a qu'à placer à l'intérieur d'une chaussure ordinaire une armature appropriée ; à **enrober** de cuir cette sorte d'étrier métallique.

S'il y a raccourcissement, on mettra une talonnette (voir, p. 361), les chaussures dans la coxalgie).

Il faut bien dire que ces chaussures articulées ou rigides ne sont pas toujours bien supportées [1] et que, de par l'action toujours prédominante des muscles indemnes, il peut se produire des pressions anormales en certains points, amenant parfois des durillons ou même des écorchures.

B. — **La paralysie a porté sur le genou ou sur la hanche.**

S'il s'agit d'un autre segment du membre que le pied, à savoir du genou ou de la hanche, on peut distinguer trois cas superposables aux précédents, et la conduite à tenir se devine, après ce que nous venons de dire pour le pied.

1er *cas*. — S'il n'y a *presque pas de parésie* et *pas du tout de déviation*, on cherche simplement à fortifier la partie atteinte : massages, électrisation, bains, etc.

2e *cas*. — *Articulation ballante*. — Si c'est le genou, vous ferez une genouillère rigide en celluloïd allant du trochanter aux malléoles ; si c'est la hanche, le petit appareil de coxalgie (v. p. 315). Il est plus avantageux, dans les deux cas, de faire porter un grand appareil (de l'ombilic aux orteils) ; rigide au genou et articulé à la hanche et au pied, si le genou seul est pris ; articulé au genou et rigide à la hanche, si c'est celle-ci qui est malade. Cet **appareil** sera aussi léger que possible, **en celluloïd**.

3e *cas*. — a. Si la *déviation* est *à peine dessinée* et si un seul muscle est parésié, on a *recours* au muscle artificiel, quoique son emploi soit ici moins commode qu'au pied. Il est plus difficile de l'adapter à un caleçon qu'à une guêtre.

b. Si la *déviation* est *accusée*, on fait la correction, ou plutôt l'hypercorrection de la manière dite pour les déviations de la coxalgie ou de la tumeur blanche du genou (chap. vi et chap. vii). Au genou, la section des tendons rétractés du jarret sera parfois (très rarement) indiquée.

La section des tendons du creux poplité.

En réalité, pour redresser une déviation du genou, qu'il s'agisse de paralysie infantile ou de tuberculose, les **seules manœuvres orthopédiques** vous **suffiront à peu près toujours**. Personnellement, il ne nous est arrivé pas de faire une fois par an, en moyenne, la section des tendons du jarret.

Sachez, en tout cas, qu'il est facile, simple et bénin de les couper soit à ciel ouvert, soit *par voie sous-cutanée*. Pour les muscles du bord interne du creux

---

1. Voir la note 1, au bas de la page précédente.

poplité, cela est évident, mais c'est également vrai pour le biceps, malgré ses rapports de voisinage avec le nerf sciatique poplité externe.

On ne trouve ces rapports clairement indiqués dans aucun livre d'anatomie. Les voici (fig. 753) d'après nos dissections personnelles.

A sa partie inférieure le biceps se compose de 2 **parties** : *l'une* **externe,** *arrondie en un* **cordon** *tendineux* **dur** *et* **glissant** *sous le doigt* ; l'autre, **interne,** *charnue,* étalée et se raccordant au cordon précédent comme les *barbes d'une plume d'oiseau au tuyau* de cette plume. Le nerf ne se trouve en contact qu'avec cette

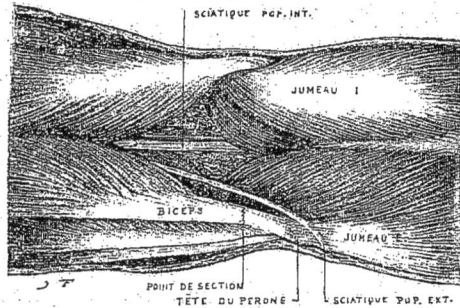

Fig. 753. — (Voir le texte). — Le sciatique poplité externe est en rapport intime avec les barbes *charnues* se raccordant au cordon tendineux, mais non pas avec celui-ci dont il est séparé de *plus de* 1 *centimètre* 1/2. Avec la pulpe de l'index, on sent facilement, même à travers les vêtements (surtout le genou légèrement fléchi) : 1° le tendon ; 2° à 2 cent. en dedans de lui au niveau de l'interligne, la corde plus mince, plus molle, plus mobilisable du nerf sc. pop. ext.

partie interne charnue et est toujours séparé du cordon lui-même par une distance de près de 2 cm. Si bien que, en portant la pointe du ténotome sur le bord interne du cordon, parallèlement à lui, on est sûr d'éviter le nerf.

La technique de cette ténotomie.

1° Mettez l'index gauche à plat sur le cordon tendineux.

2° Vous pesez sur la partie interne du tendon pour le laisser glisser doucement en dehors (fig. 754) **comme une muscade** ; du fait de ce glissement, l'ongle de l'index répond au bord interne du cordon **dont il garde le contact.**

3° Sur le dos de l'ongle (fig. 755), vous conduisez le ténotome, le bord mousse en dedans, le tranchant en dehors.

4° Inclinant légèrement le manche en arrière et en dedans (à 15° environ), vous piquez et pénétrez de 2 à 3 centimètres.

5° On coupe lentement le cordon tendineux de dedans en dehors et de la profondeur à la superficie. Avec l'index et le pouce de la main gauche, on soulève la peau pour qu'elle ne soit pas entamée par le ténotome. La section du tendon faite, **on ne s'occupe nullement de la portion charnue interne,** on retire le ténotome, on met un tampon sur l'orifice. On comprime et on commande à l'aide d'étendre progressivement et lentement la jambe repliée. **Par ce mouvement d'extension, les fibres charnues s'étirent, puis se rompent** (comme se rompent dans le torticolis (voir chap. xvi) les fibres épargnées par le bistouri).

C'est à **3 centimètres au-dessus de l'interligne** du genou qu'on coupe le tendon. (On sent le tendon et aussi le nerf [1] très facilement à la partie externe du creux

1. Palpez tout d'abord à 1 ou 2 centimètres au-dessous de l'interligne, tout contre le péroné. C'est là contre l'os que vous trouverez très facilement le nerf, que vous suivrez ensuite aisément de bas en haut.

poplité, à travers les vêtements exercez-vous à faire cette palpation sur vous-même, la jambe à demi fléchie. On les sent surtout facilement lorsque le biceps est rétracté, sur un genou replié.)

Vous voyez comme cette technique est réglée, et sans danger ; c'est pour cela que je vous conseille cette ténotomie sous-cutanée tout autant que la ténotomie à ciel ouvert, laquelle nécessite une longue incision ; et la plaie qui bâille pendant les manœuvres assez longues de redressement peut, à la rigueur, s'infecter, si bien que cette ténotomie sous-cutanée est, au total, aussi simple et aussi bénigne que l'autre.

En dedans du creux poplité, la section sous-cutanée des tendons est facile.

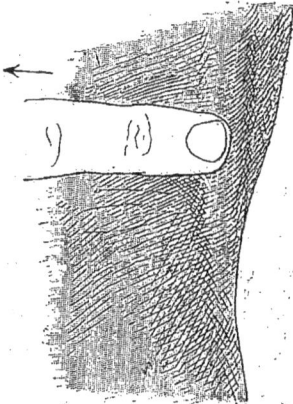

Fig. 754. — On appuie sur le tendon du biceps, puis, se reportant légèrement en dedans, on le laisse glisser en dehors, *sans perdre le contact avec lui.*

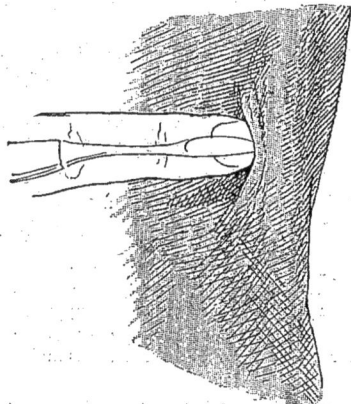

Fig. 755. — Alors on conduit le bistouri fin sur l'ongle, au ras du bord interne du cordon tendineux ; on est sûr d'éviter toujours le nerf. Puis on coupe de dedans en dehors et de la profondeur à la surface.

Elle se fait également à 3 cm. au-dessus de l'interligne. La technique est calquée sur la précédente. On porte le ténotome sur l'ongle au ras du bord externe du premier tendon, le demi-membraneux, et on coupe celui-ci, puis le demi-tendineux et le droit interne et enfin, si besoin est, le couturier lui-même.

On maintient la correction avec un plâtre laissé 4 à 5 mois. Parfois la correction se maintient spontanément, après l'ablation du plâtre. Si cela n'est pas, vous ferez une genouillère rigide.

C. — **Le membre inférieur est pris en totalité ou même les deux côtés sont pris en entier.**

Il ne peut être question ici que d'un grand appareil en celluloïd ; l'appareil prend un point d'appui solide à l'ischion, et *les malades marchent à la façon des amputés de cuisse.*

Votre rôle, à vous, consiste à redresser les jambes en une ou plusieurs séances, avec ou sans ténotomie, avec ou sans anesthésie, suivant le cas ; puis, lorsque les jambes sont droites, à en prendre rapidement le moulage, et à fixer aussitôt la correction dans un plâtre pour quatre à six semaines, le temps de faire confectionner le celluloïd par l'orthopédiste.

La hanche : On redresse les déviations paralytiques, comme on redresse les déviations de la *coxalgie* (en faisant au besoin les mêmes ténotomies et ostéotomies).

Quant aux luxations paralytiques de la hanche, on les traite comme des luxations congénitales. Nous avons prouvé à Joachimstal, qui le contestait, qu'on pouvait les guérir de même, — en y mettant, il est vrai, 2 ou 3 fois plus de temps.

D. — La scoliose paralytique.

Elle se traite par les mêmes procédés qui nous servent pour la scoliose de l'adolescent, avec cette différence que dans la scoliose paralytique les malades doivent continuer par la suite à porter le corset de celluloïd.

E. — Paralysie du membre supérieur.

Votre conduite sera la même dans les paralysies infantiles du membre supérieur que dans celles du membre inférieur.

On peut faire un muscle artificiel pour suppléer l'extenseur des doigts, après redressement du poignet et plâtrage pour 2 mois, etc.

II. — LE TRAITEMENT CHIRURGICAL DE LA PARALYSIE INFANTILE

Après les ressources du traitement purement orthopédique, voici celles du traitement chirurgical sanglant. Nous aurons à dire ensuite la part qu'il faut faire à chacun des deux.

Si l'un de vous m'objecte qu'il n'est pas chirurgien et que le traitement opératoire est du domaine des spécialistes, je lui répondrai : vous devez au moins savoir ce que peuvent les spécialistes, afin d'être à même de guider et de conseiller vos malades.

Vous rencontrerez l'un ou l'autre de ces 3 cas : —

1º Les muscles sont raccourcis ; 2º ils sont allongés ; 3º ils sont paralysés.

1er **cas.** — *Raccourcissement d'un muscle* ou d'un tendon, exemple le tendon d'Achille. Nous avons déjà dit, page 506, qu'on l'allonge par section ou dédoublement sous-cutané — ce qui est une intervention si simple et si bénigne qu'elle mérite à peine le nom d'opération.

2e **cas.** — *Allongement et distension d'un ou de plusieurs muscles.* — Ces muscles distendus sont affaiblis et parésiés (mais non pas paralysés, dans le cas étudié ici), c'est-à-dire qu'ils ont conservé des contractions volontaires et réagissent à l'électricité. Cet état s'observe souvent sur les 3 muscles antérieurs de la jambe, devenus incapables de lutter efficacement contre la force de la pesanteur, ce qui amène la chute du pied, et un équinisme persistant.

Que va-t-il arriver ? Abandonnés à eux-mêmes, ces muscles perdront à la longue, dans cette lutte inégale, leur reste d'activité ; mais si on les raccourcit jusqu'à produire une légère hypercorrection (pied fléchi à 80º), ils vont au contraire par le rapprochement de leurs insertions reprendre une force suffisante pour maintenir cette correction et même produire quelques mouvements utiles d'extension — ce qui nous indique le **traitement.**

Ce raccourcissement des muscles allongés se fait par un procédé à plis ou à fronces que voici représentés, fig. 756 à 761, ou par l'ablation d'un segment du tendon suivi de la suture des deux tronçons restants (ou par l'excision d'un fragment losangique dans la largeur du tendon, ce qui n'est guère possible que sur les tendons très larges comme le tendon d'Achille).

Au lieu de raccourcir le tendon, on peut encore, et plus simplement, raccourcir la peau, en enlevant un losange de cette peau au niveau du tendon ou des tendons trop longs, puis rapprochant par suture les bords opposés de la plaie (c'est la manière de notre ami R. Jones de Liverpool).

3e **cas.** — **Paralysie complète** de tous les muscles d'un segment de membre ; d'où une **articulation ballante.**

Traitement. — Après l'avoir redressée si besoin est, cette jointure on l'enraidira : ce qui se fait en amenant la soudure, la fusion des surfaces articulaires après avivement, c'est-à-dire grattage des cartilages. — et c'est l'**arthrodèse**.

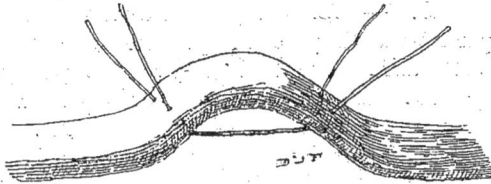

Fig. 756. — Le raccourcissement d'un tendon (Vulpius).

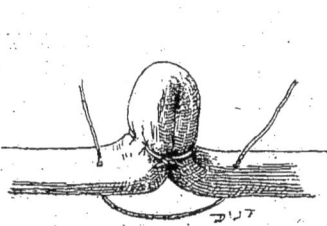

Fig. 757.

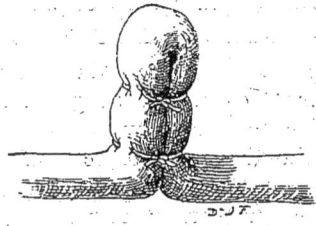

Fig. 758.

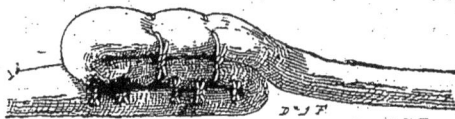

Fig. 756, 757, 758, 759. — Diverses manières de raccourcir les tendons.

Technique de l'arthrodèse. — Prenons pour type de notre description, l'arthrodèse du cou-de-pied.

On applique la bande d'Esmarch qu'on n'enlèvera qu'après suture de la peau.

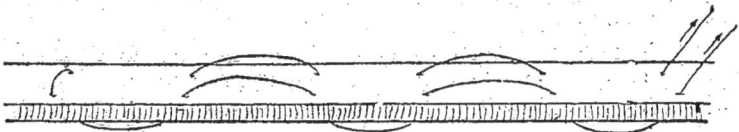

Fig. 760. — Raccourcissement à fronces (Lange).

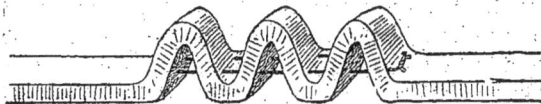

Fig. 761. — Le raccourcissement à fronces.

Incision. — D'ordinaire on fait l'incision légèrement courbe figurée ci-contre qui contourne la malléole externe, incision presque horizontale, qui va du bord externe du tendon d'Achille jusqu'à la ligne médiane antérieure. Elle a l'avantage de nous donner beaucoup de jour, de nous permettre de luxer facilement et complètement le pied en dedans pour atteindre les surfaces articulaires internes aussi facilement que les autres.

Mais cette incision transversale peut compromettre la vitalité de la peau lorsque la région est très mal nourrie ; de plus, elle ne donne jour que sur la tibio-tarsienne. Et voilà pourquoi nous préférons généralement et conseillons une incision externe qui, partie de deux doigts au-dessus de la malléole externe, descend verticalement jusqu'à l'articulation calcanéoastragalienne ou elle se coude d'arrière en avant jusque sur le tubercule du cuboïde. Cette incision donne moins de jour que la précédente sur l'articulation tibio-tarsienne, c'est vrai, elle nous en donne assez cependant pour faire bâiller celle-ci et nous permettre d'agir sur les surfaces supérieures et externes de cette jointure, et elle a sur la première incision [1] l'avantage de nous découvrir l'articulation astragalo-calcanéenne externe et la partie externe de la médio-tarsienne. — Or, dans le cas d'un pied ballant, on est presque toujours obligé d'agir sur ces 2 dernières articulations en même temps que sur la tibio-tarsienne, car si la soudure de celle-ci supprime la flexion et l'extension, elle ne supprime pas les mouvements de latéralité du pied. Impossible de corriger le valgus ou le varus existant d'ordinaire, ainsi que l'enroulement, « volutation » du pied, à moins d'intervenir sur l'astragalo-calcanéenne et la médio-tarsienne.

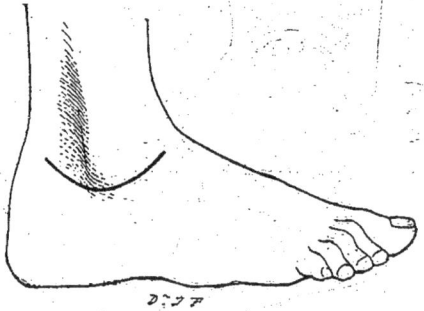

Fig. 762. — Incision externe, par l'arthrodèse du cou-de-pied.

La peau incisée on coupe en travers les péroniers derrière la pointe de la malléole externe (il est bon de repérer les quatre bouts de ces tendons qu'on devra fixer à la fin de l'opération sur les débris des insertions ligamenteuses ou sur le périoste ou sur les os).

On coupe ensuite les ligaments de la tibio-tarsienne, en dehors et un peu en avant et en arrière. L'articulation bâille. En portant le pied très fortement en dedans vous rendez suffisamment accessibles les facettes articulaires supérieures et externes.

Vous les avivez avec une curette ou un ciseau à froid manié à la main.

L'avivement n'a pas besoin d'être très régulier, il suffit de « peler » le cartilage, puis de creuser à la surface de ces os décapés quelques rigoles de 2 à 3 millimètres de profondeur. On fait ensuite la toilette de la plaie par l'enlèvement soigné des débris et copeaux de cartilage (au lieu de les laisser dans la plaie comme le conseillent quelques chirurgiens).

Après quoi l'on passe à l'articulation astragalo-calcanéenne externe et à l'articulation calcanéo-cuboïdienne dont vous entamez et avivez les surfaces très facilement par 2 coups de ciseaux à froid poussé à la main.

S'il existe un certain degré de varus (ce qui est la règle) au lieu d'aviver simplement ces surfaces articulaires, vous enlèverez un petit coin osseux à base externe pour fixer le pied en correction complète et, mieux, en hypercorrection.

Ici encore, afin de ne pas compromettre la nutrition de la région, on ne va

1. En négligeant les surfaces internes on évite le traumatisme qu'amène la luxation complète du pied.

pas plus loin en dedans, on néglige l'articulation astragalo-scaphoïdienne de la médio-tarsienne ; car on n'a pas besoin de cela pour obtenir une soudure suffisante. Mais vous voyez bien que si vous vouliez atteindre aussi ces articulations internes, rien ne vous serait plus facile, soit en branchant sur l'incision externe deux incisions transversales, soit en les abordant directement par une incision interne indépendante allant de la malléole tibiale jusqu'au 1er cunéiforme.

Vous faites la toilette des surfaces avivées et vous finissez en suturant les bouts des tendons péroniers au périoste, ou mieux aux ligaments de l'articulation péronéo-tibiale inférieure.

Suture de la peau au catgut ou aux agrafes de Michel, — à votre choix.

Pansement ordinaire et appareil plâtré dans une position de léger valgus, c'est-à-dire d'hypercorrection, et d'extension du pied s'il y a, comme c'est la règle, un petit raccourcissement à compenser, le degré de l'extension laissée étant calculé d'après l'importance du raccourcissement.

Conservez le plâtre pendant 4 à 5 mois.

Fig. 763. — Arthrodèse du cou-de-pied. Luxation du pied en dedans et ouverture de l'articulation.

Le résultat. — Tantôt une ankylose complète (dans moitié des cas environ), tantôt une ankylose presque complète, c'est-à-dire fibreuse, ce qui est encore satisfaisant [1] et même à certains égards plus avantageux qu'une ankylose osseuse, puisque l'ankylose fibreuse laisse au pied un peu de souplesse ; ce serait même parfait si l'on ne restait pas toujours un peu exposé dans ce cas à un relâchement consécutif de ces liens fibreux, d'où un amoindrissement du résultat primitivement obtenu.

Lorsqu'à la sortie du plâtre, la soudure vous paraît insuffisante, vous immobiliserez dans un nouveau plâtre pour 3 mois, après quoi vous ferez porter un celluloïd pendant plusieurs mois encore. Notez qu'avec ce plâtre et ce celluloïd, le sujet peut aller et venir à peu près comme s'il était déjà sans appareil.

Arthrodèse du genou.

Vous ouvrez l'articulation par l'incision courbe, classique, de la résection, ou par 2 incisions longitudinales parallèles menées de chaque côté de la rotule.

En réalité, ce que vous avez à faire, c'est une résection très économique. Conservez toujours la rotule que vous aviverez ensuite, coupez les tendons du creux poplité pour vous mettre à l'abri d'une flexion ultérieure du genou. Vous laisserez un éperon sur le milieu de la surface articulaire du tibia pour favoriser son encastrement ultérieur entre les condyles du fémur. Puis, à la curette ou au

---

1. Il est bien rare que l'opération aboutisse à un échec immédiat et complet, cela est bien rare lorsqu'elle a été bien faite et sur des sujets âgés de plus de 10 ans comme cela doit être (pour les enfants plus petits on a recours aux ligaments artificiels (en soie) plutôt qu'à l'arthrodèse).

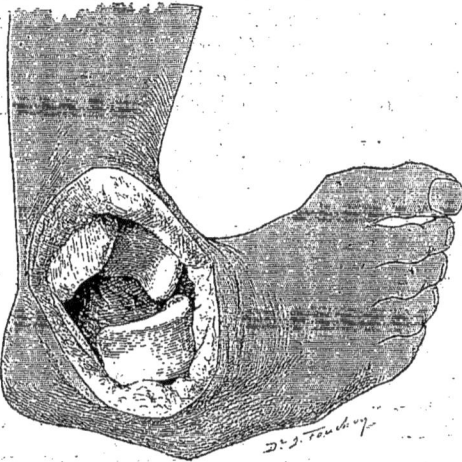

couteau, avivement de la rotule et de la surface correspondante de la gorge de la poulie fémorale (fig. 764).

Suturez tous les débris de ligaments pour parfaire la fixation. Puis suture de la peau et immobilisation dans un plâtre qui restera en place pendant 4 à 6 mois. A la sortie du plâtre, vous trouverez presque toujours une ankylose osseuse ; pour la ménager et pour la compléter, au besoin, faites porter une genouillère en celluloïd pendant encore 4 à 6 mois au moins.

L'arthrodèse de la hanche se fait comme la résection (voir la technique de celle-ci au chapitre de la coxalgie). Cette arthrodèse est donc une opération assez grave qui heureusement n'est à peu près jamais indiquée : elle est même condamnée par bon nombre de chirurgiens orthopédistes.

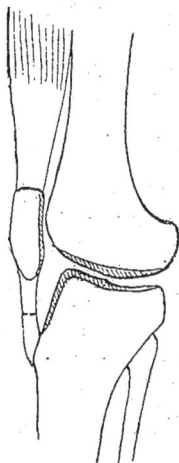

Fig. 764. — Arthrodèse du genou. On avive les faces articulaires de la rotule, du fémur et du tibia et on coupe le ligament rotulien pour le raccourcir.

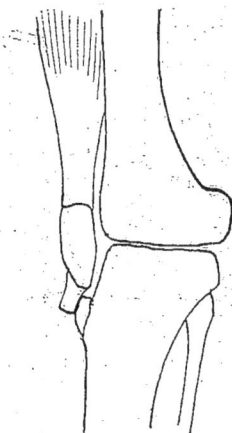

Fig. 765. — Mise en contact des surfaces avivées. Raccourcissement du ligament rotulien.

L'arthrodèse de l'épaule ballante n'a de raison d'être que si les muscles, du bras et de l'avant-bras sont intacts (fig. 769 à 771).

Incision antérieure pour ouvrir l'articulation, luxation de la tête humérale, qu'il faut aviver dans toute sa circonférence ainsi que la cavité glénoïde. Il est bon, en outre, de suturer la tête de l'humérus. à l'apophyse corscoïde et à l'acromion par deux fils d'argent. On immobilise ensuite le bras dans un plâtre, en abduction de 90° et on laisse le plâtre pendant 3 à 4 mois.

On obtient ainsi une soudure osseuse de l'omoplate et de l'humérus. Dès lors les muscles élévateurs de l'omoplate pourront soulever le bras et le malade se trouvera capable de porter sa main à la bouche et sur la tête, c'est-à-dire que l'arthrodèse de l'épaule donne généralement des résultats très beaux, dont les intéressés sont ravis.

Quant aux arthrodèses du **coude** et du **poignet**, d'ailleurs faciles à exécuter, elles ne sont presque jamais indiquées. Jones les remplace toujours par l'incision d'un losange de peau, en avant pour le coude, en arrière pour le poignet.

Pour remplacer l'arthrodèse. — Les ligaments artificiels.

On pourrait faire à l'arthrodèse 3 objections :

a) De rendre nécessaire l'ouverture large de l'articulation ;

b) De ne rien valoir, ou peu de chose, au-dessous de 8 à 10 ans (jusqu'alors on obtient rarement une soudure assez solide) ; *c*)et lorsqu'elle réussit pleinement (soudure osseuse) d'impliquer par cela même la perte complète et définitive de la fonction articulaire. (Ce qui reviendrait à dire qu'elle donne trop ou pas sesez.) Et c'est pour cela qu'on a cherché à remplacer l'arthrodèse par des ligaments artificiels [1] (en soie ou en crin) bridant les 2 épiphyses, et n'ayant pas les inconvénients susdits, puisque : *a*) ils ne nécessitent pas l'ouverture de l'articulation ; *b*) ils sont applicables chez les enfants de l'âge le plus tendre, et enfin *c*) ils ne

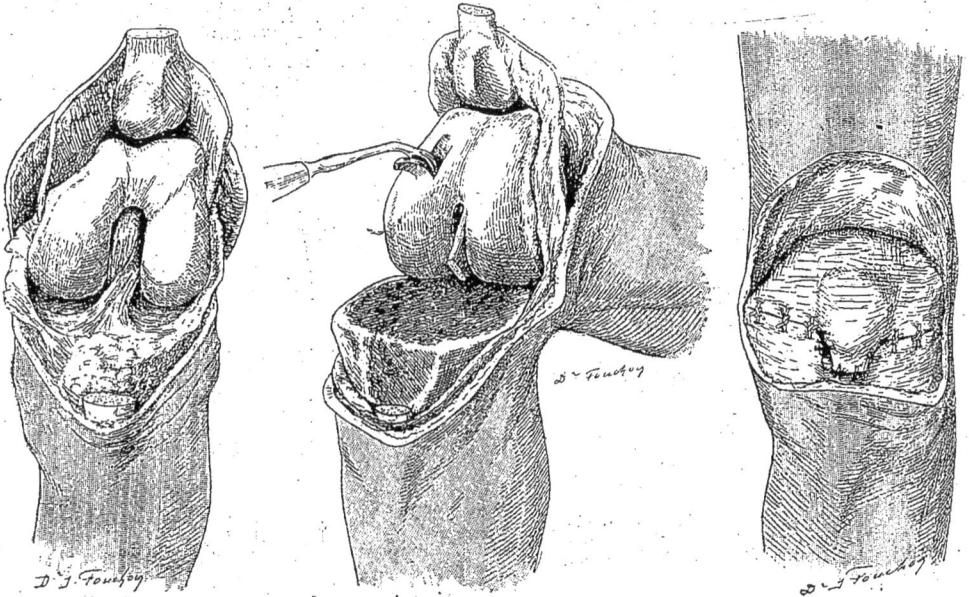

Fig. 766.   Fig. 767.   Fig. 768.

Fig. 766. — Arthrodèse du genou. Ouverture de l'articulation.

Fig. 767. — Le tibia est déjà dépouillé de son cartillage articulaire. La curette attaque le cartilage des condyles fémoraux.

Fig. 768. — Les sutures du tendon.

suppriment le jeu articulaire ni complètement ni définitivement, puisqu'on pourrait toujours à un moment donné, si l'on y tenait, rendre à la jointure sa liberté, — en enlevant ces ligaments artificiels, ce que les malades ont demandé quelquefois après plusieurs années, comme nous verrons. Et enfin on peut compléter, si besoin est, l'effet obtenu par une 1re intervention avec les ligaments artificiels, en passant de nouveaux fils entre les épiphyses.

2 variétés de ligaments artificiels : dans la 1re, le ligament artificiel, comme les ligaments naturels, reste sur toute sa longueur extérieur aux os, ses extrémités sont attachées aux 2 os par l'intermédiaire du périoste ou passées en boucle dans un petit canal transversal ou longitudinal et creusé avec un poinçon dans chacun des 2 os, ou encore fixé sur ces os par des clous à tête plate très large.

---

1. *Ligaments* est un mauvais mot, attendu que ce qu'on appelle ligament laisse aux leviers osseux toute l'étendue de leur jeu normal.

Il faudrait dire *brides* ou *entraves*.

Dans la 2ᵉ variété, les ligaments artificiels forment sur toute leur longueur, une boucle, une anse dont une branche est profonde, intra-osseuse et l'autre superficielle extra-osseuse ou sous-cutanée.

Pour passer les ligaments de cette 2ᵉ variété on se sert d'un poinçon courbe portant un trou près de sa pointe (pour y passer le fil de soie gros et double qui sera le ligament artificiel).

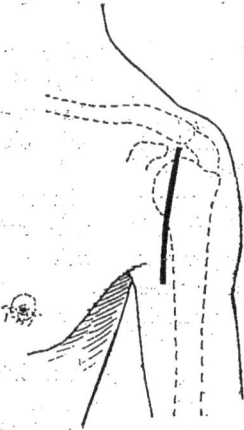

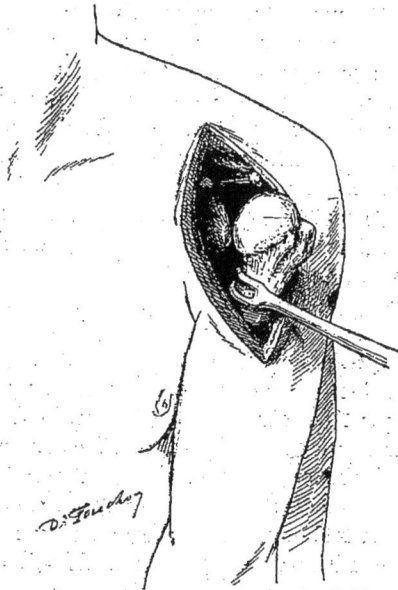

Fig. 769 — Arthrodèse de l'épaule. Incision.   Fig. 770. — Arthrodèse de l'épaule *(suite)*.

L'instrument muni d'une poignée et poussé vigoureusement avec la main pénètre dans l'une des épiphyses en un point situé à 3 ou 4 centimètres au-dessus

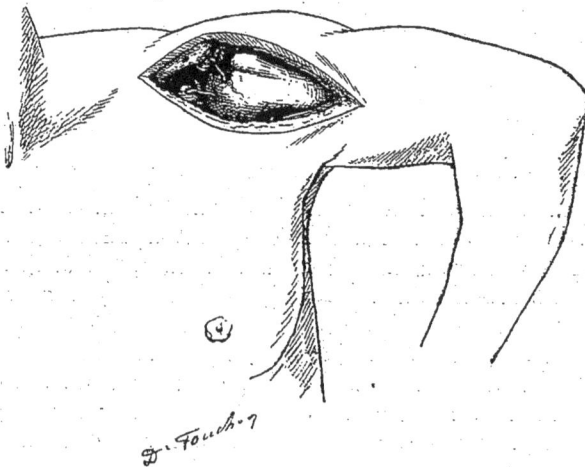

Fig. 771. — Arthrodèse de l'épaule *(suite)*. Suture métallique des 2 os.

(ou au-dessous suivant qu'on commence par l'épiphyse supérieure ou par l'inférieure) ; le poinçon pénètre ainsi jusqu'au centre de l'épiphyse dont il suit à peu près l'axe jusque vers le milieu de sa face articulaire où de là il pénètre dans l'autre épiphyse (par la face articulaire de celle-ci) pour venir sortir à 3 ou 4 centimètres au delà de cette face articulaire sur la face externe de ce 2e os.

À ce niveau on fait une petite incision de 1 centimètre à la peau permettant de découvrir l'extrémité du poinçon et de passer dans son trou le double fil de soie : en retirant le poinçon on place la branche profonde de l'anse de soie ; on saisit ensuite l'une des extrémités de cette branche profonde dans un stylet aiguillé et on la passe soit au-dessous de la peau, soit profondément tout contre la face externe de l'os, et c'est la branche superficielle de notre ligament artificiel et après avoir donné à la jointure une position d'hypercorrection, on noue les 2 extrémités libres du double fil pour fermer et compléter l'anse — en vérifiant qu'il maintient bien l'hypercorrection voulue.

On cache le nœud sous les téguments en le faisant glisser aussi loin que possible de la petite plaie cutanée. Ainsi l'opération peut être dite sous-cutanée ; on peut aussi, bien entendu, la faire et plus commodément encore à ciel ouvert, mais on risque un peu plus l'infection du fil.

Quelquefois la partie profonde du fil traversera non plus seulement les 2 os, mais 3 et 4 os ; on peut aller par exemple de l'épiphyse tibiale au 1er cunéiforme, on peut faire aussi que ce fil profond, au lieu de traverser tous les os intermédiaires, vienne chevaucher la face externe de l'un de ceux-ci pour rendre possible son inclusion, son enfouissement partiel entre les os extrêmes lorsqu'on rapprochera pour les nouer les 2 extrémités du fil.

La technique pour placer des ligaments artificiels de la 1re variété se devine. On coud les extrémités du fil de soie au périoste ou aux attachés de ligaments normaux ou au fascia. On peut aussi les fixer à l'os par des clous à tête plate, ou en les faisant passer dans des trajets courbes creusés transversalement dans l'os avec des poinçons courbes.

Et l'on peut aussi installer des ligaments de cette 1re variété sans recourir à aucun fil étranger, en utilisant à cet usage les tendons des muscles paralysés.

En négligeant la masse fibro-graisseuse qui représente le ventre de ces muscles dégénérés, on fixe ces tendons soit sur le périoste, soit sur les aponévroses, tenodèse, fasciodèse, soit mieux dans des petits fossés creusés dans l'os ; fossés sur lesquels on rabat, comme pour sceller ces tendons, les fragments osseux détachés.

Les ligaments de la 2e variété (ligaments traversant les os) donnent un peu plus de sécurité que les autres.

Que faut-il préférer ? des ligaments artificiels ou de l'arthrodèse ? Il est des chirurgiens comme Jones qui sont pour l'arthrodèse ; il en est d'autres comme Lovett et Bartow qui préfèrent à tous coups les ligaments artificiels. Nous sommes parmi les éclectiques, employant tantôt l'une, tantôt l'autre manière, chez les tout petits (au-dessous de 12 ans), les ligaments, chez les grands l'arthrodèse.

On ne peut pas porter encore un jugement définitif sur la valeur et sur l'avenir de cette méthode des ligaments artificiels qui n'a pas dit son dernier mot, et qui, nous en sommes convaincu, est destinée à prendre une plus grande place (dans le traitement de la paralysie infantile) dès que sa technique aura été perfectionnée, surtout en multipliant le nombre des fils.

4e *Cas*. — Paralysie portant non plus sur tous les muscles, mais **seulement sur un ou quelques muscles** de la région.

A cause de la rupture d'équilibre des muscles, il existe une déviation. On commence par redresser celle-ci (de la manière dite à propos du traitement orthopédique) dans la même séance, si la déviation est peu marquée, et seulement au bout de 2 mois (qui sont 2 mois de plâtre) si la déviation est très accusée ; l'on fera une greffe musculaire pour rétablir définitivement l'équilibre des forces musculaires de la région.

En réalité, ce n'est pas la véritable greffe d'un muscle sain sur le muscle paralysé, mais une transplantation et plus exactement le remplacement d'un muscle paralysé par un muscle sain mis à sa place. Autrefois, c'est vrai, on fixait le tendon sain sur le tendon du muscle paralysé, mais aujourd'hui, ce tendon sain est fixé directement sur le périoste ou sur l'os au niveau ou très près du point d'insertion de ce muscle paralysé.

Autrefois donc c'était une greffe véritable (fig. 772 et 773). Aujourd'hui, encore, ce n'est plus une partie du muscle, mais le muscle tout entier qu'on transplante (transplantation totale au lieu de transplantation partielle).

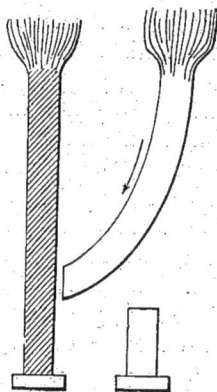

Fig. 772. — Transplantation totale.　　Fig. 773. — Transplantation partielle.

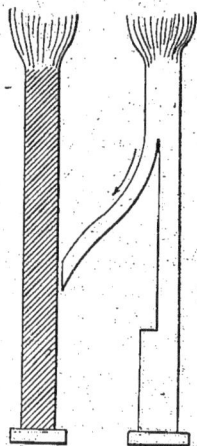

Ce muscle sain qui sert de greffon est un muscle voisin ou éloigné du muscle paralysé, c'est un muscle synergique (de même action que le muscle remplacé) ou au contraire un antagoniste. Par exemple, on remplace le jambier antérieur par un des péroniers, auquel cas on fera « coup double » en fortifiant le groupe trop faible et affaiblissant le groupe trop fort — dans un même temps.

Avant de procéder à une greffe ou transplantation musculaire, le premier devoir du chirurgien est d'établir un plan opératoire très exact et pour cela, de bien étudier d'avance quels sont les muscles sains et les muscles paralysés.

On y arrive facilement par leur examen électrique et mieux encore par le simple examen direct des mouvements volontaires du sujet ; la vue et la palpation vous permettent de voir si chaque muscle se contracte normalement (comparez toujours avec le muscle du côté opposé).

La technique des greffes ou transplantation.

Une asepsie parfaite est la condition de succès (masque, gants). Emploi de bande d'Esmarch.

On conseille généralement une incision longitudinale assez étendue pour mettre à nu les tendons sains et paralysés en empiétant sur les ventres musculaires correspondants, ce qui permet de se rendre compte de la vitalité des divers muscles il suffit de regarder à leur coloration. Il y a toute la gamme des couleurs, depuis le rouge vif jusqu'à la teinte blanc mat. Le rouge vif indique un état normal du muscle, le rose dénote un commencement d'altération du muscle, la couleur jaune graisseux ou blanc de cire indique la mort du muscle.

Mais contre ces **incisions très longues** allant du ventre des muscles à leur insertion, on peut dire que de larges plaies opératoires **facilitent l'infection**. Il **vaut** donc mieux ne faire que de **petites incisions** de 3, 4 ou 5 centimètres ; et on le peut chaque fois qu'on est bien sûr, avant de prendre le bistouri, des avantages de l'opération, et c'est la règle ; on sait d'avance par l'examen électrique et l'examen clinique que tel muscle est complètement paralysé et tel autre entièrement sain. Exemple : Si nous voulons remplacer le jambier antérieur par le long péronier latéral, comme il sera expliqué plus loin, nous ferons, au lieu de 2 très longues incisions de 20 à 25 centimètres allant de leurs insertions inférieures jusqu'à mi-jambe, nous ferons 3 *très petites incisions* de 4 centimètres à peine, la 1re au niveau du cuboïde pour découvrir à ce niveau le tendon du long péronier et le sectionner, la 2e au 1/3 inférieur de la jambe pour attirer jusque-là le bout supérieur retiré de sa gaine, la 3e au niveau de l'insertion du jambier antérieur pour porter sur elle (par un tunnel sous-cutané) [1] ce long péronier libéré.

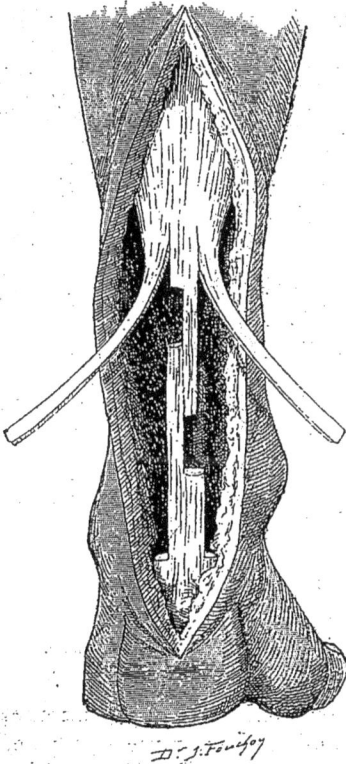

Fig. 774. — Tendon d'Achille allongé et dont on a détaché deux lanières latérales pour les transplanter sur les tendons antérieurs de chaque côté.

D'une manière générale, on coupera le tendon sain le plus près possible de son insertion pour garder sa longueur maxima. S'il est encore trop court pour arriver jusqu'à l'insertion du tendon paralysé, on allongera ce tendon sain. Pour cet allongement, et pour les sutures du tendon on se sert de soie ou de gros catgut ou de crin de Florence.

La soie est bouillie pendant une demi-heure dans une solution d'oxy-cyanure de mercure. A la soie nous préférons le catgut n° 1 ou 2. Avantages du catgut : Il est aussi facile à stériliser, et si, par extraordinaire, la plaie venait à s'infecter, il ne tarderait pas trop à disparaître par résorption spontanée (mettons au bout de 4 à 5 semaines si c'est le catgut n° 1 ou 2), tandis que la soie demanderait plusieurs mois pour se résorber, si tant est que cela arrive jamais et qu'on ne soit obligé pour l'enlever de rouvrir la plaie, ce qui est assez fréquent.

Et d'autre part, le catgut ne s'éliminant qu'après plusieurs semaines les adhérences des tissus greffés ont eu le temps de se constituer bien solides.

1. Ou bien encore afin d'éviter les adhérences et à l'exemple de certains chirurgiens on fait passer le muscle sain dans la gaine préalablement vidée du muscle paralysé.

Le tendon sain est conduit le plus directement possible vers sa nouvelle attache.; si celle-ci est située assez loin de l'ancienne, on devra tunnelliser les parties molles interposées, ce qui se fait avec une fine et longue pince qui saisit délicatement l'extrémité du tendon et passe, en règle générale, dans le fascia sous-cutané. Il est des cas, nous l'avons dit, où l'on peut passer dans les coulisses libres du tendon paralysé (préalablement enlevé).

On insère le tendon sain au périoste ou à l'os avec du catgut ou avec un clou (parfois on le loge dans une petite brèche creusée dans l'os). On peut encore (et c'est plus facile) le suturer sur le tendon paralysé pourvu que ce soit très près, à 1 centimètre ou 2 centimètres de son insertion à l'os ; le tendon sain pénétrera par une ou deux boutonnières dans le tendon para- lysé. En insérant ainsi le tendon sain sur le tendon paralysé à 1 ou 2 centimètres à peine de son insertion, on évitera l'inconvénient des su- tures de tendon sur tendon, à savoir : la dis- tension ultérieure, et l'on n'aurait alors, en tout cas, qu'une distension infime et négligeable, tandis que cette distension pourrait devenir considérable si l'on suturait le tendon sain à la partie supérieure ou même moyenne du tendon paralysé dégénéré et par suite très extensible, ce qui amènerait, vous le devinez, le relâche- ment du muscle greffé et son impuissance. En effet, il faut que le muscle soit suturé en tension (donc en légère hypercorrection de la région malade) et reste en tension pour avoir son maximum de puissance.

Les sutures tendineuses terminées, on fait la toilette de la plaie, on protège les sutures pro- fondes avec quelques sutures fines superficielles

Fig. 775. — Aux points où ils sont suturés à l'aponévrose superfi- cielle, on voit aussi que ces trois tendons ont été préalablement raccourcis par un pli.
a, jambier antérieur ; b, extenseur propre ; c, extenseur commun.

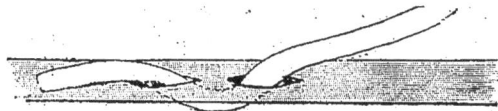

au catgut et on passe à la réunion de la peau, pour laquelle on se servira également de catgut si l'on désire plâtrer le malade ; tandis que si l'on ne veut le plâtrer que 10 à 12 jours après l'opération (ce qui est à peu près indifférent), on pourra suturer la peau au crin de Florence ou aux agrafes de Michel.

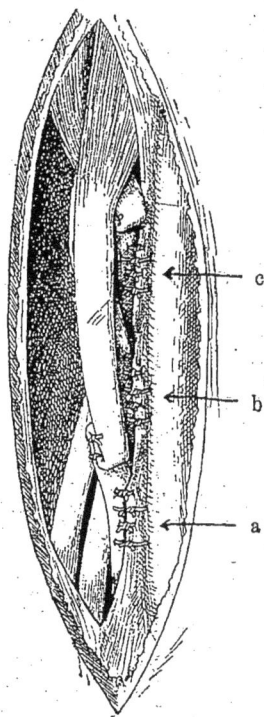

Fig. 776. — Passage du tendon par la boutonnière.

Après la transplantation et le plâtrage, repos au lit pendant 1 mois à 1 mois et demi. — On enlèvera le plâtre à la 8e ou 9e semaine, mais on fera porter encore un appareil en celluloïd pendant 2 mois ; mais déjà pendant ce temps, cet appareil amovible permet les exercices quotidiens des muscles transplantés, les massages, les électrisations, les bains (bains de mer chauds), la gymnastique, etc.

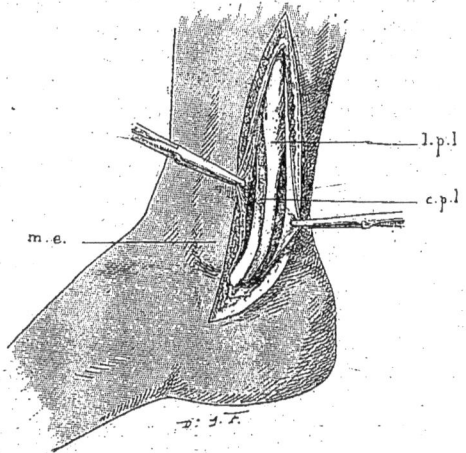

Fig. 778. — Découverte du long péronier latéral.

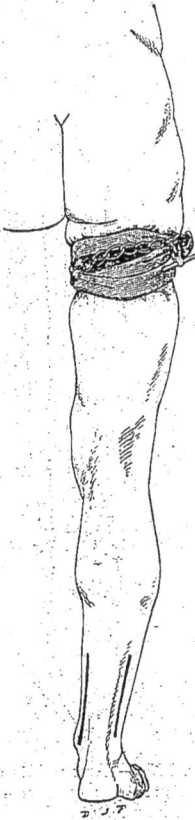

Fig. 777. — Mise en place de la bande d'Esmarch ; en bas le tracé des deux incisions interne et externe.

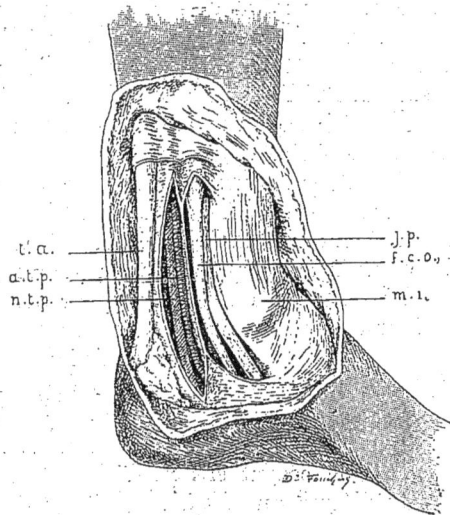

Fig. 779. — Rapports des tendons de la région interne du cou-de-pied.

Nous n'allons donner que quelques exemples de transplantation. Vous ferez vous-même l'application à chaque cas particulier de ces principes et généralités sur les indications et la technique.

I. — Transplantation de l'extenseur propre du gros orteil.

Il est généralement greffé aux trois places différentes : a) sur le dessus (face dorsale) de la tête du 1er métatarsien ; b) sur le dessous (face plantaire) de cette tête ; c) à l'insertion du 1er jambier antérieur pour remplacer ce muscle.

L'extenseur propre du gros orteil sert assez souvent pour la greffe, car il est presque toujours conservé. Vous connaissez la *déviation* en *subluxation dorsale* du gros orteil produite par la prédominance et la rétraction consécutive de l'extenseur propre. La tête du métatarsien vient faire une grosse saillie du côté de la plante. Déjà la section de ce tendon agit contre cette déviation, mais sa *transplantation* agira encore bien mieux ; si nous insérons ce tendon sur la tête déclive du 1er métatarsien, 1e l'orteil ne sera plus soulevé et 2e la tête du métatarsien sera fortement relevée vers la face dorsale.

Comment greffer le tendon extenseur sur la tête métatarsienne ?

Il y a 2 manières :

a) La 1re, c'est de conduire le tendon à travers un canal creusé de haut en bas dans l'os avec un petit trépan ou un petit perforateur quelconque, et de venir fixer ce tendon sur la face *plantaire*.

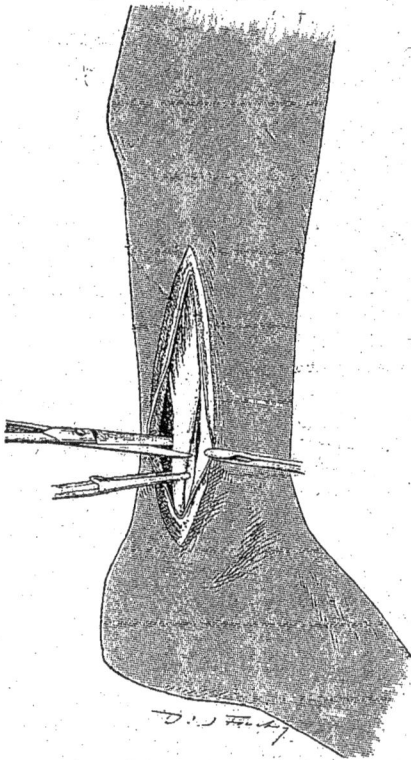

Fig. 780. — Le péronier est sectionné à 2 ou 3 cm. au-dessus de la pince ; ceci est notre technique ancienne, maintenant nous coupons plus bas le péronier (v. le texte).

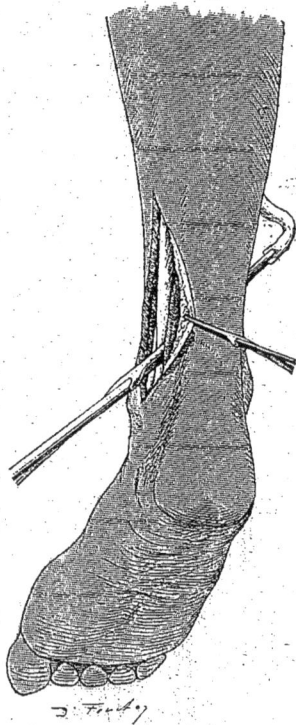

Fig. 781. — Une longue pince est introduite dans la plaie interne et va obliquement, en rasant l'os, saisir le bout du long péronier.

b) La 2e, plus simple et permettant d'éviter le creusement de ce tunnel, c'est de fixer le tendon tout simplement sur la face dorsale de l'os en l'accrochant non seulement au périoste, mais encore aux ligaments dorsaux de la 1re articulation, métatarso-phalangienne.

En règle générale, au cas de paralysie du jambier antérieur, il sera plus avantageux de remplacer le jambier par l'un des péroniers, puisque du même coup l'on affaiblit beaucoup ces antagonistes (du jambier) et par suite l'on a plus de chance d'équilibrer ainsi les forces musculaires du pied (le tendon extenseur étant greffé en même temps sur la tête du métatarsien comme il vient d'être dit).

, La greffe de l'un des péroniers pour remplacer le jambier antérieur est **indi-
-quée dans les cas de valgus**. Les péroniers sains tirent très fort, tandis que le
jambier antérieur paralysé ne peut rien pour lutter contre eux ; eh bien, nous
irons prendre l'un des péroniers, le long de préférence, pour le transporter et le
greffer sur le point d'insertion du jambier antérieur dans une petite rainure
creusée par 2 coups de ciseau à froid sur le 1er cunéiforme et dans laquelle

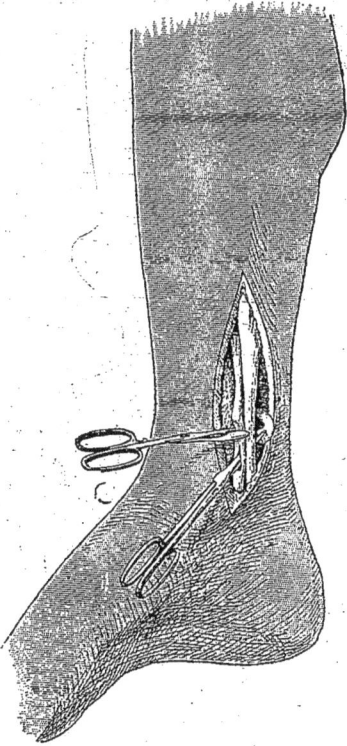

Fig. 782. — Une pince tire vers le haut le
jambier postérieur, une seconde vient
faire passer le péronier par la boutonnière.

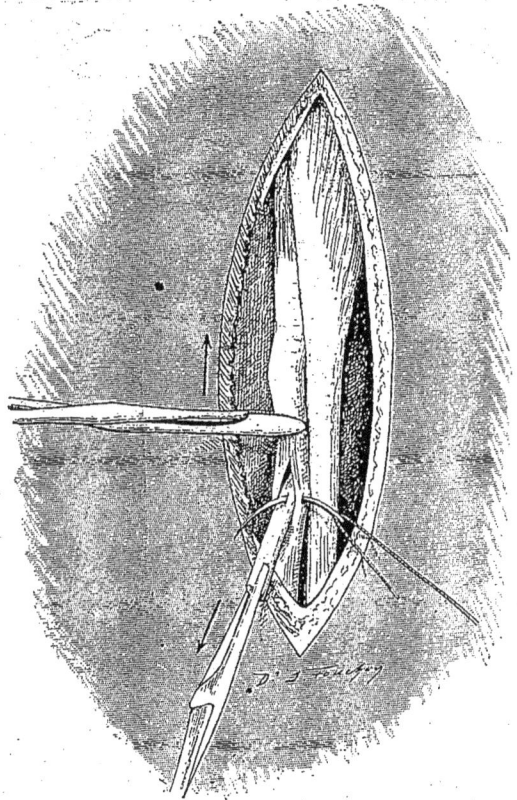

Fig. 783. — Suture des deux tendons

nous coucherons l'extrémité du tendon péronier que nous fixerons avec un petit
clou à la tête plate ou bien encore plus simplement nous attacherons le tendon
péronier au tendon du jambier à 1 centimètre au-dessus de l'insertion de ce
dernier, et tout autour de cette insertion, sur le périoste et sur les ligaments qui
vont du cunéiforme au 1er métatarsien. Et nous aurons soin de faire cette greffe
sur un pied maintenu constamment en hypercorrection (donc en varus) jusqu'à
la fin de l'opération pour ne pas fatiguer nos sutures, mais après nous être
assurés cependant que ces sutures sont assez solides pour conserver cette hypercorrection.

Nous avons dit plus haut (aux généralités) que lorsqu'il s'agit de greffer
l'un des péroniers, nous préférons, au lieu de faire 2 très grandes incisions (s'éten-

dant du milieu de la jambe face externe et face antérieure, jusqu'au milieu des
bords externe et interne du pied au niveau des attaches des 2 muscles jambier antérieur et péronier), nous préférons faire 3 petites incisions de 4 centimètres à peine, la 1re au niveau du point où le long péronier contourne le cuboïde,
afin d'y couper le tendon ; la 2e au niveau 1/3 inférieur (l'union du 1/3 inférieur
et du 1/3 moyen) de la face externe de la jambe, pour y découvrir les péroniers,
et relever jusque-là le tendon du long péronier, et couper à ce niveau, par la

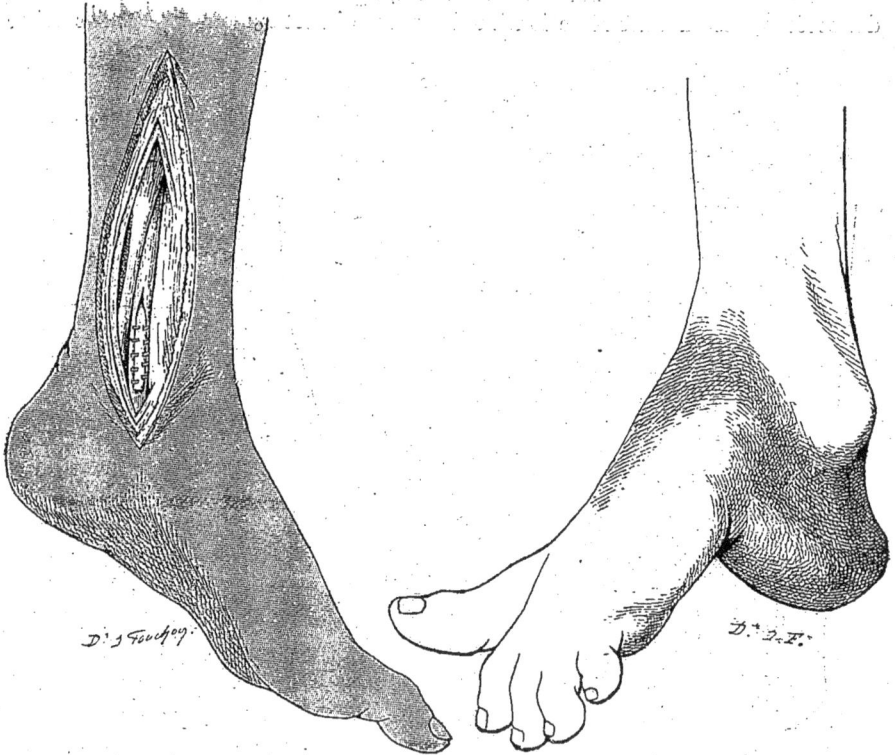

Fig. 784. — La fin de l opération représentée sur le
pied opposé. La suture au jambier postérieur.

Fig. 785.

même occasion, le court péronier latéral, qu'on allonge et affaiblit un peu par
cette section, et enfin la 3e au niveau de l'attache inférieure du jambier antérieur
sur le 1er cunéiforme.

Il est facile de se rendre compte de ces divers temps et de voir comment on
remonte le bout central du long péronier latéral jusqu'à l'incision supérieure,
comment on la conduit ensuite à travers un tunnel sous-cutané depuis cette
incision supérieure jusqu'à l'incision inféro-interne, c'est-à-dire jusqu'à l'attache
du jambier antérieur. Quant au bout *périphérique* du long péronier, il est suturé
au tendon du court péronier.

L'opération, avons-nous dit, se fait sous la bande d'Esmarch.

Plâtrage en position de varus accentué.

Greffe du jambier antérieur pour remplacer les péroniers.

C'est la même opération que ci-dessus mais en sens inverse.

Dans le cas de valgus ou de varus, comme il coexiste presque toujours de l'équinisme, on fait aussi la section ou mieux l'allongement du tendon d'Achille.

Greffe du long péronier sur le jambier postérieur.

On peut aussi transplanter le long péronier sur le jambier postérieur, auquel cas il est préférable de le faire passer non plus en avant du cou-de-pied, mais en arrière.

Traitement du talus.

Traitement des déformations osseuses du pied. Parfois on doit recourir à des ostéotomies ou à des résections modelantes, cela est surtout vrai pour corriger

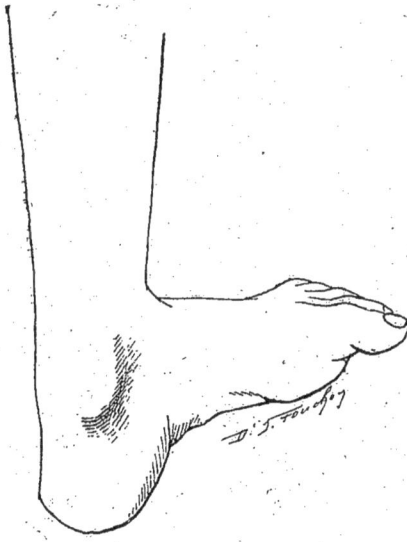

Fig. 786. — Pied talus.   Fig. 787. — Pied bot varus équin

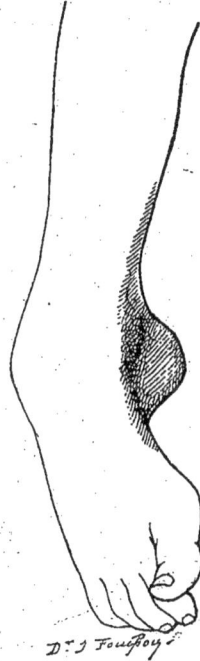

les talus de forme grave. Les formes bénignes de talus sans déformation osseuse marquée sont justiciables du seul redressement orthopédique avec raccourcissement du tendon d'Achille. Pour les talus rebelles, avec déformations osseuses très prononcées, talus et pied creux, nous faisons comme nos collègues et amis Withmann de New-York et Jones de Liverpool, soit l'ablation de l'astragale, soit une double résection cunéiforme.

Les greffes et transplantations au genou.

Dans le cas de paralysie du triceps, lorsque les muscles fléchisseurs restés indemnes ont amené une flexion du genou avec troubles fonctionnels graves allant parfois jusqu'à l'impossibilité de marcher, on transplante en avant sur es insertions du triceps ou plutôt sur le périoste et les points osseux voisins de ces insertions et mieux encore jusque sur le tibia autour des attaches du ligament rotulien, une grande partie de ces fléchisseurs.

On prend pour la greffe le biceps en dehors, le 1/2 tendineux et le 1/2 membraneux en dedans. On peut prendre aussi le droit interne et le couturier [1], d'autant que ce dernier est presque toujours épargné par la paralysie. Ces transplantations des fléchisseurs donnent généralement des résultats excellents ; oh ! non pas la *restitutio ad integrum*, mais le malade y gagne la possibilité de marcher sans appareil et de fléchir un peu le genou, volontairement, et c'est énorme.

A la hanche. Les transplantations (essayées) des fessiers n'ont pas donné jusqu'alors de résultats qui compensent le traumatisme sérieux causé par ces interventions.

Les transplantations au membre supérieur.

A l'épaule, on peut remplacer le deltoïde par le grand pectoral ou par le grand dentelé, ou le trapèze.

Au coude, on peut remplacer avec avantage le biceps par une partie du triceps.

Au poignet, on peut remplacer un extenseur des doigts par un fléchisseur.

Greffes nerveuses.

On a essayé de remplacer les transplantations musculaires par la greffe des nerfs sains sur les nerfs des muscles paralysés. Mais la question est encore à l'étude, et les résultats pas encore assez probants pour les rapporter ici. L'on peut même se demander jusqu'à quel point il est permis, à l'heure actuelle, de couper un nerf sain pour le transporter sur un nerf malade, car on a trop peu de chance de voir la suture

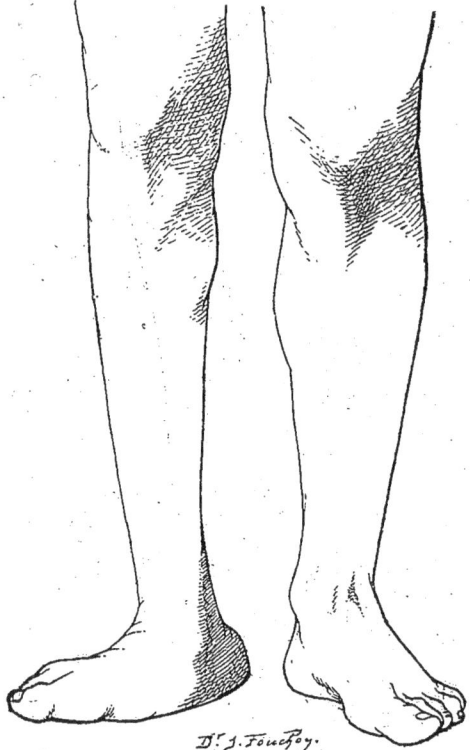

Fig. 788. — Pied bot valgus.

réussir, et si elle échoue, la situation se sera aggravée puisque les muscles innervés par le nerf sain transplanté seront ainsi sacrifiés, sinon en totalité, du moins en partie.

La valeur des transplantations musculaires.

Faites dans les cas spécifiés [2], elles peuvent nous rendre non pas un membre normal, non, mais le bon équilibre de ce membre, avec quelques mouvements utiles.

---

1. Le couturier est bien certainement avec le tendon extenseur propre du gros orteil et le tenseur du fascia lata l'un des muscles du membre inférieur qui restent le plus souvent indemnes. Malheureusement le couturier à cause de ses fibres musculaires venant très bas n'est pas l'idéal pour une bonne greffe.

2. Ne pas les faire avant 6 ans, ni moins de 2 ans après l'attaque de paralysie.

Traitement des arrêts de croissance des membres frappés de paralysie infantile.

On les traite au début, par le traitement même de la paralysie, bien que l'arrêt de croissance ne soit pas toujours en rapport direct avec le degré et l'étendue de la paralysie. Plus tard, le port des talonnettes suffira pour que l'on n'ait pas à recourir aux opérations sanglantes de Vladimirow Mikulicz sur le squelette du pied — opérations que nous avons faites autrefois, mais que nous ne faisons

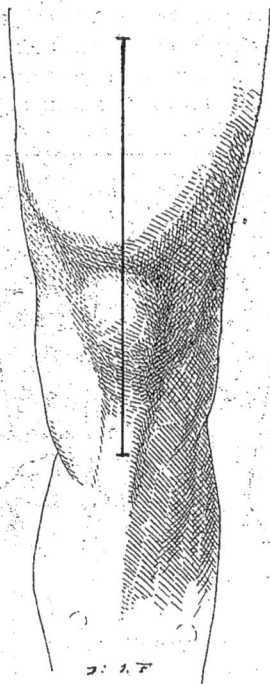

Fig. 789.

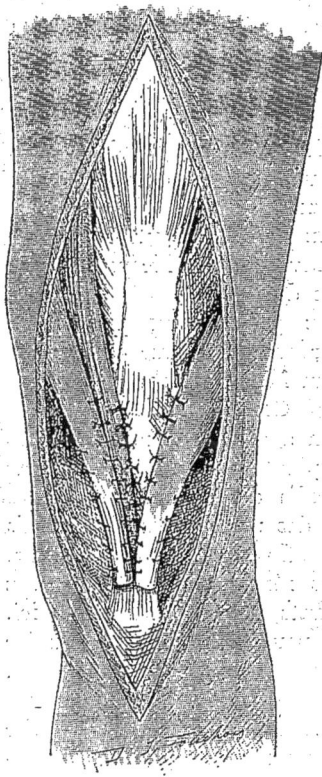

Fig. 790.

plus, parce qu'on peut obtenir aussi bien par un traitement purement orthopédique.

D'autre part, on stimulera l'activité des cartilages de conjugaison par de la révulsion locale : badigeonnages de teinture d'iode en jarretière au-dessus et au-dessous du genou, électrisation de ces cartilages, etc.

La *part à faire* au *traitement chirurgical* et au *traitement purement orthopédique* (*redressement et celluloïd*) ?

Et maintenant, je dois dégager de cet exposé un peu long, un peu aride, mais qui était indispensable, une règle de conduite pour vous, praticiens.

Voici un malade venu avec un pied bot paralytique (que vous aviez redressé avec ou sans ténotomie), puis plâtré, mais chez qui, 3 mois après le plâtre enlevé et le pied laissé en liberté, la correction ne se maintient pas.

Qu'allez-vous faire pour la maintenir ? Un appareil orthopédique en celluloïd, ou une opération sanglante ?

Valeur comparative des opérations et des appareils.

2 cas, suivant que l'opération projetée est une greffe (cas de paralysie partielle), ou une arthrodèse ou les ligaments artificiels (cas de paralysie complète).

1° *L'appareil ou une greffe musculaire ?*

Il n'est pas douteux que la greffe vaut mieux, surtout dans le cas où la simple transplantation d'un seul muscle peut délivrer le malade d'un appareil à perpé-

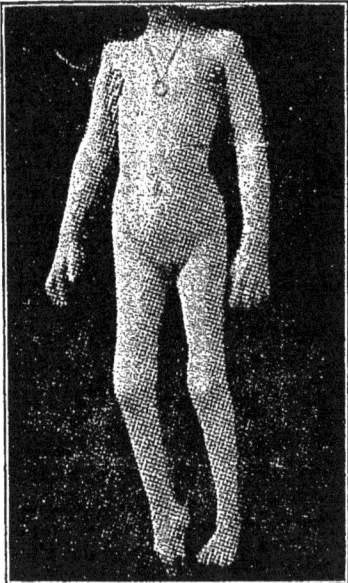

Fig. 791. — Paralysie infantile. Paralysie complète de la jambe droite, l'enfant est dans l'impossibilité absolue de marcher. — Ici on a voit, soutenue sous les bras (par les mains de son père). — Genou de polichinelle, pied ballant ne pouvant pas se poser sur le sol.

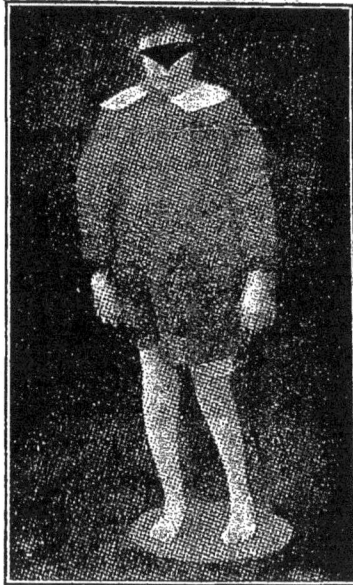

Fig. 792. — La même enfant après notre traitement. Elle pose normalement le pied à terre et elle peut marcher maintenant

tuité. Encore faut-il que les parents y consentent. Sans doute, mais ceci est leur affaire ; la vôtre, c'est de leur conseiller l'opération et de libérer votre conscience ; s'ils refusent, vous n'avez plus qu'à faire construire un appareil en celluloïd.

2° *L'appareil ou l'arthrodèse ?*

Ici, par contre, l'appareil est préférable, dans nombre de cas, mais cela dépend beaucoup de l'articulation malade, de l'âge du sujet et même de sa situation de fortune. Aussi bien, tous les chirurgiens ne s'accordent pas pour la décision à prendre dans des cas identiques. Ainsi tel chirurgien fait l'arthrodèse dans presque tous les cas d'articulation ballante ou déviée ; tel autre chirurgien d'égale valeur n'en fait jamais ou presque jamais, et tel autre, ce qui est plus significatif, après en avoir fait beaucoup, n'en fait plus.

Le premier dira : délivrer les malades de l'appareil à perpétuité, quelle sécurité et quel avantage surtout pour les malades pauvres !

Les autres ripostent : soit, pour les sujets pauvres ne pouvant pas faire les frais d'un appareil ni de son renouvellement, mais combien restera-t-il de ces sujets même pauvres pour qui une administration ne pourrait pas faire ces frais ?

En tout cas, pour les malades de situation aisée, l'appareil vaut généralement mieux que l'arthrodèse. *Au pied* par exemple avec un appareil articulé à jeu limité, la marche sera plus souple et plus facile qu'avec une arthrodèse bien réussie ; la preuve en est qu'un assez grand nombre de ces opérés sont revenus au chirurgien pour le prier de défaire leur ankylose [1].

Pour le genou, le malade ankylosé à la suite d'arthrodèse se trouve très gêné dans un salon, une voiture, un omnibus, par cette longue jambe rigide, tandis qu'avec un appareil à verrou mobilisable avec la main à travers les vêtements, il pourrait la

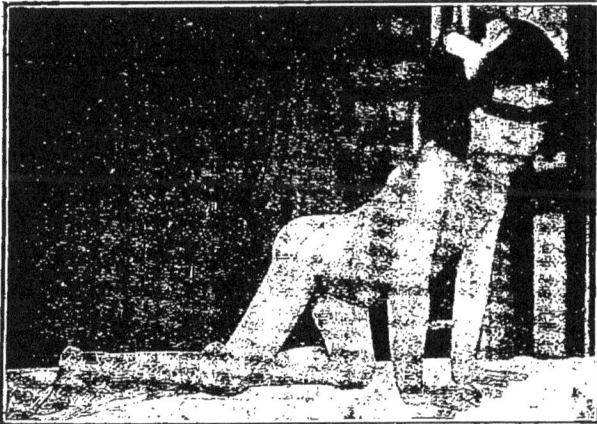

Fig. 793.

Fig. 794.

Fig. 793. — Paralysie infantile : Malade marchant à quatre pattes.
Fig. 794. — La même malade après notre traitement : elle peut marcher.

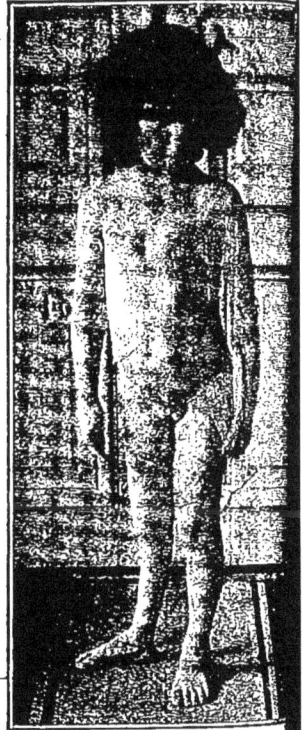

plier lorsqu'il s'assied. Pour cette articulation aussi, des opérés sont venus plus tard demander au chirurgien d'essayer de défaire l'ankylose. — Je pourrais citer tel malade qui était pauvre lorsqu'il a été opéré, et qui maintenant ayant les moyens de s'offrir des appareils à verrou, voudrait bien recouvrer la mobilité perdue. — Il est juste d'ajouter, par contre, que beaucoup d'opérés sont très satisfaits de cette opération qui leur a donné un genou très solide : ceux-ci sont généralement des ouvriers se livrant à de durs travaux.

Pour la *hanche* bien plus encore que pour le genou et le pied, l'appareil est préférable à l'arthrodèse — sans même parler des malades exerçant un métier qu'une arthrodèse rendrait presque impossible, ou du moins très pénible, exemple les cordonniers ou les tailleurs.

1. Ce qui n'est plus guère possible, surtout lorsqu'on a soudé plusieurs articulations du pied.

Quant au **membre supérieur,** on pourrait, même à l'*épaule*, remplacer l'arthrodèse par un appareil maintenant l'articulation rigide en bonne attitude. Au *coude*, l'excision d'un lambeau de peau fixe l'avant-bras à angle aigu. On peut de même fixer le *poignet* en extension.

Les éclectiques conseillent l'arthrodèse pour l'épaule, le genou et le pied, mais la déconseillent pour la hanche, le coude et le poignet.

3° Les *ligaments artificiels* — qui libèrent le malade de l'appareil sans avoir les inconvénients de l'arthrodèse qui engage l'avenir d'une manière absolue.

Malheureusement ils ont déçu beaucoup de spécialistes ; j'en connais qui, après avoir employé les ligaments artificiels, n'en veulent plus entendre parler, ayant toujours (ou presque toujours) des récidives, sans compter les éliminations des fils de soie par infection ou intolérance (des tissus).

Personnellement, je leur dois autant de succès que de mécomptes.

Et je crois que lorsque la technique s'en sera perfectionnée et en particulier qu'on aura multiplié le nombre des fils, l'emploi de ces ligaments se répandra — et que si l'arthrodèse doit rester le traitement des pauvres, les ligaments artificiels [1] deviendront le traitement des riches, excepté toutefois pour le genou et la hanche, où l'appareil articulé avec cran d'arrêt mobilisable à volonté sera préférable. Tels sont exposés sommairement nos moyens d'action dans la paralysie infantile — moyens qu'il faut souvent combiner et associer (greffe, arthrodèse, ligaments artificiels) chez les sujets présentant des localisations multiples et diverses du mal.

1. Y recourir au-dessous de 10 ans, sauf à faire plus tard l'arthrodèse, si cela devenait nécessaire.

TROISIÈME PARTIE

AFFECTIONS ORTHOPÉDIQUES CONGÉNITALES

CHAPITRE XIV

LA LUXATION CONGÉNITALE DE LA HANCHE

(Ce chapitre a été reporté à la fin du livre : nous avons cru devoir lui réserver une place à part ; car nos travaux et découvertes de ces dernières années ont complètement modifié la thérapeutique de cette affection.)

Voir pages 714 et suivantes.

CHAPITRE XV

PIED BOT CONGÉNITAL

Diagnostic. — Un pied bot congénital est aisé à reconnaître.

C'est une position défectueuse du pied, *permanente* et existant dès la naissance.

Il faut le **distinguer du pied bot paralytique** ; c'est facile, même chez un enfant de 5, 10 ou 15 ans :

a. *Par les commémoratifs.* — Le pied paralytique apparaît à 1, 2, 3 ans, à la suite d'une atteinte de paralysie infantile (voir chap. XIII), tandis que l'autre existe depuis la naissance, bien qu'on ne l'ait aperçu, parfois, que quelques semaines plus tard.

b. *Par la forme du pied.* — Le congénital est presque toujours varus équin, le paralytique prend toutes les formes (fig. 795).

c. *Par la résistance du pied bot congénital au redressement.* — Il se redresse très difficilement, même chez les petits enfants, les os étant déjà déformés : le pied paralytique se redresse au contraire avec facilité, les os restant presque toujours indemnes pendant très longtemps.

d. *Par l'examen de la jambe entière.* — Les muscles ne sont presque pas pris dans le pied bot congénital, tandis que dans l'autre les muscles et les tissus du membre entier portent la trace de la paralysie infantile.

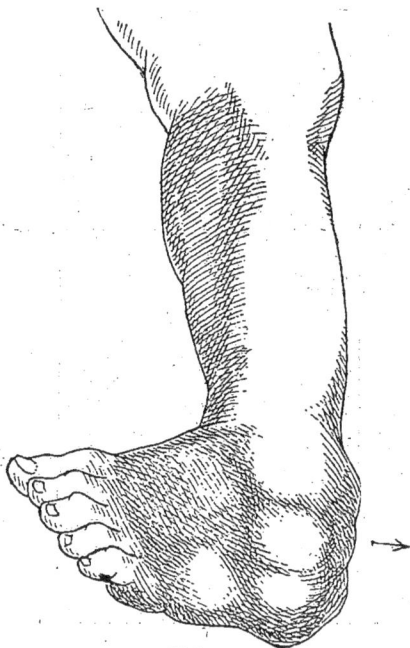

Fig. 795.

La forme ordinaire du pied bot congénital, avons-nous dit, est le **varus équin.**

Son degré varie suivant l'âge, mais aussi suivant les sujets, car tel pied bot d'un an sera avancé dans son évolution et aussi grave que tel autre de 4 ans.

Age de choix pour le traitement.

A quel âge doit-on s'en occuper ? **Le plus tôt possible.** — Non pas cependant dès le jour de la naissance, comme le voulait Sayre, dont vous connaissez la boutade : « Je reconnais au médecin, dit-il, le droit de délivrer la mère avant de s'occuper du pied bot du nouveau-né ; mais il ne quittera pas la maison sans avoir mis un appareil à celui-ci. » Non, pas cela ; cependant, chez les enfants de la ville, dans les familles soigneuses, on s'en occupera dès la troisième, quatrième, cinquième semaine, c'est-à-dire dès que l'enfant est reconnu plus viable.

TRAITEMENT DU PIED BOT

Le pied bot est toujours curable. — Je suis obligé de dire ceci pour certains médecins, qui doutent encore. *Si tel pied bot n'a pas été guéri malgré le traitement, c'est que le traitement n'a pas été bien fait.*

Ici, comme pour la luxation congénitale de la hanche, l'échec ne doit pas être attribué à la gravité de la maladie, mais au médecin qui n'a pas fait, ou aux parents qui n'ont pas laissé faire ce qu'il fallait pour la guérison.

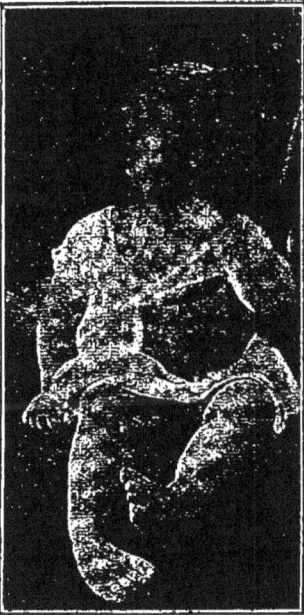

Fig. 796. — Double pied bot congénital.

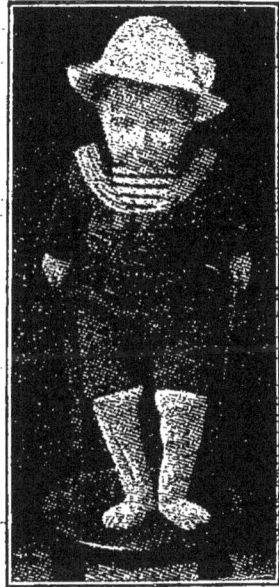

Fig. 797. — Le même. — 1 an plus tard. Guérison parfaite.

Et ce n'est même pas un seul chemin qui conduit au succès, il y en a trois, trois méthodes rivales, avec lesquelles on peut réussir :

1º **Les manipulations quotidiennes** (où l'on guérit sans chloroforme, sans bistouri, sans « trou à la peau ») avec des « mécaniques » ou « sabots » de maintien, conservés dans l'intervalle des séances de manipulations.

2º **L'opération sanglante**, où l'on sectionne les parties molles rétractées et où l'on enlève du squelette tout ce qui s'oppose à la mise en rectitude du pied. On n'hésite pas même à « désosser le pied », si cela est nécessaire pour la correction.

3º **Le redressement forcé**, méthode mixte, qui ne comporte pas d'opération sur les os, mais seulement l'anesthésie, avec, d'ordinaire, la section du tendon d'Achille. On fait le redressement forcé d'un pied bot comme on ferait le redressement non sanglant d'une déviation, quelque peu rebelle, de la hanche et du genou.

Qu'on ne croie pas que chacun de ces trois traitements s'applique à des pieds bots d'un certain âge, à l'exclusion des autres ; que, par exemple, les manipulations conviennent exclusivement aux tout petits enfants, et l'opération sanglante aux enfants de plus de dix ans.

Non ; quel que soit l'âge du sujet, le médecin a le choix de son traitement. Les manipulations ont suffi pour des sujets de dix et quinze ans,

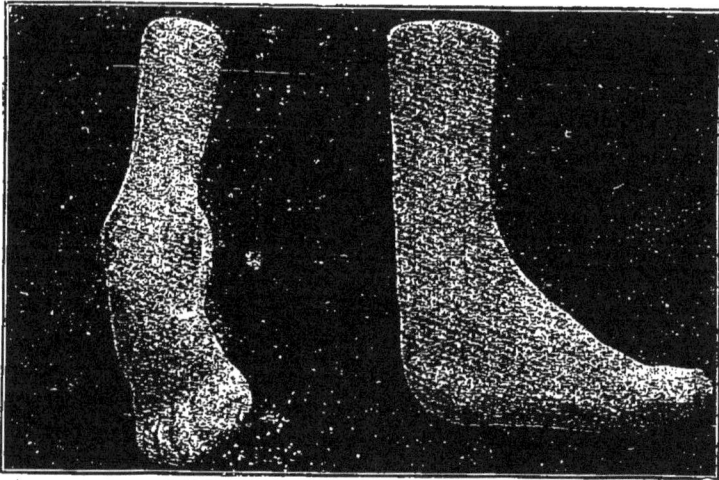

A.
Fig. 798.

B.
Fig. 799.

A. Pied bot varus équin congénital de 23 ans traité par redressement forcé, corrigé en deux séances de 3/4 d'heure chacune.

B. Le même, un an après : vu par son bord externe.

et même pour des adultes. Et, d'autre part, les résections osseuses ont été faites avec succès chez les tout petits qui n'avaient pas encore marché (Jalaguier). De même, le redressement forcé est, pour beaucoup de médecins, le seul traitement des pieds bots, depuis l'âge de trois mois jusqu'à l'âge adulte inclusivement.

Qu'on m'entende bien, je veux dire par là qu'un spécialiste exercé pourrait faire la gageure d'arriver à la guérison avec l'une quelconque des trois méthodes ; mais, pour vous, qui n'êtes pas spécialistes, qui voulez le traitement le plus pratique, j'estime que la 1re et la 2e **méthodes** ne sont justement **ni pratiques ni simples.**

La 1re, parce qu'il n'est **pas possible à un médecin** de voir son malade deux ou trois fois, ni même une fois, chaque jour, pendant une période de six à douze mois, pour lui façonner et manipuler le pied, un quart d'heure chaque fois, et le replacer exactement et minutieusement dans son appa-

reil de contention. Compter sur les parents pour s'acquitter quotidiennement de ce façonnage, et vous montrer régulièrement leur enfant, ce qui
vous permettrait de contrôler, de vérifier, de rectifier au besoin et de
compléter ce qui a été fait, cela n'est sans doute pas théoriquement
impossible, mais l'est presque toujours en fait, si **ce n'est**, toutefois, **chez
les enfants des familles aisées**. Ici, je vous conseille de faire, **dès les premiers jours** qui suivent la naissance, des massages, des assouplissements,
des manipulations de redressement d'une durée de 7 à 8 minutes, 3 fois

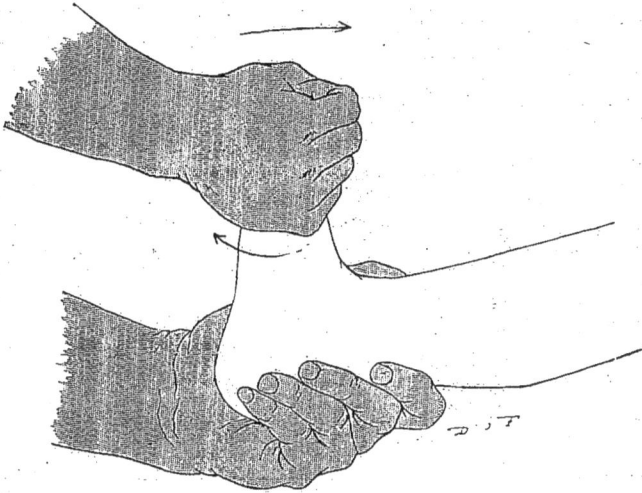

Fig. 800. — Manœuvres de correction chez les tout jeunes enfants Le pied repose dans la main
gauche creusée en gouttière, le pouce en dehors, les autres doigts accrochant la tubérosité interne
du calcanéum. — La main droite saisit l'avant-pied et le porte en flexion en lui imprimant un
mouvement de torsion qui abaisse le bord interne et élève le bord externe.

par jour, suivies chaque fois de l'application de notre levier-chaussure
(v. fig. 802 à 804) pour maintenir la correction.

Ce traitement, bien fait et continué, vous permettra de porter, **après**
quelques semaines ou **quelques** mois, le pied en hypercorrection ; vous
mettrez alors, pour conserver celle-ci, **un petit plâtre** fait de la manière
que nous dirons plus loin et qui restera en place 1 à 2 mois, après quoi
vous le remplacerez par un deuxième, puis par un troisième. Lorsque le
pied a été ainsi **maintenu 5 à 6 mois en hypercorrection**, la guérison est
et reste acquise.

Si l'hypercorrection n'était pas obtenue ainsi, vous feriez pour y arriver
une séance de redressement forcé sous chloroforme, mais je ne vous conseille pas de recourir au chloroforme avant 8 à 10 mois.

La 2e méthode n'est **pas acceptable** non plus **pour la grande généralité
des médecins** qui hésiteront à recourir à une intervention sanglante, qui
doit, pour être efficace, entamer largement le squelette. Et, si le médecin

n'hésite pas, ce sont les parents qui refuseront l'opération « sur les os du pied ».

Pour toutes ces raisons, je **conseille** de recourir, comme je le fais moi-même, à la troisième méthode : celle du **redressement forcé**, en une séance généralement, ou en deux ou trois, à un mois d'intervalle l'une de l'autre, dans les cas exceptionnellement rebelles. Ce redressement en un temps se fait **sous chloroforme** et dure de 15 à 50 minutes suivant l'âge du sujet et la difficulté du cas. Il peut se faire sans machine, sans aucun instrument, **simplement avec la main**, sans bistouri si l'on veut, et, en tout cas, en réduisant l'emploi du bistouri à l'unique section sous-cutanée du tendon d'Achille, si facile et si bénigne. C'est un traitement **très simple**, **très efficace**, et, grâce à lui, **tous les médecins**, sans exception, peuvent traiter et guérir tous les pieds bots de leur clientèle ordinaire, jusqu'à 12 et 15 ans, et même, à la rigueur, jusqu'à 18 et 20 ans.

Mais la réussite dépend de l'observation exacte des recommandations capitales suivantes :

1º Etre sûr d'atteindre tous les facteurs de la déviation. Il vous faut les attaquer un à un, « en **décomposant** ».

2º Faire non seulement la correction, mais encore l'**hypercorrection**. Il faut

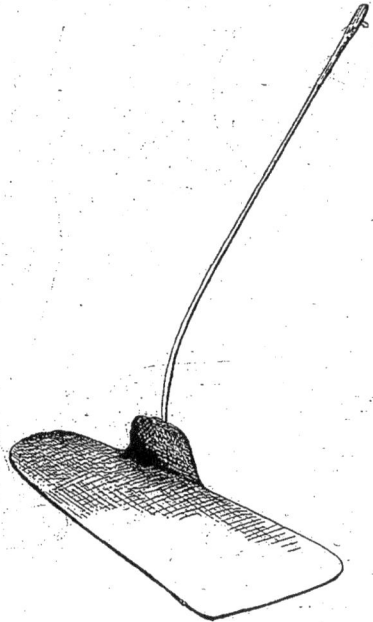

Fig. 801. — Notre levier-chaussure. La tige est en fer doux, malléable.

obtenir trop pour garder assez. Or, d'une manière générale, on fait une correction trop courte, trop molle. Sachez bien que là se trouvent le secret et la cause des récidives observées par certains médecins : ils n'avaient pas poussé l'hypercorrection assez loin.

3º Appliquer un plâtre qui maintienne **exactement**, et **sans blesser**.

Il faut procéder avec méthode, et la méthode, avons-nous dit, c'est d'atteindre tous les facteurs de la déviation, de les attaquer l'un après l'autre, de corriger en décomposant.

A. — Technique du redressement forcé.

Il peut sembler au premier abord que, dans le varus équin, le pied doive se porter simplement en dedans et en bas, et qu'il suffise, par conséquent, pour le redresser, de reporter sa pointe en dehors et en haut.

Eh bien ! non, cela ne suffit pas. L'anatomie et la physiologie pathologiques du pied bot nous enseignent que la déviation est complexe, que la

pointe ne peut pas se porter en dedans [1] sans que cette pointe se replie
sur le bord interne du pied qui, ainsi, devient concave, et sans que, de plus,
ce bord interne se relève tandis que son bord externe s'abaisse.

En fin de compte, l'on y trouve les facteurs suivants :

1º Un avant-pied porté en dedans **en adduction.**

2º Le **bord interne** du pied changé en une
concavité regardant en haut et dont les extré-

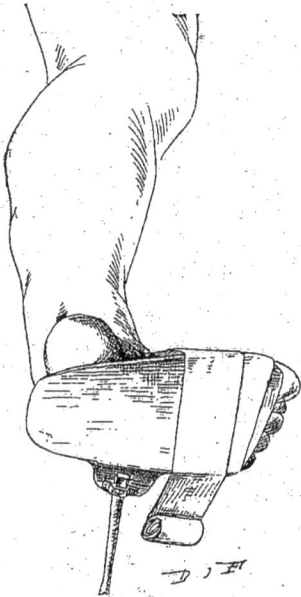 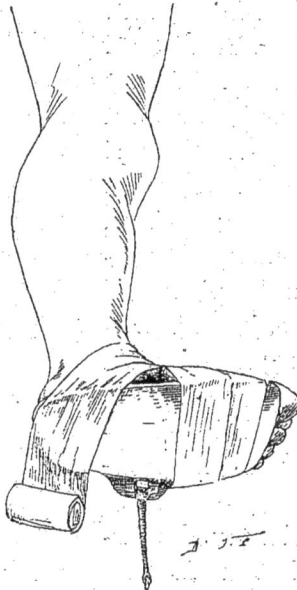 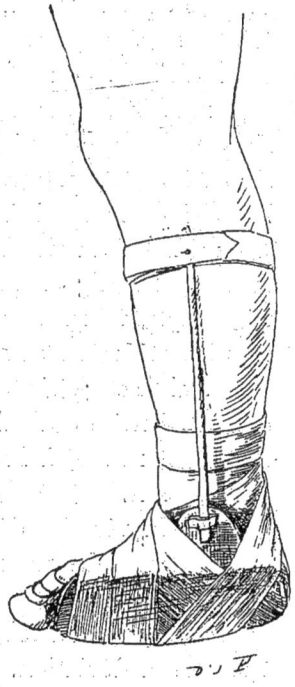

Fig. 802.   Fig. 803.   Fig. 804.

Fig. 802. — Application du levier-chaussure. — 1er temps : La semelle est placée sous la plante
du pied, la tige en dehors ; quelques tours de bande fixent solidement l'avant-pied, le talon déborde
en dedans.

Fig. 803. — 2e temps : Quand l'avant-pied est fixé, un jet de bande vient forcer le talon à se placer
sur la semelle (correction de la courbure du bord interne).

Fig. 804. — 3e temps : On finit de fixer le pied sur la semelle, puis on rapproche la tige de la jambe ;
par ce mouvement le pied est porté en entier en dehors, et son bord externe est surélevé.

mités sont le gros orteil et la face interne de la partie postérieure du
calcanéum, tandis que le bord externe est changé en une convexité à
sommet répondant sensiblement au milieu du bord externe du pied ou
à la partie externe de l'articulation médio-tarsienne.

3º **Un équinisme,** c'est-à-dire le talon bien au-dessus de la pointe.

4º **Un pied creux,** la plante faisant une ligne brisée, à crochet supérieur
au niveau de la médio-tarsienne, sans compter l'inflexion des deux moitiés

---

1. De même, dans la scoliose, les vertèbres ne peuvent pas s'incliner sur le côté sans
subir en même temps un mouvement de torsion.

externe et interne de la plante, repliées l'une sur l'autre à la manière des deux côtés d'un angle dièdre.

5° Une **supination** du pied, le bord externe abaissé, le bord interne relevé.

Cela paraît compliqué ; cependant, l'existence de ces divers facteurs de la déviation est bien facile à comprendre, avec un peu de réflexion et à vérifier, en présence d'un pied bot.

Eh bien ! pour être bien sûrs de redresser entièrement, définitivement un pied bot, vous devez vous attaquer méthodiquement et successivement à ces divers facteurs. Voici comment on procède, l'intervention se faisant, bien entendu, sous chloroforme.

1° **L'adduction.** — L'axe du pied vient, par son extrémité antérieure, en dedans de l'axe de la jambe. Portons-le en dehors (fig. 808). Ce mouvement se passe un peu dans la tibio-tarsienne, un peu dans l'articulation calcanéo-astragalienne, mais surtout dans la médio-tarsienne.

a. Repoussons le pied en masse de dedans en dehors, dans l'articulation tibio-tarsienne, tandis que la jambe est bien solidement maintenue, avec deux mains, très près des malléoles.

b. Mettons l'avant-pied sur le même axe antéro-postérieur que l'arrière-pied

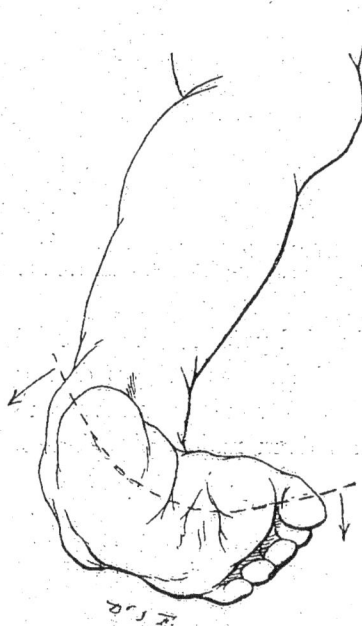

Fig. 805. — Enroulement du bord interne

en agissant sur la médio-tarsienne et en maintenant solidement l'arrière-pied d'une main, tandis que vous agissez avec l'autre sur l'avant-pied.

c. Repoussons de notre mieux le calcanéum en dehors de l'astragale.

2° **L'enroulement du bord interne** *du pied.* — Faisons de la concavité interne une convexité, et inversement, de la convexité externe une concavité. Ici, le mouvement se passe dans la médio-tarsienne et dans l'articulation tarso-métatarsienne.

Si l'enfant est tout petit, nous accrochons avec les derniers doigts de nos deux mains le calcanéum, d'une part, et le premier métatarsien et le gros orteil, d'autre part, pour redresser, pour tirer en dehors ces deux extrémités de l'arc interne du pied ; et nos deux pouces, réunis en dehors sur le sommet de la convexité du bord externe, vont agir par pression pour repousser en dedans ce sommet de l'arc.

Recommençons dix fois, vingt fois, trente fois.

Si cela résiste encore, procédez comme il suit ; vous aurez plus de force. Vous appuierez le bord convexe du pied sur un billot *rond* ou plutôt sur *un coin* de bois recouvert d'une couverture (fig. 809). Le bord interne

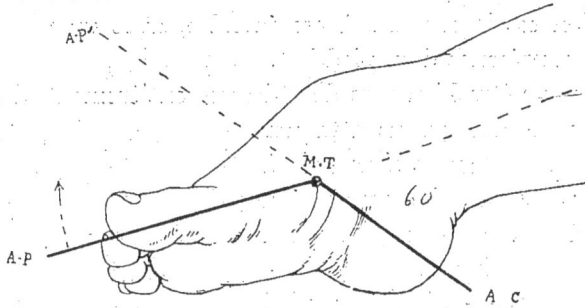

Fig. 806. — M. T. Articulation médio-tarsienne.
M. T.-A. C. Axe de l'arrière-pied.
M. T.-A. P. Axe de l'avant-pied.
La flèche indique le sens du premier temps de la correction de l'équinisme : par cette manœuvre l'axe de l'avant-pied devient M. T.-A. P.

du pied présente sa concavité en haut : sur ses deux extrémités, appuyons les éminences thénars de nos deux mains de tout notre poids, comme si nous voulions amener au contact de la table de chaque côté du billot nos deux mains, c'est-à-dire les deux extrémités de l'arc.

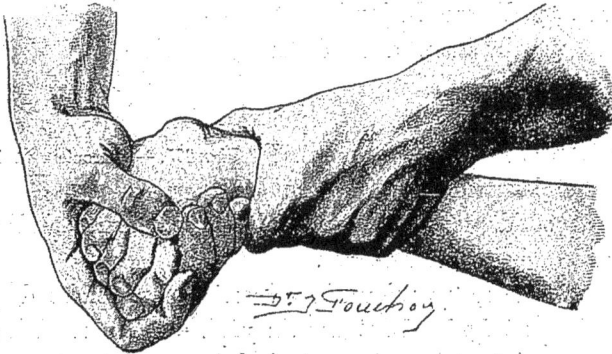

Fig. 807. — Pour les enfants, on saisit de cette manière le pied et la jambe ; la main gauche maintient le pied, la main droite combine les mouvements de correction.

Ne craignez pas de le briser ; faites, au contraire, *comme si vous vouliez le briser* ; vous n'y arriverez pas. Appuyez donc de toutes vos forces et, chez les enfants âgés de huit ans et au-dessus, faites même mettre les deux mains d'un aide sur les vôtres. Pressez systématiquement, aussi vigoureusement que vous le pourrez, pendant huit, dix, douze minutes, jusqu'à ce que le pied ne fasse plus de ressort, ne revienne plus à sa forme

défectueuse, ne fasse plus l'arc en dedans ; ou tout au moins jusqu'à
ce que, avec deux doigts, un au talon et un au gros orteil, sans effort

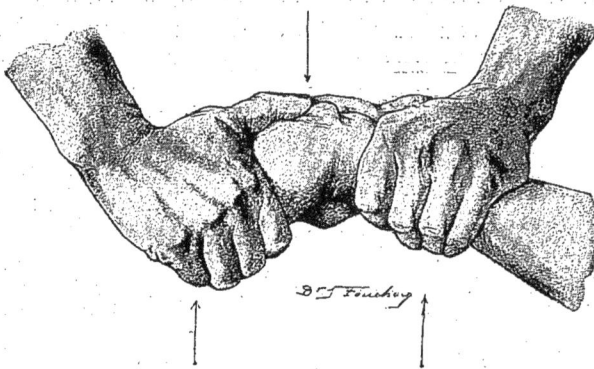

Fig. 808. — Correction de l'adduction. On prend la jambe d'une main, de l'autre, le pied ; les deux pouces viennent se placer au-dessous de la malléole externe et forment point d'appui ; les deux mains tirent dans le sens des flèches. On corrige aussi, par la même manœuvre, l'enroulement du bord interne du pied.

vous effaciez la concavité et la mainteniez dans l'hypercorrection. Cette
manœuvre, non seulement déroule le bord interne du pied, mais agit

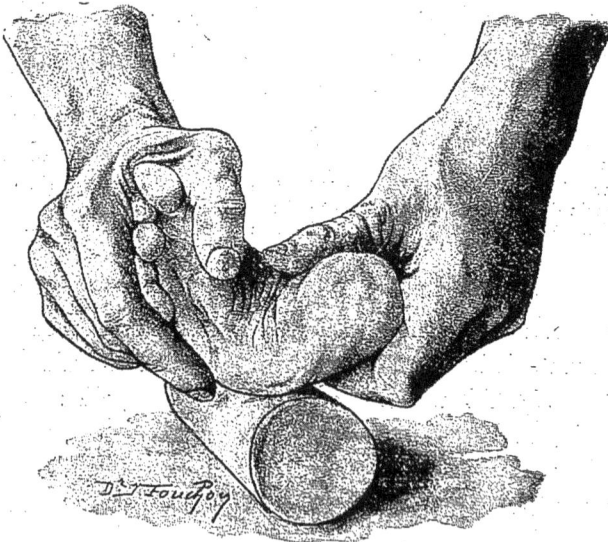

Fig. 809. — Correction de l'enroulement du bord interne. — La partie moyenne du bord externe repose sur un billot : le chirurgien appuie sur le calcanéum, d'une part, et sur le bord interne de l'avant-pied, d'autre part, pour dérouler le pied.

utilement sur l'adduction de l'avant-pied et un peu sur la concavité de
la plante.

3º *Le* **bord interne** *du pied est* **relevé** *et son* **bord externe abaissé.**—Relevez celui-ci et abaissez celui-là (fig. 810). C'est difficile, et cependant capital. Vous ferez immobiliser solidement la jambe par un aide, et vous saisirez les deux bords du pied avec vos deux mains, dont les éminences thénars et les pouces seront sous la plante, tandis que les autres doigts embrasseront les deux moitiés interne et externe de la face dorsale du pied. Vous ferez basculer le pied, l'arrière-pied surtout, en abaissant la main qui tient la moitié interne du pied et en relevant l'autre. Vous insisterez longtemps, vigoureusement, méthodiquement. Une bonne manœuvre : cherchez avec la main interne à accrocher le scaphoïde et la partie interne du calcanéum, et tirez dessus de toutes vos forces de haut en bas, comme pour déchirer le ligament interne qui les rive au tibia.

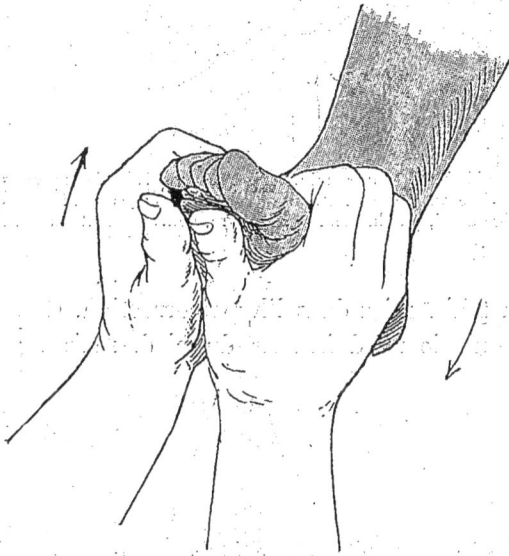

Fig. 810. — Correction de la supination. Les 4 derniers doigts de la main droite accrochent la face supérieure interne du pied et l'abaissent, le talon de la main gauche relève en même temps le bord externe.

Vous sentirez bientôt ce ligament s'étirer, grincer, craquer, se rompre, — ce qui est une très bonne chose, car ce ligament est le principal obstacle ici.

4º *Restent l'*équinisme et le **pied creux** (fig. 811 et 812). — En relevant la pointe du pied vous cherchez à faire rentrer l'astragale dans sa mortaise. Il faut écarter les deux branches de la mortaise pour y arriver ; cette diastase passagère n'a aucun inconvénient. Mais notez qu'en saisissant exclusivement l'avant-pied, vous défléchissez surtout l'articulation médio-tarsienne, ce qui est d'ailleurs excellent, puisque vous allez **effacer ainsi le pied creux** et transformer la plante concave en une convexité, — sans avoir à inciser l'aponévrose plantaire (les manœuvres orthopédiques vigoureuses et répétées font céder celle-ci, sans le secours du bistouri).

Et même, si le mouvement est très vigoureux, il retentit un peu sur la tibio-tarsienne ; **mais cela ne suffit pas** pour effacer l'équinisme, même lorsque cela paraît suffire.

Défiez-vous de cette apparence. Je m'explique. Il vous semblera souvent, lorsque vous aurez relevé la pointe du pied sur la médio-tarsienne, que le sommet du talon s'est abaissé suffisamment. Cela n'est pas exact. Le calcanéum n'est pas assez descendu ; c'est le panicule adipeux souscalcanéen, très épais, qui vous fait illusion. En réalité, le calcanéum est resté encore très haut, bien au-dessus du point où il devrait être.

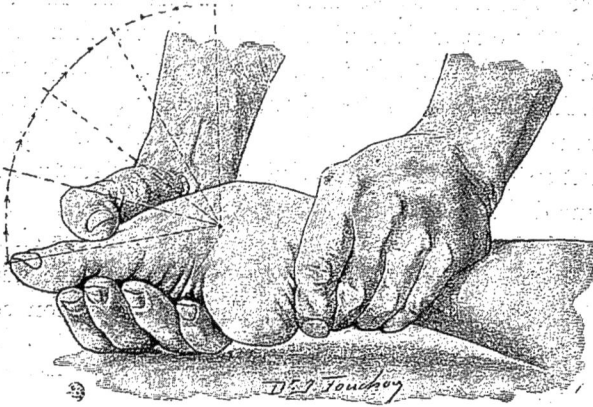

Fig. 811. — 1ᵉʳ temps de la correction de l'équinisme. La main gauche embrasse et immobilise le cou-de-pied, la main droite fait basculer l'avant-pied autour de la médio-tarsienne.

Pour l'y amener, vous accrocherez de votre mieux cet os et l'abaisserez par un effort prolongé, tandis que la jambe est retenue solidement par un aide ; vous saisissez donc avec les doigts recourbés de l'une de vos

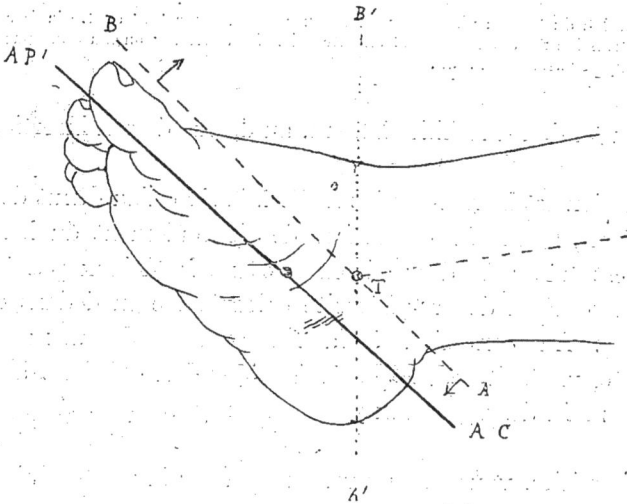

Fig. 812. — 2⁹ temps de la correction de l'équinisme. T, axe de rotation de la tibio-tarsienne après section du tendon d'Achille, l'axe du pied A B va basculer autour du point T, pour prendre la position A' B'.

mains la saillie postérieure du calcanéum et vous tirez en bas, tandis qu'avec l'autre main, étalée sous la plante, vous poussez d'un mouvement énergique le pied de bas en haut, et cherchez ainsi à faire rentrer l'astragale dans sa mortaise et à faire basculer d'avant en arrière et de bas en haut tout le massif astragalo-calcanéen.

Répétez cette manœuvre pendant trois, quatre, cinq minutes, avec une grande force, et vous arriverez presque toujours, chez les tout petits au-dessous d'un an, à obtenir un abaissement suffisant, par distension du tendon d'Achille et des fibres ligamenteuses puissantes qui fixent le calcanéum aux os de la jambe. On les sent céder parfois avec un grincement, un froissement spécial, identique à celui que donne la rupture sous-cutanée des adducteurs de la cuisse (v. p. 337).

Si le calcanéum ne s'abaisse pas, — ce qui sera le cas chez à peu près tous les enfants au-dessus d'un an et quelquefois même au-dessous, — recourez sans hésitation au ténotome. Faites une section sous-cutanée,

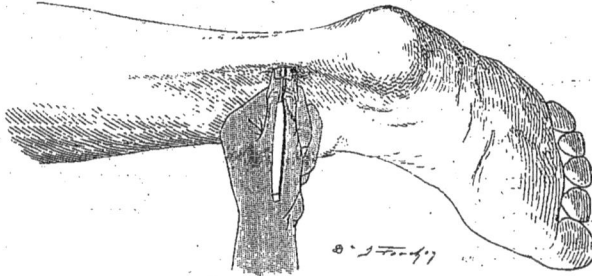

Fig. 813. — Section du tendon d'Achille : on enfonce le ténotome tout contre la face antérieure du tendon ; le tranchant du ténotome est ensuite orienté en arrière ; on n'a donc pas à craindre de blesser le paquet vasculo-nerveux.

complète du tendon d'Achille, à 2 cm. au-dessus de son insertion (fig. 813 à 816 [1]).

Cette **section** est **beaucoup plus facile à la fin** qu'au début de la séance. Car, au début, avant la correction de l'enroulement du bord interne, le tendon est très près des vaisseaux et nerfs tibiaux postérieurs, car il a suivi la rotation de la tubérosité calcanéenne en dedans et en haut (v. fig. 815). Au contraire, à la fin, après le déroulement du bord interne, cette tubérosité est reportée (et le tendon d'Achille avec elle) en dehors, assez loin des vaisseaux pour qu'il n'y ait plus de risque de les atteindre.

La section faite, vous mettez un tampon sur la petite plaie pour l'hémostase. Cette petite plaie ne mesure que quelques millimètres. Inutile de la suturer.

Il n'est nullement nécessaire de sectionner les fibres ligamenteuses péronéo-calcanéennes. Dès que le tendon a cédé, l'os est toujours assez descendu pour que vous puissiez très bien assurer la prise de vos doigts,

1. Voir aussi, pour la technique de cette ténotomie, les fig. de la page 507.

et, en tirant encore dessus, de haut en bas, vous arriverez à faire céder ces fibres ligamenteuses maintenant isolées.

C'est fini. Vous faites quelques mouvements de correction d'ensemble avant de passer à la fixation.

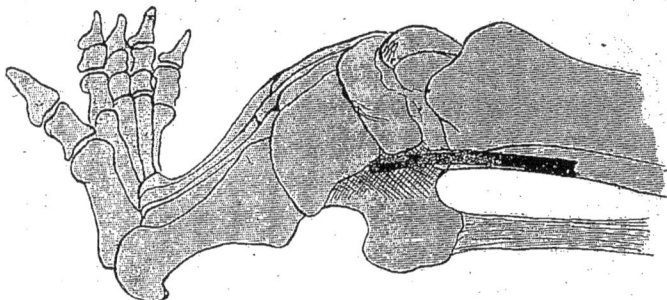

Fig. 814. — Anatomie pathologique du pied bot. — Fig. schématique montrant les rapports du tendon avec les vaisseaux.

Si vous n'aviez pas pu abaisser suffisamment à votre gré le bord interne du pied (surtout de l'arrière-pied), vous allez pouvoir compléter cet abaissement, maintenant que le calcanéum est bien descendu. De même, le

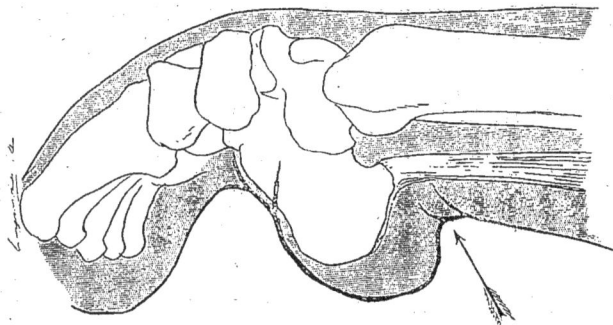

Fig. 815.   Fig. 816.

Fig. 815. — Dans le pied bot varus équin, le calcanéum est *chaviré* de telle sorte que sa face postérieure devient supérieure : son bord postéro-supérieur se rapproche du tibia, entraînant avec lui le tendon d'Achille : *le ténotome doit aller chercher ce tendon au fond d'une dépression parfois très considérable* (comparer avec la figure suivante qui représente un pied normal).

Il faudra faire travailler le ténotome de la pointe par petits coups répétés jusqu'à ce que le calcanéum se laisse abaisser.

Fig. 816. — Un pied normal.

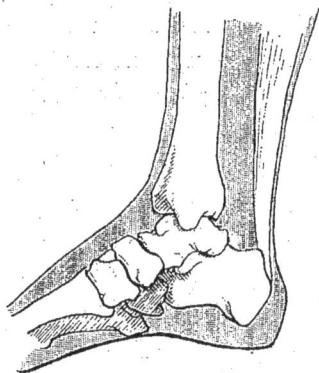

relèvement de la moitié externe de la plante et l'abduction se complètent alors aisément.

Vous aurez la précaution de vérifier que l'hypercorrection se maintient avec deux doigts, sans aucun effort. Vous ne devez pas cesser les manœuvres avant d'avoir obtenu le résultat suivant :

Un pied **en abduction** franche, l'axe passant de 45 à 50° environ, en dehors de l'axe de la jambe prolongé ;

Un **bord interne** du pied franchement **convexe** ;

Un **bord externe concave** ;

Le bord **interne** placé **plus bas** que l'externe ;

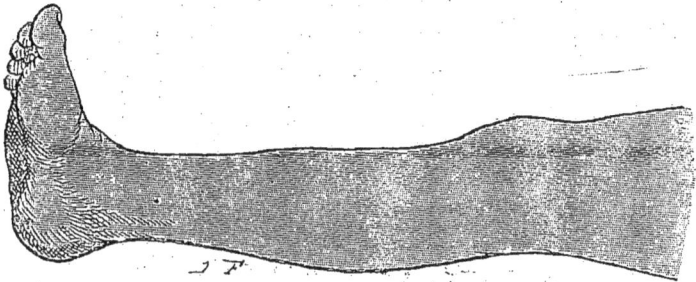

Fig. 817. — *Correction dont il ne faut pas se contenter*, bien qu'elle paraisse suffisante. On doit obtenir *une hypercorrection* bien franche, comme celle des fig. 818 et 819.

Le **talon plus bas** que la pointe ;

Le pied doit pouvoir être fléchi à angle très aigu sur la jambe.

La **plante** du pied **convexe**, alors qu'elle était concave.

Au niveau de la médio-tarsienne, sous la plante, au lieu de la concavité que nous avions, nous avons une convexité. Sur le dessus, la saillie de l'astragale a disparu.

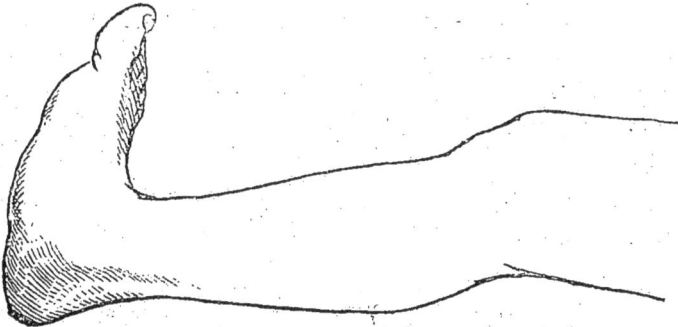

Fig. 818. — Après des manœuvres de correction, le pied doit se trouver fléchi à 45°, son bord externe est élevé et son bord interne déroule de telle sorte que la plante est fortement convexe.

Notez ce point important ; j'y reviens à dessein, c'est qu'il ne faut **jamais commencer** le redressement forcé **par la section du tendon** d'Achille : en dehors de la raison déjà dite, vous vous priveriez d'un point d'appui précieux pour la déflexion de l'avant-pied sur l'arrière-pied, c'est-à-dire pour transformer le pied creux en un pied plat convexe. C'est toujours à la fin de la séance que vous procéderez à cette section. Ne faisant plus où presque plus de manœuvres sur le pied à partir de ce moment-là, vous ne risquez pas d'infecter la petite plaie de la ténotomie.

Vous recouvrez cette plaie d'un pansement aseptique avec légère compression ouatée, et vous allez pouvoir passer à l'application de l'appareil plâtré.

La correction a demandé 15 à 20 minutes, chez les tout petits de 1 an à 2 ans, — mais une demi-heure, trois quarts d'heure et même plus, chez les sujets de 5 à 15 ans, — oui, bien que vous ayez opéré avec beaucoup

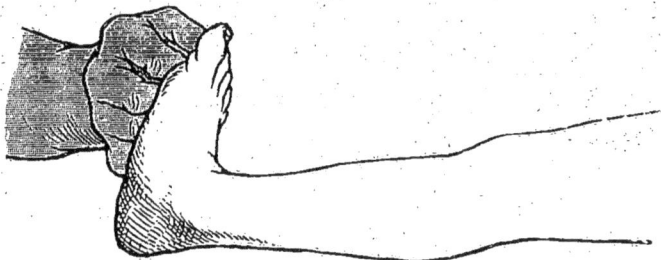

Fig. 819. — *L'hypercorrection maxima* qu'il est nécessaire d obtenir.

d'entrain et de vigueur, et que vous ayez été bien aidé, ce qui est nécessaire. Il faut que vous ayez 2 ou 3 aides très solides qui puissent vous remplacer à un certain moment, lorsque vous serez trop fatigué. Grâce à eux, l'intervention sera aussi courte que possible ; et vous ne pouvez guère, en effet, prolonger la narcose au delà de 20 à 25 minutes chez les enfants de 1 à 2 ans, et au delà de trois quarts d'heure chez les plus grands.

Il faut donc que tout soit fini dans cet espace de temps. Si, par extraordinaire, la correction était à ce moment insuffisante, il vaudrait mieux s'en tenir là et compléter le redressement un mois plus tard, dans une deuxième séance.

B. — **Maintien de la correction.** — **Construction de l'appareil.**

Le résultat obtenu, il faut le maintenir intégralement. Pour cela, vous appliquerez, des orteils à mi-cuisse, un appareil plâtré sur très peu d'ouate, ou plutôt sur un bas ou une manche de jersey bien ajustée, sans plis. Vous ferez avec grand soin l'application des bandes plâtrées, exactement, mais sans pression, et en évitant les plis et les cordes en avant, sur le cou-de-pied ; pour les éviter, vous couperez la bande de place en place, ce qui en facilite l'application régulière.

Vous vous garderez bien de tirer fortement avec la bande sur le pie comme pour le redresser ; et, après avoir terminé l'appareil, vous ne pousserez ni ne presserez sur le plâtre, pour obtenir un supplément de correction, — car il se ferait au niveau du pli du cou-de-pied un coin plâtré pouvant entrer dans les chairs.

Il reste bien entendu qu'on a le droit et le devoir de soutenir la plante du pied dans la mesure où c'est nécessaire, pour retrouver intégralement la correction précédemment obtenue.

Mais aller au delà pourrait donner des **eschares** aux points de pression, aux points d'application des doigts, parce que le pied, faisant ressort,

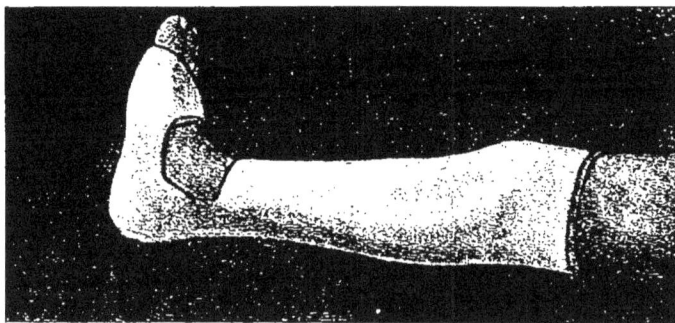

Fig. 820. — Appareil insuffisant : pas assez de flexion ; de plus, le gros orteil n'est pas suffisamment maintenu.

aurait alors tendance à revenir sur le plâtre. De plus, l'attitude du pied doit être exactement la même depuis le premier tour de bande jusqu'à la prise du plâtre. Vous éviterez ainsi les blessures de la peau.

Si, malgré toutes les précautions, le plâtre vous paraît suspect en un point, soit parce qu'il existe peut-être une certaine pression en ce

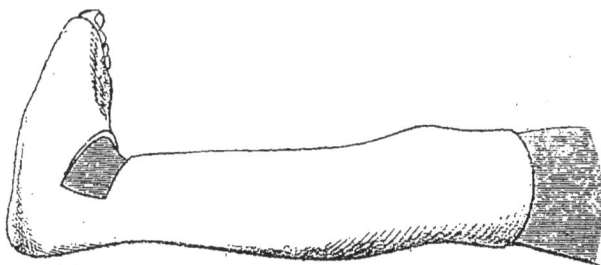

Fig. 821. — Appareil plâtré bien fait : le gros orteil est bien maintenu, la flexion est de 45°, le bord interne du pied plus bas que l'externe ; fenêtre sur la face antérieure du cou-de-pied pour éviter la compression exagérée des tissus mous.

point, soit parce que vous n'avez pas su éviter quelques plis de la bande, par exemple, en avant du cou-de-pied, vous ouvrez au bistouri une petite fenêtre carrée à ce niveau ; pour la fermer ensuite par quelques carrés d'ouate maintenus avec une bande de mousseline.

Je n'ai guère besoin de dire ce qu'il faut faire dans le cas où les orteils seraient **violacés** ou **exsangues**, ou **insensibles** à la piqûre, parce que cela n'arrivera presque jamais si vous suivez les indications données plus haut.

Cependant, si cela se produisait (il faut tout prévoir), vous **ouvririez la partie antérieure de l'appareil de bas en haut**, en écartant les bords de 1 à 2 cm., et de plus en plus haut, jusqu'à ce que vous voyiez la circulation se régulariser dans le pied, — puis vous relèveriez ces bords en glissant sous eux une mince lanière d'ouate, — et enfin vous combleriez la fente longitudinale antérieure avec une autre lanière d'ouate et une bande molle.

A la façon dont j'accumule les recommandations, il vous semblera que l'eschare soit beaucoup à craindre. Il n'en est rien. Je vous ai donné ce luxe de précautions pour vous en garder, même chez les tout petits — non pas parce que l'eschare est précisément dangereuse, mais parce que c'est un ennui et un retard. S'il y a des eschares [1], il faut, assez souvent, enlever le plâtre, attendre la guérison parfois lente, avant de remettre un appareil. On ne peut construire celui-ci sans refaire, au préalable, la correction, qui a eu le temps de se perdre en partie.

C. — Traitement consécutif.

Soins consécutifs. — Pour les petits enfants, il y a une autre précaution à prendre, d'importance très grande. C'est d'éviter que l'urine ne pénètre sous le plâtre et le ramollisse. Pour préserver la peau et l'appareil, vous recommanderez aux parents de recouvrir le plâtre d'une toile imperméable quelconque, serrée en fourreau au genou. On peut aussi tenir élevés les pieds de l'enfant. C'est à cause de cet inconvénient que, chez les tout petits, l'appareil peut être arrêté au genou, tandis que, chez les plus grands, on le remonte au-dessus, pour corriger un peu la rotation interne du membre entier. Cependant si, malgré tout, chez ces tout petits, l'appareil se ramollit, ou si l'urine pénètre et amène un érythème de la peau, on en sera quitte pour enlever l'appareil momentanément. On sèche la peau, on met de la poudre d'amidon et on refait un nouveau plâtre, aussitôt que la peau est guérie.

L'appareil est enlevé, après trois ou quatre semaines, chez les adolescents pour lesquels la correction n'a pu être obtenue complète du premier coup. On achève alors cette correction, qu'on fixe dans un nouveau plâtre.

C'est surtout dans ces cas, où la correction n'a pas été obtenue complète du premier coup, que l'on est tenté, après l'application du dernier tour de bande, de compléter cette correction en faisant des pressions énergiques à travers le plâtre. Et c'est surtout alors qu'il faut résister à la tentation. — Mais **j'ai** suffisamment insisté sur ce point.

Si la correction est bien acquise, et si **le plâtre** est bien toléré, **on le laissera deux mois.** S'il s'agit d'un enfant qui marche, on lui permettra de **marcher dès le troisième ou quatrième jour**, avec une chaussure ou un

---

1. Voir p. 55, *comment on les reconnaît*, et *comment on les guérit.*

chausson destinés à protéger le plâtre contre l'humidité, l'effritement ou l'usure. Je dis dès le troisième ou quatrième jour, parce qu'alors déjà toute douleur est éteinte dans le pied, et que le plâtre est bien solide.

La pesée du corps ne peut qu'accentuer la correction, le façonnage et le modelage du pied.

Au bout des deux mois, quand vous enlevez l'appareil, vous vérifiez la correction, puis vous mettez un **deuxième plâtre** pour **encore deux ou trois mois**, à l'hôpital tout au moins, — puis **un troisième** de même durée, après quoi le pied est laissé complètement libre. Le **traitement entier** a duré **8 à 10 mois**.

En ville, on peut, avant de refaire le deuxième plâtre, prendre un moulage pour faire fabriquer une chaussure en celluloïd qui maintiendra l'hypercorrection. Cela permet, quinze jours plus tard, dès que la chaussure est fabriquée, de supprimer le plâtre inamovible et de voir le pied tous les jours, pour commencer son assouplissement ainsi que le traitement des muscles par le massage, l'électricité et les mouvements volontaires.

Après chaque séance, on remet la chaussure en celluloïd, avec laquelle l'enfant marche comme il marchait avec le plâtre. Il garde aussi cette chaussure la nuit pendant plus d'une demi-année, sans quoi la correction pourrait se perdre.

Avec ce traitement des muscles et cette chaussure conservée la nuit, pendant 7 à 8 mois, le pied reste bien corrigé. Il est guéri lorsque l'enfant peut volontairement reporter le pied en position d'hypercorrection et, par conséquent, le fléchir à angle aigu.

Pour vous en assurer, mettez-le debout et dites-lui de se baisser sans enlever le talon du plancher. Il faut que la flexion de la jambe et du pied en deçà de l'angle droit mesure de 30 à 40° au moins. Si l'enfant n'y arrive pas, c'est qu'il y a une amorce de récidive.

Il en est de même si l'élévation du bord externe et l'abduction du gros orteil se trouvent être insuffisantes, — ce qui n'arrive que si l'on n'a pas assez hypercorrigé ou pas assez maintenu.

Si cette faute avait été commise, cela ne serait pas irréparable ; mais il faudrait s'en occuper sans délai. Il suffit de faire un **complément de correction** avec ou sans chloroforme, et de maintenir de nouveau le pied, dûment hypercorrigé cette fois, dans un plâtre.

Après 6 à 8 mois de celluloïd, vous faites marcher l'enfant, avec une chaussure ordinaire munie de contreforts solides mais surtout d'un rebord *externe* de 1 cm. 1/2 à 2 cm. de haut. Avec cette chaussure, que vous lui conserverez 1, 2, 3 ans, l'enfant doit pouvoir marcher comme tout le monde. Pour la nuit vous pouvez faire maintenir le pied un peu hypercorrigé, avec notre levier-chaussure dont les parents apprendront facilement l'usage.

Il ne restera rien qu'un certain amaigrissement du mollet, et parfois, à **cause d'une torsion interne du tibia**, une tendance du pied à se porter en dedans, en masse (malgré la correction reconnue complète de chacun des facteurs du pied bot) [1].

Si cette tendance est peu prononcée ne vous en occupez pas, cela s'atténuera ou même s'arrangera tout seul à la longue ; si elle est très marquée, commandez un celluloïd qui portera le pied en rotation externe.

En somme, le **traitement consécutif** est aisé et la guérison reste acquise si l'**hypercorrection primitive** a été **poussée assez loin**. Au contraire, **si cette hypercorrection n'a pas été réellement obtenue, le traitement consécutif** par les chaussures et les massages sera pour vous « **diabolique** », et lorsqu'il est confié aux parents, il ne donnera, en ce cas, aucun résultat, et vous n'éviterez pas les récidives.

Traitement des pieds bots anciens.

Il me reste à dire un mot des vieux pieds bots des adolescents. Allons-nous recourir aux machines qui brisent le pied en le façonnant ? Ou bien aux opérations sanglantes, qui enlèvent la moitié du squelette du pied, si cela paraît nécessaire pour obtenir la correction complète ?

Eh bien. si vous êtes chirurgien, soit ! Allez-y ; procédez à la manière de Championnière, qui extirpe tous les os qui résistent, et désosse le pied. Et, si vous avez l'habitude du maniement de l'ostéoclaste, servez-vous-en.

Mais ce n'est pas le cas de la plupart d'entre vous. Est-ce à dire que vous devez renoncer à traiter ces vieux pieds bots ? Non ; vous pouvez arriver à un résultat (qui soutiendra la comparaison avec ceux que donnent les opérations sanglantes et les ostéoclasies) par un autre moyen, qui est parfaitement à votre portée. C'est tout simplement le **redressement forcé** avec la section du tendon d'Achille ; le redressement, en somme, que nous venons d'étudier. — Vous procéderez de même, mais c'est ici surtout qu'il sera indispensable d'avoir au moins 3 ou 4 aides très vigoureux dont la force, s'ajoutant à la vôtre, ou la suppléant, lorsque vous demanderez quelques minutes pour « souffler », vous permettra d'obtenir le même effet qu'une machine puissante de modelage, mais avec bien plus de sûreté. — Ici, vous pouvez aller jusqu'à une heure de narcose et d'efforts soutenus.

Si, dans tel cas, très invétéré, vous n'arrivez pas du premier coup,

---

1. A signaler cependant (à titre d'exception très rare) qu'on a été obligé quelquefois d'agir après coup, DIRECTEMENT SUR LE TIBIA POUR LE DÉTORDRE. La torsion interne étant la seule cause de cette attitude persistante du pied, on détord le tibia soit par une ostéoclasie (faite avec les mains ou avec un ostéoclaste), soit par une ostéotomie transversale sous-cutanée du milieu du tibia (sans même toucher au péroné) avec la technique déjà décrite chap. XIII à propos des déformations rachitiques du tibia... Dès que l'os a cédé, on tord fortement en dehors la 1/2 inférieure du tibia et du pied et on maintient cette attitude 2 mois à 2 mois 1/2, avec un plâtre. A la suite de quoi, le pied garde une position correcte.

qui donc vous empêche, après un ou deux mois, de faire une deuxième, une troisième **séances complémentaires** de correction sous chloroforme ? — Je vous conseille même de ne pas poursuivre la correction complète en une séance, lorsque cette correction complète amènerait une distention de la peau qui pourrait compromettre sa nutrition.

Finalement, vous aurez un résultat qui ne sera pas aussi beau, sans doute, que le modelage d'un pied bot de 2, 3 ou 4 ans, mais qui, fonctionnellement, sera très bon. Et vous l'obtiendrez par un moyen dont vous n'avez pas peur, qui ne comporte, **si vous faites 2 ou 3 séances**, aucun **des aléas des opérations sanglantes** et de **l'emploi des machines** plus ou moins brutales et aveugles.

Le traitement consécutif est alors le même que ci-dessus.

CHAPITRE XVI

LE TRAITEMENT DU TORTICOLIS

Je ne veux parler ici que du **torticolis congénital** ou torticolis **vrai** (et non pas du torticolis acquis et symptomatique).

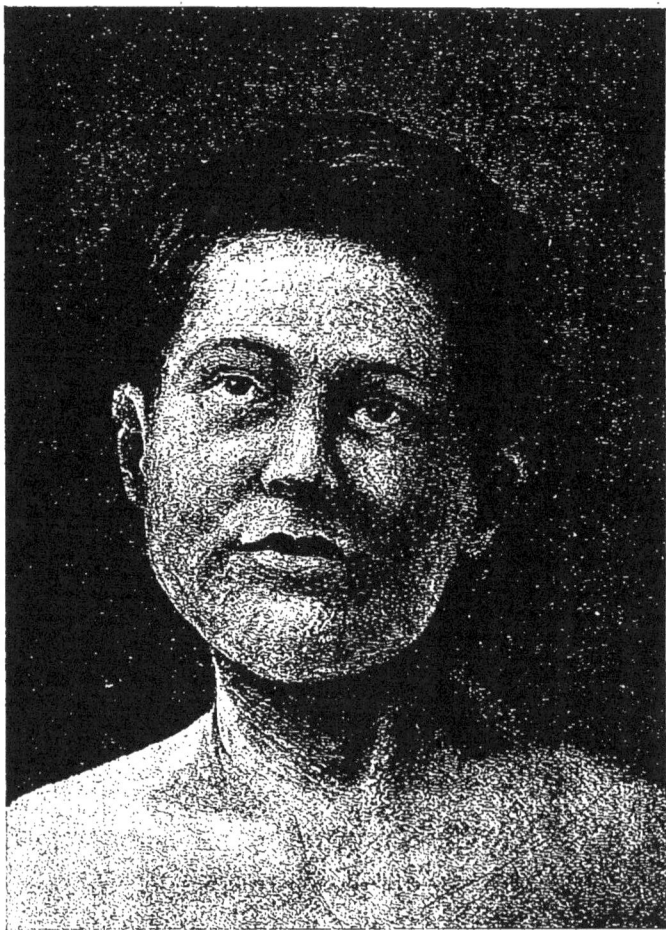

Fig. 822. — Torticolis gauche. Rotation du menton à droite, inclinaison latérale de la tête à gauche.

Ce torticolis vrai est dû à une rétraction du muscle sterno-cléido-mastoïdien, amenant l'inclinaison de la tête du même côté (par la rétraction du chef claviculaire), et une rotation du menton du côté opposé (par la rétraction du chef sternal ; fig. 822). A la place du muscle, on sent et on voit une **corde dure et saillante.**

Il peut y avoir d'autres rétractions ; les autres muscles du cou peuvent être intéressés, mais c'est infiniment rare, tout au moins primitivement.

La rétraction du muscle sterno-cléido-mastoïdien existe dès la naissance ou s'est faite dès les premières semaines. Elle est **permanente** ; elle est **indolore.**

Voilà les caractères qui permettront de distinguer aisément le torticolis vrai du torticolis rhumatismal, aigu et passager, ou du torticolis chronique acquis, lequel peut apparaître à tous les âges, et est généralement symptomatique d'un mal de Pott cervical.

Cette dernière confusion a été faite, et cependant il suffit vraiment d'un peu d'attention pour l'éviter. Les commémoratifs, la sensibilité à la pression des apophyses épineuses dans le cas d'un mal de Pott, l'empâtement de la région de la nuque, la sensibilité à tous les mouvements, l'exploration digitale du fond de la gorge ou l'examen du cou pour dépister l'existence possible d'un abcès par congestion ; voilà plus d'éléments qu'il n'en faut d'ordinaire pour faire ce diagnostic [1].

I. — A QUEL AGE FAUT-IL TRAITER LE TORTICOLIS

Au lieu d'attendre à sept ans, comme l'ont décrété, je ne sais vraiment pas pourquoi, certains chirurgiens, il faut *s'en occuper le plus tôt possible,* **aussitôt le diagnostic fait.** Tout d'abord, et surtout, parce qu'on prévient ainsi l'apparition des lésions secondaires, nullement négligeables, que le torticolis entraîne à la longue, en particulier l'atrophie de la moitié correspondante de la face et du crâne, et une déviation latérale de la colonne vertébrale. Ensuite, parce qu'au début et jusqu'à 3 ans, les petits moyens purement orthopédiques suffisent, sans ténotomie.

Mais souvent, il est vrai, l'on ne vous montrera les enfants que plus tard, à quatre ans, huit ans, dix ans...

II. — TECHNIQUE DU TRAITEMENT AUX DIVERS AGES

A. **Jusqu'à 6 mois** : *Corrigez par de simples* **manipulations.**

La correction s'obtient à cet âge facilement, en deux à trois séances, avec des manipulations et des massages du muscle rétracté (fig. 823). On le malaxe, on le pétrit, on le distend ; sans violence, mais non pas cependant sans une certaine vigueur. Pendant ces manœuvres, on fait écarter les deux extrémités du muscle, c'est-à-dire la tête et la clavicule (ceci en tirant sur l'épaule) par une personne quelconque. La séance dure de 4 à 5 minutes. Vous arriverez dès cette première séance à une attitude droite, que vous maintiendrez de la manière dite plus loin.

Le lendemain et le surlendemain, nouvelle séance de manipulations

---

1. Lorsque manque la corde dure et saillante à la place du muscle, il ne s'agit pas de torticolis vrai et essentiel, mais d'une inclination de la tête due à une autre affection que vous devez rechercher par l'exploration de la région et par l'examen général du sujet.

qui conduisent, à la deuxième ou troisième fois, à une franche hypercorrection, c'est-à-dire à un torticolis de sens inverse (l'oreille saine touchant presque l'épaule correspondante, tandis que le menton est tourné,
au contraire, vers le côté malade).

Le maintien *de la correction.* — Voici bien le modèle de bandage le

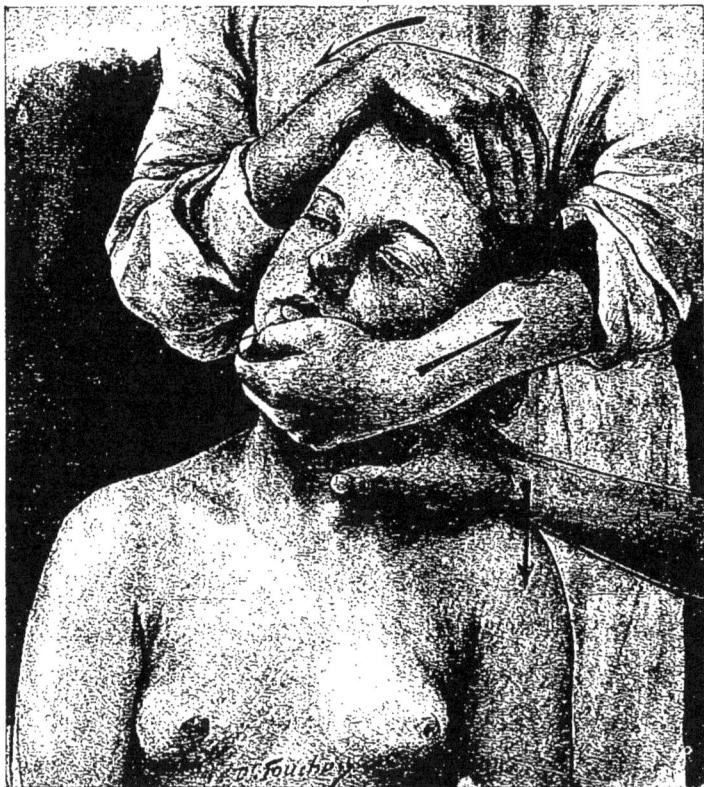

Fig. 823. — Jusqu'à 6 mois ou un an, redressement d'un torticolis gauche par de simples manipulations. Un aide donne à la tête une position inverse de celle de la déviation (dans le sens des flèches);
le chirurgien pousse l'épaule en bas et malaxe le muscle avec son pouce (voir fig. 830).

plus pratique et le plus simple qui soit pour conserver cette hypercorrection. Il peut être fabriqué par toutes les mères, surveillé et modifié par
elles suivant les besoins. (fig. 824 à 826).

La tête est fixée par une calotte ou un bonnet ordinaire, avec une
jugulaire faite avec deux rubans noués sous le cou. Au bord inférieur
du bonnet on fixe avec des épingles l'extrémité supérieure de deux bandes
de toile ou de mousseline molle, l'une derrière l'oreille du côté malade,
l'autre au niveau de l'oreille du côté sain. Les deux bandes passent devant
l'aisselle du côté sain et sont épinglées en bas à la culotte de l'enfant ou

à une ceinture faite avec trois tours de bande Velpeau. En tirant sur la première de ces bandes, on augmente la rotation du menton vers le côté malade ; avec la deuxième, on augmente l'inclinaison de la tête sur l'épaule saine. Ce bandeau est facile à enlever et à remettre, ce qui facilite la toilette de l'enfant. Je puis vous promettre qu'en 6 ou 8 semaines la gué-

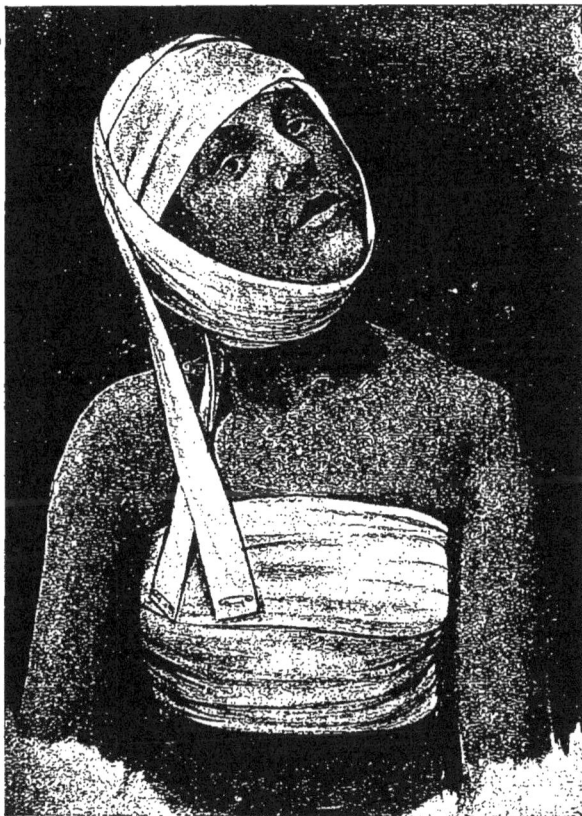

Fig. 824. — Bandage (vu de face) pour maintenir *la correction faite* d'un torticolis gauche. La bande qui vient d'arrière en avant, en passant sous l'oreille, maintient la rotation du menton vers le côté gauche (celui-ci était tourné vers la droite avant la correction) ; la deuxième bande qu'on voit s'insérer au bonnet, au-dessus de l'oreille, est destinée à produire l'inclinaison latérale de la tête à droite. On augmente à volonté cette inclinaison latérale et la rotation du menton. Ce bandage vaut mieux qu'un appareil plâtré.

rison sera obtenue, si ce bandage a été bien appliqué et bien surveillé. Il va de soi que, si besoin était dans tel cas exceptionnel, on en prolongerait l'usage pendant encore quelques semaines.

B. **De 6 mois à 3 ans** : *Redressement sous* **chloroforme** *par* **rupture du tendon** *avec les pouces*. A cet âge, le traitement par les manipulations demanderait trop de temps et de difficulté pour avoir raison de la résistance du tendon déjà trop rétracté. Il est plus simple, plus expéditif et plus sûr de rompre en une séance le tendon raccourci. Pas de besoin du bistouri pour cela : on arrive, à cet âge, à la rupture sous-cutanée du tendon par la seule pression des pouces à travers les téguments intacts (fig. 827).

Mais il faut vous aider du chloroforme. L'enfant endormi, vous faites saisir la tête par un aide et l'épaule par un autre. A défaut d'aides expé-

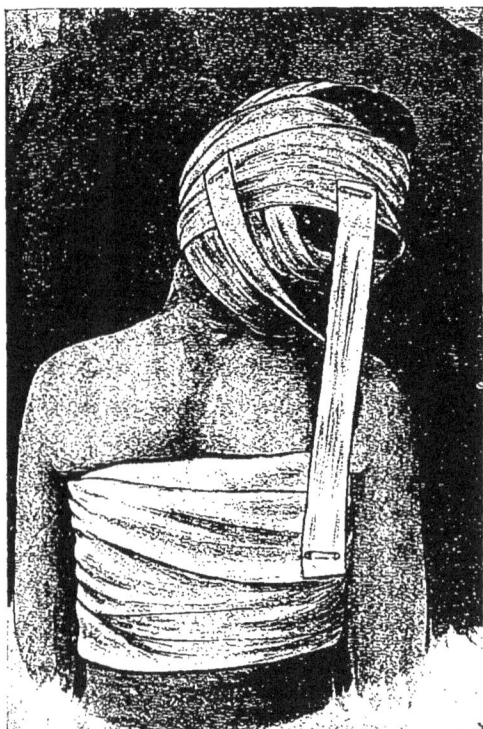

Fig. 825.   Fig. 826.

Fig. 825. — Le même bandage, vu de dos. — On voit qu'en ajoutant une bande ici ou là, on peut donner à la tête, très aisément, l'attitude qu'on veut.

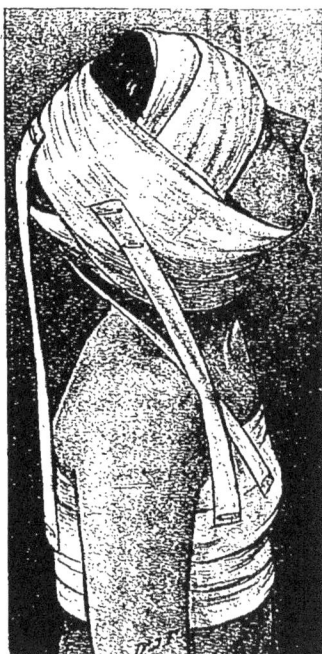

Fig. 826. — Le même, vu de profil.

rimentés, vous pouvez prendre des aides improvisés, dont vous dirigez les mouvements. Leur rôle est de tirer la tête et l'épaule en sens inverse l'une de l'autre pour tendre au maximum le tendon rétracté. Lorsque celui-ci se présente à vous bien saillant, vous l'attaquez avec vos deux pouces (mis l'un contre l'autre) par son bord interne, à **1 ou 2 centim.** au-dessus de son attache inférieure. Sur cette corde vous pesez et vous pressez de plus en plus vigoureusement avec une force approximative de six à huit kilos ; vous pressez par à-coups rythmiques, jusqu'à ce que vous sentiez le tendon céder et se rompre, ce qui s'accompagne généralement d'une petite secousse, en même temps que la peau se déprime sous vos doigts et que les aides sentent céder les résistances qui s'opposaient à l'hypercorrection de la tête. Cela fait, on distend par des malaxations les tissus voisins du cou et la colonne vertébrale elle-même, car tous les éléments fibreux et ligamenteux de la région se trouvent avoir subi une

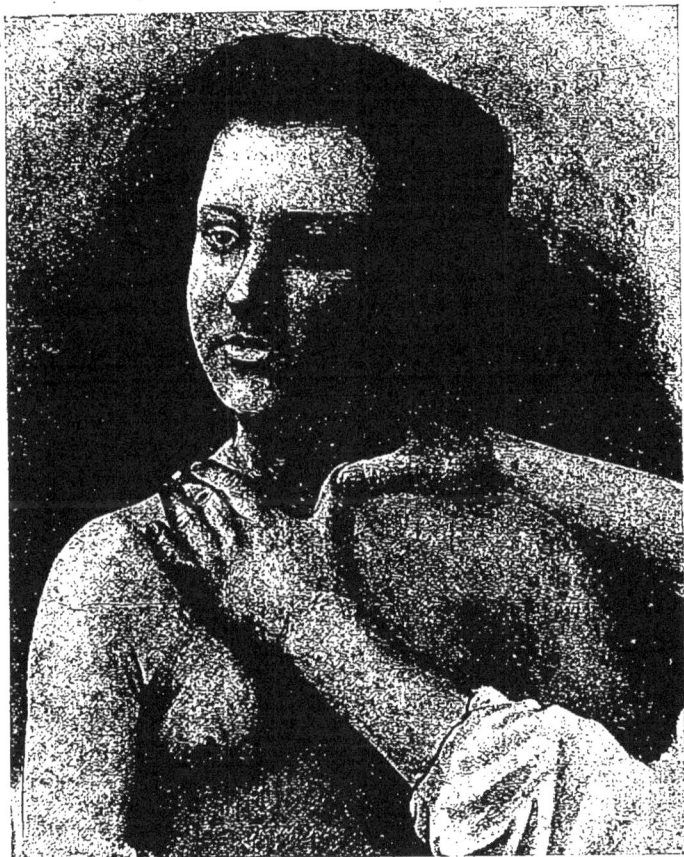

Fig. 827. — Chez les enfants de moins de trois ans, rupture du tendon par la pression des pouces à travers les téguments — pendant que 1 ou 2 aides redressent la tête (dans le sens indiqué par les flèches, dans la fig. 823) et abaissent l'épaule du côté malade.

rétraction secondaire à la suite du raccourcissement du sterno-cléido-mastoïdien.

Le maintien *de l'hypercorrection.* — *Mettre un plâtre ?* Oui, si vous voulez, et si vous savez. Mais je vous avertis qu'un plâtre fixant l'hypercorrection au degré voulu, sans gêner ni blesser, est très difficile à bien construire chez ces enfants endormis et qu'on doit maintenir assis pendant 10 minutes au minimum, pour la bonne application de l'appareil. Sous ces réserves, vous pouvez appliquer une minerve plâtrée, construisezla de la manière dite par nous page 231, pour le mal de Pott, en arrêtant le corset à la partie moyenne du thorax.

Mais je vous conseille d'appliquer, de préférence au plâtre, un simple bandage mou identique à celui décrit ci-dessus, *cela suffit.* Je m'en suis servi quelquefois à la place du plâtre, et il m'a toujours donné une entière satisfaction.

C. **Au-dessus de 3 ans : Section** *du muscle.* — A cet âge, la rupture du tendon par la pression des pouces demanderait trop de violence. Faites plutôt la section du muscle [1].

Sera-t-elle sous-cutanée ou à ciel ouvert ? Si vous avez l'habitude de cette dernière, si vous la préférez à tout prix, soit, tenez-vous-y. Mais si vous n'avez pas de préférence, *je vous recommande la ténotomie* **sous-cutanée**, et voici pourquoi :

a. J'estime inutile et même mauvais, surtout chez les jeunes filles, de laisser une *cicatrice* de 5 à 6 cm., qui sera toujours visible et passablement disgracieuse. Or, il faut donner cette étendue à l'incision, il faut une très large ouverture, pour voir clair dans la profondeur.

b. Pour ce qui est de la *bénignité* de l'opération, on est sûr de toujours éviter les gros vaisseaux du cou, si l'on suit pour la ténotomie sous-cutanée la technique que je dirai plus loin.

Vous voyez, dès maintenant, par la figure ci-contre, dessinée d'après nos dissections personnelles (fig. 830), que ces vaisseaux sont séparés du muscle par l'épaisseur de la clavicule, l'aponévrose et les muscles sternothyroïdien et sterno-cléido-hyoïdien. Est-on plus sûr de ne pas causer de lésion ou d'inflammation des vaisseaux, lorsqu' « on découvre largement la jugulaire interne dans un puits », comme le recommandent ceux qui font la ténotomie à ciel ouvert ?

Quant au *risque d'infection*, il peut être considéré comme nul, avec la ténotomie sous-cutanée. On ne saurait en dire autant avec la ténotomie à ciel ouvert.

c. Mais un des grands arguments, peut-être le plus grand de ceux qui préfèrent cette dernière, c'est qu'elle aurait une *efficacité* plus grande que la ténotomie sous-cutanée, parce que, dans celle-ci, le ténotome doit épargner fatalement quelques fibres du muscle rétracté.

Voici ma réponse : Oui, il est vrai que le ténotome, dans la section sous-cutanée, épargne quelques fibres tendineuses ou musculaires ; mais il épargne aussi dans la ténotomie à ciel ouvert ; non pas, il est vrai, des fibres du sterno-cléido-mastoïdien, mais toujours et forcément des fibres aponévrotiques et tendineuses voisines, car, dans les torticolis un peu

---

1. Vous la feriez même au-dessous de 3 ans, si vous n'aviez pas pu rompre le tendon par la pression des pouces.

anciens, tous les tissus avoisinant le tendon du sterno-cléido-mastoïdien, c'est-à-dire les fibres aponévrotiques et les autres muscles, sont rétractés aussi, quoique à un degré moindre.

Si notre intervention se borne à faire la section, même complète, du sterno-mastoïdien, nous n'aurons pas une correction parfaite, pas plus que dans le pied bot, si nous nous en tenions à la seule section du tendon d'Achille. Nous devons, à la suite de cette section, brasser tous les tissus,

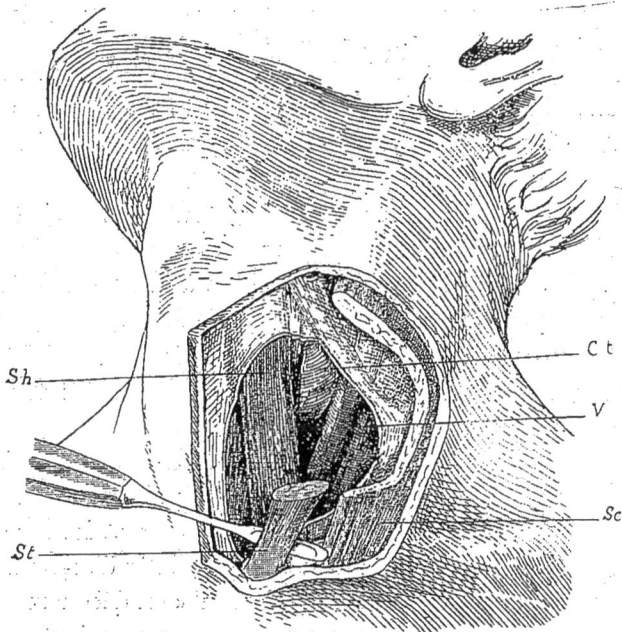

Fig. 828.

St. Chef sternal du sterno-cléido-mastoïdien ;
Sc. Chef claviculaire ;
V. (Vaisseaux). Artère carotide, et en dehors la veine jugulaire interne ;
Sh. Sterno-cléido-hyoïdien ;
Ct. Corps thyroïde.

les distendre, les allonger, les façonner ; et non seulement les tissus mous, mais encore les ligaments vertébraux et les os : nous devons façonner la colonne cervicale toujours un peu déviée dans le torticolis.

Tout ce qu'on peut dire, c'est que nous aurons affaire à *quelques fibres* tendineuses ou musculaires de *moins* avec la ténotomie à ciel ouvert qu'avec l'autre. Mais il n'est pas plus difficile de faire céder les quelques fibres du sterno-mastoïdien, épargnées par le ténotome, que d'avoir raison de la rétraction de tous les autres tissus de la région. Par les manœuvres supplémentaires qui s'adressent à ceux-ci, nous ferons aussi céder celles-là d'une manière bien complète. N'avons-nous pas fait céder le tendon entier chez des enfants à peine un peu moins âgés ? (*Voir plus haut.*)

C'est pour la même raison que *je vous conseille de ne couper que le chef sternal* du muscle, ce qui rend l'opération beaucoup plus facile, plus courte et encore plus sûrement bénigne. Or, *cela suffit presque toujours* [1] non parce que le chef claviculaire n'est pas rétracté, car il l'est souvent ; mais parce que, aussitôt la section faite du sternal, nous arriverons presque toujours facilement à la rupture ou à une distension suffisante du chef claviculaire par les simples manœuvres du redressement que nous venons de dire.

La technique de la ténotomie.

a. Vous aurez un ténotome mousse en plus du ténotome pointu.

b. **On coupe le tendon de dedans en dehors**, non pas à un doigt, mais

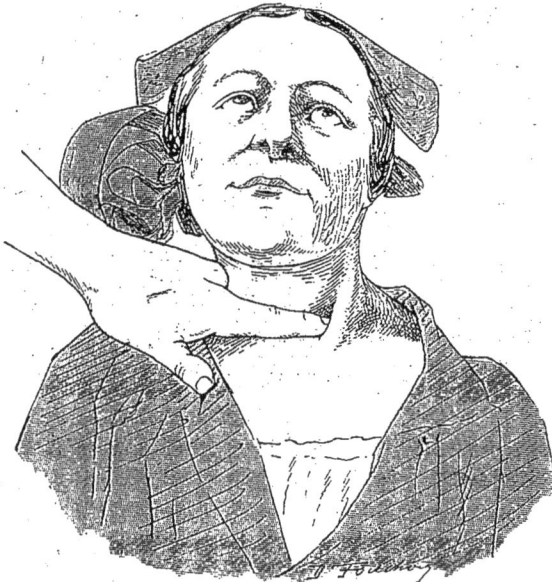

Fig. 829. — Invagination de la peau. — L'index gauche est enfoncé sous le chef sternal, de dedans en dehors, et vient faire saillie en dehors de ce tendon, sous les téguments.

à 1 cent. à peine au-dessus de son insertion inférieure, c'est-à-dire le plus près possible du sternum.

c. On ne coupe **tout d'abord que le chef sternal**, pour la raison dite. Le chef claviculaire cède ensuite à peu près toujours, si l'on emploie les manœuvres orthopédiques qui ont servi pour rompre le muscle entier chez les enfants de 2 à 3 ans.

On coupe le tendon **d'arrière en avant**. Le couper d'avant en arrière,

---

1. Saint-Germain disait n'avoir jamais eu à couper le chef claviculaire, et cela m'est arrivé seulement 3 fois.

comme beaucoup le conseillent, est infiniment moins sûr pour ceux d'entre vous qui ne sont pas chirurgiens.

Premier temps : *Mise en position de la tête.*

Le malade est endormi pour n'avoir pas à redouter les déplacements volontaires ou involontaires de l'enfant. La tête en extension légère de 15 à 20°, est tenue par un aide qui la fera mouvoir au commandement. Un autre se tient prêt à tirer en bas l'épaule du côté malade.

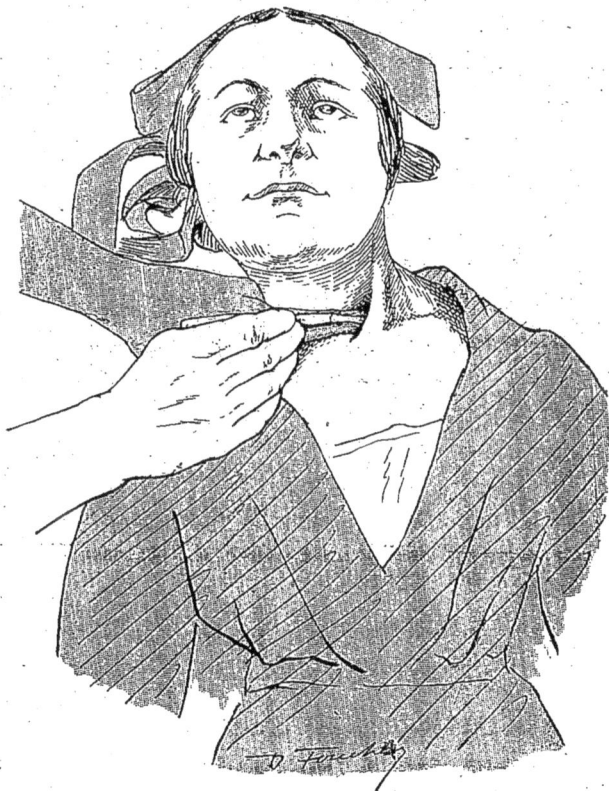

Fig. 830. — Le ténotome pointu est enfoncé en suivant la face dorsale de l'index gauche.

Deuxième temps : *Invagination de la peau sous le tendon.*

Le muscle étant relâché par l'aide qui tient la tête, vous invaginez la peau avec l'index gauche, de dedans en dehors, sous la face profonde du tendon jusqu'au bord externe (notez bien ceci : **jusqu'au bord externe**) du chef sternal (fig. 829).

Troisième temps : *Incision de la peau.*

Avec le ténotome pointu, conduit à plat sur l'ongle derrière le muscle, vous ponctionnez la peau dans ce fond, sur une étendue de 4 à 5 mm., puis, sans bouger l'index, vous retirez ce ténotome et le remplacez par le ténotome mousse introduit également à plat, le tranchant en haut. Vous enlevez alors l'index, et la peau invaginée revient à sa place normale, engainant complètement le ténotome mousse. Vous vérifiez que la pointe mousse de celui-ci répond encore au bord externe du chef sternal (fig. 830 et 831).

Quatrième temps : Section du tendon.

Alors il vous suffit de retourner le tranchant en avant et de commander à l'aide qui tient la tête de donner à celle-ci une position qui tende le muscle, c'est-à-dire de l'incliner vers le côté sain, et de tourner fortement le menton vers le côté malade. Tandis que cet aide et celui qui abaisse l'épaule tirent de plus en plus, le chef sternal vient se couper de lui-même sur le tranchant de l'instrument tenu ferme. Avant que la section ne soit faite, vous avez,

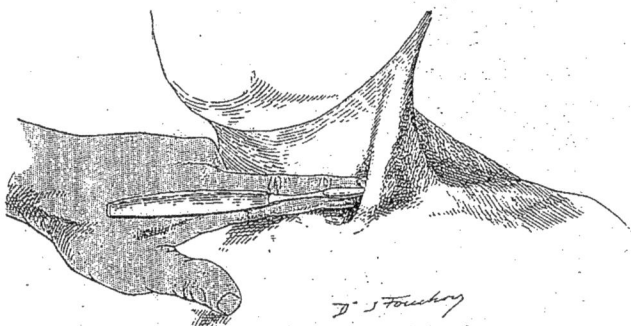

Fig. 831. — Le ténotome est guidé par l'index gauche.

avec le pouce et l'index de la main gauche devenue libre, soulevé la peau en avant, pour qu'elle ne soit pas entamée par le tranchant (fig. 832).

Tout à coup une **secousse**, une dépression de la peau, en même temps que s'obtient une hypercorrection de la tête, vous annoncent que la section est faite ; vous pouvez retirer l'instrument, et mettez un tampon sur l'orifice de la ponction.

Cinquième temps : Par des manipulations, vous allez rompre ou allonger le chef claviculaire et les quelques fibres du chef sternal qui peuvent avoir échappé au bistouri. Vous y arrivez par des manœuvres analogues à celles décrites plus haut pour les enfants de moins de 3 ans (voir fig. 823).

Sixième temps : Façonnage du cou.

En même temps et *par ces mêmes manœuvres* sont distendus tous les tissus rétractés du cou, et l'on modèle et façonne la colonne vertébrale, toujours un peu déviée, avons-nous dit. On l'incline en sens inverse. Prolongez ces manœuvres pendant 7 à 8 minutes, mais allez sans brusquerie et sans violence ; la violence est inutile et pourrait n'être pas sans danger.

Mais, revenons au chef claviculaire. S'il ne cédait pas, s'il résistait au point d'empêcher l'hypercorrection, ce qui n'arrive pas 1 fois sur 20, vous le sectionnerez après cette constatation faite ; pour le couper, on suit une technique identique à celle indiquée pour le chef-sternal : invagination de la peau, etc., avec cette différence qu'on **aborde le chef claviculaire de dehors en dedans** et non pas de dedans en dehors, comme le chef sternal, et qu'on aborde à 2 **cm. 1/2 au-dessus** de la clavicule, et non pas à 1 cm.

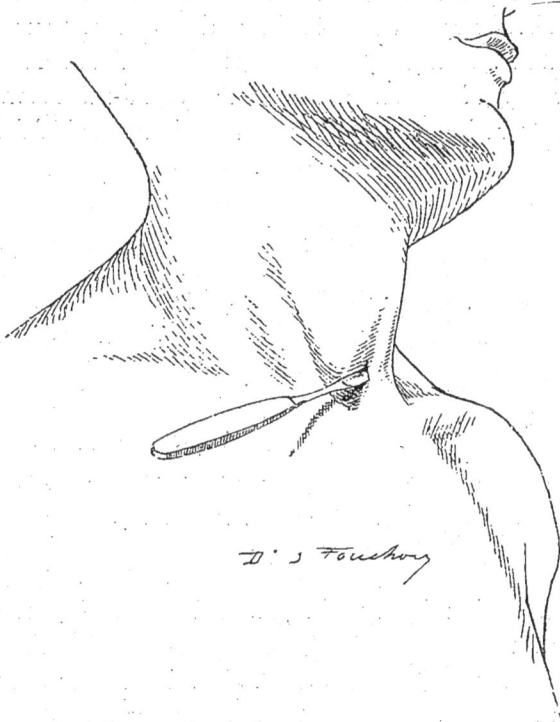

Fig. 832. — Le ténotome est retourné, le tranchant en avant : le muscle va se couper lui-même dans le mouvement de redressement de la tête opéré par un aide. (Avec le pouce et l'index gauches devenus libres, on va pincer et soulever la peau en avant pour qu'elle ne soit pas entamée par le ténotome.)

Je finis en vous indiquant une variante de la technique, pour le cas de non-invagination de la peau. Il est toujours possible, même chez les sujets gras, avec un peu d'habitude, d'invaginer la peau sous le muscle ; répétez cette manœuvre les jours précédant l'intervention, pour vous la rendre familière. Si toutefois vous n'arrivez pas à obtenir cette invagination complète sous le muscle, alors, pour conserver, malgré cela, toute sécurité, procédez de la manière suivante :

Piquez la peau avec le ténotome pointu **sur le bord interne du chef sternal**, puis remplacez-le par le ténotome mousse qui, travaillant de son extrémité mousse, va contourner petit à petit ce bord pour passer derrière la face postérieure du muscle ; vous le tiendrez parallèlement à cette face, ou même un peu incliné d'arrière en avant et de dedans en dehors, le tranchant en haut ; vous avancez jusqu'à ce que le ténotome mousse soulève la peau sur le rebord externe du chef sternal ; on tourne alors le tranchant en avant, et l'on finit comme il a été dit ci-dessus.

Le maintien du redressement après la ténotomie.

Dès que vous avez obtenu une hypercorrection telle que l'oreille saine touche presque l'épaule correspondante, vous vous occupez des moyens de maintenir cette attitude. Pour cela, vous appliquerez soit une minerve plâtrée, si vous savez la faire, mais, je le répète, le plâtre est malaisé à bien réussir ici, soit plutôt un bandage mou identique à celui déjà étudié plus haut (v. fig. 824 à 826).

On conserve cette hypercorrection pendant 15 à 20 jours, après quoi l'enfant est laissé libre.

Traitement consécutif.

On le masse, on l'assouplit, on lui fait faire des exercices actifs de redressement consistant à porter la tête dans tous les sens, et surtout vers l'épaule saine, et vous surveillez le retour qui va se faire spontanément dans une dizaine de jours.

Si la tête vous paraît revenir un peu trop vite, arrêtez sa marche en remettant simplement le bandage soit la nuit seulement, soit le jour aussi. Et veillez ainsi jusqu'à ce que le résultat soit exactement ce que vous voulez, ni trop, ni trop peu, ni en deçà, ni au delà du degré de correction nécessaire.

Pour obtenir cet idéal, je puis vous dire que le bandage indiqué (fig. 828) vous sera d'un secours bien plus utile que tous les exercices du monde, — car les exercices sont passagers, tandis que ce bandage peut agir nuit et jour, si besoin est.

Conclusion.

La technique simple que je viens de vous indiquer est celle qui réunit le mieux toutes les qualités que vous demandez : **sécurité, facilité et efficacité.**

Si vous la suivez exactement, surtout si vous savez user du bandage si simple mentionné pour le maintien, je vous promets que vous réussirez à tous coups, et que la question ne se posera jamais, pour vous, de savoir s'il ne faudrait pas extirper le muscle entier, du sternum à l'apophyse mastoïde, comme n'ont pas craint de le faire certains chirurgiens, voulant, ainsi, disaient-ils, se donner plus de chances d'éviter la récidive du torticolis !!...

CHAPITRE XVII

MALADIE DE LITTLE

La maladie de Little est une affection des centres nerveux, d'origine congénitale, caractérisée surtout par une contracture des membres inférieurs, d'où la difficulté ou même l'impossibilité de marcher, — et s'accompagnant presque toujours d'un amoindrissement intellectuel.

Vous les connaissez bien (v. fig. 833 et 834) ces enfants arriérés de 3, 5, 8, 10 ans qui ne marchent pas encore, qui ne savent même pas se tenir sur leurs pieds et qui, lorsqu'on essaie de les mettre debout, touchent le sol seulement par la pointe des orteils, tandis que les genoux et les hanches n'arrivent pas à se redresser. Veulent-ils remuer les jambes, celles-ci s'agitent spasmodiquement, s'entre-choquent et s'entrecroisent.

Presque toujours, on vous les amène uniquement pour cette impossibilité de marcher. C'est cela qui frappe et ennuie les parents.

Mais vous, qui n'êtes pas aveuglés par la tendresse paternelle, vous reconnaîtrez aisément que ce n'est pas seulement la marche qui est en retard, mais aussi, et peut-être plus encore, le cerveau et l'intelligence de l'enfant. L'embarras de sa parole, sa physionomie plus ou moins hébétée ou même grimaçante, son regard louche ou plutôt oblique, ses mouvements incoordonnés ou choréiformes vous renseignent à cet égard immédiatement.

Revenons à l'examen des membres inférieurs. Ils sont raides comme des barres d'acier, et agités de petites secousses presque incessantes, épileptoïdes. Les réflexes sont exagérés. — Signe de Babinski, etc.

Par suite de la localisation ordinaire des contractures musculaires des jambes, les pieds sont déviés en équinisme pur, ou en équin varus, généralement, — parfois en valgus. Les jambes sont repliées, les cuisses sont fléchies et en rotation interne, mais surtout collées intimement l'une à l'autre, si bien qu'il vous est extrêmement difficile de les écarter.

Vous avez à lutter contre une résistance presque invincible (raideur « tétanique » ou « cadavérique » des jointures) provenant de la contracture spasmodique des muscles placés du côté « de la concavité des déviations ».

Ce spasme atteint surtout les muscles postérieurs de la jambe, les fléchisseurs du jarret et les adducteurs de la cuisse. Par contre, les muscles « de la convexité » des déviations peuvent être parésiés. Et le nom de « paralysie spastique » donné quelquefois à la maladie rappelle ces deux caractères : affaiblissement de certains muscles, et contracture de leurs antagonistes.

La maladie frappe moins souvent et moins profondément les muscles du tronc ou des membres supérieurs.

Je signale simplement les troubles de nutrition de la peau ; les jambes et les pieds sont froids et violacés, parfois d'une teinte asphyxique dans certaines formes très graves. Sphincters indemnes, sensibilité intacte.

Est-il besoin de dire que cette maladie existe à tous les degrés possibles et qu'on l'observe depuis l'enfant presque normal qui marche seul, mais en traînant lourdement les pieds sur le sol (comme s'ils étaient retenus par des poids de 20 kilogr.) et entre-choquant ses genoux, jusqu'au sujet complètement impotent, dont les jambes sont repliées sous les cuisses et les talons collés aux fesses ?

Et de même tous les degrés existent dans l'amoindrissement intellectuel de ces enfants depuis le retard à peine appréciable jusqu'à l'idiotie inclusivement.

Ajoutons que presque tous sont **nés** soit **prématurément,** au septième ou huitième mois, soit dans un état **d'asphyxie,** à la suite d'un **accouchement difficile** ou laborieux. — Il est à remarquer que presque toujours ce sont ces derniers qui sont les plus amoindris au point de vue cérébral.

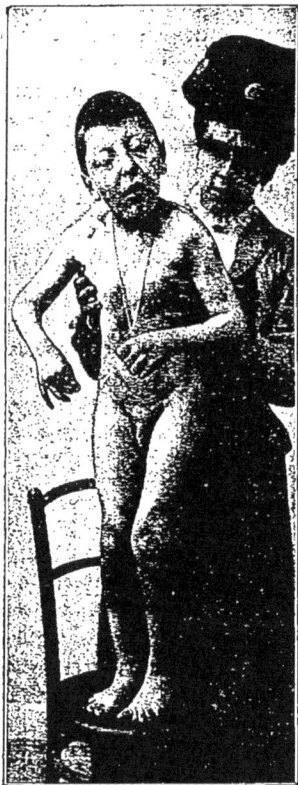

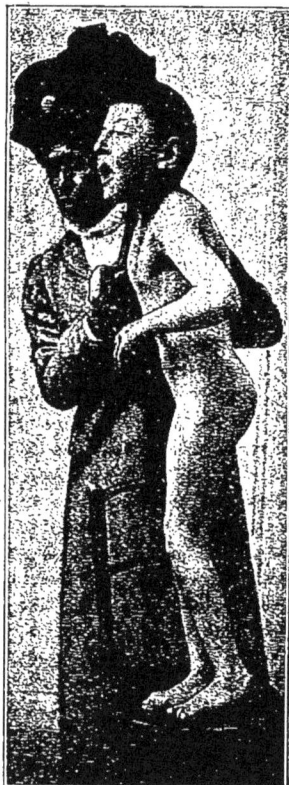

Fig. 833 et 834. — Maladie de Little (de forme grave) : facies hébété, cuisses en flexion, jambes fléchies sur les cuisses, pieds en varus équin.

Quelques auteurs ont voulu voir dans cette maladie une tare de syphilis héréditaire, ce qui me paraît loin d'être constant ; mais la présomption est cependant suffisante [1] pour qu'on doive soumettre ces enfants au traitement spécifique. Disons dès maintenant que celui-ci s'est montré presque toujours inefficace, même dans les cas de syphilis avérée chez les parents.

La conduite à tenir.

Que ferez-vous pour ces enfants ? Et y a-t-il vraiment quelque chose à faire ? Eh bien, oui, si ce n'est dans le cas d'idiotie complète.

---

1. Dans 2 cas de maladie de Little, M. Déjerine a trouvé des lésions vasculaires de la moelle analogues à celles de la syphilis.

Comment reconnaître cette contre-indication ? C'est moins facile que cela ne paraît au premier abord. Il est évident que vous ne vous en rapporterez pas aux parents, qui vous affirmeront toujours que l'enfant est « remarquablement (!) intelligent », simplement « nerveux » ou « distrait ». Mais sachez vous garder aussi de l'erreur inverse, que pourrait vous faire commettre votre première impression, qui sera presque toujours désastreuse : vous prendrez d'emblée ces enfants pour des idiots, tandis que, si vous voulez bien vous donner la peine de les étudier et de les observer pendant quelque temps, vous arriverez à vous convaincre que l'intelligence, au moins 3 fois sur 4, n'est pas absente, mais qu'elle retarde et sommeille seulement. Vous trouverez même des cas où elle sera sensiblement normale, et ceci peut s'observer chez des enfants ayant une impotence presque complète des jambes : c'est dire que les manifestations cérébrales et les manifestations musculaires n'ont pas une déviation forcément parallèle.

Notez que si la gravité des troubles intellectuels va constituer pour vous assez souvent (1 fois sur 4) une contre-indication à tout traitement orthopédique, par contre, le degré, même accentué, des lésions musculaires ne doit jamais être la contre-indication à ce traitement.

Vous verrez à la page 575, par la légende de la figure 838, ce que nous avons pu faire d'une malade de quinze ans, avec impotence complète des membres inférieurs, mais dont l'intelligence était presque normale.

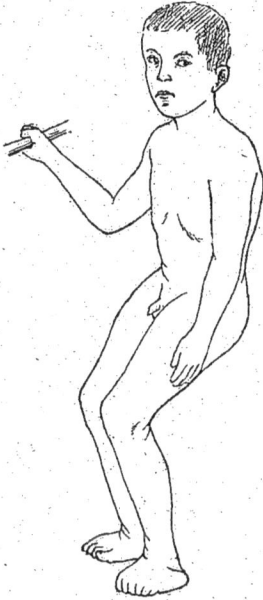

Fig. 835. — Maladie de Little, de gravité moyenne.

En résumé, si l'enfant n'est pas idiot, vous devez le soumettre à un traitement orthopédique, et vous arriverez à des demi-guérisons, et même, dans certains cas, à des guérisons sensiblement complètes. Vous y arriverez, pourvu que vous ayez foi, « une foi sincère et agissante », qui vous fera suivre ces enfants, sans trêve et sans impatience, pendant 1 an ou même 2 ans quelquefois.

LE TRAITEMENT DE LA MALADIE DE LITTLE

On doit avoir un double objectif et s'occuper : 1º du cerveau de ces enfants ; 2º de leurs jambes.

Iº TRAITEMENT PSYCHOLOGIQUE

Instituez un traitement moral et psychique contre le retard intellectuel.

Cette partie du traitement sera confiée à la mère ; il faut exiger des mères qu'elles s'occupent elles-mêmes de leurs enfants, et ne les confient pas à des gardes mercenaires.

Elles seules voudront et pourront, par leur patience infinie qui ne connaît pas les découragements, aider au développement de ces cerveaux arriérés et leur donner, en **leur apprenant à vouloir**, la discipline et le frein régulateur dont ils ont besoin pour arriver à commander à leurs muscles.

Elles seules ne se lasseront pas de faire répéter à ces enfants, du matin au soir, les mêmes mots, les mêmes mouvements, les mêmes exercices.

Dites bien aux parents de s'en occuper sans répit et de ne pas craindre de fatiguer le cerveau de l'enfant.

Chaque gain obtenu du côté du cerveau retentit heureusement sur le fonctionnement des muscles atteints par la contracture. Plus le cerveau commandera, plus vont s'atténuer les spasmes réflexes et plus le sujet sera capable de diriger ses jambes en vue de la marche prochaine.

2° TRAITEMENT ORTHOPÉDIQUE

Ce *traitement local et direct des déviations* vous regarde seul ; il est aussi nécessaire, pour arriver à un résultat, que le traitement psychologique dont nous venons de parler.

A. **Age de choix pour ce traitement orthopédique.** — Vous le ferez aussitôt que possible, c'est-à-dire dès que l'intelligence le permettra. Il faut que l'enfant s'aide lui-même, pour que le traitement soit efficace ; il faut qu'il comprenne quelque chose, qu'il sache un peu ce qu'on lui veut, lorsqu'on lui dit : Fais attention, tiens-toi bien ! relève-toi ! etc., et sache faire un effort, si petit et si peu durable qu'il soit !

Il en est qui veulent de bonne heure ; d'autres, au contraire, qui ne réagissent pas intellectuellement avant 3, 4 et 5 ans. Vous devez **attendre** cet **éveil de la volonté** de l'enfant pour commencer le traitement local.

B. **Technique du traitement local.** — Il consiste à mettre les divers segments des membres inférieurs dans la position [1] la plus favorable à la marche, avec légère hypercorrection. Ainsi, cette pointe du pied qui tombe sera ramenée à l'angle droit (ou plutôt à un angle aigu) sur la jambe ; cette jambe fléchie sera mise dans l'extension (ou plutôt en hyperextension), ainsi que cette cuisse repliée sur le ventre ; et de même encore ces cuisses collées l'une contre l'autre seront écartées et maintenues écartées.

1° **Le redressement des déviations.** — Il s'obtient, comme dans la paralysie infantile (v. p. 505), par des manœuvres orthopédiques avec ou sans chloroforme, avec ou sans ténotomie.

a. **Forme bénigne.** — Si c'est peu de chose, si la déviation est à peine marquée, la correction se fait sans bistouri et sans narcose.

b. **Forme ordinaire** (v. fig. 833 et 834). — La déviation est parfois très accentuée (mais elle ne porte que sur les membres inférieurs, le tronc et les membres supérieurs sont indemnes). Il faudra vous aider ici du ténotome et du chloroforme.

Au pied, on fait la section du tendon d'Achille ou mieux son allongement par la voie sous-cutanée de la manière que nous avons indiquée [1]

1. Pour peu que le spasme soit accusé, la section, avec ou sans allongement du tendon, vaut mieux que son extension forcée par le redressement simple. Pour combattre les crampes, parfois si pénibles, il faut user, en dehors de la ténotomie : a. des moyens

(chap. XIII et chap. XV). Lorsqu'on n'a besoin de gagner que 1 cm. à 1 cm. 1/4 la simple ténotomie suffit. Dans les autres cas, l'allongement est nécessaire, car, après la section, le segment charnu du muscle est tellement tiré en haut par la contracture que la réunion des deux tronçons ne peut pas se faire, d'où une déviation en talus très marquée, remplaçant l'équinisme primitif, mais ne valant guère mieux.

Au genou, l'on coupera les tendons du creux poplité. Pour ces ténotomies du jarret, suivez la technique dite chap. XIII, qui permet de sectionner par la voie sous-cutanée le biceps lui-même, sans avoir à craindre pour le nefs sciatique poplité externe, situé à un centimètre et demi en dedans du tendon.

A la cuisse, pour la section des fléchisseurs ou des adducteurs, on opère de la manière dite dans le chapitre VI de la coxalgie (v. p. 339).

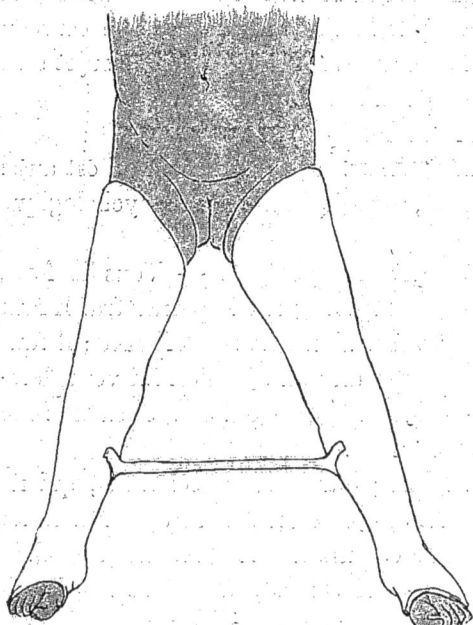

Fig. 836. — Traverse destinée à assurer l'abduction des cuisses. On peut augmenter ou diminuer l'abduction en mettant la traverse plus haut ou plus bas.

2º **Le maintien du redressement.** — La correction, ou plutôt hypercorrection de 20 à 25º des pieds, des genoux et des cuisses ayant été obtenue par un de ces procédés, quel qu'il soit (redressement forcé, ténotomie ou rupture des tendons), sera maintenue pendant deux ou trois mois dans un appareil plâtré (fig. 836). [1]

psychologiques déjà signalés ; *b*. des massages et des bains ; *c*. aussi de tous les antispasmodiques connus : bromure, valériane, etc.

Mais cela ne va pas tout seul ; il y faut le temps, ces contractures spasmodiques ne disparaissent guère avant plusieurs mois de traitement.

1. En réalité, pour maintenir l'abduction des cuisses, le plâtre devrait prendre le bassin, mais le sujet serait ainsi trop « empoté », et vous ne pourriez pas le faire marcher avec cet appareil. C'est pour cela que votre plâtre, parti de la racine des orteils, doit s'arrêter en haut au niveau du trochanter. Vous laisserez donc les hanches libres pour les essais de marche, en ne vous occupant de maintenir l'abduction des cuisses que pendant la période de repos de l'enfant, c'est-à-dire toute la nuit, et le jour dans l'intervalle des exercices. Pour ceci (v. fig. 977), vous écarterez les 2 plâtres avec des sacs de sable ou avec une pièce métallique terminée par 2 arcs embrassant les deux plâtres et susceptibles de s'allonger de plus en plus, comme le fait un mesurateur de cordonnier.

Pour empêcher la flexion du bassin sur les cuisses, il faut maintenir le tronc bien à plat avec quelques circulaires de bande Velpeau passés autour du cadre de repos.

3º **Mise sur pieds et exercices de la marche.** — Mettez l'enfant debout et essayez de le faire marcher avec son appareil, **quelques jours après la correction**, dès qu'il est à peu près remis de ce petit traumatisme. **Ne tardez pas**, ne le laissez pas au repos pendant des semaines ou des mois, comme on le fait généralement ; il se rouillerait encore davantage.

Oh ! vous le devinez bien, cela n'ira pas tout seul de le faire marcher, même après le redressement obtenu de toutes les déviations. Au début, il ne saura pas du tout se tenir sur ses pieds ; il faudra l'aider, le soutenir ou plutôt le porter, presque entièrement. La jambe et le pied, maintenus dans le plâtre, resteront forcément dans la position voulue ; mais le sujet fléchira en avant sur les hanches, que vous n'avez pas prises dans l'appareil, avons-nous dit.

On doit lui rappeler à chaque instant de faire effort pour relever le tronc qui tombe en avant. Si vous ou sa mère lui avez appris à vouloir, il s'efforce de se tenir, mais il n'y arrive pas seul, il lui faut le secours constant ou presque constant d'une ou de deux mains s'occupant de lui.

On répétera cependant ces essais du matin au soir, sans se lasser ni se décourager jamais, avec des rappels incessants : tiens-toi bien ! redresse-toi... Et cet effort répété ne sera pas perdu. Il développera la volonté et fortifiera, à la longue, les muscles extenseurs de la cuisse sur le bassin, si bien qu'un jour, après quelques semaines ou quelques mois de ces essais jusqu'alors demeurés infructueux, l'enfant arrivera à se tenir debout **pendant quelques secondes, sans la main de la mère**, seulement soutenu par deux béquilles. Le progrès est immense ! Obtenir que l'enfant se tienne seul, sans le secours de personne, avec seulement des bâtons, ou des béquilles, ou des cannes, est capital. Cela témoigne, non pas seulement qu'il a de meilleurs muscles et plus de force, mais encore et surtout que son cerveau a **le sens de l'équilibre**, ce qui est la première condition du succès.

Jusqu'alors, tant qu'il avait besoin d'une personne pour se tenir debout, l'enfant n'avait pas ce sens de l'équilibre, et la réussite pouvait demeurer incertaine ; maintenant, elle est assurée.

En réalité, l'on pourrait distinguer, dans cet apprentissage si laborieux de la marche, quatre phases, dont chacune dure plusieurs semaines ou plusieurs mois, suivant la gravité du cas.

Première phase. — Avec le redressement des déviations, l'enfant reste sur pieds avec l'appui d'une ou deux personnes, *sans qu'il ait encore le sens de l'équilibre*.

Deuxième phase. — *Il sait se tenir sur pieds, sans appui intelligent étranger*, c'est-à-dire avec seulement l'appui de deux bâtons ou de deux béquilles; c'est donc lui qui a le sens de l'équilibre *sur place* ; mais il ne marche pas encore tout seul. Il ne le peut qu'avec l'appui d'une ou deux personnes, car s'il a le sens de l'équilibre pour la station debout, il ne l'a pas encore pour l'acte plus complexe qu'est la marche.

Troisième phase. — *Il fait son premier pas tout seul, sans secours intelligent,* avec le seul appui de ses bâtons ou de ses béquilles.

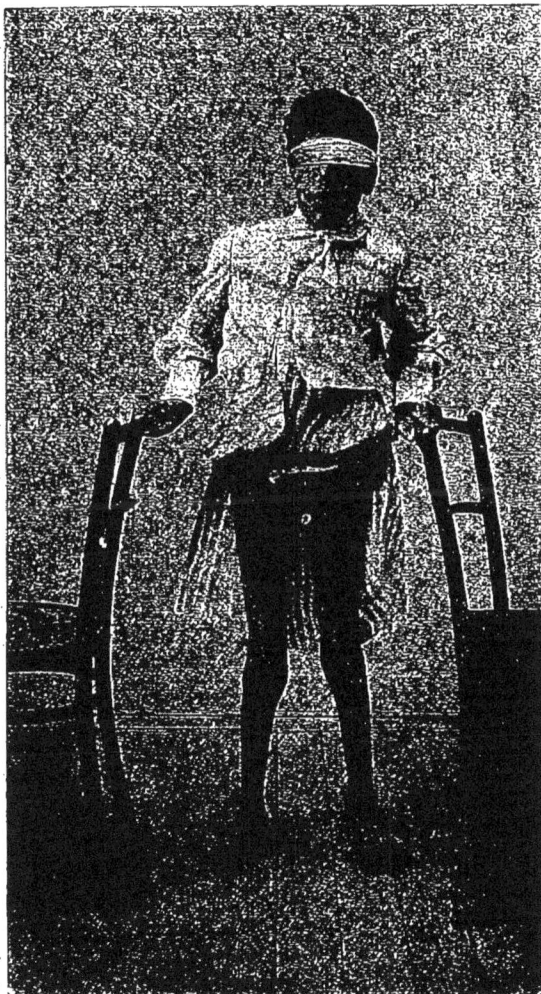

Fig. 837. — Enfant de dix ans après traitement. Il n'avait jamais marché. Actuellement, après un an de soins, il est capable de marcher avec une canne.

Quatrième phase. — Après cela, la bataille est gagnée. *Il arrivera à marcher* soit sans appui, soit avec une seule canne.

Il faut parfois un an ou même deux ans pour arriver à ce résultat.

Encore un mot sur les appareils de marche. On se sert, pendant deux ou trois mois, d'un plâtre allant des orteils au trochanter, puis d'un appareil en celluloïd articulé (à jeu limité de moitié) au pied et au genou. Ce celluloïd est construit sur un moulage pris par vous. Après avoir fait le moulage, vous appliquez un nouveau plâtre pour les 15 ou 20 jours que va durer la confection du celluloïd.

Dès que vous êtes en possession du celluloïd, vous l'enlevez plusieurs fois par jour, soit pour donner des bains, soit pour faire des massages des muscles « de la convexité ».

Pour fortifer ces muscles affaiblis, on a de même recours à des exercices actifs exécutés pendant quelques minutes, plusieurs fois par jour, soit dans la position couchée, soit debout. Ils consistent à faire travailler le plus possible les muscles défaillants, par conséquent à faire relever le pied sur la jambe, à mettre la jambe en extension sur la cuisse et celle-ci en extension sur le bassin, et à porter les cuisses en abduction le plus possible. Après quelques semaines, on y ajoute quelques mouvements passifs, pour rendre la souplesse aux jointures qui sont enraidies, peu ou beaucoup, par la maladie et par l'immobilisation dans les appareils.

Ces appareils amovibles seront conservés aussi longtemps que la jambe manifestera une tendance à retourner à sa mauvaise attitude, c'est-à-dire 6 mois, 12 mois, ceci étant très variable suivant les cas.

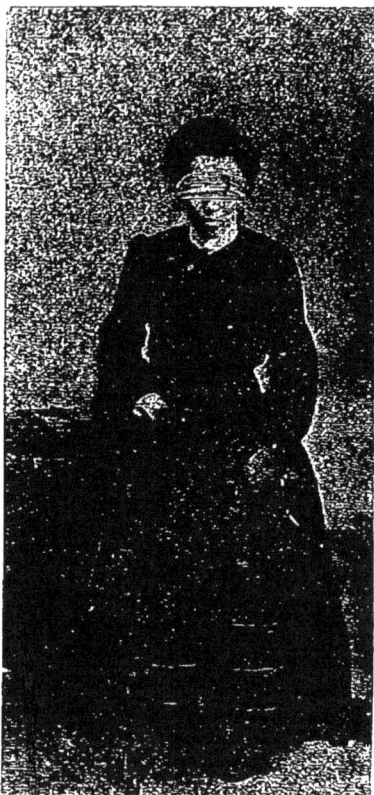

Fig. 838. — Berthe P., de Courbevoie, après traitement. Elle était venue à l'Institut orthopédique de Berck à l'âge de quinze ans (envoyée par mon distingué collègue et ami, le Dr Ardouin). Elle n'avait jamais marché. Ses jambes étaient repliées sous les cuisses et les talons collés aux fesses, maintenus dans cette position par une contracture paraissant invincible; jambes violacées, presque noires, troubles trophiques. — La contracture s'étendait aux muscles du tronc, mais l'intelligence était conservée, mettons aux 3/4.
J'ai promis aux parents de mettre l'enfant sur pieds et de la faire marcher; mais j'ai demandé pour cela un an et demi de crédit et exigé que la mère s'en occupât elle-même. Dès le treizième mois l'enfant (redressée en 3 séances, sous chloroforme) était sur pieds et pouvait faire deux à trois cents mètres, avec le simple appui d'une canne.

Enfin, l'on s'occupe de l'éducation méthodique et rythmée de la marche. Pendant un assez long temps encore, l'enfant traînera lourdement les pieds [1]

1. Ou s'avancera sur la pointe des pieds, démarche DIGITIGRADE.

et entre-choquera les genoux en marchant ; mais cela finit par disparaître plus ou moins complètement, grâce au massage, à la gymnastique, à des exercices répétés.

Les cas exceptionnellement graves où les muscles du tronc sont pris.

Le tronc est effondré sur les membres inférieurs dont les divers segments sont repliés en accordéon. Même en ces cas, nous ne sommes pas désarmés. Nous pouvons arriver à faire marcher ces enfants, avec l'appui de deux cannes, il est vrai, au moyen d'un appareil remontant à l'aisselle, appareil articulé, avec des muscles artificiels (v. chap. XIII). Mais cet appareil est l'affaire du fabricant orthopédiste ; votre rôle se borne à redresser les multiples déviations existantes, à prendre un moulage et à maintenir la correction avec un grand plâtre pendant la construction du celluloïd.

A moins que, tout bien pesé, vous ne préfériez vous débarrasser de ces mauvais cas, heureusement exceptionnels, et « les passer » aux spécialistes.

Conclusion. — En somme, si le praticien veut et peut s'occuper presque quotidiennement de ces enfants, s'il est bien secondé par les parents, il accomplira de véritables petits miracles [1].

Encore une fois, le résultat dépend de la persévérance et de la foi du médecin, qui sait ou non communiquer sa conviction et sa persévérance aux parents. Les uns sauront arriver à faire marcher ces enfants tôt ou tard, les autres n'y arriveront jamais !

Il est ainsi bon nombre d'enfants de 8, 10 (fig. 835) et même 15 ans (fig. 838), qui n'avaient jamais marché et dont les déviations, l'impotence et les troubles de nutrition étaient si graves qu'ils ne paraissaient même justiciables d'aucun traitement, — et qui, après les soins quotidiens que nous leur avons donnés pendant six mois, un an ou deux ans, sont arrivés à faire plusieurs centaines de mètres d'une seule traite et sans appui ou avec simplement l'appui d'une canne.

Le traitement chirurgical de la maladie de Little.

Que d'opérations sanglantes proposées contre la maladie de Little ! A la ténotomie on a ajouté la résection d'un segment de plusieurs centimètres du tendon pour être bien sûr d'empêcher le retour de la déviation. On a fait au niveau des membres des résections partielles des filets nerveux qui vont aux muscles contracturés (Stoffel). Bien mieux on s'en est allé réséquer les racines postérieures de ces nerfs, en dehors ou même en

---

1. L'amélioration, petite ou grande, se produit dans tous les cas sous l'influence d'un traitement bien fait.

Mais je ne parle ici que de LA VRAIE MALADIE DE LITTLE, CONGÉNITALE, et non pas de cette PARALYSIE SPASMODIQUE ACQUISE, qui débute de 7 à 15 ans (Déjerine), et qui, au contraire de la précédente, s'AGGRAVE d'année en année, quoi qu'on fasse.

dedans de la dure-mère, et cela s'appelle les opérations de Gulecke, de Van Gehuchten, de Förster.

Or, ces opérations, tout au moins la dernière, la plus connue, sont très meurtrières, et finalement leurs résultats (pour les survivants) n'ont pas paru, jusqu'à ce jour, manifestement supérieurs à ceux que donnent la

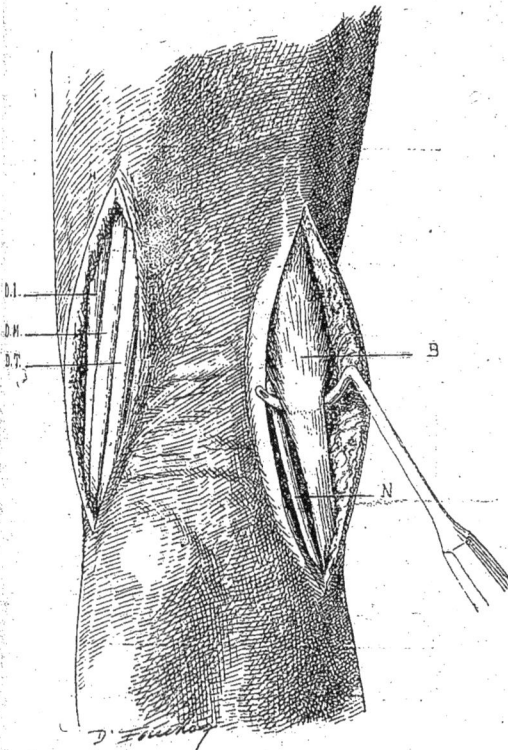

Fig. 839.

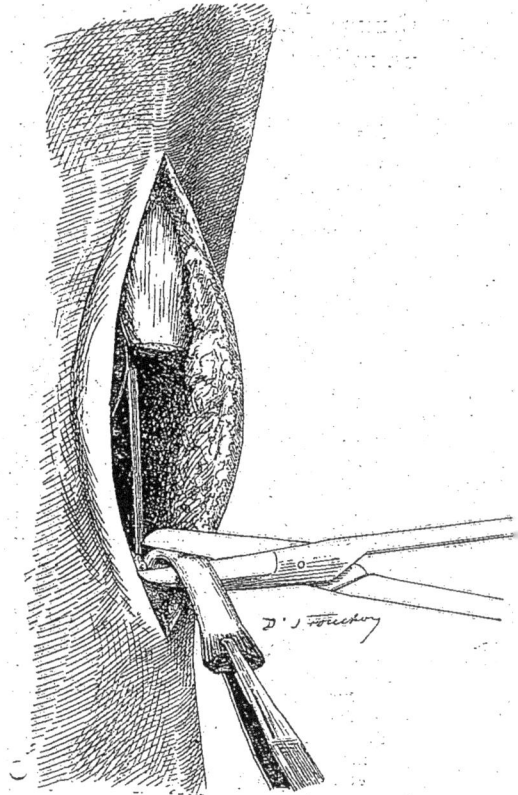

Fig. 840.

Fig. 839. — Tendectomie, 1er temps : les tendons sont mis à nu et isolés des tissus sous-jacents par une aiguille à anévrysmes ; le tendon est coupé sur l'aiguille. B, Biceps ; N, Nerfs ciat. pop. ext. ; DT, Demi-tendineux ; DM, Demi-membr. ; DI, Droit interne.

Fig. 840. — Le bout périphérique du tendon du biceps est saisi par une pince et enlevé d'un coup de ciseaux.

simple ténotomie où l'allongement des tendons suivis de l'éducation patiente de ces malades· Et c'est pour cela que je vous déconseille ces opérations sur le système nerveux et que je ne veux pas les décrire ici.

Tenez-vous-en aux opérations sur les tendons : section ou allongement : tout au plus ajoutez-y, au genou, pour tel cas de flexion très marquée du genou, la résection, figurée ici, d'un fragment des tendons.

Et si l'on trouve des parésies portant sur un ou deux muscles, sachez qu'une transplantation ou une greffe tendineuse peuvent rendre des services. En un mot, inspirez-vous pour le traitement de ces cas particuliers de ce que nous avons dit au chapitre de la paralysie infantile.

Mais entrons dans quelques détails. — Et tout d'abord rappelons que l'on comprend sous le nom de **paralysies spasmodiques** des syndromes cliniques de cause variée dont nous retiendrons surtout ceux qui relèvent de la maladie de Little et de l'hémiplégie ou paralysie infantile cérébrale. Comme l'indique leur double nom de *paralysies spasmodiques*, il y a là un mélange, une association, à des degrés divers, de crampes et de paré-

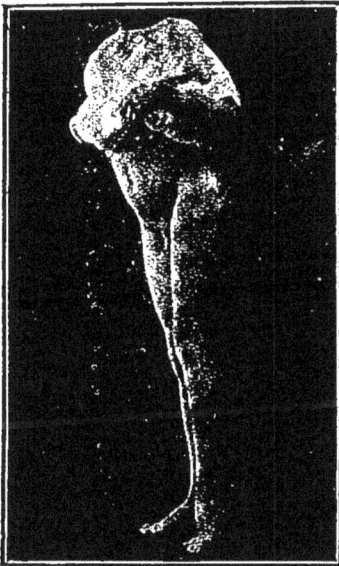

Fig. 841. — Maladie d Little (de gravité moyenne) : facies hébété, cuisse en flexion et adduction, pied en équin varus.

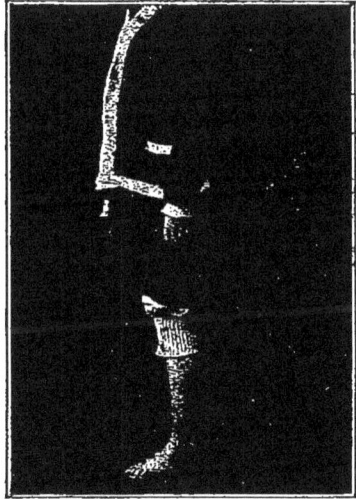

Fig. 842 — Le même après l'intervention chirurgicale.

sies (spasmes des muscles fléchisseurs, et parésie ordinaire des antagonistes).

Les **difformités** qui en résultent sont **presque typiques** : c'est un **pied équin souvent** compliqué de **varus**, **rarement** de **valgus** ; c'est au **genou**, la **flexion** (avec ou sans déviations latérales, c'est à **la hanche**, une **flexion** et **adduction** compliquée généralement de rotation interne.

C'est au membre supérieur (dans l'hémiplégie cérébrale) une flexion de poignet, une flexion et adduction extrême du pouce, une flexion et pronation de l'avant-bras.

En règle générale, les spasmes augmentent lorsque ces malades commencent à marcher.

Enfin à ces spasmes s'ajoutent parfois des mouvements d'athétose.

Indications opératoires.

Les cas de spasmes compliqués d'athétose des membres supérieurs et d'idiotie sont à peu près au-dessus de toutes ressources, mais il faut se rappeler, il est vrai, que cette idiotie est souvent plus apparente que réelle.

En dehors de ces cas d'extrême gravité, nous devons agir, et pouvons agir utilement, sur les déviations, sur les spasmes et sur les parésies : –

a. *Sur les déviations* : au *pied* par l'allongement ou dédoublement du tendon d'Achille de la manière figurée p. 508 : au *genou* par la section des tendons du jarret faite comme il a été dit p. 510, et enfin, à la hanche par la section des adducteurs et des fléchisseurs (voir p. 339).

On y peut joindre, avons-nous dit, la résection d'un fragment de 2 cm. du tendon comme nous l'avons figuré ci-contre (fig. 839 et 840), pour se mettre plus sûrement à l'abri d'une récidive.

A la suite de ces ténotomies, faites sur les deux membres, l'on applique un appareil plâtré du modèle de la fig. 836. On l'enlève au bout de 6 semaines après quoi l'on commence les massages et la gymnastique.

b. *Les spasmes* sont combattus par le même moyen, à savoir : la section des tendons ; mais parfois on les voit reparaître, auquel cas il est indiqué de recourir à la transplantation tendineuse [1], plus efficace et plus sûre que la simple ténotomie.

c. *La parésie* de certains muscles, se combinant souvent avec l'hyperinnervation de leurs antagonistes, on a recours encore ici à la transplantation tendineuse qui atteint un triple but : affaiblissement des muscles contracturés, renforcement des muscles parésiés, suppression des spasmes.

Au membre supérieur : les opérations correspondantes étant plus compliquées, restent du domaine des chirurgiens orthopédistes qui peuvent obtenir des améliorations notables quant à la position des doigts, du poignet et de l'avant-bras (supination).

Au total, la chirurgie moderne a réalisé des progrès notables dans le traitement des paralysies spasmodiques, bien que ces progrès soient ici moins considérables que ceux obtenus dans le traitement de la paralysie infantile.

---

1. Voir Traitement chirurgical de la paralysie infantile.

QUATRIÈME PARTIE

APPENDICE

CHAPITRE XVIII

UN MOT SUR LE TRAITEMENT DES ADÉNITES CERVICALES

Les adénites cervicales sont certainement moins graves par elles-

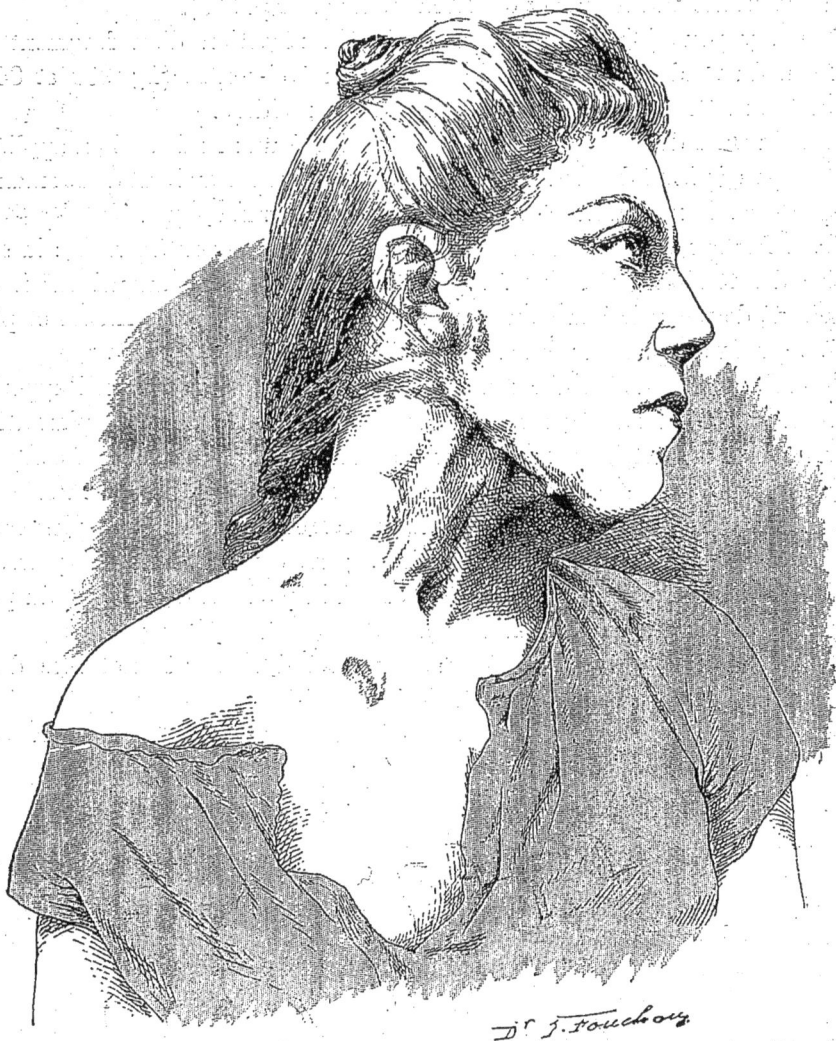

Fig. 843. — Affreuses mutilations laissées par 3 interventions sanglantes.
Comparez avec les guérisons intégrales que donne notre méthode (v. fig. 854 et 855).

mêmes que par les stigmates si disgracieux qu'elles laissent trop souvent après elles, stigmates auxquels on attache dans le monde une signification si fâcheuse. « Toute cicatrice du cou disqualifie irrémédiablement une femme [1]. »

L'objectif des praticiens devrait être, par conséquent, de tout faire pour éviter les cicatrices. Au lieu de cela, combien n'est-il pas encore de

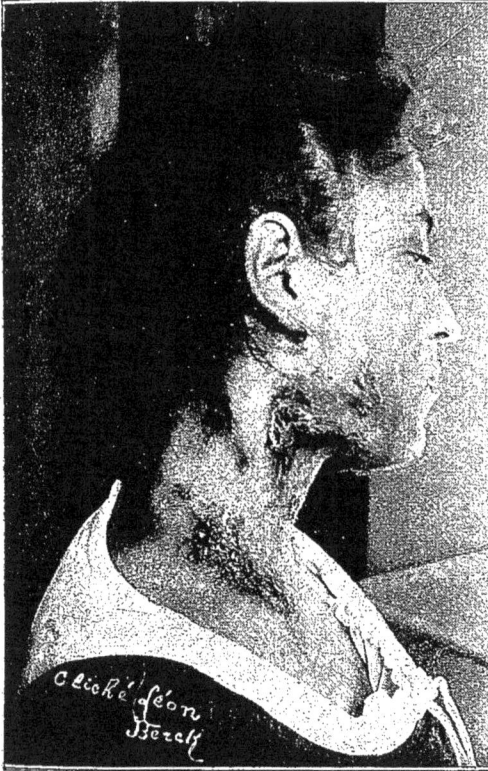 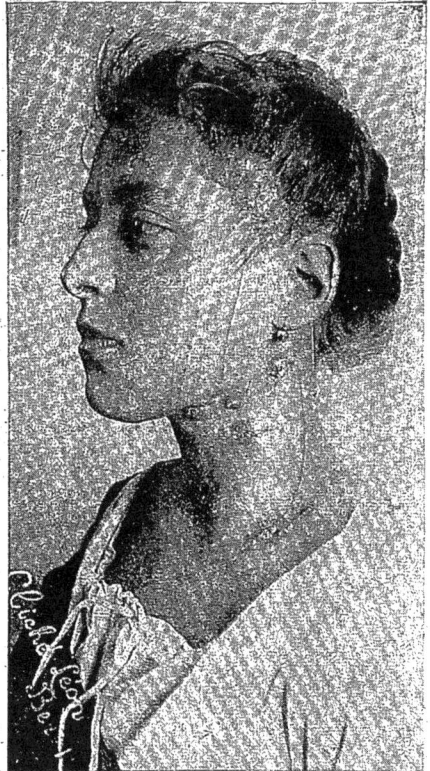

Fig. 844.   Fig. 845.

Fig. 844. — Autre exemple des méfaits des opérations sanglantes dans le traitement des adénites. Cette jeune fille a été opérée 6 fois.
Fig. 845. — La même jeune fille qu'à la figure précédente.

chirurgiens — presque tous — pour pratiquer d'emblée l'extirpation, qui, lorsqu'elle guérit (?) (car elle est loin de guérir toujours et combien ne voit-on pas de récidives à la suite de l'opération !), va laisser fatalement des tares indélébiles ! (Voir fig. 845 à 850.)

C'est contre cette manière de faire que je m'élève, en avouant qu'elle a été aussi la mienne au début de ma pratique.

Est-il possible de faire mieux, et d'obtenir la guérison sans traces ? — Oui, certainement, voici comment :

1. Berger, *Congrès de chirurgie*, 1901, p. 723.

a. La **résolution spontanée** n'est pas rare. Qu'on ne se presse donc pas d'intervenir.

b. Si la glande, au lieu de se résorber, **se ramollit**, vous la traitez comme l'abcès froid des membres, par des ponctions et des injections, la guérison sera également parfaite.

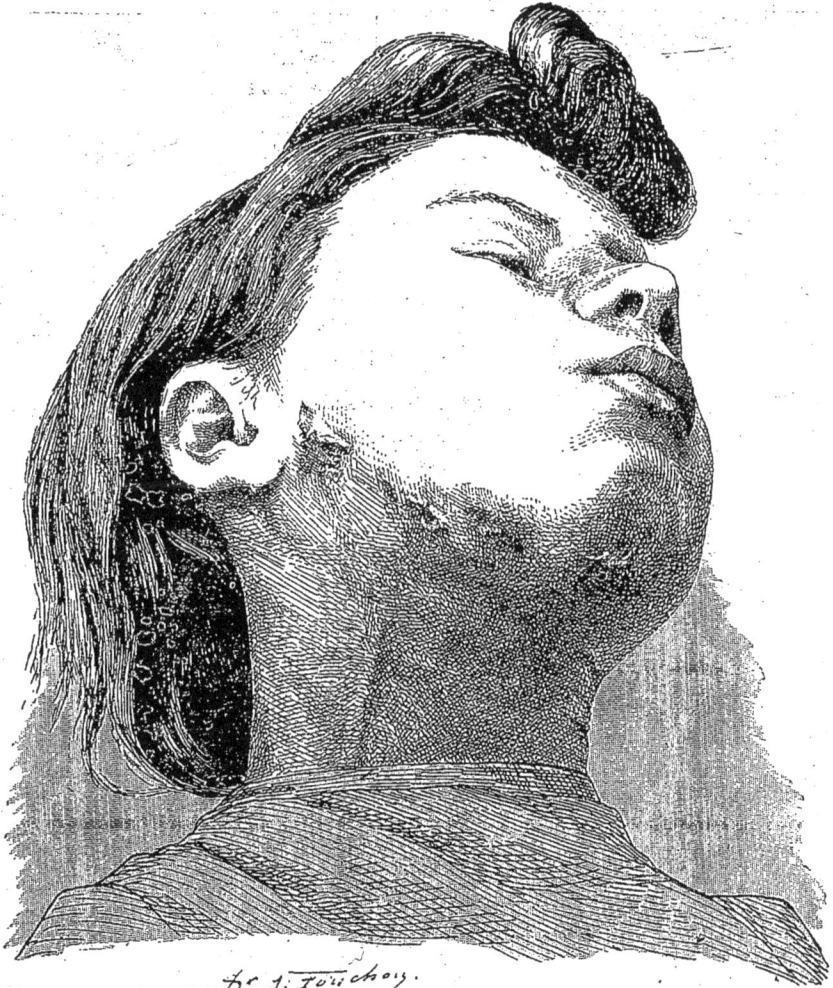

Fig. 846. — Cicatrices irrégulières résultant de l'incision des ganglions tuberculeux ramollis.

c. Si la **glande indurée** reste indéfiniment **stationnaire** (cas plus rare), provoquez artificiellement soit sa résolution, soit son ramollissement, mais toujours par des méthodes sauvegardant l'intégrité de la peau.

N'intervenez par une opération sanglante que lorsque la peau est déjà très largement ulcérée et qu'il y a, même au point de vue esthétique, un avantage manifeste à agir ainsi, *ce qui n'arrivera presque jamais.*

Ceci posé, nous allons entrer dans les détails de la technique à suivre dans chaque cas particulier. On peut distinguer trois cas : 1° adénite suppurée non ouverte ; 2° adénite dure ; 3° adénite fistuleuse.

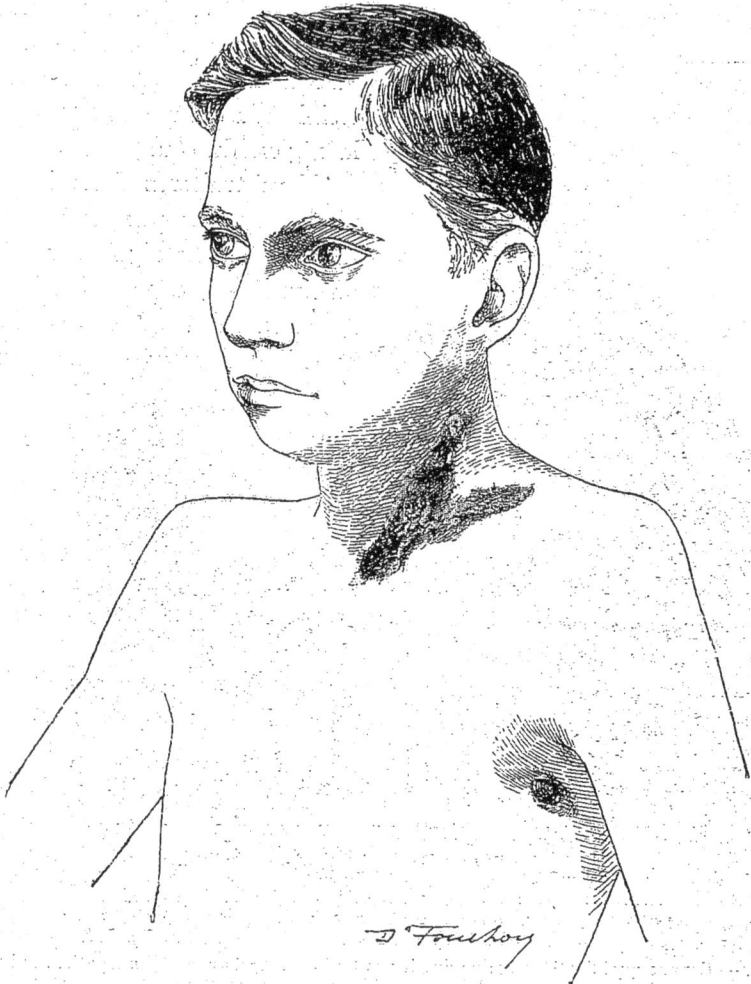

Fig. 847. — Chéloïdes résultant de l'ouverture simple et du grattage de ganglions tuberculeux.

TECHNIQUE DU TRAITEMENT LOCAL

Ier CAS. — L'ADÉNITE EST RAMOLLIE, MAIS NON OUVERTE

C'est bien le cas le plus facile à traiter.

Remarquez que beaucoup de chirurgiens recommandent d'opérer les adénites dures, de crainte qu'elles ne se ramollissent ; mais c'est précisément ce qui peut arriver de plus heureux.

On se trouve alors en présence d'un abcès froid. Il n'est pas plus difficile de le guérir ici, par les ponctions et les injections modificatrices, que dans les autres régions du corps (fig. 849).

Pourquoi donc tel chirurgien, qui traite ailleurs les collections tuberculeuses par des ponctions, croit-il devoir recourir ici au bistouri et à l'extirpation ? On comprendrait bien mieux une conduite inverse, puisque la question de la cicatrice visible n'a d'importance que dans la région du cou.

Vous traiterez donc les adénites ramollies par les ponctions faites avec une aiguille numéro 3 ou numéro 4, et par les injections modificatrices. Choisissez le liquide que vous connaîtrez le

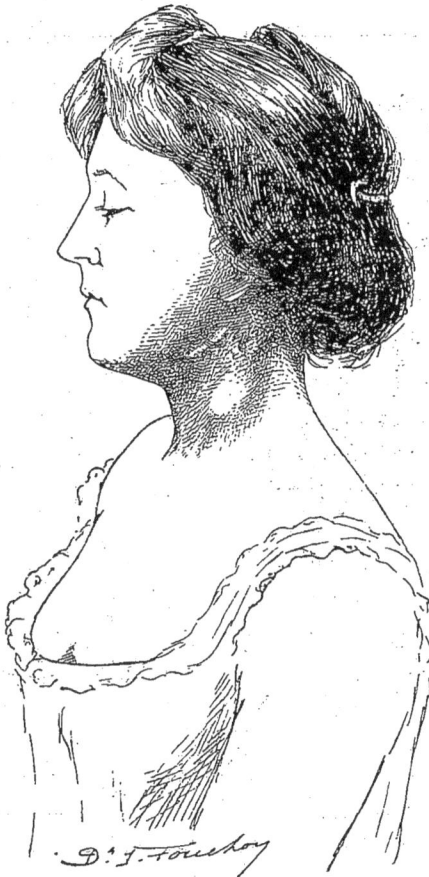

Fig. 848.

Fig. 849.

Fig. 848. — Comme quoi l'extirpation ne guérit pas toujours. Après une 1re extirpation, qui a laissé une cicatrice saillante, il s'est produit une récidive en deux points, dont l'un s'est déjà ouvert spontanément.

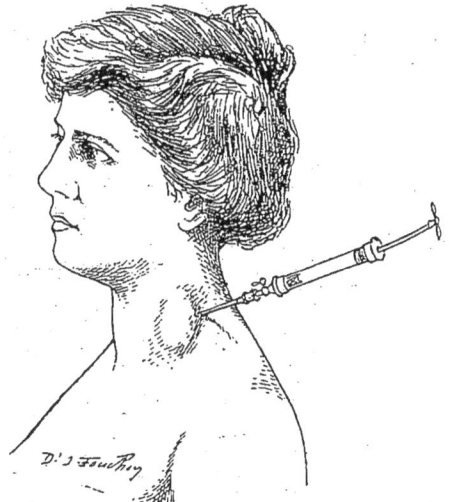

Fig. 849. — 1er cas : Adénite molle, suppurée ; on la ponctionne à la manière d'un abcès froid.

mieux, huile créosotée ou naphtol camphré glycériné, suivez la technique indiquée page 102, et vous arriverez toujours, c'est-à-dire (en faisant la part de l'aléa) 99 fois sur 100, à la guérison parfaite sans incident ni cicatrice.

Cela n'empêche qu'il va se trouver encore de par le monde des médecins pour dire ou écrire qu' « on ne peut pas retirer de profit sérieux des injections en pareil cas » (!)...

Il ne faut pas trop s'en étonner. Moi aussi, je tenais ce langage il y a 25 ans, lorsque je ne connaissais pas encore toutes les ressources de la méthode des ponctions, lorsque je ne savais pas encore me servir de cette arme assez délicate à manier.

Si ce traitement est délicat, n'allez pas cependant vous exagérer les difficultés : — 9 fois sur 10, vous n'en trouverez aucune, et là guérison se

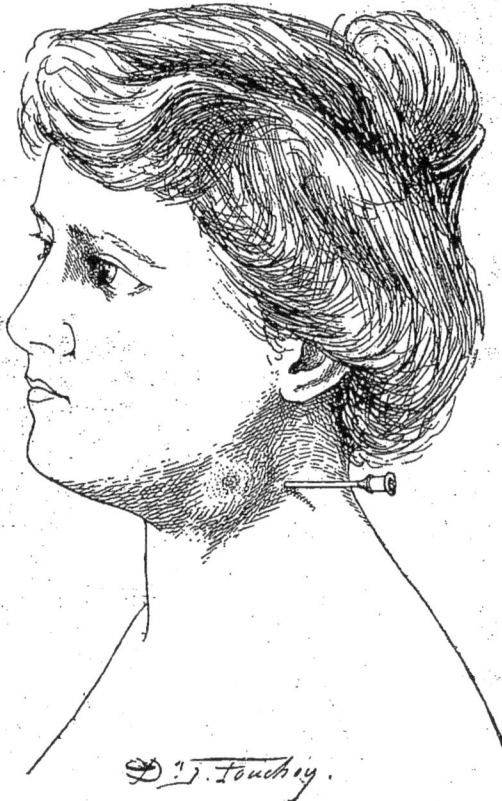

Fig. 850. — Si la peau est déjà altérée en un point, faire la ponction en un point éloigné, dans la peau saine.

fera très régulièrement, sans incidents ; — 1 fois sur 10, il pourra surgir tel ou tel incident comme dans le traitement de tout abcès froid (v. p. 116). Je vais les rappeler brièvement (fig. 850 et 851).

a. Si la peau est déjà un peu modifiée dans sa coloration ou sa résistance lorsque le malade se présente à vous, vous prendrez des précautions pour ménager et raffermir cette peau.

b. Si c'est la tension de la paroi qui constitue le danger, vous viderez la poche par ponction une ou plusieurs fois, sans faire d'injection. Dès que la peau sera raffermie, vous commencerez les injections.

c. Si le danger est constitué par l'envahissement déjà bien net de la face profonde de la peau par les fongosités tuberculeuses, il faut injecter dans la poche quelques gouttes de naphtol camphré, pour détruire ces fongosités et les détacher de la paroi, ou bien pour en atténuer graduellement la virulence ; mais en ayant bien soin de faire des évacuations fré-

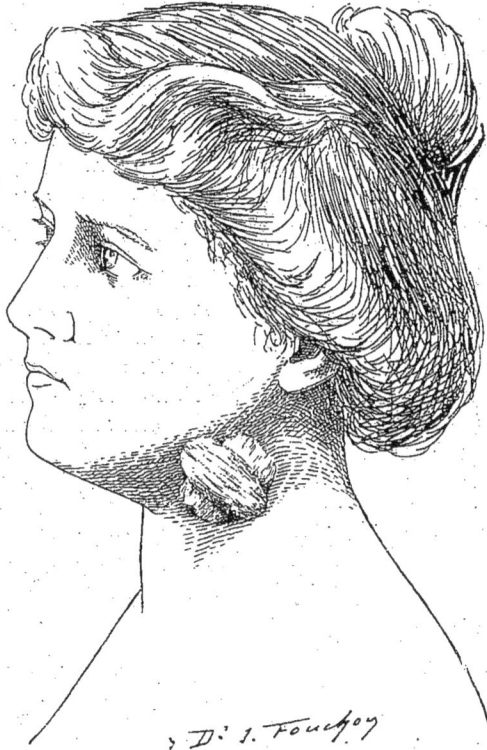

Fig. 851. — Après la ponction, on ne fait pas d'injection, mais on comprime l'abcès au moyen de deux tampons croisés.

quentes du liquide produit par l'action « irritative » du naphtol, et de supprimer ainsi toute pression sur cette peau déjà peu résistante.

Il m'est arrivé de faire, pour ces cas difficiles, deux ou trois ponctions par vingt-quatre heures, pendant plusieurs jours, et de sauver ainsi la peau, c'est-à-dire d'arriver à guérir sans cicatrice [1] des malades que des

---

1. Je parle ici des adénites bacillaires pures et non pas de ces adénites chaudes de la région cervicale qui, elles, doivent être ouvertes. Mais, encore là, préoccupez-vous de ne pas laisser de traces. — Au lieu donc de les ouvrir au bistouri, servez-vous exclusivement pour cela de notre aiguille n° 4, à ponctions (voir p. 94).

Le pus s'écoule par ce petit trou, qui sera rouvert, au besoin, le lendemain avec un stylet mousse ou la même aiguille n° 4. En quelques jours, la guérison est acquise, et presque toujours sans cicatrices apparentes.

Je viens d'en observer un très bel exemple avec mon distingué collègue le docteur

chirurgiens très instruits avaient déclaré relever exclusivement d'une large extirpation.

C'est surtout pour des cas de cette nature que l'on ne s'entendra jamais sur la conduite à suivre ; aussi longtemps, du moins, que les uns sauront et les autres ne sauront pas guérir ces « cas-limites », par les seules méthodes conservatrices.

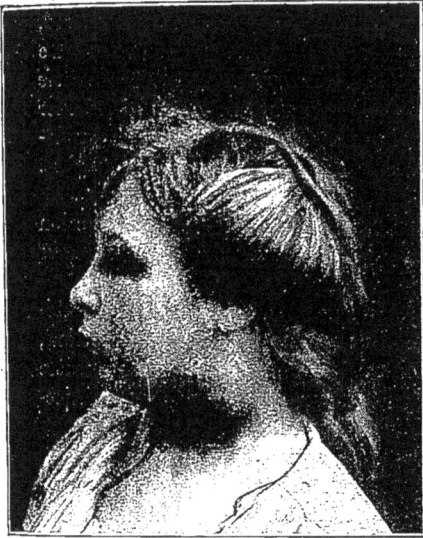

Fig. 852. — Adénite suppurée. État à l'arrivée à Berck.

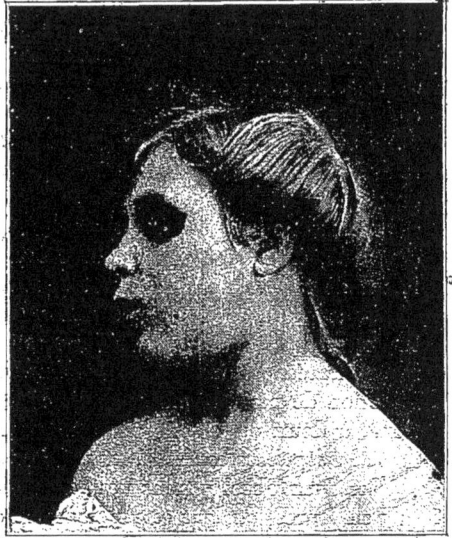

Fig. 853. — La même, après 2 mois de traitement par notre méthode

Voici deux observations très suggestives à ce point de vue.

1er *exemple*. — Il y a quelque temps, un professeur de la Faculté de Paris m'envoyait un enfant dans ces conditions. Il avait dit aux parents : Partez immédiatement pour Berck, où l'on guérira votre enfant peut-être sans incision.

Si vous ne pouvez pas partir immédiatement, revenez demain, je ferai une incision et un curettage.

Pescher, à Paris. — Nous avons pu éviter ainsi la cicatrice chez une fillette atteinte d'adéno-phlegmon cervical que d'autres chirurgiens avaient jugée exclusivement justiciable d'une large incision avec drainage. L'ouverture avec l'aiguille n° 4 nous a donné la guérison en 15 jours, sans qu'il soit resté de marque visible.

C'est pour ces collections plus ou moins franchement aiguës que le séton ancien avait du bon. Mais pourquoi ne pas s'en tenir à un seul des orifices du séton au lieu d'en faire deux ? Par contre, dans les adénites bacillaires vraies, celles dont je parle, méfiez-vous du séton qui ne vous donnera presque jamais la guérison, pas plus qu'une simple incision ne peut guérir presque jamais un abcès froid en aucun autre point du corps — sans compter que le séton expose un peu à l'infection du foyer tuberculeux.

Ajoutons qu'il est des adénites MIXTES, BACILLO-SEPTIQUES, pour lesquelles on ne pourra pas toujours éviter une toute petite cicatrice (j'ai dit pourquoi page 124). — Mais au moins, faut-il toujours s'y efforcer.

Cet enfant est venu le jour même à Berck, et il a guéri, en six semaines, sans incision et sans cicatrice.

2e *exemple*. — J'ai vu, en juin 1905, une grande et belle jeune fille de vingt et un ans, Mlle H., de Paris, pour une adénite suppurée, de la grosseur du poing, s'étendant de l'oreille droite jusqu'à l'os hyoïde.

Elle avait déjà consulté trois chirurgiens très habiles, qui avaient été unanimes à lui recommander l'extirpation immédiate, avec dissection de la paroi de cette vaste collection.

La mère ayant parlé à ces chirurgiens du traitement par les ponctions et les injections, l'un d'eux déclara que, dans le cas particulier, c'était folie d'y penser, qu'il était d'autant plus à l'aise pour le dire qu'il n'avait aucun parti pris contre ce traitement et l'employait même assez souvent. « *Mais*, insistait-il, *dans le cas de votre fille, il ne donnera rien.* » Et il ajouta : « Je suis prêt à vous l'affirmer par écrit. » Il l'écrivit en effet. Et voilà la mère qui vient me trouver le lendemain, avec cette consultation signée de l'un des plus grands noms de chirurgiens de Paris.

J'examine la jeune fille avec le médecin ordinaire de la famille. La collection cervicale, énorme, menaçait de crever la peau, déjà soulevée en un point, sous forme de mamelon violacé et très aminci.

J'acceptai, néanmoins, d'entreprendre le traitement par ma méthode habituelle, en promettant la guérison sans traces. Deux ponctions, sans injections, furent faites ce jour-là et le lendemain. Au cinquième jour, je fis une première injection de naphtol camphré glycériné. Il y eut encore dix ponctions ou injections, à deux ou trois jours d'intervalle les unes des autres.

A la *septième semaine*, la *guérison était complète, sans cicatrices*.

Ces deux observations vous aideront à retenir qu'il n'y a pas d'adénite cervicale suppurée, *quelque volumineuse* ou « *avancée* » *qu'elle soit*, qui ne doive céder[1] à notre traitement ordinaire des ponctions et injections, c'est-à-dire guérir sans cicatrice, et le grand maître qui avait affirmé le contraire avec tant « d'autorité » ne savait pas tout ce qu'on peut attendre de la méthode des ponctions et des injections.

2e CAS. — L'ADÉNITE VOUS ARRIVE A LA PÉRIODE D'INDURATION

Surtout n'allez pas, à l'exemple de tant de chirurgiens, vous presser de l'extirper. Pourquoi infliger d'emblée, de gaîté de cœur, à votre malade, une cicatrice disgracieuse pour la vie ?

Il n'y a pas d'autre conduite rationnelle ici que l'une des *deux* suivantes : ou bien ne rien faire, *attendre* la résolution ou le ramollissement spontané ; ou bien le *provoquer*.

---

1. Mais il faut toujours, en pareille circonstance, chercher dans la bouche s'il n'y a pas de dent mauvaise, auquel cas la condition de la guérison certaine et définitive de l'adénite est la suppression de cette source d'infection. Une dent mauvaise, plombée ou non, est capable d'empêcher la guérison, ou, tout au moins, d'amener une récidive.

Combien de fois, *en présence d'un traitement par les injections, qui n'aboutissait pas dans le délai normal*, n'ai-je pas fait enlever de ces dents plombées, dont le dentiste m'affirmait qu'« elles ne pouvaient plus être une cause d'infection ». « Enlevons-la tout de même », répliquais-je, et la dent, soi-disant innocente, enlevée, je voyais la collection purulente se tarir presque aussitôt.

Première méthode : Si le malade n'est pas pressé, attendez et faites-le attendre (fig. 854).

a. Ou bien l'adénite **guérira spontanément**, et la résolution spontanée observée maintes et maintes fois par chacun de nous peut être favorisée par un traitement général reconstituant, le séjour au bord de la mer, et aussi par un traitement local. Celui-ci consiste surtout dans une toilette aseptique soignée de la bouche et de tous les territoires tributaires des ganglions cervicaux, — dans le sacrifice de toutes les dents mauvaises ou fortement suspectes, dans la suppression des végétations adénoïdes, dans le traitement des oreilles, ou du nez, ou du cuir chevelu, si l'infection glandulaire vient de ces divers points.

b. Ou bien l'**adénite va se ramollir**, ce qui est aussi un mode de guérison sans cicatrices, puisque nous rentrons ici dans le premier cas, précédemment examiné. Vous recommanderez à votre malade de guetter le moment où ce ramollissement se produira, — il le reconnaîtra à la tension et à l'amincissement de la peau et à sa teinte plus foncée, — et de venir

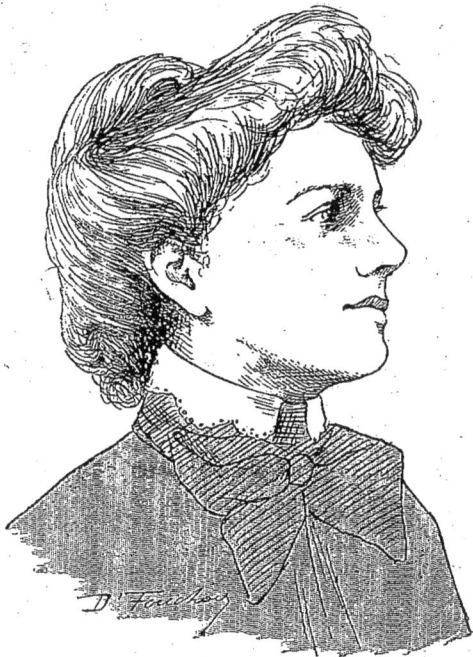

Fig. 854. — Petite adénite dure du volume d'une noisette. Expectation. Séjour à la mer. On attend la résorption spontanée.

vous voir aussitôt, avant que la peau ne soit altérée. Si vous l'avez bien averti, il n'y manquera pas, car vous lui avez promis que, par les ponctions et les injections, vous saurez le guérir rapidement et sans tares, « à ce moment psychologique où vient de se produire le ramollissement spontané de sa glande ».

Deuxième méthode : Vous avez assez attendu, — douze mois, quinze mois, vingt mois, — et vous avez acquis la conviction morale que l'**adénite ne bougera pas** [1] ou bien encore l'**on vous presse**, vous êtes mis en demeure d'intervenir d'une manière ou d'une autre.

---

1. Mais, allez-vous me demander, n'y a-t-il donc pas un traitement balnéothérapique dans une station quelconque, ou bien encore un traitement médicamenteux interne qui puisse résoudre ou ramollir les grandes cervicales ?

Je n'en connais pas. Et pourtant, je puis vous dire que j'ai essayé de tout, aussi bien

Dans ces cas, qui sont, heureusement, l'exception, on ne doit, pas plus que dans les autres, faire l'extirpation de l'adénite. Il se peut que le malade, malgré tout ce que vous lui avez dit, réclame cette extirpation et veuille

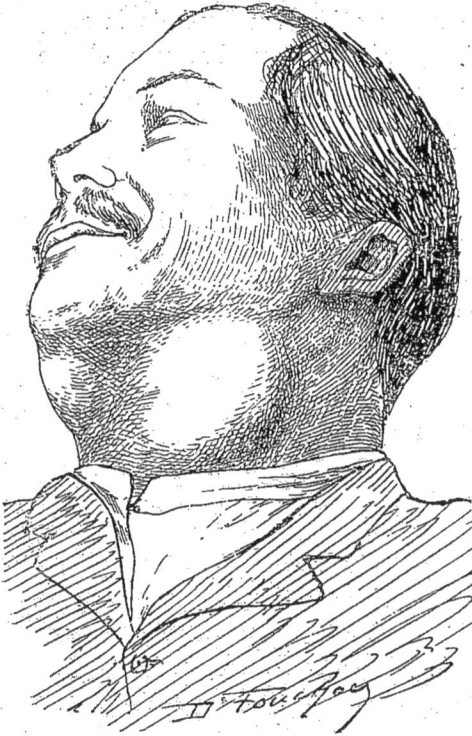 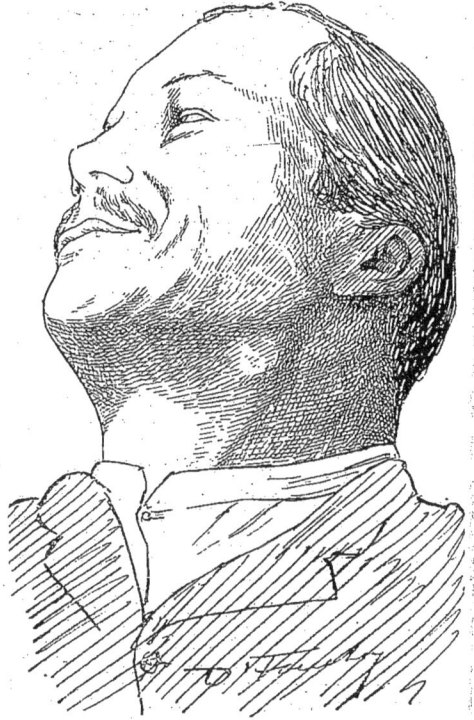

Fig. 855.   Fig. 856.

Fig. 855. — Adénite volumineuse à aspect de lymphadénome, traitée par les rayons X et le séjour à Berck.

Fig. 856. — La même après six mois de traitement purement conservateur. A la place de cinq gros paquets ganglionnaires, il ne reste plus qu'une petite glande à peine visible (laquelle, à son tour, a disparu complètement quatre mois plus tard, dix mois après le début du traitement).

de toutes les stations en renom que de tous les traitements internes préconisés dans les livres de médecine. Je ne dis pas que tous ces traitements soient absolument sans effet, je dis seulement qu'ils sont infidèles, qu'il reste beaucoup trop d'adénites rebelles ne voulant ni se ramollir, ni se résorber par les bains ou les médicaments les plus réputés — et pas davantage par la radiothérapie, qui a pu, cependant, dans quelques cas, hâter cette résorption ou ce ramollissement des adénites cervicales.

Traitement accessoire par la radiothérapie.
(Note de notre aide le Dr Fouchou.)

Que vaut la radiothérapie dans le traitement des adénites ?

Elle a donné quelques résultats, mais encore rien de précis ni d'assez constant. Cependant, l'on peut dire, d'une manière générale, que, si l'adénite tend à fondre, la radiothérapie paraît hâter cette fonte et mûrir l'abcès. Elle est donc pour nous un adjuvant à l'action des injections ; nous associons assez souvent les deux traitements.

Il est assez difficile de donner des règles précises pour l'emploi de la radiothérapie dans le traitement des adénites tuberculeuses. Les appareils de mesure ne sont pas encore assez rigoureux (Rœderer). En tout cas, on s'accorde généralement pour ne pas

vous forcer la main. Résistez-lui [1], démontrez-lui qu'il n'y a qu'un traite ment rationnel qui est de provoquer artificiellement ou la résolution ou le ramollissement, qui sont tous des modes de guérison sans cicatrice.

Vous savez déjà comment vous l'obtiendrez ? Nous avons vu chapitre ii, p. 128, la technique des injections dans les tuberculoses sèches et fongueuses. Chose singulière, le même agent (naphtol camphré) peut, suivant le cas et surtout suivant le nombre des injections, donner la résolution, ou le ramollissement.

a. *Manière d'obtenir la sclérose et la résorption de la glande.* — Si par exemple l'on n'injecte que de 4 à 6 gouttes de napthol camphré et seulement tous les trois ou quatre jours, jusqu'à dix injec-

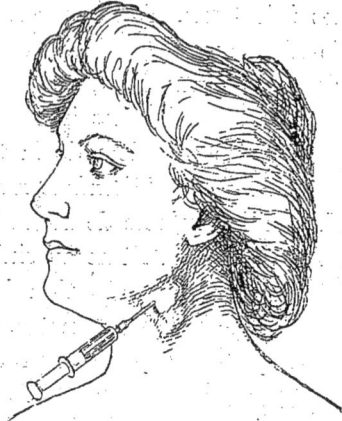

Fig. 857. — On peut ramollir une adénite dure en injectant au centre du ganglion quelques gouttes de naphtol camphré.

passer les limites fixées par la règle de Béclère, qui est de faire absorber, à chaque séance, la quantité de rayons compatibles avec l'intégrité de la peau.

Voici la pratique que nous avons adoptée, et qui, associée au traitement marin, nous a donné, en certains cas (fig. 855 et 856), d'excellents résultats :

Matériel. — Transformateur Rochefort de 45 cm. d'étincelle, avec condensateur et trembleur oscillant. — Ampoule Chabaud à osmo-régulateur. — Soupape Villard. — Courant continu : 110 volts au primaire. — Spintermètre de Béclère. — Radiomètre Sabouraud. — Localisateur Drault.

Manuel opératoire. — L'ampoule est réglée au moyen de l'osmo-régulateur de façon à donner une étincelle équivalente de 3 cm. environ ; elle est placée à une distance de 10 cm.

Localisation. — Le localisateur dont nous disposons permet de limiter aisément la zone à irradier, mais il n'est pas indispensable. Un procédé très simple consiste à faire, sur la région, un moulage négatif, en plâtre, — on protège les parties à mouler avec une couche d'ouate de 1 cm. d'épaisseur régulièrement répartie, et on plaque par-dessus des carrés de tarlatane plâtrée (v. p. 76 la manière de prendre un moulage) dépassant largement les limites de la zone malade. Pour les adénites cervicales, ce moulage doit recouvrir toute la moitié correspondante de la tête et descendre jusqu'à la partie moyenne du thorax, y compris le moignon de l'épaule. Garni de feuilles de plomb sur les deux faces, percé d'ouvertures au niveau des ganglions atteints, ce négatif constitue un localisateur très suffisant.

Nombre de séances. — Nous faisons *une première série de trois séances (une par jour,* pendant trois jours consécutifs) de telle façon que nous obtenions, à la fin de la troisième, la teinte maximum indiquée par l'appareil Sabouraud et Noiré. Après chaque séance, la pastille indicatrice est soigneusement mise de côté et conservée dans l'obscurité jusqu'à la séance suivante. *Après la troisième séance, repos d'une semaine.*

Le traitement est continué ensuite à raison *d'une séance par semaine : chacune de ces séances,* d'une durée de *huit à douze minutes,* interrompue un peu avant que la pastille Sabouraud ait atteint la teinte étalon.

[1]. A moins qu'il ne s'agisse d'une personne pour qui la question de la cicatrice visible importe peu, par exemple un ouvrier adulte.

tions, on favorise la sclérose au lieu d'amener le ramollissement, mais la sclérose ne se produit pas immédiatement ni pendant la période même des injections. Tout au contraire, **la glande gonfle pendant cette période.** Ce n'est que 3 ou 4 semaines après la 10e et dernière injection que la glande commence à diminuer de volume, et ce n'est guère que 4 à 6 mois après la cessation des injections que l'on observe la disparition complète ou presque complète de la tumeur ganglionnaire [1].

b. *Manière d'obtenir le ramollissement de la glande* (fig. 857 et 858). — Mais si l'on injecte de 10 à 20 gouttes de naphtol camphré tous les jours, on aura du quatrième au sixième jour, au centre du ganglion, une sensa-tion de rénitence élastique ou même de fluctuation nette. C'est l'indice que le ramollissement cherché se produit.

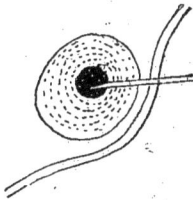

Je rappelle qu'il vaut mieux chercher le ramol-lissement que la sclérose. Le ramollissement permet d'obtenir avec les ponctions des guérisons plus complètes et plus parfaites.

A partir du moment où le ramollissement est obtenu, il est clair que le cas revient à celui d'un abcès froid ordinaire. S'il reste des points indurés, vous les poursuivez avec de nouvelles injections de naphtol camphré, mais sans vous entêter à vouloir ramollir à tout prix jusqu'à leurs plus petits vestiges ; abandonnez ces débris qui disparaîtront à la longeu complètement ou presque complètement par sclérose progressive.

Fig. 858. — Le liquide trouve ou produit, au centre, une cavité qui va s'agrandir peu à peu, par ramollissement successif des diverses couches de parenchyme ganglion-naire.

3e CAS. — ADÉNITE OUVERTE OU FISTULEUSE

Le malade arrive avec une ulcération déjà produite. Eh bien, même dans ce cas, l'on gagne généralement, au point de vue esthétique, à recourir aux moyens conservateurs plutôt qu'à l'opération sanglante (v. fig. 861 à 863). Les moyens conservateurs, ce sont les emplâtres de Vigo, les poudres, les petits attouchements au crayon de nitrate, la radiothérapie, les injections de notre pâte (faites tous les 3 ou 4 jours).

La guérison finit par être obtenue ainsi, dans un bon milieu.

LE TRAITEMENT DES MARQUES DU COU

Quant au traitement des cicatrices laissées par les interventions chi-rurgicales, sachez qu'il est à peu près nul. Cependant, vous trouverez décrits bien des traitements : radiothérapie : massages locaux, injections de paraffine, extirpation sanglante de la cicatrice pour rechercher une nouvelle cicatrice moins disgracieuse, j'ai tout essayé ; mais je n'ai obtenu, le plus souvent que des résultats peu satisfaisants.

---

1. On peut aussi obtenir la sclérose en injectant dans le ganglion au lieu de naphtol camphré, de l'huile créosotée iodoformée (voir p. 128).

Vous pouvez en essayer aussi, mais je vous engage à ne pas promettre grand'chose, et à vous méfier surtout des grandes opérations soi-disant esthétiques, car il vous arrivera fréquemment, en voulant effacer la marque, de l'aggraver, et de voir succéder à une petite cicatrice chéloïdienne

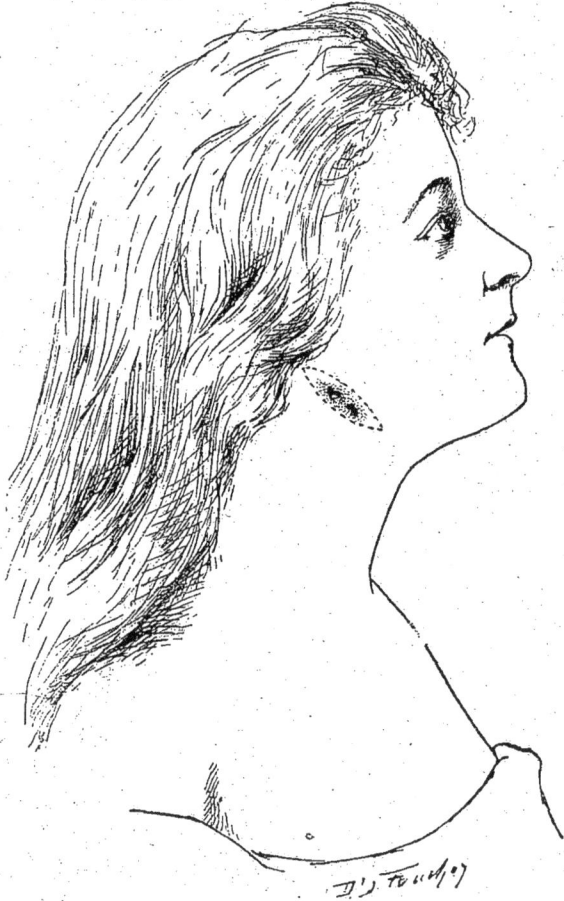

Fig. 859. — Si, malgré tout, la peau a éclaté au cours du traitement, ou si le malade vient avec l'adénite ouverte, les petits moyens conservateurs valent encore mieux que l'extirpation ; on voit en pointillé les limites des incisions qu'on serait obligé de faire pour pratiquer l'extirpation (comparez avec la fig. 860.

extirpée, une autre chéloïde plus étendue : c'est-à-dire que, lorsque le mal est fait, il est trop souvent sans remède, et les femmes couturées chercheront vainement toute leur vie à réparer du chirurgien... l'irréparable outrage.

Conclusion

Fort heureusement, une cicatrice au cou est infiniment plus facile à éviter qu'à effacer.

On peut l'éviter toujours, ou à peu près toujours, avec la thérapeutique que je viens d'exposer. Ce traitement demande sans doute une
minutie, un effort, une persévérance, et surtout une dépense de temps

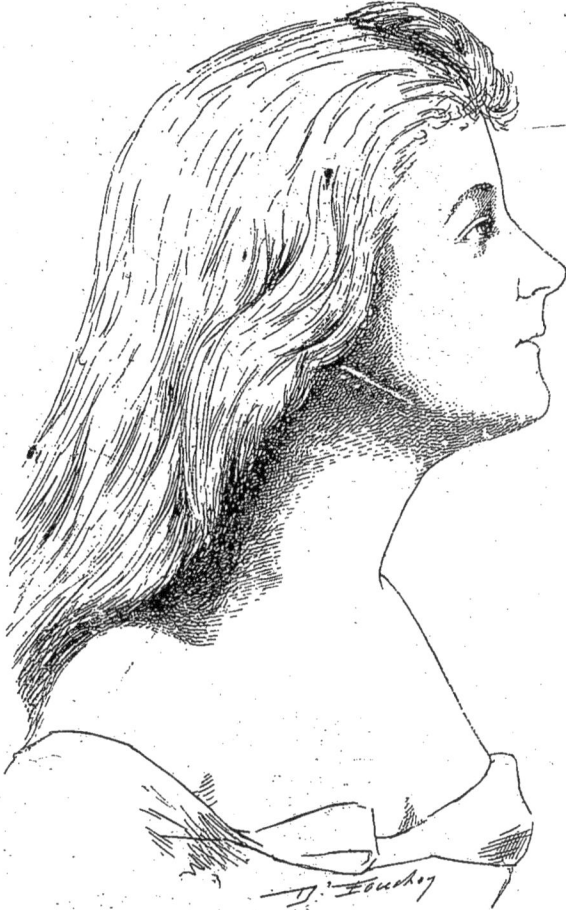

Fig. 860. — Cicatrice que donnerait une semblable intervention, tandis que, si l'on n'opère pas,
il ne restera que deux petits points, presque invisibles.

beaucoup plus grande que l'**extirpation** sanglante, rapide et brillante;
mais l'extirpation **laisse une marque indélébile, tandis que notre traitement
guérit sans traces.**

Guérir sans traces les adénites, ce résultat vaut bien, il me semble, que
les médecins se donnent un peu de mal pour l'obtenir.

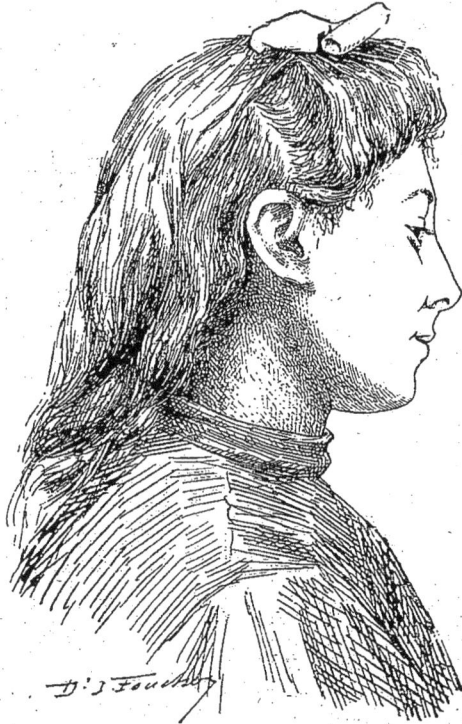

Fig. 861. — Chez cette fillette, la peau, déjà violacée à l'arrivée, avait, malgré toutes les précautions
cédé au cours du traitement ; la cicatrice de la plaie, traitée par de petits moyens, est à peine visible
(Comparez avec la cicatrice des figures 859 et 860).

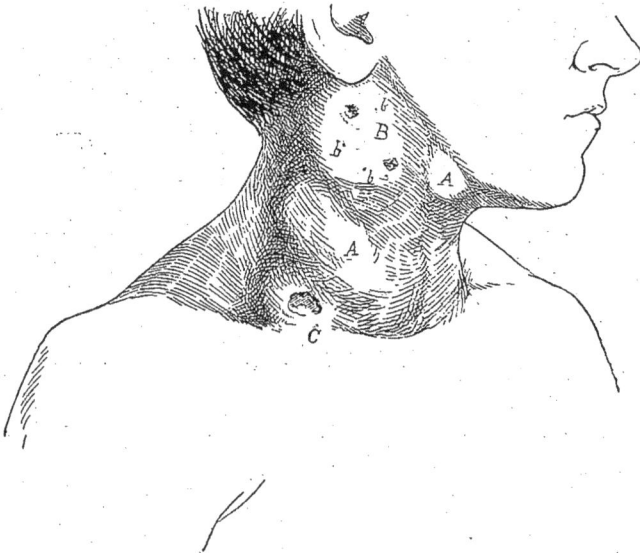

Fig. 862. — Adénite cervicale fistuleuse. Certains ganglions ont été ouverts (B et C). D'autres ganglions,
A, sont ramollis mais non ouverts. On fera, en A, injections et ponction ; en B, injection aux points b;
en C, pansements à plat avec petites cautérisations.

APPENDICE AU CHAPITRE XVII
Une observation d'adénite cervicale (fig. 863 à 866).

L'observation qui suit est intéressante et instructive à plus d'un titre. Elle démontre en premier lieu que l'extirpation la plus large des adénites ne met pas à l'abri d'une récidive.

Ce malade, Charles G., 19 ans, a été opéré une 1re fois, pour une petite adénite cervicale gauche, à Berlin, il y a 4 ans, par le plus habile peut-être des chi-

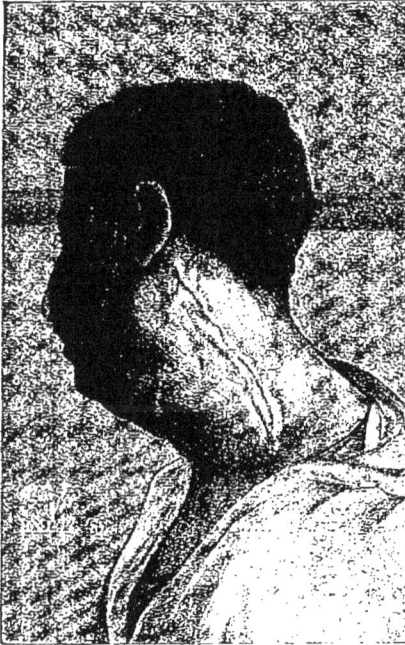

Fig. 863. — Charles G., 19 ans, a une andénite cervicale gauche. Voilà le triste résultat laissé par 4 opérations : Le cou est affreusement balafré pour la vie et l'adénite a récidivé plus grosse qu'avant la 1re intervention.

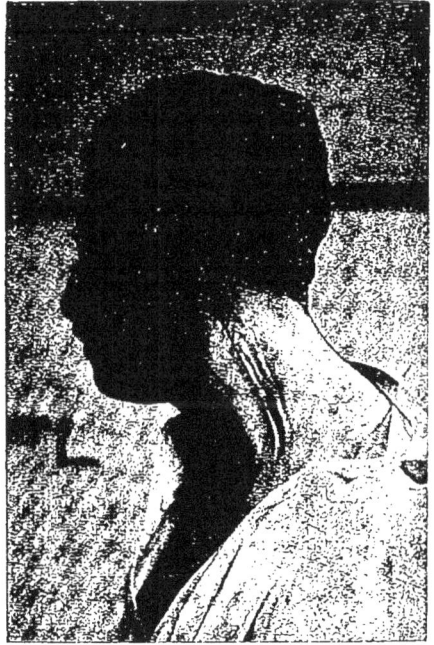

Fig. 864. — Le même — 1 an plus tard — après avoir été traité par nos injections fondantes (voir le texte). — Guérison complète (sans nouvelle cicatrice).

rurgiens allemands, c'est-à-dire très complètement et très bien. N'empêche que son mal a récidivé. — On l'opère une 2e fois, nouvelle récidive.

Il part alors pour la Suisse où l'on fait une 3e opération, 3e récidive ; 4e opération, 4e récidive. Plus on l'opérait, plus cela repoussait, et chaque intervention nouvelle était comme un coup de fouet donné à la lésion tuberculeuse.

Voici ce malade (fig. 863), après la 4e opération, à son arrivée à Berck, porteur d'une tuméfaction énorme qui donnait, à la vérité, beaucoup plus l'impression d'un lymphadénome que d'une polyadénite tuberculeuse. Mais ce n'est plus seulement le côté gauche qui est malade. Voici qu'après la dernière intervention, le côté droit jusqu'alors indemne s'est pris à son tour ! (v. fig. 865).

Et dire qu'on voulait l'opérer encore ! Mais cette fois le malade n'a plus voulu, à aucun prix. Et peu après il nous arrivait à Berck.

Et maintenant voyez-le (fig. 864), 1 an plus tard (après qu'il a suivi notre traitement par les injections fondantes, dont la technique vous est connue, voir page 128). Nous avons attaqué cette grosse tuméfaction polyganglionnaire (et c'est ainsi qu'il vous faut procéder en pareils cas) par îlots, par quartiers successivement. Le traitement de chaque lobe a duré 4 semaines. Après quoi, 3 à 4 semaines de repos, soit, pour le traitement de la tumeur entière, de 6 à 7 mois.

On peut voir que le résultat est complet. Cette polyadénite si rebelle et si grave a guéri parfaitement (fig. 864).

Voici maintenant le côté droit du même malade à son arrivée à Berck (fig. 865).

Ce 2e côté a été traité et guéri comme l'autre, mais beaucoup plus facilement et beaucoup plus vite, en 2 mois 1/2. De ce côté droit l'on ne voit aucune trace

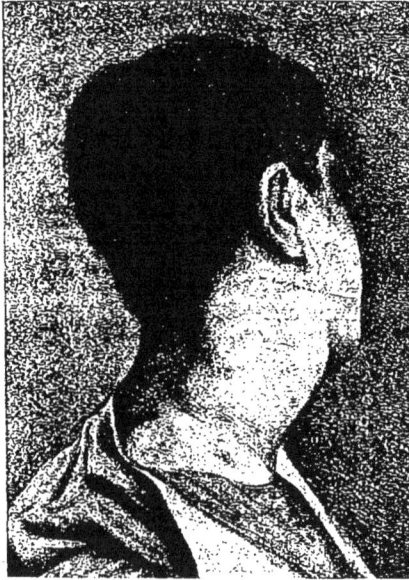

Fig. 865. — Le même, vu du côté droit — à son arrivée à Berck (car il était apparu aussi, à droite, une tuméfaction ganglionnaire énorme à la suite de la 4e opération sanglante faite du côté gauche). Voir le texte.

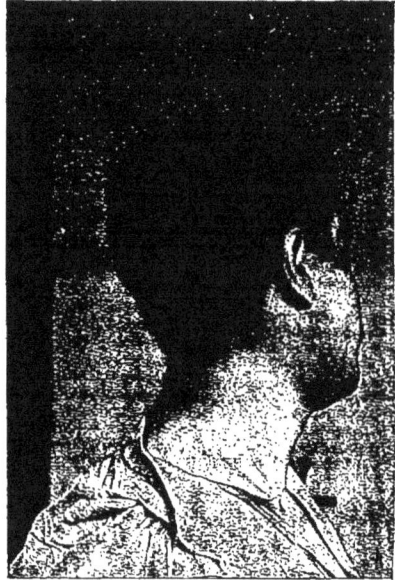

Fig. 866. — Le même, du côté droit fort heureusement non encore opéré. Le voici un an après notre traitement par les injections. — Guérison parfaite sans cicatrice.

de cicatrice, car ce côté droit fort heureusement n'avait pas été opéré. Tandis que du côté gauche l'on aperçoit les traces (hélas ! ineffaçables) des 4 opérations que le malade avait subies ailleurs.

Enfin, cette observation nous apporte encore un enseignement : à savoir, qu'il n'est pas absolument nécessaire pour obtenir la fonte d'une adénite dure, qu'il y ait, au centre de celle-ci, une amorce de caséification, ni un commencement de cavité. Sans doute, cette condition, lorsqu'elle existe, est très favorable et facilite beaucoup la liquéfaction complète de la glande sous l'action de nos liquides fondants. Mais la condition n'est pas absolument indispensable.

Il n'y avait pas ici trace de cavité, pas de caséification commençante, et cependant la guérison a été obtenue bien complète.

Il est vrai, direz-vous, qu'il y avait, pour aider à la guérison par les injections, le précieux appoint du séjour à Berck. Oui, sans doute, mais lorsqu'il a subi les deux dernières opérations, ce malade avait pourtant bien aussi passé déjà une année en Suisse, ce qui n'avait pas empêché la récidive.

CHAPITRE XIX

LES AUTRES [1] TUBERCULOSES EXTERNES

A. *Abcès froids.* — B. *Ostéites tuberculeuses.* — C. *Synovites fongueuses.* — D. *Spina ventosa.* — E. — *Tuberculose du testicule et de l'épididyme.* — F. *Tuberculose de la peau et du lupus tuberculeux.*

A. LES ABCES FROIDS

I. — *Diagnostic d'un abcès froid. Utilité de la ponction exploratrice pour ce diagnostic.*

Il peut se présenter 2 cas différents :

1er cas. — *On est venu vous consulter pour une grosseur* qui s'est produite et développée sans fièvre ni douleur appréciables (ou à peine), et qui est de consistance indécise, vraiment difficile à préciser : rénitence ou fluctuation ? masse solide ou liquide ? On ne sait pas au juste.

Et puis encore si c'est liquide, s'agit-il bien d'un abcès froid ?

Je ne veux pas étudier à fond ce diagnostic, dont les éléments se trouvent (plus ou moins épars, il est vrai) dans tous les livres, mais vous rappeler seulement de quelle grande ressource est la *ponction exploratrice* **pour tous les cas douteux.** Non, pas pour tous les cas (je me trompe), car il en reste un où il ne vous est pas permis de recourir à la ponction pour établir le diagnostic, c'est le cas d'une hernie possible, c'est-à-dire d'une petite tuméfaction de la région inguinale ou crurale. La ponction d'une hernie (!) serait désastreuse. Il vous faut donc, en pareil cas, arriver sans la ponction au diagnostic. Et c'est facile, généralement, mais pas toujours ; je connais même plusieurs exemples de ces erreurs si fâcheuses de diagnostic. C'est pour cela que j'ai le devoir de vous indiquer :

Le **moyen de distinguer un abcès froid d'une hernie.**

Pour éviter l'erreur, la première condition, c'est d'avoir pensé à la possibilité de cette erreur, à la confusion quelquefois commise entre une hernie et un abcès.

Y ayant pensé, on trouve, en cherchant bien, des différences dans leurs signes objectifs et surtout dans leur mode de réduction et de reproduction, dans les commémoratifs et dans les phénomènes concomitants et dans les indications données par l'examen des régions voisines.

Caractères communs ou analogues de l'abcès et de la hernie (pouvant prêter à confusion).

Leur *siège* : à la région inguinale ou crurale (ou plus rarement lombaire, triangle de J. L. Petit).

Leur *réductibilité* : les deux s'effacent (plus ou moins complètement) sous la pression de la main. Les deux changent de volume suivant le moment, suivant que le malade est couché ou debout ; les deux subissent les impulsions de la toux.

La *percussion* ? — On peut s'y tromper. Ou bien c'est de la submatité : mais une petite pointe de hernie, entourée de tissus mats, surtout si elle siège au-dessous de l'arcade crurale, *peut sembler* donner de la submatité ou même de la matité. Ou bien, il y a « un peu de son ». Mais une petite pointe d'abcès,

---

1. C'est-à-dire autres que l'adénite cervicale dont nous venons de parler, et autres que les trois grandes tuberculoses (mal de Pott, coxalgie, tumeurs blanches) étudiées dans la première partie du livre.

en mamelon, siégeant au-dessus de l'arcade et entourée d'une anse intestinale, *peut sembler* un peu sonore à la percussion.

Consistance ? Indécise. Est-ce de la fluctuation. ou de la rénitence ? La distinction n'est pas toujours facile à faire.

Voilà les causes d'erreur. Voici maintenant les éléments du diagnostic :

Caractères différentiels de l'abcès et de la hernie.

a) **Pour la hernie.** — Une *palpation attentive* permet de préciser que la tumeur est élastique, rénitente et souple comme un ballon, et ne donne pas la sensation de flot.

Une *percussion* douce et répétée permet de dire que la tumeur est sonore et non pas mate.

Les impulsions de la toux et des efforts se transmettent ici *très directement*, avec une netteté absolue.

La *réduction* s'obtient sous une certaine pression. Elle s'obtient complète, elle s'obtient plus ou moins brusquement, elle s'obtient avec gargouillement.

La tumeur ne reparaît que si le malade tousse ou fait un effort.

Elle reparaît avec un gargouillement qui est perceptible si l'on met le doigt sur la région pendant qu'on fait tousser le malade.

Lorsque la tumeur a disparu, on peut loger le doigt dans un trajet ou un orifice libre. Et si l'on y maintient le doigt pendant que le malade tousse, le doigt subit l'impulsion tout à fait immédiate de la toux.

L'examen de tous les organes voisins (os, articulations), susceptibles de donner un abcès par congestion est entièrement négatif.

b) **Au contraire, pour l'abcès :**

Une *palpation attentive* donne une sensation de flot, et non pas de rénitence ou d'élasticité.

Une *percussion attentive*, douce et répétée, révèle toujours un peu de matité, qu'on met en évidence si on percute alternativement ce point et la partie moyenne du ventre.

La transmission de l'*impulsion* de la toux ne se fait pas d'une manière absolument directe : comme elle se fait, par exemple, sur la partie moyenne du ventre.

S'il y a *réductibilité* sous la pression, il faut noter d'abord que le phénomène se produit sans aucun gargouillement. Et puis, ce n'est pas une réductibilité vraie. La tumeur est dépressible et « refoulable » plutôt que réductible. On sent, sous la pression de la main, cette tumeur diminuer peu à peu, — mais non pas disparaître complètement, tout d'un coup, brusquement. Et, dès qu'on ne presse plus, la grosseur reparaît, au moins en partie, sans qu'il y ait eu aucun effort, sans aucune secousse de toux ; elle reparaît sans aucun gargouillement.

Dans le cas de hernie, la tumeur cesse d'exister lorsqu'elle s'est réduite. On a beau la chercher dans les points voisins, on ne la retrouve plus ; ici, au contraire, elle existe, elle est simplement logée ailleurs. En cherchant bien, on va pouvoir la trouver dans un point voisin, et l'on y trouve, en effet, sous la forme d'une masse nettement fluctuante. Et si l'on presse sur l'extrémité opposée (de cette masse) on l'extériorise de nouveau, on la voit saillir de nouveau, en partie. Si, alors, on met une main sur ce diverticule extérieur, tandis que l'autre main reste sur le diverticule profond, on peut renvoyer la sensation de flot de l'une à l'autre main (v. p. 109).

Et aussi comme, presque toujours en ce cas, il s'agit d'abcès par congestion **symptomatique** d'une lésion du rachis ou du bassin, on trouve des commémoratifs de douleurs plus ou moins anciennes, ressenties par le malade, et prises, bien souvent, pour du lumbago ou du rhumatisme ou de la sciatique. L'on trouve aussi presque toujours, en cherchant bien, des signes directs du côté des os, à savoir un relief ou une sensibilité à la pression sur les vertèbres ou les articulations ou les os iliaques ou sur la hanche.

Enfin, si vous avez la radiographie, elle vous donnera généralement, dans le cas d'abcès, une ombre appréciable indiquant l'existence de cet abcès (avec sa forme et sa direction, souvent le long du muscle psoas iliaque), tandis que la radiographie est négative dans le cas de hernie.

Voilà donc plus de signes qu'il ne vous en faut pour faire ce diagnostic de l'abcès froid et de la hernie — dans le seul cas, je le répète, où vous ne puissiez pas appeler à votre secours la ponction exploratrice.

Dans tous les autres cas, lorsque vous conservez des doutes sur l'existence de l'abcès, usez de la ponction.

2e **éventualité**. — *Ni le malade ni les parents ne vous signalent aucune grosseur, c'est à vous d'y penser*, à vous de chercher s'il n'y a pas un abcès, car vous soignez le malade pour une lésion tuberculeuse (mal de Pott, coxalgie, etc.), très susceptible de donner un abcès par congestion. Vous rechercherez donc cet abcès probable, vous le rechercherez systématiquement à chacune de vos visites — par la palpation attentive de la région malade, palpation que vous étendrez aux régions limitrophes, car il y a des abcès migrateurs, plus ou moins aberrants.

Et c'est ainsi que vous dépisterez les abcès « circonvoisins » ou « par congestion » — parce que vous les aurez cherchés, — puisqu'on ne trouve guère que ce qu'on a cherché.

Supposons que vous ayez trouvé, près du foyer sûrement tuberculeux d'un os ou d'une jointure, une tuméfaction anormale, un empâtement plus ou moins circonscrit. Sans doute, ce ne peut être qu'une tuméfaction tuberculeuse, mais s'agit-il bien d'un abcès déjà formé, ou bien seulement d'un abcès en préparation ? car l'abcès n'est, en quelque sorte, que le troisième stade de la néoformation tuberculeuse qui, au premier stade, est constituée par des fongosités solides et, au deuxième, par de la matière caséeuse non encore liquéfiée.

Eh bien, la palpation permet généralement de faire ce diagnostic. Au premier stade (celui des fongosités) on a de la rénitence élastique ; au deuxième stade (celui de la matière caséeuse), la consistance de la pâte ou du mastic ; au troisième stade (celui de l'abcès), de la fluctuation vraie

Si la sensation n'est pas très nette, s'il reste un doute, adressez-vous encore ici à la ponction exploratrice — d'autant que celle-ci peut vous donner du pus dans tel cas où la palpation ne donnait pas de fluctuation. Exemple, le cas d'un abcès bridé ou plaqué contre l'os par une aponévrose ou capsule solides. On n'a pas ici de sensation de flot, on n'a qu'une sensation de rénitence, quelquefois même de dureté ligneuse. Sans doute, en ce cas, une grande expérience clinique permet de soupçonner l'existence très probable d'un abcès, mais, seule, la ponction exploratrice permettra de l'**affirmer**.

La ponction exploratrice.

Une ponction exploratrice est inoffensive, pourvu qu'elle soit faite avec les précautions de technique et d'asepsie déjà indiquées pour la ponction ordinaire (v. chap. III).

Pour cette ponction exploratrice, on se servira de l'aiguille n° 3 et de notre aspirateur, et non pas de la petite seringue de Pravaz dont l'aiguille, trop petite, ne laissera pas passer le liquide de l'abcès. Il est même des abcès dont le contenu très épais nécessite l'emploi de l'aiguille n° 4, mais on doit commencer par le numéro 3 et ne prendre le numéro 4 que si le résultat a été négatif avec le numéro 3. On commence par vérifier que l'aiguille est perméable et que l'aspirateur fait bien le vide.

La piqûre. — A quelques centimètres en dehors de la zone cutanée de la tuméfaction, vous piquez la **peau** directement, d'un coup sec, puis vous poussez doucement l'aiguille suivant un trajet oblique, dans la direction de la tumeur jusqu'à ce que vous ayez la sensation d'être arrivé en pleine tuméfaction. Déjà bien souvent dès ce moment, vous êtes renseigné sur sa nature solide ou liquide par la sensation que vous éprouvez.

Si la tumeur est solide, l'aiguille a du mal à pénétrer, et sa pointe, ensuite, est enclavée. Si elle est liquide, la pointe a pénétré facilement et se meut ensuite librement.

Assez souvent, avant toute aspiration, on voit s'écouler aussitôt, par l'aiguille, du pus ou de la sérosité. Vous êtes édifié : inutile de pousser plus loin votre recherche, inutile de brancher l'aspirateur sur l'aiguille — à moins que vous ne vouliez profiter de l'occasion pour faire, séance tenante, la première ponction et la première injection dans cet abcès.

Mais s'il ne s'écoule rien, ou seulement une goutte de sang, on n'en peut pas conclure qu'il n'y a pas d'abcès, avant d'avoir fait une aspiration. Vous adaptez donc à l'aiguille l'aspirateur préalablement armé (où le vide a été fait) et vous tournez le robinet. Alors, 3 éventualités peuvent se produire. Il vient du pus, ou du sang, ou il ne vient rien.

L'interprétation du résultat de la ponction exploratrice.

Il semble, *a priori*, que rien ne soit plus facile que d'interpréter les données fournies par une ponction exploratrice, et que tout se réduise à ceci : vient-il du pus, c'est un abcès ; n'en vient-il pas, ce n'en est pas un.

Hélas ! Détrompez-vous ! Ce n'est pas si facile que cela en clinique, du moins le plus souvent ; et les causes d'erreurs sont nombreuses.

Nous avons vu, à nos cours de vacances, des praticiens fort instruits n'arriver qu'à faire des ponctions blanches ou à ne retirer que du sang, dans des cas d'abcès très manifestes.

Pourquoi ? — C'est ce qu'il nous faut dire. Et, pour être vraiment utile, nous serons obligé d'entrer dans des détails très minutieux, peut-être un peu longs, peut-être un peu fatigants à lire, mais qu'il est indispensable de bien connaître, si l'on veut s'éviter les erreurs les plus fâcheuses.

1° **Il vient du pus ou de la sérosité.**

Evidemment, si c'est du *pus*, il s'agit bien d'un abcès froid. S'il est formé sans fièvre ou seulement avec une très petite fièvre aux alentours de 38°, et à peu près sans douleur, le diagnostic est fait.

Si c'est de la *sérosité* où nagent des grumeaux, c'est de même un abcès froid.

Et c'est encore un abcès, s'il vient de la sérosité sans grumeaux (analogue au liquide de l'hydrocèle ou de l'hydarthrose).

Et même, lorsque le liquide a toutes les apparences d'un liquide *kystique*, ce peut être un abcès froid, d'ordinaire ancien. — Le diagnostic se fait alors d'après les symptômes concomitants.

Mais lorsque l'aspirateur ne ramène rien, n'en concluez pas tout de suite qu'il n'y a pas d'abcès. Avant de rien affirmer, vérifiez que l'extrémité de l'aiguille se trouve bien dans la tuméfaction, et non pas en deçà ni au delà ; puis enlevez l'aiguille, pour voir si elle n'est pas bouchée, ce qui est fréquent, par un débris de fongosité ou par de la matière caséeuse (en ce dernier cas, malgré qu'il ne soit pas venu de liquide, c'est encore un abcès, qui peut n'être pas encore mûr). On ne prendra pas pour de la matière caséeuse des petits globules ou débris de graisse qui viennent quelquefois boucher l'aiguille, surtout chez les personnes adipeuses, et proviennent soit de la tumeur elle-même, qui est un lipome, soit du pannicule adipeux sous-cutané.

2º **Il vient du sang.**

C'est un néoplasme, le plus souvent, mais ce peut être encore un abcès froid.

Si c'est *une goutte* ou seulement *quelques gouttes* de sang, celui-ci peut provenir aussi bien d'une masse de fongosités tuberculeuses que d'un néoplasme.

S'il vient une certaine quantité de sang (par exemple une cuillerée à café ou davantage d'un sang rouge ou violacé), c'est presque toujours un néoplasme. Et pourtant, encore ici, il pourrait, à la rigueur, s'agir d'un abcès, car une ponction d'abcès donne du sang lorsqu'on accroche une veinule ou une artériole dans les tissus intermédiaires ou dans la paroi de l'abcès, mais alors presque toujours il viendra bientôt se mêler au sang quelques gouttes de pus, ce qui permettra de faire le diagnostic (voir, au chapitre III, les incidents de la ponction).

Et lorsqu'il ne vient même pas une goutte de pus, lorsqu'il ne vient que du sang, on peut faire le diagnostic d'après les autres symptômes entre la néoformation tuberculeuse et le néoplasme.

Exemple : si l'on a ponctionné une très grosse tumeur abdominale d'où l'on n'a retiré que du sang, il s'agit à peu près certainement de néoplasme (sarcome, lymphadénome, etc.), et non pas de tuberculose, car une masse tuberculeuse de pareilles dimensions serait abcédée en son milieu. Par contre, lorsqu'on ponctionne un petit ganglion cervical, mobile et pas très dur, si l'on ne retire que du sang, on ne va pas conclure pourtant au néoplasme, mais plutôt à une adénite tuberculeuse non encore suppurée.

Et, de même, si l'on retire du sang d'une tuméfaction développée près d'une jointure ou d'un os **qu'on sait être atteints de tuberculose,** on doit conclure, bien qu'il ne vienne que du sang, à une masse tuberculeuse, mais non encore abcédée, et non pas à un néoplasme.

Il n'en est plus de même lorsque le diagnostic de la nature de la maladie de l'os ou de l'articulation n'est pas encore fait : voici, par exemple, un malade qui vous arrive avec une tuméfaction rénitente ou fluctuante ou faussement fluctuante, développée très rapidement (en quelques semaines ou quelques mois) autour d'un os ou d'une jointure : on hésite entre le diagnostic de sarcome ou de tuberculose.

Et l'on ponctionne cette tuméfaction mollasse et bosselée : s'il vient du sang, c'est plutôt un néoplasme, car une néoformation tuberculeuse d'un certain volume, nous l'avons dit, donnerait au moins quelques gouttes de pus.

Ajoutons que si l'on peut, à titre exceptionnel, trouver du sang dans une cavité d'abcès froid, ce sang est noirâtre, déjà plus ou moins modifié, renfermant de petits caillots, et souvent des gouttes ou des traînées de pus (v. chap. III).

Mais, en tous ces cas, je le répète, on a, pour fixer le diagnostic, autre chose que la ponction, on a l'appoint des symptômes concomitants.

3º **Il ne vient rien** (malgré que vous ayez vérifié que l'aspirateur faisait le vide, que l'aiguille était perméable, qu'elle était bien là où vous aviez senti la tuméfaction ; et enfin vous avez retiré l'aiguille et vu qu'elle ne renfermait aucun débris fongueux ou caséeux).

Avant d'affirmer qu'il n'y a pas d'abcès, rappelez-vous que certains pus d'abcès froids sont trop épais pour s'écouler par l'aiguille n° 3. Vous devez donc faire une seconde ponction, celle-ci avec l'aiguille n° 4.

Mais l'aiguille n° 4 n'amène rien non plus.

Cette fois, après vous être bien assuré par une palpation nouvelle que la tumeur existe réellement, que ce n'est pas une *tumeur fantôme*, force vous est bien, cette fois, de conclure qu'il n'y a pas d'abcès, que c'est une tumeur solide. Lipome, myxome, néoplasme ? ? Ce diagnostic se fait d'après tous les autres symptômes existants, mais nous n'avons pas à l'étudier ici. Nous n'avions ici qu'à établir s'il y avait un abcès ou non, ce qui est fait.

Si nous récapitulons ce que peut donner la ponction d'une masse siégeant autour d'une jointure ou d'un os reconnus tuberculeux, nous voyons qu'on peut avoir, suivant le cas, trois résultats différents :

Ou bien l'aiguille ne ramène rien, et il s'agit de fongosités non encore ramollies;

Ou bien l'aiguille ramène des débris de mastic blanchâtre, et c'est l'indice que la tumeur a déjà subi un commencement de dégénérescence caséeuse ;

Ou bien l'on ramène quelques gouttes de pus ou de sérosité, avec ou sans grumeaux, et alors l'existence d'un abcès prêt pour la ponction est évidente.

Le diagnostic de l'origine de l'abcès.

Vous avez reconnu l'abcès. Une deuxième question se pose : celle de savoir s'il est essentiel ou symptomatique (c'est-à-dire symptomatique d'une lésion ganglionnaire ou d'une lésion osseuse ou articulaire non encore soupçonnée).

Par exemple, dans le cas d'un abcès de la région cervicale, on doit établir si cet abcès est idiopathique (développé dans le tissu cellulaire), ou bien si c'est une adénite suppurée, ou s'il vient d'une ostéite voisine, qui est, dans l'espèce, presque toujours un mal de Pott. Par exemple encore, dans le cas d'un abcès froid de la cuisse, vous devez chercher s'il est essentiel ou bien symptomatique, et il peut être symptomatique soit d'une adénite inguinale ou iliaque, soit d'une ostéite du fémur ou du bassin, soit d'une coxalgie, soit d'un mal de Pott (ou sacré, ou lombaire, ou même dorsal). Pour savoir ce qui en est, examinez attentivement les jointures et os du voisinage de cet abcès.

Cette question de l'origine de l'abcès vaut certes la peine d'être posée et résolue, ne fût-ce que pour instituer le traitement orthopédique d'une lésion osseuse ou articulaire, parfois méconnue jusqu'alors.

Mais, au point de vue du traitement de l'abcès lui-même, il n'y a, heureusement, aucune différence entre les abcès idiopathiques et les abcès symptomatiques. Pour tous, le seul traitement rationnel est la ponction et l'injection.

Ainsi donc, vous fussiez-vous trompé dans tel cas exceptionnel, sur l'origine d'un abcès froid cervical, eussiez-vous songé à une simple adénite ramollie, lorsqu'en réalité il s'agissait d'un abcès de mal de Pott, le dommage sera nul ou presque négligeable pour votre malade, parce que vous traiterez tous les abcès par cette méthode unique de la ponction et de l'injection, qui les guérit tous, quelle que soit leur origine, idiopathique ou symptomatique.

Mais la même impunité et innocuité n'est pas assurée aux médecins ou chirurgiens qui ouvrent les abcès froids. Ceux-ci, lorsqu'ils se trompent sur l'origine de l'abcès, lorsqu'ils ouvrent cet abcès par congestion du mal de Pott, croyant avoir affaire à un ganglion ramolli, commettent une erreur qui peut être désastreuse pour le malade, car si l'ouverture d'un abcès idiopathique, d'une adénite suppurée est un mal réparable, au contraire, l'ouverture d'un abcès de mal de Pott a, vous le savez, pour conséquence ordinaire la mort du malade, à plus ou moins longue échéance.

Le traitement des abcès froids.

Nous n'avons rien ou presque rien à ajouter à ce qui a été déjà dit sur ce sujet dans les chapitres III, IV, V, VI et VII de ce livre, sur le traitement des abcès symptomatiques et des abcès idiopathiques.

Aussi bien le traitement des uns et des autres est identique.

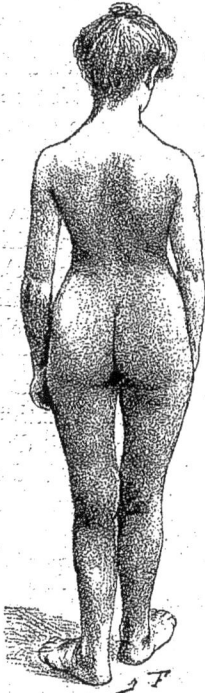

Fig. 867. — Volumineux abcès sous-cutané du creux poplité gauche.

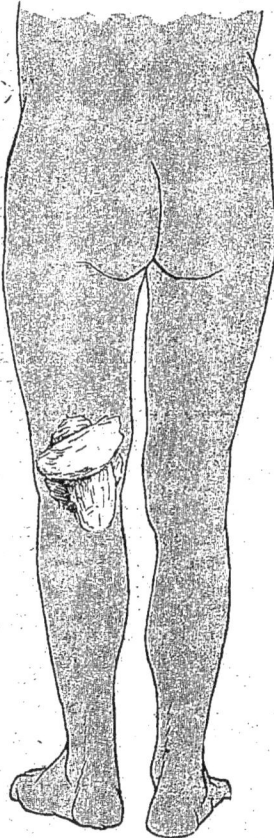

Fig. 868. — Carrés de coton hydrophile mouillé disposés pour la compression de l'abcès après la série de ponctions.

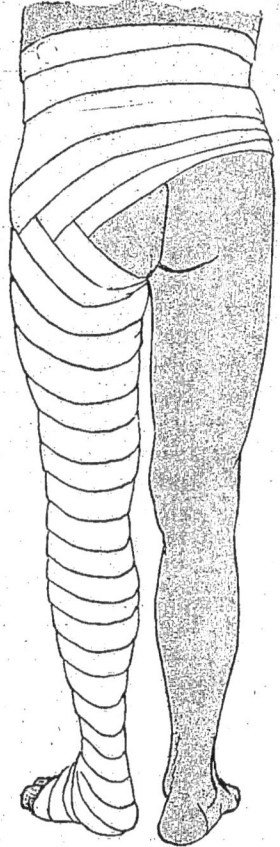

Fig. 869.—Bandage compressif partant des orteils pour amener l'accolement des parois d'un abcès de la cuisse ou de l'aine.

La différence d'origine ne change rien à leur thérapeutique. Il n'y a qu'un traitement des abcès froids : celui des *ponctions* et des *injections*.

L'extirpation, même dans le cas d'abcès très accessible (fig. 867) et même faite largement, ne met pas à l'abri d'une récidive, qui peut toujours survenir soit immédiatement, la plaie ne se fermant pas par première intention, soit après quelques semaines ou quelques mois, par suite de la repullulation de quelques fongosités dans la profondeur.

Et je ne parle pas des inoculations bacillaires au loin, poumon ou cerveau, ni des colonisations ou généralisations tuberculeuses toujours possibles après l'extirpation sanglante. (Je ne veux pas exagérer ce danger, qui est petit, je l'accorde, mais cependant réel.)

Au contraire, le traitement des ponctions et des injections guérit sûrement, guérit relativement vite (en 6 à 7 semaines), il ne présente aucun risque, il est d'application facile pour tous, par tous et partout.

La *technique* est celle déjà indiquée au chapitre III, où nous avons dit la nature des liquides à injecter, le nombre des séances et leurs intervalles.

Après la septième ponction (celle-ci non suivie d'injection), on comprime méthodiquement les parois de l'abcès avec des carrés d'ouate entrecroisés et des bandes Velpeau, en faisant la compression à partir de l'extrémité du membre, pour éviter l'œdème de la main ou du pied (fig. 868 et 869). Tous les quatre jours, on ajoute une ou deux nouvelles bandes Velpeau, pour maintenir la compression au degré voulu. Par cette compression énergique et méthodique continuée pendant 15 à 20 jours, on amène l'accolement des parois de l'abcès, c'est-à-dire la guérison complète.

B. OSTÉITES TUBERCULEUSES

Nous avons dit (dans une autre partie du livre) le traitement des ostéo-

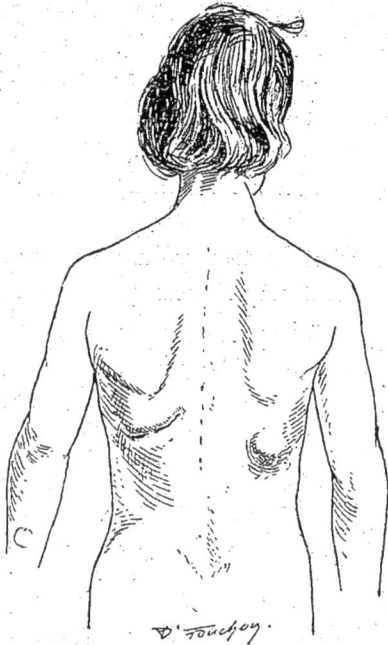

Fig. 870. — Tuberculose costale à 2 foyers, 1 de chaque côté, presque symétrique, opérée et demeurée fistuleuse à gauche ; abcès fermé à droite. Cet abcès fermé a été guéri par des ponctions et des injections ; et la fistule de gauche a été guérie aussi un peu plus tard par nos injections pâteuses de créosote, iodoforme et phénol camphré (v. p. 136).

arthrites tuberculeuses. On devine, d'après cela, quel sera le traitement de la tuberculose d'un os quelconque, bien accessible (fig. 870).

a. Dans le cas **d'abcès** déjà formé (abcès périosseux appréciable), on fait des ponctions et des injections comme à l'ordinaire.

b. Dans le cas d'ostéite fongueuse, **sans abcès**, on cherche la sclérose ou la fonte des fongosités accessibles sur l'os ou sur les tissus périosseux. On sait par quels moyens s'obtiennent cette sclérose et cette fonte (v. p. 128).

C. SYNOVITES TENDINEUSES
KYSTES SYNOVIAUX ET HYGROMAS TUBERCULEUX

a. Dans la *forme liquide* (exemple les kystes synoviaux des gaines de la main), le traitement est celui de l'abcès froid ordinaire (fig. 871 et 872);

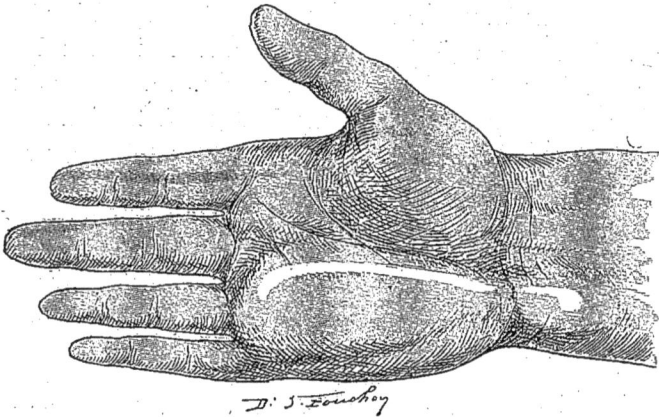

Fig. 871. — Synovite fongueuse de la paume de la main.

s'il existe des grains riziformes trop volumineux pour passer par le trou de l'aiguille n° 4, injectez du naphtol camphré, qui les fondra en quelques jours.

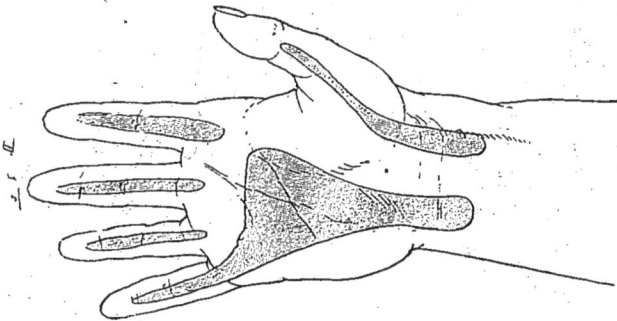

Fig. 872. — Gaines synoviales de la main.

b. Dans la synovite, *sans épanchement,* on provoque la sclérose ou la fonte des fongosités — en injectant de l'huile iodoformée ou du naphtol camphré dans la cavité virtuelle de la gaine séreuse, comme s'il s'agissait d'une tumeur blanche, laquelle n'est d'ailleurs qu'une synovite articulaire.

Mais surtout, *pas d'opérations sanglantes qui*, encore ici, *guérissent rarement, aggravent souvent et mutilent toujours.* L'extirpation, pour peu qu'on veuille la faire complète, amène des exfoliations ou des nécroses tendineuses entraînant des impotences fonctionnelles graves.

D. **SPINA VENTOSA**

Sachez que, si l'on prend en bloc tous les spina ventosa, il en est 1/3

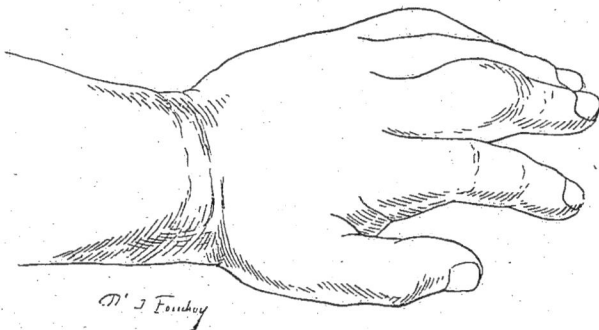

Fig. 873. — Spina ventosa de la 2ᵉ phalange du médius.

qui sont syphilitiques, 1/3 qui sont mixtes, c'est-à-dire des scrofulates de vérole (v. page 626) et 1/3 seulement qui sont purement tuberculeux.

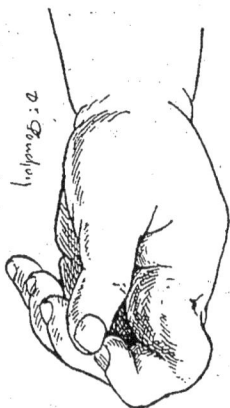

Fig. 874. — Spina ventosa de la 1ʳᵉ phalange de l'index et de l'auriculaire.

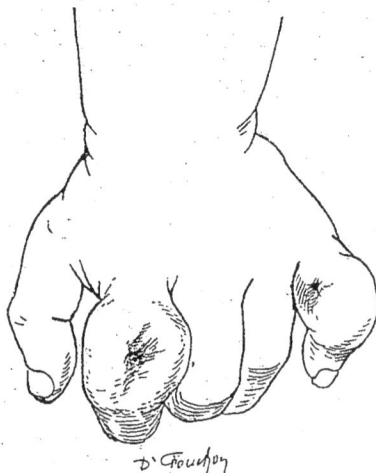

Fig. 875. — Le même vu par la face dorsale.

Cela veut dire que vous devez, *dans tous les cas* de spina ventosa, commencer par instituer un *traitement d'épreuve*, au mercure ou à l'iodure de potassium, mais en insistant plus particulièrement sur l'iodure (voir

p. 627). Ce traitement spécifique vous donnera une fois sur trois la guérison complète, et dans un autre tiers des cas une amélioration manifeste.

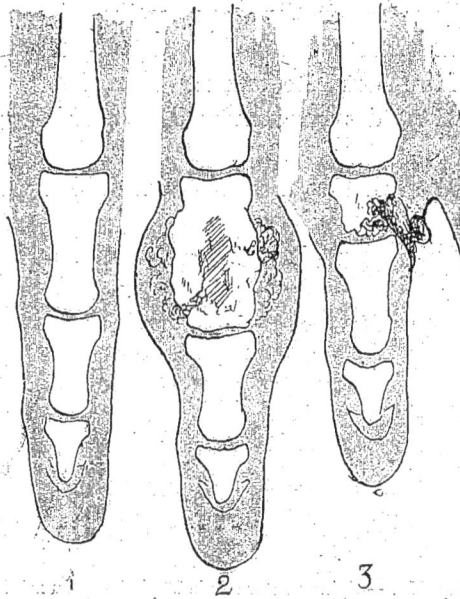

Fig. 876. — D'après radiographies.

1. Doigt sain ; Spina ventosa de la première phalange, l'os est comme soufflé, et noyé dans les fongosités ; 3, les 2/3 de l'os ont disparu : ce qui reste communique avec l'extérieur par un trajet fistuleux.

Dans les cas de spina ventosa tuberculeux (fig. 873 à 875) s'étant montrés rebelles au traitement spécifique, vous ferez le traitement général et le traitement local de toutes les tuberculoses externes — avec le constant

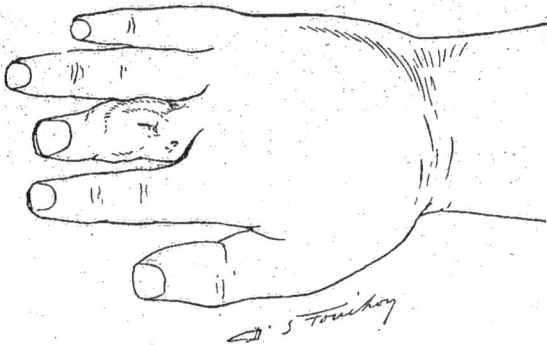

Fig. 877. — Spina ventosa du médius guéri avec destruction d'une phalange.

souci de sauvegarder l'intégrité de la peau, tellement proche ici des os malades. Il faut donc n'attaquer le foyer que par des injections très discrètes, à la dose de quelques gouttes, injections espacées et faites chaque fois en des points différents. Et, pour cette même raison, il faut, d'une manière générale, préférer l'huile créosotée iodoformée au naphtol camphré qui, amenant une réaction plus vive, pourrait compromettre la vitalité des téguments, parfois entamés déjà par la tuberculose.

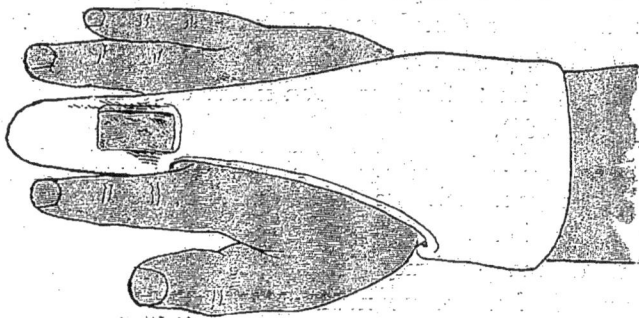

Fig. 878. — Appareil fenêtré pour spina ventosa.

Comme dans la coxalgie, on fera des injections **dès le début** du mal, si l'on veut prévenir le ramollissement des os qui conduit fatalement à leur effritement.

« *Au début* », cela ne veut pas dire au premier petit épaississement

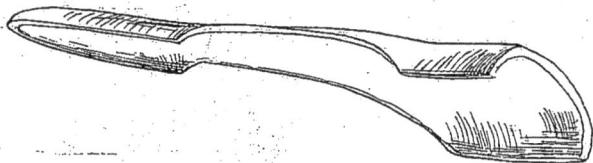

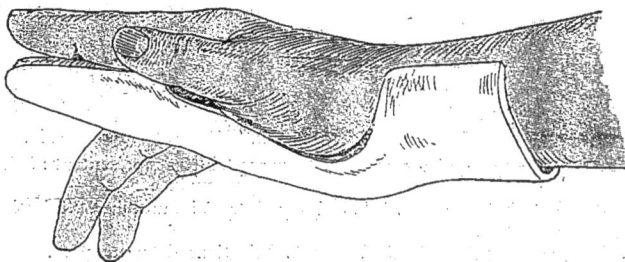

Fig. 879 et 880. — Appareil bivalve pour spina ventosa.

d'un millimètre de la phalange (à ce moment on applique simplement autour du doigt une couche de 1 à 2 mm. d'onguent mercuriel), mais on commencera les injections aussitôt après cette toute première période, aussitôt que la lésion montrera une tendance manifeste à augmenter (fig. 876, 2).

Traitement orthopédique dans le spina ventosa (v. fig. 878 à 880). —

On doit soutenir, étayer les os malades, pour en éviter la fracture spontanée. Au début donc, onguent mercuriel et gaine plâtrée. Plus tard,
lorsqu'on fait les injections, on met également un **plâtre**, qu'il suffira
de **fenêtrer** à l'endroit des injections.

Et, de même encore, dans le cas de fistules, on applique un petit plâtre
fenêtré. — Mais s'il y a un trop grand nombre de foyers ouverts, il vaut
mieux diviser le **plâtre en 2 valves** qu'on enlève et replace à chaque pansement (fig. 879 et 880).

E. LA TUBERCULOSE DU TESTICULE ET DE L'ÉPIDIDYME

Cette tuberculose ne doit être traitée que par des moyens conservateurs
(ponctions et injections).

Au début de ma pratique, j'opérais ces
malades comme le font encore malheureusement la plupart des chirurgiens. Depuis 18 ans,

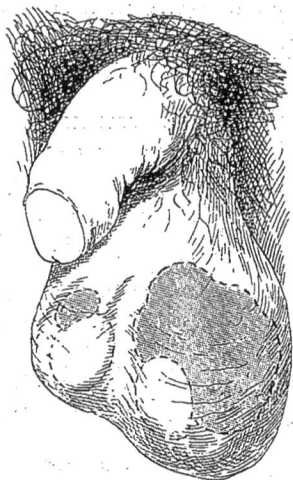 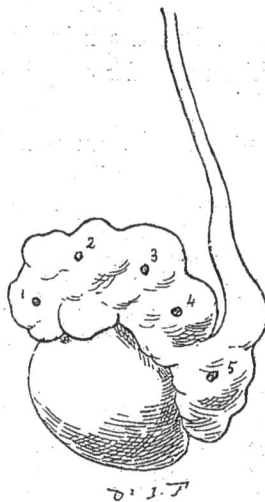 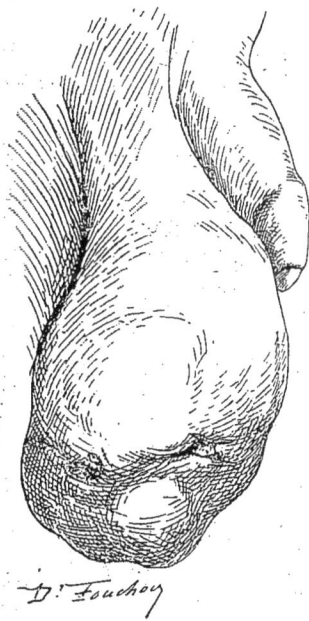

| Fig. 881. | Fig. 882. | Fig. 883. |

— Épididymite tuberculeuse gauche. Les zones teintées représentent : à droite, les limites
de l'épididyme normale ; à gauche, les limites de l'épididyme malade.

Fig. 882. — Épididymite tuberculeuse. 1, 2, 3, 4, 5, points où il faut faire les injections (tantôt dans
un point, tantôt dans un autre).

Fig. 883. — Épididymite tuberculeuse fistuleuse. Injections de notre pâte.

je n'ai plus fait de castrations ; j'use exclusivement des injections, et, sur
plus de 200 cas d'enfants ou d'adultes ainsi soignés, je n'ai pas eu un seul
insuccès. Et je comprends dans ce nombre, non seulement mes tuberculoses fermées, mais encore toutes mes tuberculoses fistuleuses, qui
entraient pour un tiers environ dans le chiffre total. La guérison a
demandé de 2 à 4 mois pour les tuberculoses fermées, et de 3 à 10 pour
les tuberculoses ouvertes.

Traitement superposable à celui des adénites (p. 583).

1º **Tuberculoses dures** (fig. 881 et 882).

On va les scléroser ou les fondre. A cause de la susceptibilité particulière des téguments, je recommande ici, surtout pour les lésions à fleur de peau, de **rechercher la sclérose** (huile créosotée iodoformée) **plutôt que la fonte** (naphtol camphré, avec lequel on court un léger risque d'entamer la peau).

2º **Tuberculose suppurée.**

Ponctions et injections, comme dans tout abcès froid.

3º **Tuberculose fistuleuse** (fig. 883).

Injections de notre pâte (v. p. 136 et 169)...

Dans les cas d'**hydrocèle symptomatique** de **lésions tuberculeuses,** vous ferez des ponctions et injections dans la vaginale, comme dans un abcès froid ordinaire. — Sur 6 cas observés, cela nous a suffi 4 fois pour amener la guérison de l'épididymite voisine, sans faire un traitement direct de celle-ci ; dans les deux autres cas, nous avons dû traiter ensuite la lésion de l'épididyme (par des injections supplémentaires), comme si cette lésion avait été isolée.

Je répète que je suis arrivé par ces moyens, à tous coups, à la guérison — très simplement et sans aucun risque de généralisation tuberculeuse, ce que l'on ne peut pas dire, certes, de la castration. Je connais un assez bon nombre de cas où l'on a vu éclater, dans les mois qui ont suivi l'opération, soit une granulie, soit une tuberculose cérébrale. Et je ne parle même pas de la mutilation si pénible et si humiliante que laisse une castration, et surtout la castration double ! Or, la tuberculose intéresse si souvent les deux côtés, soit simultanément, soit successivement.

F. **TUBERCULOSE DE LA PEAU. LUPUS TUBERCULOME CUTANÉ OU SOUS-CUTANÉ. ADÉNITES NON CERVICALES**

Dans le cas de tuberculome, conduisez-vous d'une *manière générale*, comme en présence d'une adénite cervicale (p. 583).

Cependant, il est tel cas où la masse à fondre ou à scléroser est assez considérable (du volume d'une grosse noix, par exemple) ; où elle se trouve dans une région telle que la question de la cicatrice visible n'est d'aucune importance ; où il s'agit d'un ouvrier, — et enfin où le tuberculome est très facile à extirper en son entier ; j'accorde que, dans ce cas particulier, le danger de rédicive ou d'inoculation et les autres inconvénients de l'opération sont vraiment si petits qu'ils sont pratiquement négligeables, et l'ablation est, ici, permise.

Il n'en est pas de même en présence des **ulcérations du lupus** de la face et du cou. La peau est trop largement atteinte pour qu'on puisse penser à une extirpation sanglante. Après avoir fait un traitement spécifique, comme traitement d'épreuve (car ces lésions sont syphilitiques ou mixtes

assez souvent, dans les mêmes proportions, sensiblement, que le spina
ventosa (v. p. 607), j'attaque ces lésions par une
couronne d'injections sous-cutanées de quelques
gouttes d'huile créosotée iodoformée ou de
naphtol camphré (une injection par jour, en
alternant les deux liquides), je panse les plaies
avec des emplâtres de Vigo ou du naphtalin, et
j'emploie concurremment la radiothérapie (voir
p. 590).

Si vous n'avez pas d'installation de rayons X,
vous pouvez arriver à la guérison par les autres
moyens mentionnés.

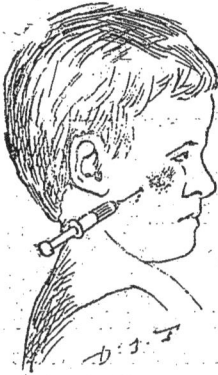

Fig. 884. — Foyer bacillaire
ouvert au niveau de l'os malaire : faire des injections par
voie rétrograde en piquant en
peau saine ! — on peut faire
des injections en couronne.

La cicatrisation se fait ainsi presque toujours,
dans l'espace de quelques semaines, — avec le
minimum de traces.

On traite de même (par les injections sous-
cutanées de quelques gouttes de liquide) les
lupus non ulcérés ; on les arrête, on les affaisse,
et on les guérit encore ici avec le minimum de « marques » ; car, après

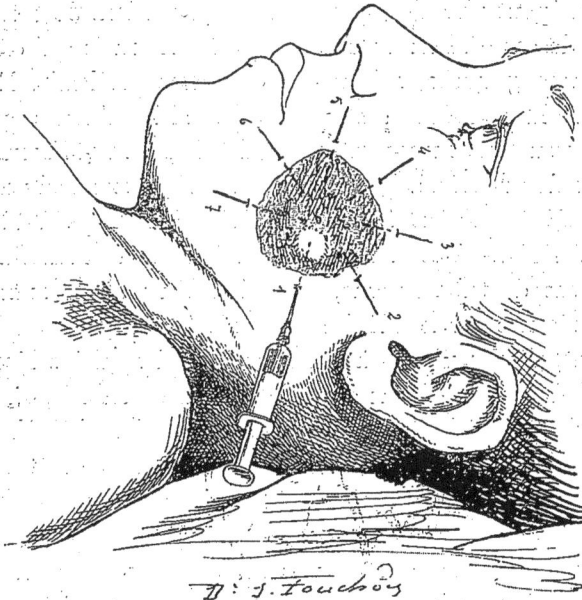

Fig. 885. — Lupus de la face : 1, 2, 3, 4, 5, 6, 7 points où l'on fera les injections « en couronne » de 3 ou
4 gouttes de naphtol camphré, — une injection tous les 2 jours ; — faire 10 injections.

les injections, la peau va reprendre peu à peu une coloration presque
normale.

Une observation personnelle de lupus tuberculeux
traité par les rayons X

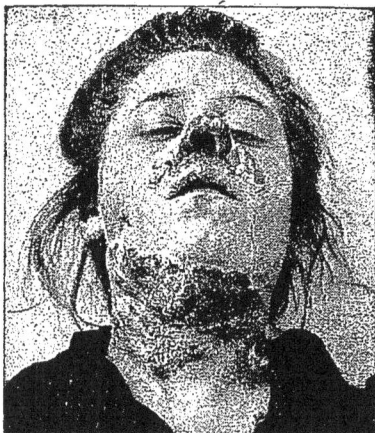

Fig. 886. — Lupus tuberculeux de la face et du cou, datant de 4 ans. État de la malade à l'arrivée

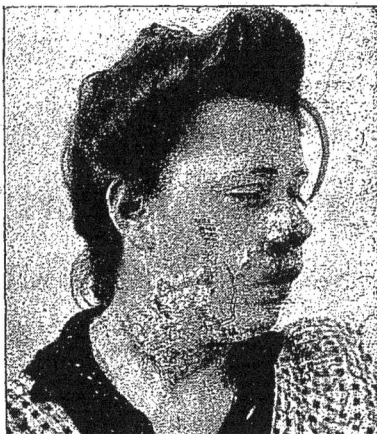

Fig. 887. — Après 8 séances de rayons X sur la face (date mai 1905).

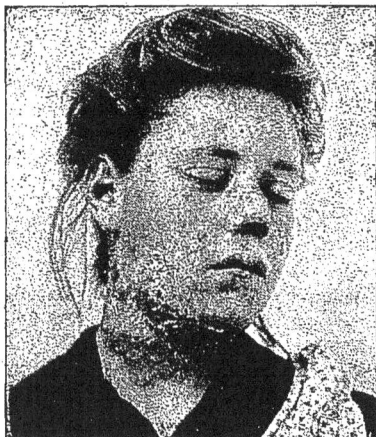

Fig. 888. — Après 15 séances sur la face et 5 séances sur le cou (date juillet 1905).

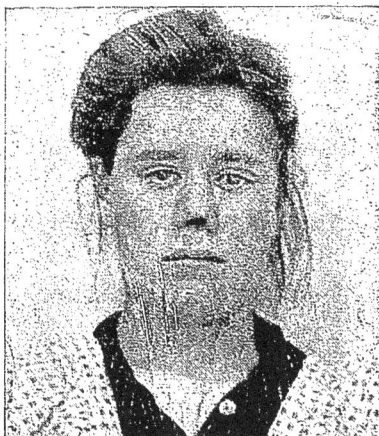

Fig. 889. — État de la malade en septembre 1905.

Un mot sur la SPOROTRICHOSE
et son diagnostic avec la tuberculose et la syphilis.

En présence d'une gomme, ou ulcération, ou cicatrice, ou abcès froid, l'on doit toujours se demander s'il s'agit de tuberculose ou de syphilis. Nous avons déjà parlé de ce diagnostic (v. p. 168) et nous y reviendrons encore (v. chap. XVIII).

Mais il est une troisième maladie à laquelle il faut penser en pareil cas, c'est la sporotrichose — qu'il n'est plus permis d'ignorer, après les travaux des dermatologistes modernes, en particulier ceux de de Beurmann et de Gougerot, qui nous ont révélé cette maladie. La sporotrichose est si fréquente [1], elle donne des lésions cutanées ou sous-cutanées qui ressemblent tant à celles de la tuberculose et de la syphilis, que ce diagnostic doit nous arrêter un instant.

Comme la tuberculose et la syphilis, la sporotrichose se présente ici [2] sous 4 formes : gommes, ulcérations, cicatrices, abcès froids.

A quoi reconnaître la nature sporotrichosique de ces diverses lésions ? La première condition pour reconnaître la sporotrichose, c'est d'y avoir pensé ; car ses manifestations cliniques ne sont pas tellement caractéristiques que son diagnostic s'impose ; non, vous ne le trouverez que si vous l'avez cherchée. Et vous la chercherez en vous adressant 1° à la clinique, 2° au traitement d'épreuve (traitement ioduré), 3° à la culture du pus (qui est ici particulièrement facile et pratique pour tous les médecins).

I. — Diagnostic clinique.

Lorsqu'on y regarde bien, on peut observer quelques différences cliniques (bien indiquées par Gougerot) entre les lésions de la sporotrichose et celles de la syphilis et de la tuberculose.

1. **Gommes** (ou nodules) de la sporotrichose.

a) Leur *nombre* est beaucoup plus grand que dans la syphilis ou la tuberculose. Il est généralement de 6 à 12, mais il peut atteindre 30, 40, 50 et parfois plus de 100, tandis que dans la syphilis (ou la tuberculose) il est rarement de plus de 2 ou 3.

b) Leur *siège*. Dans la sporotrichose, les gommes sont disséminées partout, mais surtout dans les membres supérieurs et le tronc.

Dans la syphilis, elles siègent plutôt aux membres inférieurs.

Dans la tuberculose, elles sont plutôt ramassées dans les régions ganglionnaires ou très près des os, car elles sont généralement en rapport avec des lésions du squelette ou des ganglions.

c) Caractères locaux. — Dans la sporotrichose, les nodules sont bien délimités et très durs, mobiles sur le plan profond, et presque toujours indolores spontanément et à la pression. Ils peuvent persister indéfiniment, comme aussi ils peuvent se ramollir et s'ulcérer. Mais alors, le ramollissement commence par le centre, tout contre la peau, de manière à former une cupule sous la pression du doigt ; il reste un anneau induré périphérique. Mais surtout ici *pas* de *bourbillon*.

Dans la syphilis, le nodule est assez mal délimité, il devient douloureux, œdémateux, adhérent aux plans profonds, se ramollit rapidement en 3 ou 4 semaines. Enfin, ici, le *bourbillon est* **constant**.

Dans la tuberculose, les gommes sous-cutanées sont presque identiques à celles de la sporotrichose, et autrefois on les confondait. Mais dans la tuberculose, il s'agit plutôt d'infiltrations dermiques que de tumeurs gommeuses sous-cutanées primitives, qui sont ici très rares.

2. **Ulcérations.** *Siège et nombre* : mêmes différences que ci-dessus.

Caractères locaux. — Dans la syphilis, les ulcérations sont généralement larges, à bords taillés à pic, non décollés, à contours polycycliques (séries d'arcs réguliers) à fond tantôt bourgeonnant et jambonné, tantôt jaunâtre et bourbillonneux.

Dans la sporotrichose, au contraire, il s'agit de fistulettes souvent si minimes qu'elles sont imperceptibles à l'œil nu, et il faut presser pour faire sourdre une goutte de pus ou de sérosité indiquant l'orifice. Ce trou peut s'agrandir plus tard, mais reste toujours étroit et n'occupe qu'une partie de la gomme sous forme de pertuis à bords déchiquetés. — Parfois existent plusieurs fistulettes voisines, qui sont réunies par des bandelettes cutanées sous lesquelles on peut glisser une aiguille. — Ne sont jamais confluentes comme le sont les lésions syphilitiques similaires. La palpation fait retrouver le ramollissement cupuliforme indiqué plus haut. — Enfin, pas de bourbillon.

Si l'on ponctionne une gomme syphilitique, cette partie mortifiée ne sort pas ; si c'est une gomme sporotrichosique, elle se vide complètement.

Dans la syphilis : contemporanéité des lésions au même stade (tout au plus des ulcérations et des cicatrices). Dans la sporotrichose : constamment gommes à divers stades : indurées, fluctuantes, ulcérées. — Polymorphisme.

3. **Cicatrices.**

Dans la sporotrichose, elles sont petites, souvent peu visibles, à bords déchiquetés,

---

1. Gougerot va jusqu'à dire que les gommes sporotrichosiques sont plus fréquentes que les gommes syphilitiques et que les gommes tuberculeuses avec lesquelles on les confondait autrefois.

2. Car la sporotrichose peut donner aussi des lésions du squelette et des lésions viscérales, mais qui ne sont pas encore aussi bien connues.

avec des languettes cutanées. Et, encore ici, polymorphisme des lésions, qui est un caractère capital dans la sporotrichose.

4. Abcès.

Dans la sporotrichose, les gros abcès (parfois 300 gr. et plus) peuvent siéger partout : cuisse, mollet, bras, thorax.

Dans la tuberculose, ces gros abcès n'ont presque jamais d'existence autonome, tiennent aux régions ostéo-articulaires dont ils dérivent presque toujours.

En résumé, le diagnostic clinique est possible assez souvent et parfois même facile, mais, dans beaucoup de cas, les différences cliniques entre les lésions de la sporotrichose et celles de la tuberculose et de la syphilis sont beaucoup moins tranchées que nous ne venons de l'indiquer, et le diagnostic reste en suspens. — Mais, en tout cas, votre attention sera du moins éveillée du côté de la sporotrichose, et vous aurez, pour dissiper tous vos doutes, 2 ressources :

2° Diagnostic par le traitement d'épreuve.

Vous donnerez 4 à 8 grammes d'iodure par jour. Si, après 2 ou 3 semaines, la guérison est acquise, c'est qu'il s'agissait presque sûrement de sporotrichose, car la tuberculose n'aurait pas guéri ainsi, ou tout au moins pas aussi rapidement, et l'iodure sans mercure ne guérit guère non plus les lésions syphilitiques.

3° Diagnostic par la culture du pus.

La culture du pus donne la certitude. Mais comment faire une *culture du pus* ? Rassurez-vous. Dans ce cas particulier, vous pouvez tous y réussir, car il ne faut ni installation, ni étuve, ni microscope.

Il suffit de demander, dans un laboratoire quelconque, trois tubes de gélose glycosée peptonée de Sabouraud préparés (que vous pouvez aussi préparer vous-même de la manière très simple indiquée dans tous les manuels de bactériologie).

Vous retirez, par ponction, avec une aiguille n° 4, quelques cent. cubes de pus (de l'une ou de plusieurs gommes fluctuantes), et vous faites glisser un centimètre cube de pus sur la paroi de chaque tube. Ces tubes ne doivent être ni capuchonnés, ni mis à l'étuve ; vous les laissez dans une pièce chauffée, autant que possible. Du quatrième au cinquième jour, vous voyez se développer sur les tubes quelques colonies qui sont, vers le douzième jour, bien caractéristiques.

Elles ont d'abord la forme de taches blanches hémisphériques de 5 à 6 millimètres de diamètre et sont très lisses ; mais elles se sillonnent bientôt et prennent l'aspect des circonvolutions cérébrales ; et, de blanches, elles deviennent brun chocolat.

Et, si vous n'avez pas de tubes de gélose glycosée peptonée, ou que vous ne vouliez pas faire cette culture vous-même (ce qui est pourtant bien facile), recueillez donc simplement le pus dans un tube ou une pipette stérilisée, et envoyez-le dans un laboratoire quelconque. Ce pus conserve pendant des mois sa virulence entière et vous servira, si vous voulez, à faire un diagnostic ultérieur. Au cas où vous n'avez pas des lésions suppurées, mais seulement des lésions verruqueuses, il faut racler la verrue avec un bistouri ou une pince flambés pour arracher quelques bourgeons charnus ou des squames que vous déposez avec un fil de platine, en points séparés, sur la surface de la gélose.

Traitement ioduré intrus et extra.

Nous avons vu que l'iodure sert aussi de moyen de diagnostic. On donne l'iodure de potassium, ou plutôt les iodures combinés, à la dose de 2 à 8 grammes par jour, en allant progressivement et en se guidant sur la tolérance du malade. A l'extérieur, applications locales de teinture d'iode. Ce traitement donne généralement la guérison en quelques semaines.

Traitement local des abcès petits ou grands de la sporotrichose. **Ne les ouvrir jamais,** pas plus que les abcès froids tuberculeux ; mais, comme ces derniers, les traiter par la ponction, en injectant ensuite ici 5 à 10 gouttes de teinture d'iode.

Les ulcérations seront touchées à la teinture d'iode et pansées à la solution iodo-iodurée : eau, 500 gr. ; KI, 10 gr. ; iode, 1 gr.

Le traitement iodo-ioduré devra être poursuivi pendant 1 à 2 mois encore après la guérison clinique complète des accidents.

CHAPITRE XX

UN MOT SUR LE TRAITEMENT DES TUBERCULOSES MULTIPLES

Lorsqu'un malade porte deux foyers tuberculeux, le traitement ne présente généralement rien de particulier. Mais il n'en est pas de même lorsqu'il existe un plus grand nombre de lésions, — par exemple, 4, 5, 6, 10, 20 foyers, distants les uns des autres. Ces tuberculoses sont assez fréquentes.

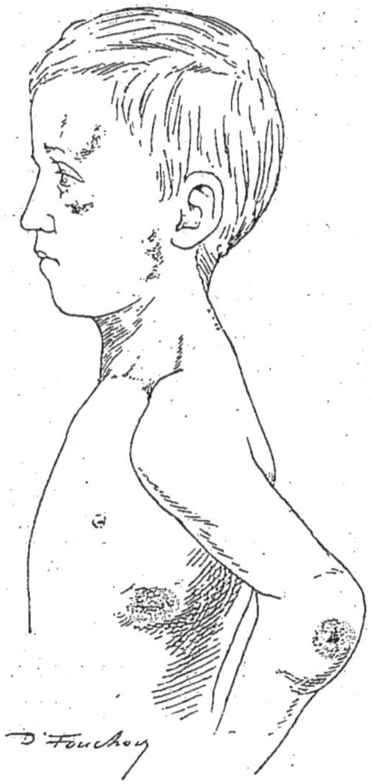

Ainsi, j'en ai actuellement plus d'une vingtaine en traitement (voir fig. 890, 891, 892) ; entre autres :

Un garçon de 12 ans, atteint de coxalgie double et de trois spina ventosa.

Une fillette de 8 ans, avec trois ganglions tuberculeux, un mal de Pott, une coxalgie suppurée et une tumeur blanche au genou.

Un petit garçon russe avec 19 foyers ouverts aux coudes, aux poignets, aux doigts, aux genoux et aux pieds.

Un autre petit Russe avec 12 foyers ouverts à la joue droite, aux mains et aux pieds et à la jambe gauche.

Une fillette de Corfou avec une péritonite bacillaire, une tumeur blanche du cou-de-pied, un spina ventosa et une double adénite cervicale.

Fig. 890. — Foyers multiples, sur le frontal, sur l'os malaire (ouvert), sur la joue (ouvert), au coude (ouvert) et sur la paroi thoracique (prêt à s'ouvrir).

Que faire en présence de cette infection généralisée de l'organisme par la tuberculose ? Le traitement peut se résumer en deux mots : il faut faire un **maximum de traitement général** et un **minimum de traitement local.**

Je m'explique :

TRAITEMENT GÉNÉRAL

Vous mettez l'enfant au repos complet et au grand air de la mer ou de la campagne — et vous l'y faites vivre 2 ans, 3 ans, 4 ans, en le suralimentant, en surveillant son hygiène et lui interdisant tout travail cérébral.

TRAITEMENT LOCAL DU FOYER TUBERCULEUX

1er *cas* : *Les* **foyers** *sont* **fermés** *et* **non suppurés.**

Vous **immobilisez** les organes malades **et c'est tout**, vous ne ferez **pas** même **d'injections** modificatrices dans les foyers.

Il faut éviter à l'enfant jusqu'à ce traumatisme infime des piqûres répétées, et jusqu'à la petite réaction que causerait le liquide injecté.

2e *cas* : *Les* **foyers** *sont* **fermés, mais suppurés.**

A. — *Pour* **les grandes tuberculoses** (mal de Pott, coxalgie, tumeurs

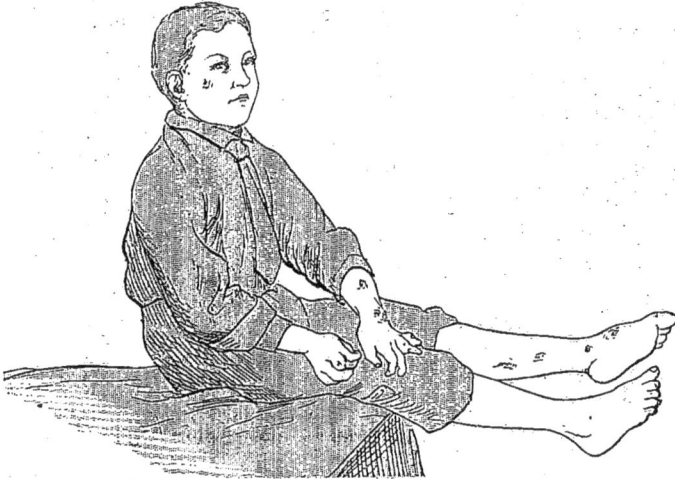

Fig. 891. — 1 foyer à la joue au-dessous de la commissure droite, 1 au médius de la main droite, 2 aux deux derniers doigts de la main gauche, 2 autres de ce côté au poignet et au-dessus du poignet, 4 au pied gauche (médiotarsienne, 1er et 3e métatarsiens et 2e orteil), enfin deux collections au mollet gauche.
Cet enfant a merveilleusement bien guéri par un séjour de 2 ans à Berck.

blanches), vous vous bornez au **strict nécessaire** pour **empêcher l'ouverture.** Or, ce strict minimum, c'est de faire des ponctions, aussi rares que possible, et **sans injections** [1].

B. — *Pour les foyers* **suppurés superficiels.**

a. S'ils sont **peu nombreux**, au nombre de 2, 3 ou 4 seulement, s'il s'agit d'une adénite cervicale ou d'un abcès froid sous-cutané à peau intacte, vous faites de même des évacuations sans injection, et vous cherchez à **empêcher l'ouverture.**

b. Mais si les foyers sont **très nombreux**, par exemple, 8, 10, 12 ou

---

1. Mais vous ferez, bien entendu, l'indispensable, c'est-à-dire tout ce qu'il faut pour empêcher l'ouverture, qui, en ces cas de tuberculoses profondes, créerait un danger trop grand d'infections secondaires.

Des deux maux, l'on doit choisir le moindre. L'infime intervention qu'est la ponction, faite de très loin en très loin, ne présente pas de danger appréciable d'inoculation bacillaire ; et, par contre, l'ouverture spontanée aurait trop de chances ici, dans des cas de tuberculoses profondes, de conduire aux dégénérescences viscérales mortelles.

davantage, comme chez les enfants cités plus haut, si la peau est menacée, à plus forte raison si elle est déjà envahie en plusieurs points par la tuberculose, par exemple dans les cas de gommes cutanées multiples, de spina ventosa intéressant un grand nombre de doigts, en présence de ces foyers, qui « sont trop ! » il vaut mieux **ne rien faire** que de faire chaque jour 10,

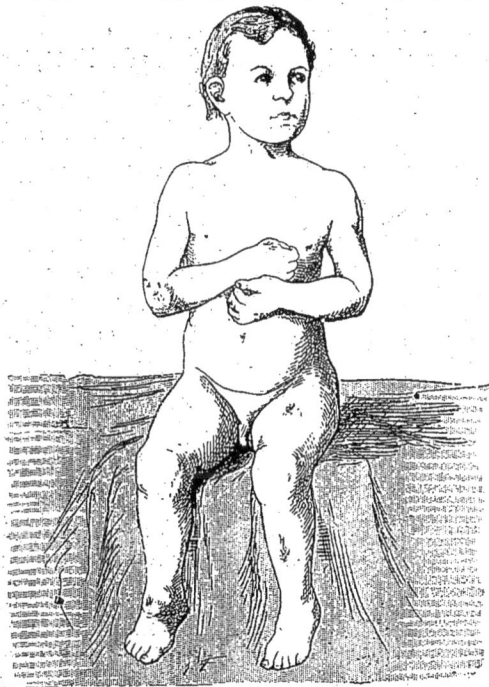

Fig. 892. — 19 foyers : au coude droit, à la région thénar droite, à la main gauche, à la cuisse et à la jambe gauches, au cou-de-pied droit.
La guérison était complète après 10 mois à Berck.

15 ponctions et plus, comme cela serait nécessaire pour avoir quelques chances (sans même avoir la certitude) d'empêcher l'ouverture. En pareil cas, laissez-les s'ouvrir !

A vouloir insister ici par des ponctions ou injections multipliées, qui fatiguent les malades, les énervent et amoindrissent leur appétit et leur sommeil, on courrait le **danger** de semer de la tuberculose un peu partout [1].

1. A plus forte raison faut-il se garder de toute intervention sanglante.
Je sais bien que je suis par là en désaccord complet avec tel grand maître qui trouve, au contraire, dans la multiplicité des lésions, une raison de plus d'opérer. Il conseille les opérations multiples et « successives », parce que (il le reconnaît) ces lésions ne guérissent guère ou pas, avec l'intervention. — Eh bien, je lui réponds que L'OPÉRATION ÉST UNE ERREUR et une FAUTE, PLUS GRAVE ICI QU'AILLEURS Et moi aussi, je les ai opérées, autrefois, hélas ! ces tuberculoses multiples, et j'ai vu que, non seulement L'INTERVENTION N'ÉTEIGNAIT PAS LE FOYER, mais QU'ELLE L'ATTISAIT et L'ALLUMAIT

de **faire éclore de petits foyers** dans tous les points de cet **organisme si vulnérable**, et en particulier dans le cerveau.

C'est un cas (le seul) où la règle donnée partout dans ce livre pour le traitement de tuberculoses suppurées doit fléchir. L'ouverture spontanée de ces tuberculoses **superficielles**, je le répète, n'a pas d'inconvénient ni

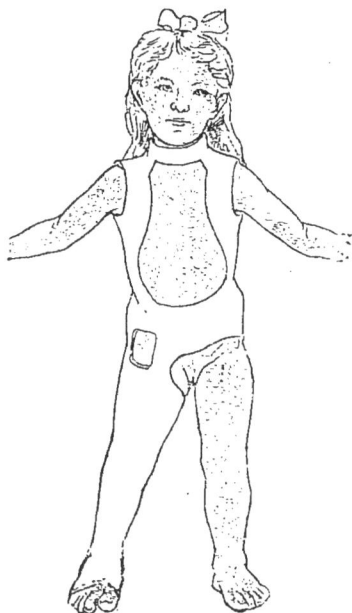

Fig. 893. — Appareil pour coxalgie et mal de Pott. Fenêtre devant l'aine pour traiter un abcès coxalgique.

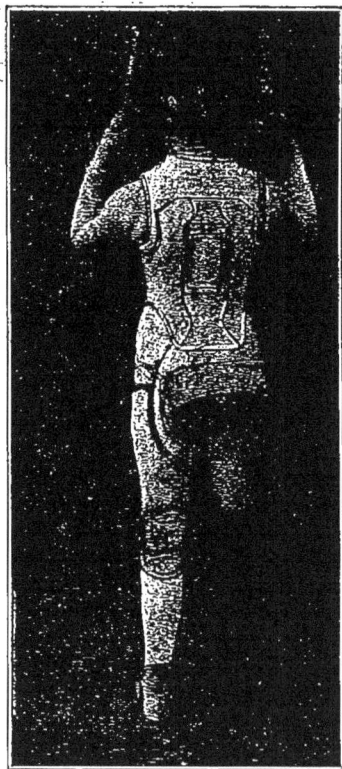

Fig. 894.

comme danger d'infection secondaire, le drainage se faisant parfaitement, ni comme danger d'inoculation tuberculeuse, puisque cela n'a pas saigné.

Cela devrait être dit d'autant plus nettement que cela paraît, au premier abord, en opposition avec les règles que nous avons formulées pour le traitement de la tuberculose.

La contradiction n'est qu'apparente, vous le voyez d'après ces explications.

AU LOIN dans le poumon ou le cerveau. J'ai plusieurs fois, en des cas pareils, observé des généralisations tuberculeuses post-opératoires...

Le traitement orthopédique.

Mais au point de vue orthopédique, il n'y a pas de différence véritable entre le traitement des ostéo-arthrites multiples et celui de l'ostéo-arthrite unique. Les appareils seront analogues dans les deux cas. Dans la coxalgie double, par exemple, on fera simplement un plâtre prenant les deux c·isses.

S'il existe à la fois un mal de Pott et une coxalgie, vous ferez un appareil unique allant du cou au genou, ou même au pied. Vous y ménagerez une fenêtre dorsale (fig. 894) pour la compression de la gibbosité et, s'il y a lieu, une fenêtre à la hanche, pour surveiller les abcès, ou tel point suspect (fig. 893).

Mais tout cela se devine.

CHAPITRE XXI

SYPHILIS DES OS ET DES ARTICULATIONS

COMMENT DISTINGUER UNE LÉSION SYPHILITIQUE D'UNE LÉSION TUBERCULEUSE

Les médecins de Berck devraient penser davantage à la syphilis, et les médecins de Saint-Louis davantage à la tuberculose.

Ce diagnostic, d'une importance capitale, est méconnu bien souvent, peut-être même le plus souvent.

Si le malheur n'est pas très grand lorsqu'on traite pour une syphilis une lésion tuberculeuse, songez aux conséquences que peut avoir l'erreur inverse, qui fait soigner comme tuberculose une lésion syphilitique !

Je pourrais citer des enfants qui avaient subi, sans succès, 3 ou 4 grattages osseux pour les ostéites soi-disant tuberculeuses, et que j'ai guéris en deux mois, par le traitement spécifique, de ce mal réputé incurable.

Hélas ! je connais aussi 2 amputés, l'un du bras, l'autre de la jambe, qui sont venus à Berck pour des lésions étiquetées tuberculeuses, semblables à celles d'autrefois (c'est-à-dire à celles qui avaient motivé l'amputation) et qui ont guéri par le seul traitement antisyphilitique.

Il est évident que ces malheureux ne seraient pas mutilés, si leur premier chirurgien avait pensé à la syphilis ! !

L'on n'y pense pas assez. — Cependant, il ne suffit pas toujours d'y penser pour éviter l'erreur, car la syphilis et la tuberculose peuvent donner des lésions *d'une ressemblance absolue* (Gaucher), et le diagnostic ne laisse pas que d'être très difficile en certains cas.

Sans vouloir ici épuiser la question, je désire donner aux médecins quelques indications leur permettant d'éviter des erreurs si fâcheuses. — Ces indications sont tirées exclusivement de ma pratique personnelle.

Je les résumerai brièvement : 3 cas peuvent se présenter.

1er Cas.

Un malade vous arrive pour une ostéite ou une ostéo-arthrite étiquetée tuberculoses. **Rien dans** les caractères cliniques de la **lésion locale** n'oriente l'attention vers la spécificité, **mais l'interrogatoire** des parents ou du malade vous révèle des **antécédents** non douteux (héréditaires ou personnels) de syphilis ; ou bien encore, c'est l'**examen** général du malade qui vous fait trouver des **tares** ou des **dystrophies** appartenant nettement à la syphilis (acquise ou héréditaire, fig. 896 à 902) : dents naines ponctuées et striées, surdité, lésions oculaires, triade d'Hutchinson, ou encore des exostoses diverses, voûte palatine en ogive, nez écrasé à la base, coryza chronique, etc.

En ces cas, il est naturel de rapporter à la syphilis la lésion ostéo-articulaire (et de faire un traitement approprié) — **sans rien affirmer** cependant, car il ne faut pas oublier :

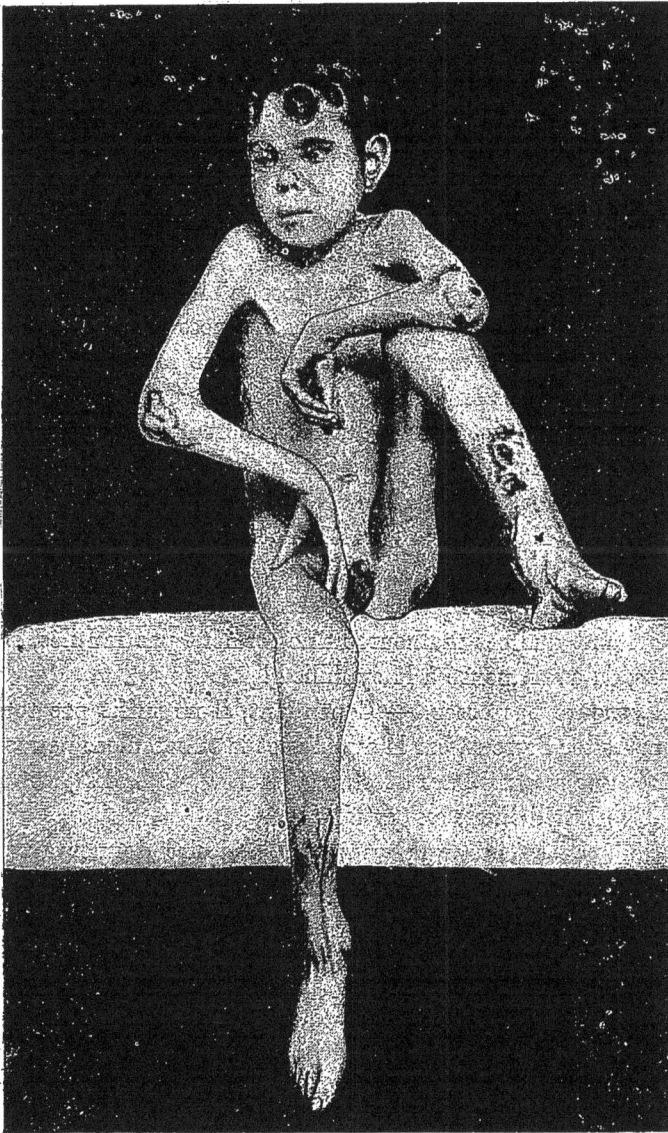

Fig. 895. — Un cas typique de syphilis héréditaire

1º Qu'un syphilitique peut avoir une lésion tuberculeuse pure ;

2º Qu'il y a des lésions mixtes, des *scrofulates de vérole*, que le traitement spécifique améliorera mais ne guérira pas complètement.

2ᵉ Cas.

Rien dans les **antécédents**, ou dans **l'interrogatoire**, ou **l'examen** général
du malade [1] ne nous oriente vers la syphilis, mais *c'est la lésion locale*

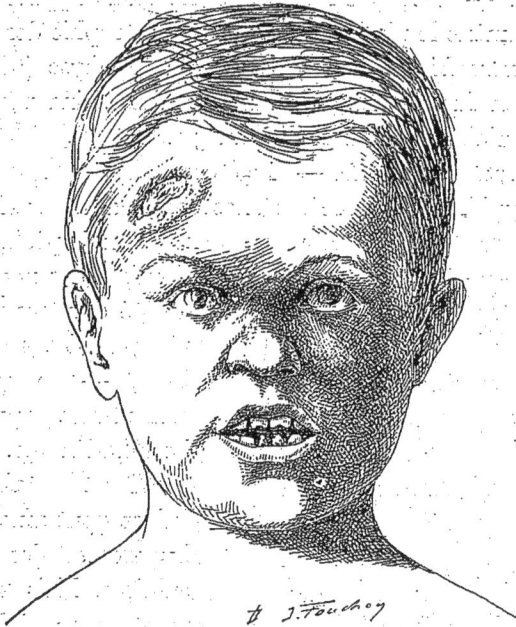

Fig. 896. — Enfant hérédo-syphilitique : lésion du frontal ; nez en lorgnette ; dents d'Hutchinson.

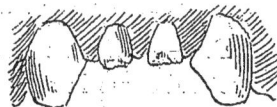

qui, par ses caractères très particuliers (v. fig. 903 et 904) doit vous y

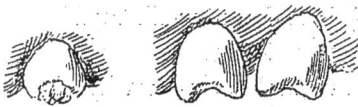

Fig. 897. — Dents d'Hutchinson. Fig. 898. — Microdontisme.

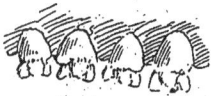

Fig. 899. — Atrophie du bord libre Fig. 900. — Amorphisme. Fig. 901. — Sillon blanc.

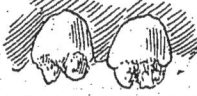

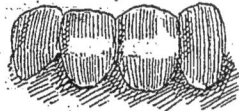

faire penser. C'est que cette lésion ne se présente pas et n'évolue pas
comme une tuberculose ordinaire.

1. Car on peut être hérédo-syphilitique et rester exposé à toutes les éventualités
de cette tare dangereuse, alors même qu'on n'en porte aucune empreinte dystrophique,
aucun signe natif (Fournier).

Quels sont donc les caractères appartenant en propre à la syphilis ? Les voici, d'après mes observations personnelles.

La lésion est suppurée ou non.

A. — Ostéite ou ostéoarthrite non suppurée.

La syphilis amène le plus souvent une hypertrophie des os.

a. *Une hypertrophie en masse,* soit de la diaphyse (tibia en lame de sabre, cubitus en fuseau donnant l'aspect d'un spina ventosa), soit des extrémités articulaires (en particulier au genou).

b. *Une hyperostose localisée.* — Exostoses.

Un genou syphilitique, avec ces exostoses, paraît truffé ou bourré de noyaux de pêches ; quelquefois, il existe des noyaux plus mous à côté d'autres plus durs, séparés par des replis ou interstices, — ce qui donne une consistance rappelant celle du lymphadénome.

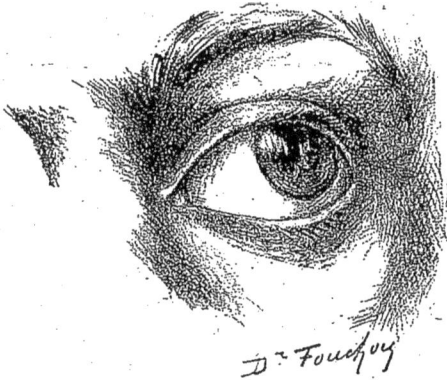

Il est certain que la tuberculose peut amener parfois une hyperostose des extrémités articulaires. Mais cela est infiniment rare ; si bien que, dans le cas d'hyperostose, il s'agit, 99 fois sur 100, d'autre chose que de tuberculose.

Fig. 902. — Kératite chez un enfant porteur d'autres lésions spécifiques.

Car le **caractère** propre (il s'agit de syphilis, ou d'ostéosarcome, ou d'ostéomyélite ; voir p. 641) du **processus tuberculeux** est *d'atrophier les os.*

B. — Ostéite ou ostéoarthrite suppurée ou fistuleuse.

On a prétendu que la syphilis ne donne pas de suppuration des os ou des jointures. C'est une erreur. Les suppurations osseuses syphilitiques sont fréquentes ; nos observations s'accordent tout à fait sur ce point avec celles du professeur Gaucher. On voit assez fréquemment l'ostéite syphilitique ulcérer la peau en un ou plusieurs points et donner des plaies arrondies, jambonnées, à bords taillés à pic.

Dans 2 cas, j'ai vu, avant l'ouverture, la peau prendre une teinte violacée ou plutôt cuivrée, sur une surface grande comme une pièce de 5 francs, tandis qu'apparaissaient de petites vésicules et phlyctènes simulant une brûlure ou un urticaire. Après quelques jours, la peau s'est mortifiée en masse sur cette large surface (parfois elle se détache comme un couvercle) et il est sorti, dans les deux cas, comme un bourbillon, un **véritable boudin** de 4 à 5 cm. de long, du diamètre du petit doigt, conduisant jusqu'à l'os (diaphyse fémorale dans un cas et fosse iliaque dans l'autre). — Ce **bour-**

billon était formé d'une matière **gommeuse**, visqueuse, ambrée, rappelant les parties molles d'un lymphadénome.

En certains cas la suppuration de la fistule est entretenue par de **petites esquilles** qui font penser au premier abord à une ostéomyélite chronique ; mais le diagnostic se fera par les antécédents de syphilis et par le mode de début des accidents, non aigu (dans le cas de syphilis) ; de plus la

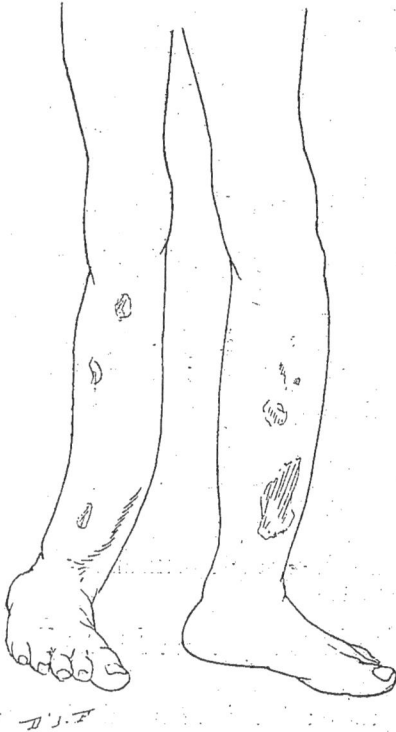

Fig. 903. — Tibias en lame de sabre (avec petites érosions ou cicatrices).

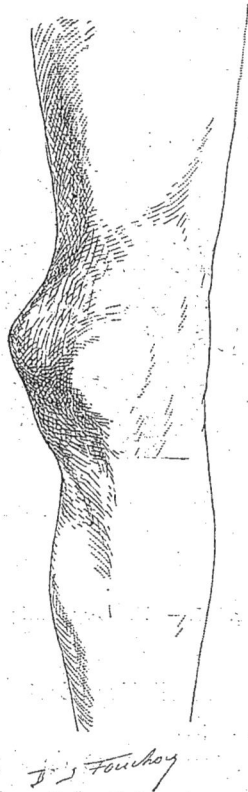

Fig. 904. — Hyperostose du condyle interne du fémur.

nécrose est toujours beaucoup plus étendue et plus profonde dans l'ostéomyélite que dans la syphilis.

Voilà pour les caractères physiques des lésions syphilitiques.

Voici pour les *signes fonctionnels* :

Il y a des **douleurs** spontanées parfois très vives avec prédominance **nocturne** bien nette. Les douleurs ne sont pas calmées (ou à peine) par le repos et par l'immobilisation sévère du plâtre. En fait, rien ne supprimera ces douleurs tenaces, si ce n'est le traitement spécifique.

Pas de douleurs (ou presque pas) à la pression, même lorsqu'on presse sur les parties osseuses où le malade localise les douleurs spontanées.

Autres signes :

Il y a des **hydarthroses** qui disparaissent et reparaissent avec une rapidité déconcertante, et sans cause apparente.

Les **mouvements** de la jointure sont **libres** ou à peu près libres, même avec des lésions avancées, et les mouvements communiqués ne réveillent pas de douleurs ou très peu.

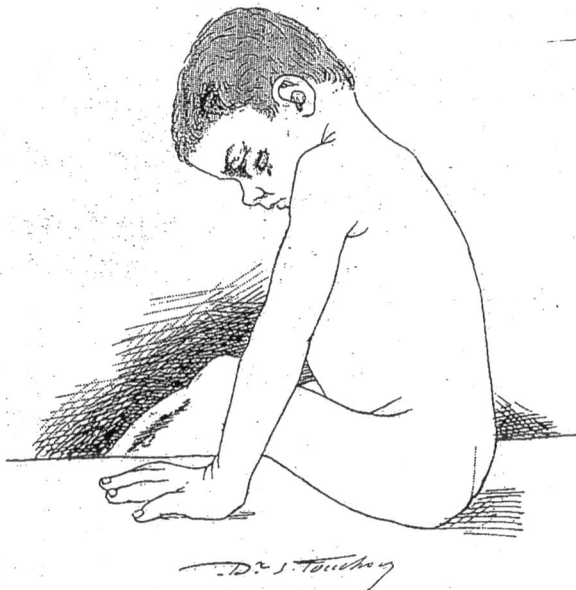

Fig. 905. — Hérédo-syphilitique. 2 lésions osseuses à la tête et à la face. Kératite. — Ostéite suppurée du tibia.

Enfin, la **bilatéralité** et la **symétrie** des lésions sont un fait fréquent, sinon la règle.

Voilà tout autant de signes physiques ou fonctionnels qui n'appartiennent pas (ou presque jamais) à la tuberculose. Lorsque vous serez en présence de ces symptômes, il vous faudra toujours penser à la syphilis, même à défaut des antécédents et des dystrophies ordinaires, et, y ayant pensé, il faudra faire un traitement spécifique qui sera encore ici un *véritable traitement d'épreuve.*

3e **Cas.**

Vous y penserez aussi, même lorsque vous *manquent* à la fois et les *antécédents* et les *caractères* locaux indiqués plus haut, si vous avez :

a. Soit des lésions osseuses et cutanées *très nombreuses,* — lorsque, par exemple, existent 5, 10, 15, 20 foyers (gommes ou ulcérations) et lorsque surtout dans ce nombre on compte plusieurs *spina ventosa* (fig. 906). J'ai dit ailleurs (p. 607) que 1/3 des spina ventosa étaient syphilitiques, 1/3 tuberculeux, 1/3 mixtes (c'est-à-dire du scrofulate de vérole).

b. Soit des lésions, soi-disant tuberculeuses, qui *traînent*, qui *résistent* d'une façon inaccoutumée à un bon traitement général et local antituberculeux, par exemple au séjour de Berck et au traitement local indiqué dans ce livre.

c. Soit des lésions suppurées qui *s'ouvrent* et deviennent fistuleuses *malgré tous vos efforts* (malgré le repos et les pansements compressifs, malgré des ponctions non suivies d'injections, etc.).

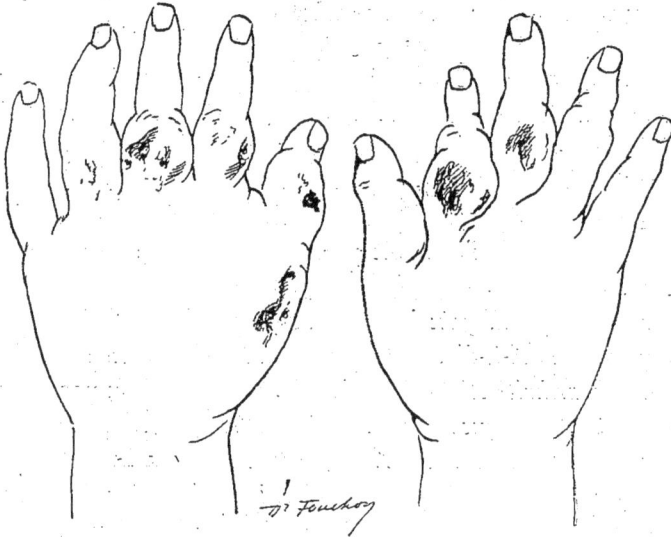

Fig. 906-907. — Spina-ventosa syphilitique appartenant à l'enfant de la figure 896.

En tous ces divers cas, pensez à la syphilis et faites le traitement spécifique, lequel confirmera on infirmera le diagnostic. Mais appliqué chez ces malades il vous donnera très souvent, soit la guérison complète (syphilis pure), soit une amélioration très notable (formes mixtes, scrofulate de vérole). C'est vous dire la fréquence de la syphilis du squelette.

Le traitement spécifique.

Ce traitement, quel sera-t-il ? *Mercure* ou *iodure* ? (En attendant que les spécialistes se soient mis d'accord sur la valeur et les indications du 606.)

M. Gaucher recommande surtout le mercure, soit sous forme d'injections de bi-iodure de Hg, soit par la voie gastrique sous forme de lactate de Hg (au même titre et aux mêmes doses que le sublimé).

D'autres donnent la préférence à l'iodure. Après expérience faite, j'aime mieux associer les deux médicaments. Mais je dois ajouter que, s'il me fallait m'en tenir à l'un des deux, je choisirais l'iodure ; car il est un grand nombre de mes petits malades (et c'est de beaucoup le plus grand nombre) chez qui le mercure n'avait rien fait, et qui ont ensuite parfaitement guéri par l'iodure. Mais j'associe les deux, ai-je dit, — et, pour cela, à la place du sirop de Gibert, qui n'est pas toujours toléré, je donne la préparation suivante, que je dois au professeur A. Robin :

Bi-iodure de Hg...................... 0 gr. 20
Iodure de potassium................... 20 gr.
Eau distillée......................... 20 gr.
Sirop de pensées sauvages............. 160 gr.
Sirop simple.......................... 200 gr.

Deux cuillerées à soupe par jour (pour un adulte) dans de l'eau de Vichy.

On recommande l'usage de la poudre dentrifice suivante, due également à M. Robin :

Carbonate de chaux précipité........... 80 gr.
Savon................................. 18 gr.
Camphre............................... 2 gr.

Conclusion.

En présence d'une lésion soi-disant tuberculeuse des os ou des jointures, pensez toujours à la syphilis : soit pour l'incriminer, soit pour la mettre hors de cause.

Dans tous les cas indiqués ici, et dans tous ceux qui demeurent tant soit peu douteux, c'est-à-dire, en somme, *dans la majeure partie des cas d'ostéite ou d'ostéoarthrite étiquetées tuberculeuses*, n'hésitez pas à soumettre le malade, pendant *quelques semaines*, à un *traitement spécifique*.

Ce traitement ne saurait avoir, en l'espèce, **aucun inconvénient** (Gaucher) et vous donnera assez souvent, soit la guérison (syphilis pure), soit une grande amélioration (scrofulate de vérole) ; ce résultat est acquis avec 2 à 3 mois de traitement. Et, dans les cas où il restera sans effet, il n'aura pas été inutile non plus, puisqu'il aura fixé pour vous, d'une manière certaine, le diagnostic, jusqu'alors en suspens, de lésion tuberculeuse vraie.[1]

Pourquoi, direz-vous, ne pas recourir dans ces cas douteux[2] à la recherche microscopique du bacille dans le pus, et à son inoculation au cobaye ?

1º Parce que ce ne sont pas là des moyens pratiques pour la presque totalité des médecins ;

2º Parce que l'examen du pus tuberculeux ne décèle que bien rarement la présence du bacille de Koch, et que l'inoculation au cobaye n'est pas non plus toujours positive, si bien qu'au total, il est bien plus sûr et surtout plus pratique de recourir au traitement d'épreuve pour faire ce diagnostic.

---

1. La maladie de Paget serait de la syphilis pour M. Lannelongue ; mais M. Robin a démontré que la composition chimique des os de la maladie de Paget était différente de celle des os syphilitiques.

2. L'ophtalmoréaction, si elle est positive, donne évidemment une présomption de plus en faveur de la tuberculose.

CHAPITRE XXII

LE TRAITEMENT DE L'OSTÉOMYÉLITE

Nous allons étudier successivement le traitement de l'ostéomyélite aiguë [1] et celui de l'ostéomyélite chronique, laquelle n'est, presque toujours, qu'une ostéomyélite aiguë refroidie et prolongée.

I. — Ostéomyélite aiguë.

A. — *Diagnostic*. — Et d'abord, un mot du *diagnostic* (fig. 908 à 913),

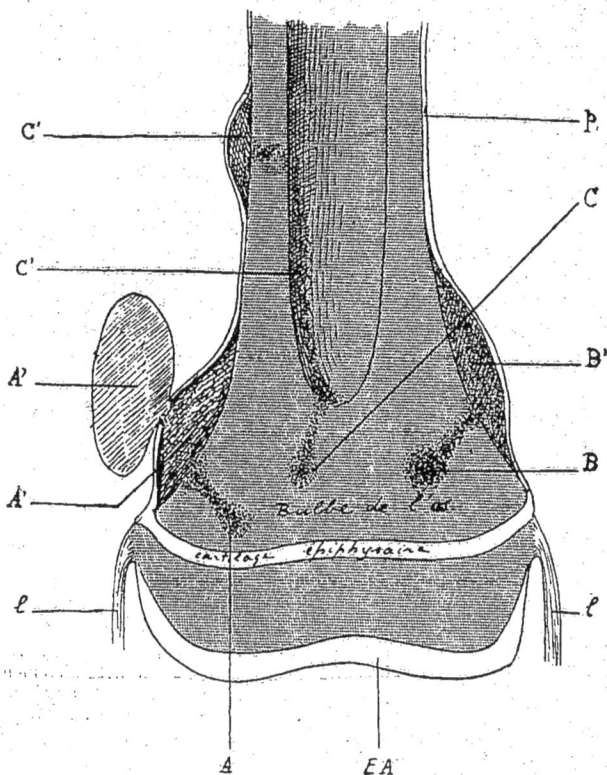

Fig. 908. — Schéma montrant le point de départ et la marche de l'infection. Point de départ sur le bulbe de l'os près du cartilage épiphysaire.
4 routes : Ou bien AA' passe sous le périoste, y forme un abcès, puis crève le périoste et se répand dans les tissus mous. Ou bien BB' reste à l'état d'abcès sous-périosté. Ou bien CC' passe dans le canal médullaire et de là vient sous le périoste. — Il est rare, mais non pas impossible, que le foyer traverse le cartilage de conjugaison pour faire irruption dans l'articulation. — *l*, ligaments articulaires ; EA, cartilage articulaire.

1. *L'ostéomyélite* est, comme chacun le sait, l'inflammation de l'os produite par le staphylocoque et le streptocoque.

Voir, pour son diagnostic avec la turberculose les figures 910 et 911 avec leurs légendes. Voir, pour le diagnostic d'avec un ostéosarcome, les figures 912 et 913 avec leurs légendes.

non pas pour refaire ici le tableau classique de l'ostéomyélite aiguë avec
son début à grand fracas, et tous les signes d'une intoxication profonde
de l'organisme (ne l'a-t-on pas appelée le *typhus des membres* ?), et avec,
par contre, très peu de signes locaux, si bien qu'on méconnaîtrait très
facilement la nature des accidents, si l'on n'avait pas pour règle abso-

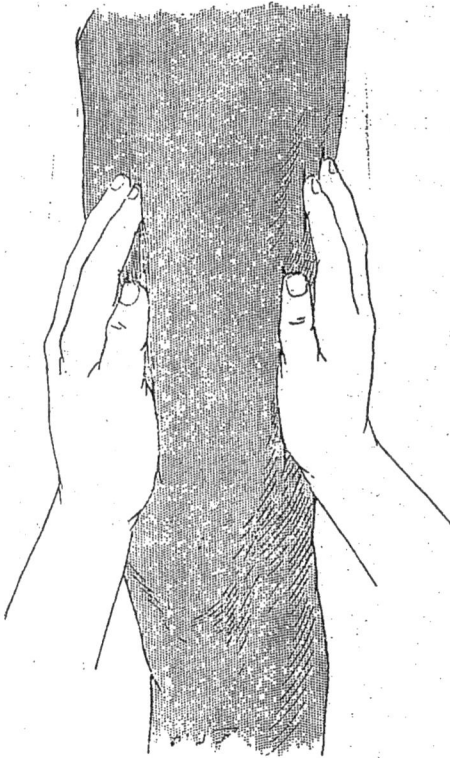

Fig. 909. — Ostéom. aiguë de la cuisse ; pour
trouver le pus, la palpation se fait par les
mains placées à plat sur 2 faces opposées du
membre : palpation large, en surface. Si les
2 mains n'étaient pas disposées ainsi, on ne
sentirait pas la fluctuation : le pus fusant
sur l'autre face échapperait à la recherche.

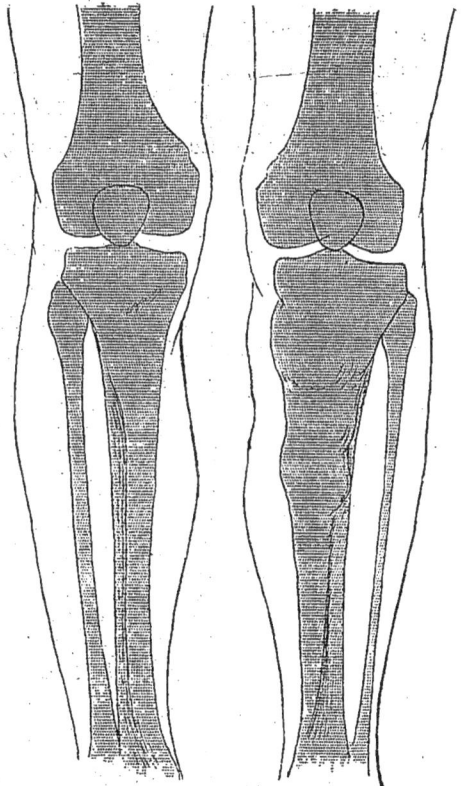

Fig. 910. — Ostéomyélite du tibia gauche
(d'après radiographie). L'os est hypertrophié, bosselé irrégulièrement : ce gonflement
n'a pas de limites aussi marquées que celles
de l'ostéosarcome. Le tibia droit est sain et
normal.

lue, chez tout enfant fébricitant, d'examiner les membres aussi instinctivement qu'on examine la gorge et les poumons.

Non, je ne veux pas refaire ce tableau classique, mais vous dire, au
contraire, que ce tableau est trop classique et qu'il ne représente pas, à
beaucoup près, toutes les ostéomyélites aiguës, mais seulement les plus
toxiques d'entre elles, les seules, il est vrai, que vous avez eu généralement
l'occasion de voir, étant étudiants, dans les hôpitaux d'enfants où ostéomyélite est synonyme d'opération d'urgence : je veux vous avertir, en un

mot, que vous verrez souvent, dans la **clientèle de la ville**, des ostéomyélites **beaucoup moins infectieuses**, évoluant à la manière d'un phlegmon
des tissus mous, dont vous saurez les différencier toujours, parce que,
dans l'ostéomyélite, le gonflement part de l'os et que la pression de celui-ci
au niveau de son bulbe (fig. 908), — c'est-à-dire à l'union de la diaphyse
et du cartilage de conjugaison, — est particulièrement douloureuse.

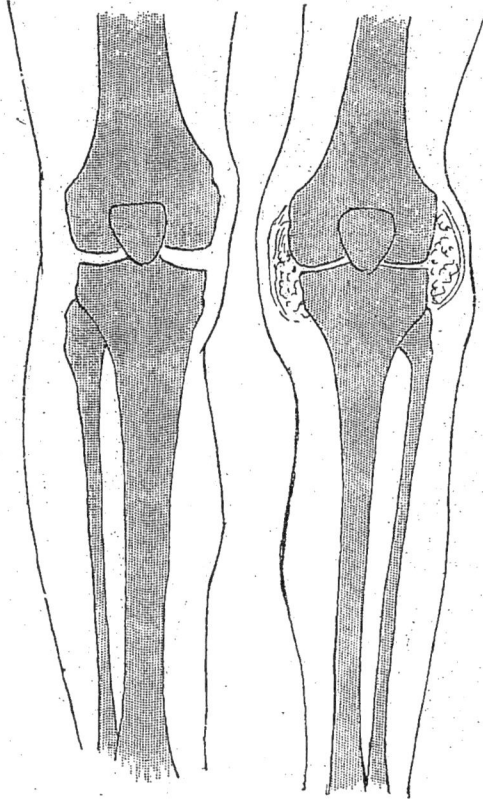

Fig. 911. — Tumeur blanche au genou (d'après radiographie). Atrophie du squelette du côté malade :
l'augmentation de volume du genou provient de la distension de la synoviale par les bourrelets
fongueux. — Comparer avec la figure 912. — Autres éléments de diagnostic d'avec l'ostéomyélite : la tuberculose intéresse généralement les extrémités articulaires ; l'ostéomyélite presque toujours la diaphyse. Le début est insidieux dans la tuberculose, aigu dans l'ostéomyélite, etc.

Cette distinction entre les deux formes d'ostéomyélites est capitale,
car le traitement diffère beaucoup dans les deux cas.

B. — *Le traitement* :

1re *forme*. **Ostéomyélite de gravité moyenne.** — La maladie se présente
ici et va évoluer comme une **affection locale.** La fièvre reste au-dessus
de 39°5. Il n'y a pas d'albumine dans l'urine. L'état général est sérieux,
mais n'a rien d'inquiétant, tout au moins pour l'instant.

D'autre part, les signes d'inflammation de l'os sont très nets : empâtement douloureux du fémur, ou du tibia, ou de l'humérus (suivant le cas), siégeant à la diaphyse, mais très près du bulbe de l'os (fig. 908).

Conduisez-vous ici comme si vous étiez en présence d'un phlegmon. Dès que les signes locaux seront bien nets et bien localisés, vous inciserez les tissus mous (mais **sans trépaner** l'os).

a. (Fig. 909, A.) Si la *fluctuation* est *très nette, sous-cutanée*, vous attei-

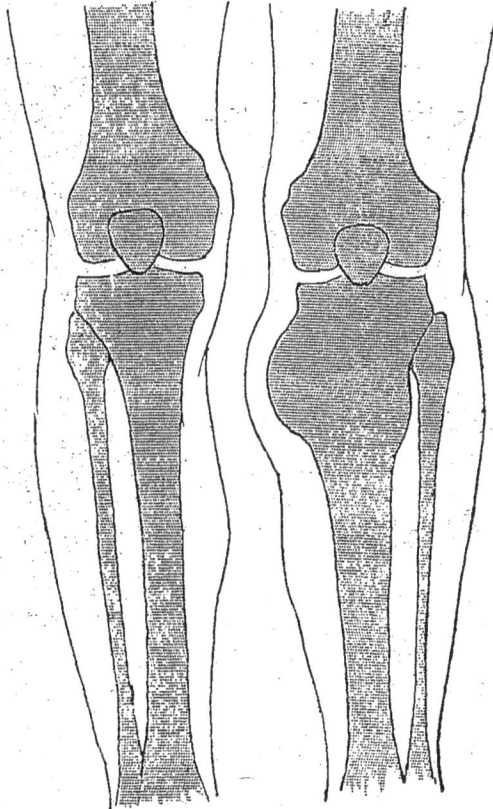

Fig. 912. — Ostéosarcome du tibia (d'après radiographie). Diagnostic avec l'ostéomyélite. Dans l'ostéosarcome l'os est en massue, il est en fuseau dans l'ostéomyélite (voir fig. 910). Dans l'ostéosarcome le début est insidieux, il n'y a presque pas de fièvre, évolution moins rapide.

gnez la collection par une incision de 3 à 4 cm. vous la drainez largement, et c'est tout.

b. (Fig. 909, B.) *Pas de fluctuation appréciable* dans les tissus mous, mais un **empâtement** très net **dans la profondeur**, formant un **étui** autour de l'os, avec un petit point particulièrement rénitent. Vous allez, avec votre bistouri, atteindre ce point, en passant entre les muscles ou entre deux faisceaux musculaires, et vous avancez jusqu'à ce que vous trouviez le pus. Vous faites une large incision de 3 à 4 cm. dans cette masse rénitente et vous mettez un gros drain. Si vous ne trouvez pas de pus en dehors du périoste, vous fendez celui-ci par une incision en croix de 3 cm. dans chaque sens et vous drainez largement (fig. 914).

Voilà ce que vous ferez, mais voici **ce que vous ne ferez pas.** Vous vous garderez de toute trépanation immédiate de l'os, bien que vous ayez probablement entendu professer la nécessité de cette trépanation dans tous les cas. Eh bien, non, celle-ci n'est pas nécessaire ici, et par ailleurs, elle n'est pas inoffensive.

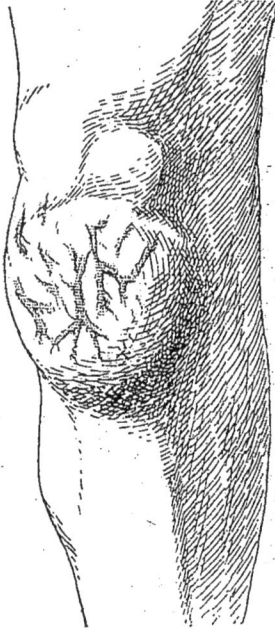

Fig. 913. — Encore un ostéosarcome du tibia : tumeur très aisément délimitable, en massue, réseau veineux « en tête de méduse », à la surface de la tumeur. Siège épiphysaire plutôt que diaphysaire ; le début et l'évolution diffèrent, etc.

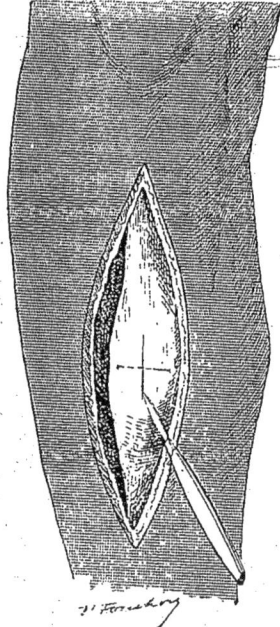

Fig. 914. — Après incision des tissus mous, on tombe sur le périoste soulevé par le pus ; incision du périoste en croix. Après quoi, soulèvement des lambeaux et drainage.

1° *La trépanation n'est pas toujours nécessaire.*

J'ai guéri un très grand nombre d'ostéomyélites par la seule incision des tissus mous et du périoste, *sans trépaner l'os.*

2° *Elle n'est pas inoffensive.*

Car le trou ou les trous faits à un os sain se comblent très difficilement et peuvent causer des fistules rebelles et sujettes à s'infecter ; or, ce risque est bien plus grand ici, où la vitalité de l'os est compromise par la maladie.

Le danger est encore augmenté par le décollement large du périoste et le raclage du canal médullaire que beaucoup de chirurgiens font d'emblée, de parti pris, pour tous les cas d'ostéomyélite sans exception. Pour toutes ces raisons, j'estime qu'en trépanant immédiatement et très largement cet os, on favorise bien souvent la production de nécroses ultérieures.

Donc, en ces cas, pas de trépanation d'emblée. Mais il va de soi que vous restez dans l'expectative armée. Si, 2 à 3 jours après l'incision des parties molles, la température n'est pas tombée et si cette persistance de la fièvre ne peut pas être attribuée à un nouveau foyer apparu ailleurs, mais bien plutôt à une rétention de pus dans le canal médullaire, — alors oui, vous trépanerez l'os, — mais cela n'arrivera certainement pas une fois

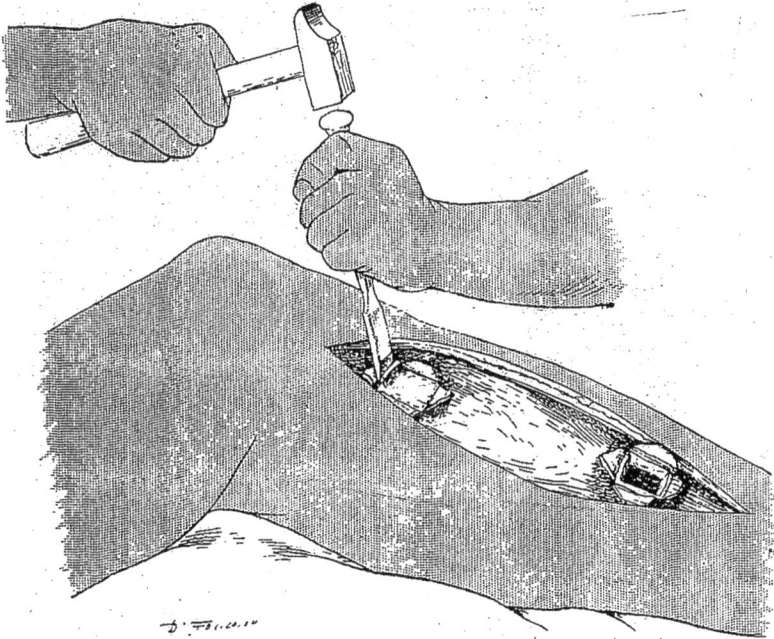

Fig. 915. — Trépanation sous-périostée aux deux extrémités du foyer : le périoste a été préalablement incisé et relevé, uniquement aux deux places où va porter le ciseau ; il n'est pas décollé dans l'intervalle. Pour faire cette trépanation, mettez préalablement la bande d'Esmarch, elle facilite la besogne et n'a pas d'inconvénient, contrairement à ce qu'on a dit.

sur cinq, dans les ostéomyélites appartenant à cette première forme, c'est-à-dire que, plus de 4 fois sur 5, vous pourrez vous rendre ce témoignage que vous avez évité à ces malades des fistules osseuses toujours graves et trop souvent interminables.

2ᵉ *forme.* **Ostéomyélite suraiguë.** — Ici, nous avons une intoxication générale de l'organisme : fièvre de 40°, prostration, insomnie, subdélire, urines rares et albumineuses. En pareil cas, l'indication vitale prime tout. Le danger est pressant, il faut ne rien négliger de ce qui peut l'atténuer — et agir sans retard. Peu importe le stade d'évolution des accidents locaux, **vous intervenez d'urgence**, immédiatement, dès que vous savez où est l'os malade, et vous allez droit sur lui pour **ouvrir le canal médullaire.**

On incise le périoste en croix, par deux incisions de 4 cm. chacuen ;

on relève les lambeaux et **l'on trépane** ; pour ouvrir une soupape de sûreté, on creuse un trou de 1 cm. 1/2 de diamètre.

Voici comment : avec un ciseau à froid et un bon marteau, l'on circonscrit et l'on enlève un carré osseux de ces dimensions (fig. 915). Mais **pas de curettages de la moelle** ; car, sous prétexte d'enlever ainsi toutes les parcelles infectées, on fait saigner, on provoque des inoculations, on compromet la nutrition de l'os. Par le trou foré, il s'écoule un peu de sang noir, avec quelques stries de pus. Si l'écoulement ne paraît pas se faire

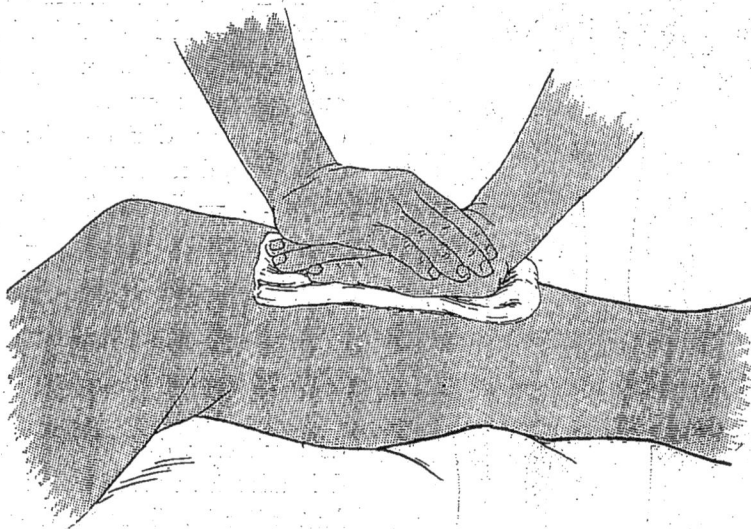

Fig. 916. — Hémostase après l'enlèvement de la bande d'Esmarch, les deux mains compriment la plaie largement, sur toute son étendue. Cette compression doit durer 10 minutes. Après quoi, léger tamponnement à la gaze stérilisée. Suture partielle de la peau et pansement légèrement compressif avec 2 bandes Velpeau.

assez bien par ce trou unique, n'hésitez pas à **en ouvrir un deuxième**, à 8 cm. au-dessus ou au-dessous ; entre les deux, sur le pont d'os qui les sépare, on ménage le périoste, on se garde de le dénuder, contrairement à ce que font certains chirurgiens ; il est vrai que le périoste est souvent décollé de lui-même en pareil cas.

Avec une petite seringue aseptique, faites passer un peu d'eau stérilisée ou une solution de sublimé chaude, de l'un à l'autre trou, pour vérifier que le trajet est perméable ; mettez-y deux petits drains, et c'est tout (fig. 915) [1].

Pas de résection diaphysaire immédiate. — Si je vous en parle, c'est parce que d'aucuns ne craignent pas d'en faire sous prétexte que l'os pourra se nécroser par la suite, mais c'est bien à tort, car :

1. S'il y avait du pus dans la jointure (ce qui est rare), on drainerait celle-ci largement (v. Drainage des jointures, chap. VII).

1º On ne peut pas affirmer, même dans les formes les plus graves en apparence, que l'os se nécrosera [1].

2º On ne peut pas non plus, par l'examen local [2], distinguer d'**une manière certaine**, à un moment, l'os qui va mourir ; et l'on s'en irait, à l'aveuglette, épargner peut-être ce qui est voué à la nécrose, et enlever ce qui aurait vécu.

Donc, trépanation simple pour l'instant. — Si la cicatrisation ne se fait pas dans les quelques mois qui suivent, nous rentrons alors dans le cas d'une ostéomyélite chronique, dont nous allons parler.

II. — Le traitement de l'ostéomyélite chronique.

Elle se présente avec une ou plusieurs fistules (v. fig. 917, et p. 970 pour le diagnostic). Une fistule existant depuis quelques mois est un signe presque certain de l'existence d'un séquestre. On doit aller à sa recherche, mais il faut **attendre 5 mois** depuis la précédente intervention, parce que l'os mort met 5 mois environ à s'isoler de l'os vivant.

On va par la fistule cutanée jusqu'à la perforation osseuse. On distingue alors très aisément l'os mort de l'os nouveau et vivant. Celui-ci est rugueux, irrégulier, exubérant, rougeâtre, piqueté de points saignants, tandis que l'os mort

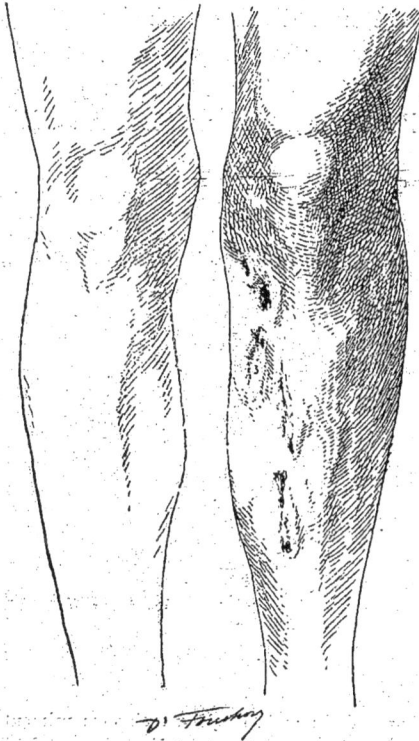

Fig. 917. — Ostéomyélite fistuleuse chronique du tibia. L'os est irrégulier, bosselé, hypertrophié sur une grande étendue : fistules et cicatrices adhérentes. Diagnostic avec la tuberculose : 1º par le mode de début des accidents aigus dans l'ostéomyélite ; 2º par son siège plutôt diaphysaire ; 3º par l'hypertrophie de l'os dans l'ostéomyélite et dans son atrophie dans la tuberculose.

1. Et même fût-on sûr que tel tronçon (comprenant la totalité de l'épaisseur de l'os) va se nécroser, il ne faudrait pas l'enlever immédiatement, car il servira, pendant quelques semaines, d'attelle directrice à l'os nouveau qui va se former (v. fig. 922).
2. L'on n'a que des probabilités plus ou moins grandes à ce point de vue. — Si la plaque dénudée de l'os ne tranche pas avec la couleur de l'os voisin, si la plaque reste d'un blanc rosé et conserve quelques attaches (par petites touffes vasculaires) au périoste, il est très probable qu'elle vivra ; si, au contraire, la plaque osseuse est blanc mat ou blanc *verdâtre*, tranchant avec la couleur de l'os voisin ; si elle est entièrement décollée du périoste sur une grande étendue, sans conserver avec lui la moindre attache, il est très probable qu'elle se nécrosera.

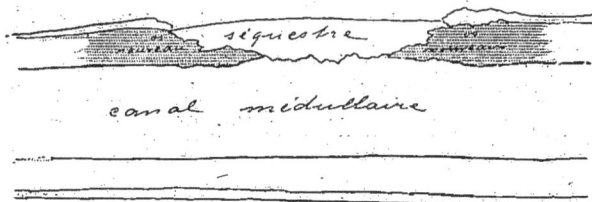

Fig. 918. — Séquestre formé par un « segment de virole ». On voit le périoste hypertrophié produisant l'os nouveau vivant.

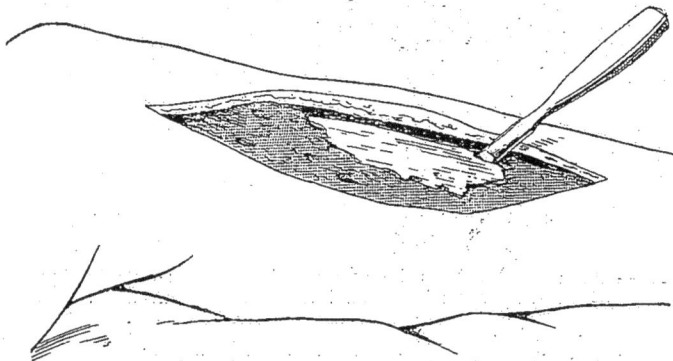

Fig. 919. — La rugine aborde le séquestre par un de ses angles et cherche à le mobiliser par des mouvements de levier.

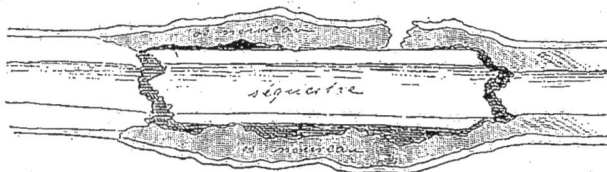

Fig. 920. — Séquestre formé d'une « virole » diaphysaire, engainée entièrement. Ce séquestre a servi d'attelle à l'os nouveau pour le diriger dans son développement.

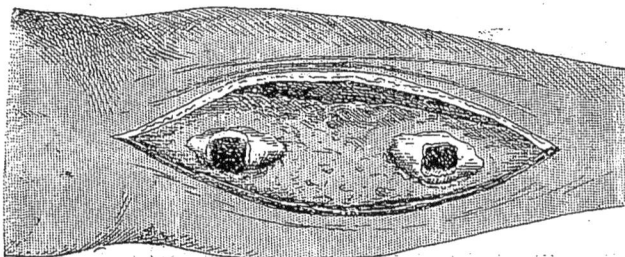

Fig. 921. — Ostéomyélite prolongée : 5 mois après la première intervention, on rouvre la plaie : on aperçoit l'os ancien, nécrosé, blanc et lisse, ayant conservé les deux orifices de la trépanation, engainé par l'os nouveau et vivant : ce dernier est irrégulier, rougeâtre, rugueux, exubérant. Le périoste n'est pas décollé dans les intervalles des orifices de l'os.

est très lisse, d'une couleur blanc mat ou jaunâtre, rappelant le vieil ivoire (v. fig. 918).

1° *Parfois le séquestre est à la surface* de l'os nouveau, et il va sortir seul, ou bien on le cueille commodément (fig. 919).

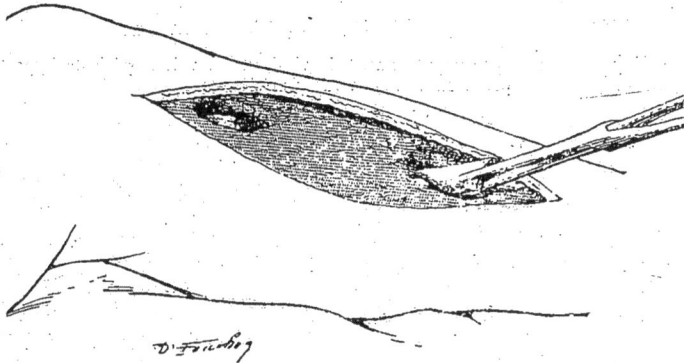

Fig. 922. — On mobilise et l'on retire avec une pince les fragments du séquestre (après avoir, au besoin, agrandi les trous existant déjà).

2° *Parfois il est dans le canal médullaire* (v. fig. 920, 921 et 922) ; il pointe par le trou, on le voit, ou bien il est facile, avec une pince introduite dans le canal, de le trouver ; s'il est malaisé à saisir, on agrandit un peu l'orifice avec le ciseau à froid et quelques coups de marteau.

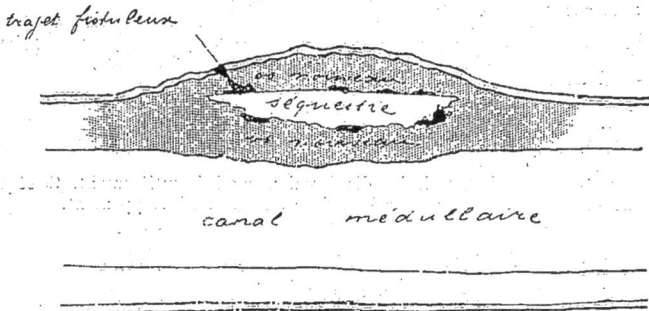

Fig. 923. — Séquestre encastré dans une soufflure de l'os nouveau, lequel est vivant et ne doit être réséqué que dans la mesure nécessaire pour enlever le séquestre.

3° *Parfois il est encastré dans l'os nouveau* comme du minerai dans la gangue rocailleuse (fig. 923). Dans ce troisième cas, on est obligé de faire sauter un ou plusieurs petits ponts pour dégager le séquestre ; mais ne cherchez à l'enlever que s'il est bien distinct de l'os vivant, ou si tout au moins la séparation est déjà amorcée. Sinon, n'insistez pas, drainez la plaie et attendez encore quelques mois, jusqu'à ce que cette sépara-tion spontanée soit un fait accompli ou presque accompli.

Mais, en l'absence de séquestre, gardez-vous de vous en aller dénuder très largement de leur périoste des diaphyses presque entières, d'y creuser des fossés profonds et de les curetter *intus et extra*[1]. Bornez-vous à drainer le foyer suppuré, mais drainez suffisamment pour assurer l'apyrexie complète du sujet, sans cela, gare aux infections rénales, à l'albuminurie et aux dégénérescences viscérales secondaires irrémédiables.

Dans tel cas particulier, il se peut que vous n'arriviez à aucun moment à trouver un séquestre nettement formé et *isolé* ; c'est, qu'en effet, il n'y en a pas, et que l'os est alors *malade en masse et* uniformément en tous ses points. En ce cas, il n'y a rien à faire : il faut attendre.

Hélas ! il faudra parfois attendre longtemps, trois ans, cinq ans, huit ans, la guérison de ces très mauvaises ostéomyélites qui s'éternisent.

Mais il faut en prendre son parti et savoir s'abstenir...

Car les rigoles creusées dans tous les sens et les résections diaphysaires latérales que certains chirurgiens font dans les cas où ils n'ont pas trouvé de séquestre, sans doute par crainte de paraître revenir « bredouilles », tout cela, dis-je, ne saurait rendre la vie à cet os dont les vaisseaux sont étranglés par la prolifération osseuse qui se fait dans les canaux de Havers.

Il faut donc s'abstenir et laisser ces malades vivre avec leurs fistules lorsqu'elles ne sont pas trop gênantes. N'oublions pas qu'elles peuvent toujours se fermer spontanément, même après cinq, dix, quinze ans, alors qu'on n'osait plus l'espérer.

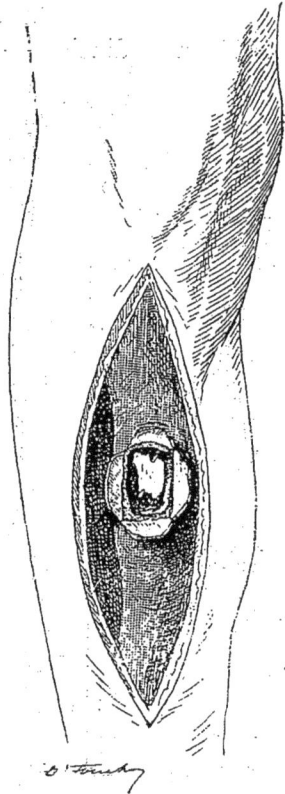

Fig. 924. — Le périoste est incisé et récliné au niveau de la « soufflure », ou bien au siège du maximum de la douleur ; l'os nouveau est attaqué minutieusement à la rugine qui finit par mettre à nu le séquestre.. ou l'abcès.

1. Exceptionnellement, EN L'ABSENCE DE TOUTE FISTULE, l'indication d'opérer DANS UNE OSTÉOMYÉLITE CHRONIQUE peut venir d'une DOULEUR très vive entraînant une impotence, douleur qui persiste malgré le repos. — En ce cas, on trépane le point de l'os où siège le maximum de la douleur ; il y a presque toujours là une hypertrophie et une soufflure de l'os.

On trépane ce point pour chercher s'il n'existe pas là un séquestre (fig. 924) ou un abcès.

On a même observé parfois, en l'absence de séquestre et d'abcès, que le débridement de l'os par la trépanation a guéri le malade de ses douleurs vives.

Il peut arriver cependant, à titre exceptionnel, que la suppuration soit si abondante et les douleurs si vives, que le malade en vienne à demander l'amputation, — qui reste, en effet, ici le seul remède.

Résumé et Conclusions.

A. *Ostéomyélite aiguë.*

1º Forme ordinaire. — La fièvre est au-dessous de 39º,5; il ne faut pas

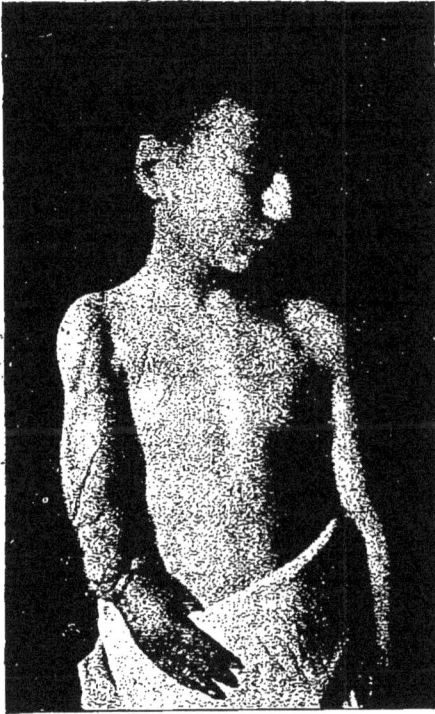

Fig. 925. — David B., hôpital Rothschild ; fistules multiples au bras et nécrose complète de l'humérus, du cubitus et du radius droits, après ostéomyélite particulièrement grave. — J'ai fait l'ablation des 3 os nécrosés (de l'épaule au poignet) c'est-à-dire *entièrement désossé le bras* et *l'avant-bras.* L'opération a eu lieu 6 mois après le début des accidents aigus.
4 mois après l'opération, un *humérus nouveau s'était formé*, sensiblement aussi long que l'humérus normal, mais le périoste de l'avant-bras n'a donné qu'une tige ostéo-fibreuse courte et peu solide. Cependant, tel qu'il est, ce bras remplit des fonctions presque normales. — La flèche indique la place de l'articulation nouvelle du coude, qui n'a, il est vrai, qu'un jeu de 15 à 20º.

trépaner l'os d'emblée, mais inciser les tissus mous et débrider le périoste.

2º Forme suraiguë. — Lorsque la fièvre oscille autour de 40º, on trépanera l'os d'emblée, mais sans faire de résection osseuse diaphysaire, car on ne peut pas distinguer d'une manière certaine, à ce moment, l'os voué à la nécrose, de l'os qui va vivre.

B. *Ostéomyélite chronique fistuleuse.*

Son traitement consiste à s'en aller voir, tous les 5 mois, s'il n'y a pas un séquestre pouvant être cueilli (fig. 919). Si l'on ne trouve pas de séquestre, il n'y a rien à faire qu'à attendre, en drainant et faisant de l'asepsie.

CHAPITRE XXIII

UN SIMPLE MOT SUR LE DIAGNOSTIC DES OSTÉITES ET ARTHRITES CHRONIQUES

A. — *DIAGNOSTIC D'UNE OSTÉITE CHRONIQUE*

I. — Arthrite non suppurée.

a. *Traumatique ?* — On vous parlera bien souvent de traumatisme (d'une chute ou d'un coup). Ne vous arrêtez pas à ce diagnostic, si l'ostéite dure depuis plusieurs semaines, — si, en s'éloignant de la date du traumatisme, la lésion reste stationnaire et surtout si elle progresse.

Cette inflammation chronique de l'os, ce sera :

b. *De la tuberculose*, le plus souvent, 9 fois sur 10 (voir fig. 926) ;

c. Ou de *la syphilis* 1 fois sur 10 (fig. 930) ;

d. *Un ostéosarcome*, très rarement, peut-être pas 1 fois sur 100 [1] (fig. 928).

Le diagnostic de la **syphilis** et de la **tuberculose** a été discuté au chapitre xxi, auquel je vous renvoie. Le diagnostic **d'ostéosarcome** est généralement très facile avec la radiographie (v. fig. 928). — A défaut des rayons X, guidez-vous sur l'augmentation relativement rapide du volume de l'os, — qui peut être doublé en 3, 4, 5 mois à peine. — On a parfois la sensation de masses périosseuses, fongueuses, donnant une **fausse fluctuation**. On croit même assez souvent à une collection liquide ; et il n'est pas défendu, pour s'en assurer, de faire une ponction exploratrice qui ne ramène que du sang dans le cas de sarcome. — La tuméfaction peut être vasculaire au point de donner des pulsations qui font penser à un anévrisme. — D'autres fois, on sent, au palper, un crépitement parcheminé comme si l'on brisait de petites travées osseuses [2].

---

1. *L'ostéomyélite* (fig. 927) peut donner de l'ostéite chronique qui n'est pas suppurée présentement, mais qui l'a été, et l'on trouve les traces de cette suppuration ancienne. Il y a aussi les commémoratifs : début aigu, etc. (v. chap. précédent et la fig. 927).

Voulant rester pratique, je ne parle pas ici des autres processus pouvant donner des ostéites chroniques parce que vous ne les verrez très probablement jamais, par exemple : l'ostéomyélite chronique d'emblée, les kystes hydatiques des os, etc.

2. Comment distinguer un TIBIA en lame de sabre SYPHILITIQUE d'avec un tibia RACHITIQUE ou un tibia OSTÉOMYÉLITIQUE ? On est aidé par les commémoratifs, par les antécédents — et l'examen général du sujet. De plus :

a) Pour la syphilis : il y a la forme de l'os qui est soufflé et non tordu (fig. 930) ; comme dans le rachitisme aux rayons X, on voit ici le canal médullaire conservé, tandis qu'il est obstrué dans l'ostéomyélite.

b) Pour le rachitisme : la *torsion de l'os*, et la nouure des extrémités ; — d'autres diaphyses sont tordues, etc. (fig. 929).

c) Pour l'ostéomyélite : hypertrophie très irrégulière de l'os (voir fig. 927), traces de suppuration ancienne, cicatrices adhérentes à l'os, etc.

A propos de rachitisme et de syphilis, faisons remarquer que, d'après Marfan, la

II. — Ostéite suppurée et ostéite fistuleuse.

a. S'il s'agit d'*ostéite chronique suppurée, mais non ouverte* (s'il y a un abcès froid), c'est de la *tuberculose,* 9 fois sur 10, ou de la *syphilis,* 1 fois sur 10 (v. chap. xxi, le diagnostic entre les deux).

b. S'il y a *une ou plusieurs fistules,* cela peut être sans doute une tuberculose ou une syphilis, — mais cela peut être aussi une *ostéomyélite,* auquel cas on a les antécédents, le souvenir d'un début aigu ou suraigu ; l'os est hypertrophié en masse, grossi et durci (v. fig. 927) ; il vient de temps à autre de petites esquilles par les orifices fistuleux.

B. — *DIAGNOSTIC D'UNE ARTHRITE CHRONIQUE*

I. — Arthrite suppurée et arthrite fistuleuse.

a. **Arthrite avec épanchement non ouvert.** — C'est de la *tuberculose* presque toujours, et de la *syphilis* quelquefois.

b. **Arthrite fistuleuse.** — Ce sera généralement de la tuberculose, — et rarement de la syphilis ou de l'ostéomyélite.

Les éléments du diagnostic sont, ici, les mêmes que pour les ostéites chroniques (v. plus haut).

II. — Arthrite non suppurée.

On vous parlera encore ici soit de *traumatisme,* soit de *rhumatisme.* Si le traumatisme n'a été rien ou presque rien, ou s'il date de plusieurs semaines, — et si les symptômes persistent ou augmentent malgré le massage, pensez à une autre cause que le traumatisme.

Le rhumatisme. — De même *méfiez-vous,* par-dessus tout, des *rhumatismes monoarticulaires qui durent* pendant des mois, malgré un traitement approprié, salicylate de soude, etc., etc. Ce n'est pas un rhumatisme, cherchez autre chose. — *Idem,* méfiez-vous des **hydarthroses** qui s'éternisent.

Il s'agit en ces cas : *a.* De *tuberculose* généralement ; *b.* De *syphilis,* quelquefois ; *c.* Pensez aussi à l'*ostéosarcome,* mais il est très rare ; *d.* A une *ostéomyélite ?* — Oui, elle peut donner des arthrites qui ne sont plus suppurées, mais qui ont suppuré à un moment donné. Diagnostic par les commémoratifs, les cicatrices, etc. [1]. Les éléments de ces divers diagnostics sont ici les mêmes que pour les ostéites chroniques (v. plus haut, p. 942).

---

syphilis des parents peut donner, à elle seule, — exceptionnellement, — des lésions rachitiques vraies : par exemple, chez des enfants nourris au sein dans les meilleures conditions d'hygiène. En ce cas, le rachitisme est plus précoce (apparaît au troisième et quatrième mois) que lorsqu'il est dû, comme d'ordinaire, à des troubles digestifs. En outre, le crâne natiforme est surtout le fait de ce rachitisme hérédo-syphilitique. Enfin, on a d'un côté les antécédents syphilitiques des parents, de l'autre justement l'absence des causes d'ordre digestif du rachitisme ordinaire.

1. De plus, dans le cas d'ostéomyélite, toute la région, à cause de la *sclérose des tissus mous,* a la dureté du bois.

e. A la *polyarthrite déformante.* Le diagnostic se fait par la multiplicité des articulations prises, la prédominance des petites jointures, le début lent, les poussées subaiguës toujours douloureuses, rarement fébriles (Robin).

f. A la *blennorrhagie.* — Chez l'adulte, pensez-y toujours. Mais le

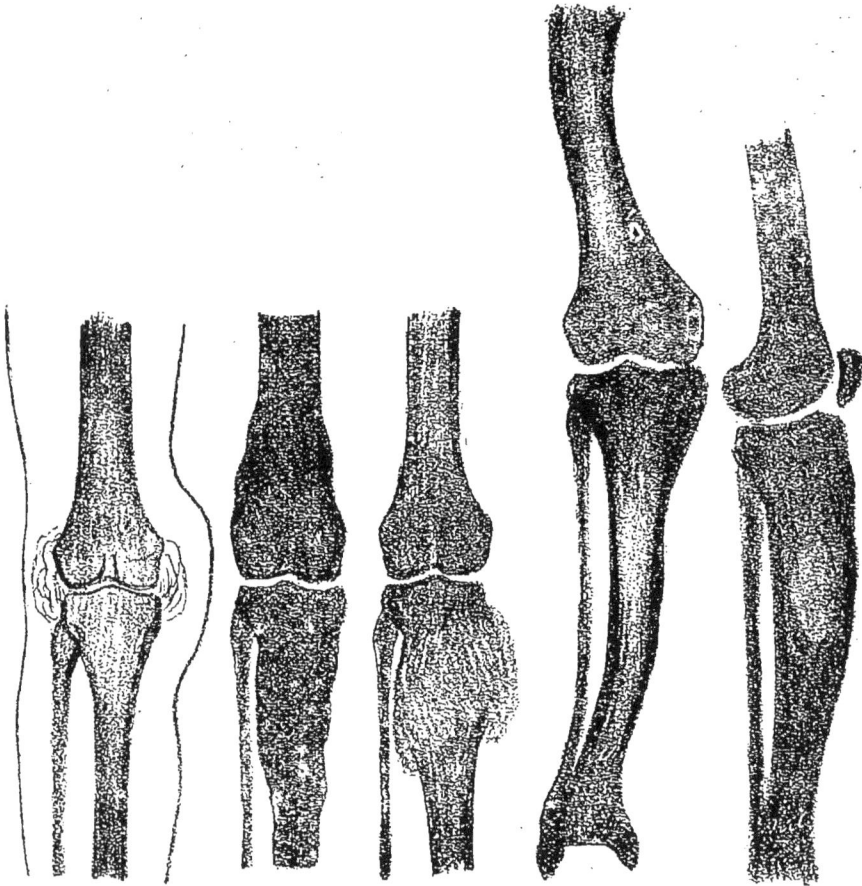

Fig. 926. Fig. 927. Fig. 928. Fig. 929. Fig. 930.

Fig. 926. — *Tuberculose :* atrophie l'os.
Fig. 927. — *Ostéomyélite :* le *grossit en massue* et le *durcit.*
Fig. 928. — *Ostéosarcome :* le *grossit en massue* et le *raréfie.*
Fig. 929. — *Rachitisme :* le *tord* et *noue* les épiphyses.
Fig. 930. — *Syphilis :* le *souffle.*

début a été aigu, et l'interrogatoire ou l'examen du sujet révèlent l'existence du gonocoque.

g. Au *tabes ;* — mais, en ce cas, il y a une dislocation ou un émiettement des extrémités osseuses, parfois transformées en un **sac de noix** ; articulations plus ou moins ballantes et quelquefois luxées. **Indolence** presque absolue, même avec des lésions avancées. Ceci est particulier. De plus, signes positifs d'ataxie, révélés par l'examen général.

h. L'*arthrite sèche* se reconnaît par les craquements articulaires : — le malade souffre moins à la marche qu'au repos, etc. — Examen général du sujet.

i. Chez *les variqueux* : — à signaler les arthrites chroniques (gonflement, hydarthroses, etc.), qu'on trouve assez souvent chez eux, sans autre cause que les troubles de circulation causés par les varices. Soignez celles-ci, les phénomènes articulaires disparaîtront.

j. Arthrites consécutives aux *fièvres éruptives*, surtout à la *scarlatine*. — Diagnostic par les commémoratifs, etc. Mais ne pas oublier que les fièvres éruptives, et **surtout** la rougeole, ouvrent la porte à la tuberculose et laissent assez souvent après elles des **arthrites tuberculeuses vraies**.

CHAPITRE XXIV

QUELQUES DIFFORMITÉS DE LA MAIN ET DES DOIGTS

1º LA RÉTRACTION DE L'APONÉVROSE PALMAIRE
(ou maladie de Dupuytren ; fig. 931 et 932).

Traitement. — Pour avoir un résultat durable, il faut agir non seulement sur l'aponévrose palmaire (pour l'exciser), mais encore sur les tendons

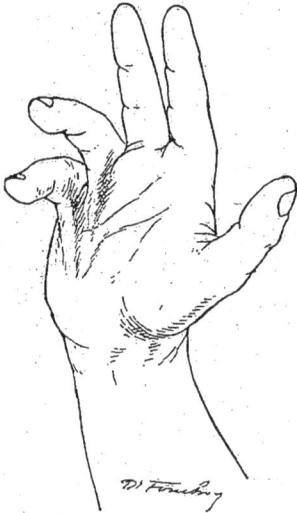

Fig. 931. — Rétraction de l'aponévrose palmaire (rétraction secondaire des fléchisseurs des deux derniers doigts).

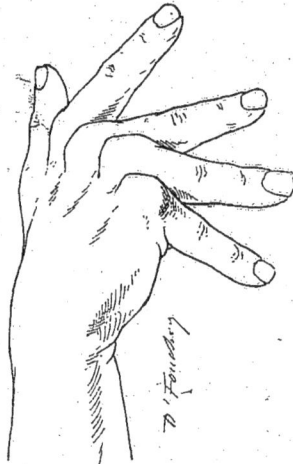

Fig. 932. — Rétraction de l'aponévrose palmaire : impossibilité du mouvement d'extension des doigts.

fléchisseurs rétractés (pour les allonger), malgré que cette rétraction tendineuse soit secondaire.

1er *temps*. **Incision de la peau.** — On circonscrit par deux incisions en V, à sommet supérieur, les bords de la plaque cutanée rétractée (fig. 933).

2e *temps*. On **dissèque** la peau ; on sépare très minutieusement et très lentement, à petits coups de bistouri ou de ciseaux, la peau de l'aponévrose à laquelle elle adhère intimement.

3e *temps*. On **circonscrit,** par des incisions « en trapèze », le **segment** rétracté et sclérosé de l'**aponévrose** *en procédant avec précaution*, pour ne pas atteindre les branches vasculaires et nerveuses situées au-dessous.

Et l'on **excise** la plaque d'aponévrose ainsi délimitée en coupant les tractus fibreux qu'elle envoie sur les gaines tendineuses.

4e *temps*. **Allongement des tendons** (fig. 936). On allonge, en les dédoublant, les 2 tendons fléchisseurs (superficiel et profond) du doigt ou des doigts rétractés. Vous emploierez le procédé décrit pour l'allongement du tendon d'Achille. (v. chap. XIII).

On attaque les tendons vers le milieu de la main au-dessus du point où le tendon superficiel se divise en deux languettes, — et l'on commence par le dédoublement du fléchisseur profond. La différence de niveau des deux hémisections transversales est

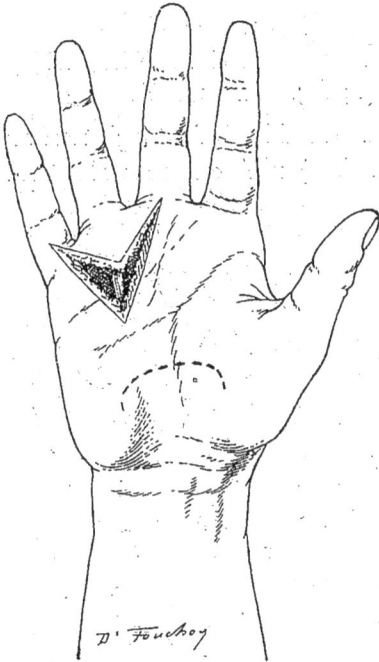

Fig. 933. — On a déjà incisé la peau en V, excisé l'aponévrose rétractée. Les doigts s'allongent notablement faisant bâiller les lèvres de la plaie. En pointillé l'arcade palmaire superficielle.

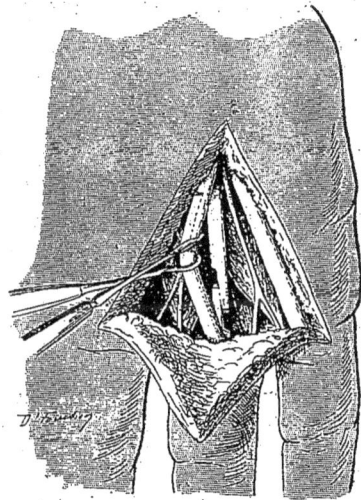

Fig. 934. — Les tendons sont mis à nus ; on a allongé le tendon perforant ou profond, après avoir récliné le tendon perforé ou superficiel ; celui-ci va être allongé à son tour par un dédoublement identique.

calculée d'après le degré de flexion des doigts. Ce calcul se fait sur les mêmes bases que pour le tendon d'Achille (v. chap. XIII).

Les doigts reportés dans l'extension ou même l'hyperextension, on suture la peau au catgut, de la manière représentée dans la figure 935, et l'on maintient la correction avec un plâtre, qu'on laisse en place pendant trois semaines.

Il faut surveiller la circulation et l'innervation des doigts ; pour cela, on découvre la pulpe des doigts, et l'on vérifie, matin et soir, que le sujet sent bien la piqûre de l'aiguille. Mais, pour faciliter cette surveillance et bien *éviter tout risque d'eschare sur les doigts* aux points de pression, il est sage de transformer ce plâtre inamovible en plâtre bivalve (fig. 936). On fait les deux valves dès le lendemain du jour de l'intervention. Il devient très aisé de contrôler (tous les jours ou tous les deux jours) l'état des doigts ; chaque fois l'on matelasse, si besoin est, le plâtre au niveau des points suspects, — après quoi, l'on replace les deux valves [1].

Après les trois semaines nécessaires pour la cicatrisation des tissus, l'on commence les manipulations et les exercices actifs et passifs d'assouplissement de la main et des doigts. Dans l'intervalle de ces exercices, on remettra la main, si c'est nécessaire, dans le plâtre bivalve.

2º LA RÉTRACTION DES DOIGTS

J'ai observé plusieurs fois, chez des jeunes filles, cette rétraction *essentielle* c'est-à-dire sans rétraction appréciable coexistante de la peau ou de l'aponévrose palmaire.

a. *Cas bénin et récent* : on masse, on malaxe, on redresse une ou deux fois par jour et, à la suite de chaque manipulation, on maintient avec deux attelles en bois (doublées d'ouate), l'une dorsale, l'autre palmaire (fig 938).

b. *Cas grave et ancien* : on allongera les tendons fléchisseurs superficiel et profond, en les dédoublant de la manière dite plus haut, et l'on maintiendra de même.

Si vous trouvez le premier de ces traitements trop assujettissant et peu pratique pour vous, et si le deuxième ne vous paraît pas devoir être accepté, parce qu'il comporte

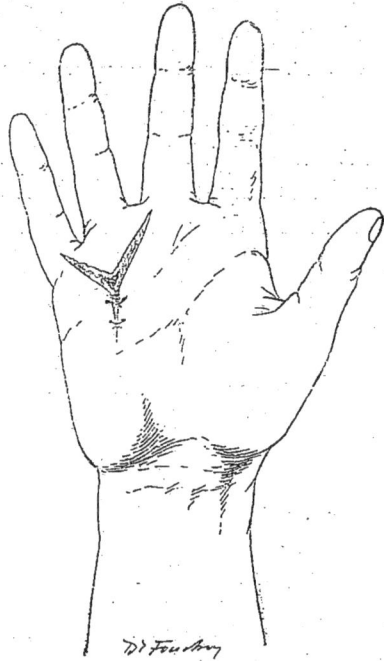

Fig. 935. — Suture de la peau transformant le V en Y.

une intervention sanglante, vous ferez le redressement forcé de la déviation par simples manœuvres orthopédiques en plusieurs étapes, en vous inspirant de ce que nous avons dit pour le redressement du pied bot (chap. xv). Ce redressement forcé se fait ou bien *sans chloroforme*, en 7 ou 8 séances, à raison d'une par semaine, chaque séance étant très douce et prolongée pendant dix à quinze minutes et suivie de l'application d'un petit plâtre. La correction demande ainsi de deux à trois mois.

1. Rappelons ce que nous avons dit à propos des plâtres du pied bot, à savoir que l'on évite les escharres si l'on se garde, le jour de la correction, de vouloir ajouter quelque chose à celle-ci, une fois que la bande plâtrée a été appliquée. Le plâtre ne doit rien faire autre chose que *conserver* la correction acquise préalablement par une opération sanglante ou par des manœuvres orthopédiques, c'est-à-dire qu'il ne faut pas demander au plâtre un supplément de correction.

Ou bien *sous chloroforme* en 2 séances, par des manœuvres vigoureuses de brassages continuées pendant un quart d'heure ; la deuxième séance

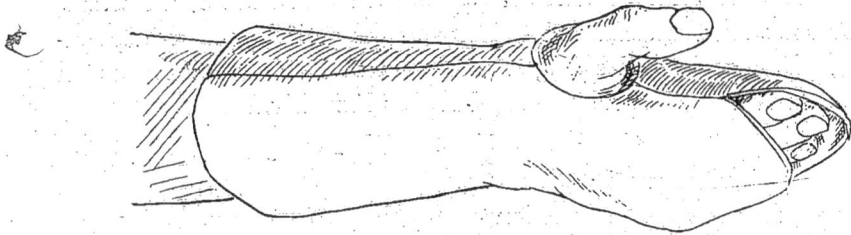

Fig. 936. — Plâtre bivalve vu par sa face radiale, deux coquilles, une palmaire, une dorsale, qu'on réunit ensuite avec une bande molle.

étant faite 15 à 20 jours après la première, ce qui donne la correction (ou plutôt l'hypercorrection) en six semaines environ.

Dans les deux cas, le traitement consécutif des massages, d'exercices

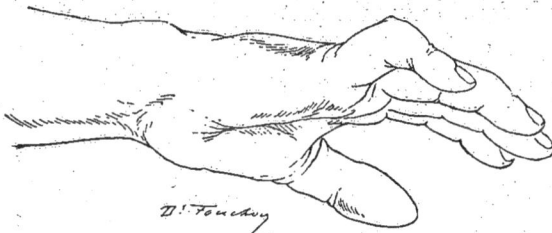

Fig. 937. — Rétraction « essentielle » des tendons fléchisseurs des doigts ; la première phalange est en hyperextension, les 2 autres fléchies.

et de contention avec un plâtre bivalve doit être prolongé pendant de longs mois, au minimum six mois, sans quoi l'on risque de voir se reproduire la difformité.

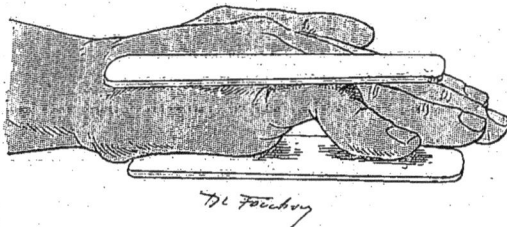

Fig. 938. — Deux attelles de bois (garnies d'ouate) sont placées sur la face dorsale et la face palmaire du 5ᵉ doigt ; elles remontent jusqu'au carpe : une bande va les rapprocher l'une de l'autre. Les matelasser d'ouate et y regarder 2 fois par jour pour éviter les escharres.

Ce que je viens de dire se rapporte exclusivement à la rétraction « essentielle » des doigts, souvent héréditaire ou familiale, mais ne saurait s'appliquer à la rétraction tendineuse *symptomatique* d'une tuberculose des gaines synoviales (fig. 939). Le diagnostic de cette rétraction symptomatique se fait par l'âge généralement moins avancé des sujets, par les antécédents de tuberculose, par ce fait que des tendons sont *épaissis* et *globuleux* (au lieu de se détacher nettement en cordes minces comme dans la rétraction essentielle) ; cet épaisissement forme même, par places, de véritables boules pseudo-fluctuantes, de la grosseur d'une noisette, tandis que la boule parfois observée dans la rétraction essentielle

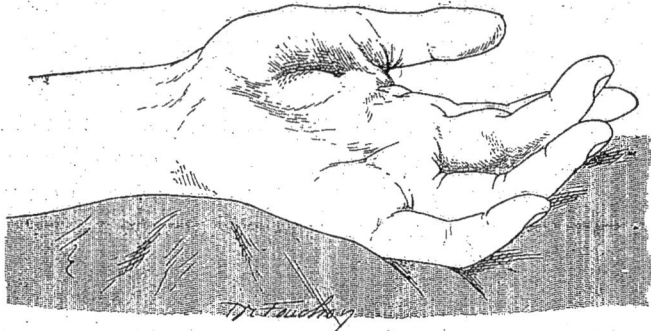

Fig. 939. — Rétraction « symptomatique » intéressant le médius : la gaine du tendon fléchisseur est gonflée, boudinée jusque dans la paume de la main : la première phalange est très augmentée de volume sur sa face palmaire. — Il s'agissait de *synovites fongueuses à graines riziformes* (voir p. 920).

a le petit volume d'une lentille et la consistance d'un durillon. Une ponction exploratrice faite dans ces tuméfactions ramène, dans le cas de rétractions symptomatiques, un liquide séreux avec ou sans grains riziformes.

Ce diagnostic importe, car il ne faut pas inciser en pareil cas, — mais ponctionner et injecter (l'on ne s'occupe du redressement qu'après avoir guéri la tuberculose), tandis que dans la rétraction essentielle, on peut ouvrir d'emblée pour faire le dédoublement des tendons.

CHAPITRE XXV

QUELQUES DIFFORMITÉS DU PIED ET DES ORTEILS

1º PIED CREUX ÉQUIN

Avez-vous à traiter une difformité ou déviation du pied, il vous suffira de vous inspirer de ce que nous avons dit, aux chapitres XIII et XV, sur le traitement des déviations de la paralysie infantile et du pied bot congénital.

Prenons, par exemple, le pied creux équin, car à côté du pied **creux talus** existe, comme vous le savez, un pied **creux équin**, souvent compliqué de varus.

Dans ces deux variétés de pied creux, il s'agit (beaucoup plus souvent que de malformations congénitales) de déviations acquises, consécutives à des paralysies infantiles limitées.

Leur **traitement** présente une indication commune, qui est de distendre l'aponévrose plantaire, rétractée dans les deux cas.

Mais la conduite à tenir vis-à-vis du tendon d'Achille diffère du tout au tout, puisque, dans le pied creux talus, on doit raccourcir ce tendon et, au contraire, l'allonger dans le pied creux équin.

Enfin, lorsque le gros orteil est tiré en haut, ce qui est fréquent, on doit allonger aussi l'extenseur propre de ce premier orteil.

Comment remplir ces diverses indications, en ce qui concerne le pied creux équin ? On le peut de deux manières : ou par de simples manœuvres orthopédiques — ou par des sections tendineuses ou aponévrotiques. Mais le mieux est d'associer les deux méthodes ; on obtient ainsi un résultat plus parfait et plus durable.

Voici comment : Jetez les yeux sur les figures 940 et 941 ; elles vous montrent que la difformité du pied creux équin est faite de 3 éléments principaux : 1º L'élévation du talon ; 2º La rétraction de l'aponévrose plantaire ; 3º Le relèvement du gros orteil.

a. Pour avoir raison du premier facteur, c'est-à-dire pour **abaisser le talon**, on coupe le tendon d'Achille, s'il n'y a pas plus d'un centimètre et demi de longueur à gagner, et c'est le cas le plus fréquent (v. p. 506) ; ou bien on le dédouble (v. p. 507), s'il y a plus d'un centimètre et demi à gagner.

b. Pour **redresser la voûte**, on sectionne l'aponévrose plantaire rétractée.

c. Pour **abaisser le gros orteil**, on coupe le tendon de son extenseur propre.

Technique de la section de l'aponévrose plantaire.

Cette section s'opère par la voie sous-cutanée. Celui qui voudrait se tenir aussi loin que possible des vaisseaux plantaires n'aurait qu'à sectionner l'aponévrose au ras de son insertion calcanéenne. Et on l'a fait. Mais cela expose à ne pas atteindre les brides principales.

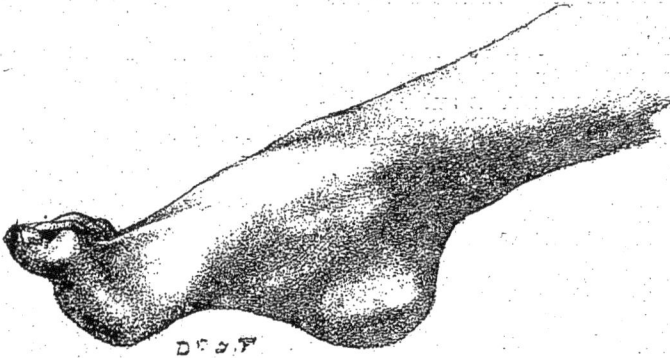

Fig. 940. — Pied creux équin. — 3 facteurs de déviation : la rétraction du tendon d'Achille, la rétraction de l'aponévrose plantaire, et la rétraction du tendon de l'extenseur propre du gros orteil.

Il est plus avantageux de faire la section au niveau de la partie moyenne du pied, c'est-à-dire à égale distance du talon et des orteils (v. fig. 943). A ce niveau, on obtient le maximum de l'effet utile, et l'aponévrose se trouve assez éloignée des vaisseaux et nerfs plantaires pour qu'on n'ait pas à craindre de les blesser, à moins d'une grande échappée du bistouri ou du ténotome.

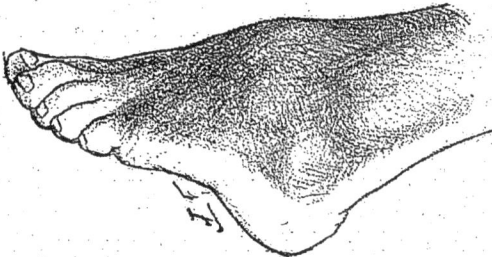

Fig. 941. — Voici un pied de Chinoise (d'après une photographie), c'est à peu près la difformité d'un pied creux équin.

Or, il y a un moyen simple et sûr d'éviter toute échappée fâcheuse, c'est de couper l'aponévrose de la profondeur à la superficie.

Le sujet étant couché sur le ventre, un aide tenant le pied dans sa position ordinaire (ni relâché, ni tendu), on pique la peau avec un ténotome pointu, on la pique vers le milieu du bord interne si c'est le pied gauche, ou du bord externe si c'est le pied droit, et l'on pénètre doucement, en tenant l'instrument horizontal. On a traversé la peau et l'aponévrose lorsque l'instrument s'est enfoncé de trois quarts de centimètre environ ; alors, on chemine horizontalement et parallèlement à la peau entre l'aponévrose et le muscle, jusque près du bord opposé du pied.

A ce moment, on remplace le ténotome pointu par le ténotome mousse, dont le tranchant est ensuite retourné vers la peau.

Alors, l'aide tend l'aponévrose, en tirant avec ses deux mains sur l'avant-pied et sur le talon ; il tire d'abord

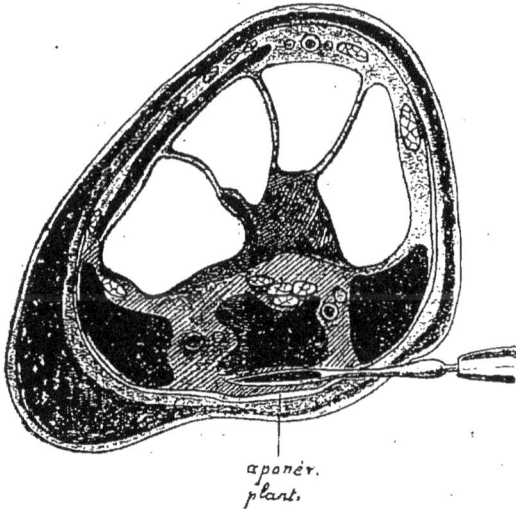

aponér.
plant.

Fig. 942.

Fig. 943.

Fig. 942. — On voit par cette coupe, faite à la partie moyenne du pied, qu'à ce niveau, l'aponévrose est loin des vaisseaux qui ne risquent donc pas d'être blessés pour peu que l'on procède avec quelque attention.

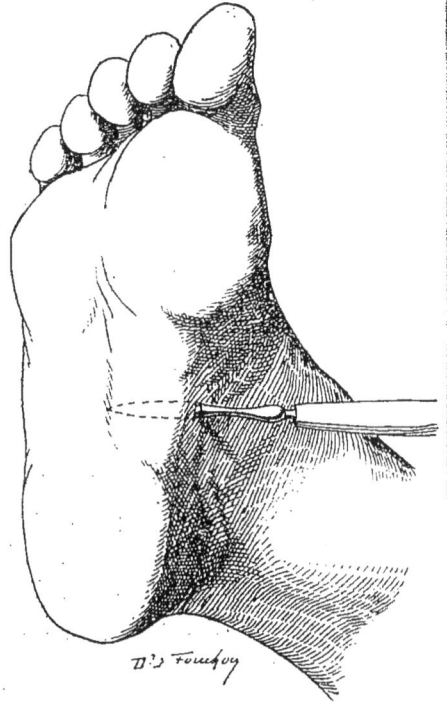

Fig. 943. — Le ténotome pénètre un peu en arrière du milieu du bord interne, il va cheminer sous la face profonde de l'aponévrose.

doucement, puis plus vigoureusement. Ainsi tendue, l'aponévrose vient se couper sur le tranchant.

L'opérateur et l'aide qui tire doivent, tous deux, procéder avec méthode et attention, afin de ménager la peau, que l'on fendrait d'un bout à l'autre si l'on allait brusquement. (Au surplus, rassurez-vous, cette large ouverture de la peau, si elle se produisait jamais, n'aurait pas de réelle gravité.) On est éclairé à chaque pas, si je puis dire, à chaque millimètre gagné, on est éclairé sur les progrès de la section et de la correction : 1º par les petites secousses que produit l'éclatement de chaque faisceau aponévrotique important, 2º par l'effacement de plus en plus marqué de la concavité plantaire, et 3º par la constatation facile à faire que le tranchant se rapproche de la peau.

Lorsqu'il arrive sous les téguments, vous vous arrêtez et vous retirez le ténotome. S'il reste encore des brides aponévrotiques, vous allez les rompre en tirant fortement sur l'avant-pied et sur le talon. Si, par extraordinaire, elles ne cèdent pas à vos efforts, vous réintroduisez le ténotome, vous passez dessous pour les charger et les couper comme vous avez coupé le corps de l'aponévrose.

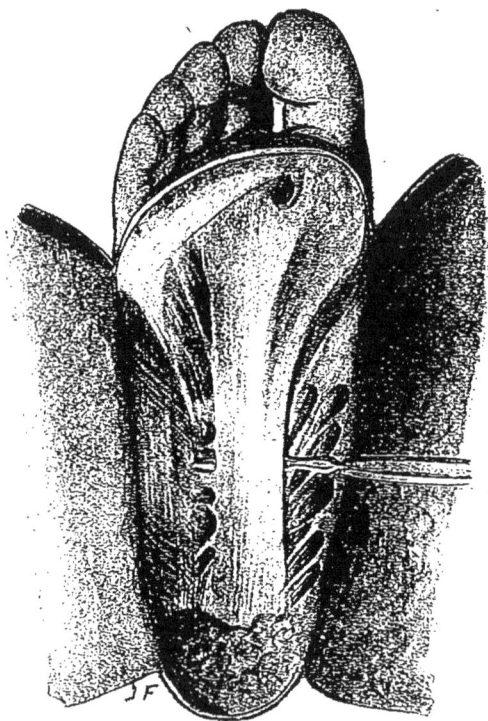

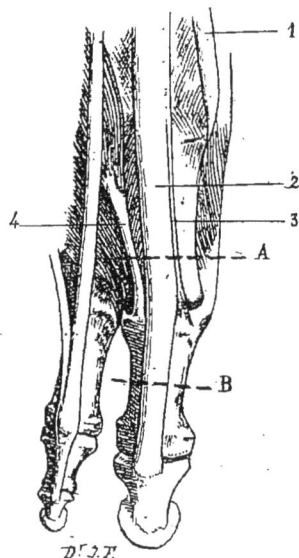

Fig. 944.   Fig. 945.

Fig. 944. — Lorsque l'extrémité du ténotome est arrêtée au 1/3 externe de la plante, on le retourne d'arrière en avant pour couper l'aponévrose que tend un aide, en relevant l'avant-pied, on coupe doucement pour ne pas entamer la peau par une échappée du ténotome.

Fig. 945. — Si la section se fait sur le milieu de la 1re phalange du gros orteil en B, elle n'intéresse que l'extenseur propre du gros orteil (2), si elle se fait à 1 cm. et demi en arrière de l'articulation métatarso-phalangienne en A, elle atteint (en plus de l'extenseur) la languette du pédieux (4) et les 2 expansions latérales du tendon extenseur qui s'insèrent sur chaque côté de l'extrémité postérieure de la 1re phalange (3).

En procédant ainsi, vous n'aurez jamais d'accident. Si vous avez, par mégarde, éraflé ou même éventré la peau, cela n'est rien, je le répète, vous n'aurez même pas besoin de la suturer ; protégez le pied avec une compresse stérilisée et comprimez pour l'hémostase — pour passer ensuite, comme si de rien n'était, aux manœuvres orthopédiques qui doivent compléter la correction. La peau fendue se réparera sous le plâtre, sans qu'il soit besoin d'y regarder ; mais il est bien facile aussi d'y regarder, sans enlever le plâtre, il suffit de le fenêtrer à ce niveau, et vous pouvez surveiller ainsi, quotidiennement, la cicatrisation.

Section du tendon du gros orteil.

Enfin, pour abaisser le gros orteil, on coupe par une section sous-cutanée le corps du tendon de l'extenseur propre sur le milieu de la pre-

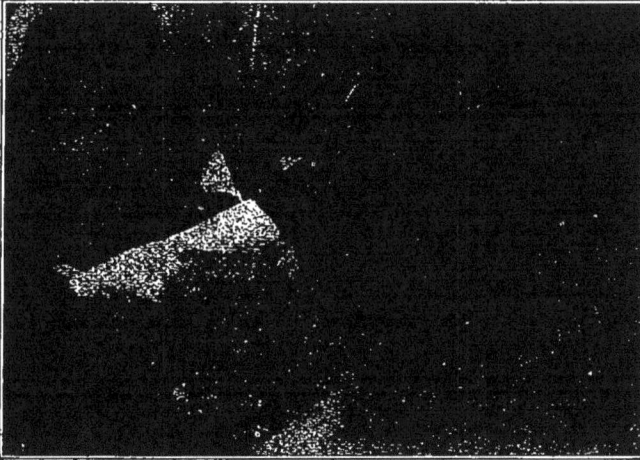

Fig. 946. — Pied creux équin.

mière phalange. On ménage ainsi les expansions de ce tendon, qui s'insèrent de chaque côté de l'extrémité postérieure de cette 1re phalange (v. fig. 945).

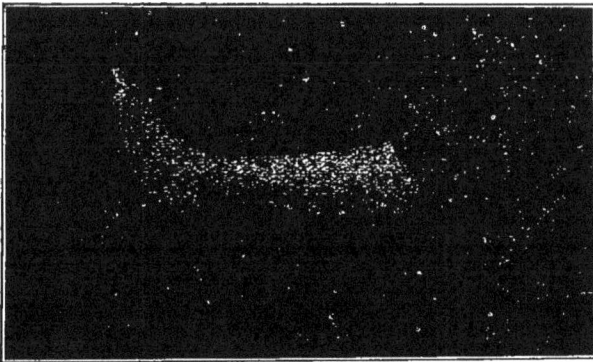

Fig. 947. — Le même 3 mois après le traitement. — Nous avions dédoublé le tendon d'Achille et sectionné l'aponévrose plantaire et le tendon de l'extenseur propre du gros orteil.

Pour cette section, contrairement à ce que nous avons conseillé pour la précédente, vous couperez en allant de la superficie à la profondeur.

Au fur et à mesure que vous exécuterez ces trois sections (section du tendon d'Achille, section de l'aponévrose plantaire et section du tendon du gros orteil), vous assurerez l'hémostase en comprimant chaque nouvelle petite plaie avec des carrés de gaze ou des tampons. Et lorsque toutes les sections sont terminées, vous embrassez le pied (bien protégé par une compresse aseptique), et vous procédez, par des tractions énergiques, de direction appropriée, à l'achèvement de la correction. On brise ainsi tout ce qui résiste encore. Et même, lorsque le ténotome n'a coupé que l'aponévrose plantaire moyenne, on arrive, par des manœuvres vigoureuses, à briser la résistance, maintenant isolée, des deux aponévroses latérales (aponévroses plantaires interne et externe).

On sent les brides se déchirer progressivement sous l'effort des mains. Et l'on continue ces manœuvres et ces tractions jusqu'à ce que soit obtenue la correction, et mieux une franche hypercorrection d'à peu près 20 à 25°.

Alors, on applique un plâtre dans cette position d'hypercorrection. Au bout de 4 à 5 jours, l'enfant peut marcher avec ce plâtre et un chausson.

Il marche ainsi pendant 3 à 4 mois. Puis on remplace le plâtre par une chaussure de celluloïd que l'on conservera pendant 6 mois, mais en l'ôtant chaque jour quelques instants pour masser et baigner le pied.

Après 6 mois, la guérison est acquise. Cependant, il est sage de conserver le celluloïd pendant quelques mois encore.

2° HALLUX VALGUS

Comme pour le pied bot, il y a trois moyens de le corriger.

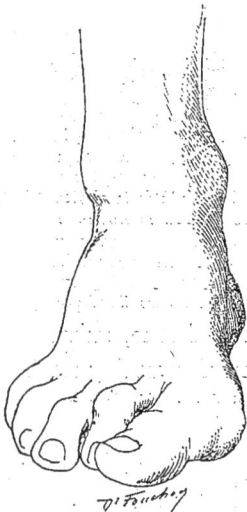

Fig. 948. — Hallux valgus ou déviation en dehors du gros orteil.

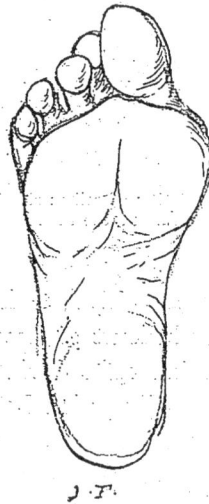

Fig. 949. — Hallux valgus (vu par la plante).

1° Les *manipulations* et les petits appareils amovibles, dont les modèles sont nombreux. La plupart de ces appareils portent en dedans une palette droite vers laquelle on attire l'orteil avec des bandelettes de cuir (fig. 950).

2º Les *opérations sanglantes*, excisions cunéiformes de la tête du métatarsien, avec ou sans résection des extrémités saillantes de la première phalange.

3º Le *redressement forcé* en une ou plusieurs étapes.

Le premier de ces traitements est trop long et bien peu pratique en ce qu'il demande des séances biquotidiennes.

Le deuxième, en ce qu'il entraîne une intervention sanglante, n'est guère pratiqué non plus pour l'immense majorité des praticiens.

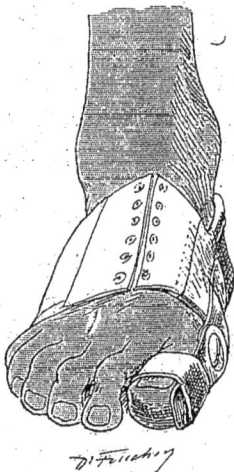

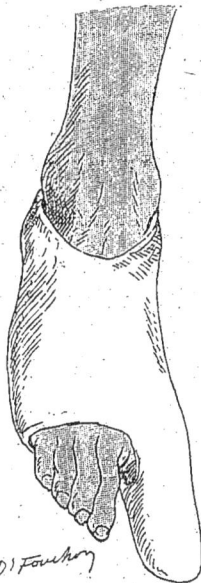

Fig. 950. — Petit appareil en celluloïd et cuir emboîtant le talon.   Fig. 951. — Petit plâtre (emboîtant le talon) pour maintenir le redressement forcé obtenu.

Je vous conseille le troisième moyen, c'est-à-dire le **redressement forcé** en une ou plusieurs séances, avec ou sans chloroforme, suivant le cas.

On redresse cette déviation par des manœuvres analogues à celles du redressement d'un pied bot. — On doit aller jusqu'à l'hypercorrection, que l'on maintient avec un petit plâtre (fig. 951).

Il faut que le plâtre emboîte le talon (au-dessous des malléoles).

Le malade peut marcher avec ce plâtre logé dans une chaussure large ou dans un chausson.

On laisse le plâtre 2 mois, — puis on le remplace par un petit appareil amovible en celluloïd de même forme que le plâtre, — après quoi, massages, etc.

3° ORTEIL EN MARTEAU

Dans les *cas bénins,* on fait de même le redressement forcé, puis un petit plâtre, analogue à celui figuré page 609 pour le traitement du spina ventosa, chapitre XIX. Ce plâtre doit être bien précis, construit par-dessus un doigt de gant en fil.

Dans les *cas anciens* et *rebelles,* on résèque avec une pince coupante les 2 extrémités des phalanges — suivant une technique bien simple et qu'on trouve d'ailleurs décrite dans tous les traités de chirurgie.

CHAPITRE XXV

NOTES ADDITIONNELLES

1° SUR LES TUBERCULOSES EXTERNES

A. — Est-il permis d'opérer les tuberculoses externes

(se rapporte à la page 157 du livre)

(En réponse à quelques chirurgiens qui avaient essayé tout récemment de remettre en honneur les opérations sanglantes.)

En vérité, je croyais la question résolue — après mes publications répétées sur ce sujet qui m'occupe depuis plus d'un quart de siècle.

J'avais montré, d'une façon indiscutable pour tous les esprits non aveuglés par la routine ou la prévention :

1° Que la formule d'il y a 25 ans, à savoir « qu'on devait et pouvait opérer toutes les tuberculoses externes, sous le couvert de l'antisepsie », que cette formule avait conduit, dans la pratique, à des désastres, même dans un milieu idéal comme celui de Berck, nous en pouvons témoigner ;

2° Que l'assimilation faite constamment entre la tuberculose externe et la pustule maligne ou le cancer, est absoluemnt fausse, — puisque nous savons aujourd'hui guérir, sans opération, les tuberculoses externes les plus graves, la coxalgie et le mal de Pott suppurés ;

3° Que ce traitement qui guérit est applicable partout, par tous et pour tous ; car il se résume en ceci :

a) Ce qu'il faut faire pour guérir les tuberculoses externes :

Vie au grand air (si possible aux champs ou à la montagne, et mieux encore à la mer) ; repos de la région malade, immobilisation par des appareils bien faits, c'est-à-dire « confortables » et précis. Injections modificatrices dans le foyer tuberculeux, avec ponctions en cas d'abcès.

b) Ce qu'il ne faut pas faire :

Ne jamais ouvrir les foyers tuberculeux (donc pas d'opération sanglante). Ne pas ouvrir les abcès froids, ni les laisser s'ouvrir. Jamais de rédressement violent (mais des redressements doux et progressifs par l'extension continue ou des plâtres successifs) ;

4° Que ce traitement conservateur, si simple, guérit les tuberculoses externes non pas exceptionnellement mais toujours (ou à peu près toujours) s'il est soigneusement fait.

A Berck, il guérit 99 fois sur 100, non seulement dans notre clientèle de la ville, mais encore dans nos hôpitaux, soit entre nos mains, soit entre les mains de ceux de nos élèves qui appliquent très exactement nos méthodes, comme le Dr Fouchet, le Dr Cayre, le Dr Fouchou-Lapeyrade. A l'hôpital Cazin, de Berck, par exemple, sur 2.125 tuberculoses externes soignées là dans l'espace de 10 ans, nous comptons à peine 22 décès. — 1 p. 100.

En Suisse, à la montagne, notre méthode conservatrice sans opération donne 78 p. 100 de guérisons et 4 à 5 p. 100 de décès, ce qui représente déjà un bien joli progrès sur les résultats du traitement opératoire. — Et si ces résultats sont, comme on voit, très sensiblement inférieurs à ceux que nous obtenons à la mer, à Berck, cela tient sans doute à ce que l'air marin avec sa teneur en iode, brome, silice, etc., est pour ces maladies plus bienfaisant que l'air de la montagne [1] ; oui, mais cela tient aussi, j'en suis persuadé, à ce que, en Suisse, nos méthodes sont appliquées avec moins de rigueur.

Au total, dans la tuberculose externe, la première condition pour bien guérir c'est de savoir remiser son bistouri, qui est ici l'ennemi !

Et les faits étaient si nombreux (par milliers !), ils criaient si haut contre l'intervention sanglante, que je croyais ces conclusions définitivement et unanimement admises par les chirurgiens aussi bien que par les médecins.

Je me trompais. Ce n'était qu'une trêve. Voici une nouvelle levée de bistouris contre la tuberculose externe. On a pu voir depuis un an, dans nos revues de chirurgie les plus autorisées, des chirurgiens de Lyon nous traiter ouvertement, nous les conservateurs en cette matière, de retardataires et de réactionnaires, et annoncer au monde que la vraie doctrine, celle de demain, c'était de s'en aller, grâce au masque et aux gants, grâce à la pompe à air et au plombage des os, de s'en aller désormais réséquer des coxalgies sèches, datant de 5 mois, chez des enfants de 4 ans ! — en laissant même percer l'espoir de les opérer bientôt, aussitôt posé le diagnostic de coxalgie.

Voilà ce qui a été dit et même fait ! Mais ce qui est encore plus grave, suivant moi, c'est que des chirurgiens, de l'école de Paris (au moins deux), ont emboîté le pas à ces chirurgiens de Lyon et pu écrire :

« L'orientation de la chirurgie en matière de tuberculose est à la veille de changer. La méthode berckoise, ou des injections, va bientôt céder la place à la méthode lyonnaise ou du bistouri. »

Cette fois il n'est plus permis de répondre par le silence à de pareilles affirmations, et puisque la méthode berckoise a été nominativement prise à partie, je me vois obligé de revenir encore une fois confronter ici les deux méthodes : la conservatrice et la sanglante, celle des injections et celle du bistouri.

Et ce faisant, je suis sûr de rendre un service capital aux praticiens qu'aurait pu séduire le beau langage des interventionnistes « quand même », je suis sûr de garder ces praticiens de bien des désastres et des plus cuisants mécomptes personnels.

Je parlerai des deux méthodes sans parti pris, m'efforçant de faire à chacune sa part. Je me permets de rappeler que je les ai longuement expérimentées toutes les deux, depuis 21 ans que je suis à Berck ; si je suis conservateur aujourd'hui, j'étais extrêmement interventionniste il y a 20 ans, et avant d'être le « Monsieur des injections », j'ai été appelé, au début de ma pratique « le chirurgien coupe-toujours », en matière de tuberculose externe.

---

1. Cette supériorité du traitement à la mer sur le traitement à la montagne, pour la cure des tuberculoses EXTERNES (ganglionnaires, articulaires et osseuses) était encore tout récemment (1912) affirmée solennellement par le congrès de la tuberculose à Rome.

Mais l'héliothérapie et l'altitude ? Eh bien, l'héliothérapie donne, à la mer, des résultats encore supérieurs.

« Le pouvoir actinique des rayons solaires, dit M. Barbier, médecin des hôpitaux de Paris, ce pouvoir actinique, très développé sur les cimes, atteint son maximum à la mer. »

La mer qui absorbe les rayons ultra-rouges (caloriques) réfléchit les rayons jaunes (lumineux) et les rayons bleus, violets et ULTRA-VIOLETS qui sont les rayons chimiques ou actiniques dont l'action bactéricide est aujourd'hui bien connue.

Mais je me garderai bien d'insister ici sur un pareil sujet, voulant éviter avec le plus grand soin tout ce qui pourrait ressembler à un plaidoyer PRO DOMO.

Mais ce n'est pas seulement d'après les résultats que j'ai personnellement obtenus de l'une et de l'autre méthode que je les jugerai, mais aussi d'après les résultats des autres chirurgiens de Paris, de Berck et d'ailleurs, qui s'occupent tout spécialement de tuberculose externe.

Pour être clair et précis, il nous faut diviser les tuberculoses en trois groupes : les suppurées, les fistuleuses et les tuberculoses sèches ou fongueuses.

1° Les tuberculoses suppurées.

(Y compris ces tuberculoses si graves que sont les coxalgies et maux de Pott avec abcès par congestion.)

Que valent ici les deux méthodes ?

Pour les juger équitablement, pour bien établir leur valeur respective, nous devons en appeler à ceux qui ponctionnent le mieux les tuberculoses comme à ceux qui les opèrent le mieux, c'est-à-dire avec une technique également parfaite dans les deux cas et une asepsie pareille.

Mais, dira-t-on, si tout le monde ne sait pas opérer d'une manière impeccable, tout le monde, par contre, sait faire une ponction. — Quelle erreur grossière... malheureusement trop commune ! Il y a des hôpitaux, de très grands hôpitaux où l'on opère très bien et où l'on ponctionne très mal ! Comment ? Où l'on voit même le chef de service mettre à si bas prix la ponction d'un abcès par congestion, qu'il l'abandonne à ses aides ; l'interne à son tour à l'externe et celui-ci quelquefois au bénévole.

Lui abandonnerait-on la ponction d'une pleurésie ? Et pourtant ce serait moins grave, car cette pleurésie infectée (par une faute d'asepsie ou de technique) serait bien moins difficile à « rattraper » qu'un mal de Pott infecté — lequel conduira le malade à la mort, presque toujours.

En d'autres termes, l'on se met en très grands frais pour opérer une tuberculose et l'on n'en fait aucun pour la ponctionner.

Mais fort heureusement il est des chirurgiens qui font une ponction avec autant de soin qu'une laparotomie : c'est le cas des chirurgiens d'enfants, c'est le cas de tous ou de presque tous les médecins de Berck.

Eh bien ! savez-vous les résultats qu'ils obtiennent, ceux-là, dans le traitement des tuberculoses suppurées, y compris les coxalgies et maux de Pott ?

Un chiffre de guérisons qui va de 98 à 99 p. 100.

Et maintenant, voici, en regard, les résultats des plus habiles opérateurs.

En réunissant les plus belles statistiques opératoires, l'on arrive à 1/3 de guérisons ; 1/3 de récidives de la collection purulente, 1/3 de fistules persistantes.

Il reste donc pour l'opération 33 p. 100 de guérisons définitives au lieu de 98 à 99 p. 100 de la ponction.

Voilà pour le nombre des guérisons. Mais que dire de leur qualité, toujours plus belle avec la ponction, obtenue avec elle sans danger, sans aucun des aléas d'une opération sanglante parfois considérable, par exemple lorsqu'elle s'attaque à un mal de Pott suppuré ?

Ainsi donc, pour tous les esprits non prévenus, la supériorité de la ponction sur l'opération est indiscutable dans les tuberculoses suppurées, qu'il s'agisse de l'adulte ou qu'il s'agisse de l'enfant.

2° Les tuberculoses fistuleuses.

Il semble que le nombre doive être très grand des tuberculoses fistuleuses que les interventionnistes vont réclamer pour le couteau. Mais non, voilà que par une discrétion inattendue, les chirurgiens déjà cités de l'Ecole de Lyon se dérobent sur ce terrain et, reconnaissant que l'opération donne ici trop de mécomptes, abandonnent les fistules aux méthodes conservatrices.

Ah ! comme je suis de leur avis cette fois, ou plutôt comme ils sont du mien, car depuis bien longtemps je soutiens, après expérience faite des deux traitements, que les fistules tuberculeuses étaient justiciables des injections de pâtes médicamenteuses et non pas du « baume d'acier », injections de pâtes que, pour le dire en passant, nous faisions à Berck dès l'année 1897, c'est-à-dire 10 ans avant Beck, de Chicago. (Voir p. 136 et p. 166.)

3° Les tuberculoses sèches ou fongueuses.

a) *D'abord chez l'adulte* :

Le principe est qu'on peut opérer les tuberculoses si l'on est sûr de pouvoir les guérir par l'opération, et sûr de les guérir sans tare, ou du moins sans tare supérieure à celle du traitement conservateur.

Je m'explique :

Il n'est point permis d'opérer un mal de Pott, parce que, ici, l'opération serait incomplète, et ne serait pas indifférente — car si elle ne guérit pas, elle sera nuisible, en laissant une fistule, d'où une situation cent fois plus grave pour le malade que si l'on n'avait rien fait. Par contre, l'**opération est soutenable** dans les tuberculoses **très accessibles** où elle peut être faite complète ; elle est soutenable, pourvu cependant que la deuxième condition soit remplie, à savoir que le bistouri ne laisse pas de tare plus grave que le traitement conservateur.

Par exemple, on peut opérer une tuberculose des côtes ou de l'omoplate, réséquer un genou tuberculeux chez l'adulte, enlever une masse ganglionnaire dans une région non visible du corps.

Je ne dis pas que l'opération soit préférable en tous ces cas, — non. — Mais elle est soutenable, tandis qu'elle ne l'est point pour les adénites du cou où elle laisse une tare, la cicatrice ; ni pour le spina ventosa où elle laisse une main difforme ; ni pour la coxalgie où la résection laisse une infirmité — lorsque, par ailleurs, la méthode conservatrice avec injections peut guérir sans tare les adénites du cou, les spina ventosa et les coxalgies.

Et, de même, dans la tuberculose de l'épididyme et du testicule, je suis contre les opérations sanglantes, attendu que sur 260 cas de ces tuberculoses, à tous les stades de gravité, que j'ai vues depuis 20 ans et que j'ai traitées depuis cette époque par la conservation, je les ai vues guérir *toutes sans exception* avec la conservation d'un double testicule moral — ou même (ce qui est ici le rêve) immoral — en y mettant, il est vrai, de 3 à 9 mois, et même dans un cas 2 ans 1/2.

Mais, je vous le demande, qu'est-ce qui vaut le mieux : mettre deux ans et demi à les **garder**, ou deux minutes et demie à **les perdre** à jamais ?

b) *Enfin la tuberculose sèche chez l'enfant.* — Ici, je condamne les opérations sanglantes, surtout dans la tuberculose du squelette et plus encore dans la coxalgie — avec, je crois bien, tous les chirurgiens d'enfants.

Et les observations publiées par les chirurgiens de Lyon, de résections faites par eux pour coxalgies sèches chez des enfants de 4 ans, 5 mois après le début du mal, n'ont pu changer nos idées là-dessus.

Je ne chicanerai pas ces très distingués collègues sur leurs résultats immédiats, sur ce que, chez plusieurs de ces enfants, leurs très grands frais de pompes à air et de plombage des os, leur mise en scène impressionnante, ont abouti finalement... à transformer des coxalgies fermées en coxalgies fistuleuses !

Non, je ne les chicanerai pas là-dessus. Il me plaît, au contraire, de rendre hommage à la perfection de leur technique et de leur asepsie. Mais la tare orthopédique laissée par la résection de la tête fémorale ou par son évidement — c'est-à-dire par la suppression du cartilage d'accroissement !

S'il ne reste pas immédiatement de boiterie trop pénible, que sera-ce dans quelques années, dans 4, 6, 8, 10 ans ? Nous ne le savons que trop bien.

Ceux qui ont fait ces résections hâtives chez les tout petits enfants, à qui donc espèrent-ils faire croire que leurs résultats orthopédiques vaudront, **comme moyenne**, les résultats des méthodes conservatrices dans le traitement de la coxalgie ?

L'opération était superbe mais elle aura été néfaste, elle aura fait des infirmes... Votre geste est beau, leur dirai-je ; oui, mais encore faut-il qu'il ne soit pas malfaisant !...

Je ne puis pas insister ici sur le détail des faits [1], mais je crois vous en avoir dit assez pour vous édifier sur la résécomanie nouvelle.

J'aurais pu attendre que cette méthode mourût de sa belle mort comme a déjà fait la résécomanie allemande d'il y a 25 ans, dont celle-ci n'est qu'une réédition revue et corrigée (car la méthode nouvelle n'est pas même nouvelle) !

J'aurais pu attendre qu'elle mourût de sa belle mort, dans quelques années, mais avant de disparaître, elle aurait pu faire trop de mal pour que je n'aie pas cru de mon devoir de venir jeter ici mon cri de protestation et mettre les praticiens en garde contre de pareilles doctrines !

B. — Manière sûre et pratique de préparer soi-même les liquides et pâtes à injecter dans les foyers tuberculeux [2]

(Se rapporte à la page 99 du livre.)

Contre les tuberculoses externes suppurées, où qu'elles siègent, il n'y a plus, pour ceux qui ont fait un essai loyal des diverses méthodes, qu'un seul traitement soutenable : celui des ponctions et des injections.

La question est jugée. Je ne crois pas qu'il reste un seul chirurgien d'enfants, soit à Berck, soit à Paris, qui opère les abcès froids au lieu de les ponctionner. Les chirurgiens d'adultes viennent aussi à la ponction ; ils finiront par y venir tous, bon gré mal gré. Et s'il en était d'assez aveugles ou d'assez entêtés pour n'y point venir, ce serait tant pis pour leurs malades, certes, mais aussi tant pis pour eux, car le chirurgien qui opère les grandes tuberculoses suppurées, se met par là dans de telles conditions d'infériorité qu'il va au-devant « des plus grands désastres, et des plus cuisants mécomptes personnels ».

Il n'y a plus de discussion possible là-dessus, tant la méthode des ponctions et des injections est supérieure aux autres pour le nombre et la qualité des résultats.

Mais voilà que cette méthode, *la meilleure*, présente en outre cet avantage inappréciable d'être aussi *la plus simple*, celle dont l'application peut être faite partout, c'est-à-dire chez tous les malades et par tous les praticiens ; car elle n'exige ni éducation chirurgicale spéciale, ni installation particulière, ni instrumentation coûteuse ou compliquée.

Quel est donc le reproche qu'on pourrait faire à cette méthode des ponctions ? A la vérité, je n'en vois pas, si ce n'est un, peut-être, qui est justement l'excès d'une qualité : je veux dire sa trop grande simplicité ou, plus exactement, sa trop grande simplicité **apparente**, laquelle pourrait amener un relâchement de précautions de la part de ceux qui l'appliquent.

---

1. Je vous renvoie à toute la 1re partie de ce livre, p. 92 à 425.
2. Cet article (de p. 662 à p. 668) est de notre assistant (le Dr Fouchet, de Berck).

Que les médecins se mettent en garde ; qu'ils sachent bien que, pour être simple, cette méthode n'en réclame pas moins une très grande attention et qu'elle ne tiendra toutes ses promesses qu'à la condition d'être appliquée avec beaucoup de soin et surtout une asepsie « féroce ». Si l'asepsie n'est pas parfaite ici, l'on aura fait plus de mal que de bien et mieux eût valu, cent fois, s'abstenir.

» L'asepsie d'une ponction doit être aussi rigoureuse que celle d'une laparotomie », a dit M. Calot depuis longtemps.

Malheureusement, ce précepte est trop souvent oublié ou méconnu. Il se commet bien des fautes d'asepsie au cours des ponctions et surtout des injections, à cause de la difficulté très grande qu'on a de se procurer des liquides modificateurs bien stérilisés.

C'est pour cela que je voudrais donner sur ce sujet quelques indications pratiques qu'on ne trouve pas dans les livres et qui permettront aux médecins d'éviter ces fautes d'asepsie.

Procédons par ordre :

1º *L'asepsie des mains.* — Sur ce point, je n'ai rien à vous apprendre. Si, malgré des lavages soignés, vous conservez encore quelque doute sur la propreté absolue de vos mains, enveloppez-les tout simplement d'une compresse que vous aurez fait bouillir ; vos doigts seront encore assez libres pour enfoncer l'aiguille et manier l'aspirateur ou la seringue ; une ponction ou une injection ne nécessite pas des mouvements d'une aussi grande précision que la suture d'un estomac.

Vous pourriez aussi prendre des gants moufles ou en fabriquer séance tenante (de préférence avec un tissu imperméable).

2º *L'asepsie du champ opératoire.* — Rien non plus que vous ne sachiez déjà : badigeonnez largement la peau à la teinture d'iode ; ne craignez pas d'en trop mettre, car vous aurez toujours la ressource d'enlever l'excès d'iode (après la petite et courte intervention) par un lavage à l'alcool.

3º *La stérilisation des instruments* est des plus simples, pourvu que vous employiez l'outillage Calot (fig. 952), dont toutes les pièces peuvent être bouillies : aspirateur à piston d'amiante réglable, seringue en verre de 10 centimètres cubes, une ou deux aiguilles en acier nickelé [1].

Plongez-les dans une poissonnière aux 3/4 pleine d'eau froide et portez à l'ébullition : opérant ainsi vous ne ferez jamais craquer votre aspirateur ou votre seringue, ce qui ne manquerait pas d'arriver si vous les plongiez directement dans l'eau bouillante.

Ayez soin de maintenir vos instruments complètement immergés dans l'eau, jusqu'au moment de l'intervention ; vous éviterez ainsi de les voir se « piquer » ou se ternir.

Aussitôt votre opération terminée, lavez-les à l'eau chaude et à l'alcool et séchez-les bien. S'ils ont été bouillis et lavés après chaque séance, il vous suffira, pour la séance suivante, d'une courte ébullition de 5 à 10 minutes avant de les employer.

4º Mais j'en arrive au 4e point, au chapitre à la fois le plus important, et le plus embarrassant pour la plupart des médecins, à savoir : *l'asepsie des différentes substances modificatrices* à injecter dans les foyers tuberculeux.

a) *Le chapitre le plus important.* — Si des mains non aseptiques, des instru-

---

1. Ne faites jamais flamber ces aiguilles d'acier, si vous voulez ne pas les détériorer. Les aiguilles en platine seules pourraient être flambées, mais elles sont d'un prix trop élevé pour être d'un usage courant.

ments ou des objets de pansement non stérilisés peuvent être autant de causes d'infection, que dire des liquides injectés qui restent là, à demeure, et dont les germes septiques, s'il y en a, vont pouvoir cultiver et pulluler tout à leur aise, en vase clos, dans un milieu des plus favorables ? C'est le loup enfermé dans la bergerie !...

b) *Le chapitre le plus embarrassant* pour les praticiens est par suite le plus négligé par eux.

Dans la pratique, voici comment les choses se passent. C'est à votre pharmacien que vous demandez cette préparation. Mais votre pharmacien « de tous les jours » sait-il que de la plus petite faute par lui commise peut venir l'infection de l'abcès et peut-être la mort de votre malade ?

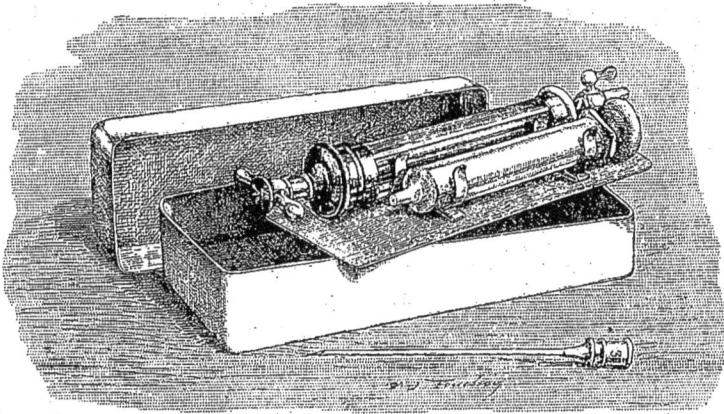

Fig. 952. — Boîte Calot, contenant un aspirateur, une seringue et une aiguille.

Pouvez-vous garantir qu'il apportera toujours à cette préparation sensiblement plus d'asepsie qu'à la préparation d'un julep gommeux, ou même d'un lavement ? Etes-vous bien sûr que, s'il est très pressé, il hésitera beaucoup à passer la main à son petit « gratte-fioles », qui va, lui, y regarder de moins près encore ?

Est-ce que vraiment j'exagère beaucoup, — malgré qu'il y ait, je le sais, de très nombreuses et très honorables exceptions, — est-ce que notre critique ne reste pas fondée, trop souvent ?

Mais on pourrait demander ces préparations aux grands laboratoires ? — Eh ! non, ce n'est pas pratique. Outre que ce serait très couteux, il vous faudra injecter, dans les tuberculoses suppurées, des liquides de qualité et de quantité très différentes suivant les cas, et même pour chaque cas suivant le moment.

Et, d'autre part, il est des substances qui ne peuvent pas être préparées longtemps à l'avance, par exemple le naphtol camphré glycériné.

Alors, quoi ? Eh ! bien, il n'est qu'un moyen, ou du moins un moyen vraiment sage, sûr et pratique. C'est de ne vous en rapporter qu'à vous seul du soin de cette préparation, et puisqu'il y va du salut de votre malade, vous n'hésiterez pas.

Vous faites vous-même la stérilisation de vos instruments ; à plus forte raison ne faut-il pas laisser à d'autres la préparation des substances à injecter et à laisser dans les cavités tuberculeuses.

Cette préparation n'est pas chose très difficile, comme vous allez voir ; point n'est besoin d'un tour de main particulier ou de connaissances spéciales.

Dans le service de M. Calot, c'est moi qui ai pris la charge de cette « cuisine » des substances médicamenteuses, et, après les quelques tâtonnements inévitables du début, j'y suis aisément arrivé ; mais c'est pour vous éviter ces tâtonnements que j'ai voulu vous dire la manière de procéder, d'autant que vous ne trouverez

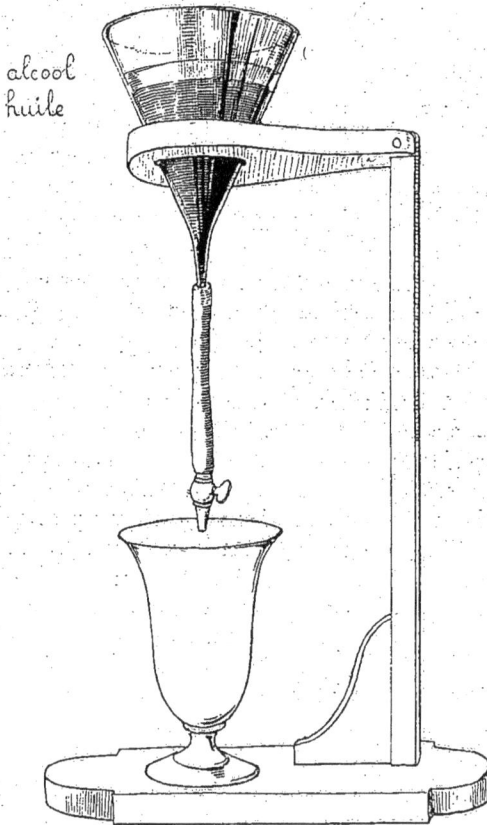

Fig. 953. — Pour désacidifier l'huile, y ajouter de l'alcool, dans la proportion de 1 p. 10 ; agiter, puis laisser reposer. L'huile, plus lourde que l'alcool, coule la première lorsqu'on ouvre le robinet.

pas, je le répète, dans vos traités classiques, les indications pratiques nécessaires sur ce sujet.

LIQUIDES [1]

1° *Naphtol camphré*. — Le naphtol camphré est antiseptique par lui-même ; la seule précaution à prendre, c'est de le conserver à l'abri de la lumière pour

---

1. Sans vouloir donner les indications de chaque liquide modificateur, je rappelle qu'il en est un certain nombre, dont je ne dirai pas qu'ils se valent, mais avec lesquels vous pourrez obtenir de bons résultats et qui peuvent être divisés en deux catégories : les liquides fondants et les liquides sclérosants ; parmi les premiers, le plus usité est le naphtol camphré glycériné ; parmi les seconds, l'huile créosotée iodoformée.

éviter sa décomposition, qui est indiquée par son changement de couleur (de limpide, il devient noir).

Lorsqu'on emploie le naphtol mélangé à la glycérine (naphtol camphré, 1 gr. ; glycérine, 5 gr.), cette dernière substance doit être stérilisée par ébullition.

Il y a lieu peut-être de rappeler, en outre, que ce mélange étant peu stable doit être fait et brassé — en agitant vigoureusement pendant une minute et demie — séance tenante, *immédiatement* avant d'être injecté.

2° A signaler, en second lieu, un liquide de préparation très facile, que l'on obtient simplement par mélange à parties égales de naphtol camphré, phénol camphré, phénol sulfo-riciné et essence de térébenthine. (C'est « *le fondant aux 4 liquides* » de M. Calot.) Agissant d'une façon très active à la dose de 4 à 5 gouttes, ce liquide peut vous rendre de grands services pour « amorcer » la fonte d'un tuberculome très dur demeuré rebelle au naphtol camphré. Aussitôt que la fonte est amorcée, on « continue » avec le naphtol camphré glycériné.

3° *Huile créosotée iodoformée.* — Voici sa formule :

Huile d'olives.	70	grammes
Ether.	30	—
Créosote.	5	—
Gaïacol	1	—
Iodoforme	10	—

Pour préparer cette mixture, procurez-vous de l'huile d'olives très pure, que vous désacidifiez par l'alcool (fig. 953) et que vous stérilisez par ébullition dans un récipient quelconque (si elle est pure, elle ne doit pas noircir par l'ébullition).

Dans un mortier préalablement flambé, mélangez et triturez l'iodoforme, la créosote et le gaïacol cristallisé, suivant les porportions indiquées.

Là-dessus, versez lentement l'huile en agitant avec une baguette de verre aseptisée, mais auparavant vous aurez eu soin de laisser refroidir l'huile au-dessous de 60°, car l'iodoforme de la mixture serait décomposé à cette température. De même, vous n'ajouterez l'éther, pour éviter son évaporation, que lorsque l'huile sera complètement refroidie.

Votre mélange terminé et bien brassé, vous l'enfermez dans un flacon aseptisé par ébullition dans l'eau et bouché à l'émeri, et vous le conservez à l'abri de la lumière.

Avant chaque injection, agitez le flacon.

PATES

Dans les tuberculoses fistuleuses ce sont, à peu de choses près, les mêmes principes actifs que M. Calot conseille d'injecter et qui, en effet, donnent les guérisons les plus sûres et les plus rapides ; seules, les substances servant de véhicule sont changées : c'est ainsi que l'huile d'olives est remplacée ici par de la lanoline et du blanc de baleine.

Mais il n'est pas indifférent d'employer tel véhicule plutôt que tel autre ; il faut choisir des produits d'origine animale ou végétale qui seuls se résorbent dans les tissus ; les produits d'origine minérale, au contraire, ne se résorbant pas, restent indéfiniment en place, empêchent le drainage et occasionnent parfois de véritables rétentions de pus et tous les accidents qui peuvent s'ensuivre, accidents quelquefois mortels. Il est facile de voir, par là, ce qui nous fait rejeter toutes les préparations à la paraffine.

Sur ce point, le blanc de baleine et la lanoline vous donneront entière satisfaction. Voici d'ailleurs la formule de cette mixture :

Lanoline	50 grammes
Blanc de baleine	50 —
Naphtol camphré	6 —
Phénol camphré	6 —
Iodoforme	20 —
Créosote	8 —
Gaïacol cristallisé	7 —

Liquide à 41°5, cette préparation est solide à 37°5.

Vous devez demander à votre pharmacien de la lanoline rigoureusement pure et refuser toute lanoline non absolument blanche, présentant une teinte jaunâtre ; sinon vous auriez une mixture trop fusible, qui ne se solidifierait pas à la température du corps.

Mode de préparation. — Lanoline et blanc de baleine sont mélangés et portés à l'ébullition dans un récipient quelconque, de préférence dans un récipient en terre ou en porcelaine. Quelques précautions sont indispensables pour faire bouillir ce mélange ; car celui-ci va « monter » absolument comme du lait qu'on fait bouillir, et vous éclabousser. Ainsi, vous risquez de vous brûler, si vous n'avez pas soin de vous munir d'une baguette de métal ou de verre et *d'agiter continuellement*.

Une fois que vous avez ainsi stérilisé ces deux substances, lanoline et blanc de baleine, laissez-les refroidir aux environs de 50° ; mais n'attendez pas qu'elles soient solidifiées pour y incorporer les autres produits, indiqués dans la formule, et qui auront été d'autre part mélangés et triturés soigneusement dans un mortier flambé.

Conservez cette préparation à l'abri de la lumière.

Solide à la température ordinaire, cette mixture est d'un beau jaune et doit conserver cette couleur.

Au moment de s'en servir, faire chauffer cette pâte au bain-marie à environ 41° jusqu'à liquéfaction (ce qui demande de 8 à 10 minutes). Se garder de la porter à 55 ou 60°, à plus forte raison de la faire bouillir ; l'iodoforme serait décomposé et la pâte prendrait, de ce fait, une teinte brune.

Injectez la pâte à l'aide d'une seringue de verre, de 10 ou de 20 cc., munie d'embouts métalliques de formes variables suivant la direction et la profondeur du trajet fistuleux (voir fig. 147 à 152).

Maintenir un tampon sur l'orifice — ou les orifices — fistuleux jusqu'à la solidification de la pâte, ce qui nécessite 1 à 2 minutes (voir fig. 159).

Qu'il s'agisse de tuberculoses ouvertes ou de tuberculoses fermées, faites des pansements copieux, bien occlusifs : ne vous contentez pas du classique collodion appliqué sur l'orifice cutané.

Si vous faites tout cela, et, vous le voyez, tout cela n'est pas « sorcier », vous assurerez l'asepsie parfaite des ponctions et des injections et vous guérirez vos malades, sans incident, toujours ou presque toujours, 99 fois sur 100 peut-être. Est-il une autre méthode (opération ou abstention) dont on puisse en dire autant, qui donne des succès comparables, même de très loin, à ceux-là ?

Il ne peut pas nous en coûter d'observer toutes les précautions lorsqu'il s'agit d'assurer de pareils résultats !

C. — Sur les fistules tuberculeuses
(Se rapporte aux pages 132 et 167.)
a) Traitement préventif.

(Le vrai traitement des fistules, c'est bien de les empêcher de se produire. — Celui-là saura les empêcher, qui saura BIEN ponctionner.)

Il est des vérités qu'il faut redire :

— Dans la tuberculose, la fistule est le danger.

— L'on meurt encore beaucoup [1] de tuberculose externe (surtout de coxalgie et de mal de Pott suppurés).

— Or, 9 fois sur 10, ces morts sont dues à une fistule (ou à ses conséquences, fièvre hectique, albuminurie, dégénérescence viscérale).

— Ainsi donc, les médecins supprimeraient 90 pour 100 des morts par tuberculose externe, s'ils arrivaient à supprimer les fistules.

— Peut-on supprimer les fistules ?

— Oui, non pas tant en cherchant un nouveau moyen de les guérir, qu'en employant bien le moyen (que nous avons déjà) de les empêcher de se produire.

Les causes productrices de fistules.

1º Les plus grands producteurs de fistules sont les chirurgiens qui opèrent les tuberculoses externes et ouvrent les abcès.

Ainsi ceux qui opèrent sont ceux qui auront le plus de fistules et partant le plus de morts (dans la tuberculose externe).

2º Comme producteurs de fistules viennent ensuite (mais bien loin derrière les premiers) les *médecins* qui ne touchent jamais aux *abcès* et par conséquent *les laissent s'ouvrir* (cette ouverture spontanée des abcès survenant 1 fois sur 2 en moyenne).

3º Enfin sont producteurs de fistules, ceux qui *ponctionnent mal*.

J'ai déjà parlé longuement des deux premières causes, mais pas assez de la troisième.

Non, je n'ai pas assez dit que l'on ponctionne très mal, d'une manière générale, que l'on ne sait pas ponctionner. Et le pis est que tout le monde croit savoir.

S'il est facile de supprimer les deux premières causes productrices de fistules puisqu'il suffit pour cela de remplacer l'opération ou l'abstention par la ponction, comment supprimer la troisième cause, c'est-à-dire apprendre à ponctionner à des médecins qui, croyant savoir mieux que personne, ne veulent pas vous écouter ?

Et pourtant ceux-ci pour s'édifier sur leur ignorance et leur incapacité à bien ponctionner, n'auraient qu'à regarder chez leur voisin. En effet, l'on pourrait citer 2 services hospitaliers dans une même grande capitale et peut-être dans un même hôpital, où l'on ponctionne (dans les 2 services), mais tandis que dans l'un la ponction supprime les fistules tout au moins plus de 3 fois sur 4, dans l'autre c'est la proportion inverse qu'on obtient : 3 fois sur 4, la fistule succède à la ponction (malgré celle-ci et souvent même à cause d'elle !)

---

1. Mais comme, cependant, je suis loin de souscrire à ce que, tout récemment (1912), écrivait un chirurgien des hôpitaux, que « le mal de Pott entraîne la mort dans moitié des cas » !!! — Si ce n'est pas là un lapsus, c'est une exagération grossière, car je ne puis pas croire que même dans un très vieil et peu hygiénique hôpital de grande ville l'on puisse avoir de pareilles mortalités... à moins que les méthodes n'y soient particulièrement défectueuses, et que, par exemple, l'on y ouvre et opère encore tous les abcès de mal de Pott, auquel cas hélas ! je comprends trop bien qu'on y observe une mortalité aussi effroyable !...

A Berck, on sait éviter la fistule non plus seulement 3 fois sur 4, mais 99 fois sur 100 ; l'on pourrait objecter que cette supériorité des résultats est due à la supériorité du climat et du traitement général ; soit, et voilà pourquoi nous n'avons voulu comparer entre eux que 2 services hospitaliers d'une même grande ville, c'est-à-dire situés dans un milieu identique.

Eh bien, la différence susdite des résultats dans ces 2 services hospitaliers est-elle assez brutale ! montre-t-elle assez clairement ce que c'est que bien ponctionner et mal ponctionner !

Restera-t-il, après cela, des médecins de bonne foi qui, n'arrivant pas à éviter la fistule, se refuseront à convenir qu'ils ignorent l'art de ponctionner et qu'ils ont le plus grand besoin de l'apprendre ?

Comment apprendre à ponctionner.

Il est évident que le mieux serait de voir — c'est-à-dire de s'en aller faire un stage, si court soit-il, à Berck ou dans l'un de ces services hospitaliers de grande ville où l'on ponctionne bien (et que l'on reconnaîtra aisément à ce signe que l'on y sait éviter 9 fois sur 10 la fistule).

Pour les praticiens qui ne peuvent pas faire de stage, — mais ne le pourraient-ils pas tous s'ils le voulaient bien ? — *alors disons qui ne le voudront pas* [1], pour ceux-là, nous avons décrit copieusement en 50 pages tous les détails de cette technique de la ponction avec tous les incidents qui peuvent survenir et la manière d'en avoir raison (voir chap. III, p. 92 à p. 127).

Et nous n'y reviendrons pas ; nous ne voulons ici que rappeler dans une rapide énumération les principales fautes qu'on peut commettre : *fautes dont la fistule est* la suite *et le châtiment.*

a) Faute d'asepsie trop facile à commettre dans ces interventions répétées et qui par suite paraissent banales et de peu d'importance.

b) L'on se sert de gros trocarts au lieu de se servir de nos aiguilles n° 3 ou n° 4.

c) On malaxe l'abcès plus ou moins brutalement, pour le vider, au lieu d'aspirer doucement le pus avec notre petit aspirateur.

d) On plante le trocart directement, en plein sur la partie culminante de l'abcès, là où le pus vient à fleur de peau, où la peau est très mince, tandis qu'il faudrait piquer très loin en partie saine et n'aborder l'abcès que par un trajet sous-cutané, ou même sous-aponévrotique, très oblique.

e) L'on ponctionne trop tard lorsque la peau est déjà rouge et menacée, c'est-à-dire déjà infectée par la tuberculose ; auquel cas on ne peut plus toujours la rattraper quoi qu'on fasse (c'est-à-dire que cette peau éclatera, donnant une fistule).

f) On fait des ponctions ou trop rapprochées ou trop distantes.

g) On fait trop de ponctions ou pas assez.

h) On injecte des liquides trop actifs ou trop peu, à une dose trop grande ou trop petite.

i) On s'impatiente parce que l'aiguille se bouche, parce que l'abcès ne se tarit pas assez vite ; et alors lassé, impatienté, énervé, on larde la peau de coups d'aiguille ou bien l'on se décide à en finir « d'un coup » (on le croit, hélas !) et l'on incise !

On ne sait pas que quelquefois (dans un abcès de mal de Pott, par exemple)

---

1. Et pourquoi donc ne le veulent-ils pas ? Où trouver meilleur emploi de son temps ? Avoir appris à soigner toutes les tuberculoses externes (ces maladies si fréquentes !) quelle corde nouvelle à leur arc ! et quel moyen de grandir leur situation morale et même matérielle ! Il me serait si facile d'appuyer ces réflexions sur des faits et des exemples !

l'on est obligé de faire (cela nous est arrivé) jusqu'à 70 ponctions, avant de tarir l'abcès, mais à ce prix on le guérit. Si nous nous étions arrêté avant, c'était la fistule, et un ou deux ans plus tard la mort du malade, très probablement.

Ainsi donc, on pèche par ignorance et par manque de foi. On ignore tout ce que peut donner la méthode des ponctions (qui, bien appliquée, redisons-le, guérit toujours ou presque toujours 99 fois sur 100).

Et ces remarques s'appliquent aussi bien aux médecins des autres nations qu'aux médecins français. Au cours de mes voyages à l'étranger, j'ai pu me convaincre qu'on y ponctionne peut-être encore moins bien qu'en France.

Parce que là aussi on manque de foi, toujours parce qu'on n'a pas vu. Ah ! je le répète, si tous les praticiens de France et de l'étranger qui ont à soigner des tuberculoses suppurées pouvaient venir voir ce que les médecins de Berck savent tirer de cette méthode des ponctions !...

Au total, le moyen d'éviter les fistules, c'est de ponctionner, à la condition qu'on saura ponctionner.

Voilà pour le traitement préventif des fistules.

Voici pour leur traitement curatif — car, hélas ! nous aurons toujours des malades nous arrivant avec des fistules déjà produites — sans compter que 1 ou 2 fois sur 100, j'en conviens, quoi qu'on fasse, même en ponctionnant très bien, l'on ne pourra pas éviter la production d'une fistule.

Traitement curatif des fistules ?

Ce traitement peut se résumer ainsi.

Traitement local : asepsie et injections de nos pâtes médicamenteuses ; — repos et immobilisation de la partie malade.

Traitement général : la vie aux champs ou à la montagne, ou mieux encore à la mer. Exposition continue au grand air, à la lumière, au soleil.

L'on arrive ainsi — avec de la patience et du temps — à guérir la totalité (ou presque) des fistules qui nous arrivent non infectées, c'est-à-dire sans fièvre ni albumine.

Pour les fistules infectées (fièvre et albumine), même traitement, avec, en plus, le régime lacté, et, en moins, les injections de pâtes. — L'on ne fera ces injections pâteuses que lorsque la fièvre et l'albumine auront disparu si tant est qu'elles disparaissent jamais, ce qu'on ne peut pas promettre d'une manière absolue dès qu'il s'agit de fistules infectées de mal de Pott ou de coxalgie (qui conduiront encore trop souvent le malade à la mort, un peu plus tôt ou un peu plus tard, par dégénérescence viscérale et déchéance générale de l'organisme) ; tandis que l'on peut promettre la guérison des fistules même infectées des autres régions ; car si le drainage et l'asepsie ne font pas tomber la fièvre, il reste toujours la suprême ressource de l'amputation, et même l'on n'aura presque jamais à y recourir. Voici plus de 5 ans que, pour notre compte, nous n'avons pas été obligé de faire une seule amputation pour tuberculoses.

Nous ne voulons pas revenir ici sur la technique de ce traitement curatif des fistules, longuement étudié dans la 1re partie de ce livre (v. p. 132).

2° SUR LE TRAITEMENT DES FRACTURES

A. Fractures de la rotule

(Se rapporte à la page 64)

Le meilleur traitement théorique de ces fractures est sans doute de s'en aller ouvrir le foyer de la fracture, de mettre à nu les deux fragments et de faire la suture ou tout au moins l'encerclage.

Mais, voyez-vous le praticien de campagne appelé à l'improviste loin de son habitation pour un accident dont on ne lui a pas spécifié la nature, et trouvant, à son arrivée, une fracture de la rotule chez un vieillard, ouvrier ou paysan, peut-être alcoolique ou diabétique.

Croyez-vous que ce praticien va faire une opération sanglante, suture ou encerclage, dans une maison plus ou moins propre, « plutôt moins »... ? Serait-ce bien le meilleur traitement à appliquer en pareil cas ? Serait-ce prudent et sage ?

Je me suis trouvé plusieurs fois dans cette situation et j'ai appliqué le traitement suivant, qui m'a donné d'excellents résultats, sans faire courir aucun risque au malade, et que par suite je vous conseille : construction d'une genouillère plâtrée depuis le niveau du trochanter jusqu'aux malléoles et même encore jusqu'aux orteils (v. fig. de la p. 461) : 1/4 d'heure après la prise du plâtre, vous

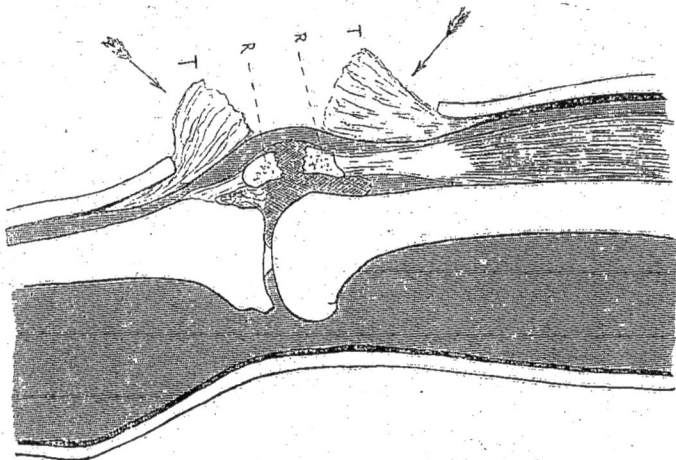

Fig. 954. — Fracture de la rotule. Traitement. Disposition des carrés d'ouate sous les bords supérieur et inférieur de la fenêtre ; la bande en spica, en les comprimant, rapprochera l'un de l'autre les deux fragments de la rotule dans le sens des flèches. — T, tampons ou carrés d'ouate. RR, fragments de la rotule.

ouvrez une fenêtre à la partie antérieure de l'appareil, au niveau de la rotule et dépassant de 4 doigts le niveau de chaque fragment en dessus et en dessous ; et vous appliquez des carrés d'ouate en fer à cheval entre les fragments et le rebord de la fenêtre plâtrée, en haut et en bas, pour tâcher de rapprocher les deux fragments ; avec quelques tours de bande Velpeau appliquée sur ces tampons, et roulée en 8 de chiffre, on réalise aisément ce rapprochement des fragments, jusqu'à obtenir (ou presque) leur contact.

On vérifie cette compression et on la renouvelle au moins toutes les semaines. Au 50e jour, vous pouvez libérer le malade de tout appareil.

Nous sommes arrivés ainsi dans des fractures avec écartement de 2 et 3 doigts à réduire cet écartement à quelques millimètres. Et le résultat fonctionnel a été parfait ou sensiblement parfait [1].

1. Entre autres cas, je pourrais citer celui d'une vieille mendiante alcoolique, relevée dans la rue en état d'ivresse : je lui découvre une fracture à la rotule avec un écart, de deux doigts, entre les fragments. — Or, 2 mois après notre traitement, elle marchait sans aucun appui.

Autre exemple, celui d'un ecclésiastique de 72 ans qui, un an après sa fracture de la rotule (soignée par nous), pouvait remplir ses fonctions et se mettre à genoux.

B. Fractures de l'olécrâne

(Se rapporte à la page 66.)

Nous soignons de même les fractures de l'olécrâne avec un appareil plâtré, fenêtré au niveau de la fracture, permettant une compression ouaté qui ramène le fragment supérieur au niveau du fragment inférieur.

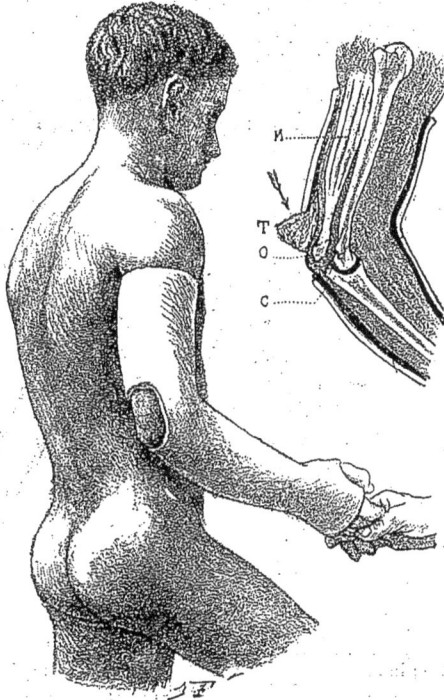

Fig. 955. — Fracture de l'olécrâne. L'appareil. Le coude est immobilisé en légère flexion (15 à 30°) : on fenêtre le plâtre sur la face postérieure du bras, pour permettre la compression ouatée du fragment supérieur. Cette fenêtre dégage en bas la pointe du coude.

Fig. 956. — Schéma explicatif de la compression : on insinue des carrés de coton sous le bord supérieur de la fenêtre : ces carrés débordent et viennent former un gros bourrelet sur le 1/3 supérieur de l'orifice ; la bande Velpeau va les appliquer fortement, et l'on abaissera ainsi dans le sens de la flèche le fragment osseux qui était attiré vers le haut par le triceps. — M, Muscle et tendon du triceps, à l'extrémité duquel reste attaché l'olécrâne fracturé. — T, tampon d'ouaté pour la compression de l'olécrâne fracturé. — O, olécrâne fracturé. — C, cubitus.

Il suffirait ici de presser sur le fragment supérieur ; il sera prudent de mettre un tampon entre le fragment inférieur et le rebord du plâtre pour empêcher toute escharre.

Il paraît plus avantageux, **théoriquement**, pour assurer la mise en contact des fragments, de mettre le plâtre dans l'extension complète du membre ; mais dans l'extension complète, cette compression ouatée serait inopérante ; et **tout pesé**, nous préférons fléchir légèrement le membre comme le représente la fig. 955.

Encore ici, nous avons, avec ce traitement appliqué sur plusieurs malades, obtenu les meilleurs résultats.

C. — **Fractures du col du fémur. Un traitement pratique et sûr**
(Se rapporte à la page 64.)

Parmi les fractures des membres, il n'en est pas, je crois bien, qui donnent aux praticiens à la fois plus de mal et moins de satisfaction que les fractures du col du fémur.

On les traite d'habitude par l'extension d'Hennequin ou de Tillaux. Or cette extension, si on la veut agissante, est ici difficile à bien installer et à bien surveiller, mais surtout, et quoi qu'on fasse, elle demeure impuissante trop souvent à nous donner une bonne guérison. — En effet, s'il existe un engrènement des fragments (v. fig. 970), l'extension ne peut rien. Et si cet engrènement n'existe

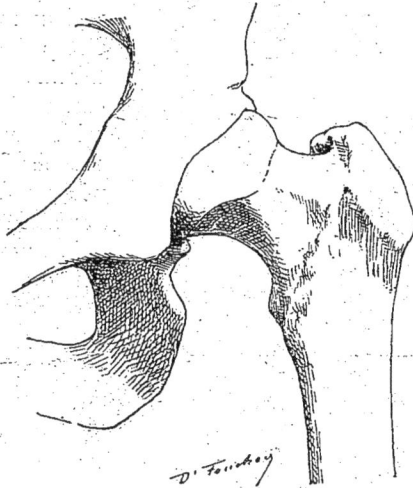

Fig. 957. — Hanche normale.

pas, si la fracture est très complète (v. fig. 968), l'extension ne réussit pas non plus à corriger exactement les divers facteurs de déviation, en particulier le raccourcissement parfois si marqué, et la rotation externe toujours si rebelle du fragment inférieur, et les résultats de cette méthode de traitement sont finalement très médiocres ou même franchement mauvais.

Enfin ce traitement de l'extension demeure inapplicable à bon nombre de sujets : à tous ceux que leur grand âge ou le mauvais état de leurs viscères empêchent de garder pendant de longues semaines la position couchée.

Après cela, on comprend que ces fractures du col du fémur (qui guérissent si mal lorsqu'elles guérissent) soient la terreur des médecins. Et c'est pourquoi je voudrais indiquer le traitement pratique et simple que j'emploie depuis plusieurs années, traitement qui donne des résultats infiniment supérieurs à ceux de l'extension.

Il s'applique à toutes les variétés anatomiques et cliniques de fractures du col : fracture extra ou intra-capsulaire, ou fracture mixte, ou décollement épiphysaire (voir fig. 958 à 978).

Un mot du diagnostic

Le décollement épiphysaire est souvent confondu à son début avec une coxalgie, et plus tard, après la consolidation de l'os, avec une coxa vara (comme aussi d'ailleurs sont confondues avec la coxa vara les déformations consécutives aux autres variétés de fractures du col).

Mais ce diagnostic du décollement épiphysaire d'avec un début de coxalgie est facile, puisque en dehors des indications des rayons X qui révèlent nettement l'existence du décollement épiphysaire, en dehors aussi des commémoratifs de traumatisme, on note dans le cas de décollement un raccourcissement toujours appréciable du membre inférieur, tandis que dans la coxalgie au début, la jambe malade est tout au contraire un peu plus longue, ou du moins aussi longue que la jambe saine.

Quant au diagnostic de la coxa vara avec une fracture vicieusement consolidée, il se fait par les commémoratifs de traumatisme, dans le dernier cas, et par l'existence, constatable aux rayons X, d'une encoche brusque du bord supérieur du col au niveau de l'ancien trait de la fracture.

Et pourtant, je connais des cas où cette confusion d'une

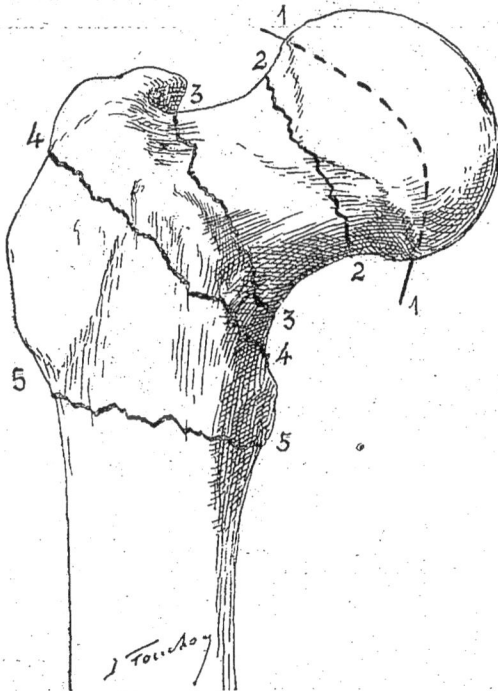

Fig. 958. — Les diverses variétés de fracture du col du fémur : 1° décollement épiphysaire ; 2° fracture intra-capsulaire ; 3° fracture extra-capsulaire ; 4° fracture trans-trochantérienne ; 5° fracture sous-trochantérienne.

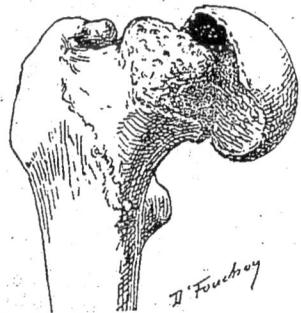

Fig. 959. — Décollement épiphysaire.

coxa vara et d'un ancien décollement épiphysaire a été faite même par des chirurgiens tenant en main la radiographie. Cependant le diagnostic est alors facile, car il suffira de se rappeler que la direction du fragment externe du col est oblique en dehors et en haut vers le trochanter très hypertrophié dans le cas de coxa vara (fig. 965), tandis qu'il y a obliquité en bas et en dehors du fragment externe du col, sans hypertrophie du trochanter, dans le cas de décollement épiphysaire ou de fracture vicieusement consolidée (fig. 966).

Quant au diagnostic immédiat de la fracture du col, il est facile, généralement. Vous êtes appelé auprès d'une personne qui, à la suite d'une chute grave, n'a pas pu se relever, et qui se plaint de la hanche. C'est d'ordinaire une personne âgée. Vous trouvez le membre inférieur en rotation externe, et raccourci de 2, 3, 4 centimètres, raccourcissement facile à constater si vous comparez les niveaux respectifs des deux talons.

Il apparaît tout de suite qu'il n'y a point de fracture de jambe ni de fracture de la diaphyse fémorale ; et vous constatez aussi qu'il n'y a pas de luxation
de la hanche car vous trouvez la tête fémorale bien à sa place, au pli de l'aine,
sous l'artère (voir chap. xiv, pour ce diagnostic de la luxation).

Le trochanter est pourtant, comme dans la luxation, remonté au-dessus de
la ligne de Nélaton.

C'est une fracture du col fémoral : d'ailleurs vous sentirez, assez souvent,
la crépitation osseuse caractéristique et la mobilité anormale entre les fragments.
Mais il est cependant des cas où le diagnostic est difficile, c'est le cas des fractures du col succédant à des traumatismes relativement peu importants et aussi
le cas où le malade a pu non seulement se relever, mais encore marcher et continuer

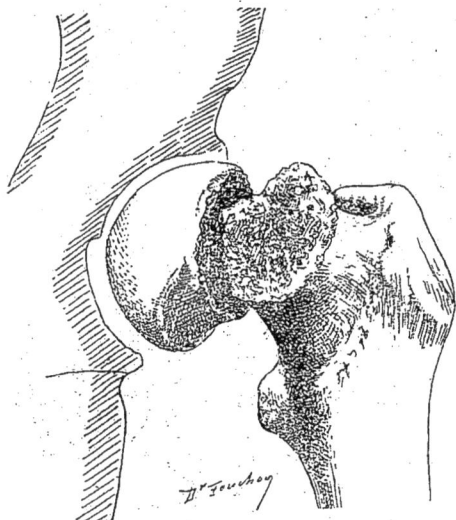

Fig. 950. — Positions respectives des 2 fragments
dans une fracture intra-capsulaire (d'après radio).

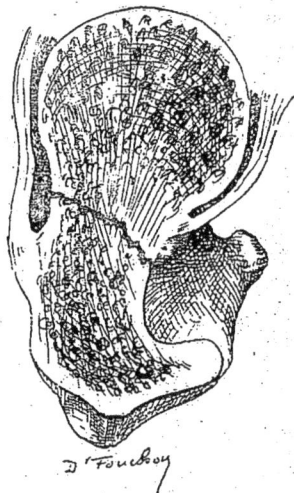

Fig. 951.
Fracture mixte intra-extra-capsulaire.

à marcher. Car cela s'est vu, sans doute à titre exceptionnel chez l'adulte, mais
encore assez souvent chez l'enfant (exemple le sujet de la figure 975), et cela
s'est vu même dans le cas de fractures *non* engrenées. Il vous faut connaître
ces faits pour que de la possibilité de marcher, constatée chez un blessé de la
hanche, vous n'alliez pas conclure d'emblée d'une manière absolue à la non-
existence d'une fracture du col. Vous aurez donc, même en ce cas (après un traumatisme de la hanche), à rechercher les signes d'un décollement épiphysaire
ou d'une fracture du col, toujours possibles. Si vous avez la radiographie le diagnostic se fera tout seul, mais vous saurez le faire aussi, à défaut de rayons X,
moyennant un peu plus d'attention et de soin dans votre examen de la hanche.

Le schéma du traitement

Il consiste simplement à faire pour les fractures du col du fémur [1] ce que nous
faisons pour une vulgaire fracture des membres, par exemple pour une fracture
de jambe, à savoir : la réduction immédiate (avec ou sans chloroforme) suivie
de la contention exacte de cette réduction au moyen d'un grand plâtre (identique
au grand appareil plâtré de coxalgie.) Avec cet appareil le sujet garde le repos

---

1. Et de même pour celles du corps du fémur.

dans la position couchée si celle-ci ne présente pas d'inconvénients pour sa santé générale (c'est le cas des enfants, des adolescents, des adultes), mais il peut aussi se mettre sur pied et même marcher, à l'aide de béquilles, si le décubitus prolongé n'est pas sans danger pour lui (comme c'est le cas des vieillards et de quelques adultes poussifs et cardiaques).

A noter dès maintenant que la cuisse doit être plâtrée dans une position d'abduction de 30 à 45°, car cette abduction marquée facilite beaucoup le maintien immédiat de la réduction, et le bon fonctionnement ultérieur du membre.

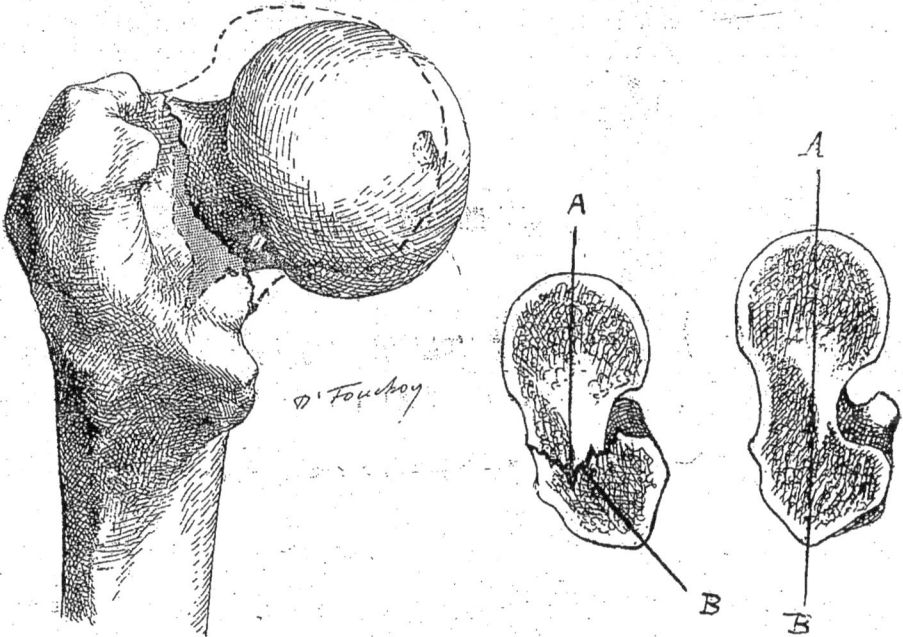

Fig. 962, 963 et 964. — Fracture extra-capsulaire avec pénétration des fragments. L'éperon de Merke pénètre dans la masse spongieuse du trochanter et peut même le faire éclater, l'axe du col forme une ligne brisée, avec angle à sinus postérieur.

Ce « grand plâtre » (qui va de l'ombilic aux orteils) reste en place 7 à 8 semaines. — Après quoi il est remplacé par « un petit plâtre » qui va de l'ombilic au genou seulement (appliqué dans une abduction réduite de moitié) — et avec lequel le malade marche en s'appuyant sur son pied. Après 5 à 6 semaines (3 à 4 mois de plâtre en tout), le malade est libéré de toute espèce d'appareil. Au bout de ce temps-là, il n'y a plus qu'à le masser, l'exercer à la marche comme après une fracture ordinaire de la jambe.

En somme, traitement facile et accessible à tous, puisque tous les médecins savent réduire une fracture et que tous aujourd'hui savent construire un plâtre de coxalgie. (On retrouvera d'ailleurs, de la page 318 à la page 325, exposés longuement et figurés, tous les temps de cette technique de la construction du plâtre.)

Cela dit, entrons dans les détails de ce traitement des fractures du col fémoral.

1° La réduction de la fracture.

Cette réduction, comme pour toutes les autres fractures, peut se faire sans le secours du chloroforme, mais celui-ci vous facilitera grandement la besogne en même temps qu'il évitera toute douleur à votre malade. (Si donc, ni vous [1],

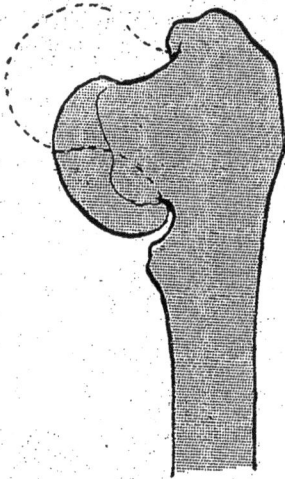 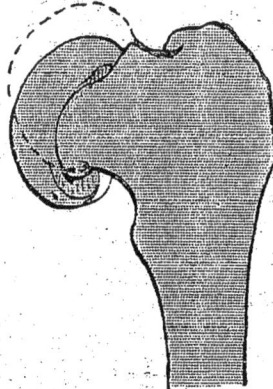

Fig. 965.   Fig. 966.

Fig. 965. — Pour faire le diagnostic entre la coxa vara « essentielle » et une fracture du col vicieusement
consolidée. — 1° Ici (fig. 984) c'est une coxa vara essentielle. Le col entier a fléchi : son bord supérieur est oblique en bas et en dedans. En pointillé la figure du fémur normal (v. fig. 984).

Fig. 966. — 2° Coxa vara traumatique. L'épiphyse seule a basculé en bas : le bord supérieur garde
sa direction oblique en haut et en dedans (v. fig. 982).

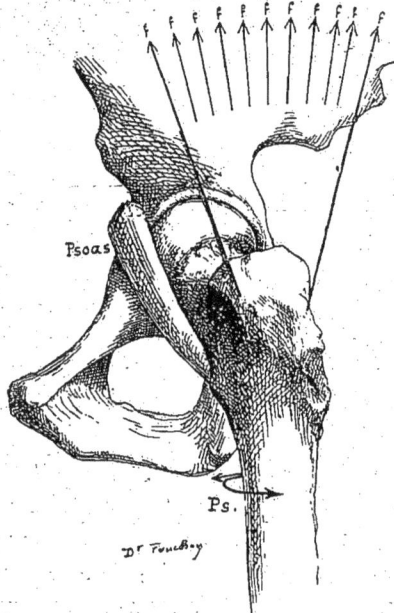

Fig. 967. — Schéma indiquant l'action des muscles : les fessiers tirent le fémur vers le haut,
le psoas et les pelvi-trochantériens lui donnent la rotation externe.

1. C'est-à-dire si vous êtes bien secondé par un confrère sachant administrer le chloroforme (voir cette technique page 86).

ni votre malade [1] n'avez de raison sérieuse de ne pas recourir à la narcose, usez-en.)

La manœuvre de réduction

Le sens de la manœuvre à faire est indiqué par le sens de la déviation existante et par l'analyse des divers facteurs de cette déviation (v. fig. 967 et 968).

Il s'agit de corriger :

a) Le raccourcissement ;

b) La rotation externe ;

c) L'abduction.

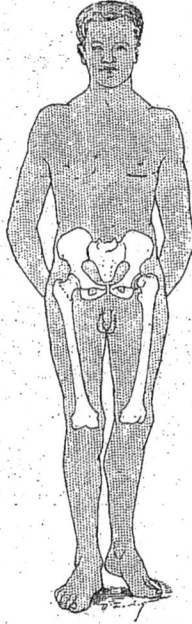

Fig. 968. — Raccourcissement et rotation externe dans la fracture intra-capsulaire du fémur (gauche).

Pour cela nous devons tirer sur la jambe et la cuisse, et la porter en rotation interne et en abduction (abduction de 25 à 40°, avons-nous dit).

La traction. — Pour que cette traction soit réellement efficace, pour qu'elle donne la correction, il nous faut préalablement immobiliser le fragment supérieur, c'est-à-dire le bassin ; sans cela nos deux fragments seront entraînés en bas, en même temps, par la traction que nous ferons sur la jambe malade, et nous risquons beaucoup de ne pas corriger les rapports anormaux de ces fragments.

Voici comment s'obtient la fixation du fragment supérieur.

Le sujet étant retenu sous les bras par un ou deux aides solides (mais quelconques, c'est-à-dire par des aides non médecins), une autre personne tire fortement la jambe saine en bas et en dehors à 40 ou 45° d'abduction. Cette manœuvre a pour but et pour résultat d'abaisser de ce côté le bassin du sujet et par conséquent de remonter par un mouvement de bascule le côté malade du bassin ainsi

---

1. C'est-à-dire s'il n'est ni trop vieux, ni trop gras, ni trop poussif, ni cardiaque avéré.

que le fragment supérieur de la fracture, ou tout au moins d'empêcher ce fragment supérieur ou plutôt interne de s'abaisser dans un instant (lorsqu'on tirera sur le membre malade pour réduire la fracture).

De plus et dans ce même but de fixation du fragment supérieur, un deuxième aide repousse de bas en haut l'ischion du côté malade ou plutôt vous appliquez l'anse d'un écheveau de laine sur l'ischion et le fragment supérieur, l'extrémité de l'écheveau étant fixée à la tête du lit ou de la table (v. fig. 969).

C'est alors que vous procédez à la réduction, en faisant tirer par un autre aide bien vigoureux, sur le pied et la jambe du côté malade.

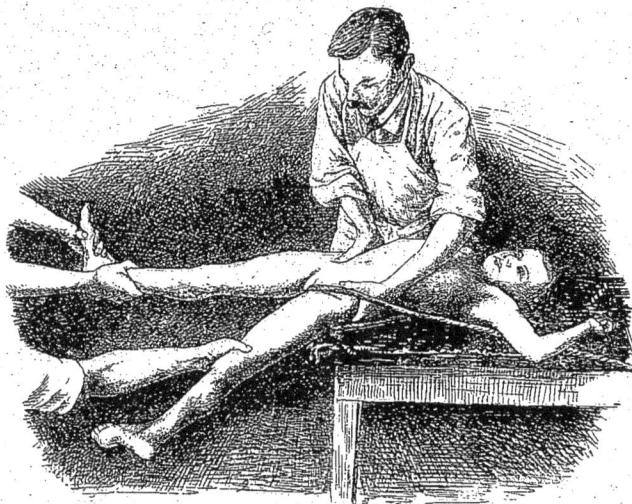

Fig. 969. — Manœuvre de correction d'une fracture du col du fémur gauche. On porte la jambe malade (gauche) en abduction, rotation interne et superextension. (La traction faite sur le pied droit sert à la contre-extension.) Ainsi donc (le malade étant couché sur le dos) la contre-extension est assurée ; 1° par cet aide tirant sur le pied sain ; 2° par un second aide immobilisant le bassin ; 3° par un écheveau de laine placé dans le pli de l'aine du côté malade. La correction est faite par le chirurgien tirant sur le pied et le genou malade : il porte le fémur en abduction, rotation interne et hyperextension, et lui donne ainsi une position inverse de celle qu'avait produite le traumatisme, et qui est représentée dans la figure 968.

Il tire très fortement en bas et en dehors (jusqu'à 30 à 40 ou 45° d'abduction) en imprimant au pied un mouvement de rotation interne pour corriger la rotation externe existante, tandis que vous-même, mettant une main au-dessus du trochanter, sur le siège même de la fracture, allez constater que la réduction s'opère ; vous y aidez en pressant sur le trochanter avec cette main, tandis que vous portez l'autre sur le genou malade pour accentuer la rotation interne et l'abduction correctrices.

Dès que la réduction est acquise, vous la contrôlez et vérifiez encore une fois par la palpation directe de la hanche [1] et par une mensuration de la cuisse faite très exactement et répétée au besoin : le ruban mensurateur étant étalé de l'épine iliaque à la pointe de la rotule, alternativement des deux côtés, pendant que les deux jambes sont maintenues bien symétriquement, au même degré d'abduction.

1. Ou mieux encore par la radioscopie ou radiographie, lorsque c'est pratiquement possible.

Deux remarques à propos de la réduction : *a)* Lorsqu'il s'agit d'une fracture avec engrènement des fragments (auquel cas la fracture est souvent incomplète),

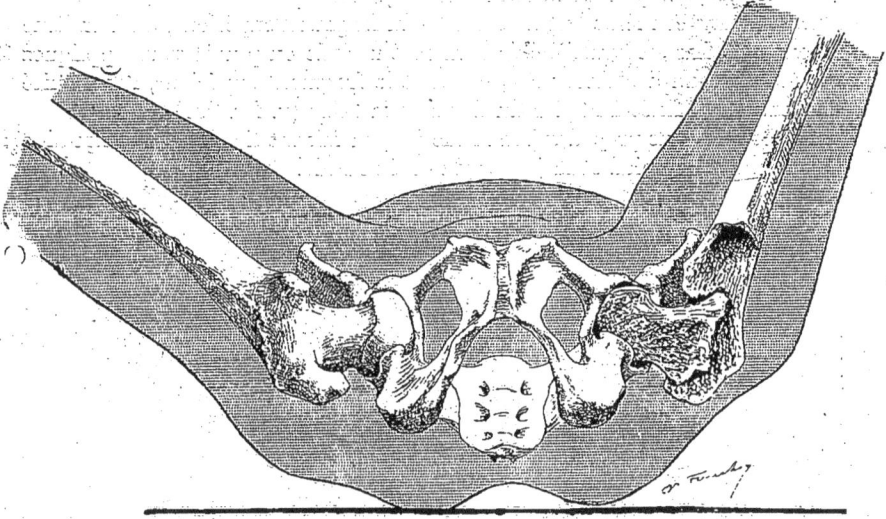

Fig. 970. — Correction dans le cas d'engrènement des fragments. Le fémur malade a été porté en flexion, en abduction : ce mouvement est limité ; la tête et le col sont calés contre le bord postérieur de la cavité. A droite, côté sain, abduction forcée.

il vaut mieux ne pas tirer violemment et ne pas séparer brutalement les fragments. Non, l'on ne doit tirer, tordre et manœuvrer que dans la mesure nécessaire pour

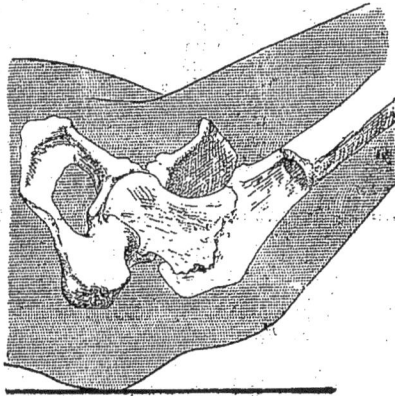

Fig. 971. — Suite de la correction (v. fig. 970) dans le cas d'engrènement des fragments en forçant l'abduction, on détruit la pénétration des fragments.

arriver à une correction complète de la déviation existante, en poussant, il est vrai, jusqu'à un certain degré d'hypercorrection.

On se bornera donc aux manœuvres nécessaires pour porter le genou dans une rotation interne de 10 à 15° et dans une abduction de 25 à 30°.

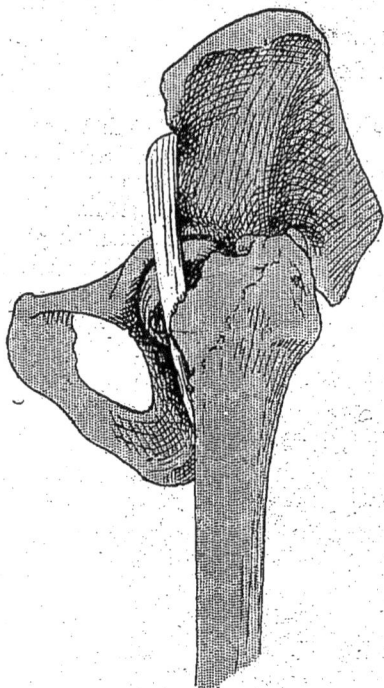
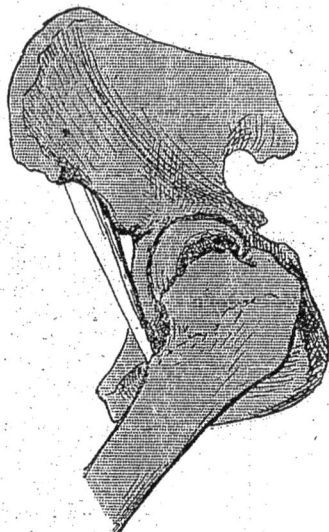

Fig. 972.   Fig. 973.

Fig. 972. — Dans l'extension, la corde formée par le psoas glisse dans l'interstice formé entre le col et la tête fémorale, bâillant en avant : ces fibres musculaires sont un obstacle à l'affrontement, lorsqu'on tente la réduction par traction directe sur la jambe (v. fig. 973). Dans certaines fractures à fort raccourcissement, il y a interposition de tissus mous entre les deux fragments.

Fig. 973. — En ce cas (v. fig. 972), pour réduire la fracture, il suffit de fléchir la cuisse à angle droit : dans ce mouvement le psoas, entraîné par le petit trochanter, se sépare du trait de fracture. — Ensuite on porte la cuisse en extension et en abduction.

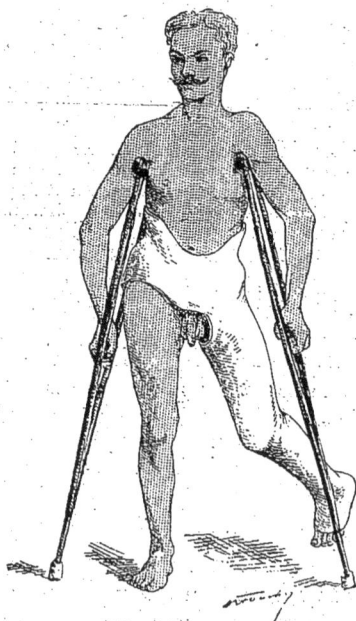

Fig. 974. — Le grand plâtre du membre inférieur à appliquer aussitôt après la correction de la fracture. Cet appareil plâtré permet la marche avec des béquilles (pour les malades qui ne pourraient pas sans danger conserver pendant de longues semaines, et d'une manière continue, la position couchée).

Voici une bonne manœuvre pour défaire l'engrènement des fragments (voir fig. 970 et 971).

b) Lorsqu'il s'agit au contraire d'une fracture très complète avec un écart notable des fragments et un raccourcissement très marqué, 3 cent. et davantage, où l'on sent (par la palpation) le trochanter et le fragment inférieur (ou plutôt externe) au-dessus et en avant de la tête fémorale, dans ce cas, dis-je, les deux fragments sont assez souvent séparés par des fibres de la capsule ou des muscles,

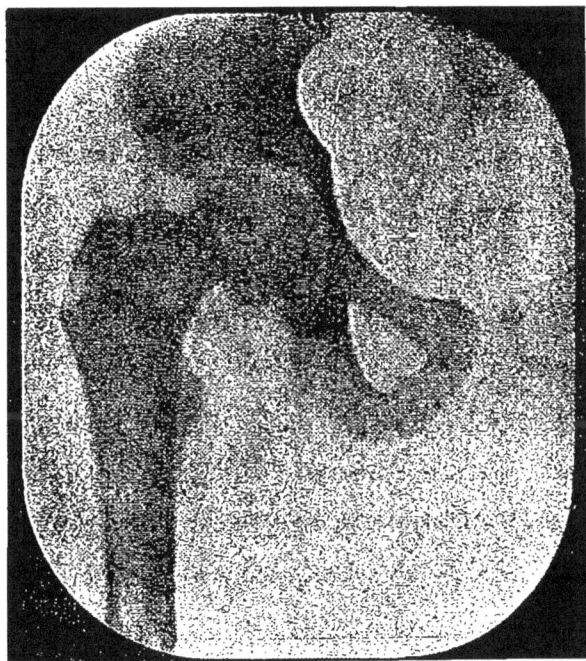

Fig. 975. — Gaston D..., 15 ans. Radiographie montrant la fracture qui sépare complètement la tête du col fémoral ; la tranche de section de ce dernier se présente en avant, perpendiculairement à la surface de section de la tête (à noter que ce jeune homme n'avait pas cessé un seul jour de marcher et qu'il n'est venu à nous que 7 mois après une chute qui doit avoir produit la fracture, et enfin qu'il nous est venu avec le diagnostic de coxalgie).

et l'on ne peut pas obtenir la réduction par une traction directe de la cuisse en extension (v. fig. 972 et 973).

Il vous faudra commencer par fléchir la cuisse en allant parfois jusqu'à une flexion de 90° ; ainsi vous relâchez les fibres molles interposées, vous libérez les fragments et vous réussirez ensuite à reporter le fragment inférieur (ou externe) du col, au contact du fragment supérieur (ou interne).

Vous vérifiez par la palpation que cette coaptation des deux fragments est bien obtenue, après quoi et pendant que vous la maintenez avec une main, vous portez, avec l'autre, le genou en dehors à 45°, jusqu'à ce que vous sentiez que vous êtes arrêté par un aide qui tire sur la jambe et le pied. C'est en pareil cas surtout que vous devez porter la cuisse aussi loin que possible en dehors à 45° ; jusqu'à ce que vous sentiez que vous êtes arrêté par le contact du bord supérieur du col fémoral sur le bord supérieur du sourcil cotyloïdien (ce qui arrive vers 45° d'abduction) ; cette position est très favorable, avons-nous dit, au maintien très précis de la réduction.

2° Contention, immobilisation.

La réduction obtenue et conservée (chacun de vos aides restant à la place indiquée plus haut), vous vous occupez de construire le plâtre qui doit fixer très exactement cette réduction. C'est, répétons-le, un grand plâtre de coxalgie que tous les praticiens sauront bâtir aisément en suivant la technique déjà expo-

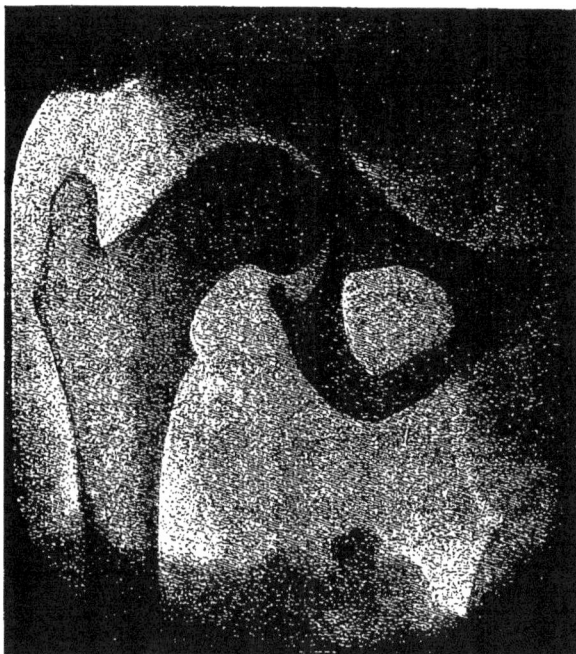

Fig. 976. — Le même enfant, 5 semaines après : radiographie prise à travers une fenêtre de l'appareil plâtré. L'image est sensiblement celle d'un fémur normal en rotation interne. Guérison anatomique et fonctionnelle parfaite (cette guérison est d'autant plus remarquable que la fracture était restée méconnue et sans aucun traitement pendant 7 mois).

sée et figurée dans ce livre et que nous croyons pour cette raison inutile de redonner ici (v. fig. 974).

Aussitôt appliquée la dernière bande, et avant la prise du plâtre, le sujet est enlevé doucement du pelvi-support et posé avec soin sur la table, pendant que vos aides continuent à maintenir l'attitude donnée. Vous portez une main sur le siège de la fracture pour en assurer (à travers le plâtre) l'exacte réduction, en cravatant le plâtre au-dessus du trochanter avec cette main entr'ouverte, tandis qu'avec l'autre main, portée sur le genou, vous allez assurer la bonne position de celui-ci, augmentant ou diminuant, suivant le cas, l'abduction et la rotation internes déjà obtenues.

On modèle aussi le plâtre au-dessus des crêtes et en dedans des épines iliaques et au niveau de l'ischion (de la manière figurée pages 324 et 325).

Et vous et vos aides restez là jusqu'à ce que le plâtre soit *pris* — inclusive-

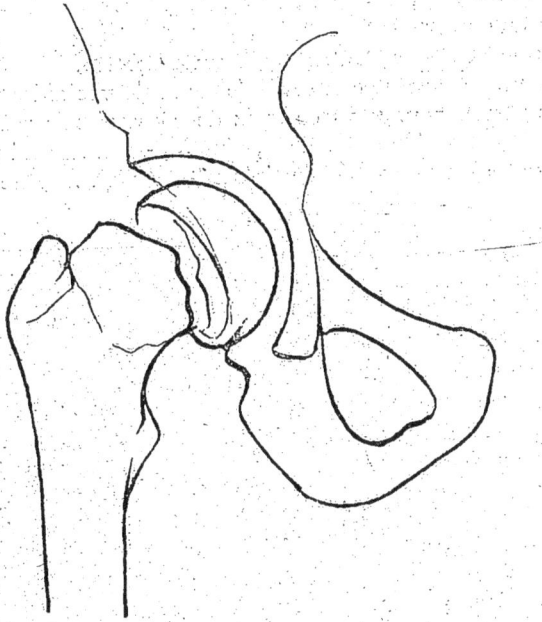

Fig. 977. — Décalque de la radiographie de la figure 975 (nous donnons ce décalque pour rendre la lésion beaucoup plus nette à tous les yeux).

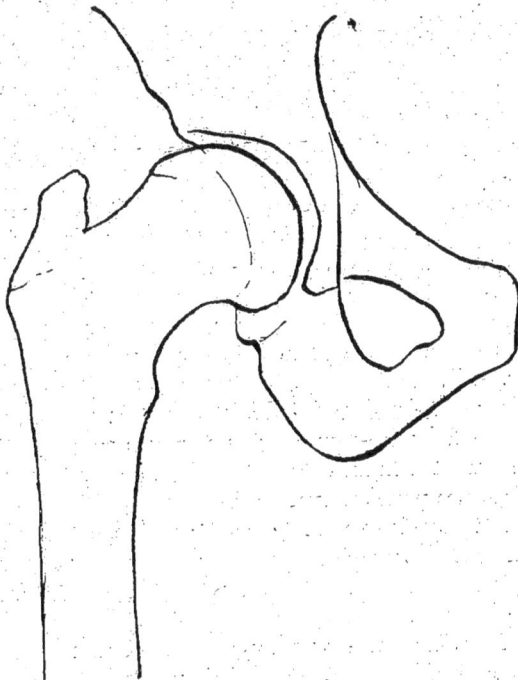

Fig. 978. — Décalque de la radiographie de la fig. 976.

ment. Vous n'aurez plus, mais vous savez tout cela, qu'à dégager le plâtre au niveau de l'ombilic et des parties génitales et des orteils.

Une remarque à propos de la construction du plâtre. Il est facile de bâtir un plâtre sur un malade maigre, ça l'est beaucoup moins sur une personne forte et grasse ; mais vous réussirez encore ici au prix d'un peu plus d'attention et de temps.

Et le bénéfice du plâtre est trop grand pour qu'on doive y renoncer en aucun cas.

Vous allez peut-être objecter qu'il faut plusieurs aides pour appliquer ce traitement de correction et de contention. Mais, je le répète, il n'est pas besoin que ce soient des médecins, vous pouvez prendre des personnes de l'entourage immédiat du malade ; à ces personnes, il vous sera facile de faire comprendre ce que vous attendez de chacune d'elles.

Ce traitement, malgré les apparences, est simple ; il l'est tout au moins dans l'immense majorité des cas ; neuf fois sur dix, tout va sans difficulté : et la réduction et l'application du plâtre. Or le plâtre appliqué, tout est fini.

Ce plâtre vous rendra, trois mois plus tard (environ), une guérison anatomique parfaite (ou presque) et une bonne guérison fonctionnelle. Vous aiderez à celle-ci, ai-je dit, par des massages, des exercices, des bains, etc.

Le cas, ici représenté (v. fig. 975 à 978), d'une fracture du col chez un jeune homme de 15 ans, est un exemple, entre beaucoup d'autres, de guérison idéale obtenue par le traitement que je viens d'exposer.

Tout ce qui précède se rapporte au traitement des fractures **récentes** du col du fémur.

Nous allons maintenant donner quelques indications sur le

Traitement des fractures ANCIENNES du col du fémur.

1er Cas. — **La fracture est déjà consolidée, mais le résultat fonctionnel est mauvais.**

Un malade (dont la fracture du col remonte à quelques mois ou à quelques années) vous arrive parce qu'il boite beaucoup ; vous constatez un raccourcissement marqué et une forte déviation de la jambe en rotation externe et adduction. Il vous demande si vous ne pouvez pas quelque chose pour lui. Oui, vous pouvez corriger le raccourcissement et l'attitude vicieuse, et par suite la boiterie.

Procédez à l'examen du malade, sous le chloroforme, si possible. Le bassin étant bien immobilisé par deux aides dont l'un maintient la cuisse saine repliée sur le ventre et l'autre fixe l'os iliaque du côté malade (une de ses mains saisissant l'aile iliaque et l'autre l'ischion), vous cherchez par des mouvements alternatifs de flexion et d'extension de la cuisse malade à séparer les deux fragments de cette fracture, peut-être encore insuffisamment consolidée.

a) Il arrive effectivement, dans un certain nombre de cas, que la soudure n'étant pas très solide, on sépare ainsi les deux fragments, ce que vous reconnaîtrez facilement par la palpation directe du col : on perçoit de la mobilité et des craquements par frottement des fragments osseux disjoints.

Aussitôt que cette mobilisation est obtenue, portez le fémur dans l'attitude de correction ou plutôt d'hypercorrection, c'est-à-dire en rotation interne et en abduction marquée.

Ensuite fixez cette correction par un plâtre dont la forme et la durée seront les mêmes que pour les fractures récentes.

Et de même encore, avec ce plâtre, le malade gardera le repos ou sera autorisé à marcher suivant les cas spécifiés dans notre étude des fractures récentes.

b) Mais si vous n'avez pas réussi, avec 5 ou 6 mouvements vigoureux de flexion et d'extension de la cuisse, à dessouder la fracture, n'insistez pas ; vous aurez recours, pour amorcer le brisement de l'os au niveau de la fracture, à une petite ostéotomie : je dis petite, parce qu'elle n'intéresse que la moitié ou les deux tiers de l'épaisseur de l'os, on brisera le reste par ostéoclasie ; petite aussi parce qu'elle est bénigne ; on la fait sous-cutanée, c'est à peine une opération sanglante ; elle sera supportée par tous les malades.

Je l'ai faite une dizaine de fois pour des fractures du col vicieusement consolidées qui avaient laissé des boiteries ou impotences graves, et cette intervention m'a donné des résultats anatomiques et fonctionnels parfaits (ou à peu près parfaits...).

Technique de l'ostéotomie linéaire du col.

A quel niveau la ferez-vous ?
Au niveau de la fracture ou, plus simplement, au-dessus et en dedans du grand trochanter, tout contre lui, sur la partie la plus externe du col.

Dans quelle direction ? Non pas exactement verticale, mais oblique, en dedans et en bas ; l'ostéotome suivra sensiblement la direction de la bissectrice de l'angle

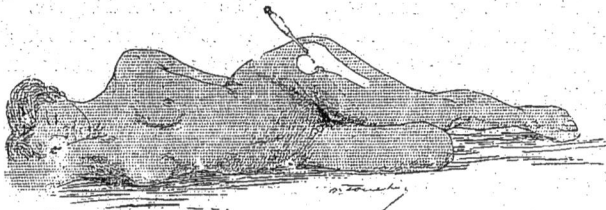

Fig. 979. — Technique de l'ostéotomie linéaire dans les fractures du col vicieusement consolidées. Cette figure montre la direction à donner à l'ostéotome. L'ostéotome est dirigé par le chirurgien de telle façon que sa direction prolongée aboutirait à la partie moyenne de la face interne de la cuisse. — On ne sectionne à l'ostéotome que les deux tiers de l'épaisseur de l'os. On brisera le dernier tiers par ostéoclasie. (V. la fig. suivante.)

formé par la diaphyse fémorale et le col, ou plus simplement il sera dirigé par vous vers la partie moyenne de la face interne de la cuisse (v. fig. 979).

Le sujet étant couché sur le côté sain, vous repérez le bord supérieur du grand trochanter et au-dessus de lui, tout contre lui, vous faites une incision cutanée verticale de 1 cm. ou 1 cm. 1/2 à peine. Vous introduisez l'ostéotome parallèlement à l'incision et le poussez jusqu'à ce que vous ayez le contact de l'os.

Alors vous retournez l'ostéotome transversalement, c'est-à-dire perpendiculairement à l'axe du col, et vous le dirigez, ai-je dit, vers la partie moyenne de la face interne de la cuisse.

Vous l'enfoncez à coups de marteau jusque vers le milieu ou les deux tiers de l'épaisseur du col, ce qui s'obtient après 2 ou 3 coups de marteau chez l'enfant, 5 ou 6 coups chez l'adulte. L'on se rend très bien compte sur l'ostéotome gradué des progrès de sa pénétration.

Il est très facile de se garder du nerf crural et des vaisseaux fémoraux en avant, et du sciatique en arrière ; il suffit pour cela de ne pas perdre, avec l'extrémité tranchante, le contact de l'os, et de ne l'incliner ni en avant ni en arrière c'est-à-dire de maintenir les bords supérieurs et inférieurs de l'ostéotome dans un plan parallèle au plan qui est déterminé par ces deux lignes : l'axe de la diaphyse et l'axe du col (v. fig. 980).

Dès que vous avez senti (ou vu sur l'ostéotome gradué) que vous devez avoir atteint plus de la moitié de l'épaisseur de l'os, vous retirez l'ostéotome et vous posez un tampon sur la petite plaie cutanée, après quoi vous faites la manœuvre d'ostéoclasie qui doit achever le brisement de l'os (brisement simplement amorcé par l'ostéotomie).

Pour cette ostéoclasie, le bassin étant immobilisé par un ou deux aides, la cuisse est portée très fortement par un autre aide en adduction, comme si l'on

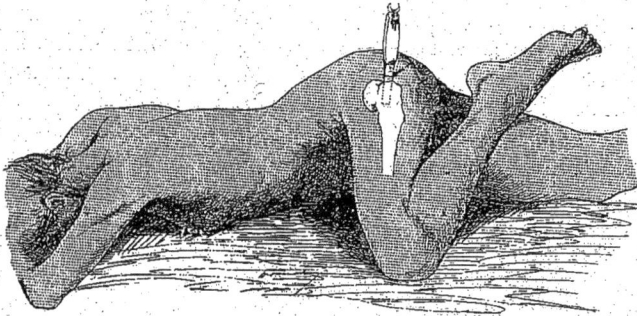

Fig. 980. — Technique de l'ostéotomie linéaire (suite). La direction de haut en bas de l'ostéotome est celle de l'axe du corps de la diaphyse (les bords supérieur et inférieur de l'ostéotome restent parallèles au plan déterminé par l'axe de la diaphyse et l'axe du col du fémur).

voulait exagérer la déviation existante. On insiste avec vigueur jusqu'à ce qu'un craquement se fasse entendre ; aussitôt on porte la cuisse en position inverse d'abduction, à 30° environ, et de rotation interne, c'est-à-dire en position d'hypercorrection.

Pas besoin de suturer la plaie insignifiante des téguments.

Immobilisation, dans cette position, par un grand plâtre et, avec cet appareil, repos ou marche suivant le cas. Le sujet peut être levé quelques jours après cette toute petite intervention.

2ᵉ Cas. — **La fracture du col du fémur n'est pas consolidée.**

Un malade vous arrive 6 mois, 1 an, 2 ans après que s'est produite la fracture du col.

Il a une pseudarthrose, il souffre, il est impotent, il demande si l'on ne peut pas améliorer sa pénible situation.

a) On tente tout d'abord d'obtenir la consolidation après avoir fait un **avivement non sanglant** des fragments. Pour faire cet avivement, vous saisissez la cuisse ; le bassin étant maintenu, vous mobilisez les deux fragments pendant plusieurs minutes, ou plutôt vous les frottez l'un contre l'autre, après quoi vous maintenez dans un plâtre. Et il arrive, lorsque la fracture est de date récente (moins d'un an) que la soudure osseuse est ainsi obtenue. Nous en pourrions citer plusieurs cas.

Vous attendrez cette soudure 4 à 6 mois. Mais si à ce moment elle n'est pas acquise, vous n'y pourrez plus guère compter.

Et alors que ferez-vous ?

Les chirurgiens **interventionnistes pour fractures** vous proposeront soit la résection de la tête, soit l'avivement sanglant des deux fragments suivi d'une extension continue par la méthode d'Hennequin.

Mais, à l'encontre de la petite ostéotomie dont nous avons parlé plus haut, ces opérations sont d'une réelle gravité, et d'ailleurs le bénéfice en est très incertain. En effet, la résection de la tête va laisser forcément un résultat orthopédique bien médiocre et même une boiterie grave, et nous pouvons obtenir mieux, comme on verra, sans l'intervention sanglante.

Quant à la valeur de l'avivement sanglant suivi de l'extension et à la valeur de l'enchevillement, sans vouloir les contester, voici cependant deux observations connues de moi de malades opérés en Allemagne, qui prouvent qu'on ne doit pas trop se fier à ces opérations.

Le premier malade, un Portugais, a subi l'enchevillement des deux fragments. A son deuxième exercice de marche les chevilles se sont brisées, il est retombé et n'a pas voulu entendre parler d'opération nouvelle : il est demeuré impotent, en conservant ces deux corps étrangers dans la hanche.

Le deuxième, un Français de 30 ans, a subi de même, chez Hoffa, l'enchevillement des deux fragments, mais à la suite de l'opération, il souffrait et marchait d'une façon si peu satisfaisante (j'ai pu moi-même constater ici qu'il n'y avait pas de soudure, les deux fragments jouaient l'un sur l'autre malgré la présence des chevilles), qu'il a exigé l'enlèvement de ces chevilles, ce qui a été fait par un chirurgien des hôpitaux de Paris, lequel a procédé ensuite, à ciel ouvert, à l'avivement des deux fragments : après quoi extension continue qui a été installée et surveillée par Hennequin lui-même.

Mais la soudure escomptée ne s'est pas produite à la suite de cette intervention sanglante, assez grave malgré tout.

Alors que faire dans des cas pareils ? Eh bien, je n'hésite pas à vous déconseiller la résection de la tête et l'avivement, ces opérations devant, tout au plus, être réservées à quelques chirurgiens spécialistes pour fractures — et encore ! car je ne crois pas personnellement que ces méthodes sanglantes doivent être préférées à la méthode non sanglante bénigne que je vais dire.

Celle-ci consiste dans une transposition antérieure du fragment inférieur de la fracture par des manœuvres analogues à celles que nous, chirurgiens orthopédistes, nous employons contre les vieilles luxations congénitales de la hanche, lorsque nous voulons simplement améliorer la position de la tête fémorale et lui donner un appui osseux en avant, sans rechercher la réduction vraie. Dans le cas de fracture, vous laisserez le fragment supérieur où il est, mais vous mettrez la cuisse en hyperextension, abduction et rotation interne, de manière à donner au fragment inférieur un bon appui solide sur le bassin en avant [1]. Et par là vous arriverez à un résultat fonctionnel, supérieur, d'une manière générale, à celui des traitements sanglants et sans aucun des risques de ces interventions sanglantes.

Résumé et conclusion

Au total, voici quel doit être, suivant nous, le traitement des fractures du col du fémur :

1° *Pour les fractures récentes* : Correction de la déviation et mise en abduction de 30 à 45° avec rotation interne de 10 à 15°. Après quoi, immobilisation dans un plâtre de coxalgie avec lequel les sujets jeunes et bien portants restent dans la position couchée, avec lequel les sujets âgés se lèveront et marcheront aidés par des béquilles.

2° *Fractures vieilles* avec impotence.

A. Si la soudure est déjà produite :

---

1. Vous trouverez tous les détails de cette technique, chap. xiv.

a) On cherche à la défaire, par mobilisation non sanglante des deux fragments, après quoi, remise en bonne attitude et plâtre... repos ou marche suivant les cas.

b) Si cet essai de mobilisation ne réussit pas, ostéotomie sous-cutanée sus-trochantérienne ; ostéotomie partielle, des deux tiers de l'épaisseur de l'os, suivie de la rupture par ostéoclasie de l'autre tiers, après quoi mise en bonne attitude et plâtre.

B. Si la fracture n'est pas consolidée :

a) Mobilisation pour essayer d'obtenir un avivement (par manœuvres non sanglantes) des deux fragments, puis immobilisation dans un grand plâtre.

b) Si cet essai d'avivement suivi de quatre mois d'attente dans le plâtre n'a pas réussi, au lieu de faire une opération sanglante, toujours grave et trop souvent infructueuse, on se bornera à porter le fémur dans une hyperextension [1] et une abduction de 45° pour donner au fragment inférieur un bon point d'appui sur le bassin, en avant. Avec ce plâtre le malade peut marcher. Après trois ou quatre mois de cette position, on remet la cuisse dans une abduction moindre de 15°, qu'on maintient avec un second et dernier plâtre qui reste en place pendant deux à trois mois.

Avec le traitement que je viens d'indiquer, vous guérirez très bien les fractures récentes du col du fémur. Quant aux fractures anciennes ayant laissé des impotences graves, vous arriverez à des améliorations notables ou même à des guérisons, et vous y arriverez par des procédés bénins (avec lesquels vous serez sûrs de ne jamais faire de mal); ce qu'on ne saurait dire des méthodes sanglantes [2] employées contre les fractures du col du fémur.

1. De 15° environ.

2. Voici les statistiques des deux chirurgiens interventionnistes (peut-être les plus expérimentés qui soient) dans les fractures du col du fémur :

a) Lambotte, d'Anvers : sur 20 malades opérés par lui (vissage de la tête fémorale) 3 sont morts (1 de pneumonie, 2 d'infection) ;

b) Pierre Delbet, de Paris : sur 26 malades opérés par lui (enchevillement) 4 sont morts pendant les suites opératoires.

Voilà pour la mortalité, soit plus de 15 p. 100. Quant aux résultats fonctionnels ?...

SUR LA COXA VARA

Son diagnostic et son traitement
(Ce que tout praticien doit savoir)

Cette question de la coxa vara intéresse tous les praticiens, comme vous allez voir.

1er *cas.* Vous êtes tous, et souvent, consultés pour des enfants de 2 à 3 ans qui marchent en *canardant.* Savez-vous ce que c'est ? — Une « mauvaise habitude » ? — Non. — Une faiblesse musculaire qui (suivant la formule) « se passera en grandissant » ? — Non.

Ce ne peut être que l'une de ces deux choses : luxation congénitale de la hanche... ou *coxa vara.*

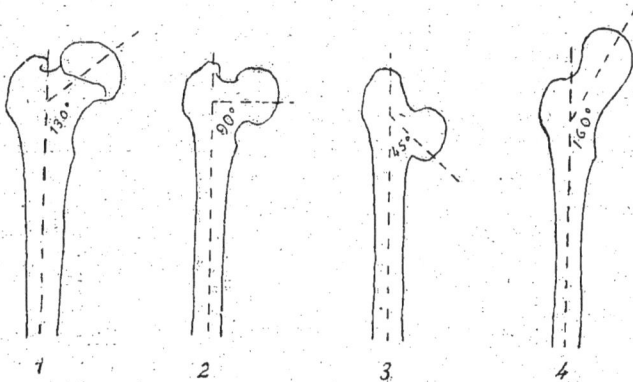

Fig. 981. — Fémur *normal.* L'axe du col fait avec l'axe de la diaphyse un angle ouvert (en bas), de 130° environs

Fig. 982. — *Coxa vara* (degré moyen). L'angle du col et de la dyaphise est un angle droit.

Fig. 983. — *Coxa vara* de forme très grave. L'angle du col et de la diaphyse est de 45° seulement.

Fig. 984. — *Coxa valga.* L'angle du col et de la diaphyse est de 160° au lieu de 130°, angle normal. Plus rare que la coxa vara, est souvent due à la paralysie infantile, tandis que la coxa vara est plutôt due au rachitisme.

2e *cas.* Un adolescent (12 à 20 ans) marche en se dandinant ou en canardant (d'un côté ou des deux) ; c'est de même ou une luxation congénitale ou de la coxa vara [1].

3e *cas.* Un adolescent vous arrive pour une boiterie, ou pour des douleurs [2] à la hanche ou au genou ; vous pensez à la coxalgie, et en effet c'est bien une coxalgie le plus souvent, mais pas toujours ; cela peut être aussi une coxa vara.

En ces trois cas, vous devez donc penser à la possibilité d'une coxa vara, vous devez savoir établir son diagnostic et reconnaître son traitement, car vous devinez bien que le traitement diffère du tout au tout suivant qu'il s'agit de

1. Cependant, la double oscillation du tronc à la marche pourrait être due aussi à une atrophie musculaire progressive arrivée à un degré avancé, mais le diagnostic, en ce dernier cas, ne présente pas de difficulté.

2. Pourquoi, demandez-vous, ces douleurs et ces contractures dans la *coxa vara* ? Pour la même raison qu'il y a des contractures musculaires douloureuses qui compliquent les pieds plats de l'adolescent.

coxa vara ou de luxation, et l'on ne vous pardonnerait pas une pareille erreur
de diagnostic et de thérapeutique. Cette erreur, vous l'éviterez avec les indications données p. 473 et p. 483 [1]. Nous ne voulons y ajouter qu'un mot à propos
du diagnostic entre la coxalgie et la coxa vara. Il est un cas où ce diagnostic
est presque impossible sans le secours de la radiographie ; c'est le cas d'un adolescent qui boitille et souffre par intermittences depuis déjà plus d'un an lorsqu'on vous l'amène pour la première fois.

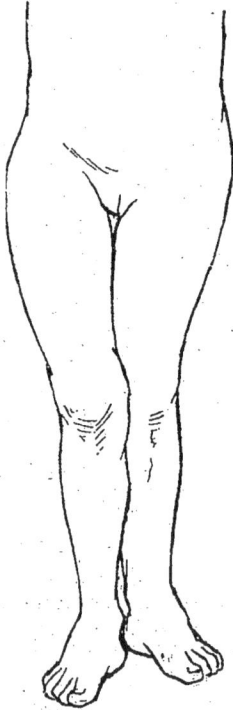

Fig. 985. — *Coxa vara* unilatérale gauche.
Raccourcissement, attitude en adduction et
rotation externe.

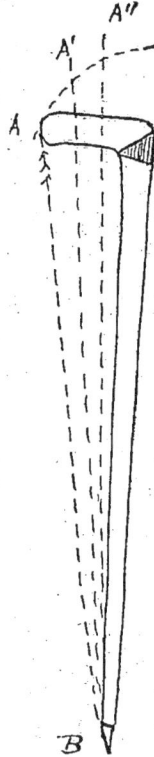

Fig. 986. — Où est rendu sensible le gain
donné par l'ostéotomie cunéiforme. (v. le
texte, p. 695).

Ce qui rend le diagnostic ici très difficile, c'est qu'une coxalgie, datant de
plus d'un an, donne généralement du raccourcissement et le trochanter peut
alors se trouver au-dessus de la ligne de Nélaton : cette coxalgie simule à s'y
méprendre une coxa vara. La clinique donne bien des signes de présomption
pour faire ce diagnostic (et vous les connaissez) [2], mais le signe de certitude
absolu, en pareil cas, doit être demandé à la radiographie.

1. Voir p. 674 pour le diagnostic de la coxa vara avec une déformation suite de
fracture du col vicieusement consolidée (fig. 965 et 966).
2. S'il y a un empâtement fongueux autour de la hanche, c'est une coxalgie : si les
parents peuvent vous affirmer que la jambe malade a commencé par être plus longue
que l'autre (avant de devenir plus courte), c'est une coxalgie, etc.

Pronostic et indications thérapeutiques

Que vont devenir, si l'on ne s'en occupe pas, cette défectuosité de la marche et ces troubles fonctionnels de la coxa vara ?

a) Chez les tout petits enfants, on les a vus se passer tout seuls ; mais il ne faut pas y compter, et vous avez le devoir de traiter cette déformation comme les autres déformations rachitiques. A savoir : 1° par le traitement général et alimentaire du rachitisme que vous connaissez bien : régime lacté, séjour dans un bon climat, si possible dans un climat marin, et 2° par un traitement *local* qui

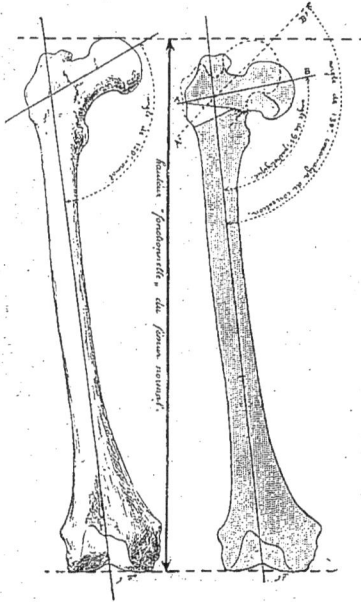

Fig. 987. — Fémur normal. Sa hauteur fonctionnelle ou utile se mesure du point le plus élevé de la surface de la tête au milieu de l'interligne du genou.

Fig. 988. — Fémur et *Coxa vara* d'origine traumatique. AB, axe du col après le traumatisme : l'angle du col avec l'angle de la diaphyse ne mesure que 95° au lieu de 130°, il y a eu coudure ou rapprochement des deux branches du compas, d'où raccourcissement fonctionnel. La résection d'un coin osseux permet d'ouvrir davantage ces deux branches, de leur donner plus d'écartement. L'axe du col prend alors la position AB' et fait un angle de 130° ou plus avec l'axe de la diaphyse, d'où allongement fonctionnel. Cette *coxa vara* opératoire permet de compenser le raccourcissement dû au tassement du col produit par le traumatisme.

consiste dans le repos et une extension continue de 1 à 2 kilos, en abduction de 25°, des jambes malades.

Ce traitement suffit presque toujours à guérir la coxa vara des tout petits enfants, et à amener, après 1 an ou 1 an 1/2, la disparition du dandinement et de la démarche en canard. Vous vous en tiendrez donc à cela, au moins pour commencer, dans presque tous les cas.

Il faut compter 1 an ou 2 en moyenne pour obtenir cette guérison fonctionnelle. Cela ne suffit pas, vous ferez le traitement orthopédique suivant (vous le ferez même d'emblée dans les coxa vara de forme grave, pour gagner du temps et assurer le résultat) : vous mettrez la cuisse ou les deux cuisses suivant les cas, en rotation interne de 15 à 20° et dans une abduction forcée de 45° (en faisant au besoin, pour produire cette abduction, la distension ou rupture ou section des adducteurs de la cuisse) [1] et vous maintiendrez cette abduction forcée pendant 3 mois avec un grand plâtre de coxalgie ; après 3 mois, supprimez le plâtre, mais laissez encore le petit malade au repos pour 2 ou 3 mois pendant lesquels la jambe revient spontanément à la position normale. Ensuite, mise sur pieds et liberté de marcher (donc 5 à 6 mois de traitement en tout).

b) Chez l'adolescent :

Encore ici l'on a dit : la boiterie et les douleurs vont se passer toutes seules, elles vont se passer à la fin de la croissance ; donc patience, attendons ce moment. Mais cela n'est pas vrai, on observe un arrêt de la maladie, mais non pas sa

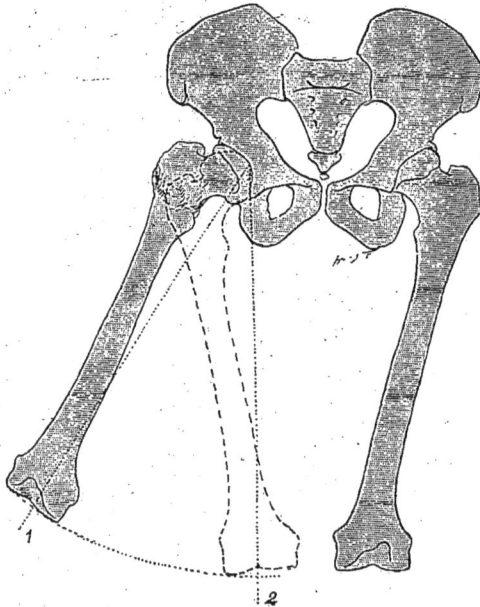

Fig. 989. — Après consolidation : 1) Position à la sortie du plâtre. 2) Position de marche : le genou viendra au niveau de celui du côté sain et l'on voit l'allongement qui sera produit par notre intervention.

guérison (de même que la scoliose, ou le genu valgum des adolescents ne se passent pas tout seuls à la fin de la croissance). Et vous êtes obligés de faire un traitement direct de la déformation. Voici ce que vous ferez pour les divers cas :

a) Pour les cas légers (légers par la boiterie et par les troubles fonctionnels), vous ferez une extension dans une abduction de 20° à 25°, pendant 5 à 6 mois.

b) Pour les cas de boiterie plus accentuée vous ferez le traitement orthopédique (mise en abduction et grand plâtre) indiqué plus haut.

c) Dans les cas de boiterie et de troubles fonctionnels de forme grave, il faut demander la guérison au traitement sanglant. En ces cas, le traitement orthopédique ne suffit plus. Cependant ceci n'est pas absolu, et si vous n'êtes pas trop pressé, vous pouvez en essayer, vous réservant en cas d'échec de recourir à la méthode sanglante. Ainsi je pourrais citer tels cas de boiterie très accentuée avec déformation anatomique grave, où le chirurgien avait cru devoir proposer

1. Voir pour tous les détails de ces différentes techniques le chapitre de la Coxalgie, p. 338 et suivantes.

d'emblée, comme unique ressource, une ostéotomie, mais que les parents avaient refusée obstinément, par peur de toute opération sanglante, demandant qu'on s'en tînt exclusivement à un traitement orthopédique ; eh bien, celui-ci avait suffi chez ces malades à donner la guérison fonctionnelle (c'est-à-dire à supprimer la boiterie) sans pouvoir donner, il est vrai, la guérison anatomique ; mais n'est-ce pas la guérison fonctionnelle qui, seule, après tout, intéresse les malades et leurs parents ?

Cependant ne comptez guère en pareil cas sur les seuls traitements orthopé-

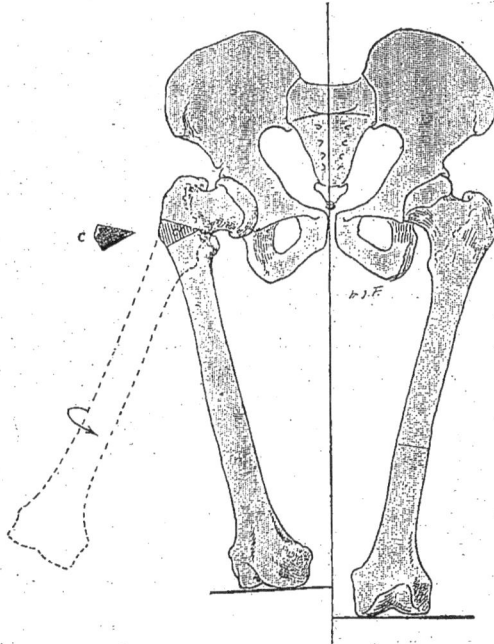

Fig. 990. — Ostéotomie cunéiforme. Ce segment osseux réséqué (en pointillé). (Voir le texte p. 698, pour les dimensions à donner à ce coin osseux). Position que prend le segment inférieur après l'ostéotomie.

diques ; trop souvent, les cas de coxa vara de forme grave ne sont justiciables que du traitement sanglant.

Ce traitement sanglant, quel sera-t-il ?

Que n'a-t-on pas proposé, et fait, comme opérations, contre la coxa vara ! Il est des chirurgiens qui sont allés jusqu'à réséquer la tête et le col du fémur, sans songer que le seul résultat de cette opération grave devait être de remplacer la boiterie existante par une autre boiterie généralement plus disgracieuse.

Aujourd'hui, le traitement sanglant de la coxa vara signifie pour tous ostéotomie ; l'on ne discute plus que sur la question de savoir si celle-ci sera linéaire ou cunéiforme.

La première, l'*ostéotomie linéaire*, est plus facile, plus expéditive, plus simple ; pouvant se faire par voie sous-cutanée, c'est à peine une opération. Tenez-vous-y, si vous avez peur de toute intervention à ciel ouvert sur le fémur.

Sectionnez l'os immédiatement au-dessous du trochanter, c'est *toujours beaucoup plus facile*. L'ostéotomie sera non pas exactement transversale, mais

plutôt légèrement oblique en bas et en dedans. Ne coupez à l'ostéotome que
les 2/3 de l'épaisseur du fémur : brisez le dernier 1/3 par ostéoclasie. Vous arriverez ainsi à des résultats très appréciables.

Mais l'ostéotomie cunéiforme faite à ciel ouvert, en voyant bien ce qu'on
fait donne un bénéfice plus certain, et elle reste une opération bénigne pourvu
qu'elle porte au-dessous du trochanter (même immédiatement au-dessous)
et qu'elle soit pratiquée en deux fois en cas de coxa vara double (à un mois
d'intervalle). Elle ne serait plus bénigne ou du moins pas sûrement bénigne

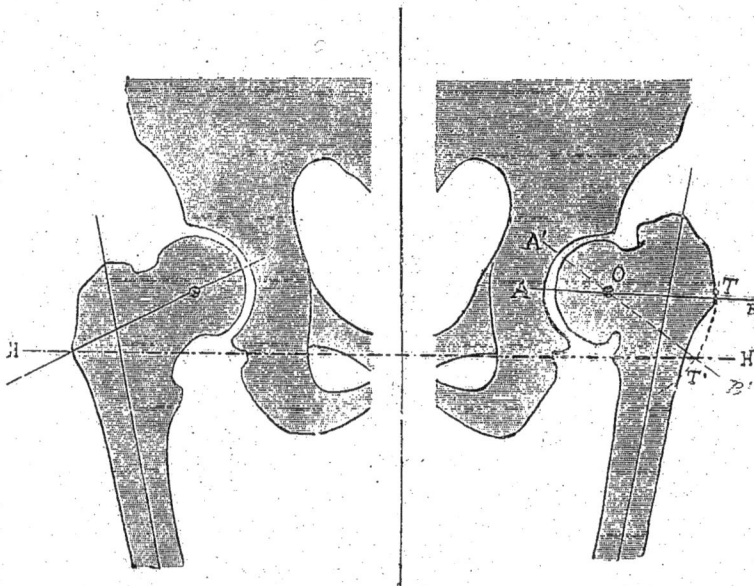

Fig. 991 et 992. — Détermination de l'angle du coin osseux dans la coxa vara initiale. Pour que les
longueurs fonctionnelles respectives des deux fémurs soient égales, il faut que le point T, marqué
sur le côté gauche, arrive à la même hauteur que son congénère droit, c'est-à-dire sur la ligne horizontale, H H perpendiculaire à l'axe du corps, soit en T'. Pour parvenir à ce nouveau point, une
fois l'ostéotomie faite et la consolidation obtenue, ce point T aura parcouru un arc de cercle (pointillé) dont le centre correspond au centre de rotation O de la tête fémorale En joignant par un trait
le centre de rotation de la tête à ce nouveau point T', on aura la direction du nouvel axe de l'extrémité supérieure du fémur, après correction ; l'angle formé par ce nouvel axe avec l'ancien A O T B
sera exactement l'angle du coin osseux à enlever.

dans les conditions inverses, c'est-à-dire si elle était faite au niveau du col anatomique ou dans l'épaisseur de ces trochanters très hypertrophiés et si elle était
faite en une seule séance sur les deux fémurs.

Le gain donné par l'ostéotomie cunéiforme a-t-il bien besoin d'être démontré ?
Prenez votre canne et supposons que vous coupez un coin ici, au niveau du coude,
comme cela (fig. 986), en épargnant, si vous voulez, quelques fibres de bois
sur le bord aigu du coin. Supposons ensuite que vous *redressez le coude*, comme
si vous vouliez donner à votre canne la forme d'un bâton. Il est évident qu'en
ouvrant ainsi de plus en plus ce compas à branches inégales, vous obtiendrez
pour les extrémités (A et B) *un écartement de plus en plus grand*.

Vous pouvez conduire l'expérience jusqu'au bout, avec du carton. Découpez
ce carton en fémur coxa vara, entaillez un coin à l'endroit voulu et redressez-le ;
il vous donnera l'allongement prévu. L'allongement sera d'autant plus sensible

que l'angle primitif de la diaphyse et du col était plus petit. Une autre conclusion, c'est que l'allongement sera d'autant plus grand que le sommet du coin enlevé se trouvera situé plus haut. Le calcul et les constructions au compas vous conduisent également à ce résultat.

En pratique, nous ferons donc la résection *immédiatement au-dessous du col.* C'est d'ailleurs le seul système qui nous permet d'obtenir pour le fémur la recti-

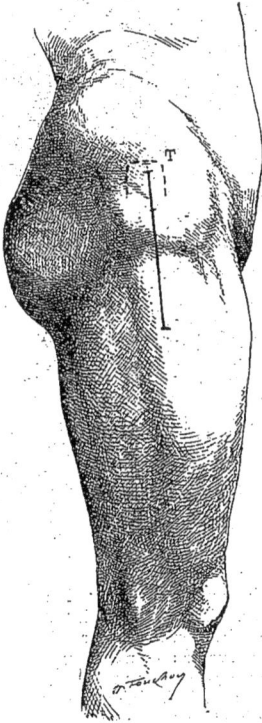

Fig. 993. — Ostéotomie cunéiforme, incision de 5 à 6 centimètres, dont l'extrémité supérieure répond sensiblement à la ligne de Nélaton (ligne qui va de l'épine il. a. s. à l'ischion).

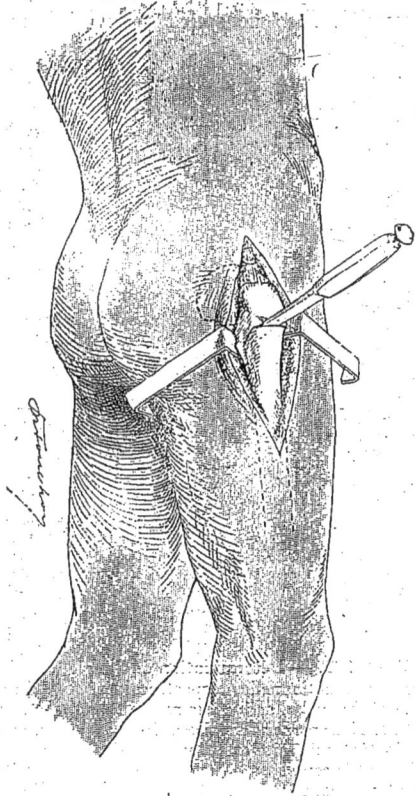

Fig. 994. — Ostéotomie cunéiforme *(suite)*. Première incision de l'os. Le tranchant de l'ostéotome est placé sur le point correspondant à la limite supérieure du coin osseux à enlever. L'instrument est incliné à 25° environ de haut en bas, par rapport au plan osseux. Quelques coups de maillet l'amènent à la profondeur voulue.

tude la plus complète. Nous aurons ainsi un double avantage, le maximum d'allongement pour la jambe, et le minimum de déviation pour la ligne du fémur (et notre opération restera, pourtant, aussi bénigne sensiblement que si nous la faisions plus bas).

Grâce à notre intervention, le buste, lui aussi, s'allongera en se redressant. Avant l'opération, l'enfant canarde, le buste se tord de tous côtés, la verticale n'est pour lui qu'une position de transition. Lorsque la pointe du trochanter ne viendra plus buter sur l'os iliaque, la verticale deviendra rapidement la position préférée de l'enfant pour son buste. Le niveau de l'épaule sera remonté de la valeur de l'*allongement de la jambe*, du *redressement de la jambe vers la verti-cale* et enfin du *redressement du buste* (3 effets). Evidemment, le principal béné-fice viendra de la possibilité des divers mouvements.

Et maintenant, quelques mots sur la technique opératoire.

Technique de l'ostéotomie cunéiforme

Le sujet sera couché sur le côté sain, de manière que la face externe de la hanche malade se présente en haut, bien au jour.

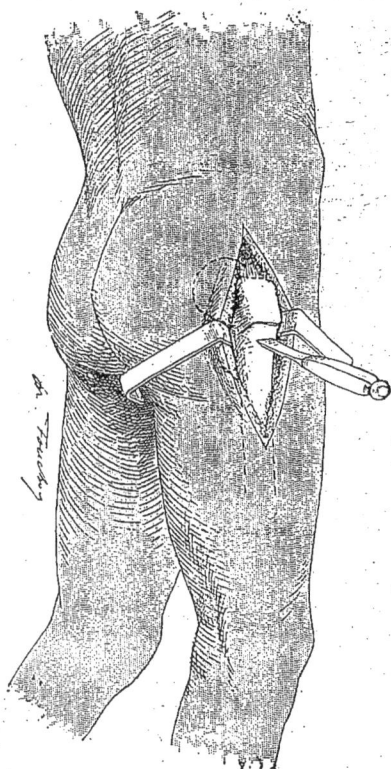

Fig. 995. — Ostéotomie cunéiforme *(suite)*. Deuxième incision osseuse suivant l'angle déterminé. Le tranchant est placé parallè-ement à la première incision. Au niveau du bord inférieur du coin, il est incliné de 25° et vient s'enfoncer dans l'os, de façon à venir rejoindre la partie profonde de la première incision.

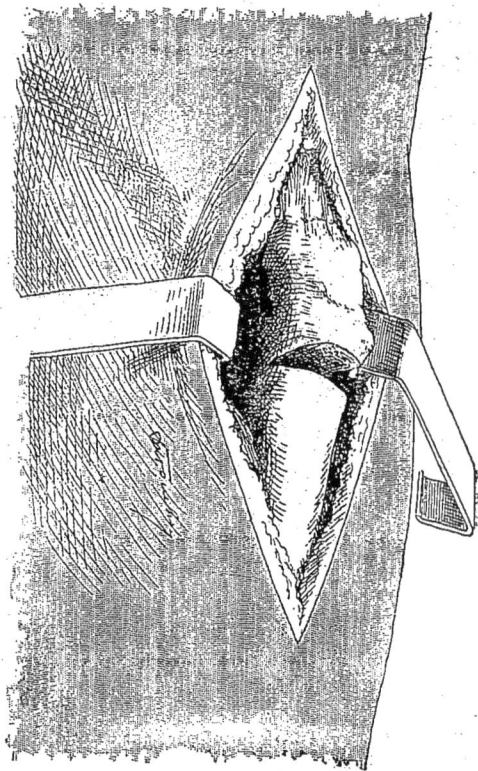

Fig. 996. — Ostéotomie cunéiforme *(suite)*. Le segment osseux circonscrit par les deux inci-sions à l'ostéotome est enlevé, il ne reste plus qu'à achever la section par une ostéoclasie.

Sur le milieu de la face externe du trochanter, on trace une incision verticale de 5 à 6 centimètres environ, dont l'extrémité *supérieure* répond à la ligne de Nélaton (qui va de l'épine iliaque A. S. à l'ischion).

D'un premier coup, on incise la peau ; d'un deuxième coup, on enfonce le bistouri jusqu'à l'os, lequel est à une profondeur de 1, 2, 3 centimètres, suivant que le sujet est maigre ou gras ; la peau étant surtout séparée de l'os par le panni-cule adipeux plus ou moins épais, tandis qu'il n'y a là qu'une lame *mince* de fibres aponévrotiques, musculaires et tendineuses.

Un troisième coup de bistouri fend le périoste sur une longueur sensiblement égale à celle de l'incision cutanée. Alors, on s'occupe avec une rugine plate à décoller les deux lèvres périostées ; on va jusqu'aux deux bords de la face externe de l'os, de manière à bien mettre à nu toute la largeur du fémur à couper. Cette largeur (ou diamètre) est de 2 à 3 centimètres, suivant l'âge du sujet. Il vous faut avoir un ostéotome ou un ciseau à froid très solide ayant à peu près cette même

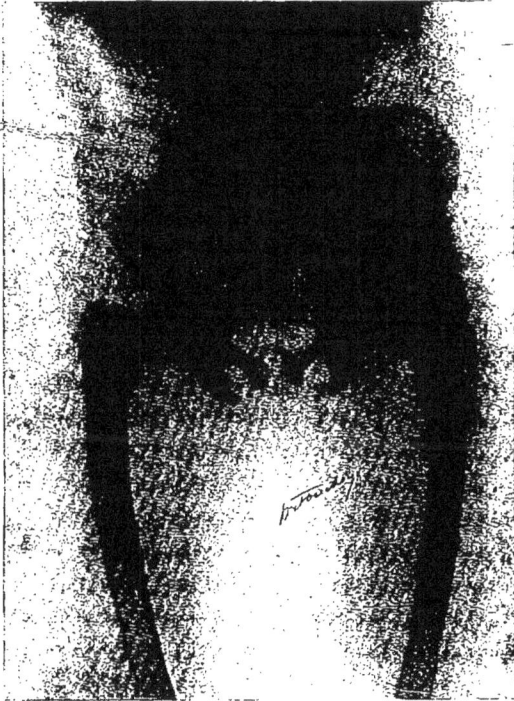

Fig. 997. — Un type de *coxa vara* commençante. Malade âgé de 12 ans, radio prise le 5 avril 1905. On voit que l'angle formé par l'axe du col et celui de la diaphyse atteint à peine 88° au lieu de 130°. Le col tout entier est infléchi, des deux côtés, signe caractéristique de la *coxa vara* « essentielle » (voir fig. suivante, les progrès faits par la maladie en six ans, malgré l'extension et le repos relatif et malgré un traitement général anti-rachitique).

largeur, afin de pouvoir faire une section rapide, nette et franche de toute la largeur de l'os.

Quelles sont les limites supérieure et inférieure de la base du coin à enlever ? Elles diffèrent suivant les cas : les figures 991 et 992 vous les indiquent ; elles seront proportionnelles à la déviation et au degré d'abduction que vous voulez obtenir. D'un mot, il faut que l'angle d'ouverture du coin soit égal à ce qui manque à l'angle du col et de la diaphyse, chez votre malade, pour atteindre l'angle normal qui est de 130° ; si l'angle de votre coxa vara est de 80°, l'angle de votre coin osseux sera 130° — 80° — 50°.

Vous pourriez arriver aussi par tâtonnements à déterminer cet angle du coin osseux... en enlevant, de proche en proche, des copeaux osseux, jusqu'à ce que l'abduction de la cuisse atteigne environ 45°.

Plus simplement encore, on peut dire (parce que c'est suffisamment exact d'une manière générale) que la *base* du coin osseux aura un peu plus de 1 centimètre (mettons 1 cent. 1/4) chez l'enfant au-dessous de 10 ans, et 2 centimètres environ chez les sujets de plus de 10 ans.

La *profondeur* du coin sera de 1 cent. 1/2 à 2 centimètres pour les enfants de moins de 10 ans ; 2 cent. 1/2 pour les sujets de plus de 10 ans.

Connaissant ces deux dimensions (profondeur et largeur du coin osseux), il vous est facile de voir le degré d'obliquité à donner à l'ostéotome (les deux entailles supérieure et inférieure sont obliques en sens inverse ; il faut leur donner

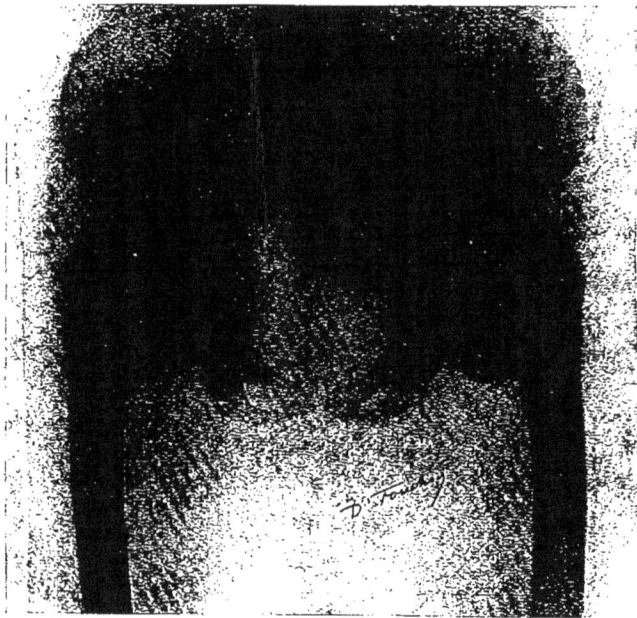

Fig. 998. — Le même enfant (7 juillet 1911), c'est-à-dire six ans plus tard : comparer avec la figure précédente pour saisir les progrès faits en six années, par la difformité. L'angle du col et de la diaphyse n'est plus que de 50° environ. Le trochanter fortement hypertrophié vient buter contre l'os iliaque dans les mouvements d'abduction (voir fig. 999).

la même obliquité pour que les deux sections osseuses arrivent ensuite à se correspondre exactement).

Ai-je besoin de dire qu'il faut avoir un ostéotome non seulement large, mais solide, et aussi un très bon et solide marteau.

Lorsque le coin osseux est détaché, le fémur ne se brise pas encore ; il reste à sa partie profonde des fibres osseuses formant attelle ; vous les briserez par ostéoclasie. Pour pouvoir les faire céder sans trop d'efforts ou de traumatisme pour les malades, il faut que la section osseuse obtenue par l'instrument tranchant représente environ les deux tiers de l'épaisseur de l'os.

Aussitôt l'os brisé (après votre effort d'ostéoclasie, et vous êtes averti de ce brisement par un craquement toujours très net), vous réalisez la mise au contact des deux surfaces.

Sachez que vous serez presque toujours arrêté dans ce mouvement d'abduction par la résistance des fibres rétractées des muscles adducteurs ; mais si vous insistez, si vous répétez ces mouvements d'abduction, vous verrez ces muscles se distendre peu à peu. Vous y aidez en faisant masser et pétrir ces muscles, en faisant, au besoin, rompre leurs insertions au pubis [1].

Parfois (rarement), la jointure de la hanche est un peu enraidie ou ankylosée, et vous aurez besoin, pour écarter le fémur, de rompre, en outre, ces adhérences articulaires ostéo-fibreuses, mais vous y réussirez par ces mêmes manœuvres d'abduction qui distendent à la fois la capsule articulaire rétractée et les tendons raccourcis ; vous poussez ces manœuvres d'abduction aussi loin qu'il est nécessaire pour réaliser le contact des deux surfaces osseuses avivées.

Vous immobilisez ensuite la cuisse dans une abduction de 45°, mais auparavant vous avez fait, évidemment, la toilette de la plaie, enlevé tous les petits

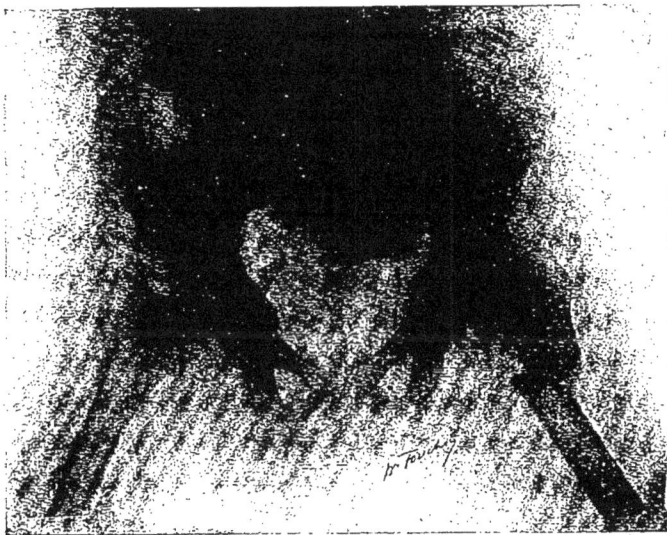

Fig. 999. — Le même enfant — après l'opération sanglante, radio prise le 5 septembre 1911 — deux mois après les opérations, à la sortie de l'appareil plâtré, les deux membres sont encore en abduction. Du côté droit — il a été fait une ostéotomie linéaire ; la soudure est osseuse et solide — mais il y a un chevauchement léger des deux fragments osseux. Du côté gauche, au contraire, où l'ostéotomie a été faite cunéiforme, la soudure osseuse s'est produite sans déplacement ni chevauchement (ce qui démontre bien la supériorité de l'ostéotomie cunéiforme sur l'ostéotomie linéaire, au point de vue du bénéfice orthopédique et esthétique) (voir fig. 1000).

débris osseux, réalisé l'hémastose et suturé la peau au catgut — sans drainer à moins qu'il n'y ait des décollements ou des clapiers vous faisant craindre la formation d'un hématome.

Pour appliquer le plâtre, le sujet a été remis à plat sur le dos. Cet appareil est identique (comme modèle et dimensions et mode de construction) au grand plâtre de coxalgie allant de l'ombilic aux orteils [2]. On laisse ce plâtre 2 mois 1/2.

En cas de coxa vara bilatérale, l'opération se fait, avons-nous dit, en deux temps, (en laissant un mois d'intervalle environ entre les deux interventions).

Au bout de 2 à 3 mois de plâtre, les jambes sont libérées ; elles vont revenir

1. Voir la technique de cette rupture, p. 339.
2. Voir tous les détails de cette technique de la construction du grand appareil plâtré, pages 318 et suivantes.

peu à peu d'elles-mêmes au parallélisme. Il n'y a plus qu'à faire des massages, des mouvements actifs et passifs, des exercices de marche progressifs avec des béquilles, tout d'abord, puis avec des bâtons, enfin avec une seule canne.

Le traitement est fini, au bout de 6 mois, environ, après l'opération.

Et les résultats fonctionnels qu'on obtient sont ainsi parfaits ou presque parfaits.

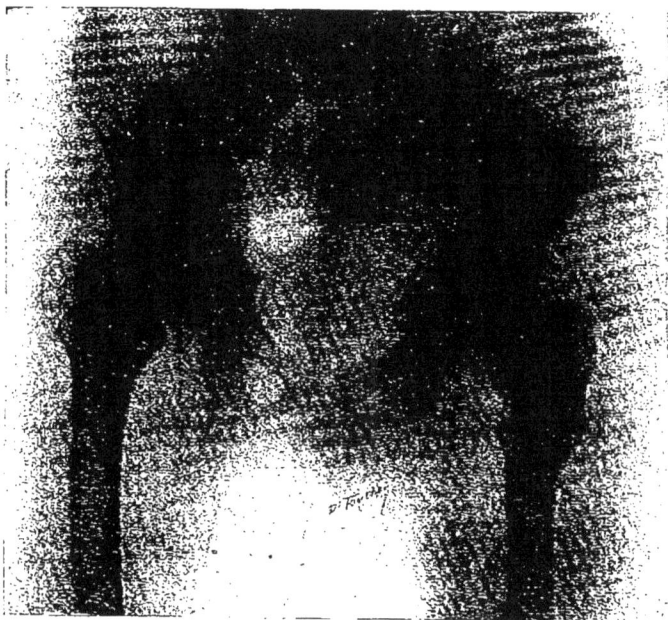

Fig. 1000. — Radio prise six mois après les opérations, le 5 février 1912. L'abduction a disparu, les membres sont en rectitude. On voit que l'angle cervico-diaphysaire s'est ouvert et qu'il mesure actuellement 120° environ, c'est-à-dire à peu près la normale. La pointe du trochanter s'est abaissée et éloignée de l'os iliaque ; par ce même mouvement les insertions inférieures des fessiers sont à leur niveau normal. C'est la guérison anatomique. Quant au résultat fonctionnel, il est également parfait, pas tout à fait cependant à droite (ost. linéaire), et il y a un raccourcissement de 8 mm. de ce côté, tandis que la guérison est absolument impeccable à gauche, côté de l'ostéotomie cunéiforme.

Les parents vous avaient donné des malades qui canardaient à chaque pas : vous leur rendez des enfants dont la démarche est normale.

En résumé, nous savons aujourd'hui guérir les troubles fonctionnels de la coxa vara : 1º par un simple traitement médical (avec le repos et l'extension dans les cas légers) ; 2º par un traitement orthopédique (distension des adducteurs et plâtre) dans les cas moyens ; 3º par un traitement chirurgical (ostéotomie linéaire ou cunéiforme) dans les cas les plus graves.

Et, ce qui n'est pas le moindre avantage de cette thérapeutique curatrice, c'est qu'elle pourra être appliquée par tous les praticiens de bonne volonté.

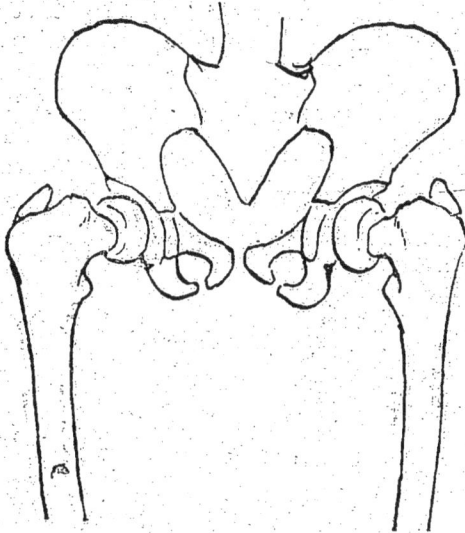

Fig. 1001. — Décalque de a radio de la fig. 997.

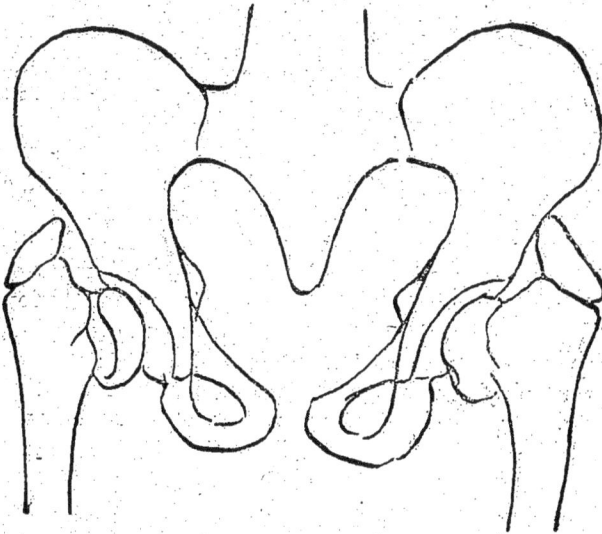

Fig. 1002. — Décalque de la radio de la fig. 998.

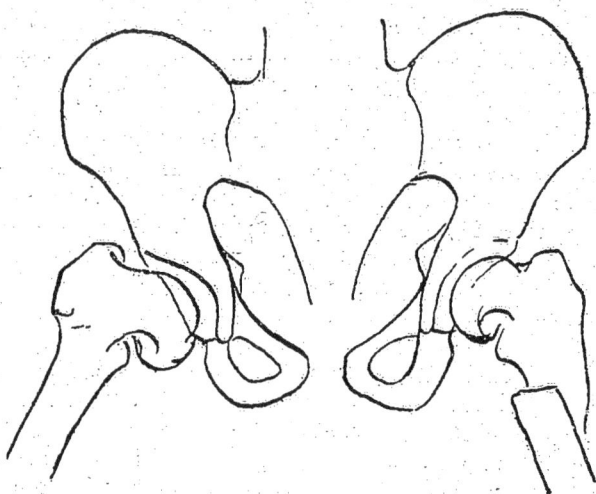

Fig. 1003. — Décalque de la radio de la fig. 1016.

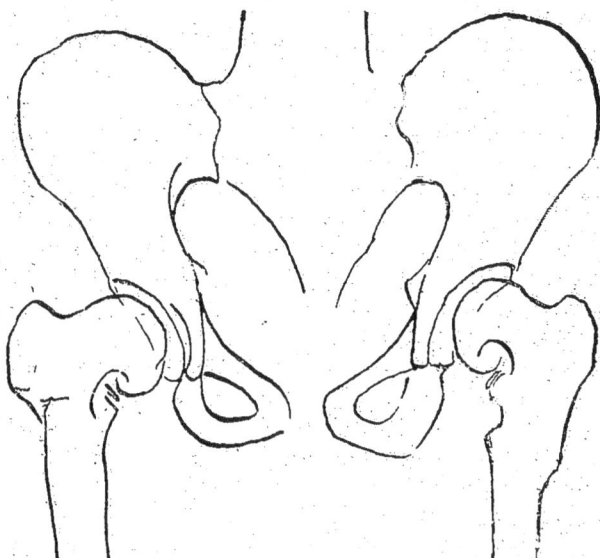

Fig. 1004. — Décalque de la radio de la fig. 1017.

NOTE SUR LA COXA VARA DES ADOLESCENTS

Nous ne voulons pas clore ce chapitre sur la coxa vara sans vous dire que nos études et observations (consignées dans un mémoire de la *Quinzaine thérapeutique* [1]), nous ont conduit à cette conviction absolue que la coxa vara essentielle de l'adolescence est une maladie infiniment rare et que dans la pratique, à peu près toujours, ce qu'on soigne sous cette étiquette c'est tout simplement une fracture du col ou décollement épiphysaire méconnus, ou plutôt un reliquat de fracture ou de décollement plus ou moins anciens, passés inaperçus.

Nous en sommes arrivé à croire que presque tous les cas de soi-disant coxa vara sont superposables à celui dont nous avons donné les radiographies pages 682 et 683, lequel nous avait été envoyé par un grand maître, pour « coxalgie ou coxa vara », disait-il, un peu hésitant et qui en réalité n'était ni l'un ni l'autre, mais bien une fracture du col (comme ce maître en a convenu lui-même au vu de nos radiographies), fracture qui avait été méconnue tant le traumatisme initial avait été insignifiant et tant la fonction du membre avait été peu troublée. Pensez donc que ce jeune homme n'avait pas cessé un seul jour de marcher ! Et combien d'autres malades nous ont été envoyés avec les diagnostics de coxa vara ou de coxalgie et chez qui nous avons reconnu un décollement épiphysaire ou fracture du col, que nous avons immédiatement traités comme tels : c'est-à-dire sous chloroforme par les manœuvres de réduction propres à cette fracture, en portant le membre en rotation interne très forte et abduction, et que nous avons ainsi **guéris intégralement** en quelques mois, de ces pseudo-coxa vara ou coxalgies traitées inutilement depuis 6 mois, un an et plus, par le repos et l'huile de foie de morue ! Ces guérisons fonctionnelles intégrales, à elles seules, sans même faire état pe nos radiographies (irréfutables) d'avant et d'après, montrent le bien fondé de notre opinion.

Conclusion pratique : Lorsqu'un malade, surtout un adolescent, vous arrivera avec le diagnostic de coxalgie apparue subitement après un traumatisme même léger et une déformation qui rappelle celle de la coxa vara, montrant un *raccourcissement* existant *dès le début* [2] en même temps que de la rotation externe, ou avec une radiographie de soi-disant coxa vara, pensez immédiatement à l'existence possible et même probable d'une fracture du col ou d'un décollement épiphysaire ; faites les manœuvres de réduction indiquées dans le chapitre précédent à propos de ces fractures du col, et aussitôt après ces manœuvres reprenez une nouvelle radiographie pour voir si tout n'est pas rentré dans l'ordre anatomiquement, auquel cas la guérison fonctionnelle suivra — toujours comme dans notre cas (figuré page 682), lequel illustre si bien ce que nous disons là, qu'il nous dispense de vous donner toute autre explication et toutes les autres observations aussi probantes, recueillies par nous dans ces dernières années. Et si la réduction chez votre malade n'est pas possible extemporanément, n'en concluez pas qu'il ne s'agit pas d'une vieille fracture, car ça peut être une fracture déjà soudée, auquel cas vous la traiterez comme il a été dit pages 685 et suivantes.

Conclusion très consolante puisqu'elle vous permet d'espérer des guérisons intégrales et rapides chez des malades très souvent estimés incurables — par ceux qui les avaient soignés avant vous.

1. Voir *Quinzaine médicale*, décembre 1912. « La coxa vara est-elle un accident du travail ? Ce qu'en a dit le Congrès de chirurgie » (avec 10 figures), par F. Calot.

2. Tandis que dans la coxalgie vraie, au début, il y a, tout au contraire, allongement.

SUR L'INSUFFISANCE DE L'HÉLIOTHÉRAPIE

DANS LE TRAITEMENT LOCAL DES TUBERCULOSES EXTERNES

Sommaire. — Le rôle de l'insolation a été fort exagéré ou même dénaturé par quelques uns : c'est aujourd'hui comme hier, un adjuvant, un de nos très nombreux adjuvants, mais rien de plus dans notre lutte contre les tuberculoses externes. — Son action, *bonne* contre les plaies tuberculeuses en surface, est *nulle* contre les tuberculoses *fermées* (que les radiations solaires n'atteignent point) et *mauvaise*, trop souvent, pour les *fistules* de cause *profonde* (coxalgie, mal de Pott, etc.).

Oui, mauvaise ; à côté de ses avantages, elle a ses inconvénients et ses dangers qui peuvent être mortels (en amenant des rétentions purulentes, des généralisations tuberculeuses, des méningites (Vignard), etc.

Pour juger l'héliothérapie si nous interrogeons :

1º **La science pure** ; elle nous répond par la voix la plus autorisée, celle de Daniel Berthelot (1914) que « l'héliothérapie n'a été soumise (jusqu'alors) qu'aux lois d'un **empirisme grossier** »...et n'a « pas de base vraiment scientifique. »

2º **La clinique** ; celle-ci nous répond :

a) *Pour le pourcentage des morts :*

Que les statistiques générales de Berck où l'on ne donne à l'insolation que le rôle qui lui est dû, celui d'adjuvant, portent 1 p. 100 de décès — tandis que les statistiques de ceux qui se réclament de l'héliothérapie en accusent 4 fois plus, soit 4 p. 100 de morts, et ils en auraient encore bien davantage s'ils n'avaient pas le bon sens de continuer à suivre sur la plupart des points les méthodes qu'ils sont venus apprendre à Berck, méthodes qui depuis plus de 20 ans ont fait leurs preuves (pour tout médecin renseigné) et changé du tout au tout le pronostic des grandes tuberculoses osseuses (coxalgies et mal de Pott), celles qui tuent :

Les principaux articles de ces méthodes de Berck étant comme vous savez : **Jamais d'opérations sanglantes,** mais *ponctions* et *injections.* — **Repos** et **immobilisation** parfaite avec des appareils plâtrés. — Pas de **redressement violent,** mais des redressements progressifs. — **Aération continue.** — **Suralimentation** rationnelle et surveillée.

(Notez que nous tenons à ne pas parler ici de l'appoint du traitement marin, mais seulement de ce traitement général que tout praticien peut faire partout.)

Et c'est leur fidélité (relative) à ces méthodes apprises à Berck, qui explique les succès (relatifs) des adeptes de l'héliothérapie : pas d'autre secret des résultats qu'ils peuvent montrer.

Plus ils se rapprocheront des méthodes de Berck, plus leurs statistiques générales seront bonnes ; plus ils s'en éloigneront, plus elles seront mauvaises.

Voilà pour le pourcentage des morts.

b) Pour ce qui est d'abréger la **durée** de ces maladies, nous pensons avec tous nos confrères de Berck, que l'héliothérapie n'a aucun avantage certain.

c) Pour ce qui est de favoriser la **sortie des séquestres,** nous pensons avec Broca, que l'héliothérapie (contrairement à ce qui a été dit), n'a non plus aucune action spéciale.

d) Pour ce qui est de calmer les **douleurs** des ostéo-arthrites, nous pensons avec Redard qu'il est faux que l'héliothérapie vaille plus et même autant, à beaucoup près, qu'un de nos plâtres inamovibles [1].

e) Pour ce qui est de la **qualité des résultats** orthopédiques, nous estimons (encore avec Redard) que l'héliothérapie en obligeant à renoncer, en beaucoup de cas, aux appareils inamovibles, a fait (dans l'ensemble) beaucoup plus de mal que de bien pour la

---

1. Le plâtre est le meilleur analgésique parce qu'il est le meilleur antiphlogistique et le meilleur immobilisateur. De plus, nous pouvons associer au plâtre une extension continue (association très avantageuse en certains cas, et facilement réalisable par un procédé personnel que nous avons décrit dans notre **Orthopédie et Chirurgie de guerre,** pour le traitement des fractures, en particulier des fractures de cuisse).

valeur orthopédique des résultats ; ces appareils classiques assurent beaucoup mieux que tout autre traitement la correction des gibbosités, la rectitude des membres, la sauvegarde ou la restitution des fonctions articulaires .1.

C'est surtout dans le mal de Pott que l'insolation, en sacrifiant l'immobilisation par le corset plâtré, a fait 100 fois plus de mal que de bien pour la guérison du foyer et pour la qualité de la guérison.

Ce sommaire vous donne l'essentiel. Entrons dans quelques détails.

L'insolation est aujourd'hui à la mode dans un certain milieu ; et quelques médecins simplistes ont même voulu tout récemment faire de cette pratique, vieille comme le monde, une véritable panacée contre toutes les maladies, et surtout contre les tuberculoses externes.

Parce que les cultures tuberculeuses *in vitro* exposées directement au soleil sont modifiées favorablement...

Comme s'il était permis de conclure de là à ce qui se passe sur l'organisme vivant. Si les rayons ultra-violets tuent les bacilles, ils peuvent tuer également les cellules vivantes ; voilà pour les plaies tuberculeuses en surface.

Quant aux foyers tuberculeux fermés ou profonds, c'est bien autre chose encore, puisqu'ils sont manifestement hors de l'atteinte des rayons solaires.

En effet, sans qu'il soit besoin de redire ici comment agit l'héliothérapie, il nous suffira de rappeler que la peau n'est point perméable [2] aux rayons ultra-violets ou thérapeutiques.

Sous l'influence des radiations solaires, il se produit bientôt un pigment qui est un écran venant renforcer encore cette action de la peau et arrêter les rayons. Il est dès lors étrange, comme le remarque le prof. Nogier, qu'on vienne parler d'actions profondes de l'ultra-violet !

C'est dire qu'en mettant à part les ulcérations tuberculeuses de la peau où l'insolation directe peut être efficace à la manière de tant d'autres agents physiques ou chimiques portés à même sur la lésion, et ainsi pouvant agir sur elle : air pur, air marin, air chaud, air chargé de substances médicamenteuses, à la manière de la lumière, sous ses diverses applications : lumière Finsen, lumière électrique, à la manière des eaux thermales et minérales et de celles dites cicatrisantes : Barèges, Salies, etc., à la manière des rayons X et de tant de topiques et antiseptiques préconisés contre les plaies, et dont chacun a ses partisans, parce que chacun compte des succès, en mettant à part, dis-je, ces ulcérations cutanées contre lesquelles les radiations solaires peuvent agir comme tous les autres agents, parfois moins bien et parfois mieux, suivant les cas, nous estimons

---

1. Au total, le plâtre judicieusement employé, reste le meilleur traitement préventif des ankyloses. Nous avons décrit dans notre traité des *tumeurs blanches* (Masson, éditeur) : « Si les parents vous disent : Nous craignons le plâtre, parce que nous craignons l'ankylose, vous leur répondrez : ce qui ankylose, c'est infiniment encore le plâtre que les inflammations graves et prolongées ; et le meilleur moyen d'éviter l'ankylose sera de supprimer l'inflammation le plus vite possible. Or, il est certain qu'avec un plâtre et des injections articulaires, la guérison sera beaucoup plus rapide et plus sûre qu'avec tous les autres traitements. C'est pour cela que nous recourons à la fois aux injections et au plâtre. Avec ce traitement, la guérison du foyer s'obtient généralement en 4 à 5 mois, après quoi nous enlèverons le plâtre » (mais en laissant encore le malade au repos, voir chap. VII, les Tumeurs blanches). Or, en 4 à 5 mois chez les enfants surtout, les mouvements n'ont pas eu le temps de se perdre, ou tout au moins de se perdre sans retour.

Voilà pour l'emploi du plâtre dans la tuberculose des membres. Quant au mal de Pott la nécessité du plâtre y est encore moins discutable, comme nous le verrons plus loin.

2. Unna, Finsen, Freund, Miramond de Laroquette, etc.

que c'est une erreur grave et dangereuse de croire ou de faire croire que l'insolation est le meilleur traitement local des tuberculoses externes.

Et notre jugement est aussi celui de bon nombre de ceux qui ont expérimenté le plus largement ce mode de traitement, et qui sont bien revenus de leurs illusions premières à ce sujet.

Malheureusement, à la suite des affirmations tranchantes, répétées, des partisans aveugles de l'héliothérapie, il s'est formé dans certains milieux un courant d'idées erronées qui a conduit aux plus grossières hérésies et déjà fait dire et commettre bien des sottises !

N'est-il pas des chirurgiens qui ont écrit : « Nous pouvons maintenant opérer les tuberculoses *impunément*, car les fistules, laissées par notre opération, le soleil les guérira. » Traduisez : « Le soleil réparera nos gaffes ! » — Vous verrez plus loin qu'il ne les répare pas, hélas !

Sans doute, par désir de surenchère, un médecin a même osé dire qu'un petit coxalgique *avec destruction complète de la tête du fémur*, ayant été soumis pendant 6 mois à la cure solaire avait été guéri *intégralement, sans raccourcissement !* Non, non, pas cela ! au nom du plus simple bon sens.

On a vu encore mieux ou pis ! A la suite d'articles peu explicites sur l'héliothérapie, il s'est rencontré des médecins pour croire que des gibbosités pottiques avaient été redressées par la simple exposition au soleil (je l'ai entendu de mes oreilles) et que maintenant le soleil buvait les bosses !... — Fantaisie, j'allais dire ineptie, qui fera sourire tous ceux qui ont une once d'esprit critique et sans doute, les auteurs eux-mêmes de ces belles cures, soi-disant obtenues sans moyens mécaniques.

Cela fait sourire, mais quel danger pourtant de prêter par des écrits trop peu précis à d'aussi absurdes et d'aussi fâcheuses interprétations ! Et dans quelles erreurs aux pires conséquences, peuvent tomber demain les praticiens qui suivraient à la lettre ceux pour qui l'héliothérapie est la panacée dans les tuberculoses externes ! La déduction qu'ils en vont tirer, et plusieurs l'ont déjà fait, comme nous verrons, c'est qu'un pottique se promenant tout nu au soleil guérira mieux que celui dont le dos reste au repos dans un bon plâtre inamovible, ou bien qu'un pottique avec abcès ouvert (par le chirurgien, ou spontanément) guérira plus sûrement et plus vite que celui dont l'abcès a été ponctionné et injecté, mais non soumis localement à l'héliothérapie.

A ceux-là je veux apprendre, puisqu'ils semblent l'ignorer, que les médecins qui ont le plus appliqué la cure solaire, avouent qu'ils ont 10 fois plus de décès chez les malades leur arrivant avec des fistules que chez les autres ; par exemple, le professeur Bardenheuer et les médecins suisses qui ont écrit loyalement : « Nous sommes tout à fait de l'avis de M. Calot, lorsqu'il proclame qu'ouvrir les tuberculoses ou les laisser s'ouvrir, c'est ouvrir une porte à la mort. » Le dogme fondamental, sans lequel trop souvent il n'y aura pas de salut, c'est donc toujours qu'il ne faut jamais produire ni laisser se produire de fistules.

Après cela voulons-nous soutenir que l'insolation ne peut rendre aucun service dans le **traitement local** [1] des tuberculoses externes ? Non, mais sachons

---

1. Notez que nous ne parlons ici que du traitement local. Quant au traitement général, l'insolation, sans être indispensable comme l'air et la lumière (Berthelot), l'insolation paraît favorable à la plupart des malades si elle est prudente et bien adaptée à chaque cas, faute de quoi elle risque d'être franchement nuisible, amenant de la fièvre, des congestions, des généralisations bacillaires et même de l'artério-sclérose, mais sous ces réserves et ces restrictions on peut en user ; en réalité on en use un peu partout,

au juste ce qu'elle vaut, afin de ne pas lui demander (pas plus qu'à nos autres agents thérapeutiques) plus qu'elle ne peut donner, sans quoi l'on s'exposerait aux plus fâcheuses déceptions.

Si son action est bonne contre certaines lésions, elle est nulle ou même mauvaise contre certaines autres.

A côté de ses avantages, elle a des contre-indications, même des dangers qui peuvent être mortels.

a) *Bonne*, généralement contre les ulcérations tuberculeuses [1] de la peau (parce que l'ultra-violet peut réellement les atteindre) contre les adénites cervicales ulcérées, les lupus ulcérés et les spina ventosa ulcérés. Elle agit ici, nous l'avons dit, à la manière de tous les topiques, antiseptiques, et agents physiques et chimiques connus. Et l'on a vu toutes les médications dans les cas de spina ventosa ulcérés, par exemple, amener la sortie des séquestres. Plus exactement la nature seule y suffit généralement, cette sortie des séquestres peut se faire spontanément : il n'est donc pas vrai de dire, comme on l'a dit à la légère, que c'est là un effet propre à l'héliothérapie.

b) *Action nulle*, dans les tuberculoses fermées ; exemple, un genou fongueux, un mal de Pott, une coxalgie (parce que les radiations solaires ne les atteignent pas).

Combien de médecins impartiaux, comme par exemple le docteur Cayre, de Berck, qui après avoir beaucoup espéré de l'héliothérapie, reconnaissent aujourd'hui son impuissance complète dans tous les cas dont nous parlons ici.

c) *Action mauvaise*, trop souvent dans les cas de fistules profondes (coxalgie ou mal de Pott). Sous l'influence des radiations solaires les ulcérations cutanées et les orifices de ces longs trajets fistuleux tendent à s'épidermiser, et comme l'épidermisation se fait sans que soient éteints les foyers d'où vient le pus, on exalte ainsi la virulence des germes septiques retenus en vase clos. Et alors qu'adviendra-t-il ? Ou bien par un drainage hâtif, on aura raison des accidents,

avec, il est vrai, beaucoup moins de mise en scène et de mystère et d' « affaires » ici que là...

A Berck, « depuis toujours », les enfants ont vécu du matin au soir sur cette immense plage nue, dans un bain perpétuel d'air pur (et marin) et de lumière. L'on y a donc de tout temps associé sans aucun esprit d'exclusion ni de système, l'action du soleil au traitement marin.

Et pour ceux qui croient à la signification particulièrement favorable de la pigmentation (ce qui est d'ailleurs contesté par un certain nombre de biologistes), ajoutons ce fait depuis longtemps noté : que nulle part les enfants ne sont aussi *halés* qu'à Berck, à cause des actions réunies de l'air salin, des grands vents, de la grande lumière et du grand soleil réfléchis par la nappe marine et par le sable blanc de la plage.

C'est dire qu'on n'a pas attendu la mode actuelle pour user du soleil dans la juste et prudente mesure qui convient. Et si d'aucuns préconisent l'héliothérapie à l'altitude, nous leur répondrons que le Dr Barbier, médecin des hôpitaux de Paris, et les congressistes réunis à Cannes, en 1914, ont démontré que l'héliothérapie à la mer valait encore mieux...

1. C'est dans le cas d'ulcérations tuberculeuses multiples que l'insolation paraît faire merveille — ce sont ces cas qui ont fait sa réputation, parce que ces multiples ulcérations qui sont en effet heureusement modifiées par l'insolation, ont une apparence très maligne qui frappe beaucoup les gens du monde et même bon nombre de médecins non avertis. Or, sachez que les ulcérations, malgré cette apparence maligne, ont en réalité un pronostic très bénin et guérissent toujours **pourvu qu'on ne les opère pas** (v. page 936); elles guérissent par n'importe quelle médication, par la seule aération, par les rayons X et les topiques variés et même peuvent guérir toutes seules. Ainsi donc triompher avec de pareilles observations, c'est pour les adeptes de l'insolation, vouloir triompher à trop bon compte !

ou bien ce drainage ne suffira pas et l'on aura aggravé, ou même définitivement compromis la situation du malade en déclanchant tous les phénomènes classiques des résorptions septiques : fièvre vespérale, albuminerie, intoxication générale et déchéance progressive et fatale de l'organisme.

Et ce ne sont pas là des vues théoriques. Nous avons été appelé plusieurs fois auprès de malades ainsi soumis à l'insolation et qui loin d'avoir profité de ce traitement (institué pourtant par des chirurgiens très attentifs) en avaient souffert gravement ; sans parler des incidents fébriles ou de brûlures de la peau, ou des cas de néphrites à la suite de ces brûlures causées par l'héliothérapie, on peut citer des cas de mort qui sont bien survenus non pas malgré ce traitement, comme quelques-uns seraient tentés de le soutenir, mais à cause de lui.

Inutile d'insister davantage, mais tout cela devait être dit. Il nous a paru nécessaire de remettre les choses au point, de ramener à la note juste la valeur de cette médication. Notre devoir était de vous mettre en garde contre les mirages, les exagérations et les erreurs de cette religion nouvelle qui n'est même pas nouvelle.

N'oubliez jamais que dans le traitement local des tuberculoses externes, il est un *premier principe* qui domine tout, c'est de ne jamais ouvrir les foyers tuberculeux.

Un deuxième principe, c'est évidemment de porter nos remèdes où est le mal, c'est-à-dire au *contact immédiat* et *direct* des lésions fongeuses des os, ou articulations, ou ganglions, ou tissus mous. C'est là un aphorisme banal que nous sommes bien forcé de rappeler puisque certains paraissent l'avoir oublié totalement. Or nos injections modificatrices ou fondantes atteignent directement ces foyers, tandis que l'insolation ne les atteint pas.

1er exemple : Celui d'une **tuberculose suppurée**. Abcès de coxalgie ou de mal de Pott. Aucune comparaison possible entre le traitement local par les ponctions et le traitement par l'insolation.

Tout praticien familier avec la technique des ponctions et injections peut tenir hardiment la gageure qu'avec ce traitement local qui n'exclut pas évidemment un bon traitement général, ces abcès seront guéris dans les 2 à 3 mois (99 fois sur 100), tandis que traiter ces abcès par l'insolation, c'est se réduire à tout attendre d'un bon traitement général avec lequel la résorption du pus demandera 1 à 2 ans, ou davantage, si tant est qu'elle s'obtienne car ceci n'arrive guère dans plus de 50 p. 100 des cas, sans compter que cette guérison par résorption, lorsqu'elle s'obtient, est beaucoup moins parfaite [1], moins sûre et moins

---

1. Les soi-disant guérisons *spontanées* (obtenues sans aucune ponction, ou encore avec de simples ponctions sans injections) peuvent ne pas être complètes ou plutôt **ne sont pas complètes en règle générale** — tout au moins avant de longues années.

Dès qu'on ne perçoit plus de fluctuation au niveau de l'abcès, on dit guérison — c'est à tort, car cela signifie simplement que la partie liquide de son contenu s'est résorbée ; mais non pas qu'il n'y a plus de germes infectants dans sa paroi : en réalité il reste encore là pendant des années, et parfois indéfiniment, à la place de l'abcès (dans les vestiges et cicatrices de celui-ci) un résidu de matière caséeuse c'est-à-dire un foyer non éteint, qui est toujours capable de s'étendre de nouveau vers les parties voisines et pis encore, capable d'envoyer des germes dans tel organe éloigné, méninges ou viscères.

L'observation nous l'a montré : dans les cas où l'on a eu plusieurs années plus tard l'occasion de faire soit la biopsie, soit l'autopsie d'un de ces abcès, en apparence guéris par résorption, on a trouvé des débris de ce mastic tuberculeux.

La 1re observation de cette nature, observation typique, est celle bien connue de Dupuytren qui, ayant vu un abcès par congestion se résorber spontanément chez un

définitive que lorsqu'elle a été obtenue par des ponctions et injections, c'est-à-dire par l'expulsion au dehors de tous les produits morbides.

2e exemple : Celui d'une **tuberculose sèche** ou **fongueuse** ; une tumeur blanche fermée au genou. Même raisonnement que ci-dessus. Soumettre ce genou à l'insolation équivaut à le badigeonner de teinture d'iode ; en réalité c'est ne rien faire qu'un traitement général, lequel pour guérir demande des années, lorsqu'il guérit, car ici encore il est infidèle et peu sûr ; tandis qu'avec nos injections (qui n'excluent pas un bon traitement général) nous portons le remède sur la paroi tuberculogène de la face interne de la synoviale et sur la surface articulaire des os ; nous pouvons modifier ces fongosités ou les fondre pour ensuite les évacuer par ponctions (ce 2e mode de guérison étant d'ailleurs de beaucoup le plus sûr). Ici non plus pas de comparaison possible entre ce traitement local par injections bien faites, et le traitement local par insolation. Voyez, page 498 de ce livre, la statistique si éloquente de l'hôpital Cazin de Berck, laquelle comprend toutes les tumeurs blanches, au nombre de 311 (dont 176 du genou) traitées là dans l'espace de dix années, toutes soignées par nos injections intra

de ses malades, avait cru pouvoir conclure à sa guérison complète. Or, le malade étant venu à succomber de pneumonie 3 ans plus tard, Dupuytren retrouva à la place de cet abcès considéré comme guéri durant la vie, une petite masse de matière caséeuse, manifestement tuberculeuse.

Et combien d'observations superposables à celle-là, nous pourrions citer ici.

Encore tout récemment nous voyions un malade (atteint de mal de Pott) qui soumis à l'insolation il y a 6 ans, lui attribuait la guérison d'un abcès dorsal. Or on pouvait retrouver encore à la place de cet abcès soi-disant guéri, un noyau pâteux, fongueux, gros comme une noisette : (à noter que jamais, il y a 6 ans, la grosseur de l'abcès n'avait dépassé celle d'une noix). La guérison de l'abcès n'était donc qu'apparente. La partie liquide de son contenu était résorbée, mais non pas sa partie caséeuse, active, infectante. (Nous avons proposé à ce malade de faire dans cet abcès réduit, des injections fondantes suivies de ponctions, en lui assurant une guérison véritable et complète dans les 2 à 3 mois.)

Eh bien, c'est le **contraire** qu'on observe lorsqu'on a traité les abcès froids par le *nombre classique* d'**injections** *modificatrices* (à savoir 7 ou 8 injections, comme il a été dit au chap. III). En ce cas la guérison est véritable et complète, et définitive presque toujours.

A la place de l'abcès, on ne retrouve plus qu'un tissu purement fibreux sans traces d'éléments tuberculeux (à l'examen histologique et microbiologique que nous avons eu l'occasion de faire faire, en particulier par M. Noël Fiessinger).

Et cette disparition de tout élément tuberculeux à la suite du traitement par les injections a été constatée, non pas seulement au cas d'abcès, mais aussi au cas de tuberculose sèche ou fongueuse (du genou, par exemple) et au cas de tuberculose fistuleuse.

Rappelez-vous les preuves données (v. p. 127) par Coyon, Laurence et N. Fiessinger (laboratoire du professeur Robin) de la destruction réelle (et du mode de destruction) des bacilles des abcès froids traités par les injections modificatrices. Les bacilles sont détruits par des ferments protéolytiques qui liquéfient et digèrent les albuminoïdes, c'est-à-dire la substance même du bacille. Tantôt ces ferments sont apportés directement par les injections, exemple nos injections de pancréatine que, pour le dire en passant, nous avons été le premier à faire, dès l'année 1903, c'est-à-dire 3 ans avant les Allemands (voir notre communication au *Congrès de chirurgie*, octobre 1903 ; la 1re publication des Allemands est de juillet 1906). Tantôt les ferments sont apportés indirectement par les injections (au cas des injections de créosote, ou de naphtol) qui agissent en amenant d'abord, dans l'abcès, un afflux abondant de polynucléaires, puis en les détruisant pour mettre en liberté leur ferment protéolytique (qui est, avons-nous dit, l'agent de liquéfaction et de digestion des bacilles).

Résumons-nous : **La règle dans le cas de résorption spontanée de l'abcès, c'est une guérison apparente, mais non pas complète.**

La règle dans le cas d'abcès traités par les injections, c'est la guérison complète, réelle et définitive.

articulaires. Toutes ont été guéries, sans aucune exception et guéries sans une seule amputation, ni même une résection, guéries en 10 à 12 mois en moyenne — et guéries 9 fois sur 10 avec conservation des fonctions articulaires. Qu'on veuille bien nous présenter une statistique, non pas meilleure mais simplement aussi bonne, obtenue par une autre méthode quelconque ?

3e exemple : Celui d'une fistule tuberculeuse (de coxalgie, de mal de Pott) dont le soleil ne peut atteindre non plus le long trajet mesurant parfois 10, 15, 20 centimètres et davantage, tandis que nous pouvons l'atteindre avec nos injections de liquides ou de pâtes (dont nous avons donné les formules p. 176).

Non ouverture des foyers tuberculeux, injections modificatrices, appareils plâtrés, ces 3 dogmes restent debout tant que le vaccin antituberculeux n'aura pas été trouvé, tandis que l'insolation malgré tout le bruit qui s'est fait autour d'elle, malgré son vocable bien propre à frapper l'esprit du grand public, est d'une insuffisance flagrante dans presque tous les cas, sans parler des cas où elle est dangereuse...

Je finis par où j'ai commencé, le soleil est un adjuvant, un de nos très nombreux adjuvants et rien de plus. Gardons-nous de prendre l'accessoire pour le principal et d'attribuer à l'insolation des guérisons qui sont dues en réalité aux pratiques et méthodes employées concurremment avec elle, à savoir les pratiques et méthodes, déjà citées, de Berck, éprouvées depuis 25 ans !

Nécessité du corset plâtré dans le mal de Pott

J'ai dit que cette mode de l'héliothérapie avait déjà fait commettre bien des sottises.

L'an dernier, nous recevions un petit pottique de 6 ans, venu d'un pays voisin, avec une *gibbosité volumineuse*. Les parents nous ont dit : « Il y a 2 ans lorsqu'on a commencé à le soigner pour des douleurs apparues entre les omoplates, il n'avait pas le plus petit commencement de bosse, et aujourd'hui le voilà avec cette grosse saillie ! et cependant le médecin nous avait bien affirmé qu'en exposant régulièrement le dos au soleil et le mettant au repos, cela suffirait à le guérir. » Et ce médecin avait pourtant surveillé lui-même cette insolation quotidienne du dos, sans d'ailleurs rien faire d'autre pour lutter contre l'apparition puis la progression de cette gibbosité aujourd'hui énorme.

Cela est pitoyable. — Est-il besoin de dire que sans tarder nous avons mis cet enfant dans un grand corset de plâtre, avec fenêtre dorsale pour les compressions. Sa gibbosité ne sera plus exposée au soleil, c'est vrai : par contre, nous pouvons bien promettre qu'elle sera arrêtée et même effacée sûrement dans 1 an ou 2.

Mais, demandez-vous, ne pourrait-on pas cependant arriver à redresser une gibbosité sans corset plâtré ? — Oui, à la rigueur, de même qu'on peut, à la rigueur, arriver sans plâtre à maintenir une luxation congénitale réduite ou une fracture — en remplaçant le plâtre par des liens, bandages et sangles aussi peu pratiques que le plâtre est commode et confortable ; en se donnant 100 fois plus de mal, en défaisant et refaisant ces bandages chaque jour, et même plusieurs fois par jour et par nuit, et en laissant malgré tout une trop grande place à l'aléa, au risque d'échec, sans compter qu'ainsi l'on secoue sans cesse le foyer de fracture ce qui est déjà fâcheux pour l'évolution d'une fracture traumatique banale, mais ce qui est particulièrement grave pour la fracture pathologique qu'est le mal de Pott (voir p. 257), car il s'agit ici de tuberculose, et tout traumatisme (choc ou secousse) entraîne un risque d'inoculation et de généralisation.

Et que d'autres avantages à l'emploi du corset plâtré ! Par exemple les garanties qu'il nous donne contre les fâcheux effets des secousses de toux des bronchitiques et des coquelucheux. Nos religieuses de l'hôpital Cazin de Berck qui étaient autrefois à l'hôpital administratif, où on leur faisait soigner les pottiques, sans plâtre, avec des bandes et des sangles et des gilets de toile, sur des cadres, nous ont dit cent fois : « Ces enfants non plâtrés s'ils attrapaient la coqueluche, mouraient tous ». Aujourd'hui, avec leur plâtre, nos pottiques font leur coqueluche « sans accroc. »

Personnellement, nous avons connaissance de deux enfants atteints de maux de Pott cervicaux non *plâtrés*, morts *subitement*, et dont la mort paraît bien devoir être attribuée à ce qu'ils n'étaient pas plâtrés, et à ce que, circonstance très aggravante, sous prétexte d'insolation, on les retournait sur le dos et sur le ventre une ou plusieurs fois par jour, avec une imprudence qui frisait l'inconscience.

Et si l'on est arrivé une fois au redressement à grand renfort de sangles, de boucles, de coussins déplacés et replacés chaque jour, et d'infirmières ou nurses mobilisées pour cela, et au prix d'eschares fâcheuses survenues au cours de ce traitement pénible, cela n'est point fait pour nous empêcher de dire qu'à ce jeu l'on risque trop (et trop inutilement) pour que nous n'ayons pas le devoir de condamner ces tentatives imprudentes faites par snobisme ou par un désir qui prime tout, celui de satisfaire le caprice de parents qui ont un préjugé stupide contre le plâtre.

Mais que peut-on bien reprocher à ce corset ? Pour les tuberculoses des membres, oui, je conviens qu'il y a quelquefois des indications particulières de se passer de plâtre, et nous avons donné ces indications. Mais ici pour le mal de Pott il n'y en a pas ; car si le plâtre favorise (un peu) l'ankylose des 2, ou 3, ou 4 vertèbres malades, c'est tant mieux ; la guérison sera ainsi plus solide et plus définitive. Et quant à la mobilité de l'épine dorsale les 22 autres articulations saines suppléeront très facilement et très complètement les 2 ou 3 petites jointures enraidies.

Voyez donc comme avec le corset plâtré le redressement des gibbosités s'obtient régulièrement — facilement (pour le médecin) et agréablement pour le malade !

Oui agréablement, je ne m'en dédis pas. Le traitement par le plâtre est de beaucoup le plus agréable qui soit, car tout en assurant le maintien du tronc, il laisse au malade une réelle liberté, et une sécurité parfaite dans les mouvements autorisés. — Mais surtout, encore une fois, c'est là le seul traitement qui donne, et sans aucun risque, des résultats certains et constants.

Conclusion : Sous prétexte d'insolation (qui ne peut atteindre aucunement le foyer vertébral) se passer de plâtre dans le mal de Pott est une faute grave, et oser appeler cela un progrès est une aberration !

Progrès, oui... à rebours, régression et recul de 20 ans !

UN MOT SUR LE TRAITEMENT CONSERVATEUR DE LA PÉRITONITE TUBERCULEUSE ET DE LA TUBERCULOSE RÉNALE

I. — Sur le traitement conservateur de la péritonite tuberculeuse

Voici ce que nous écrivions il y a déjà 12 ans [1] :

Nous avons soigné à Berck, 26 péritonites tuberculeuses, chez des sujets de 2 à 22 ans. Tous ces malades ont guéri sauf un pauvre petit athrepsique,

1. Traitement marin de la péritonite tuberculeuse. Congrès international de la tuberculose, 1905, par F. Calot.

arrivé *in extremis* (qui a succombé au 3ᵉ jour) et chez qui il n'y avait rien à espérer ni à tenter.

La guérison a été obtenue par nous avec un traitement conservateur très simple, comparable de tous points à celui de la tuberculose des séreuses articulaires : vie au grand air de la plage, repos dans la position couchée, immobilisation et contention de la région abdominale avec de la ouate et des bandes de crêpe Velpeau et parfois même avec un corset plâtré ; et comme en face d'une hydarthrose tuberculeuse, des ponctions et injections modificatrices, dans le cas d'ascite ou de collections péritonéales enkystées et bien accessibles.

Dans 2 cas où nous avions décidé de faire la laparotomie si un traitement conservateur de quelques semaines n'amenait pas la disparition de l'épanchement, celle-ci a été toujours obtenue dans le délai que nous nous étions fixé, et c'est ainsi que nous avons toujours pu « remiser » notre bistouri...

II. — Un mot sur la valeur du traitement conservateur dans la tuberculose rénale

Nous croyons, certes, qu'on peut guérir sans néphrectomie la tuberculose rénale au début (dans un nombre très respectable de cas que nous estimons même à au moins 50 p. 100), avec le traitement marin (séjour continu à la plage, bains de mer chauds), le repos absolu, et un bon traitement général, alimentaire et médicamenteux. — Que d'exemples de guérisons !

Entre autres cas, nous pourrons citer celui d'une jeune fille que nous avons présentée à l'un de nos plus grands maîtres de l'urologie : il a conclu à l'ablation immédiate du rein droit ; nous avons refusé d'y souscrire, avant qu'on eût essayé, pendant plusieurs mois, du traitement conservateur susdit. Il y a 10 ans de cela, cette malade n'a pas été opérée. Pus et bacilles ont disparu au 4ᵉ mois. Aujourd'hui, elle est guérie.

Autre cas : celui d'une Américaine vue aussi par un grand spécialiste ; ici, la seule raison qui nous a détourné de la néphrectomie, c'est la bilatéralité bien constatée des lésions : les 2 reins étant pris nous avons dû nous borner à un traitement conservateur (traitement marin et traitement général), à titre palliatif, sans espoir de guérison.

Or, c'était il y a 9 ans. Ici encore les divers symptômes se sont amendés régulièrement (bien que très lentement) sous nos yeux. — Au bout de 3 ans, cette dame pouvait aller et venir, et mener une existence normale. Puis elle est retournée en Amérique d'où elle nous a écrit qu'elle se considérait comme guérie.

Nous pensons qu'il faut donc toujours commencer par le traitement conservateur dans la tuberculose rénale, ce qui ne veut pas dire qu'il suffira dans tous les cas.

Y a-t-il un critérium pour savoir s'il faut persister ou non dans ce traitement en tel cas particulier ? Oui ; tout naturellement le critérium clinique. Si les symptômes régressent, on continue ce traitement ; s'ils s'aggravent, on se décidera pour la néphrectomie.

Mais venir nous dire qu'on doit enlever immédiatement le rein contaminé pour sauver l'autre, n'est pas une raison suffisante : est-ce qu'on oserait encore enlever le sommet d'un poumon lorsqu'il est seul pris, sous prétexte de sauver l'autre d'une contamination possible ?...

CHAPITRE XIV

LA LUXATION CONGÉNITALE DE LA HANCHE

LES PROGRÈS RÉALISÉS DANS CE DOMAINE DEPUIS LA DERNIÈRE ÉDITION DE CE LIVRE

Après les travaux de Pravaz, de Paci, de Lorenz, on croyait le problème résolu — il ne l'était qu'en partie. Les idées qu'on avait sur la question étaient fausses sur des points de capitale importance. Et ces erreurs, dont ils n'avaient pas conscience, empêchaient les chirurgiens, non seulement d'avoir des guérisons constantes (comme ils en étaient loin!), mais encore, lorsqu'ils parlaient de guérison, d'avoir réellement des guérisons complètes et vraies — même au cas où ils avaient opéré ces luxations à l'âge voulu, même au cas où en les opérant, ils avaient perçu le claquement soi-disant caractéristique de la réduction, qui leur avait fait escompter une guérison certaine.

Je m'explique :

1re erreur. — (Erreur d'anatomie pathologique).

Radiographes et chirurgiens se trompaient sur le véritable emplacement et les vraies dimensions du cotyle originel ou primitif déserté par la tête, c'est-

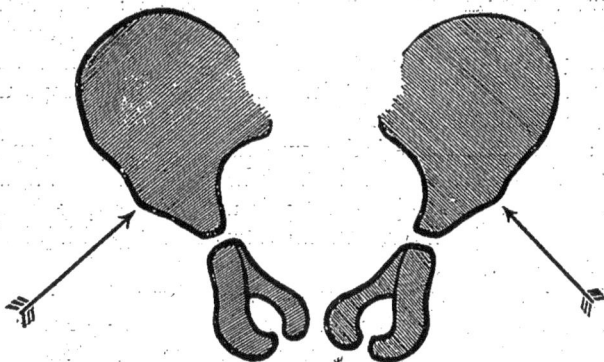

Fig. 1005. — L'interprétation classique des radiographies de luxation congénitale est inexacte. Voici un radiogramme de luxation congénitale *double* : les flèches marquent le point que radiographes et chirurgiens ont pris jusqu'à ce jour pour l'arête du toit du cotyle de luxation, ce qui est faux. En réalité, ce point n'est pas le toit du cotyle de luxation ; ce point ne fait même pas partie du cotyle : si invraisemblable que cela paraisse *a priori*, c'est le massif de l'épine iliaque antéro-infé-rieure.

à-dire, le cotyle où il faut reloger définitivement celle-ci pour qu'il y ait véritable guérison ; ils situaient le bord supérieur de ce cotyle à un étage (de 1 1/2 à 3 centimètres de haut suivant l'âge du sujet) au-dessus de son niveau réel, et par suite ils réduisaient (ou du moins maintenaient) et laissaient finalement la tête à une place trop haute, au-dessus du vrai toit et non pas au-dessous de lui. D'où l'une des 2 éventualités suivantes : a) cette réduction, incomplète, cette subréduction, toujours plus instable qu'une réduction vraie, ne se maintenait pas, et la tête retournait un peu plus tôt, un peu plus tard jusqu'à la place anormale la plus haute qu'elle avait atteinte avant tout traitement ; b) ou bien cette subréduction se « stabilisait », c'est-à-dire, que la tête se creusait là immédiatement au-dessus du vrai cotyle originel, une loge suffisante et définitive, mais il restait alors, forcément, un peu de raccourcissement avec une certaine défectuosité de la statique et de la marche, — puisque l'appui du tronc ne se faisait ni à la place ni au niveau normaux, et que les muscles de la région n'agissaient plus dans des conditions physiologiques parfaites.

(Et nous ne ferons que mentionner, en outre, les altérations trophiques et morphologiques auxquelles était exposée cette tête fémorale appuyant et frottant à une place autre que le cotyle originel, c'est-à-dire, à une place non constituée primitivement, et si je puis dire ancestralement, pour recevoir la tête du fémur, c'est-à-dire, par exemple n'ayant pas comme le cotyle originel un fond cartila-

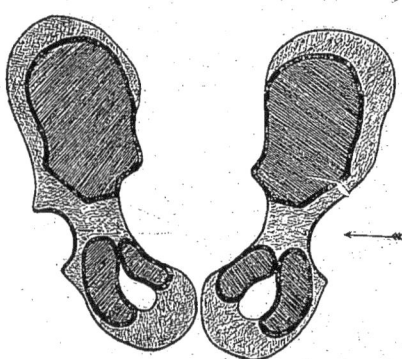
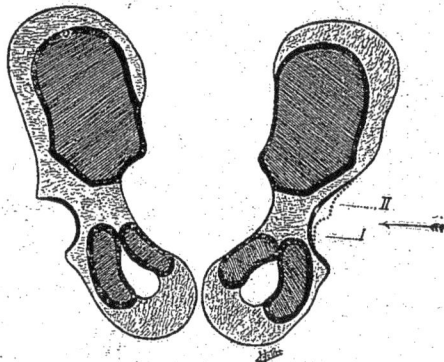

Fig. 1006.   Fig. 1007.

Fig. 1006. — Radio de luxation congénitale gauche. A droite du lecteur, le *cotyle de la luxation est marqué par une flèche*. A gauche du lecteur, le cotyle normal. Le cotyle du côté de la luxation paraît *plus grand* que le cotyle du côté sain : en réalité, il est *plus petit* (voir fig. 1007).

Fig. 1007. — Explication de la figure 1006 (luxation congénitale gauche). Si le cotyle du côté de la luxation *paraît plus grand* que le cotyle normal, c'est parce que ce cotyle de luxation n'est pas un cotyle unique. En réalité, il est formé de *deux* cotyles superposés : 1° en bas le cotyle primitif I ou vrai cotyle ; 2° au-dessus de lui, un néo-cotyle II ou faux cotyle. — Mais il reste vrai que le cotyle primitif du côté luxé est, à lui seul, plus petit que le cotyle normal du côté sain. Si l'on a commis cette erreur d'interprétation, c'est que l'arête qui sépare le vrai du faux cotyle est cartilagineuse et, par suite, invisible à la radiographie.
Comment savons-nous qu'il existe une arête de séparation à ce niveau ? *Par nos multiples examens anatomopathologiques* (voir fig. 1013 et 1014).

gineux, un nid cartilagineux, doublant le nid osseux, ce qui explique que nous puissions créer à cette place du cotyle originel une cavité beaucoup plus parfaite que dans tous les autres points voisins).

Et voilà pourquoi : 1° L'on avait si souvent des récidives à la suite des traitements ordinaires. Et voilà pourquoi : 2° Ce que les chirurgiens et radiographes appelaient dans leurs livres « réductions » ou « guérisons anatomiques parfaites » [1] ce n'était 9 fois sur 10, que des réductions incomplètes, à 2 ou 3 cent. au-dessus du niveau du vrai toit du vrai cotyle.

Et comme de cette erreur l'on ne se doutait pas, l'on ne faisait évidemment rien pour corriger les fautes de technique qu'elle entraînait.

L'on s'en doutait si peu, que lorsque par hasard et par suite de conditions anatomiques exceptionnellement favorables (que nous dirons) l'on avait finalement une réduction véritable et parfaite, c'est-à-dire, la tête ramenée, et restant

1. Nous expliquerons plus loin comment une erreur pareille a pu être commise.

bien définitivement, à la place et au niveau voulus, ce qui signifie dans le cotyle originel, l'on croyait avoir une réduction fausse, une réduction « trop basse », on croyait avoir commis une faute dont on s'accusait et s'excusait !!...

    2ᵉ erreur. — (celle-ci d'ordre technique)..

  L'on ne savait même pas orienter la tête fémorale bien en regard de cette place qu'on avait prise et choisie (d'ailleurs à tort) pour la vraie place, pour le vrai cotyle originel.

  L'on se trompait sur l'attitude à donner à la cuisse et par suite de cette atti-

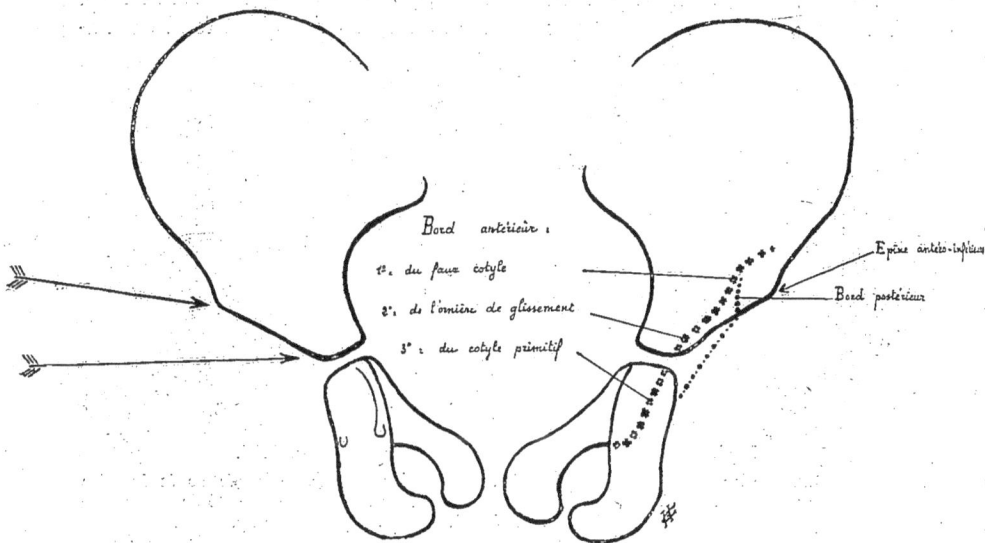

Fig. 1008. — Luxation congénitale double. Voici l'interprétation vraie de cette radiographie. — A gauche du lecteur, la flèche la plus haute répond au massif de l'épine iliaque antérieure et inférieure et non au faîte du toit de la cavité cotyloïde comme on l'a cru à tort. La 2ᵉ flèche indique l'emplacement réel de l'arête du vrai toit, du cotyle primitif, lequel est situé sensiblement au niveau du bord supérieur du cartilage en Y.

  A droite du lecteur, différenciation des divers bords. *On voit que le point qu'on avait pris jusqu'ici pour le toit du cotyle de luxation n'est pas sur le même plan que les bords antérieur et postérieur de l'ornière de glissement et des néo-cotyles. Il est en avant et en dehors d'eux ; on s'en rend très bien compte sur les trois figures suivantes.*

tude défectueuse, le pôle de la tête au lieu de regarder vers la place qu'on avait choisie (de l'os iliaque), regardait **tantôt franchement en avant** vers la capsule antérieure, d'où une transposition ou reluxation antérieure, plus ou moins complète, que l'on décorait, il est vrai, du nom de guérison ; **tantôt en arrière** vers la capsule postérieure ; **tantôt en avant** et en **haut**, auquel cas le pôle de la tête était engagé de nouveau dans l'ornière par où elle était montée jusqu'à la place qu'elle occupait avant le traitement. Nous avons dit que la tête pouvait, cette fois, se fixer à l'échelon le plus bas de cette ornière ; assez souvent elle se portait un peu en avant et trouvait son ascension arrêtée par la saillie de l'épine iliaque inférieure, il n'y avait, dans les 2 cas, qu'un premier degré de reluxation (d'ailleurs étiquetée très généreusement encore ici « **guérison parfaite** »)[1].

---

  1. Nous figurerons ces diverses positions défectueuses données à la tête du fémur. En fait, presque jamais, le pôle de celle-ci n'avait été placé, mais surtout n'avait été maintenu bien en regard du cotyle originel.

Un pareil bilan, si médiocre, ne saurait étonner, quiconque voudra bien réfléchir à ce fait que les divers chirurgiens préconisaient les attitudes de la cuisse les plus diverses (ou même les plus opposées) pour des cas identiques, et que chaque chirurgien ne préconisait qu'une seule attitude toujours la même, pour tous les cas qu'il avait à soigner, **pourtant très différents** puisque dans certains il y avait une très forte antétorsion du fémur, et dans d'autres pas du tout ou presque pas ; dans les uns de la coxa valga, et dans d'autres, au contraire, de la coxa vara (comment donc la même attitude aurait-elle pu convenir également bien à des cas si dissemblables ?!)

Voyons, par exemple, les 3 techniques préconisées par les Allemands, celle de Lorenz, celle de Werndorf, celle de Lange.

1° La *position de Lorenz* (90° de flexion et 90° d'abduction et 0 de rotation) adoptée par la plupart, ne pouvait donner une orientation mathématiquement parfaite de la

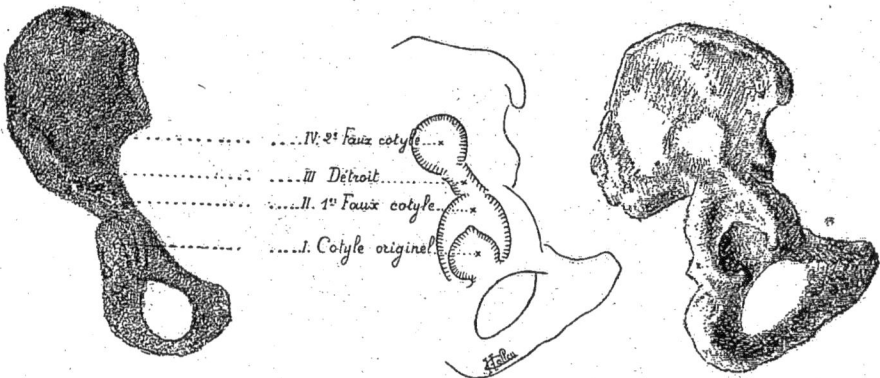

... IV. 2ᵉ Faux cotyle ...
... III Détroit ...
... II. 1ᵉ Faux cotyle ...
... I. Cotyle original ...

Fig. 1009.   Fig. 1010.   Fig. 1011.

Les gîtes successifs de la tête dans les diverses étapes de la luxation.

tête excepté dans le seul cas d'une coxa valga de 180° (qu'on ne voit jamais) coexistant, juste, avec une antétorsion absolument nulle (coexistence qu'on voit encore moins si je puis dire). Ceci se comprendra très aisément lorsqu'on aura lu notre 2ᵉ note à l'Académie, résumée plus loin. On comprendra que dans tous les autres cas (autres que celui que nous venons de supposer), cette position de Lorenz ne pouvait pas donner de résultats vraiment parfaits.

En réalité, comme il existe presque toujours une certaine antétorsion (bien qu'elle soit en réalité beaucoup moindre, *primitivement*, que certains ne l'ont prétendu), et comme l'angle d'inclinaison du col est toujours inférieur à 180°, l'on doit avoir avec l'attitude indiquée par Lorenz une transposition *antéro-supérieure* : « antérieure », à cause de l'angle d'inclinaison qui a moins de 180°, « supérieure » à cause de l'antétorsion existante ; ceci encore une fois sera mieux compris après la lecture de notre 2ᵉ note à l'Académie. Voilà pour la position de Lorenz.

2° Quant à la position dite genu-pectorale ou axillaire, appelée parfois, *position de Werndorf*, et que celui-ci préconise (et Lorenz après lui) pour les cas d'antétorsion « marquée »... elle n'échappe pas davantage à la critique. En effet, et tout d'abord qu'est-ce au juste que « la position du genou dans l'aisselle ?? » A quel *degré de flexion* répond-elle ? à *quelle abduction* ? à *quelle rotation* ?? Et qu'est-ce aussi qu'une « antétorsion marquée ?? » à quel degré commence-t-elle ? Et que fait Werndorf des différences des angles d'inclinaison du col ? Donne-t-il la même attitude au cas d'un angle d'inclinaison approchant de 180° (coxa valga), ou de 90° (coxa vara ??) etc...

On comprend déjà (et l'on comprendra encore mieux après avoir lu notre 2ᵉ note) que cette position de Werndorf ne pouvait être tout à fait bonne (pas plus que celle de Lorenz) que pour une seule des combinaisons possibles, presque innombrables, qu'on peut former en associant chaque degré d'angle d'inclinaison avec chaque degré d'angle de torsion. Et c'est pourquoi, Werndorf ne peut pas promettre d'avance pour tel cas particulier, que sa position si mal définie aura même 1 chance sur 100 d'orienter parfaitement la tête du fémur ; elle l'orientera ou trop en avant ou trop en arrière, ou trop en haut ou trop en bas (ceci « trop en bas » le plus souvent, comme le lui reprochait Lange, qui avait beau jeu, vous le voyez, pour la critiquer).

3° Mais la *position de Lange* lui-même (à savoir une « *rotation interne marquée* » avec une *abduction de 40°* dans le *premier plâtre* et de 20° dans le 2e suivant notre manière de compter, car lui Lange a une autre manière, mais ceci ne change rien à la valeur de nos critiques), la position de Lange, dis-je, vaut-elle beaucoup mieux ?? Et d'abord ici encore, quel est le degré de cette *rotation interne « marquée »* dont parle Lange ? Il ne le dit pas. — Et puis est-elle la même pour les cas de grande antétorsion, et pour ceux d'antétorsion nulle ? — Qu'est-ce que cette abduction *de 40° et de 20°*, qui reste la même pour tous les cas, soit de coxa valga, soit de coxa vara ! etc...

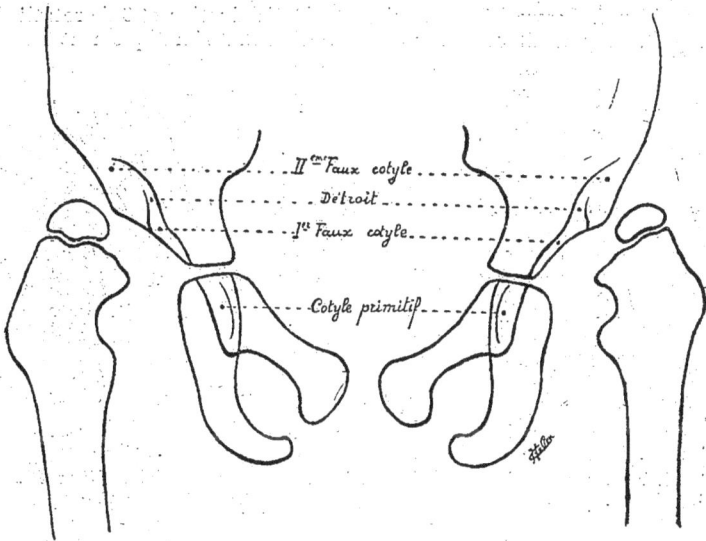

Fig. 1012. — Comment il faut lire une radiographie de luxation congénitale.

Ainsi donc la position de Lange, non plus, ne saurait convenir tout à fait que pour une seule des innombrables combinaisons possibles entre chacun des degrés de l'angle d'inclinaison et chaque degré de l'angle d'antétorsion. L'on peut dire que dans presque tous les cas il y aura trop ou trop peu d'abduction, trop ou trop peu de rotation interne. Et cette combinaison unique, la seule bonne, Lange pas plus que Werndorf ne l'a déterminée à l'avance, il va donc à l'aveuglette, il ne peut pas prédire, il ne sait pas à l'avance, dans quel cas il réussira sûrement. Un succès complet sera toujours une surprise, **un hasard heureux**. Et cette remarque s'applique également à la position de Lorenz et de Werndorf. — Et je ne parle pas ici de l'**absence de toute flexion** de la cuisse dans la technique de Lange, tandis que Werndorf fait au contraire de la flexion « forcée ».

Or ce manque de flexion a plusieurs inconvénients graves que nous dirons plus loin ; nous n'en voulons signaler qu'un seul pour le moment. C'est que dans cette position d'extension de la cuisse, les muscles pelvi-fémoraux, par leur action et leur tonicité tendent à faire remonter la tête par-dessus l'arête généralement si faible du vrai toit du vrai cotyle, ils tendent à user cette arête qui ne peut s'accroître et se développer que si on la ménage beaucoup (arête qui sépare, comme vous savez, le cotyle originel du 1er faux cotyle).

Mais nous en avons assez dit pour l'instant (car nous aurons l'occasion d'y revenir) sur cette 2e erreur d'ordre technique généralement commise ; s'ajoutant à la 1re erreur d'ordre anatomo-pathologique, elle nous aide à comprendre la

fréquence des récidives franches, et lorsqu'on nous parlait de « guérisons anatomiques » la rareté des observations qui méritaient vraiment ce nom !

L'on voit toutes les questions nouvelles que nous venons de soulever ; l'on
voit leur importance.

Leur solution a fait le sujet particulier de nos études et de nos recherches
depuis de longues années [1]. De ces études, nous avons communiqué les princi-

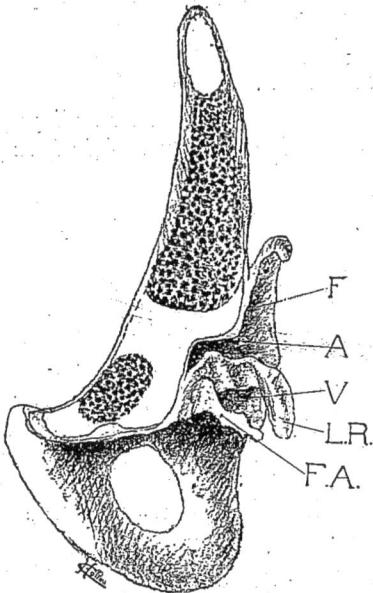
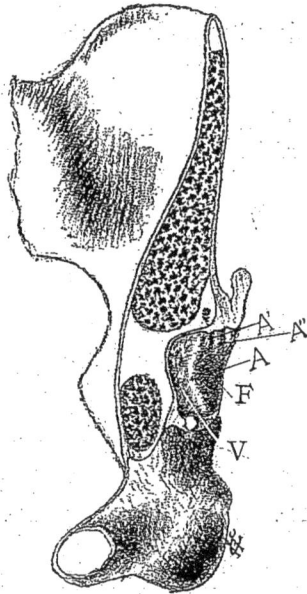

Fig. 1013.   Fig. 1014.

Fig. 1013. — *Une de nos pièces d'autopsie.* Luxation chez un nouveau-né, luxation directe en haut
(type supérieur). Noter sur cette coupe les deux cotyles séparés par une arête marquée. En bas,
le cotyle originel V, d'où s'échappe un large et plat ligament rond (récliné pour permettre de voir
les détails). Au-dessus le néo-cotyle F. V. vrai cotyle (ou cotyle primitif); F. faux cotyle ; A. arête
de séparation ; L. R. ligament rond récliné (il était interposé entre le faux cotyle et la tête) ; F. A.
tissu fibro-adipeux de remplissage dans le bas du cotyle déshabité.

Fig. 1014. — *Autre pièce personnelle d'autopsie* (nouveau-né). Luxation du type *postéro-supérieur.*
L'arête oblique (A) est dirigée de haut en bas et d'avant en arrière.
Quelques arêtes secondaires (A', A") divisent le néo-cotyle ou faux cotyle en autant de petits
étages : V. vrai cotyle ; F, faux cotyle ; A, arête principale ; A', A", arêtes de séparation.

pales conclusions à l'Académie de Médecine dans 3 notes que nous donnons
plus loin et qu'on pourrait presque résumer en ces quelques mots :

1° **Sur la vraie place du vrai cotyle.** — Le vrai cotyle ou cotyle originel (dans la luxation congénitale) répond presque en entier (mettons pour ses 9/10) à la pièce « ischion »
et non pas à la pièce « ilion » de l'os coxal chez les petits enfants, tandis que radiographes
et chirurgiens ont jusqu'à ce jour, par une erreur d'interprétation des radiographies,
situé ce cotyle, pour moitié et même plus, quelquefois, au niveau de la pièce « ilion »
de l'os coxal.

2° **Sur la bonne orientation de la tête dans le cotyle.** — Tandis que jusqu'alors,
les divers chirurgiens préconisaient pour un même cas, les attitudes les plus différentes
ou même les plus contradictoires, et que chaque chirurgien n'avait pour tous les cas les

---

1. En collaboration avec nos assistants : Bergugnat, Fouchet, Colleu.

plus divers, qu'une seule formule, nous avons démontré qu'il existait des lois mathématiques (basées sur la valeur des angles *d'inclinaison* et de *torsion* du col du fémur
dans chaque cas), ces lois trouvées par nous dictent pour chaque enfant la formule
exacte de l'attitude à donner à la cuisse pour assurer l'orientation parfaite de la tête
et la bonne adaptation des deux extrémités articulaires. Quelle est donc cette orientation ? La voici : L'axe du col et de la tête sera maintenu transversal pendant toute la
durée du traitement, c'est-à-dire orienté transversalement vers la pièce ischion du cotyle.

3° Nous devons créer une voûte horizontale large et solide au niveau du vrai toit
du cotyle originel (c'est-à-dire à la limite supérieure du cartilage en Y). Et nous pouvons
contrôler la formation de cette voûte et suivre ses progrès, au moyen de la radiographie[1].

Mais entrons dans quelques détails :

Notre 1re note à l'Académie.

Sur l'erreur commise jusqu'à ce jour par les chirurgiens et les radiographes
sur le véritable emplacement et les véritables dimensions du cotyle originel, ou pri-

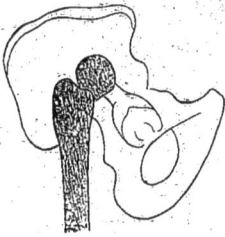 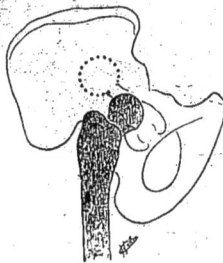 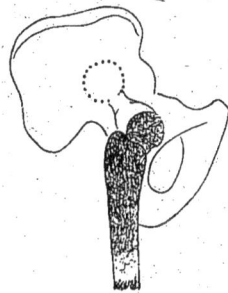

Fig. 1015. — Un cas de	Fig. 1016. — La même	Fig. 1017. — La même :
luxation congénitale.	fausse réduction.	vraie réduction.

Ce qu'il ne faut pas faire : laisser finalement la tête dans le premier faux cotyle (fig. 1016), ce qu'on
fait pourtant le plus souvent, tout en croyant obtenir une réduction vraie.
Ce qu'il faut faire : mettre et maintenir exactement la tête dans le cotyle originel (fig. 1017).

mitif, de la luxation, celui où il faut réduire et maintenir la tête fémorale si l'on
peut avoir une guérison anatomique véritable.

Nous avons examiné les centaines et centaines de résultats publiés par les
chirurgiens de France ou de l'Etranger et donnés comme des exemples de guérisons avec radiographies ou décalques à l'appui. Eh bien cet examen des documents, fournis par les auteurs eux-mêmes, nous a conduit à cette conviction
que les 9/10 au moins de cas présentés, de très bonne foi, comme des types
de « guérisons anatomiques », ne méritent pas ce titre, vu que la tête fémorale
n'est pas finalement dans le vrai cotyle, mais à un étage au-dessus de lui, étage
de 2 ou 3 centimètres de haut suivant l'âge de l'enfant, dans une cavité qui n'est
pas la vraie cavité, mais qui est le premier néo-cotyle, ou si vous voulez la première fausse cavité qu'avait habitée la tête (momentanément), au premier
degré de la luxation.

Sans doute la tête ramenée à cette place pourra s'y creuser à la longue,
une loge suffisante en beaucoup de cas, elle pourra ne plus bouger de ce néo-

---

1. Sauf chez les plus petits, où ces néoformations restant plus longtemps cartilagineuses seront évidemment moins saisissables aux rayons X. Mais pour eux aussi nous
savons par nos autopsies et notre expérience clinique que 8 à 12 mois suffisent pour la
formation d'une voûte largement suffisante.

cotyle qui touche immédiatement le cotyle primitif, et est même formé en partie aux dépens de lui, sans doute cela peut donner un résultat clinique satisfai-

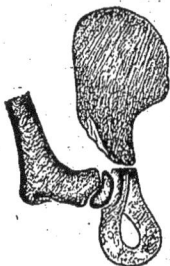 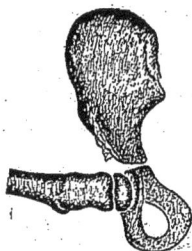 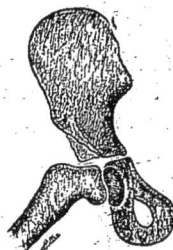

Fig. 1018.   Fig. 1019.   Fig. 1020.

Fig. 1018. — Radiogramme d'une hanche réduite. — La voici dans la 1re *position*, laquelle est obtenue en tenant compte de ces trois éléments : *rotation interne* de la cuisse *égale* à l'*angle* de torsion du fémur ; *abduction égale* à l'*angle de pente* du *col* ; *flexion* égale à un angle droit et demi (135°).

Fig. 1019. — Radiogramme, dans le 2e plâtre. — Rotation et abduction comme fig. 1018 ; mais la flexion n'est plus que de 90° (1 droit). On voit que la voûte osseuse commence à se montrer au-dessus du vrai cotyle.

Fig. 1020. — Radiogramme dans le 3e plâtre. Rotation et abduction toujours égales respectivement à l'angle de torsion et à l'angle de pente. La flexion est ramenée à un demi-droit (45°).
On voit que la voûte osseuse s'est encore élargie et fortifiée. Comparer avec la fig. 1019.
On peut aussi faire le traitement avec deux appareils au lieu de trois : auquel cas l'on passera directement de la première position (fig. 1018) à la dernière (fig. 1020).

sant, surtout au cas de luxation double, où les deux fausses réductions — ou subréductions — sont symétriques, les 2 jambes un peu raccourcies le resteront au même degré des 2 côtés ; et le résultat peut encore être satisfaisant au cas de luxation unilatérale, parce que dans ce cas le côté dit *sain* ne l'est presque jamais. Nous avons prouvé qu'il existe aussi de ce côté très souvent une subluxation non soupçonnée, ou une ascension de la tête dans le cotyle agrandi par le haut, ce qui explique la symétrie finale et la longueur finalement égale des deux jambes (celle qu'on a traitée et celle qui ne l'a pas été).

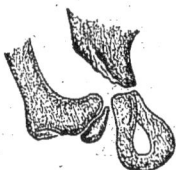

Fig. 1021. — Voici un cas particulier assez rare, où l'axe de la tête ne continue pas directement l'axe du col.

Le résultat fonctionnel peut donc, en bon nombre de cas, ne pas être mauvais, il peut même mériter assez souvent le nom de guérison clinique. Mais cependant, vous conviendrez que des réductions qui ne sont pas tout à fait complètes, ne sont pas tout à fait stables ; elles restent toujours un peu sujettes à se défaire, même après 2 et 3 ans — chacun de nous en peut citer des exemples. D'autre part, ces réductions laisseront un peu de raccourcissement absolu ou relatif, et ce n'est donc pas là de véritables *guérisons anatomiques* comme on les a étiquetées trop facilement dans nos livres classiques.

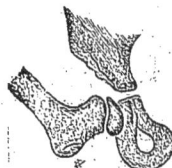

Fig. 1022. — Dans ce cas (voir fig. précédente) on concilie tout, en donnant dans le premier plâtre l'attitude que voici représentée.

Et d'où vient donc cette erreur commune aux radiographes et aux chirurgiens ? — De la radiographie. — Entendons-nous, d'une erreur d'interprétation des radiographies. — Qu'a-t-on fait dire à celles-ci ? Que le cotyle d'une luxation congénitale était plus grand, était plus long, que celui d'une hanche saine et que le bord supérieur de ce cotyle était situé à 2 ou 3 cent. plus haut du côté malade que du côté sain [1].

Or, cela n'est pas vrai, c'est même le contraire qui est vrai.

Le cotyle primitif d'une luxation congénitale constituée est plus petit qu'un cotyle sain, il doit être logiquement plus petit puisqu'il est déshabité, de même qu'une alvéole dentaire déshabitée est plus petite qu'une alvéole encore habitée par la dent. Et comme les deux cotyles (cotyle de luxation et cotyle sain) commencent tous les deux, en bas, au même niveau (sensiblement au niveau de

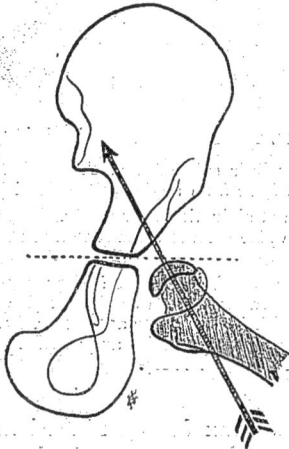

Fig. 1023.   Fig. 1024.

Fig. 1023. — *Mauvaise orientation* (1re position classique). La tête et le col visent le faux cotyle. La tête a été amenée au-dessous du cartilage en Y : c'est insuffisant, car elle vient buter sur l'arête du vrai toit, elle usera cette arête et : ou bien se fixera dans le 1er faux cotyle (fausse réduction) ou bien se reluxera encore plus haut.

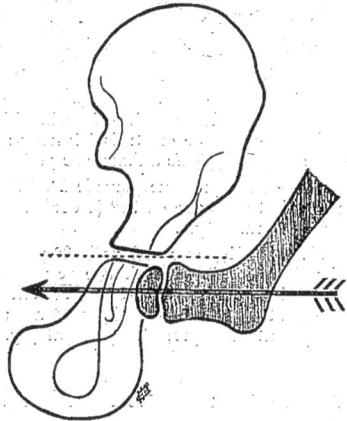

Fig. 1024. — *Bonne orientation* (1er plâtre). La tête et le col visent le vrai cotyle. La tête, ainsi orientée, creusera sa cavité dans l vrai cotyle, aux dépens de la pièce ischio-pubienne. L'arête du vrai toit, ainsi ménagée, pourra se développer et formera au-dessus de la tête une large voûte osseuse un solide taquet d'arrêt. On aura donc une réduction anatomique vraie et stable.

l'échancrure sous-cotyloïdienne), il s'ensuit que le bord supérieur du cotyle primitif ou cotyle vrai de la luxation reste à un niveau plus bas que le bord supérieur du cotyle sain [2].

Mais pourtant, direz-vous, la radiographie nous montre le contraire. Oui, elle paraît nous montrer le contraire, mais ce n'est qu'une apparence, une fausse apparence et c'est justement dans l'interprétation de cette apparence que gît l'erreur commune aux radiographes et aux chirurgiens. — Je m'explique :

Si le cotyle de la luxation nous paraît avoir un diamètre vertical plus haut que le cotyle sain, c'est que du côté luxé, nous prenons pour un cotyle unique ce qui est en réalité une superposition de **deux cotyles** [3] à savoir en bas le vrai

---

1. C'est par exemple ce que dit très nettement Ludloff dans son grand mémoire de 1911 (Erg. d. chir. u. orth. Bo III).

2. Il faut négliger, bien entendu, l'échancrure médiane, en « plein cintre » ou en « ogive » à sommet supérieur que pourra produire le frottement du ligament rond à la longue sur le bord supérieur du vrai cotyle de la luxation ou de la capsule plissée en cordon.

3. Il y en a parfois 2 ou 3 ou 4, comme de véritables échelons, qui rappellent les plis et rides laissés par la vague sur le sable de la plage, ces rides représentent ici les

cotyle (le cotyle primitif) et au-dessus de lui, **empiétant plus ou moins sur lui,**
un faux cotyle, le premier néo-cotyle habité autrefois par la tête, je l'ai dit,
au premier stade de sa migration. — Ces deux cotyles forment deux étages,
comme un rez-de-chaussée et un entresol, à peine séparés par une arête peu ou
pas perceptible. C'est parfois comme les deux anneaux d'un 8 de chiffre. Et si
la tête fémorale réduite n'a pas été maintenue très exactement dans l'anneau
inférieur, elle usera à la longue cette arête de séparation et nous n'aurons plus,
finalement, qu'une cavité unique, un cotyle unique, plus grand c'est vrai qu'un
cotyle sain, un cotyle trop grand pour la tête et dont le bord supérieur qui est
un faux rebord, de nouvelle formation, ne sera qu'un heurtoir assez peu solide
pour arrêter la tête (cependant il n'est pas rare que ce faux toit forme un talus
très suffisant, mais il peut manquer complètement, ce qui est plus rare). —

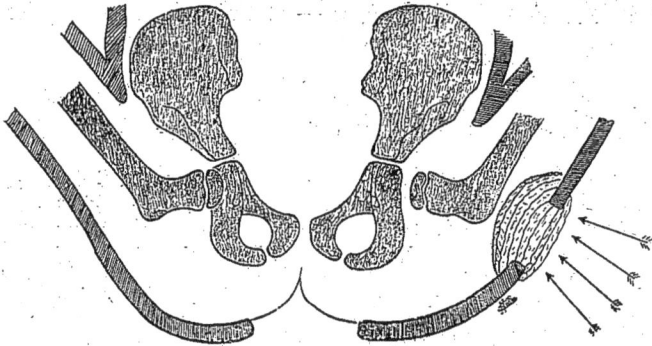

Fig. 1025. — 1er appareil. L'emboîtement de la tête dans le cotyle. A gauche du lecteur, la tête, bien
réduite, s'encastre dans la cavité. A droite, la tête, en dépit d'une bonne orientation (comme
hauteur et direction), reste loin de la pièce ischio-pubienne. Par une fenêtre pratiquée dans le
plâtre, on fera, à l'aide de carrés d'ouate, une compression continue sur le trochanter, et on finira
par bien emboîter la tête dans le vrai cotyle.

Par contre, si nous maintenons très exactement la tête réduite dans l'anneau
inférieur de ce 8 de chiffre, l'arête de séparation, au lieu de s'user, se développera davantage, d'autant que là se trouve, si je puis ainsi parler, le germe
osseux du vrai toit du vrai cotyle. — La tête fémorale finira par agrandir, par
adapter à sa taille ce cotyle vrai retrouvé qui s'était rapetissé depuis qu'il
était déshabité ; par contre le premier néo-cotyle, maintenant déshabité, se
comblera à son tour (néo-cotyle que j'ai comparé à un entresol et qui a tantôt
la forme d'un croissant, tantôt celle d'une oreille sans lobule ni tragus, néo-
cotyle qui forme la partie inférieure de l'ornière de glissement par où la tête
était remontée primitivement ; cette gouttière se bouchera si elle n'est plus habitée
elle se bouchera par exhaussement du fond et rapprochement des 2 culées,
des 2 piliers laté.   du pont, tandis qu'elle s'ouvrirait de nouveau si la tête
revenait presser su.   elle et la tête pourrait retourner à son niveau primitif,
celui d'avant la réduction, c'est-à-dire, que nous verrions se produire une reluxation complète).

« relais », les paliers successifs occupés par la tête fémorale avant d'atteindre sa position
la plus haute.
   Il y a ainsi comme plusieurs degrés de luxation, répondant à autant d'**étages superposés,** lesquels n'ont pas forcément des formes ni des dimensions égales.

Et ce n'est qu'en tenant compte de ces observations que nous saurons désormais arriver, à tous coups peut-on dire, à des réductions vraies, à des réductions durables et c'est la conclusion pratique très consolante de la constatation un peu décevante au premier abord que nous sommes venu faire ici.

Mais nos preuves ?? — Comment savons-nous que le vrai toit du côté luxé est à 2 ou 3 cm. au-dessous du niveau où l'ont situé les radiographes et les chirurgiens. — Nos preuves, elle sont de deux ordres : biopsiques et anatomo-pathologiques.

1° **Biopsiques.** — C'est-à-dire tirées des constatations que nous avons pu faire lorsque nous avons traité des luxations congénitales par l'opération sanglante.

2° **Anatomo-pathologiques.** — C'est-à-dire tirées de nos très nombreux examens de pièces fraîches ou sèches de luxations congénitales chez des nouveau-nés [1] et des sujets de divers âges — et tirées de nos autopsies de sujets

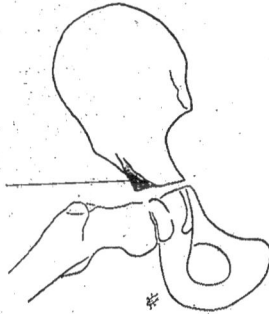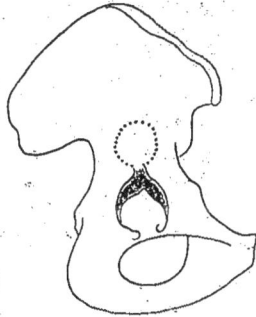

Fig. 1026.   Fig. 1027.

Fig. 1026 et 1027. — Non seulement il faut réduire et maintenir au-dessous du cartilage en Y, mais encore il faut travailler la tête dans l'ancien cotyle et l'orienter de telle façon que la gouttière puisse se combler: un toit solide se formera qui formera obstacle à toute reluxation ou subluxation, et la guérison *anatomique* et stable sera assurée. Dans la fig. 1026, le trait horizontal montre la voûte osseuse en formation, au-dessus du vrai cotyle.

traités pour des luxations et morts de maladies intercurrentes. — En deux mots, c'est l'anatomie pathologique (étudiée sur le vivant et sur le cadavre) qui nous a permis de redresser l'erreur d'interprétation des radiographies, erreur commune aux chirurgiens et aux radiographes.

Et maintenant, quelle est la conduite à suivre ? et comment obtenir des guérisons anatomiques vraies ? — C'est ce que nous allons dire dans les 2 notes qui suivent (et qui sont le résumé de nos 2 autres communications à l'Académie de Médecine 1918 et 1920).

savo˙

Notre 2e note à l'Académie.

Sur les erreurs commises jusqu'alors dans l'orientation de la tête fémorale dans le cotyle retrouvé. *En réalité, cette orientation est réglée dans chaque cas par des lois mathématiques, ce que nous avons appelé*

1. En particulier 700 autopsies faites par nous dans les Maternités (soit 1.400 hanches examinées par nous).

Les lois du traitement des luxations congénitales.

Il ne servirait de rien d'avoir reconnu la vraie place du vrai cotyle, si nous ne savions pas donner à la tête fémorale l'orientation qu'il faut pour qu'elle ouvre ce cotyle et le façonne à sa taille et à sa forme pendant la longue période

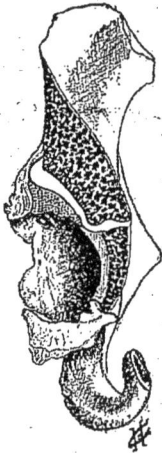 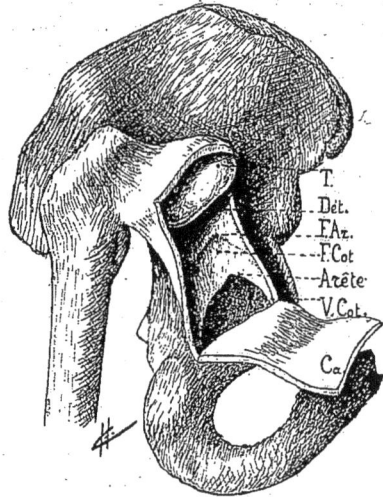

Fig. 1028.   Fig. 1029.

Fig. 1028. — *Pièce personnelle d'autopsie* de luxation congénitale opérée (réduction non sanglante) *depuis huit mois*. L'enfant (7 ans) a été emportée par une penumonie. La réduction était parfaite. La tête était en entier dans le vrai cotyle qui répond à la pièce ischion de l'os iliaque. Remarquer (sur la coupe) le toit de nouvelle formation *ostéo-cartilagineuse* (en pointillé) dont le niveau répond sensiblement au cartilage en Y.

Fig. 1029. — Luxation du 2ᵉ degré (la tête est dans la fosse iliaque). La capsule articulaire a été sectionnée au niveau de la tête luxée, puis rabattue pour laisser voir : 1º tout en bas le cotyle original ou vrai cotyle (V. Cot.) ; 2º au-dessus de lui, l'arête A qui représente les vestiges du toit de ce vrai cotyle ; 3º au-dessus de l'arête, le 1ᵉʳ faux cotyle (F. Cot.) avec son rebord supérieur de nouvelle formation, F. Ar. (fausse arête).

Au-dessus encore on voit le détroit (Dét.) qui conduit au siège actuel de la tête (T.).

A noter que le bord supérieur (F. Ar.) du 1ᵉʳ faux cotyle répond sensiblement à la ligne unissant l'épine iliaque antéro-inférieure au sommet de la grande échancrure sciatique.

Il suffit de considérer cette figure pour comprendre avec quelle facilité la tête réduite glissera vers le 1ᵉʳ faux cotyle après réduction si elle n'a pas été bien orientée (perpendiculairement), vers le vrai cotyle original et si l'on ne fait pas d'hyperflexion de la cuisse (au-dessus de 90º) dans le 1ᵉʳ plâtre ; car dans la position d'extension du fémur (ou même de flexion de moins de 90º) les muscles longs de la cuisse ou muscles pelvi-fémoraux vont attirer la tête de bas en haut et la faire passer par-dessus l'arête atrophiée qui sépare le vrai cotyle ou cotyle originel du 1ᵉʳ faux cotyle. Tout au contraire, dans la position d'hyperflexion de la cuisse (au-dessus de 90º) dans le 1ᵉʳ plâtre, ces muscles, qui étaient des ennemis, deviendront des auxiliaires. Au lieu de remonter la tête du fémur, ils vont l'abaisser jusqu'à la partie la plus déclive du vrai cotyle ; ce qui va dilater cette partie déclive et permettre à l'arête (représentant le vrai toit) de se reconstituer solidement au-dessus de la tête fémorale.

d'immobilisation (dans les appareils) qui suit la réduction. — Si l'orientation des 2 extrémités articulaires est bonne, les 2 os, par leur pression réciproque et grâce à leur plasticité se façonneront réciproquement, tandis que la capsule se rétractera autour d'eux ; si l'orientation est mauvaise les 2 os au lieu de se façonner « harmoniquement » se déformeront davantage ; les appareils une fois enlevés, l'on observera une récidive et parfois même une aggravation du mal. On voit donc que le succès ou l'échec du traitement dépendent pour une très grande part, de la manière dont sera remplie cette condition. Malheureusement sur ce point, pourtant capital lui aussi, de l'orientation de la tête, c'est-à-dire, de l'attitude à donner à la cuisse après la réduction l'on ne s'entend pas du tout ; *désaccord absolu,* ou **même contradiction flagrante**, entre les chirurgiens.

En voici la preuve. Cette attitude se compose de 3 facteurs : rotation, flexion, abduction. Or pour la rotation, tandis que les uns font de la rotation externe forcée, d'autres font une rotation diamétralement opposée (rotation interne forcée). — Pour la flexion, tandis que les uns avec Werndorf la poussent à son degré extrême à 180° (le genou dans l'aisselle), d'autres avec Lange n'en font pas du tout et mettent la cuisse en extension ! — Pour l'abduction, tandis que

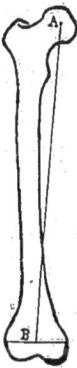 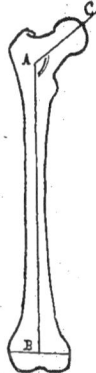 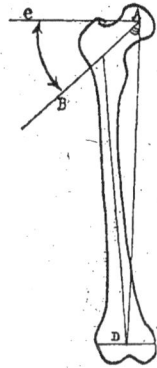

Fig. 1030.   Fig. 1031.   Fig. 1032.

Fig. 1030. — *Définitions* : Voici un fémur normal (fig. 1030, 1031, 1032). — A B est l'*axe statique* du fémur. (En réalité, l'axe que nous appelons de ce nom aboutit en bas, un peu en dehors du milieu B du diamètre bicondylien, à la face interne du condyle externe ; mais cette différence est négligeable).

Fig. 1031. — B A C est l'*angle d'inclinaison du col*. C'est l'angle que fait l'axe du col avec l'axe de la diaphyse. Il est de 130° environ à l'état normal. Cet angle est en général d'autant plus grand (d'autant plus ouvert) que l'enfant est plus petit. Mais il y a d'assez grandes différences individuelles au cas de luxation et en particulier la coxa valga est beaucoup moins fréquente et beaucoup moins marquée chez les tout petits luxés qu'on ne l'a dit.

Fig. 1032. — C A B est l'*angle de pente*. Qu'est-ce que l'angle de pente? C'est l'angle que fait l'axe du col avec l'horizontale passant par le centre de la tête. Cet angle est complémentaire de l'angle B A D, que fait l'axe du col avec l'axe statique du fémur (voir fig. 1030). L'on se rappellera que l'*abduction* à donner à la cuisse doit être *égale* à cet *angle de pente*. (Elle varie donc un peu ou beaucoup avec chaque enfant.)

les uns la portent à 90° (Lorenz) ou même à plus de 90° (le genou au-dessous du plan de la table), d'autres ne font presque pas d'abduction. — Chaque chirurgien a sa formule, qui diffère parfois du tout au tout de celle du voisin. Bien pis, chaque chirurgien n'a qu'une formule, toujours la même, qu'il applique indistinctement à tous les cas, quelles que soient les différences anatomiques de ces cas. Et pourtant le simple bon sens s'étonne qu'on puisse espérer orienter également bien à tous coups (en donnant à la cuisse une attitude identique dans tous les cas) ce fémur en coxa valga de 180° et cet autre fémur en coxa vara de 90°, ce fémur en antétorsion de 90° et cet autre fémur qui n'a aucune antétorsion, et encore celui-là qui a une torsion de sens contraire (rétrotorsion).

N'est-ce pas le règne de l'arbitraire, ou tout au moins d'un empirisme plus ou moins aveugle, le règne de l'à peu près ? Et cela ne suffirait-il pas à expliquer la proportion si grande d'échecs ou de demi-échecs : reluxations, subluxations,

« transpositions », sans oublier ces résultats vraiment désastreux qui ne sont point rares, où le traitement a laissé l'enfant dans un état pire qu'avant. Et cela continuera tant qu'il n'y aura aucune règle certaine, aucune loi s'imposant à tous et fixant pour tous la conduite à tenir dans chaque cas, règle et loi tenant compte des dissemblances anatomiques des divers cas. Et pourtant la logique et la réflexion nous disent que ces lois doivent exister, qu'il doit y avoir une

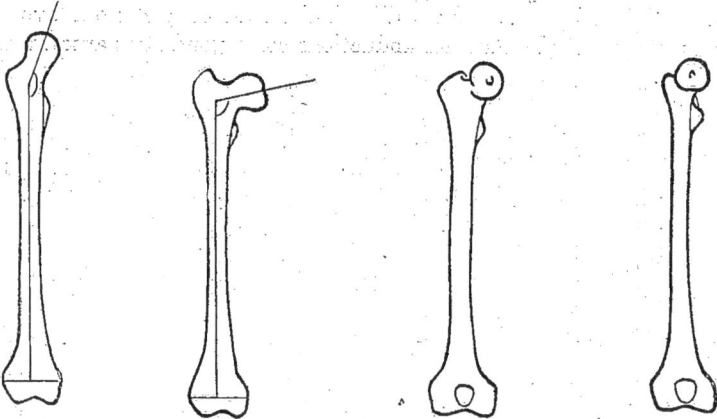

Fig. 1033.   Fig. 1034.   Fig. 1035.   Fig. 1036.

Fig. 1033. — Voici un cas de *coxa valga* (l'angle d'inclinaison du col est de 160° environ, tandis que l'angle d'inclinaison normal est de 130°). (Fémur vu par la face antérieure.)

Fig. 1034. — Voici un cas de *coxa vara* (l'angle d'inclinaison est de 100° environ). (Fémur vu par la face antérieure.)

Fig. 1035. — *Un cas d'antéversion.* — Dans l'antéversion, la tête du fémur, seule, a tourné en avant (l'antéversion est rare dans les cas non encore traités, mais dans les luxations déjà traitées, et *récidivées*, on voit souvent une antéversion s'ajouter à l'antétorsion primitive, laquelle a été généralement aggravée par le 1er traitement infructueux).

Il est des cas de récidives où l'antétorsion, à elle seule, mesure plus de 90°, et l'antéversion 45°, ou même davantage.

Fig. 1036. — Voici un cas d'*antétorsion.* — *Toute l'épiphyse* et même le *quart supérieur* a tourné de dedans en dehors sur la diaphyse. Chez les luxés non encore traités, l'antétorsion est la règle, la retrotorsion est l'exception. Il y a, quant au degré d'antétorsion primitive, de grandes différences individuelles, cette torsion va du degré normal (qui est de 30° chez les nouveau-nés), jusqu'à 90°; elle dépasse même l'angle droit chez tels sujets déjà traités et reluxés (voir légendes de la fig. 1035) et le total de l'antéversion et de l'antétorsion peut atteindre chez eux près de 180° (la demi-circonférence) ; la tête, au lieu de regarder en dedans, regarde directement en dehors (là où se trouve la face externe du trochanter chez les sujets normaux ; et par suite, en ce cas, de récidives, cette face trochantérienne touche le cotyle).

L'on se rappellera que la *rotation interne* à donner à la cuisse dans le 1er plâtre doit être égale à l'angle d'*antétorsion* (normalement l'antétorsion est de 12 à 15° chez l'adulte et de 30° à 35° chez les nouveau-nés, comme nous l'avons dit).

relation très étroite entre les déformations particulières à chaque cas et l'attitude à donner à la cuisse pour assurer toujours l'orientation optima de la tête. — Ces lois nous les avons cherchées et trouvées, ce que personne, à notre connaissance tout au moins, n'avait encore fait.

Les voici : Elles peuvent se résumer en 2 mots : L'attitude à donner à la cuisse pour chaque cas est fonction mathématique de l'angle d'inclinaison et de l'angle de torsion du col du fémur dans ce cas.

1re **Loi**, pour la **rotation.** — La rotation à donner à la cuisse est dictée par l'angle de torsion de l'extrémité supérieure du fémur. — La rotation de la cuisse doit être égale à cet angle de torsion : rotation interne s'il y a de l'antétorsion (presque toujours) — rotation externe s'il y a de la rétrotorsion (presque jamais).

2ᵉ **Loi, pour l'abduction.** — L'abduction à donner à la cuisse nous est dictée par l'angle de **pente** du col : Cette **abduction** doit être égale à **cet angle de pente** qui est le complément de l'angle que fait l'axe du col avec ce que nous appellerons **l'axe statique** du fémur ou ligne allant du centre de la tête fémorale au milieu de l'axe bicondylien du genou. — L'abduction de la cuisse est donc fonction mathématique de l'angle d'inclinaison du col ; et nous avons dressé un tableau, que voici, donnant les abductions correspondantes aux divers angles d'inclinaison.

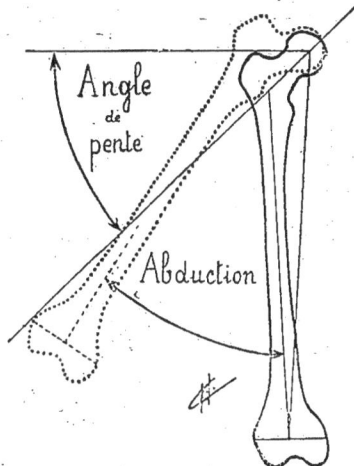

Fig. 1037. — L'abduction de la cuisse dans le 1ᵉʳ plâtre devra être égale à l'angle de pente du col du fémur. En d'autres termes, si l'on mène par le centre de la tête fémorale une perpendiculaire à l'extrémité de notre axe statique, il faut que le fémur soit placé dans une abduction telle que l'axe du col soit sur le même plan transversal et horizontal antéro-postérieur que cette perpendiculaire horizontale.

DIVERS ANGLES D'INCLINAISON, avec les abductions correspondantes.

Angle d'inclinaison.	180°	170°	160°	150°	140°	130°	120°	110°	100°	90°	80°	70°	60°
Abduction (à faire).	90°	82°	73°	64°	55°	46°	37°	28°	19°	10°	0°	11°	21°

(Les abductions négatives sont des adductions.)

Cela paraît ardu ; mais dans la pratique, il n'est pas besoin de recourir à cette table chaque fois, il suffira de se rappeler que le **degré de l'abduction** doit être égal à **celui de l'angle d'inclinaison, moins 80°.**

3ᵉ **Loi, pour la flexion.** — Cette flexion est inscrite dans un cône circulaire droit dont **l'axe** nous est donné par le prolongement de la ligne transversale (cotyle sain — cotyle, tête et col du côté malade) cône dont la **génératrice** répond à la diaphyse du fémur, et dont **l'angle générateur** est le **supplément** de l'angle **d'inclinaison** du col. — Toutes les positions de flexion inscrites dans ce cône sont à la rigueur conciliables avec la transversalité de l'axe de la tête et du col, ce qui ne veut pas dire qu'elles aient toutes la même valeur — comme nous allons voir. — Mais à noter tout d'abord que si les 2 premières lois nous ont été dictées par les angles du col du fémur, la 3ᵉ, ici, nous sera dictée, en même temps que par l'antéversion du col, par les modifications du cotyle et de la capsule. Et c'est la disposition de la partie inférieure de la capsule tirée comme un rideau devant la partie déclive du cotyle, et c'est la ténuité de l'arête qui représente le vrai toit du cotyle original qui nous commandent de faire dans le premier plâtre une flexion de la cuisse de plus de 90° (mettons 120°). — Et pourquoi cette hyperflexion ? — Pour plusieurs raisons.

1° Pour ouvrir la partie déclive du cotyle oblitéré par le rideau de la capsule plaquée très fortement sur lui — l'ouvrir, dis-je, comme la pince du gantier ouvre, en s'y reprenant à plusieurs fois, l'extrémité du doigt de gant neuf et rigide.

2° Pour permettre à l'arête du toit de se reconstituer si je puis dire à loisir»

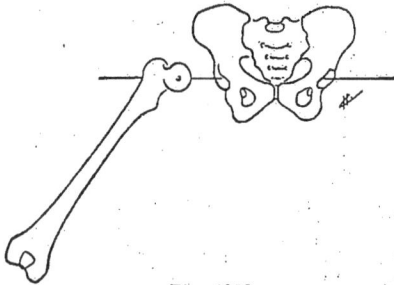 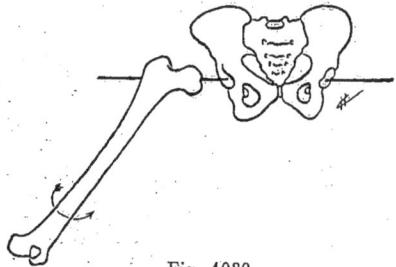

Fig. 1038.   Fig. 1039.

Fig. 1038. — Notre 1ʳᵉ loi (pour l'abduction) : l'*abduction* de la cuisse doit être *égale à l'angle de pente du col du fémur* (voir figure précédente). Mais, cette abduction une fois faite, on voit que la tête fémorale, au lieu de regarder vers la cavité cotyloïde, regarde trop en avant (parce qu'il y a dans la luxation congénitale presque toujours une antétorsion du quart supérieur du fémur). Il faudra donc faire, outre l'abduction, de la *rotation interne* pour amener la tête bien en regard de la cavité cotyloïde (voir *figure suivante*).

Fig. 1039. — Notre 2ᵉ loi (pour la rotation). — La *rotation* de la cuisse doit être *égale à l'angle de torsion* du fémur.

  Cette rotation interne, s'ajoutant à l'abduction dite, ramène la tête bien en face de la cavité cotyloïde. Et l'axe du col fémoral prolonge bien l'axe bicotyloïdien, c'est-à-dire que l'*orientation* optima de la tête est *assurée*.

car l'hyperflexion de la cuisse obligera les muscles pelvi-fémoraux à pousser la tête vers le cul de sac (ostéo-fibreux) de la partie déclive du cotyle et à l'agrandir, ce qui sera très bien, au lieu de la pousser vers l'arête du toit (comme cela serait dans la position d'extension de la cuisse, d'où un risque grave d'usure et de destruction de cette arête déjà si faible, cette usure devant amener le chevauchement nouveau de la tête jusque dans l'ancienne ornière ou première fausse cavité).

3° Pour rétracter la capsule antérieure, trop lâche.

4° Pour nous aider à corriger l'antéversion. Dans la position d'extension de la cuisse, la rotation interne agira sur la joue antérieure, si je puis dire, de la tête pour accentuer son antéversion ; au contraire, dans la position d'hyperflexion, la rotation interne agira sur la joue postérieure et par là corrigera cette antéversion déjà existante.

Mais pourtant, cette hyperflexion ne devra pas être prolongée au delà de la durée du premier plâtre, car elle pourrait dépasser le but, et par exemple, faciliter à la longue l'échappement de la tête vers le bas du cotyle.

Elle ne devra pas non plus dépasser les 120°, c'est-à-dire s'éloigner par trop de l'angle droit car nous avons reconnu que c'est la flexion à 90° qui favorise le mieux l'action des muscles (que nous appelons « taraudeurs » et « détordeurs »). C'est pour toutes ces raisons que nous choisissons pour le 1er appareil la flexion à 120° qui concilie toutes ces indications multiples. — Dans le 2e et dernier plâtre, la flexion sera de 45° (1/2 droit) pour ménager l'arête de séparation des 2 cotyles, en assurant la transition vers la position normale d'extension de la cuisse. — Ainsi donc le degré de flexion diffère dans les 2 appareils plâtrés, mais non pas l'abduction ni la rotation qui resteront dans le premier et le deuxième plâtres toujours égales, respectivement, à l'angle de pente et à l'angle de

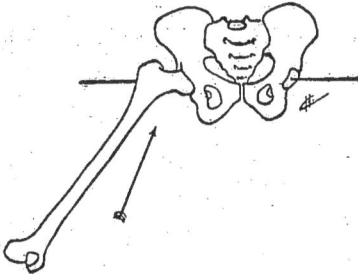 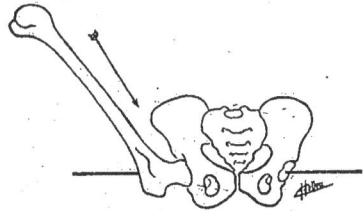

Fig. 1040.   Fig. 1041.

Fig. 1040. — Notre 3e loi pour la *flexion*. — Il faudra fléchir la cuisse (dans le 1er plâtre) au-dessus de 90°, mettons à 1 angle droit et demi (ou 135°). Et voici pourquoi : l'application des deux premières lois a mis l'axe du col sur l'axe bicotyloïdien. C'est très bien théoriquement, mais pratiquement, c'est insuffisant ; car la tête poussée de bas en haut par l'action (ici représentée par la flèche) des muscles longitudinaux qui vont du bassin à la cuisse ou muscles pelvi-fémoraux, pourra se reluxer par en haut n'étant arrêtée que très peu et très mal (beaucoup plus mal que cela n'apparaît dans cette figure) (reportez-vous à la figure précédente) par le heurtoir encore si peu résistant de l'arête de séparation A des 2 cotyles (en bas le vrai cotyle originel (V. Cot.) et au-dessus de lui le 1er faux cotyle (F. Cot. de la fig. 1029). En effet, la tête va user encore davantage cette arête A et passer par-dessus, c'est-à-dire retomber dans le 1er faux cotyle qui est la partie inférieure de l'ornière de glissement non comblée par où la tête s'était luxée primitivement. Nous aurons ainsi une récidive, une *reluxation* du 1er *degré*, laquelle pourra se stabiliser à ce 1er degré, c'est vrai, mais qui trop souvent passera plus haut jusqu'au 2e degré (voir fig. 1029) auquel cas l'échec sera complet. Eh bien le moyen d'éviter ce risque de reluxation, c'est (voir fig. suivante) d'hyperfléchir la cuisse au-dessus de 90° dans le 1er plâtre, auquel cas les muscles pelvi-fémoraux qui étaient des *ennemis deviendront des auxiliaires*.

Fig. 1041. — Le moyen d'éviter le risque signalé dans la légende de la figure précédente, c'est de faire pivoter le fémur autour de l'axe du col (mais ceci *sans changer l'abduction* et la *rotation interne*). On porte le genou vers l'aisselle, en flexion forcée (d'un angle droit et demi, 135°). Ainsi, les muscles longitudinaux deviendront nos auxiliaires ; au lieu de remonter la tête, ils l'abaisseront pour qu'elle vienne déplisser la partie du boyau capsulaire et tarauder le bas du cotyle originel. Et ainsi encore l'arête de séparation des deux cotyles (le vrai et le faux) va se renforcer et reconstituer au-dessus de la tête un heurtoir très solide, tandis que ce 1er faux cotyle (qui est le bas de l'ornière de glissement) va pouvoir se combler puisqu'il ne sera plus habité ni « travaillé » par la tête.

torsion du col (mesurés de nouveau il est vrai au moment de ce changement d'appareil car l'angle de pente et l'antétorsion peuvent avoir changé d'un appareil à l'autre, le fémur peut s'être détordu, et l'angle d'inclinaison avoir diminué (c'est même la règle ordinaire).

Durée des 2 plâtres : La même pour les deux généralement : à savoir 2 à 3 mois pour chacun : Cette durée, en raison inverse de l'âge, est d'autant plus longue que l'enfant est plus jeune, 2 mois pour les enfants de plus de 6 à 7 ans, 3 mois pour les enfants de 2 à 3 ans.

Comment donc savoir quel est l'angle d'inclinaison du col et quelle est l'antétorsion du fémur ? Le voici :

Un procédé personnel pour déterminer les angles d'inclinaison et de torsion ?

Puisque les deux premières lois du traitement nous sont dictées par l'angle d'inclinaison et l'angle de torsion du fémur, il faut savoir au préalable déterminer la valeur de ces angles.

Nous y pouvons arriver d'un coup (pour les angles) par un procédé personnel que nous avons trouvé avec nos assistants Bergugnat et Fouchet.

A l'aide de la radioscopie : Nous tournons le fémur en dedans, plus ou moins, jusqu'à ce que nous voyions le col prendre sa longueur maxima ; alors nous

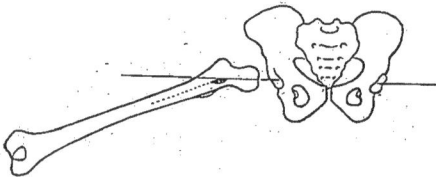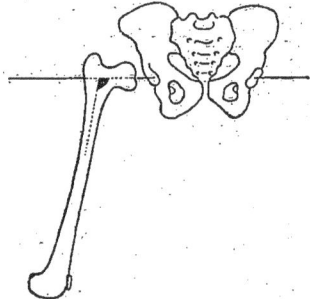

Fig. 1042.   Fig. 1043.

Fig. 1042. — Un cas particulier, c'est une *coxa valga* très marquée (160° environ), *mais sans aucune antétorsion*. L'abduction voulue (égale à l'angle de pente) a été faite, et cela a suffi pour que la tête fût bien orientée vers la cavité cotyloïde (en effet, il n'a pas fallu faire de rotation interne puisqu'il n'y avait pas d'antétorsion dans ce cas particulier). Mais encore ici (pour la raison dite dans la légende de la fig. 1041) nous devrons fléchir la cuisse au-dessus de 90° dans le 1er plâtre pour bien assurer le résultat désiré.

Fig. 1043. — Un autre cas particulier : *Coxa vara* de près de 90° avec antétorsion de 90°. L'abduction nécessaire (pour mettre le col dans le prolongement de l'axe bicotyloïdien) est très minime. Mais pour que la tête regarde bien la cavité cotyloïde on a été obligé de faire une rotation interne égale à l'angle de torsion du fémur, soit 90°. (L'extrémité inférieure du fémur et la rotule sont vus de profil). Mais toujours pour la raison déjà dite, nous devons dans le 1er plâtre fléchir la cuisse au-dessus de 90° (sans rien changer à l'abduction et à la rotation interne figurées ici).

sommes sûrs d'avoir l'angle d'inclinaison vrai, il se projette alors sur l'écran en sa vraie grandeur [1], nous le marquons et mesurons. — Quant à l'angle de torsion, nous mesurons à ce même moment de combien nous avons dû tourner le genou en dedans pour donner au col sa longueur maxima, cette rotation du genou est égale à l'angle de torsion du fémur.

Nous avons dit ailleurs comment, à défaut de la radioscopie, l'on peut arriver aussi à établir la valeur de ces angles par 2 radiographies prises à 90° de rotation l'une de l'autre, ou même par le seul examen clinique (voir les figures ci-contre).

Notre 3e Note à l'Académie de Médecine (20 avril 1920).

Ce que doit être le traitement de la luxation congénitale de la hanche.

(Cette note résume les conclusions pratiques de nos recherches de ces dernières années).

---

1. Cet angle d'inclinaison vrai est le plus petit de tous les angles (apparus à la radioscopie) au cas d'une coxa valga ou d'un angle d'inclinaison *de plus de* 90°. Et c'est au contraire le plus grand des angles apparus à la radioscopie au cas de coxa vara ayant un angle de *moins de* 90°.

1º **Recherches anatomiques.** — C'est d'abord 700 **autopsies**, soit l'examen de 1.400 hanches faits avec nos assistants, dans les Maternités. C'est ensuite l'étude de 6 pièces personnelles de luxations chez des fœtus ou des nouveaux-nés, et l'examen de toutes les pièces de luxations de nos musées. C'est *enfin* deux *autopsies*, faites par nous, d'enfants traités pour des luxations et morts de grippes malignes l'une 8 mois, l'autre 9 ans après la réduction.

2º **Recherches radiographiques, cliniques et thérapeutiques** faites sur plusieurs milliers d'enfants traités par nous pour des luxations congénitales.

Trois principales conclusions.

A. — Radiographes et chirurgiens, parce qu'ils ont voulu faire dire à la radiographie plus qu'elle ne peut dire chez les tout petits, à un moment où la région

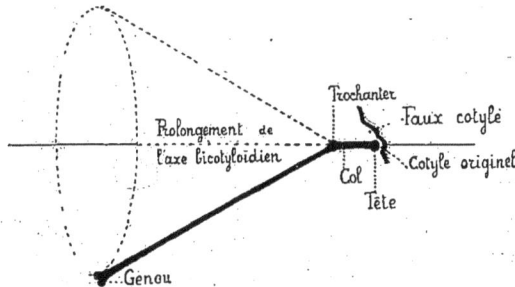

Fig. 1044. — Pour expliquer notre 3e loi sur la *flexion*. — L'axe du col et de la tête ayant été bien orienté vers le cotyle par l'application de nos deux premières lois, si nous fléchissons le fémur de plus en plus (en partant de 0º), cette flexion va s'inscrire dans un *cône circulaire droit* dont l'*axe* est le prolongement de l'axe bicotyloïdien, dont la *génératrice* est la diaphyse fémorale, et dont l'*angle générateur* est le *supplément* de l'angle d'inclinaison du col.
Rappelons que, quel que soit le degré de flexion imprimée à la cuisse, il faut conserver toujours la même abduction et la même rotation.

cotyloïdienne est encore cartilagineuse en partie, se sont trompés, presque toujours, sur la vraie limite supérieure du cotyle primitif, celui où doit rester finalement la tête du fémur si nous prétendons à de véritables guérisons anatomiques. Ils ont situé cette limite supérieure au niveau du point le plus haut et le plus externe du V schématique à sommet interne, qui figure dans les livres de radiographie la région du cotyle chez les tout petits, mais **en réalité la limite supérieure du cotyle primitif répond** sensiblement au **sommet de ce V** [1], c'est-à-dire, à la partie supérieure du cartilage en Y (tandis que leur point le plus externe et le plus haut de la branche supérieure du V répond à ce qui sera plus tard l'épine iliaque antérieure et inférieure). A cause de cette erreur anatomique, l'on n'a, d'ordinaire [2], obtenu que des réductions incomplètes et fausses tout en croyant obtenir des réductions vraies.

1. Et l'on pourrait ajouter en raison inverse de la hauteur de la luxation (une luxation du 1er degré demande plus de temps parce que les vestiges du vrai toit du vrai cotyle sont ici plus usés, parfois même détruits ; il faudra donc plus de temps pour que se crée une hauteur suffisante au-dessus de la tête bien réduite.
2. Je dis d'ordinaire, car j'en conviens, les chirurgiens ont eu, **quelquefois**, des réductions vraiment complètes. Oui, mais si j'ose le dire c'est sans l'avoir fait exprès, sans y avoir très grand mérite, cela étant dû surtout aux particularités anatomiques du cas traité ; particularités que voici : Il s'agissait alors presque exclusivement d'enfants d'un certain âge, mettons de plus de 5 ou 6 ans, et chez qui la luxation s'était produite

B. — 2ᵉ conclusion. — L'on s'est trompé en donnant à l'axe de la tête et du col une direction oblique (presque toujours vers la branche supérieure du V), d'où encore des réductions fausses.

En réalité, voici ce que nous devons avoir à la radiographie :

1º L'axe du col et de la tête doit être horizontal et transversal. 2º La tête doit répondre à la pièce ischion et non pas à la pièce ilion de l'os coxal. 3º Le col doit se présenter suivant sa plus grande longueur. 4º Il faut obtenir le contact de la tête et du cotyle ou mieux encore leur emboîtement. Si cela n'est pas au début, on l'obtiendra progressivement par une pression ouatée exercée sur le grand trochanter à travers une fenêtre pratiquée dans le plâtre à ce niveau.

C. — 3ᵉ conclusion pratique. — Nous devons et nous pouvons créer une voûte horizontale large et solide au niveau du vrai toit du cotyle originel en favorisant par tous les moyens l'accroissement de l'arête qui représente les vestiges de ce vrai toit.

Le premier de ces moyens. — Assurer la transversalité de l'axe de la tête et du col pendant toute la durée de la période d'immobilisation dans les appareils (Ce à quoi l'on arrive en faisant une *abduction* d'un degré *égal à l'angle de pente* du col du fémur, et une *rotation interne* d'un degré *égal à l'angle de torsion* suivant **nos lois du traitement** des luxations, exposées devant l'Académie le 4 juin 1918. Voir plus haut notre 2ᵉ note à l'Académie).

2ᵉ moyen. — Fléchir la cuisse à un angle droit et demi (soit 135º) dans le premier appareil. Cette hyperflexion favorise l'accroissement de l'arête du vrai toit. De plus, elle ouvre la partie déclive du cotyle toujours plus ou moins oblitérée par la capsule et le bourrelet fibreux tirés sur le cotyle de bas en haut comme un rideau. Et enfin cette hyperflexion du premier plâtre nous aide à corriger l'anteversion et antétorsion si fréquente de la tête et du col.

Et nos autopsies et radiographies prouvent que nous **pouvons ainsi** créer des voûtes aussi solides, aussi horizontales et même plus, aussi bas placées et même plus, d'aussi large portée et même plus que celles du côté dit « sain ».

complète du premier coup, s'était produire *d'emblée* dans le versant supérieur de l'os iliaque, disons pour préciser au-dessus de la ligne réunissant l'épine iliaque antérieure et inférieure à l'épine sciatique au lieu *de se produire doucement et progressivement* et de faire une première halte entre le vrai cotyle et la ligne susdite. Mais il faut savoir que c'est *suivant ce 2ᵉ mode* que la luxation congénitale se produit dans la grande majorité des cas.

Lorsque les luxations se produisent *d'emblée, suivant le 1ᵉʳ mode*, et qu'on ne les opère qu'à 5 ans ou plus, le vrai bord supérieur du vrai cotyle a eu le temps de se reconstituer assez solidement. Et alors s'il arrive parfois qu'on ne puisse plus réduire, *par contre* lorsqu'on a eu la chance de réduire, on ne peut guère être que dans le vrai cotyle et la tête en ces cas aura beaucoup de chances de rester dans ce vrai cotyle au-dessous du vrai toit assez saillant ou même relativement très saillant dans des cas pareils, où l' » ornière de glissement » de la tête ou bien n'a jamais existé ou bien a eu le temps de se combler, et la tête ne pourra donc pas s'y loger ; il est vrai que si l'on donnait ensuite une direction oblique à l'axe du col et de la tête, celle-ci pourrait se creuser une dépression — ou du moins l'amorcer en dehors du cotyle. Mais en *règle générale* ce sera « *tout ou rien* », l'on aura une reluxation franche ou une réduction complète.

Et c'est ainsi que s'expliquent les réductions anatomiques vraies obtenues quelquefois. Remarque intéressante : Nous connaissons des chirurgiens très distingués qui dans leurs livres nous donnent des réductions fausses comme étant des réductions vraies — ce qui est une erreur commune, nous l'avons vu, mais qui ensuite, ce qui est beaucoup plus singulier, nous donnent comme exemple de réduction fausse et » trop basse » une réduction qui est, en réalité, de tous points parfaite ! (nous nous expliquons ailleurs là-dessus).

En combien de temps ? Huit à dix ou douze mois en moyenne. Avons-nous un critérium pour en juger ? Oui, c'est l'apparition à la radiographie, au-dessus

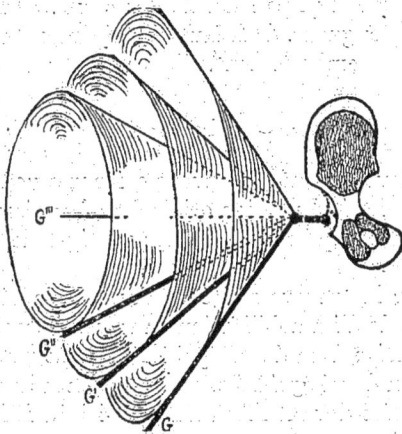 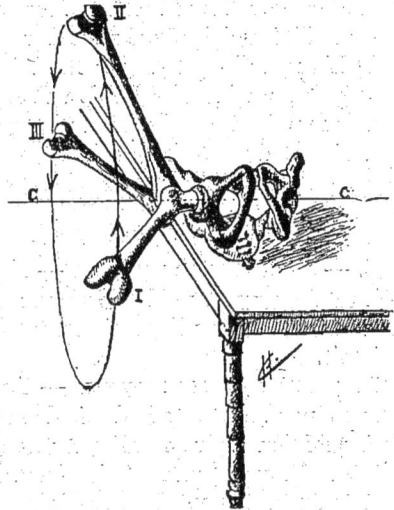

Fig. 1045.   Fig. 1046.

Fig. 1045.— Suite de l'explication de *notre* 3ᵉ *loi* (relative à la *flexion*). Voici, représentés sur la même figure, 3 cas où l'angle d'inclinaison est plus ou moins ouvert avec les cônes de flexion correspondants. G, G', G″, montrent la position de départ du genou dans ces divers cas. En un 4ᵉ cas, le genou est en G‴ et l'angle d'inclinaison atteint 180° — c'est une coxa valga — extrême (qu'on ne voit jamais à ce degré, peut-on dire). En pareil cas, le fémur dans son mouvement de flexion tournerait sur lui-même. On voit que, si tout au contraire, l'angle d'inclinaison était de 90°, le cône circulaire de flexion serait comparable au grand cercle de l'équateur, les deux pôles étant figurés par les parties les plus externes de l'*axe bicotyloïdien*, c'est-à-dire G″ répondant à l'un des pôles. Et les trois cônes circulaires G, G' et G″ seraient de leur côté comparables aux *parallèles terrestres* (1).

Fig. 1046. — Encore notre 3ᵉ loi de flexion. On voit ici qu'on peut varier les degrés de flexion *sans changer* ni l'abduction ni la rotation interne qui nous assurent la bonne orientation de la tête vers le cotyle.

Dans le 1ᵉʳ plâtre, on fléchit généralement la cuisse à l'angle droit et demi (135°) ; dans le 2ᵉ et dernier plâtre, on ramène la flexion à demi-droit, soit 45°.

(Lorsqu'on fait 3 plâtres au lieu de 2, la flexion dans le 2ᵉ plâtre est de 1 droit, 90°).

de la tête du fémur de stalactites osseuses, d'ilots osseux, d'abord disséminés, puis confluents, qui témoignent de la néo-formation d'une voûte horizontale assez large. Il va de soi que chez les plus petits enfants, où l'ossification est nor-

(1) Nous y reviendrons prochainement en apportant (pour désigner et mesurer l'abduction et la rotation et la flexion dans le traitement de la luxation congénitale) une nouvelle nomenclature rigoureusement *scientifique*, tandis que la nomenclature actuelle des chirurgiens ne l'est pas, comme nous le prouverons. Nous montrerons qu'on peut et doit déterminer d'une manière très précise et très claire pour tous, quelle est la position mathématique du fémur (à n'importe quelle étape du traitement), on le peut de la même façon, avec les mêmes termes scientifiques, que ceux des marins déterminant la position de leur navire à n'importe quel endroit de leur route. Ils savent « faire le point », c'est-à-dire indiquer le degré de latitude et de longitude où ils sont, ainsi que l'orientation de leur navire.

De même, nous pouvons, nous chirurgiens, ici « faire le point » et dire la place exacte du genou à chaque moment du traitement.

Dans notre système nouveau, l'axe bicotyloïdien sera la ligne des pôles ; la flexion sera la longitude, l'abduction sera la latitude, et la rotation sera l'orientation de l'axe bicondylien. On verra, comme avec ce système disparaissent toutes les causes d'erreur et de confusion existant avec la nomenclature actuelle. Sans aller jusqu'à dire qu' « une science n'est qu'une langue bien faite », nous verrons comment avec une langue bien faite tout s'éclaire ici, tout malentendu disparaît, et comment dans nos discussions nous n'emploierons plus que des termes ne prêtant pas à équivoque, ce qui est la condition essentielle pour réaliser de nouveaux progrès dans ce traitement.

malement moins avancée, la radiographie nous donnera des indications moins nettes, mais nos autopsies comme aussi l'expérience clinique acquise, nous permettent de fixer à 9 à 12 mois (même chez ces enfants plus petits) le temps qui sera largement suffisant pour que soit constituée la voûte solide qui retiendra définitivement la tête du fémur. A noter ce détail intéressant, que ces néo-formations et proliférations osseuses de la voûte peuvent être assez exubérantes pour empiéter en bas sur la tête du fémur et même la pénétrer, ce qui pourrait créer un danger d'ankylose.

Pour éviter ce danger, nous ne laisserons pas la tête dans une position immuable pendant les 8 à 12 mois que durera le traitement, c'est-à-dire que nous ferons celui-ci non pas avec un seul appareil mais avec 3, ce qui a bien d'autres avantages encore. La transversalité de l'axe du col étant toujours assurée dans les trois appareils, nous ferons varier la flexion qui sera de 1 angle droit et 1/2 dans le 1er appareil, de 1 droit dans le 2e et d'un 1/2 droit dans le 3e.

Résumons-nous :

1o Chirurgiens et radiographes se sont trompés, généralement, sur le véritable emplacement et les vrais limites du cotyle primitif, lequel répond chez les **tout-petits** à la pièce ischion et non pas à la pièce ilion de l'os coxal [1].

2o L'on s'est trompé lorsqu'on a donné (et c'est presque toujours) une direction oblique à l'axe de la tête et du col. Cet axe doit être horizontal et transversal pendant toute la durée du traitement. De plus, la cuisse doit être hyperfléchie dans le premier plâtre.

3o Nous pouvons créer une voûte horizontale large et solide qui retiendra la tête du fémur dans le cotyle primitif retrouvé. Et nous pouvons suivre d'ordinaire à la radiographie les étapes et les progrès de la reconstitution de cette voûte. Il sera prudent de compter 8 à 12 mois pour qu'elle soit bien suffisante.

3 notions qui nous permettront d'assurer incomparablement mieux que par le passé la guérison intégrale de la luxation congénitale de la hanche — et même la guérison, s'il en survenait encore, des récidives ou des reluxations qui étaient restées jusqu'à ce jour, vous le savez, presque impossible à guérir intégralement.

Telles sont les acquisitions récentes faites par nous dans ce domaine. Elles étaient à la fois si neuves et si importantes qu'elles méritaient d'être mises en tête de ce chapitre.

Cela dit, nous venons à l'exposé méthodique de la question suivant le plan ordinaire de notre livre.

---

1. A un âge plus avancé le niveau du toit du cotyle originel remonte un peu par l'effet de l'accroissement de l'os, et surtout de l'usure produite sur le milieu de l'arête du vrai toit, par la pression du ligament rond, ou à son défaut, du cordon fibreux qu'est devenue la capsule plissée au niveau de la partie rétrécie du sablier (dont elle a pris la forme).

A. — Le Diagnostic.

Tout d'abord, un mot sur le diagnostic et le pronostic.

1º **Signes de présomption**. — On vous amène un enfant — une petite fille, généralement — qui boite d'un côté ou des deux, en **se dandinant**, et **se balançant sur ses hanches**, en **canardant**.

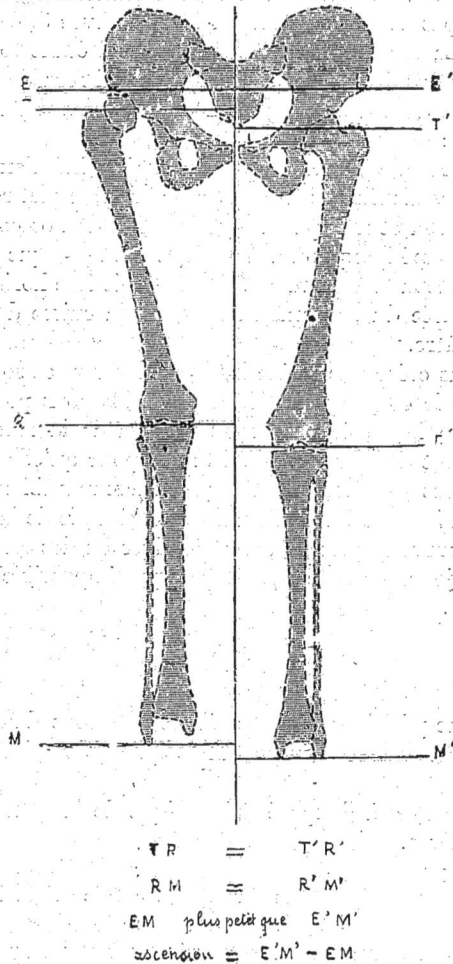

$$TR = T'R'$$
$$RM = R'M'$$
$$EM \text{ plus petit que } E'M'$$
$$\text{ascension} = E'M' - EM$$

Fig. 1047. — Luxation congénitale de la hanche droite.

Elle marche volontiers, cependant, comme un enfant qui ne **souffre pas**.

Voilà déjà 2 signes : les caractères de la marche et l'absence de douleur, qui doivent vous faire penser à une luxation congénitale de la hanche, avant même que les parents n'aient rien dit.

Si ce balancement, si ce mouvement de roulis existe des deux côtés, la chose est à peu près certaine. Si ce balancement n'existe que d'un côté, c'est une simple présomption.

2° **Signes de probabilité.** — Mais les parents vous disent : Notre enfant a toujours marché ainsi, dès ses tout *premiers pas*, qui, du reste, ont été tardifs, car elle n'a commencé à marcher qu'à 16, ou 18 ou 20 mois. Elle n'a jamais

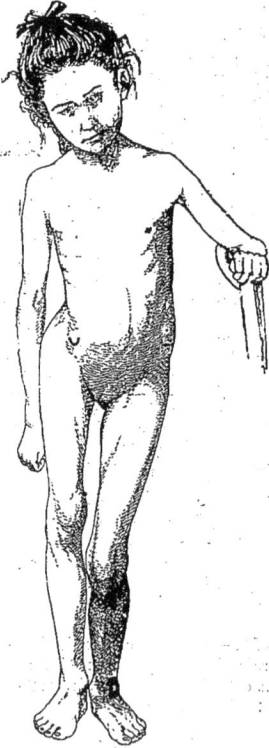

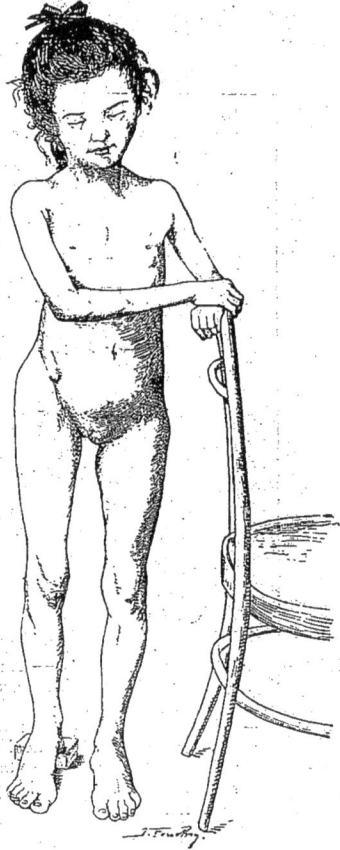

Fig. 1048. — Luxation congénitale droite de 10 ans. — On voit l'atrophie du membre luxé. Le raccourcissement est énorme. La jambe saine est obligée de se replier au genou quand les deux talons reposent sur le sol.

Fig. 1049. — Là même. — La jambe saine n'est plus repliée au genou, le talon du côté luxé ne touche plus le sol (épine iliaque restant au même niveau). Le trochanter, plus saillant et plus remonté du côté de la luxation. — Grande lèvre également remontée de ce côté.

souffert. Ce **dandinement** n'était rien, mais il nous semble qu'il **augmente** depuis quelque temps, et que cette **jambe** devient **plus courte.**

Avec ces commémoratifs, l'existence d'une luxation congénitale de la hanche devient pour vous **probable,** plus que probable même. Cependant, vous ne pourrez l'affirmer qu'après avoir examiné l'enfant *complètement nue,* d'abord debout et pendant la marche, puis couchée sur une table ou sur le parquet.

Caractère de la marche. — Quand l'enfant marche, vous voyez le grand **trochanter plus saillant** du côté de la boiterie (v. fig. 1047 à 1052), remonter dans la fesse et redescendre à chaque pas. Il remonte à chaque foulée, comme si la plante du pied posait sur un ressort.

Examen dans la position couchée. — En mettant les 2 épines iliaques au même niveau, et en rapprochant ensuite les deux pieds, *vous voyez une jambe plus courte que l'autre,* si l'enfant ne boite que d'un côté. Le grand trochanter est saillant de ce côté ; il est remonté au-dessus de **la ligne de Nélaton** (fig. 1050),

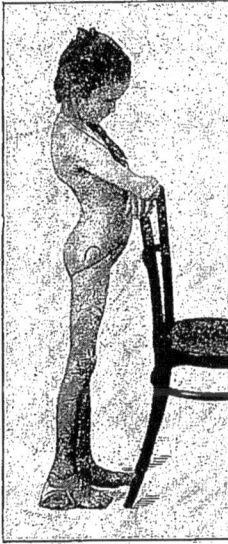

Fig. 1050. — La même, vue de côté. — Ensellure lombaire. — On voit combien le grand trochanter est remonté au-dessus de la ligne de Nélaton. — S'il n'y avait pas de luxation, le trochanter affleurerait cette ligne de Nélaton. — Raccourcissement du membre (talon au-dessus du sol), les deux épines iliaques étant au même niveau.

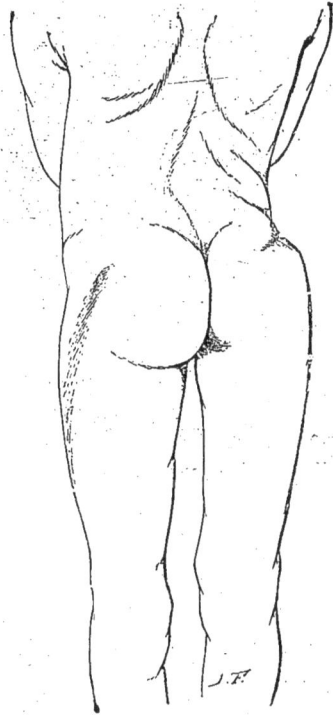

Fig. 1051. — La même, vue de dos. — Déviation latérale du dos à convexité du côté sain. — Il en est ainsi dans la plupart des cas (mais pas toujours).

que vous déterminerez en portant une ficelle de l'épine iliaque à l'ischion[1], pendant que la cuisse est fléchie à 45° ; de plus, le trochanter est éloigné de la ligne médiane ; la grande lèvre est remontée.

En regardant de profil, vous trouvez de l'ensellure lombaire. Mais cela ne vous donne pas encore le *signe de certitude.*

3° **Signe de certitude**[2]. — Vous l'obtenez par la palpation de la hanche faite sur l'enfant couchée, les cuisses bien étendues.

Palpation de la hanche (fig. 1054 à 1059). — Elle vous donne 2 indices qui,

1. Voir pour la ligne de Nélaton le chapitre de la coxalgie.
2. A défaut de la radiographie, bien entendu ; car, avec la radiographie, le diagnostic se fait tout seul ; et vous devez recourir à celle-ci chaque fois que vous le pouvez. Mais comme vous ne le pouvez pas toujours dans la pratique, il est bon que vous appreniez à faire le diagnostic par le seul examen clinique et l'on y arrive très bien avec un peu d'attention et de méthode — en répétant cet examen 2 et 3 fois avant de rien affirmer.

réunis, sont pathognomoniques : à savoir 1° une **sensation de vide** à la place **normale** où devrait être la tête ; 2° une sensation de plénitude à la place **anormale** où elle est (cette dernière sensation est généralement plus nette que la 1re).

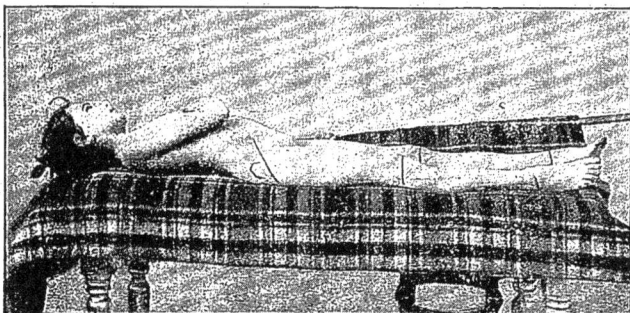

Fig. 1052. — Examen de l'enfant couchée. — Raccourcissement très net du membre. Le trochanter est remonté au-dessus de la ligne de Nélaton (remonté d'une valeur sensiblement égale au raccourcissement).

1° Si, embrassant la partie supérieure de la cuisse avec la main à demi ouverte, les 4 derniers doigts en arrière du trochanter, le pouce en avant, vous cherchez à palper la **tête fémorale** à sa **place normale**, c'est-à-dire au pli de l'aine, sous l'**artère fémorale** qui **croise** cette tête à l'union de son 1/3 interne et de ses

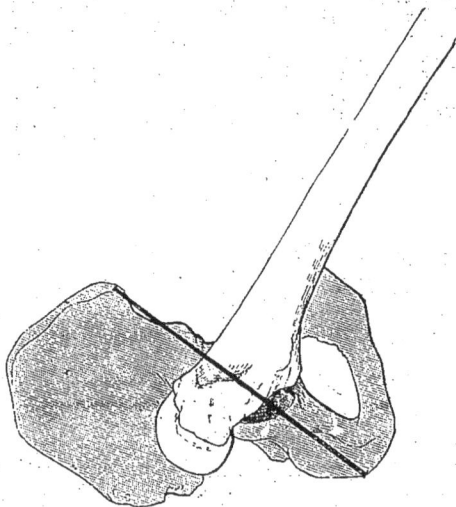

Fig. 1053. — Hanche luxée. — Rapports de la ligne de Nélaton et du trochanter sur le squelette (la cuisse fléchie à 45°).

2/3 externes, — vous ne sentirez **pas de résistance osseuse** ; vous trouverez un **vide** au-dessous du bord antérieur de l'os iliaque.

Pour rendre cette impression plus précise, comparez avec l'autre hanche normale. Vous y percevrez, au contraire, très nettement la résistance osseuse de la tête (qui est extracotyloïdienne sur 1 cm. à 1 cm. 1/2) et même la résistance de la face antérieure du col.

2º Si vous prenez le genou du côté suspect et que vous lui imprimiez de grands mouvements en tous sens, vous voyez généralement, et vous sentez toujours **au-dessus** et **en dehors** de la **place vide** mentionnée plus haut, un **corps arrondi, mobile**, très mobile, soulevant la peau en avant (fig. 1058) dans les mouvements **d'hyperextension** du genou, de **rotation externe** et **d'adduction**, la soulevant, au contraire, en arrière (fig. 1059), vers la fesse, dans les mouvements inverses de flexion, de rotation interne et d'adduction ; palpez ce corps dur, arrondi, — ce ne peut être que la tête fémorale.

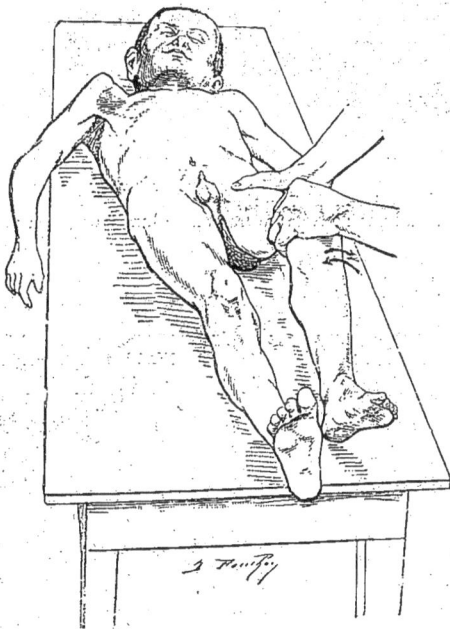

Fig. 1054. — Diagnostic. — Manière de faire la palpation de la tête fémorale gauche. La position de la main droite : les 4 derniers doigts en arrière ; le pouce droit en avant touche l'artère. La main gauche, saisissant le membre au genou, lui imprime divers mouvements de rotation interne et externe, flexion et hyperextension, abduction et adduction. Le pouce droit est contre le bord externe de l'artère fémorale qu'il sent par l'extrémité de la pulpe.

Voilà le signe de certitude de la luxation. Par ailleurs, les *commémoratifs* vous permettent de dire qu'elle est congénitale.

Diagnostic de la luxation double (fig. 1060). — La luxation double se reconnaît au balancement existant des 2 côtés, à la saillie des 2 trochanters et à leur situation au-dessus de la ligne de Nélaton, à la perception, des 2 côtés, d'un vide, là où devraient se trouver les têtes fémorales, et à la présence reconnue de ces têtes en haut et en dehors de leur place normale ; à la brièveté des deux cuisses comparativement à la longueur des jambes, etc.

Voici un *bon signe de diagnostic* qui vous servira pour les luxations simples comme pour les luxations doubles :

Si tout est normal, la distance (que vous mesurez avec un fil ou un rubanmètre) entre l'épine iliaque antéro-supérieure et la base de la rotule est égale à la distance qui sépare l'interligne du genou de la plante du pied.

Si vous trouvez la 1re distance manifestement *plus courte* que la 2e, c'est qu'il y a *luxation de la hanche* [1].

Pour de plus amples détails [2] sur le diagnostic, je vous renvoie à mon livre sur La luxation congénitale de la hanche (chez Masson). Ici je ne veux ajouter qu'un mot : c'est que chez les tout petits (jusqu'à 2 ans), le meilleur moyen clinique de faire un diagnostic sûr, c'est de faire la manœuvre qui sert à réduire le déboîtement et que voici (pas besoin d'endormir l'enfant) : vous fléchissez la cuisse à angle droit, puis de là, vous la portez lentement en abduction à angle

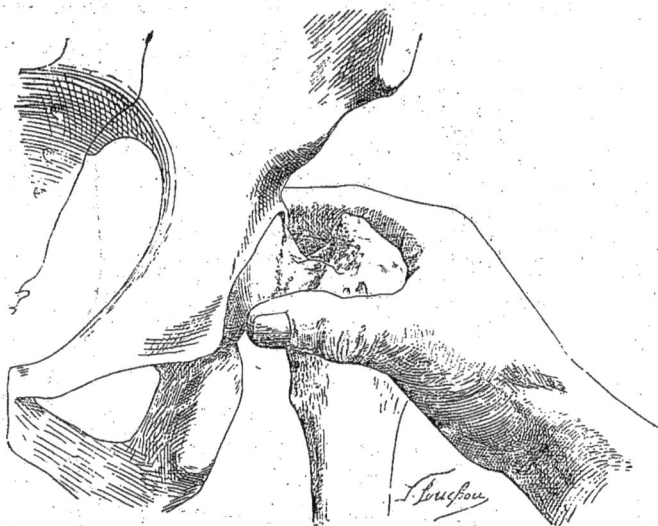

Fig. 1055. — Manière de faire la palpation d'une hanche normale. — L'exploration de la tête. Le trochanter est embrassé dans le premier espace interdigital, le pouce en avant, sur la tête, les autres doigts en arrière : ceux-ci ne peuvent sentir que très faiblement les mouvements imprimés à la tête fémorale.

droit. S'il y a une luxation, il se produit un ressaut et un claquement par suite de la réduction que vous venez d'obtenir. Reportez alors la cuisse en adduction, 2e claquement et 2e bond (vous venez de défaire la réduction). — Si, au contraire, vous avez pu porter la cuisse (déjà fléchie à 90°) en abduction de 90° sans produire ni ressaut ni claquement, c'est qu'il n'y a pas de luxation. Et ce signe peut être obtenu facilement, sans narcose jusqu'à 2 ans et parfois même plus tard. —

1. Ce pourrait être à la rigueur un affaissement du col fémoral ou coxa vara, ou un raccourcissement congénital du fémur ; mais ces anomalies sont *aussi rares* que la luxation est fréquente, et par le palper on sent la tête à sa place normale.

2. Ainsi nous n'avons pas parlé du signe de Trendelenbourg (que nous devrions appeler signe de Duchenne de Boulogne), signe qui est d'ailleurs *commun* à tous les cas *d'insuffisance fonctionnelle* du moyen fessier et que voici :

Lorsque le sujet (se portant sur un seul pied) se tient sur le pied du côté luxé, le pli fessier du côté opposé descend au-dessous du niveau du pli fessier du côté luxé (qui porte).

Tandis que si l'enfant se porte ensuite sur le pied du côté sain, on voit l'inverse, à savoir : le pli fessier du côté non portant est à un niveau plus élevé que le pli fessier du côté qui porte.

Il va de soi que si la luxation est double, la formule sera exactement l'inverse de ce qu'elle est chez un enfant complètement normal.

Signe très précieux et très sûr que nous avons fait connaître il y a 16 ans déjà dans notre livre sur la luxation (chez Masson), et qui, 1 an plus tard, a été réinventé par un auteur allemand !

B. — Le Pronostic.

La boiterie de naissance, qui était considérée comme incurable il y a 25 ans à peine, peut être aujourd'hui intégralement guérie ; il n'est plus permis d'en douter (à moins de faire preuve d'une ignorance inexcusable), après les si nom-

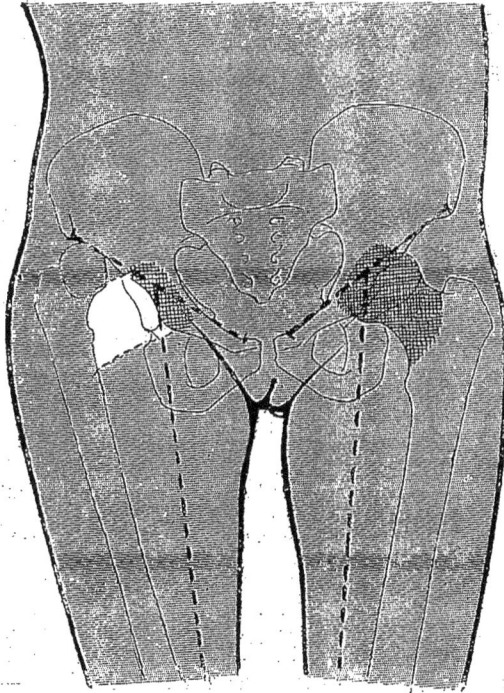

Fig. 1056. — Hanche normale à gauche et luxée à droite. — A gauche, on a une résistance osseuse sur une très grande hauteur. A droite, une sensation de vide ; au-dessous de l'os iliaque et de la paroi antérieure du cotyle représentés en quadrillé, on sent le vide dans la partie blanche (là où devraient être la tête fémorale et le col).

breuses preuves cliniques, radiographiques et anatomiques que nous en avons. Des centaines d'enfants ont été déjà guéris, c'est-à-dire ne boitent plus du tout, et quelques autopsies d'enfants ainsi traités, morts de maladies intercurrentes, ont montré que la tête fémorale avait été bien remise à sa place et s'y maintenait.

Cette « question préalable » de la **curabilité** de la luxation congénitale n'est donc **plus discutable**. — (Voir fig. 1061 à 1064 et fig. 1173 à 1176.)

Mais vous l'avez vu par la simple lecture des 3 notes que nous avons publiées en tête de ce chapitre, ces traitements sont délicats et je n'ose pas vous engager à les entreprendre à moins que vous n'ayez à votre service une installation de rayons X vous permettant de contrôler, à chaque pas, où vous en êtes, c'est-à-dire si la tête est bien dans le vrai cotyle et non pas au-dessus, ni au-dessous, et encore si la tête et le col sont bien orientés dans ce vrai cotyle, etc., etc..., tous renseignements que vous donnera sûrement la radiographie (plus facilement que le contrôle clinique). Avec elle vous pourrez donc entreprendre ce traitement

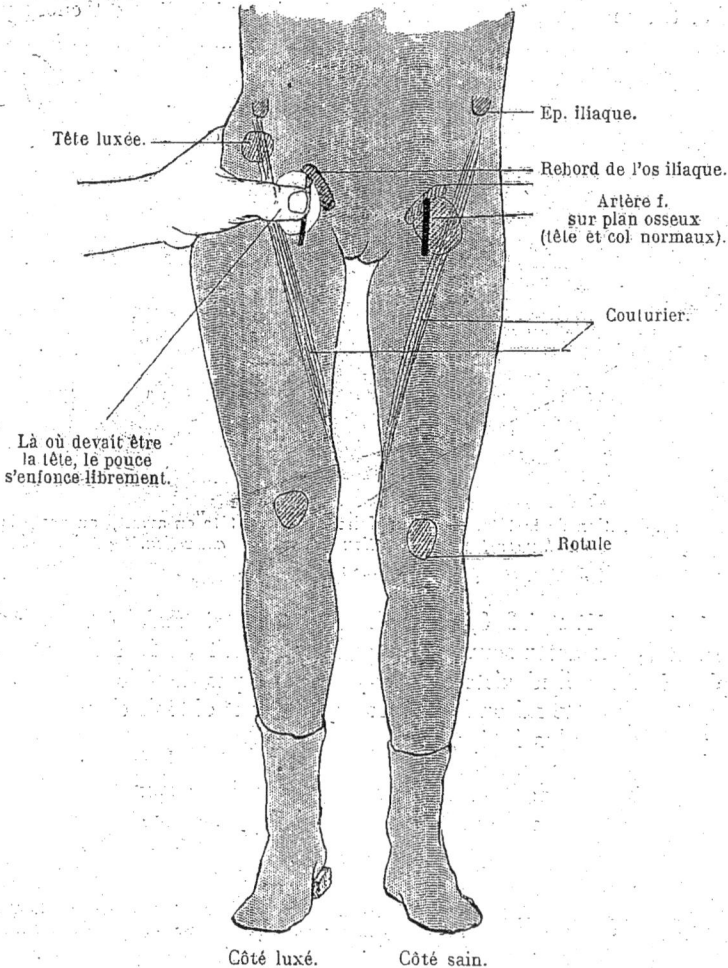

Fig. 1057. — Luxation congénitale de la hanche droite. Diagnostic.

On voit : 1º le raccourcissement de la jambe de ce côté : ascension du talon, du genou, de la grande lèvre ; 2º le grand trochanter (en partie caché par la main) est plus saillant de ce même côté ; 3º signe de certitude donné par la palpation : tandis qu'à gauche (côté normal) on sent la résistance osseuse de la tête fémorale sous l'artère, au-dessous du rebord de l'os iliaque, à droite (côté luxé), le doigt s'enfonce librement sous l'artère, la tête n'est plus à sa place ; 4º on trouve cette tête au-dessus et en dehors de la place normale, près de l'épine, sous le couturier. On voit que la tête luxée est plus petite que l'autre.

et le conduire à bien, tout au moins chez des enfants très jeunes, de moins de 5 à 6 ans.

Car il faut savoir que, *passé cet âge*, le traitement reste, pour les médecins non spécialistes, trop ardu et trop infidèle, et je crains qu'il ne leur réserve alors plus de mécomptes que de satisfactions.

Ce qu'il faut dire aux parents :

Votre diagnostic établi, les parents vous demandent ce qu'il faut faire ; vous répondrez qu'il faut réduire ce déboitement comme on doit réduire toute luxation traumatique de l'épaule ; qu'avec un traitement bien fait l'on arrive à des guérisons intégrales et, peut-on dire, constantes ; mais que, comme dans la luxation traumatique, il faut se hâter, car si la **réduction** est chose possible

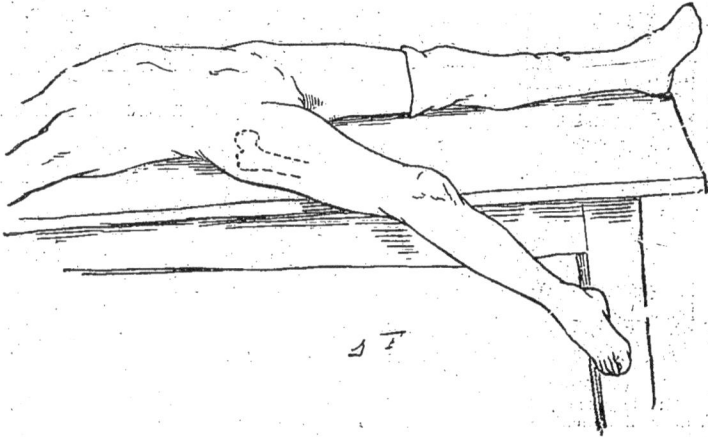

Fig. 1058. — Exploration de la tête. — Pour faire saillir la tête en avant, on porte le membre en *hyperextension, rotation externe et adduction.*

et même **facile au début**, à 2, 3, 4 ans, elle deviendra très malaisée dans les années suivantes, et même assez souvent impossible à partir de 12 à 15 ans.

De plus, à 2 ans, il n'existe encore que peu ou pas de lésions secondaires du squelette, et pour cette raison la guérison qu'on peut obtenir chez les tout petits est plus parfaite et plus intégrale.

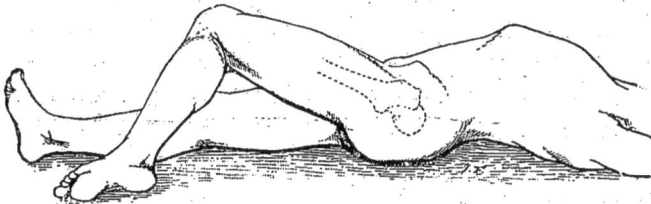

Fig. 1059. — Exploration de la tête. — Par le mouvement inverse du membre (flexion et rotation interne, en faisant encore ici de l'adduction), on porte la tête en arrière dans la fesse.

Ajoutez que la luxation *abandonnée à elle-même*, s'aggravera d'année en année jusqu'à l'âge mûr et même jusqu'à la fin de la vie. — toujours ou presque toujours. La boiterie deviendra de plus en plus disgracieuse et la résistance à la marche de plus en plus faible. Il n'est pas rare d'observer, à une certaine période, des crises douloureuses et même une impotence presque complète.

C'est dire que l'**abstention n'est plus permise** en présence de cette difformité.

Age de choix pour faire le traitement.

Ce que nous venons de dire montre qu'il y a **intérêt** capital à réduire les luxations congénitales dès l'âge de 1 an et 1/2, ou **tout au moins** à 2 ou 3 ans. (Voir, plus loin, les limites de la réductibilité.)

LE TRAITEMENT

Le traitement consiste, **schématiquement**, à remettre la tête fémorale dans le cotyle primitif déshabité, réduction bien facile, si l'on a de bons principes, chez ces enfants de 2, 3, 4 ans — et à l'y maintenir avec deux plâtres pendant 6 à 8 mois ; — ce temps étant d'autant plus long que l'enfant est plus jeune ; ce temps suffit pour que le cotyle vrai se creuse, pour que la capsule articulaire se rétracte, pour que se fasse une voûte large et solide au-dessus de la tête réduite, c'est-à-dire pour que la tête se crée à cette place normale un domicile stable et définitif.

Après ces 6 à 8 mois, on remet la jambe en liberté. La réduction se maintiendra seule désormais, et la démarche redeviendra, quelques mois après l'enlèvement du plâtre, celle d'un enfant normal.

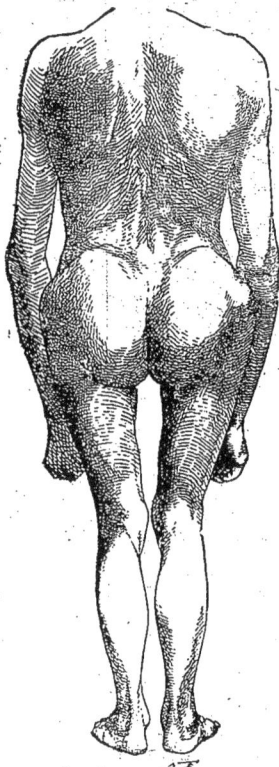

Fig. 1060. — Luxation double vue de dos. — On peut remarquer l'énorme saillie trochantérienne, la brièveté apparente des cuisses et leur écartement à la partie supérieure tandis que les genoux sont en contact.

I. — LE TRAITEMENT DANS LES CAS FACILES

c'est-à-dire chez les enfants de deux et trois ans

A. — LUXATION UNILATÉRALE

Il nous faut étudier successivement la manière de réduire le déboîtement et la manière de maintenir la réduction.

1° *La réduction.*

A 2 et 3 ans, vous pouvez procéder **immédiatement** à cette réduction, c'est-à-dire dès le jour même où l'enfant vous a été présenté, ou bien dès le lendemain.

Vous pourriez réduire sans anesthésie, si les parents l'exigeaient absolument. Mais, dans tous les cas où vous aurez une entière liberté d'action, vous endormirez l'enfant, ce qui lui évitera toute douleur et vous facilitera beaucoup la besogne.

Manœuvres préparatoires de la réduction.

L'enfant endormi, **avant d'essayer de réduire**, il faut brasser, pétrir et allonger les muscles adducteurs et faire en plus quelques larges mouve-

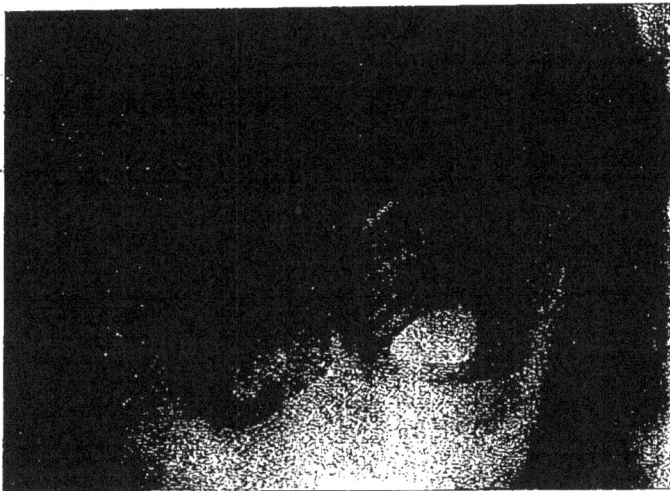

Fig. 1061. — Voici une luxation congénitale chez une fillette de 9 ans 1/2. La tête du fémur est très remontée (jusque dans la fosse iliaque externe). C'est un cas particulièrement grave en raison de l'âge de l'enfant et de la hauteur de la luxation, et plus encore, en raison de la *forme postérieure* de cette luxation

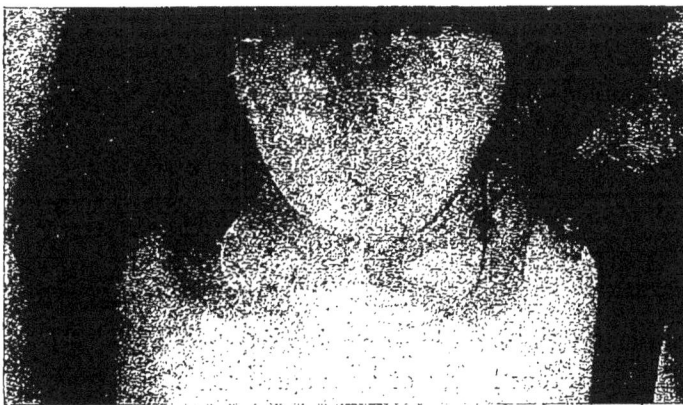

Fig. 1062. — La même enfant (voir la fig. précédente) une fois le traitement terminé. La tête est bien mise à la place qu'elle doit anatomiquement occuper, — dans le *vrai cotyle*. On voit qu'elle ne dépasse pas le niveau du cartilage en Y et qu'elle est même plus basse que de l'autre côté, lequel au point de vue fonctionnel ne donne lieu à aucun trouble et qui cependant n'a pas une conformation idéale, anatomiquement. Du côté opéré, le résultat anatomique et fonctionnel est parfait.

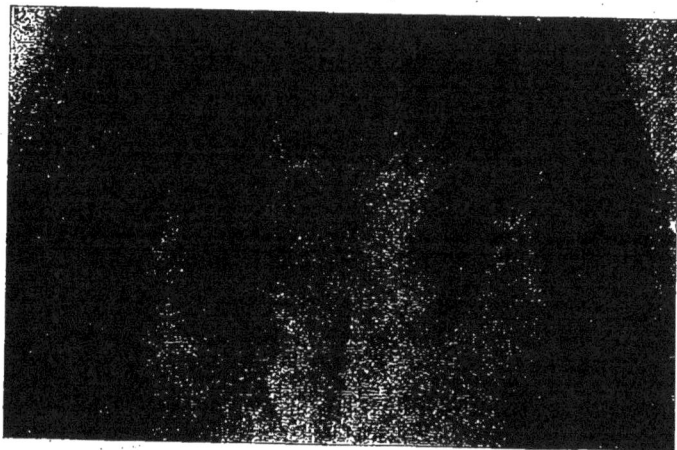

Fig. 1063. — Exemple de luxation congénitale bilatérale chez une petite fille de deux ans. Les deux têtes fémorales sont remontées bien au-dessus du cartilage en Y et sont très écartées des os iliaques. Voir. fig. suivante l'excellent résultat que nous avons obtenu.

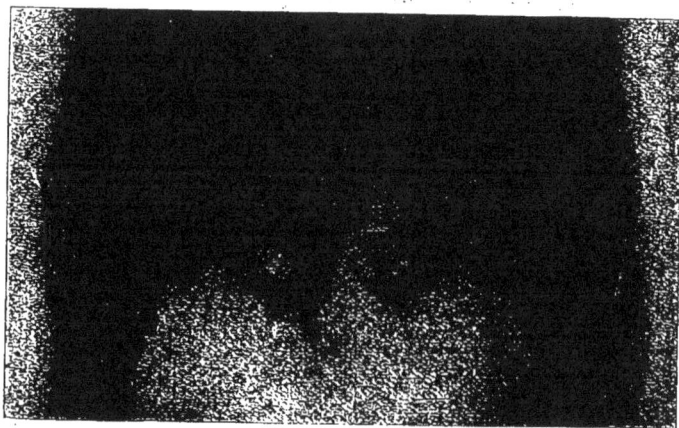

Fig. 1064. — Voici la même petite fille complètement guérie au bout de quelques mois. Il s'agit d'une guérison anatomique vraie, c'est-à-dire que ce n'est pas une « transposition » plus ou moins appro chée mais une reposition exacte dans le cotyle primitif.

ments de circumduction de la cuisse, de manière à assouplir et distendre
tous les tissus mous, articulaires et périarticulaires, rétractés (v. fig. 815).

Je n'ai pas besoin de décrire longuement ces mouvements de circumduction, qui se feront en tous sens (pendant quelques secondes), mais je
dois vous dire la manière de faire le pétrissage des adducteurs.

Pétrissage des adducteurs. — Le bassin étant immobilisé sur la table
par un aide agissant par l'intermédiaire de la jambe saine repliée sur le

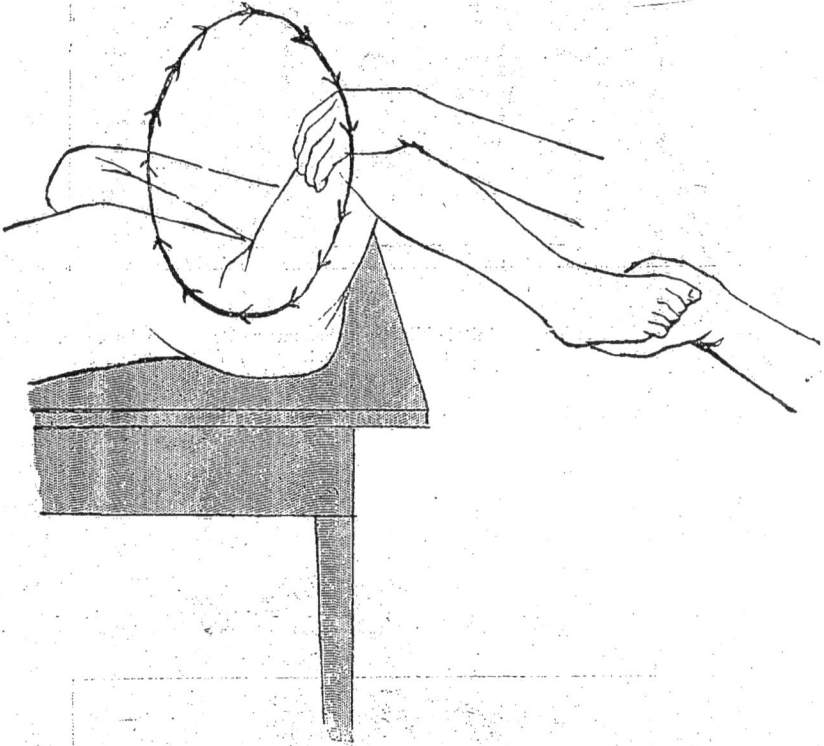

Fig. 1065. — *Manœuvres préparatoires de la réduction* (1er temps).
Mouvement de circumduction pour distendre les tissus péri-articulaires rétractés.

ventre ou sur le côté externe (fig. 1066 et 1067), vous demandez à un deuxième
aide de tirer fortement sur la **cuisse** malade **étendue** et de la porter de
plus en plus **en abduction** (fig. 1066), ou bien de **fléchir la cuisse à** 90°, pour
la porter ensuite en abduction (fig. 1067), le plus loin qu'on peut, en procédant avec méthode et lenteur ; mais l'aide est vite arrêté, justement par
la résistance des adducteurs, qui sont là, tendus sous vos yeux.

Portez vos deux pouces ou votre poing au ras des attaches pubiennes
de ces muscles, *sur cette corde saillante*, et pressez sur elle de plus en plus
fortement, tandis que l'aide porte toujours la cuisse en dehors. Après
1 ou 2 minutes de brassage, de pression et d'efforts, vous voyez et vous

sentez que les muscles se distendent et permettent une abduction plus grande de la cuisse. Allez jusqu'à une **abduction à angle droit,** c'est-à-dire

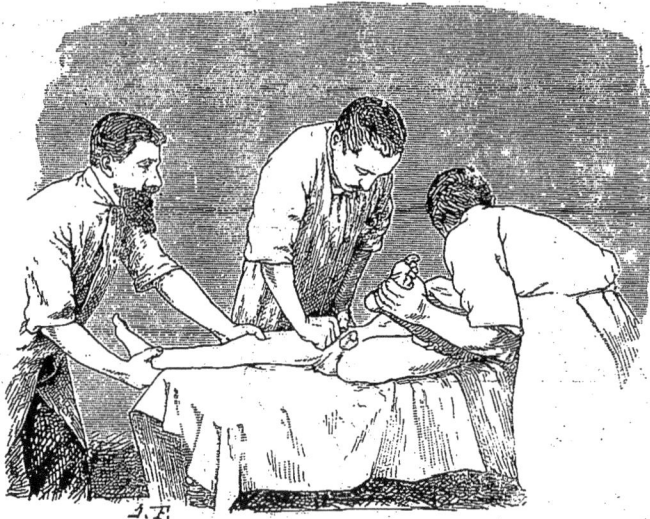

Fig. 1066. — Pétrissage et distension des adducteurs *dans l'extension* de la cuisse. — Le bassin solidement fixé et maintenu par un aide appuyant sur le ventre, la jambe saine repliée, un second aide tire sur le membre malade et le porte en abduction. Le chirurgien exerce, avec un poing fermé, des mouvements de va-et-vient sur la corde tendue, à l'insertion supérieure des adducteurs.

jusqu'à ce que le genou touche le plan de la table. Vous pouvez y arriver sans rompre les muscles, par leur simple distension.

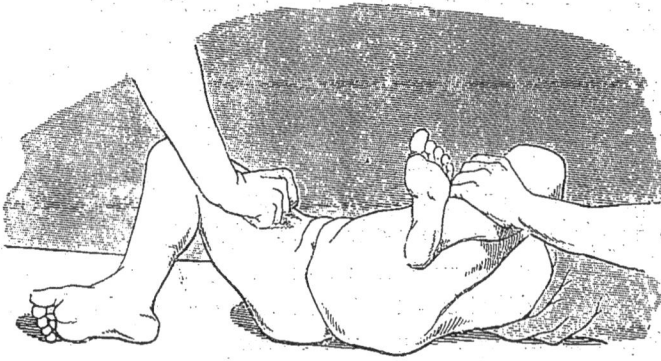

Fig. 1067. — Brassage des adducteurs (du côté droit) *dans la flexion* et non plus dans l'extension de la cuisse malade. — La cuisse est portée en abduction après avoir été mise préalablement en flexion à 90° : le chirurgien agit sur les adducteurs de la même façon que dans la figure précédente.

Au début de l'intervention, vous vous en tiendrez à ce simple pétrissage ; vous ne vous déciderez à la rupture que plus tard, au cas où vous auriez constaté au cours de l'opération que vous ne pouvez pas arriver à réduire sans cette rupture complète ; mais cela n'arrivera jamais ou presque jamais pour les petits enfants, dont nous parlons, de 2, 3, 4 ans. Vous obtiendrez alors cette rupture en pressant encore plus fort, en vous faisant aider, au besoin, par 2 pouces supplémentaires placés par-dessus les vôtres.

Après ce pétrissage et la distension des adducteurs, la réduction sera devenue facile. Ces muscles adducteurs sont des obstacles tellement directs à la réduction que j'ai vu plusieurs fois des enfants, même âgés de 8, 10 et 12 ans, chez qui le seul allongement des adducteurs dans la

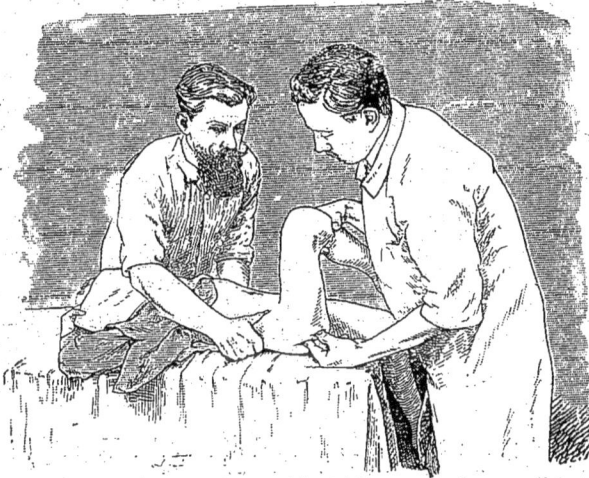

Fig. 1068. — La réduction. — 1re manœuvre. — Bassin solidement fixé par un aide. On saisit le genou, on porte la cuisse en flexion à 90° et on tire fortement en haut. De la main gauche, on aide à la réduction en chargeant la tête fémorale de bas en haut.

position de **flexion et abduction** à 90° (fig. 1074) a amené la réduction, c'est-à-dire que la réduction s'est faite *toute seule* pendant que l'on achevait la manœuvre de distension des adducteurs.

Cela doit nous faire retenir dès maintenant que l'abduction de la cuisse est indispensable, ou presque, pour obtenir la réduction.

Manœuvres de réduction.

Pour réduire ce déboîtement congénital, vous employerez, d'une manière générale, les **manœuvres que vous feriez instinctivement** pour réduire une luxation **traumatique** de la hanche chez ce même enfant.

1re **manœuvre.** — **Flexion** du genou à 90° et **traction directe** sur ce genou fléchi **(sans abduction, ni adduction,** ni rotation).

a. On tire avec une main, et avec l'autre on presse sur la tête de dehors en dedans pour aider à la réduction (fig. 1068).

b. On fait la manœuvre à deux ; l'un tirant sur le genou, l'autre pressant directement sur la tête fémorale (fig. 1073).

Insistez pendant 1, 2, 3 minutes jusqu'à ce que, sous la poussée de vos doigts, vous sentiez la tête disparaître tout à coup dans la profondeur avec un claquement plus ou moins net : c'est la réduction.

Cette première manœuvre réussit presque toujours chez les tout petits. Sinon (après 3 ou 4 minutes d'efforts infructueux) on passe à la manœuvre suivante.

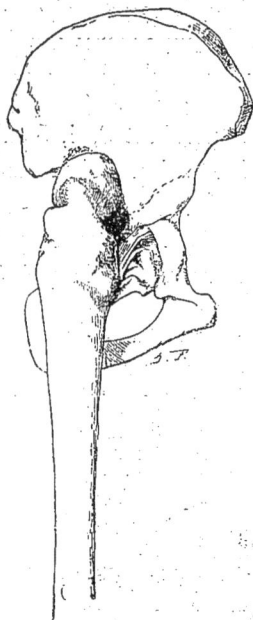

Fig. 1069. — Chemin suivi par la tête autour du cotyle dans les diverses positions de la cuisse · a, POINT DE DÉPART.

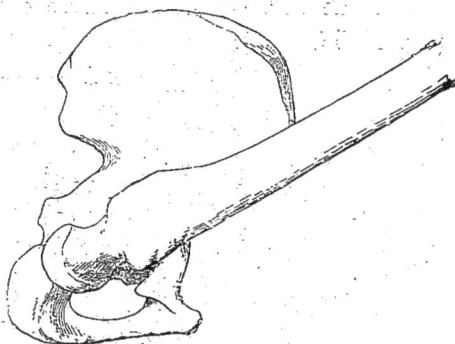

Fig. 1070. — b. Dans la flexion de plus de 90° de la cuisse.

2ᵉ manœuvre. — Réduction **dans l'abduction** de la cuisse à 90° (sans rotation ou avec une rotation insignifiante).

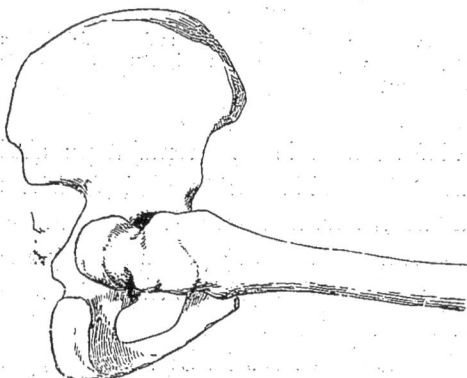

Fig. 1071. — c. Dans la flexion à 90°.

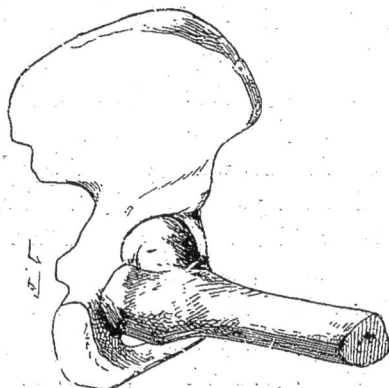

Fig. 1072.—d. En tirant dans la flexion à 90° et en y ajoutant une abduction marquée et très peu de rotation externe, on fait *rentrer* la tête dans le cotyle.

On commence par fléchir la cuisse à 90° ; puis on la porte en abduction d'une main, tandis que l'autre main presse de bas en haut sur la tête.

On augmente l'abduction de plus en plus jusqu'à l'angle droit, ou plutôt jusqu'à ce que la réduction s'opère.

On fait cette manœuvre seul, ou bien à deux, l'un faisant l'abduction du genou, l'autre la pression directe de bas en haut sur la tête fémorale (fig. 1074).

Si cette manœuvre, recommencée 5 ou 6 fois pendant 3, 4, 5 minutes ne réussit pas, faites la suivante, qui vous réussira toujours chez ces petits enfants.

3e **manœuvre**. — Réduction dans **l'adduction de la cuisse** et rotation interne de 90°. Cette manœuvre est presque l'inverse de la précédente (fig. 1075 à 1081).

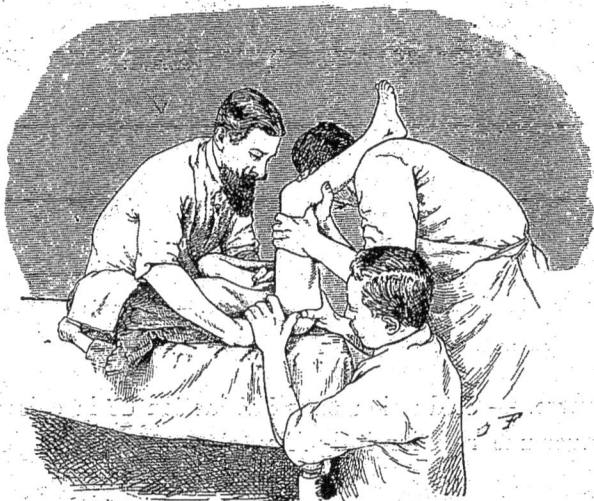

Fig. 1073. — 1re *manœuvre* (voir fig. 1068) faite à *deux* : un aide tire sur la cuisse malade, saisie à deux mains un peu au-dessus du genou. Le chirurgien agit avec ses deux pouces directement sur la tête fémorale pour la pousser dans le cotyle.

L'enfant étant couché sur le côté sain, et le bassin maintenu ainsi « de champ » par 2 mains solides, un aide prend la cuisse malade, la fléchit à angle droit, puis la porte, non plus en dehors, mais en dedans, en adduction forcée, en y ajoutant une rotation interne de 90° (notez bien que je dis rotation *interne*), et tire à lui le genou le plus qu'il peut. Vous-même alors, portant vos 2 pouces sur la tête fémorale, facilement perceptible en haut (v. fig. 1075), vous la poussez de toutes vos forces vers le cotyle.

Elle va y pénétrer, sans bruit généralement, avec cette manœuvre. Lorsque vous l'avez sentie se déprimer sous vos pouces comme une touche de piano, vous priez votre aide, qui tenait la cuisse en adduction, de la porter (fig. 1076) en abduction, petit à petit, en tirant toujours à lui, jusqu'à ce qu'il soit arrivé à une abduction de 90° (fig. 1077), c'est-à-dire, en fin de compte, à la position indiquée dans la seconde manœuvre (fig. 1074).

Cette translation de la cuisse de dedans en dehors, faite pendant que

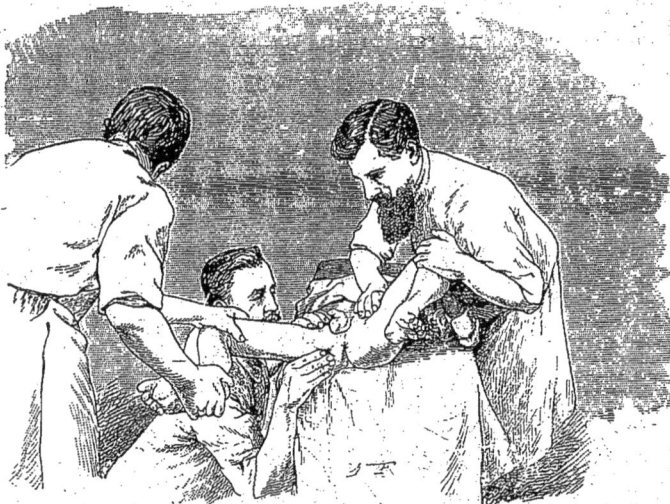

Fig. 1074.— 2ᵉ *manœuvre*. On fléchit la cuisse à 90°, puis on la porte en abduction forcée. — Dans ce mouvement, le fémur bascule sur les pouces du chirurgien qui presse de bas en haut la tête fémorale (la réduction se fait dans un degré d'abduction très variable suivant le cas).

vous maintenez avec vos pouces la tête solidement plaquée contre le cotyle achève et complète la réduction.

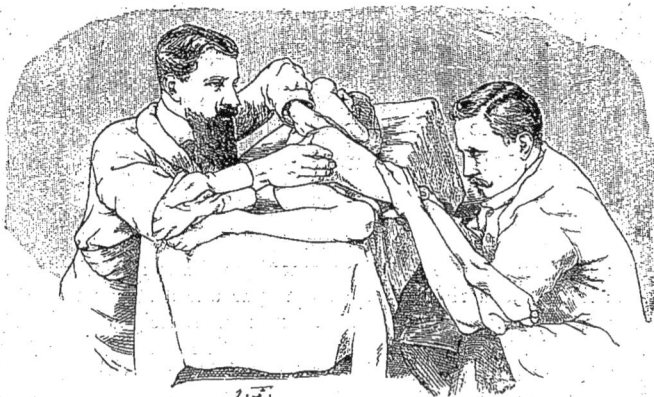

Fig. 1075.— 3ᵉ *manœuvre*, caractérisée par l'adduction et la rotation interne ajoutées à la flexion. L'enfant couché sur le côté sain, l'aide saisit la cuisse à son tiers inférieur, la porte en flexion à 90°, puis en adduction forcée et rotation interne de 90°. Le chirurgien presse avec ses pouces sur la tête fémorale devenue beaucoup plus accessible dans cette position d'adduction forcée. — On peut se mettre à 4 pour la manœuvre, 2 pour pousser la tête fémorale et 2 pour tirer le genou.

Les signes de la réduction obtenue (fig. 1082 et 1083).

La réduction **se sent**, **se voit** et **s'entend** comme lorsque vous réduisez une luxation traumatique de l'épaule.

Vous sentez la tête disparaître dans la profondeur, et l'aide sent aussi une secousse ; mais les assistants eux-mêmes voient ce bond de la tête et entendent un claquement [1].

Voulez-vous cependant rendre la réduction encore plus évidente, *défaites-la*.

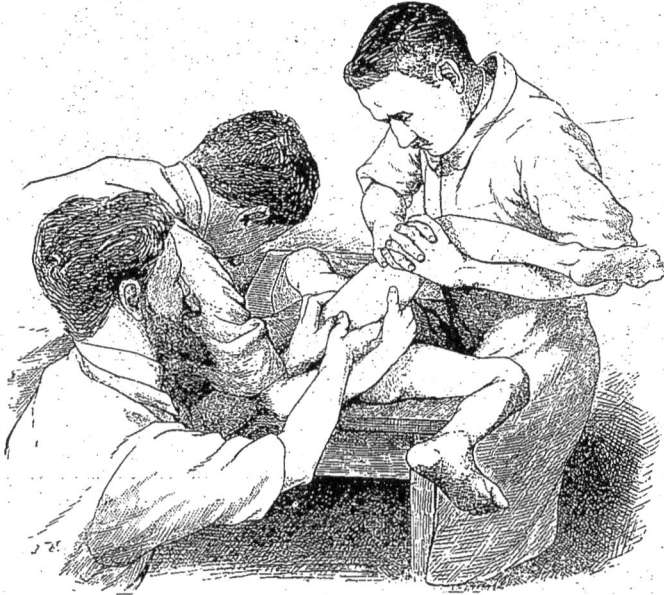

Fig. 1076.— 3e *manœuvre (suite)*. — L'aide du genou, tout en continuant de tirer fortement à lui, se relève peu à peu pour arriver à la position d'abduction. Le chirurgien continue à presser sur la tête fémorale. Le deuxième aide représenté ici immobilise le bassin.

Pour cela, reportez le genou en dedans en poussant dessus, **cela se déclanche** avec un claquement et un ébranlement parfois très violent et toujours très nets.

1. On a dit : le claquement est pathognomonique d'une réduction parfaite. Non, pas absolument ; il peut à la rigueur être donné par une arête ou rebord osseux qui n'est pas celui du vrai cotyle ; en second lieu, il ne nous renseigne pas sur l'orientation à donner à la tête. Et enfin la réduction peut ne pas s'accompagner d'un claquement, l'on n'a parfois qu'une sensation de touche de piano qui s'enfonce et se relève, et encore, elle est assez peu nette parfois cette sensation, mais alors la palpation du pli de l'aine, — qui n'est plus vide, qui est maintenant rempli et soulevé par la tête, — ainsi que le palper de la fesse — où, tout au contraire, l'on ne retrouve plus la tête — nous aident à faire ce diagnostic de la réduction.

Mais c'est surtout la radiographie immédiate qui nous renseignera d'une manière parfaite sur la qualité de cette réduction et sur l'orientation précise à donner à la tête et au col (ce dernier doit, vous vous le rappelez, être horizontal et transversal ; nous avons assez insisté sur ce point). Sachez qu'il est des cas très difficiles où l'on se demande, même la radiographie en mains, si la tête est bien dans le cotyle et non pas sur un plan antérieur ou postérieur à lui. L'on aura raison de cette difficulté soit par la radiographie *stéréoscopique*, soit par une palpation attentive et répétée qui, bien faite, vous renseignera toujours.

Vous refaites ensuite la réduction comme la première fois, mais elle s'obtiendra plus facilement ; vous recommencerez 3 ou 4 fois, ce qui a

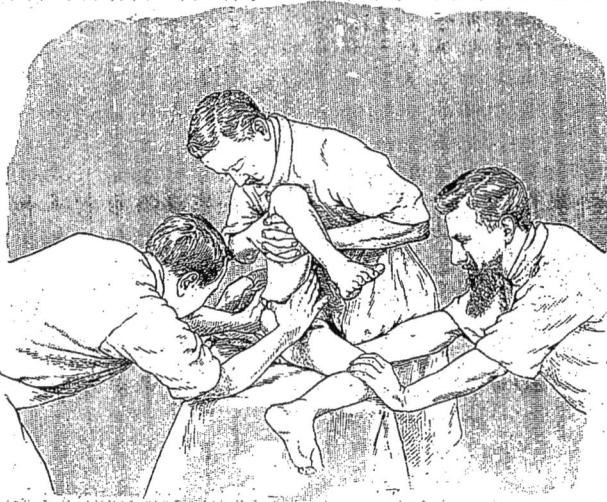

Fig. 1077. — 3ᵉ *manœuvre (fin)*. — On ramène peu à peu la cuisse en abduction jusqu'à 90°.

l'avantage de parfaire la réduction en décollant plus complètement la partie inférieure de la capsule tirée comme un rideau fibreux (plaquée ou même parfois adhérente) devant le cotyle (v. aussi fig. 1086).

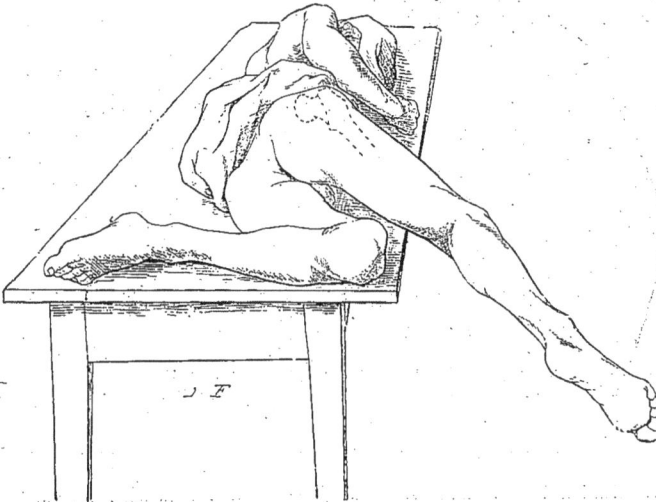

Fig. 1078. — Explication de la 3ᵉ manœuvre.

Après quoi, vous allez vous préoccuper de donner à la cuisse la position voulue pour son maintien dans l'appareil plâtré.

2° *Le maintien de la réduction.* — *Position à donner.*

La réduction, ainsi refaite plusieurs fois, semblera, d'ordinaire, se conserver un instant d'elle-même, mais elle ne se maintiendrait pas indé-

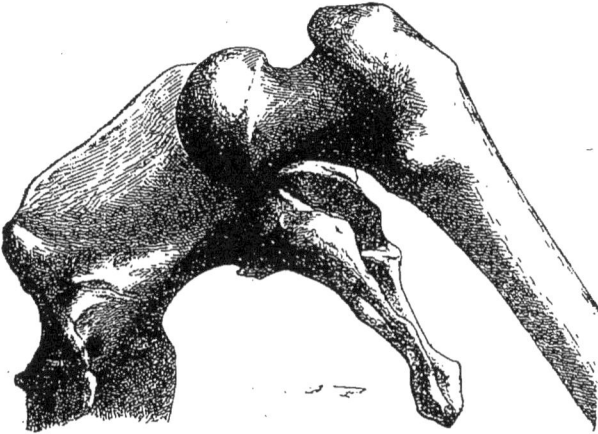

Fig. 1079. — Explication de la 3ᵉ manœuvre *(suite)*. — La tête bute contre le rebord postérieur.

finiment telle que nous la voulons, c'est-à-dire parfaite ; et l'on est obligé de la fixer très exactement avec des plâtres (allant de l'ombilic aux orteils) pendant 6 à 10 mois comme nous savons. Cette fixation se fera avec 2 appa-

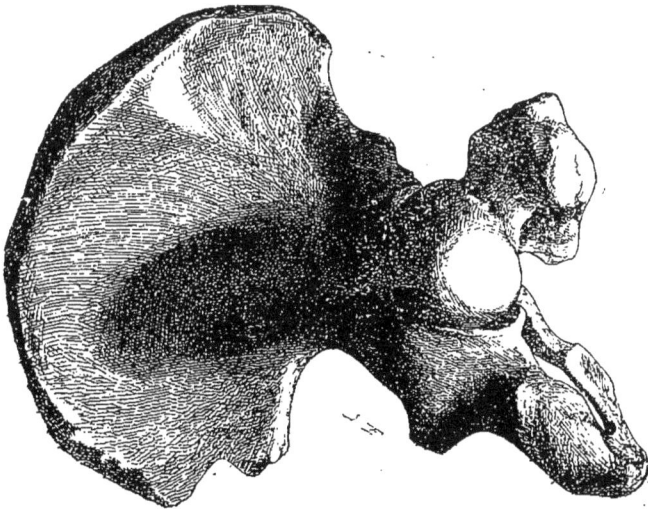

Fig. 1080. — Explication de la 3ᵉ manœuvre *(suite)*. — Position de la fig. 1079, vue postérieure.

reils, d'une durée de 2 à 3 mois chacun, appliqués dans 2 positions différentes de la cuisse (différentes du moins pour le degré de flexion). Mais nous n'allons pas répéter tout ce que nous avons déjà dit en tête du chapitre.

Rappelons simplement que cette position de la cuisse est **faite de 3 élé-** ments :

1º *Rotation* (*interne*) : égale à l'**angle d'antétorsion** du fémur.

2º *Abduction* : égale à l'**angle de pente** du col du fémur.

3º *Flexion* : de 120º dans le 1er plâtre.

Il est 2 manières d'arriver à donner la position qui convient au cas particulier qu'on traite.

La 1re manière, plus scientifique si l'on veut, mais plus difficile, consiste à appliquer tout simplement nos lois de traitement des luxations congénitales — lois que vous connaissez déjà.

On détermine d'avance, au moyen de la radioscopie, par un procédé personnel que nous avons donné à la fin de notre 2e note de l'Académie,

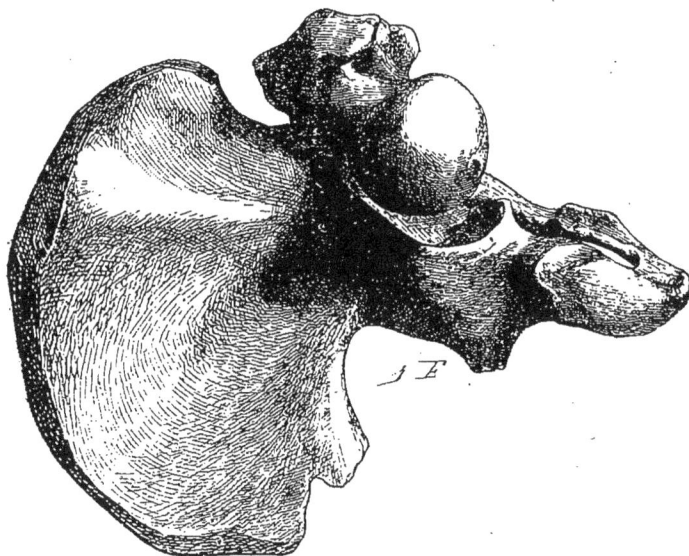

Fig. 1081. — Explication de la 3e manœuvre *(suite)*. — Il faut, pour que la tête rentre, mettre le fémur en très forte rotation interne.

la **valeur** des **angles d'inclinaison** et de **torsion** du col chez l'enfant qu'on va opérer, ce qui nous indique le degré d'abduction et le degré de rotation à faire en ce cas.

Mais cette 1re manière demande des calculs assez délicats.

La 2e **manière** est à coup sûr plus pratique, c'est elle que nous vous conseillons, — sans recourir à la radioscopie et par le seul examen **clinique**, par la seule palpation de la hanche faite avant d'opérer, on apprécie aussi exactement que possible la valeur des angles d'inclinaison et de torsion.

L'abduction à donner à la cuisse doit être égale à l'angle de pente ou (ce qui revient sensiblement au même) à l'angle **d'inclinaison** moins 80º ;

et la rotation interne doit être égale à l'angle de torsion (la flexion, je l'ai dit, sera de 120°). Et vous donnez cette attitude à la cuisse. Mais aussitôt,

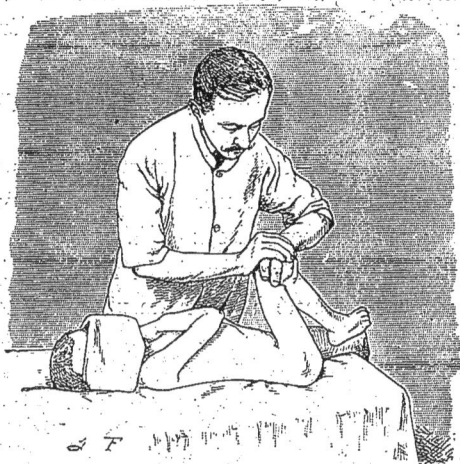

Fig. 1082.—Diagnostic de la réduction.—Les manœuvres de réduction terminées, le chirurgien ramène lentement la cuisse en dedans en même temps qu'il appuie fortement sur le genou. A un moment, la tête fémorale se déclanche brusquement en produisant un claquement plus ou moins fort. Et on la sent de nouveau faire saillie en arrière du cotyle, comme avant la réduction.

avant même de construire le plâtre, vous avez soin de vérifier aux rayons X (radiographie ou radioscopie), que vous avez bien l'orientation idéale

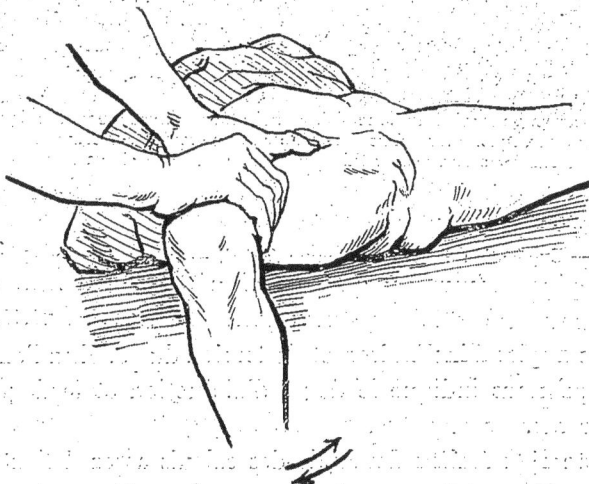

Fig. 1083.—Diagnostic de la réduction par la palpation. Le pouce gauche est sur l'artère. Il doit sentir la tête rouler sous lui lorsque la main droite imprime des mouvements de rotation interne à la cuisse.

de la tête et du col : orientation idéale qui doit remplir, comme vous le savez, les 4 desiderata suivants (et ceci reste vrai à tous les temps du traitement).

1° Le col et la tête doivent être au niveau voulu, ni trop haut ni trop

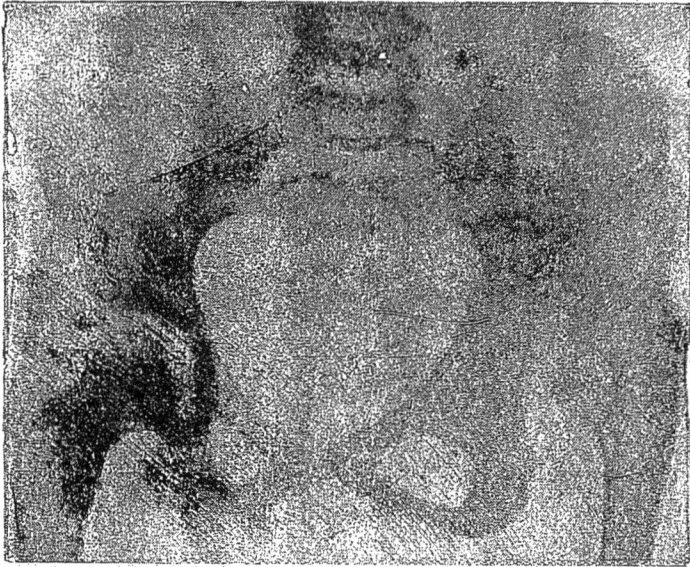

Fig. 1084.—Luxation congénitale droite : fillette de 10 ans (voir la fig. suivante).

bas, c'est-à-dire ne dépassant pas en haut la partie supérieure du cartilage en y, mais affleurant celui-ci.

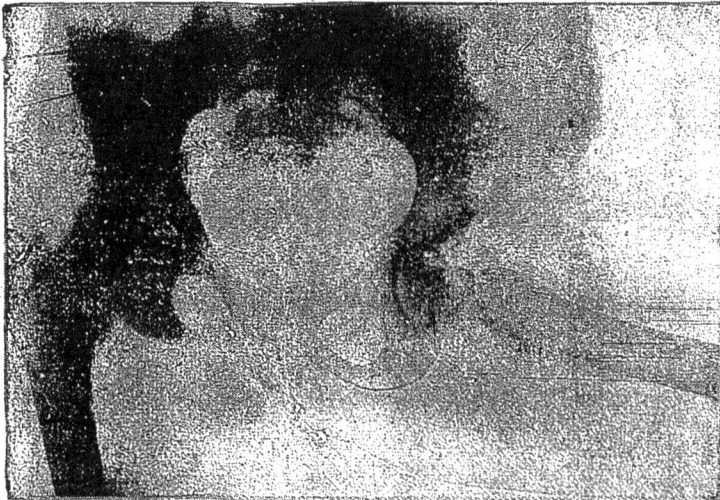

Fig. 1085. — La même : exemple de réduction vraie (dans le cotyle originel)
Position dans le 2ᵉ appareil.

2° L'axe du col doit être horizontal et transversal (c'est-à-dire ni oblique en haut ni oblique en bas), ce qui signifie qu'il n'y a ni trop ni trop peu d'abduction.

3º Le col doit se présenter (à la radio) suivant sa plus grande longueur, c'est-à-dire ni oblique en avant ni oblique en arrière, ce qui signifie qu'il n'y a ni trop ni trop peu de rotation.

4º Le pôle de la tête doit toucher le cotyle, ou mieux empiéter sur lui. (Il est vrai que le degré d'empiétement dépendra pour une bonne part du degré d'ossification des extrémités articulaires, c'est-à-dire de l'âge de l'enfant).

Si ces 4 conditions sont remplies, c'est parfait. Sinon, vous modifierez la position, en augmentant ou diminuant l'abduction et la rotation,

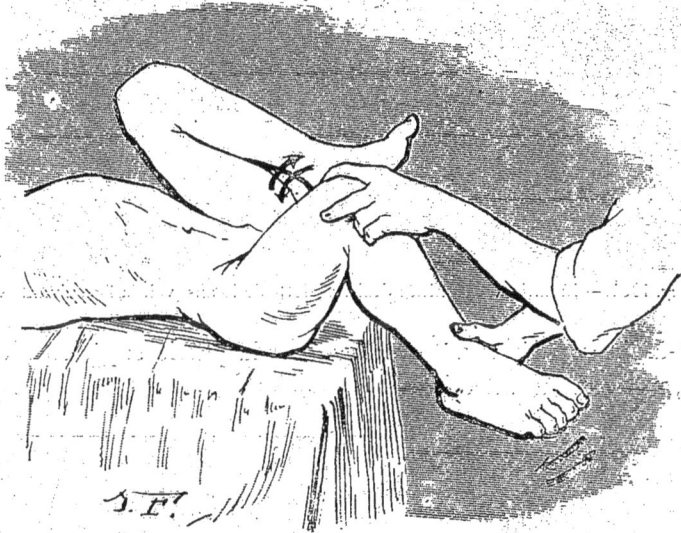

Fig. 1086. — Par quelques mouvements de rotation en dehors et en dedans, on agrandit la loge ostéofibreuse de la tête, on parfait la réduction. On y aide aussi en faisant quelques mouvements d'extension forcée de la jambe sur la cuisse, ce qui allonge bien les muscles venant s'insérer au creux poplité.

jusqu'à ce que ces conditions soient remplies, ce que vous vérifierez par un nouvel examen immédiat, radiographique ou radioscopique ; et c'est dans cette attitude reconnue finalement parfaite que vous plâtrerez l'enfant.

Pour plus de sûreté et parce que l'attitude pourrait n'avoir pas été maintenue très exactement par l'aide pendant que vous avez appliqué le plâtre, vous ferez encore radiographier l'enfant 2 à 3 jours après l'intervention — à travers 2 fenêtres, antérieure et postérieure, ouvertes dans le plâtre au niveau de la hanche en regard l'une de l'autre.

Il va de soi que si la radiographie vous en montrait alors la nécessité, vous modifieriez l'attitude dans le sens et au degré voulus. Il est facile, avec le plâtre, étant ainsi fenêtré devant et derrière, de l'infléchir pour faire ces petites corrections nécessaires, sous la simple pesée des mains, sans

qu'on soit obligé de changer l'appareil. On le consolide aux points de bri-
sure.

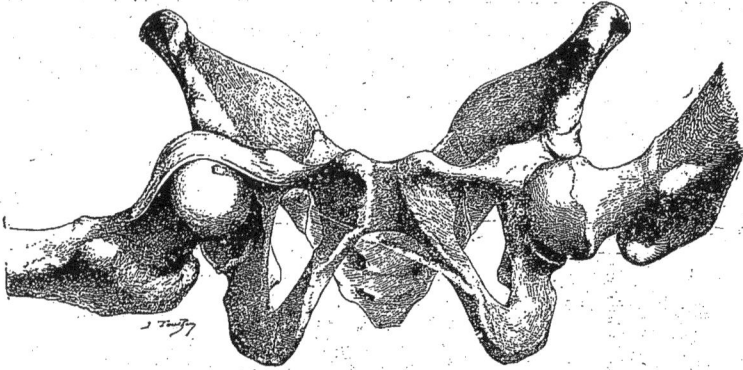

Fig. 1087.— Figure faite pour montrer la position à donner dans le plâtre. A droite du lecteur, bonne
position. A gauche, mauvaise position : le fémur est en abduction de 90° ou plus. Le pôle de la
tête vient buter contre la partie antérieure de la capsule qu'il soulève et la tête répond au 1er néo-
cotyle ou bas de la gouttière de glissement. Voilà la *mauvaise réduction* que laisse la position de
Lorenz pour peu qu'il y ait d'antétorsion (c'est-à-dire dans la majorité des cas). Ainsi donc, au cas
ordinaire d'antétorsion, elle donne une reluxation immédiate antéro-supérieure ; et, au cas plus rare
de non antétorsion, elle donnera une *transposition antérieure* dans une loge de la capsule antérieure).
La fig. 1087 (hanche à gauche du lecteur) et la fig. 1088 représentent ces deux types de reluxations
immédiates du 1er degré que donne la position de Lorenz.

Vous devinez comment se font ces petites corrections, comment vous
diminuez ou augmentez l'abduction ou la rotation interne pour arriver
à l'orientation idéale. Le résultat, de nouveau vérifié aux rayons X, vous

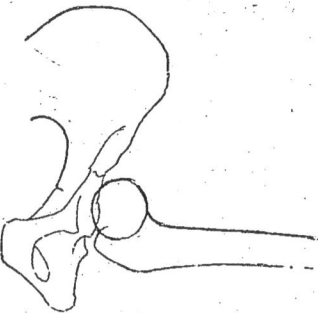

Fig. 1088. — D'après des radiographies. —
Position mauvaise. — Abduction de 90° ou
« hyperextension » qui donne d'emblée, le
jour même, une amorce de reluxation antérieure.

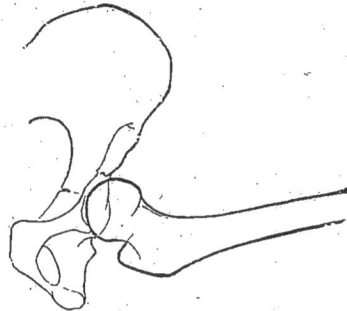

Fig. 1089. — Autre position pas bonne. L'axe
du col est oblique (en haut) au lieu d'être
horizontal ; et la tête empiète sur le premier faux cotyle.

rebouchez les fenêtres antérieure et postérieure du plâtre (ce qui se fait
aisément avec une attelle et une bande plâtrée).

L'appareil plâtré. — Est-il besoin de dire qu'il se construit comme
un **plâtre de coxalgie** (par-dessus un jersey, ou plus commodément ici

par-dessus un mince revêtement de ouate) avec des bandes et des attelles plâtrées.

Le *plâtre* se construit, comme vous le savez déjà (v. la construction

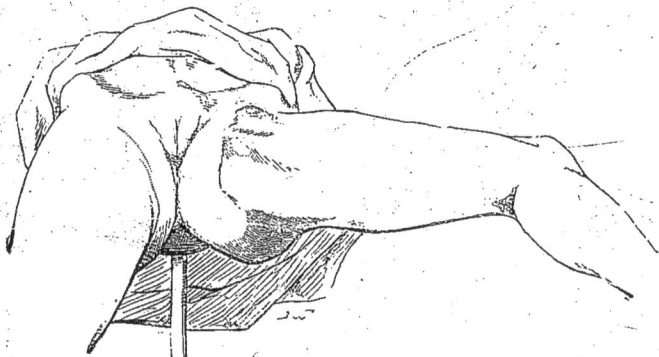

Fig. 1090.— Position mauvaise d'abduction à 90° ou d'hyperextension (qui était pourtant classique jusqu'ici). Cette position ne serait bonne que dans un cas de coxa valga de 180° et d'antétorsion nulle : 2 conditions qui ne coexistent jamais.

de l'appareil de coxalgie, chap. vi), par-dessus un jersey, avec des bandes et des attelles plâtrées (v. fig. 1094 à 1098).

Il faut 2 à 3 bandes de 5 mètres de long et de 10 cm. de large pour un enfant de 2 à 4 ans. On met 3 attelles de renforcement.

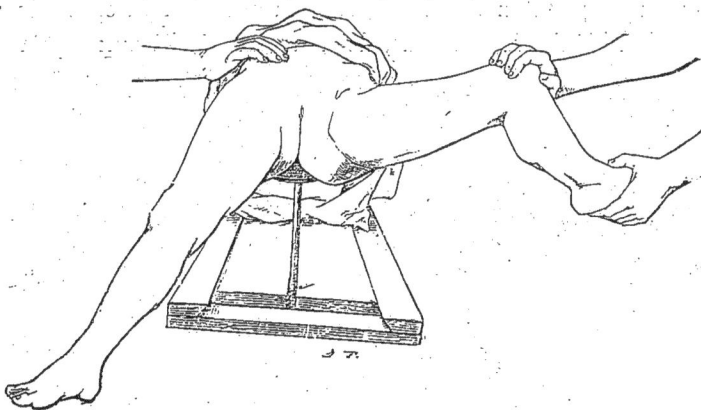

Fig. 1091.— Position vérifiée par la radiographie en un cas particulier où l'angle d'inclinaison était plus ouvert que d'ordinaire, c'est-à-dire où il y avait de la coxa-valga (nous étions arrivé à cette abduction et rotation en appliquant nos deux premières lois). En général, nous faisons un peu plus de flexion mais pour ce qui est de la flexion, l'on a un peu plus de marge comme vous savez, il suffit de faire pour le premier plâtre une flexion de plus de 90°.

La dernière bande appliquée, on cravate avec les mains la région de la hanche, pour bien modeler le plâtre sur le trochanter : c'est une bonne précaution supplémentaire.

Une demi-heure après la prise du plâtre, on l'émonde.

3° *Suites opératoires.*

Les suites opératoires sont très simples [1]. Pendant quelques jours,

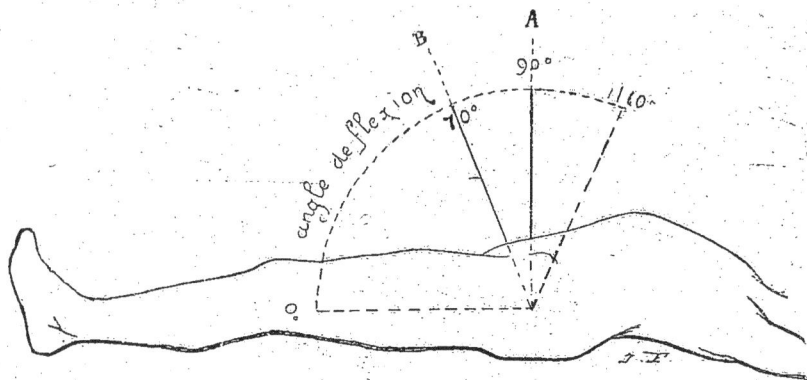

Fig. 1092. — Pour indiquer le plan de flexion pure ou directe. — Plan vertical parallèle au plan vertical divisant le corps en deux moitiés droite et gauche. Lorsque le genou dépasse 90°, en se rapprochant du ventre, il se met en « flexion forcée » de 90° + n°.

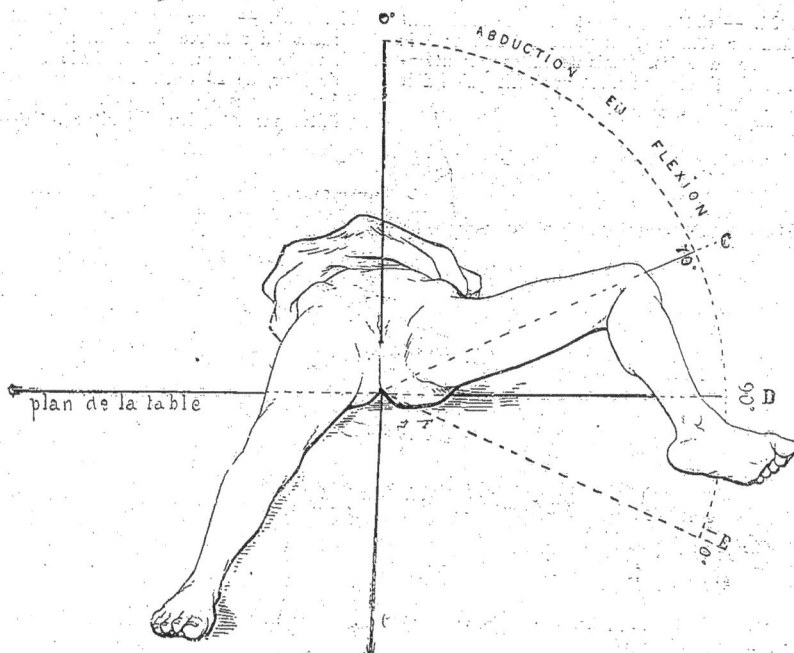

Fig. 1093. — L'abduction en flexion dans le plan vertical transversal bicotyloïdien ou dans un plan parallèle à ce dernier (le sujet couché). — Il semble que le genou gauche, arrivé ainsi en D, soit en rotation externe de 90° parce que la rotule regarde la tête de l'enfant. En réalité, le fémur est dans la rotation à 0° *pour cette position* de la cuisse (flexion de 90°, suivie d'une abduction de 90°).

1. *a.* Il se produit, parfois, à l'attache supérieure des adducteurs pétris ou rompus, un hématome sous-cutané. Il se résorbera spontanément. N'y touchez pas ; échancrez simplement le plâtre, à ce niveau, et pansement ouaté.

b. Il faut surveiller les orteils pendant les premiers jours, au point de vue de la

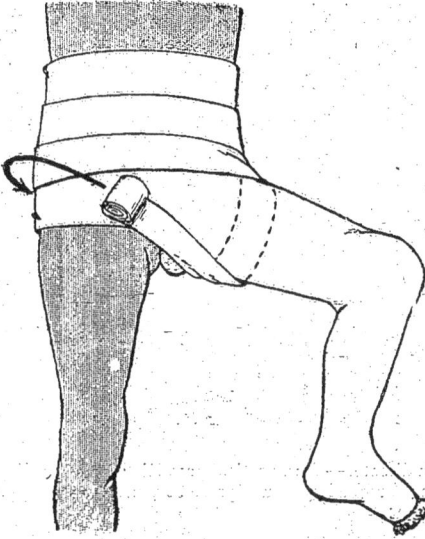

Fig. 1094. — Cette figure est destinée seulement à montrer comment on passe les bandes à la racine de la cuisse (mais ne faites pas attention à l'attitude qui n'est pas celle qu'on doit donner dans le premier plâtre).

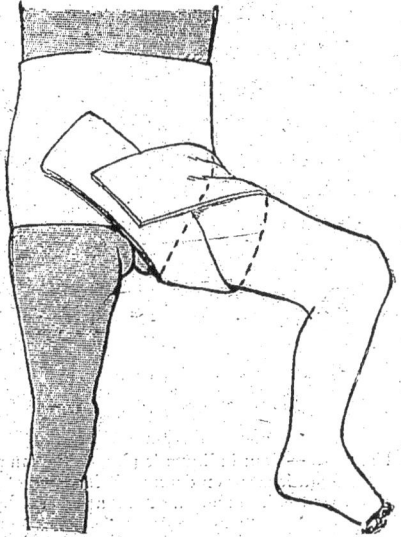

Fig. 1095. — Pour montrer seulement comment on renforce l'appareil autour de la hanche avec une attelle plâtrée de 80 cent. de long, de 20 centim. de large et de 3 ou 4 épaisseurs de tarlatane. (Encore ici, ne faites pas attention à l'attitude.)

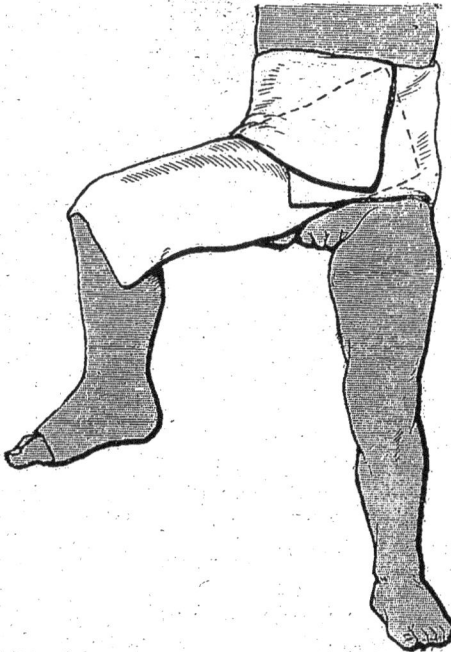

Fig. 1096. — Comment renforcer la ceinture et le devant de la cuisse par 2 autres attelles (pour l'attitude, même remarque que ci-dessus).

cependant, et surtout quelques nuits, les enfants sont un peu grognons et énervés. Donnez une potion calmante.

Puis, ces quelques jours passés, l'enfant peut s'en aller vivre loin de vous. Recommandez aux parents : 1º d'éviter la constipation et 2º d'empêcher la souillure du plâtre par l'urine. Pour ceci, qu'ils mettent des toiles imperméables ou de l'ouate non hydrophile, par-dessus l'appareil ; les mères attentives arrivent très bien à préserver le plâtre.

Et en voilà pour 2 mois 1/2 en moyenne. Je n'ai pas besoin de dire que l'enfant va garder le repos avec ce grand plâtre, ce qui, d'ailleurs, ne peut

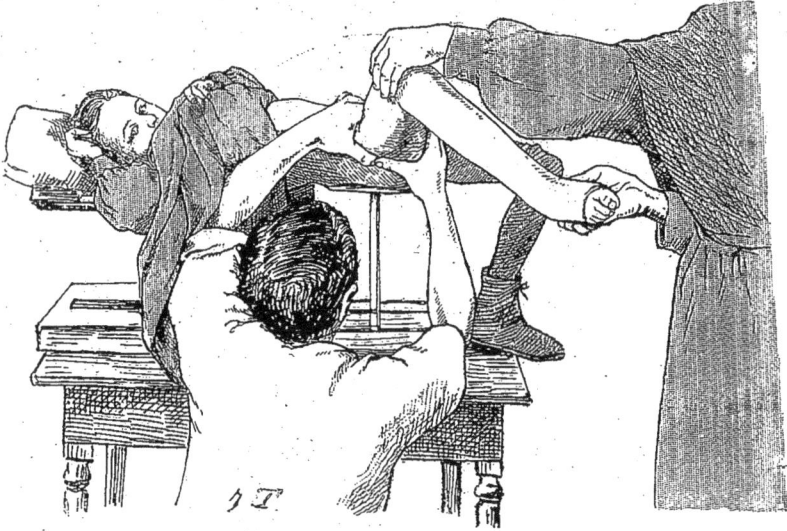

Fig. 1097.—Pour vous montrer comment se fait le modelage de l'appareil plâtré, mais ne faites pas attention à l'attitude qui est celle du deuxième plâtre. — Quand l'appareil est terminé, le membre est mis dans la position vérifiée, et maintenu par un aide. Les pouces du chirurgien, qui n'ont pas quitté leur place pendant la confection du plâtre, creusent une gouttière en arrière du col pendant la dessiccation.

nuire en rien à sa santé générale, — et ce qui est bien préférable pour assurer le résultat que de lui laisser la liberté de marcher avec un petit appareil s'arrêtant au-dessus du genou (comme le font certains chirurgiens).

Les 2 à 3 mois écoulés (2 ou 3 suivant qu'il s'agit d'un enfant âgé ou d'un enfant très jeune), on enlève le plâtre et on change la position de la jambe.

Deuxième position, deuxième plâtre.

Ce changement de position se fait d'ordinaire sans difficulté (et sans chloroforme, cependant si l'enfant est trop nerveux, endormez-le). Pour

circulation et de la sensibilité (nous avons dit comment dans le 1ᵉʳ chapitre du livre). Par les temps froids, envelopper d'ouate l'extrémité libre des orteils.

c. Escharres : moyen de les éviter. Manière de les reconnaître et de les guérir (voir au chapitre 1ᵉʳ du livre : Des appareils plâtrés).

changer la 1re position en la 2e, ayant fait immobiliser solidement le bassin
par un aide, vous saisissez avec vos mains le genou et le pied et tirez très
méthodiquement et très progressivement sur la cuisse pendant 4, 5, 6 minutes pour la défléchir jusqu'à un angle de 45° (tout en conservant [1]
une abduction et rotation interne égales respectivement à l'angle de pente
et à l'antétorsion du col, tels qu'ils sont à ce moment du traitement).
Et l'on vérifie aux rayons X, avant de plâtrer la jambe dans cette 2e position, « que tout est bien » : col transversal se présentant sur sa plus grande
longueur, etc... (Voir plus haut les 4 conditions à remplir).

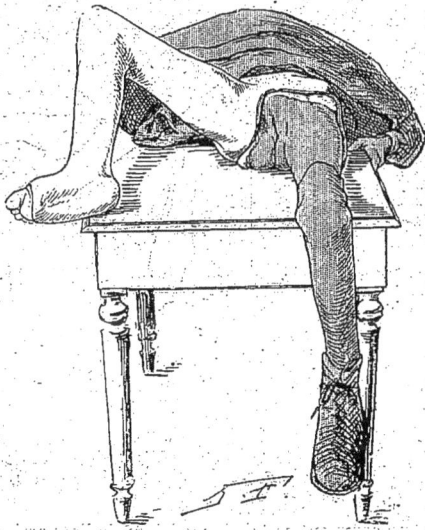

Fig. 1098. — 2e plâtre, 2e position. — L'appareil plâtré, vu par sa face inférieure.

Cette 2e position peut donc se formuler ainsi : Flexion = 45°.

Abduction = angle de pente du col (ou bien égale à l'angle d'inclinaison
du col moins 80°).

Rotation = angle de torsion.

Et le plâtre une fois construit, en voilà encore pour 2 à 3 mois, suivant
qu'il s'agit d'un enfant âgé ou d'un enfant très jeune, et d'une luxation
haute (2e ou 3e degré) ou d'une luxation du 1er degré.

On maintient encore avec un grand plâtre (qui prend le pied).

---

1. Et c'est très important. — Cela veut dire qu'il ne faut pas défléchir suivant une
ligne droite, de la flexion à 120° jusqu'à la flexion à 45°. Non, il faut suivre une ligne
courbe, la courbe conique figurée par nous. Faute de quoi, vous aurez bien la déflexion,
et à la rigueur l'abduction, mais non pas la rotation interne voulue. Il est vrai que la
faute ainsi commise pourrait être réparée après coup. En tout cas, s'impose la vérification radiographique de l'attitude nouvelle.

Soins consécutifs à l'enlèvement du plâtre.

Après 2 à 3 mois, l'on enlève ce 2ᵉ et *dernier* appareil.

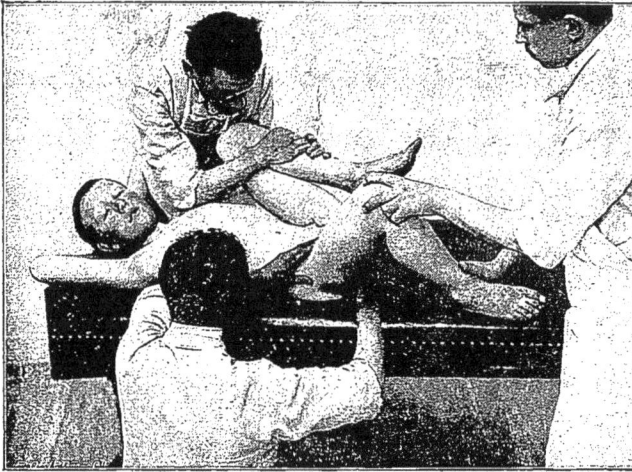

Fig. 1099. — Luxation droite. — Cette figure et la suivante sont destinées à montrer COMMENT on RAMÈNE le MEMBRE INFÉRIEUR à la POSITION NORMALE. Voici le point de départ.

La jambe ainsi libérée, l'enfant reste couché.

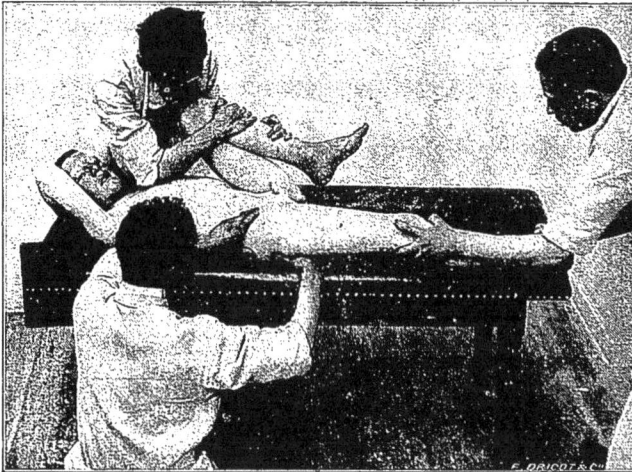

Fig. 1100. — Pendant que l'aide tire fortement sur le pied et soutient le genou (en le ramenant très DOUCEMENT en dedans), vous-même agirez sur le HAUT DU FÉMUR pour le porter en ROTATION INTERNE. Vous procédez avec VIGUEUR et par secousses rythmées. (Luxation droite.)

Ce repos va durer 4 à 8 semaines en moyenne : ce temps suffit d'ordinaire chez les tout petits pour dérouiller leur jambe et la ramener, spontanément, à une position presque normale ; vous y aiderez par des

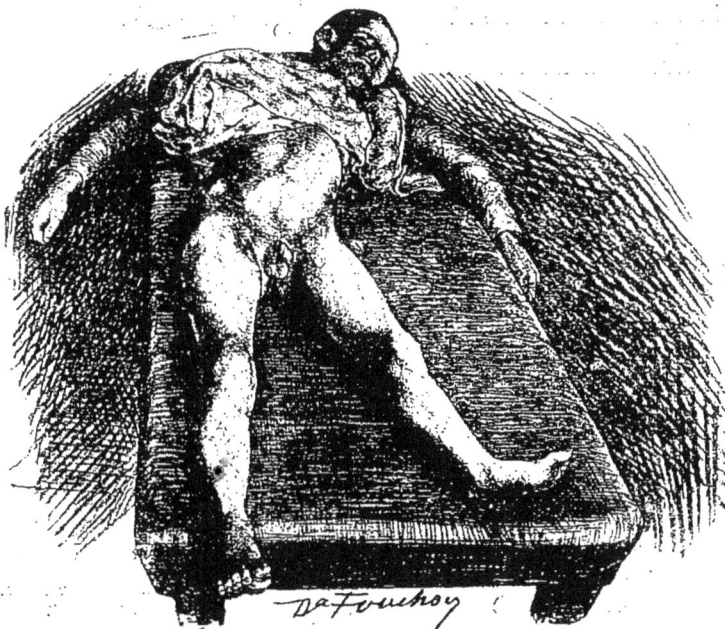

Fig. 1101. — Luxation gauche. — Si le traitement fini il persiste de la rotation externe, il faut la corriger complètement et la remplacer par une rotation interne de 20 à 25°, ce à quoi l'on arrive avec des bandes molles (voir plus loin) chez les tout petits, mais ce qui nécessite chez les plus grands une correction sous chloroforme, par manipulations et manœuvres de rotation interne (voir la figure suivante). L'on pourrait aussi arriver sans chloroforme avec des plâtres successifs, renouvelés tous les 8 jours.

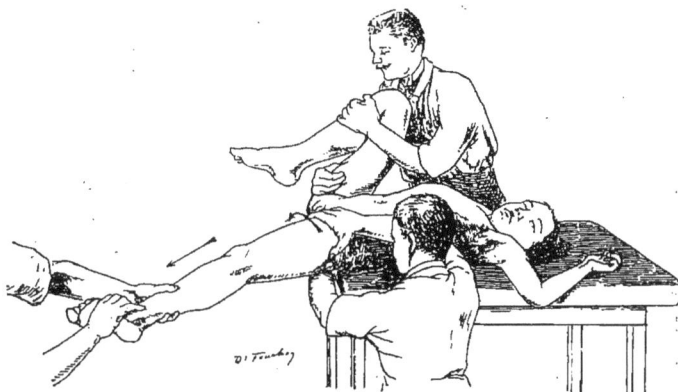

Fig. 1102. — Luxation gauche. — Comment *l'on corrige la flexion persistante* du membre et la *rotation externe.* — 1° Pour corriger la flexion, on tire sur le pied avec méthode, mais avec vigueur ; peu à peu la jambe s'étend sur la cuisse, et la cuisse s'étend sur le bassin. — 2° Pour corriger la rotation externe, on tourne en dedans la racine de la cuisse par des mouvements rythmiques et prolongés jusqu'à ce qu'on ait obtenu une rotation interne de 30 à 40° ; il faut obtenir trop pour garder assez. Pendant que vous faites ces manœuvres, un aide continue à tirer sur le pied.

massages du membre entier. Après quoi vous pourrez mettre l'enfant sur pieds.

A noter cependant que ce retour à l'attitude normale (ou sensiblement normale) ne se fait pas toujours spontanément ; il n'est pas très rare de voir persister même chez les plus petits enfants et à plus forte raison chez *les enfants plus âgés* un degré très marqué de flexion et d'abduction ou de rotation externe, incompatible avec une marche correcte ; et l'on est obligé avant de mettre l'enfant sur pieds d'intervenir pour corriger cette déviation persistante : ces corrections se font avec ou sans chloroforme en une séance ou plusieurs (2 ou 3), avec des plâtres successifs, un plâtre tous les 3 jours.

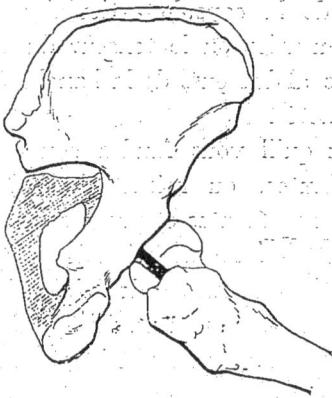

Fig. 1103. — *Pour expliquer la manière de corriger la rotation externe persistante.* — La capsule postérieure rétractée forme, à la suite de l'attitude de rotation externe prolongée, un véritable ligament postérieur très solide.

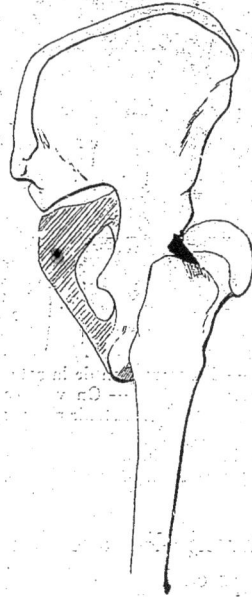

Fig. 1104. — Manière de corriger la rotation externe *(suite).* — Si l'on portait la cuisse en adduction *sans faire de rotation interne*, la capsule postérieure, rétractée, appliquerait le trochanter contre l'os iliaque, et la tête fémorale basculerait en dehors du cotyle, comme le montre cette figure.

Comment corriger les déviations persistantes : (flexion, rotation externe, abduction).

Le bassin immobilisé, un aide tire sur le pied et le bas de la jambe, progressivement et vigoureusement, pour arriver à *défaire la flexion* de la jambe sur la cuisse, ce qui demande de 2 à 3 minutes. Par cette même traction, il défléchit aussi la cuisse et ramène le jarret sur le plan de la table. De plus, il détache ainsi un peu de l'os iliaque la tête fémorale, ce qui empêchera cette tête de buter trop fortement sur le fond du cotyle, pendant la manœuvre de rotation ou d'abduction qu'on va lui faire subir ensuite. Vous vous réservez ce rôle délicat de faire la rotation interne. Le pied étant toujours tiré très fortement par l'aide, **vous manœuvrez sur la partie** supérieure de la cuisse et non sur le genou, car en agissant sur le genou, vous risqueriez une fracture.[1] au-dessus des condyles. Tournez sans vous lasser jusqu'à ce que vous ayez mis la rotule, non pas seulement au plafond, mais en regard du côté sain (car la règle est toujours d'**obtenir trop** pour **garder assez**). Et vous finissez par la correction de l'abduction, vous chargeant encore vous-même de ce soin ; pour cela vous tirez fortement sur le pied et la jambe, vous portez en dedans le membre entier par petits coups répétés — pour arriver à distendre peu à peu les faisceaux externes rétractés de la capsule articulaire, ainsi que le couturier ou le tenseur du fascia lata et les abducteurs de la hanche également rétractés.

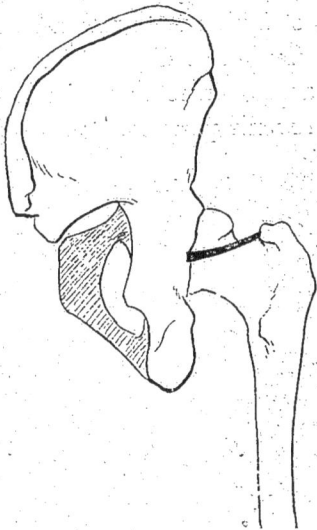

Fig. 1105. — La correction de la rotation externe *(suite)*. — On voit ce qu'il nous faut faire. Obtenir par des mouvements *répétés et prolongés* (de rotation interne) la *distension progressive du « ligament postérieur »*.

Sachez qu'il vous faudra souvent 10 et 15 minutes, ou même plus, de ces manœuvres prudentes et progressives pour achever cette triple correction de la flexion, de la rotation externe et de l'abduction du membre (que vous pouvez faire d'ailleurs, nous l'avons dit, avec ou sans narcose, en une ou plusieurs séances, suivant les cas)

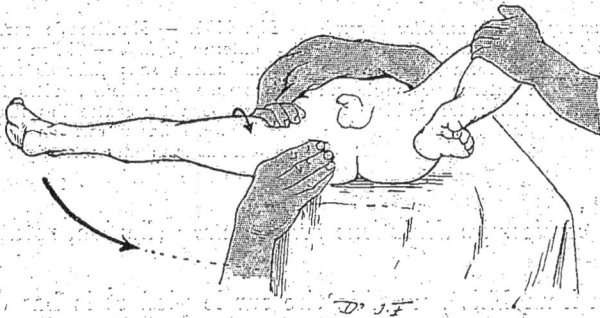

Fig. 1106. — Lorsque le membre tarde trop à revenir en dedans et reste en rotation externe (ce qui peut se voir chez les plus petits et ce qui est fréquent chez les sujets âgés). L'on aide à ce retour à la normale. On commence par corriger la rotation externe ; après quoi le membre est porté méthodiquement, progressivement et lentement en dedans pendant que l'on continue à tirer sur le pied (si l'on tire très fort sur le pied l'on évitera les fractures), si la correction est très difficile, la faire partielle ; et la compléter en une deuxième ou troisième séances faites à 8 jours d'intervalle avec ou sans chloroforme à votre choix et au choix des parents.

_____

1. Si jamais se produisait une fracture, vous arrêteriez aussitôt les manœuvres, vous plâtreriez le membre en assurant et vérifiant aux rayons X l'exacte coaptation des fragments et vous ne reprendriez que 3 ou 4 mois plus tard le traitement direct de la luxation.

La mise sur pieds et la marche.

Dès que l'attitude se maintient correcte (sensiblement) sans appareil,

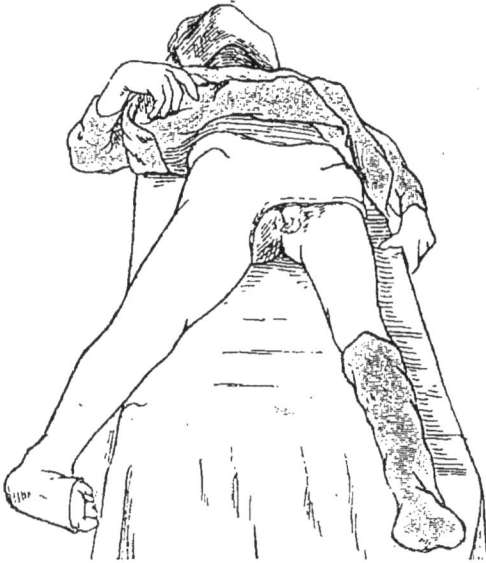

Fig. 1107.— Fixation de la position obtenue par les manœuvres dans une première séance de correction de la fig. précédente (voir fig. 1106 la correction complète qui a été obtenue après une deuxième séance).

vous mettrez l'enfant sur pieds. Il se tiendra avec les mains appuyées

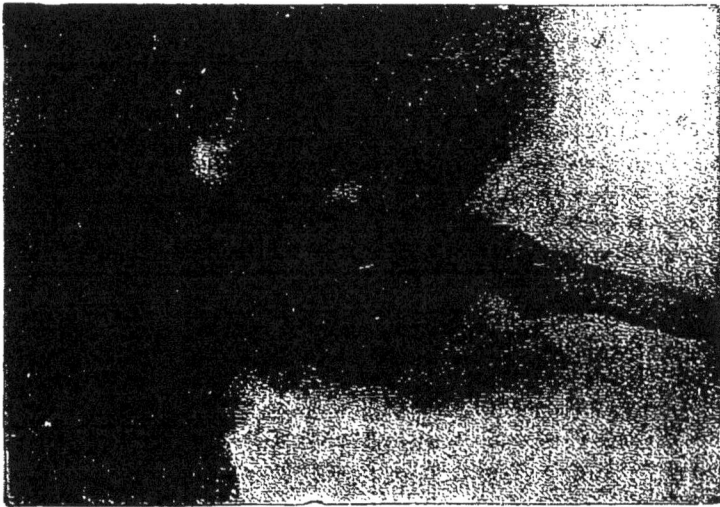

Fig. 1108. — Une abduction persistante. — qui a été corrigée ainsi : hanche droite (voir le résultat fig. suivante).

sur une table ou un dossier de chaise, ou contre les barreaux de son lit.

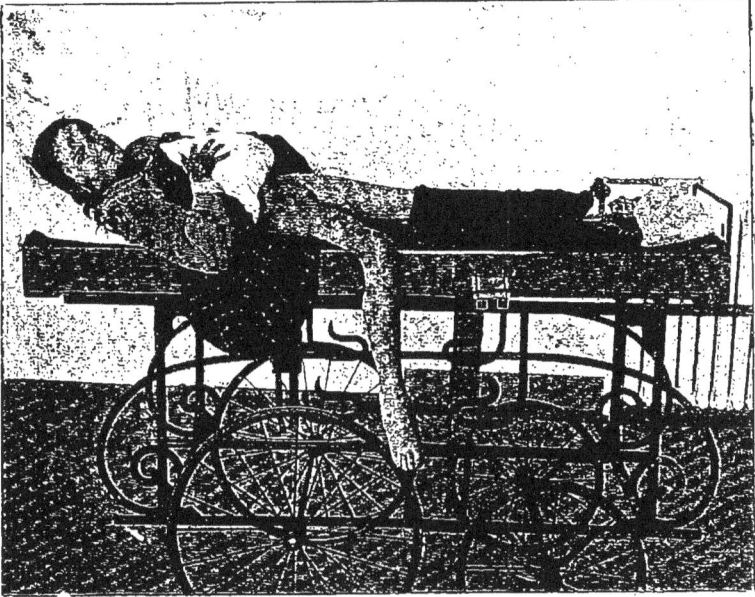

Fig. 1109. — 3 jours après l'enlèvement du plâtre. L'enfant, sur le cadre, s'exerce à faire des mouvements de flexion et d'extension de la jambe (réduite).

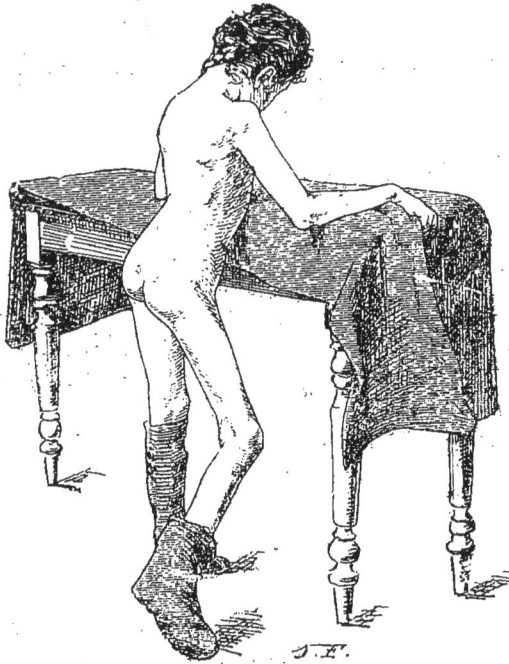

Fig 1110. — La mise sur pieds. — Luxation droite. — L'enfant se tient les mains appuyées sur une table et fait des mouvements de la jambe malade pour effacer le léger degré persistant de flexion et d'abduction et ramener le membre inférieur à la position normale

Huit jours plus tard, il pourra faire seul le tour de son petit lit en s'appuyant aux tringles. Ensuite, avec l'appui de deux mains tenant les siennes, il fera ses premiers pas dans la chambre (voir les fig. ci-contre).

Ainsi soutenu par deux mains, il marchera d'abord cinq minutes toutes

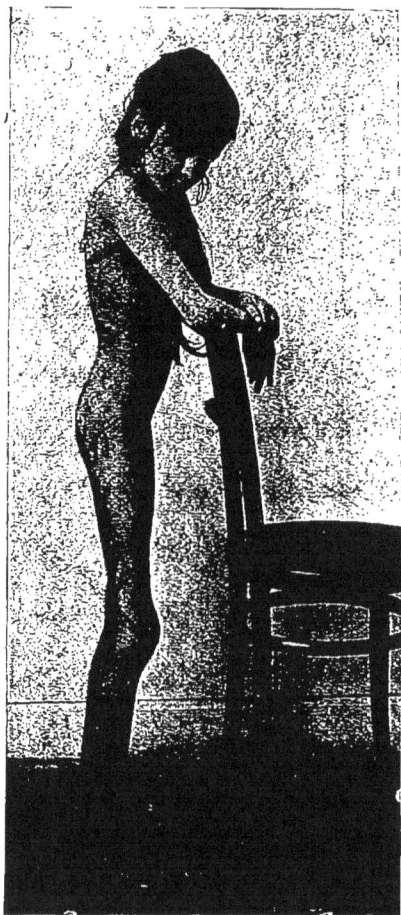

Fig. 1111. — La même après un mois de ces exercices actifs ; l'attitude du corps est presque parfaite.

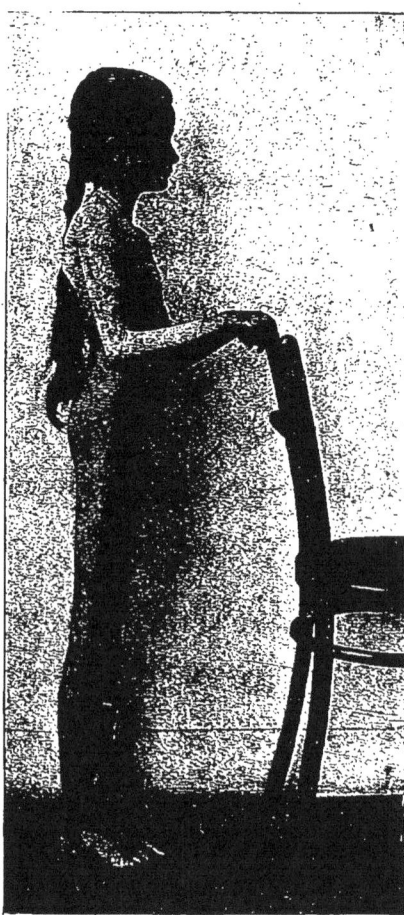

Fig. 1112. — La même. — Encore un mois plus tard.

les heures, puis dix minutes. Après 3 à 4 semaines de ce régime, on remplacera l'appui des mains par celui de 2 bâtons et, un mois plus tard, l'enfant marchera seul avec un bâton (tenu de la main du côté sain). Enfin, 2 à 3 mois après sa mise sur pieds, il pourra marcher sans aucun appui. Il avait d'abord marché assez mal, puis passablement, puis bien, il finira par marcher tout à fait bien et, un an après la réduction du déboîtement, il n'y paraîtra plus : la guérison est intégrale, la boiterie est supprimée.

On hâte le retour de la souplesse et de la force de la jambe par des massages et des bains. Le retour à l'état normal peut, à la rigueur, se pro-

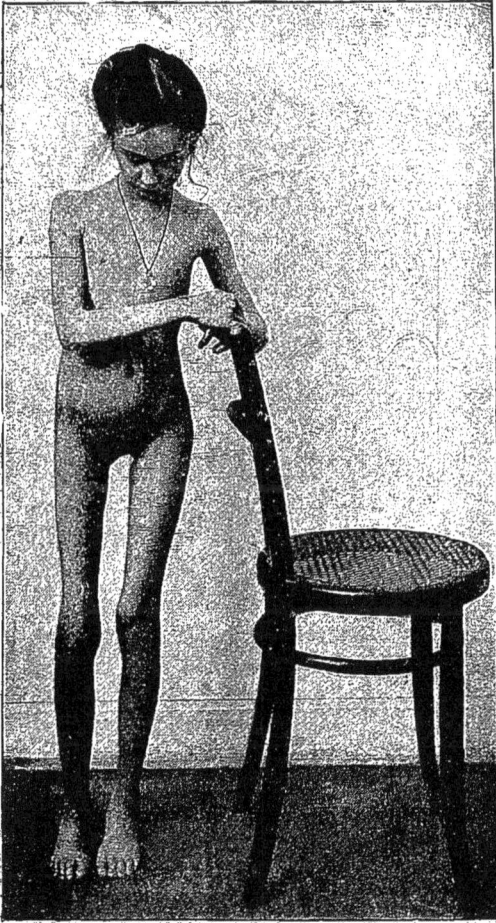

Fig. 1113. — La même. — Photographie prise le même jour que la figure 1111. On peut voir que la jambe droite luxée, autrefois beaucoup plus courte (voir fig. 1048 et 1049, la photographie d'avant), est maintenant sensiblement plus longue que la jambe saine.

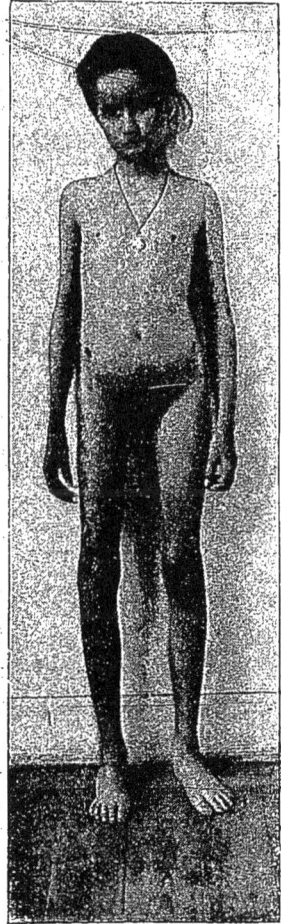

Fig. 1114. — La même un mois plus tard (six mois et demi après la réduction). — Cette longueur plus grande de la jambe luxée disparaît petit à petit, les deux jambes sont déjà sensiblement égales.

duire sans massages, chez l'enfant dont on ne s'est plus occupé après l'enlèvement du plâtre, — mais la guérison se fait alors plus tardivement, et même elle ne se fera pas toujours. Nous dirons pourquoi, dans les pages qui suivent. Mais, auparavant, il nous faut mentionner le traitement des luxations doubles.

B. — LE TRAITEMENT DES LUXATIONS DOUBLES A 2 ET 3 ANS

Encore plus que pour les luxations unilatérales, il faut se hâter pour les luxations doubles ; car celles-ci deviendront encore plus vite irréductibles pour vous. L'âge de choix pour vous en occuper est de 20 à 24 mois.

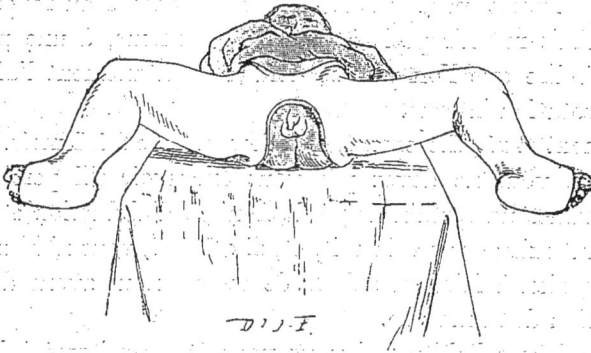

Fig. 1115. — Mauvaise attitude. — Il y a trop d'abduction et pas assez de flexion
(c'est pourtant l'attitude qu'on donne, à tort, d'ordinaire)

Les manœuvres de réduction et les attitudes de maintien et, d'une manière générale, les détails du traitement, sont les mêmes que pour la luxation simple. Le traitement de la luxation double se fait des 2 côtés en même temps. Cependant, les 2 réductions ne se feront pas le même jour, dans tous les cas.

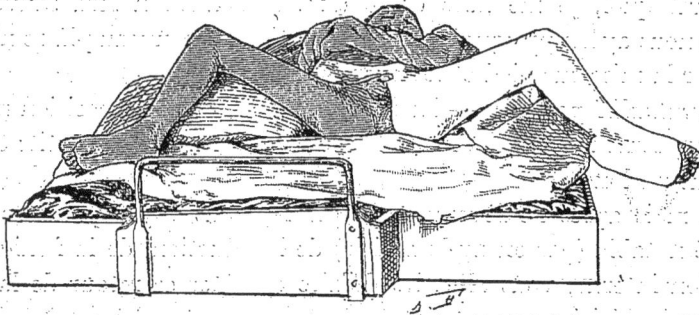

Fig 1116. — Bonne attitude. — Il y a plus de flexion et moins d'abduction. Etant posé sur le grand cadre large des luxations doubles ; appareil déjà enlevé du côté droit maintenu dans la position voulue au moyen d'un coussin de sable placé sous la cuisse en attendant qu'on procède au changement de la première position en la deuxième (on attend un peu parce qu'il y avait un peu d'impétigo de ce côté droit, dans le cas figuré ici).

Si la première réduction a causé trop de choc, on laissera le malade se reposer, et l'on ne fera la deuxième réduction que 8 ou 10 jours plus tard.

Au contraire, si la première réduction a été très facile, on fera la deuxième dans la même séance.

En règle générale, le changement de position et l'enlèvement définitif du plâtre se font le même jour pour les deux côtés.

TRAITEMENT CONSÉCUTIF D'UNE LUXATION SIMPLE OU DOUBLE

Nous devons revenir sur le traitement qui suit l'enlèvement du plâtre et mentionner les incidents qui peuvent se produire.

Nous avons dit qu'après la suppression du deuxième et dernier appareil, la jambe, laissée entièrement libre, mais encore au repos pour 4 ou 8 semaines allait revenir petit à petit, d'elle-même, à une position correcte : c'est-à-dire que l'on voit se défaire spontanément l'abduction, la flexion et la rotation interne.

Normalement et régulièrement, cela demande de 1 à 3 mois.

Ainsi donc, vous ne devez pas vous émouvoir s'il persiste pendant quelques semaines un certain degré de flexion, d'abduction et de rotation interne. Il vaut mieux que cela soit, et, **si cela est**, vous n'avez **rien à faire de particulier**, rien à faire en dehors de ce que nous avons dit plus haut pour l'éducation de la marche.

Et ce sera le cas habituel si vous vous êtes conformé à la technique indiquée par nous.

Mais il faut savoir que cela ne se passe pas toujours ainsi, et que ce retour de la jambe à la position normale se fait parfois **trop lentement** ou **trop vite** — ou bien encore et surtout qu'il ne se fait **pas correctement,** que la cuisse prend « un mauvais pli », une mauvaise direction, ce qui pourrait à la longue compromettre la réduction de la tête fémorale. Ceci va nous créer des obligations nouvelles et quelques soins particuliers, moyennant quoi, je me hâte de le dire, la réduction sera sauvegardée sans que nous ayons presque jamais à remettre un nouveau plâtre ni même à retarder la mise sur pied et les exercices de marche.

1re *éventualité possible.* — Le **retour de la jambe** à la position normale se fait **trop lentement** : c'est le cas le plus **rare** chez les tout petits enfants, dont nous parlons.

Si, 2 mois après l'enlèvement du plâtre, vous voyez persister encore un degré notable (par exemple moitié) de l'abduction, de la flexion et de la rotation interne, vous allez les défaire et hâter ce retour de la jambe à la normale. Voici comment :

a. **Contre l'abduction** persistante (cette abduction se voit facilement à ce que *la jambe opérée est notablement plus longue que l'autre*) vous ferez de l'extension sur la jambe saine, tout en repoussant la jambe opérée avec un sac de sable mis en dehors et le long d'elle (comme pour une coxalgie avec abduction).

b. **Contre la flexion** (*qui se voit facilement à la persistance d'une ensellure lombaire notable*), vous mettrez l'enfant sur le ventre 3 ou 4 fois par jour pendant une demi-heure chaque fois, et vous placerez sur les deux fesses un poids de 8 à 10 kilogr., pendant que les genoux sont soulevés par un coussin, ou bien, inversement, le sujet étant couché sur le dos, vous soulevez les fesses et placez un poids sur les genoux (fig. 1117), exercice un peu moins efficace, mais qui, par contre, peut être continué jour et nuit.

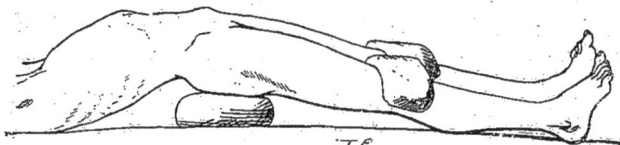

Fig. 1117. — Manière de corriger la tendance à la flexion. Malade couché sur le dos on place un coussin sous son siège et un sac de sable sur chaque genou.

c. **Contre la rotation interne** (qui oriente la rotule en dedans et fait marcher l'enfant assez mal sur la pointe du pied) on lutte en entourant le membre entier, du trochanter aux orteils, de bandes Velpeau et le fixant ensuite, en rotation externe, avec des épingles rattachant ces bandes à la toile du matelas.

Ces petits moyens sont employés la nuit, et pendant le jour, dans l'intervalle des exercices, — jusqu'à ce que le résultat soit obtenu (environ deux mois).

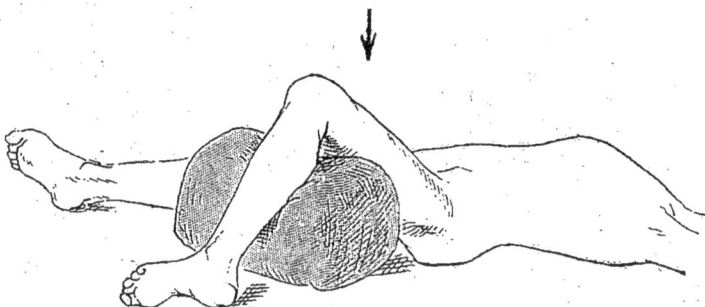

Fig. 1118. — Manière de combattre la tendance à la reluxation antérieure ; remettre la jambe dans la 2e position du 2e plâtre et maintenir avec un coussin et des sangles, ou quelques tours de bande Velpeau, non représentés ici.

2e éventualité. — Le **retour à la normale** s'est fait ou **se fait trop vite** ; *ceci se voit plus fréquemment* que la première éventualité, chez les enfants très petits dont les jointures ne se fixent guère dans la position du deuxième appareil. C'est ainsi que vous verrez assez souvent cette position se perdre complètement en quelques jours et parfois en quelques heures après l'enlèvement de l'appareil. En moins de quarante-huit-heures ont déjà disparu, en certains cas, la flexion, l'abduction et la rotation interne. Si cela est, voici ce que vous ferez, voici comment vous combattrez ce retour trop rapide à la normale, qui doit vous faire craindre que la hanche, trop mobile, un peu folle, pas assez enclavée dans le cotyle, ne se porte bientôt en adduction et en rotation externe, ce qui viendrait compromettre la stabilité de la réduction.

a. Si la **flexion se défait trop vite** et **trop complètement,** par exemple en quelques jours ou quelques heures, ce *qui se reconnaît* à ce que non seulement il n'y a plus d'ensellure lombaire, mais encore à ce que **la tête pointe en avant,** *au pli de l'aine,* dans ce cas, dis-je, vous refaites la flexion de la cuisse en mettant un coussin sous le genou pour le surélever (fig. 1118), et vous conservez cette position nuit et jour en retardant de quelques semaines les premiers exercices de marche.

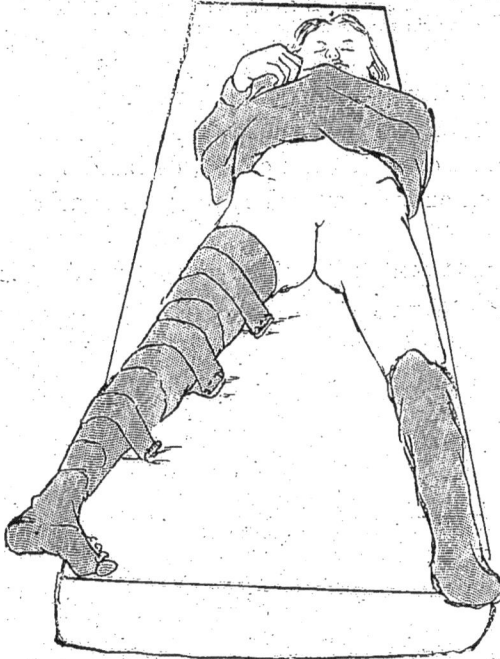

Fig. 1119.—Pour combattre la tendance à la reluxation antérieure, faire de la rotation interne avec des tours de bande Velpeau que l'on épingle au matelas. En asseyant à moitié le malade avec des coussins placés sous son dos, on peut réaliser le flexion de la cuisse encore plus commodément qu'avec l'attitude de la fig. 1118, et ainsi effacer la proéminence de la tête au pli de l'aine.

b. Si la **rotation interne** s'est **défaite immédiatement** et surtout s'il existe déjà une **tendance à la rotation externe** *(ce qui fait* **pointer la tête en avant** au pli de l'aine et **un peu en dehors** de sa place normale, en même temps que le *trochanter* cesse d'être sur la face externe de la hanche et *se porte en arrière* et même **quelquefois en arrière et en dedans** contre le cotyle, auquel cas la réduction ne s'est pas maintenue absolument parfaite), vous allez combattre cette tendance à la rotation externe : pour cela bandez le membre inférieur tout entier avec du crêpe Velpeau, et fixez-le en rotation interne avec des épingles rattachant la bande à la toile du matelas (fig. 1119 à 1121).

c. Pour combattre **la tendance à l'adduction,** ce qui peut à la longue éloigner la tête fémorale du fond du cotyle (comme cela se produit dans

les coxalgies avec adduction), surtout lorsque l'adduction est associée
à la rotation externe, — *tendance à l'adduction que vous reconnaîtrez,*
comme dans la coxalgie, à ce que la jambe se raccourcit et *à ce que l'on
ne peut* presque pas *écarter le genou,* — pour combattre, dis-je, l'adduction,
vous fixez le membre avec des épingles, le plus loin possible de l'axe médian
du corps, — ou bien encore vous faites l'exercice de la figure 1122. L'on

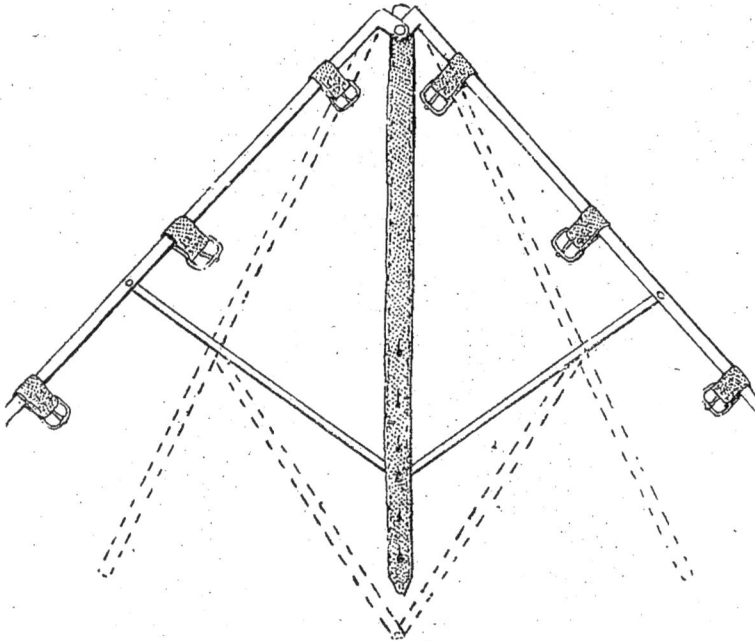

Fig. 1120.—Système très efficace et pratique : applicable par les parents, pour faire à volonté la rotation interne ou externe de la jambe pendant la nuit (après la suppression du plâtre). Sur la jambe
entourée de bandes Velpeau (fig. 871), on épingle du haut en bas une lanière de toile. D'autre part,
au matelas est fixée la tringle avec quatre boucles métalliques. La jambe est ramenée vers la tringle
avec trois bandelettes attachées à la lanière, et des boucles.
Ce dispositif est applicable aux luxations simples comme aux luxations doubles.

peut, au besoin, atteindre en même temps ce triple objectif de porter
la jambe en flexion, abduction et rotation interne en donnant la position
indiquée, figure 1118.

L'on arrive ainsi à creuser le cotyle et à rétracter la capsule antérieure.
Voilà un premier moyen d'atteindre le but, qui est d'améliorer et de parfaire la réduction.

Mais il y a un deuxième moyen, bien meilleur, d'atteindre ce but :
c'est de porter la cuisse dans la deuxième et même dans la première position (celle du deuxième ou celle du premier plâtre).

Et cela n'a qu'un inconvénient, celui de dérouter un peu les parents.
Ils vous objectent aussitôt que si vous revenez à la deuxième ou première
position, c'est que « c'est raté »... ce qui n'est pas vrai. Mais, pour garder

les parents de cette impression, dont ils ne pourraient pas se défendre, il faut que vous ayez pris soin, *avant d'enlever le deuxième et dernier plâtre*, de les prévenir que vous aurez à donner à la jambe, pendant quelques semaines, tantôt la position du premier plâtre, tantôt celle du deuxième, suivant les indications du moment.

Vous les aurez ainsi rassurés d'avance, en ajoutant que cela se fera

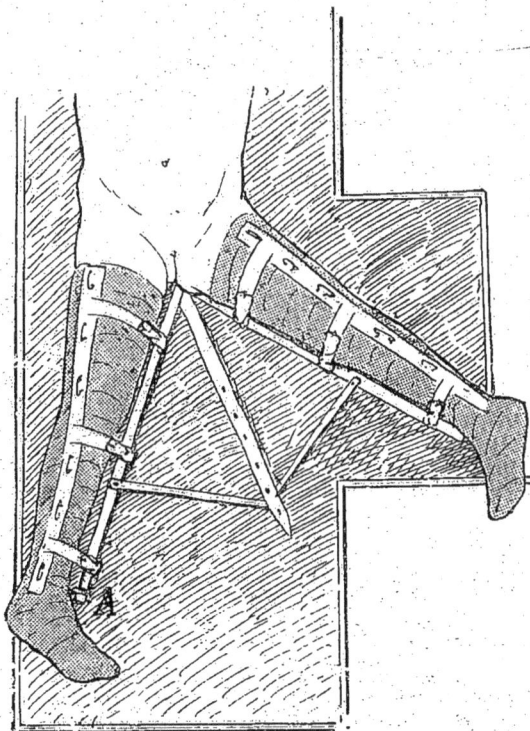

Fig. 1121. — Le petit appareil de la figure précédente appliqué sur le sujet qui repose sur le cadre. On peut donner à chaque jambe l'attitude qu'on veut. La rotation interne et l'abduction sont, ici, très marquées à gauche, et presque nulles à droite.

avec des bandes Velpeau et non avec du plâtre ; que cela ne retarde en rien la mise sur pieds et les exercices de marche.

En outre, vous commencerez par employer la deuxième position, ce qui suffit souvent, et vous ne recourrez à la première que quelques jours plus tard, lorsque cette deuxième position ne vous aura pas donné entière satisfaction, c'est-à-dire lorsque le point le plus interne de la tête reste un peu **en dehors de l'artère** (au lieu de se trouver, comme à l'état normal, sous l'artère et même un peu en dedans).

Durée de ce traitement. — Vous conservez cette attitude (toujours sans préjudice des exercices de marche) pendant 8 à 12 semaines.

Puis vous laissez la jambe revenir d'elle-même à la normale. Suivant que, cette fois encore, elle y revient trop lentement ou trop vite, vous favorisez ou vous contrariez de nouveau son retour de la manière indiquée au début de ce chapitre.

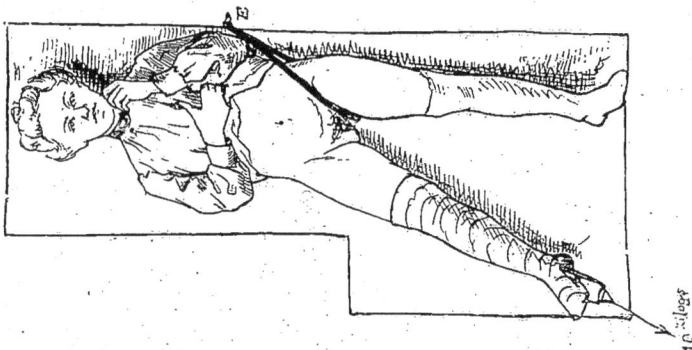

Fig. 1122. — Manière de corriger la tendance à l'adduction (extension continue de 8 à 12 kilogr., avec écheveau pour la contre-extension dans l'aine du côté sain). On élargit le cadre du côté de la luxation.

Ajoutons, pour être complet, que, s'il survenait du **genu valgum** ou du genu varum, il vous serait facile de le combattre avec une attelle en bois et quelques tours de bandes Velpeau ou, au besoin, une genouillère

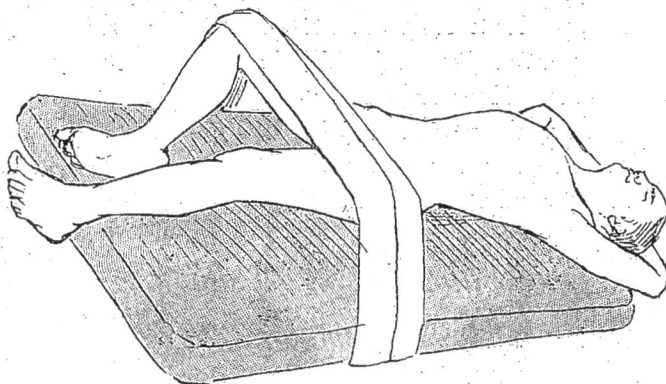

Fig. 1123.— Pour combattre la tendance à la reluxation postérieure, fixer la nuit la jambe en abduction forcée (c'est-à-dire dans une position analogue à celle du premier plâtre) avec quelques tours de bande Velpeau passés autour du cadre de repos. Une nouvelle bande de crêpe élastique ajoutée chaque soir augmente le degré de l'abduction. On porte celle-ci progressivement à 80° et même 90° (après avoir fléchi la cuisse à 90°).

plâtrée et conservée pendant quelques semaines, et avec laquelle l'enfant continuerait à marcher.

Exercices actifs.

En fait d'exercices actifs, il n'y a rien ou pas grand'chose à faire, en dehors des exercices de marche, chez les tout petits qui comprennent mal ce qu'on leur demande. Chez les plus grands, on obtient aisément qu'ils partent **au commandement,** la jambe en dehors, en arrière, en rotation.

externe ou interne, etc. Mais, pour les petits, comptez presque exclusivement sur les manœuvres passives dites plus haut.

C'est à dessein que nous n'avons pas parlé de la **mobilisation de la**

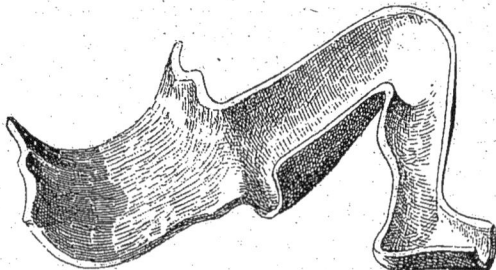

Fig. 1124. — Si la tête vacille un peu et que le creusement du cotyle paraisse insuffisant, on remet
l'enfant quelques jours ou même seulement la nuit dans cette gouttière. On maintient avec une
bande de mousseline.

hanche : vous ne la ferez jamais. Les **mouvements doivent revenir** et
reviendront **tout seuls** (chez vos opérés, puisque vous n'opérerez que des
enfants très jeunes).

Résultats du traitement de la luxation congénitale.

Vous avez vu, par les trois notes en tête de ce chapitre, à quels résultats
merveilleux l'on peut arriver aujourd'hui ; résultats qu'on peut même
obtenir à tous coups (dans le sens qu'on donne en clinique à ce mot).
Mais cela ne sera vrai que si l'on joint à une certaine expérience une
application soutenue et une **patience à toute épreuve** que rien ne pourra
lasser jamais. Mais « qui veut la fin... »

Les INCIDENTS POSSIBLES au COURS DU TRAITEMENT

Voici les **incidents** et **accidents possibles** pendant et après la réduction, possibles mais extrêmement rares en des mains prudentes (se rapporter au chap. xv
de notre livre de *La luxation congénitale* (Masson, éditeur).

a. Shock opératoire ? — Rien à craindre, pourvu que votre anesthésie soit
bien surveillée (v. chap. ii) et que vos manœuvres de réduction ne dépassent
pas 15 minutes pour les enfants de moins de 5 ans, et de 20 à 30 minutes pour les
enfants plus grands.

b. Une *fracture du fémur*, ce qui est infiniment rare ; mais ce qui l'est moins,
c'est un *décollement* de l'extrémité supérieure ou de l'extrémité inférieure du
fémur. Si cela se produit, vous devez interrompre le traitement de la luxation
pour vous occuper de traiter cet accident (par les moyens ordinaires) et vous ne
reprendrez le traitement de la luxation que lorsque le col ou le genou seront
bien solides, ce qui demande généralement 3 ou 4 mois.

c. Une *parésie* ou *paralysie* ? — Sans que cela soit imputable à aucune faute
de technique, on peut, à la rigueur, et à titre exceptionnel, constater au réveil,
après des manœuvres très laborieuses de réduction, dans les **luxations très hautes
ou postérieures**, une paralysie de la jambe, qui est d'ordinaire incomplète et
localisée au pied. Heureusement, elle a cédé toujours, je crois bien, aux courants

galvaniques associés aux massages, aux bains, aux exercices actifs et passifs combinés. La guérison s'obtient en 3 à 10 mois.

D'après les observations relatées jusqu'à ce jour, cette paralysie a simplement retardé la guérison fonctionnelle du malade. Il est très rare d'observer ces parésies même momentanées au-dessous de 5 à 6 ans (lux. simples) et de 3 à 4 ans (lux. doubles), les seules que vous devez traiter, vous, médecins non spécialistes.

d. Une *reluxation* ? — En ce cas, vous referez la réduction ou mieux encore vous « passerez la main » à un chirurgien spécialiste très entraîné. (Nous parlerons plus loin des reluxations.)

e. Des *phlyctènes, eschares* ou *troubles de nutrition* des orteils et du pied ? — Pour les éviter, il faut surveiller les orteils de très près (couleur, température, sensibilité) pendant les premiers jours, surtout par les temps froids. — S'il survient quelque chose de suspect, fendez le plâtre sur le devant jusqu'au genou, écartez les bords et conduisez-vous comme il est dit à propos des appareils plâtrés. Au besoin, vous enlèveriez le plâtre, des orteils au mollet, le remplaceriez par un pansement ouaté légèrement compressif, permettant des examens complets et fréquents.

II. — TRAITEMENT DES LUXATIONS DE PLUS DE 5 A 6 ANS

Nous avons vu qu'on réussit la réduction immédiate *sans aucune préparation préalable* lorsqu'il s'agit d'une luxation de deux à trois ans.

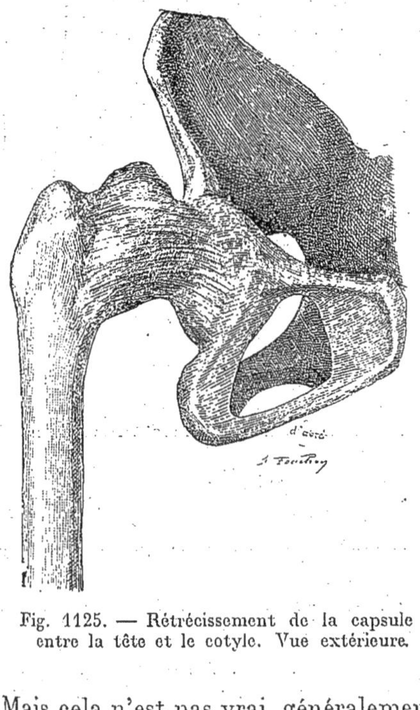

Fig. 1125. — Rétrécissement de la capsule entre la tête et le cotyle. Vue extérieure.

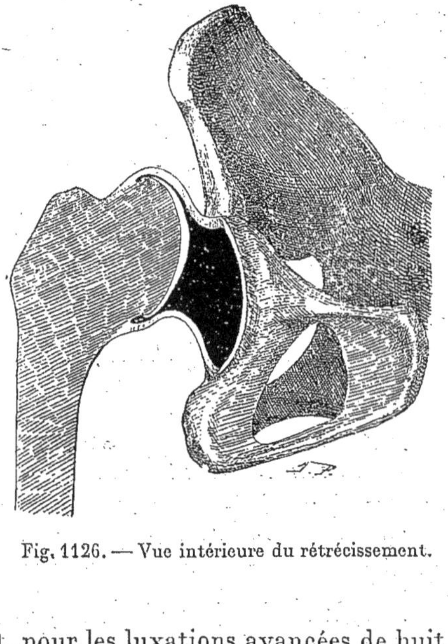

Fig. 1126. — Vue intérieure du rétrécissement.

Mais cela n'est pas vrai, généralement, pour les luxations avancées de huit, neuf, dix et douze ans.

Avant d'exposer la conduite à tenir en présence de ces cas difficiles, rappelons rapidement la nature des obstacles à vaincre. Les obstacles sont au nombre de trois :

1° *L'élévation de la tête fémorale* dans la fesse où elle est maintenue par des rétractions et des raccourcissements des muscles et des tendons, et parfois même par des adhérences de la capsule au périoste de la fosse iliaque.

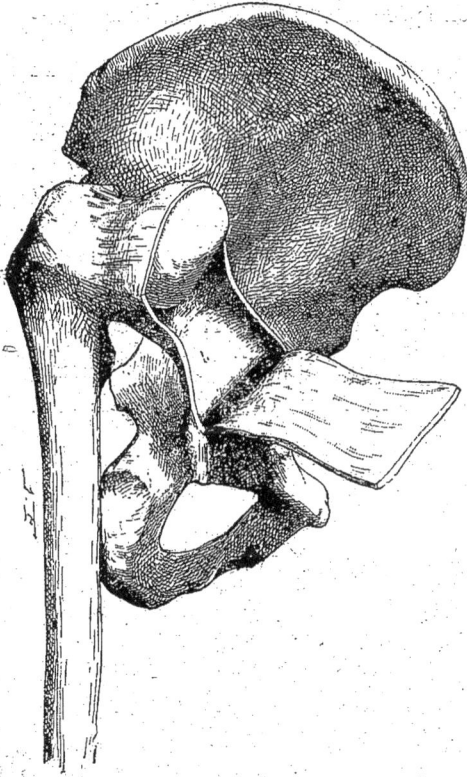
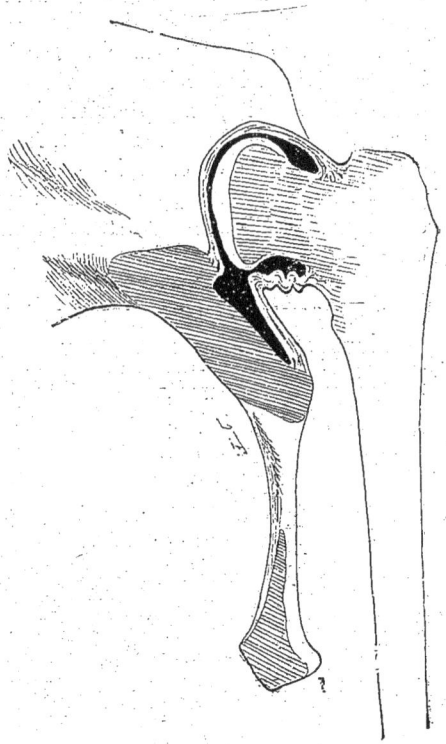

Fig. 1127.   Fig. 1128.

Fig. 1127.—Un cas personnel de luxation de 10 ans où l'orifice d'entrée du cotyle était exceptionnellement rétréci. — La capsule antérieure, très rétractée, a transformé l'orifice en une boutonnière tellement étroite qu'il était impossible de la faire franchir par la tête fémorale. Nous avons dû recourir à une opération sanglante. (V. plus loin).

Fig. 1128. — La même pendant la tentative de réduction (coupe séchmatique).

2° *Le rétrécissement de la capsule* en sablier entre le cotyle et la tête (voir les figures ci-contre).

3° *La fermeture partielle de la cavité* cotyloïde par la capsule (voir les figures).

Des deux derniers obstacles, vous aurez raison ici (comme dans les cas d'enfants plus jeunes), le jour même de l'intervention par les manœuvres proprement dites de la réduction, en faisant agir la tête fémorale longuement et diversement, en tous les sens, sur ce détroit et sur cette fente capsulaire, de façon à les dilater (voir nos figures). On réussit à forcer ce détroit à peu près toujours jusqu'à douze ou quinze ans.

Mais le premier obstacle indiqué plus haut demande, pour être vaincu, un **traitement préopératoire** spécial. A la vérité, à six, sept, huit ans, ce traitement préopératoire peut être fait **extemporanément**, au début même de la séance de réduction par des manœuvres de **traction forcée**, sous

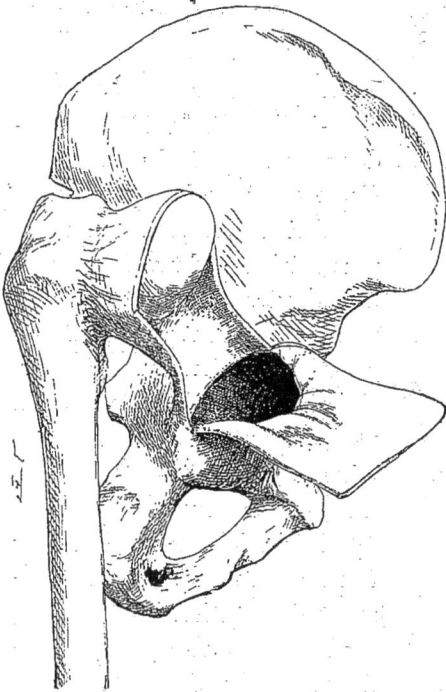 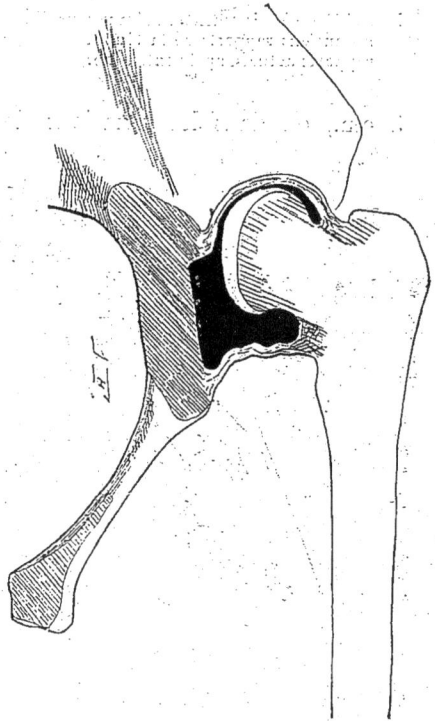

Fig. 1129.   Fig. 1130.

Fig. 1129. — Comment la réduction deviendra possible dans des cas un peu moins rebelles que le précédent. — L'action de la tête dans les manœuvres a transformé progressivement la fente linéaire en un orifice de largeur suffisante.

Fig. 1130. — La même (coupe schématique).

chloroforme, bien entendu. Mais, à partir d'un certain âge, huit ou neuf ans environ, il est généralement indispensable, et toujours extrêmement utile, de faire, **plus ou moins longtemps avant** le jour de l'opération, une *extension continue* de la jambe.

L'extension continue.

Sa **durée** varie de plusieurs semaines à plusieurs mois, et sa **valeur,** de 5 à 20 kilogr., suivant l'**âge** de l'enfant, le degré du **raccourcissement** et la **forme** de la luxation.

Cette extension continue sera moindre, par exemple, chez les enfants âgés de sept à huit ans, et dans le cas d'un raccourcissement inférieur à

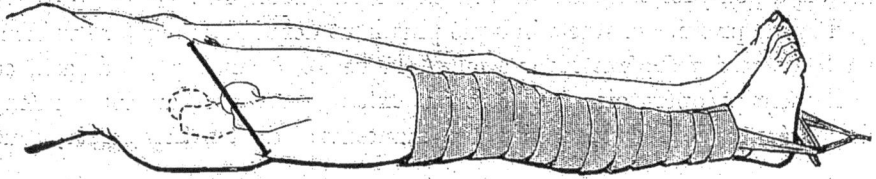

Fig. 1131.—Abaissement du fémur sous l'influence de l'extension continue. — Le pointillé représente les anciens rapports de la tête et du trochanter avec la ligne de Nélaton ; les traits pleins, leurs rapports actuels, après extension.

3 cm., ou dans les luxations de **forme antérieure** ou **sus-cotyloïdienne**, c'est-à-dire où la **tête** est au-dessus **en avant** du cotyle ou **directement au-dessus de lui**.

L'extension sera beaucoup plus sérieuse dans les conditions inverses : enfant plus âgé, raccourcissement plus grand, ou luxation de **forme postérieure**, c'est-à-dire où la **tête** est, en même temps qu'au-dessus, **derrière le cotyle** et le trochanter un peu en avant (le fémur ayant parfois subi dans ces formes extrêmes un mouvement de rotation interne).

Nous avons dit, au chapitre de la coxalgie, la manière de faire l'extension et la contre-extension.

Quant au critérium de sa durée, on la continue jusqu'à ce que le bord supérieur du trochanter ne soit plus qu'à 1 cm. ou 1 cm. 1/2 de la ligne de Nélaton. (Voir notre livre sur **la luxation congénitale**, 1905, p. 71, chez Masson).

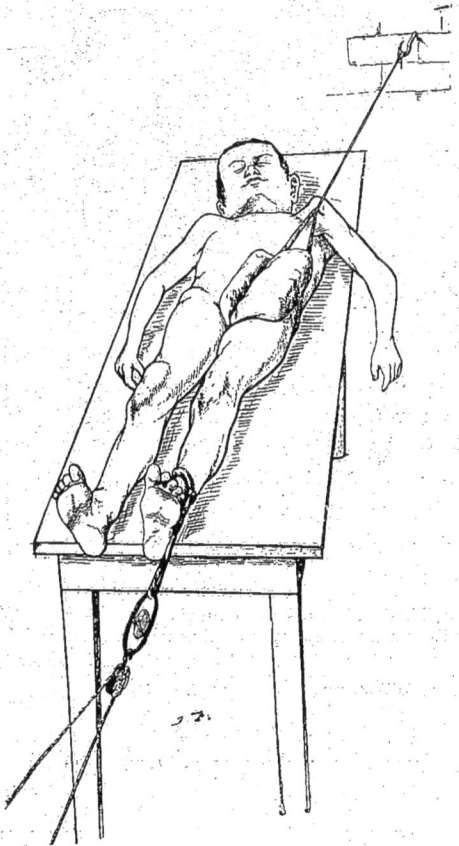

Fig. 1132. — Extension forcée extemporanée.—1° La *contre-extension* : un écheveau est placé à la racine du membre (protégée par un coussin d'ouate) et vient se rattacher à un crochet planté dans le mur, derrière le malade. 2° L'*extension* avec un autre, ou *mieux 2 autres écheveaux* passés en nœud coulant autour du cou-de-pied.

L'extension forcée extemporanée.

Elle se fait, ai-je dit, au début de la séance même de réduction.

Sa technique. — On se sert d'un treuil et d'une moufle.

Contre-extension. — Le malade est retenu par un écheveau passé dans l'aine du côté luxé et accroché au mur (fig. 1132).

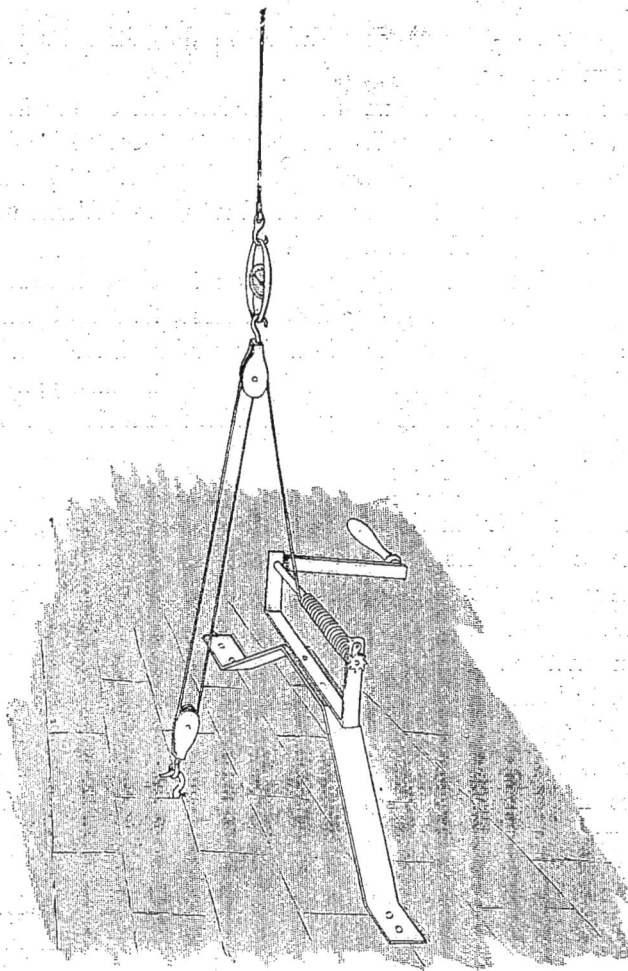

Fig. 1133. — Notre appareil à extension extemporanée avec sa moufle, son treuil et son dynamomètre.

Extension. — On passe deux écheveaux en nœud coulant autour du cou-de-pied ; les boucles des écheveaux sont superposées, et les deux nœuds sont situés, un sur chaque malléole, pour répartir également entre les deux côtés la force de traction.

On place un **dynamomètre** entre le crochet de la moufle et les écheveaux, réunis l'un à l'autre par une corde.

Après quoi, l'on enlève tout cet attirail, — et on se met en mesure de distendre ou de rompre les adducteurs, comme il a été dit plus haut, pour passer ensuite à la réduction proprement dite.

On tire ensuite jusqu'à 80, 90 **ou** 100 **kilogr.** [1] pendant **cinq, huit ou dix minutes.**

Résumons-nous. — Avant de réduire, on doit faire les manœuvres **préparatoires** suivantes :

a. Pour les enfants de 5 à 9 ans (à petit raccourcissement, à tête fémorale placée au-dessus et en avant du cotyle, tout contre l'épine iliaque antéro-inférieure) : 1° l'extension forcée extemporanée, 60 à 80 kilogr. pendant 8 minutes ; 2° le pétrissage des adducteurs. — L'extension continue préalable n'est pas indispensable ici.

b. Pour les enfants un peu **plus âgés, ou à grand raccourcissement,** ou à tête fémorale située en arrière dans la fesse, loin des épines iliaques antérieures : 1° extension continue de trois semaines à trois mois, et de 8 à 15 ou 20 kilogrammes (suivant l'âge et le raccourcissement) ; 2° extension forcée *extemporanée* de 80 à 100 kilogr., pendant 10 minutes ; 3° la rupture des adducteurs.

La réduction proprement dite.

Les manœuvres de réduction ne diffèrent pas de celles que nous avons décrites pour les cas faciles d'enfants plus jeunes ; mais ici vous insisterez davantage en mettant **plus de temps** et **plus de force,** — vous faisant assister par 2 ou 3 aides vigoureux.

Vous vous mettrez à deux pour agir sur la cuisse et le genou, et vous vous mettrez également à deux (vous y emploierez 4 pouces au lieu de 2) pour agir sur la tête fémorale et la pousser vers le cotyle.

On comprend qu'il est impossible d'enfermer les manœuvres dans des formules mathématiques immuables [2]. On ne peut vraiment que donner quelques notions directrices, en indiquant des manœuvres qui ont déjà fait leurs preuves dans des centaines de cas.

Les 3 manœuvres types, vous saurez les modifier et les varier au cours de l'opération, suivant les besoins, comme vous le faites instinctivement lorsque vous avez, par exemple, une luxation un peu difficile de l'épaule à réduire.

Voici encore une variante, une quatrième manœuvre, parfois utile dans certains cas de malformation. On part, non pas de la flexion du fémur à 90°, mais d'une flexion forte : 110, 120, 130°, et on passe de là

1. Au-dessus de 100 kilogr. la traction pourrait entraîner un petit risque de paralysie.
2. Pas plus ici que pour tant d'autres interventions, — exemple pour franchir un rétrécissement de l'urèthre ou bien réduire une luxation traumatique un peu ancienne de la hanche ou de l'épaule.

à une abduction forcée de plus de 90° également, c'est-à-dire qu'on porte le genou au-dessous du plan de la table, en même temps que vers l'aisselle.

Si vous n'êtes pas arrivé, en essayant successivement les 4 manières, recommencez toute la série très patiemment. J'ai vu ainsi la première manœuvre réussir, lorsqu'elle revenait après les trois autres, essayées en vain. Ces tentatives peuvent être **prolongées,** sans inconvénients, pendant une **demi-heure** (en dehors de l'extension forcée). Mais je **ne con-**

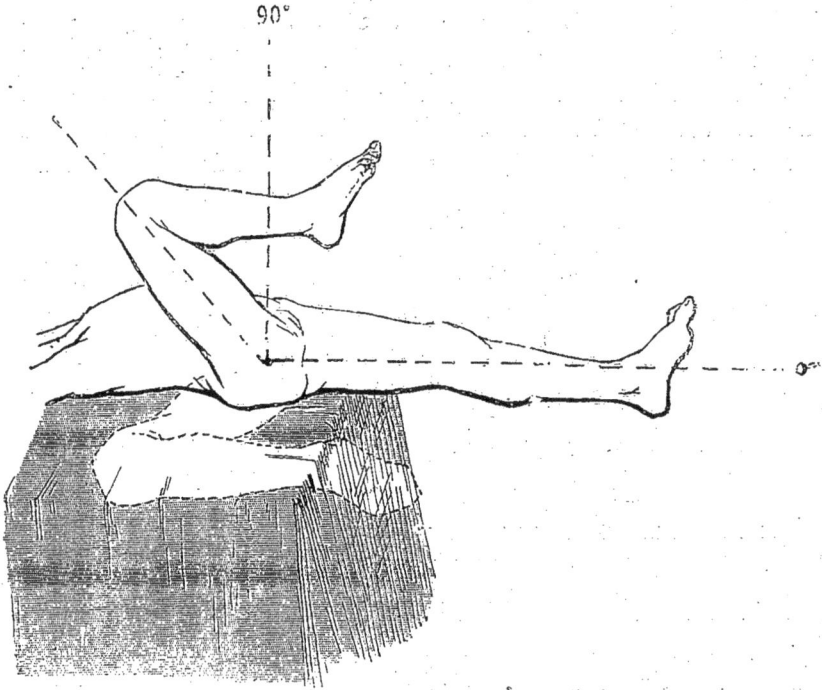

Fig. 1134.— Flexion forcée de la cuisse et abduction dans un plan vertical transversal parallèle au plan v. tr. bicotyloïdien, où l'on voit le trajet suivi par la cuisse droite pour arriver à cette position de flexion et d'abduction forcées.

seille pas de **dépasser** cette limite ; on causerait, en insistant davantage, un choc trop violent au malade. Si vous échouez après une demi-heure d'efforts, abandonnez la partie momentanément. Le malade sera remis à l'extension continue pour encore deux mois. Vous recommencerez alors. Si vous échouez cette deuxième fois, renoncez à la réduction par la méthode non sanglante.

Rien à ajouter à ce qui a été dit plus haut, pour les cas faciles *sur le* **diagnostic de la réduction,** *la* **position** *dans laquelle il faut* **maintenir** *et le* **changement** *de la première en la* **deuxième position.** Cependant, à propos de la position à donner dans le premier plâtre, le jour même de la réduction, il nous faut noter ici qu'il est tel cas, **exceptionnel** à la vérité, où la réduction ne se maintient pas si nous donnons au fémur la position idéale que nous avons dite et redite (et que vous savez bien).

Cela ne « tient », dans ce cas très exceptionnel, la tête ne reste dans le cotyle, que si nous plaçons le fémur dans une abduction **forcée, à 90°** ou plus, c'est-à-dire que le genou doit être **abaissé jusqu'au dessous** du plan de la table (et parfois aussi en rotation externe). C'est là « *une position de nécessité* » que nous devons accepter, mais que nous n'acceptons que temporairement.

Position de nécessité.

Nous fixons la cuisse par un plâtre dans cette attitude, la seule où « *cela tient* ». Mais nous ne conservons cette position que le temps nécessaire pour que la tête se fixe un peu, dans ce point très voisin de celui où elle devait être ; ce **temps ne dépassera pas 3 semaines**. Après quoi, nous por-

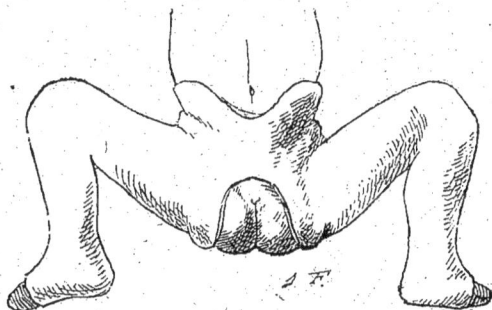

Fig. 1135. — Position de nécessité *(temporaire)* : abduction forcée supérieure à ce que demande l'angle d'inclinaison du col de fémur en ce cas.

terons la cuisse dans la position idéale, dans laquelle « cela tient » cette fois ; et, dès lors, le creusement du cotyle se fera dans de très bonnes conditions. Il n'y aura donc eu qu'un retard de trois semaines — en ces très mauvais cas — pour arriver à la guérison parfaite.

Traitement consécutif. — Il ne diffère pas essentiellement de celui que nous avons indiqué pour les enfants très jeunes. Cependant il est deux remarques à faire :

1° C'est ici surtout, chez les sujets de plus de 5 à 6 ans qu'on peut voir persister à la suite de l'enlèvement du dernier plâtre un degré d'abduction ou de rotation externe ou de flexion incompatible avec une démarche correcte ; et ces déviations ne se corrigeant pas spontanément après la mise en liberté du membre, au bout de 6 à 8 semaines d'attente, nous serons obligés d'**intervenir pour les corriger.**

Ce qui se fera en une ou plusieurs fois de la manière dite déjà pour les enfants plus petits (chez qui, tout au contraire, cette obligation se présente assez rarement).

2° **remarque** : Avec les enfants de plus de 6 ans, l'on peut obtenir beaucoup des mouvements commandés et des *exercices actifs* : plusieurs fois par jour, on fait porter la jambe dans les diverses directions indiquées pour chaque cas, c'est-à-dire en sens inverse de l'attitude vicieuse que la jambe a tendance à prendre.

De 1 à 2 ans après le jour de la réduction, le résultat fonctionnel est acquis. Il n'est pas toujours parfait comme chez les tout petits. Il peut

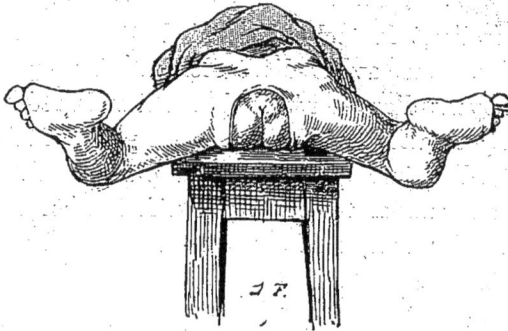

Fig. 1136.— *Position temporaire ou de nécessité.* — Parfois l'on n'évite la reluxation immédiate par dessus le rebord postérieur du vrai cotyle qu'en mettant le genou au-dessous du plan de la table (pour 3 semaines).

arriver, dans les luxations unilatérales réduites après sept ans, qu'une certaine raideur de la hanche persiste, et nous devons ajouter que cela est même la règle pour les luxations bilatérales au-dessus de cet âge.

Combattez ces raideurs par les massages, les bains et les exercices actifs, mais **comptez** encore plus **sur le temps** pour en avoir raison, et sachez **résister** à la **tentation** bien naturelle **de faire** des **mobilisations** forcées de la jointure. Vous feriez ainsi plus de mal que de bien (même au point de vue du retour dés mouvements).

Luxations bilatérales de plus de 5 ans.

Le *traitement* des 2 luxations se fera **en même temps** ; mais on ne fera pas généralement les deux réductions le même jour. On met entre les deux un intervalle de 15 à 20 jours.

Leur pronostic. — Elles sont, vous le savez, plus difficiles à réduire que les luxations unilatérales. Une luxation bilatérale de 4 ans présente autant d'obstacles à la réduction qu'une luxation unilatérale de 7 ans ; et une luxation unilatérale de 9 à 10 ans, etc. Ainsi donc, pour les luxations doubles, les limites d'âge indiquées pour le traitement de la luxation simple doivent être abaissées d'au moins 2 ou 3 ans, toutes choses égales d'ailleurs. Ne soignez guère les luxations doubles au-dessus de 7 ans — vous, surtout, médecins non spécialistes. Passé cet âge, vous auriez trop peu de chances de réduire, et vos résultats fonctionnels seraient trop souvent imparfaits, en ce sens que vous verriez persister chez vos malades une raideur articulaire assez gênante pour rendre la marche défectueuse.

LES RÉCIDIVES ET LES RELUXATIONS

Nous avons indiqué la technique qui doit conduire aux réductions vraies et durables. Nous avons dit également, à propos du traitement consécutif, les moyens d'améliorer et de rectifier la réduction, lorsqu'elle ne demeurait pas parfaite après l'ablation du plâtre. Mais il serait téméraire, cependant, d'espérer qu'il n'y aura plus jamais de reluxation : 1º Parce qu'il peut exister tel cas où la déformation et l'aplatissement de la tête seront si graves, où le creusement et l'adaptation du cotyle

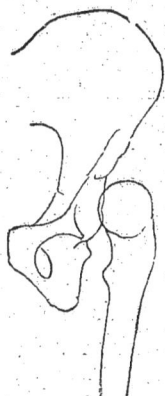

Fig. 1137. — Amorce de reluxation antérieure.

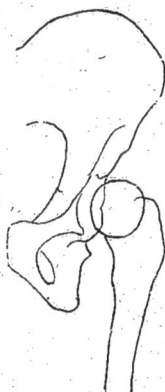

Fig. 1138. — Reluxation antérieure. — 1er degré.

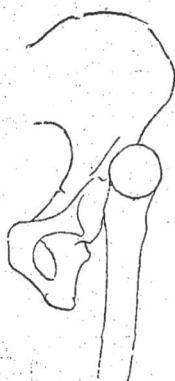

Fig. 1139. — 2e degré. De plus,
ici, le fémur est remonté.

si imparfaits, que la reluxation se produira très facilement. Rassurez-vous pourtant ; c'est tout à fait exceptionnel, et même, on peut dire qu'il n'existe à peu près pas de luxation où l'on ne puisse, avec une bonne technique, beaucoup de persévérance et l'aide des rayons X se mettre à l'abri d'une récidive. 2º Surtout pour cette raison, toute simple, et qui persistera toujours, c'est que... *errare humanum est* : nous ne sommes pas infaillibles et, malgré tout, malgré que l'erreur soit théoriquement évitable, l'on commettra de loin en loin, dans la pratique, une faute de technique non reconnue ou non réparée assez tôt, parce qu'on n'a pas pu s'aider ou qu'on a cru pouvoir se passer du contrôle constant des rayons X.

RELUXATION ANTÉRIEURE OU ANTÉRO-SUPÉRIEURE

C'est la plus fréquente. On y peut distinguer **3 degrés** (voir fig. 1137 à 1139) :

a. Tête en avant et **en dedans** (son centre est en dedans du plan antéro-postérieur passant par le milieu du trochanter) ;

b. Tête **directement en avant,** ou sur le même plan antéro-postérieur que le trochanter ;

c. Tête **en avant et en dehors** du trochanter, — auquel cas la tête se sent sous la peau de la face externe de la région de la hanche, — tandis que le trochanter est placé en arrière et en dedans, tout contre le cotyle.

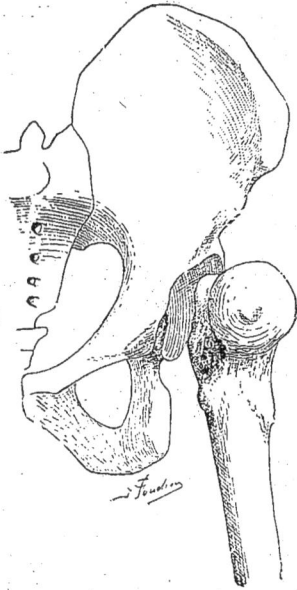

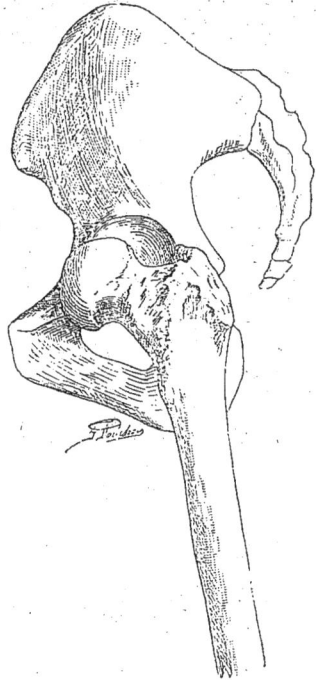

Fig. 1140. — Pour montrer que la transmission du poids du corps ne se fait plus par la tête, mais seulement par l'angle postérieur du trochanter appuyé sur le cotyle.

Fig. 1141. — Reluxation antérieure peu avancée

De plus, dans toute reluxation, la tête est plus ou moins remontée (v. fig. 1142 et 1143), réengagée dans le bas de l'ornière de glissement.

La conduite à suivre en présence d'une reluxation.

a. Si c'est une **reluxation du 3e degré,** pas d'hésitation : il faut toujours une réduction nouvelle.

b. Si c'est une reluxation du 1er **ou du 2e degré,** la conduite **diffère** suivant que la reluxation est **récente** ou **ancienne.**

1er **cas.** — *La reluxation est récente* (quelques semaines).

On en aura raison par les petits moyens indiqués précédemment. Dans les reluxations du premier degré, on n'emploie ces moyens que la nuit. Pour le deuxième degré, on les emploie jour et nuit, pendant 3 ou 4 mois. — Et ce traitement, s'il est bien fait, réussira presque toujours. S'il échoue, recourez à une réduction nouvelle.

2ᵉ cas. — *La reluxation est déjà ancienne* (6, 9, 12 mois et plus).

Disons d'abord que **le 1ᵉʳ degré** (très souvent) et **le 2ᵉ degré** (quelquefois) **sont compatibles avec une marche assez correcte.**

Si donc vous voyez que la **boiterie est insignifiante** et qu'elle va en **s'atténuant, vous vous bornerez,** pour tout traitement, à faire, la nuit, une forte rotation interne, de la manière dite plus haut. Le jour, l'enfant continue à marcher.

S'agit-il, au contraire, d'une reluxation entraînant une **boiterie très appréciable,** et **qui ne s'atténue pas,** vous devez la soumettre à un **traite-**

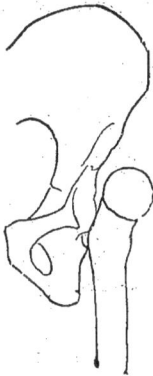

Fig. 1142. — Reluxation antérieure. — Troisième degré : l'appui est encore bien plus mauvais ici ; étant donné le degré exagéré de rotation externe qui s'accentue de plus en plus.

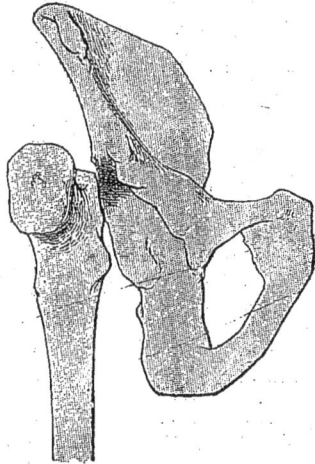

Fig. 1143. — Autre type de reluxation antérieure grave. L'appui osseux est à peu près nul, c'est une hanche en fléau (hélas ! dans tous les sens du mot).

ment nouveau (*réduction nouvelle et nouveau plâtre*). Car on ne réussit plus, dans ces luxations déjà anciennes, à ramener la tête en avant, par le simple emploi des bandages. La tête ne veut pas démarrer, étant retenue en dehors et en haut par des rétractions ligamenteuses puissantes.

Il vous faut de toute nécessité, pour permettre ce retour de la tête à la place normale, assouplir et distendre au préalable ces ligaments (c'est surtout la capsule postérieure qui est raccourcie et rétractée après les traitements défectueux qu'on fait le plus souvent), — et le résultat ne s'obtient que par des manœuvres très délicates faites avec ou sans chloroforme, suivies de l'application d'un appareil plâtré.

Le traitement des reluxations.

Pour ce deuxième traitement, bien moins encore que pour le premier, on ne peut donner de technique uniforme et typique applicable à tous les cas, pas plus qu'on ne peut donner de règle uniforme pour franchir tous les rétrécissements de l'urêtre.

Après les acquisitions nouvelles réalisées dans ces toutes dernières années, j'estime que les réluxations peuvent être traitées et « rattrapées » (c'est-à-dire guéries cette fois pour de bon) dans presque tous les cas. Mais, j'ai le devoir de vous avertir que leur traitement est d'une manière générale, **incomparablement plus difficile** que celui des luxations non encore traitées. Car ce premier traitement « raté » a presque toujours aggravé les lésions primitives des tissus mous et des os.

1º *Les tissus mous.* — Il s'est produit des rétractions plus fortes des ligaments, tendons, muscles, aponévroses et de tous les tissus périarticulaires, un rétrécissement encore plus marqué du détroit du sablier capsulaire, et une aggravation de la fermeture du cotyle originel par le rideau de la capsule tirée de bas en haut et plaquée sur lui. Toutes ces lésions et rétractions nouvelles s'ajoutant à une fragilité des os très aggravée aussi par le premier traitement vous feront comprendre que, si l'on ne procède pas avec des précautions infinies pour traiter ces réluxations, l'on risque bien plus ici que pour les luxations vierges de tout traitement antérieur, de produire des décollements épiphysaires, et même des fractures de la diaphyse du fémur.

2º — Aggravation des déformations des os et des *extrémités articulaires,* au point de rendre l'exacte coapation de celle-ci beaucoup plus difficile, parfois même presque impossible cette fois.

a) Voici d'abord pour la **région cotyloïdienne.** Tandis qu'il s'est produit un faux cotyle plus ou moins grand, à un niveau plus ou moins élevé, par contre, le cotyle originel s'est encore rapetissé et déformé, l'arête déjà atrophiée qui marquait sa limite supérieure s'est encore usée et effacée.

b) Quant au fémur, la tête au lieu d'être conique ou sphérique comme avant le premier traitement, est maintenant aplatie en forme de « disque », ou de massue de bois écrasée sur des coins de fer, ou de « tampon de wagon » ou de navet à pointe inférieure, etc…, ou bien encore, « le chapeau de la tête » a chaviré (sur le col) en haut ou en bas, en avant ou en arrière. Mais cette augmentation de la déformation primitive ne porte pas seulement sur l'épiphyse, elle se voit aussi sur l'axe du col et même sur l'axe du fémur. A côté de coxas varas de près de 90º qui succèdent au premier traitement, il n'est pas rare de trouver, dans ces cas de réluxations, des antétorsions qui atteignent, et même dépassent 100º : le col et la tête se présentent en avant du trochanter, dont la face externe est devenue directement postérieure et parfois même postéro-interne. A la radiographie, il semble qu'il n'y ait plus de col. La cause de pareilles antétorsions, ce peut être une fracture du col ou un véritable décollement de l'épiphyse, mais c'est le plus souvent une simple inflexion du cartilage épiphysaire : lésions surajoutées produites par les fausses manœuvres ou les fausses positions du premier traitement.

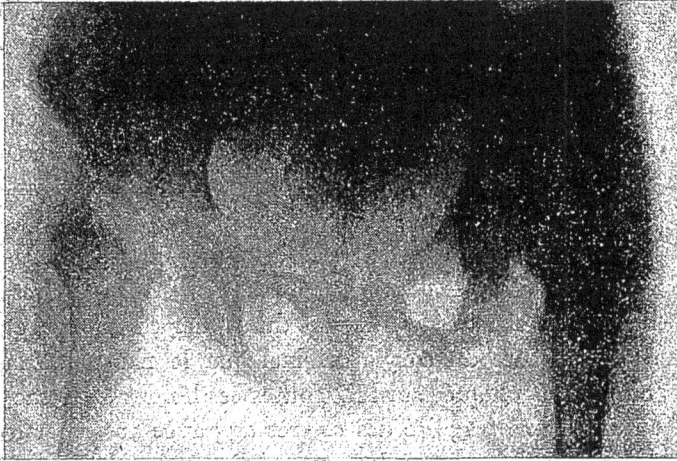

Fig. 1144. — Reluxation extrêmement grave (telle qu'elle nous est arrivée). Nous n'avons pas pu voir la radiographie d'avant tout traitement, mais il est probable que les déformations *primitives* étaient particulièrement graves, car ce premier traitement avait été fait par un chirurgien-orthopédiste très distingué.— Fillette de 6 ans. — Comme le montre cette radiographie, il existe, à l'arrivée, non seulement une franche reluxation en haut, mais surtout une torsion telle que la tête au lieu de regarder en dedans, regarde maintenant en *dehors* !! Et c'est l'angle du grand trochanter qui regarde maintenant en dedans !!

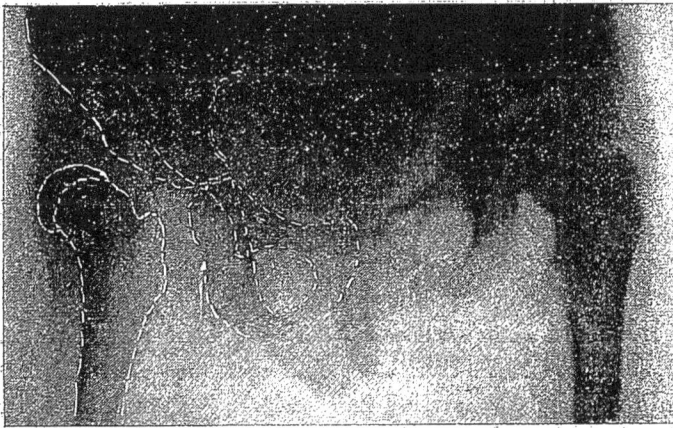

Fig. 1145. — Même radio que dans la figure 1144. — Mais on a accusé en pointillé les contours osseux pour bien montrer la situation respective du fémur et de l'os iliaque : c'est le grand trochanter qui se trouve en face du cotyle !!.

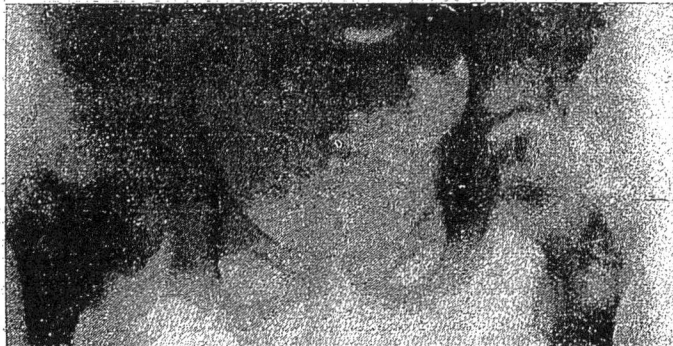

Fig. 1146. — La même enfant après le traitement terminé : la tête fémorale a repris sa place dans la vraie cavité cotyloïde, le membre ayant une position normale, pointe du pied et rotule en avant (voir la fig. 1153).

Après cet aperçu très sommaire des déformations nouvelles vous devinez que le traitement de cas pareils, exige une expérience consommée, et qu'il

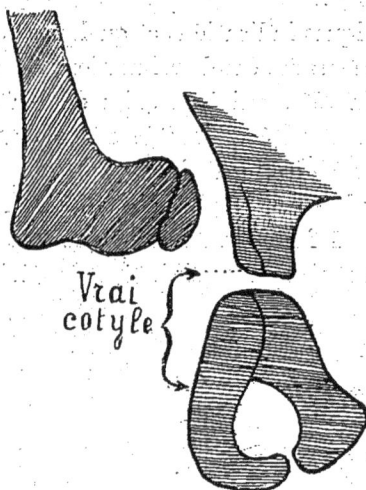

Fig. 1147 à 1153. — Les principales étapes du traitement de cette enfant de la figure 1144.
Toutes ces figures sont faites d'après des radios de cette enfant.

Fig. 1147. — Nous avons réussi (à *la troisième séance*, car les deux premières n'avaient donné qu'un résultat partiel), nous avons réussi à remettre la tête en regard de l'os coxal, mais on voit qu'elle est encore beaucoup trop élevée et qu'elle ne vise pas le vrai cotyle original. Il nous faut donc *abaisser* la tête et l'orienter vers ce vrai cotyle.

ne peut être entrepris, ni conduit à bien, sans le contrôle continu de la radiographie.

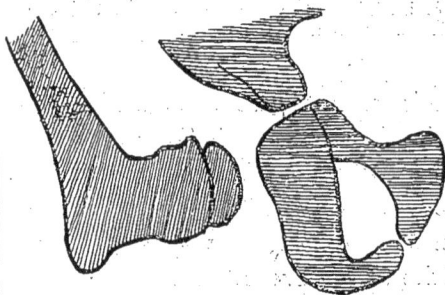

Fig. 1148

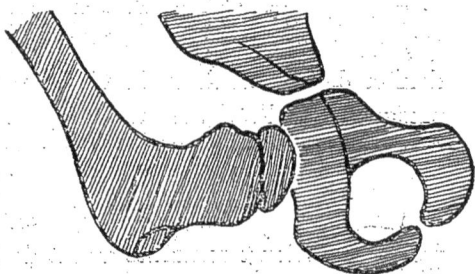

Fig. 1149.

Fig. 1148. — 5e étape — Cette orientation et cet abaissement (celui-ci obtenu par des compressions ouatées sur le genou fléchi au-dessus de l'angle droit) sont maintenant acquis. Mais on peut. remarquer que la tête est encore très éloignée du cotyle ; il n'existe pas trace d'emboîtement.

Fig. 1149, 1150 et 1151. — *Comment, chez cette enfant, s'est fait l'emboîtement de la tête.* — On peut suivre les étapes de cet emboîtement réalisé par des compressions ouatées faites directement sur le grand trochanter. Dans la première de ces figures (fig. 1149), le fémur est fléchi à 1 droit 1/2 (soit 135°) comme dans le premier plâtre d'un traitement normal de luxation non encore touchée.

Vous comprenez encore mieux que tout à l'heure, qu'étant donné la diversité des lésions, il est impossible de tracer une technique et une conduite qui s'adressent à tous les cas, le succès dépendra du plus ou moins de doigté de l'opérateur et de sa prudence (qui n'exclut d'ailleurs pas la vigueur des manœuvres)...

Voici pourtant quelques indications et quelques conseils sur la conduite et la technique à suivre sur ces cas de reluxations :

1° Pour abaisser la tête, qui à la suite de la longue immobilisation de ce premier traitement raté est restée assez haute et très solidement fixée à ce niveau trop élevé, il ne faudra surtout pas vouloir l'abaisser d'un coup jusqu'à la place du cotyle originel, ce serait presque sûrement produire une fracture, il faudra tâter prudemment le degré de mobilité du fémur et le plus ou moins de possibilité de le fléchir sur le bassin, cette

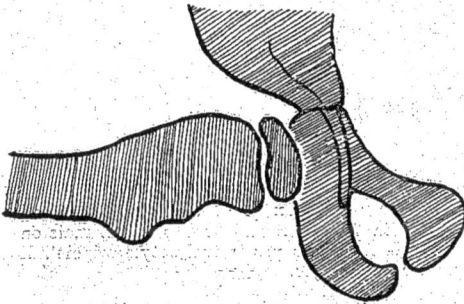 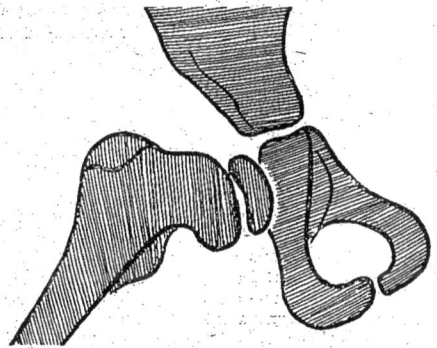

Fig. 1150.   Fig. 1151.

Fig. 1150. — Dans cette figure 1150, le fémur est fléchi à un angle droit (90°) comme dans le deuxième plâtre d'un traitement de luxation non encore touchée. (Voir fig. précédentes).

Fig. 1151. — Dans cette figure 1151, le fémur est fléchi à 1/2 droit (45°) comme dans le troisième appareil d'un traitement normal de luxation non encore traitée.

flexion devant abaisser la tête : parfois cette tentative de flexion est presque immédiatement arrêtée (l'on n'a que 30° à 40° de flexion); en ce cas, l'on n'insistera pas, l'on ne poussera pas plus loin pour le moment la tentative de réduction, l'on se décidera et résignera à recourir à l'extension continue préparatoire, une extension de 10 **kilogs** ou davantage pendant **plusieurs semaines** avant de faire une nouvelle tentative, ou bien encore si vous êtes très exercé, recourez à la méthode des plâtres successifs, renouvelés par exemple tous les 8 jours : à chaque étape, vous gagnez 15 à 20° ou un peu plus de flexion et vous arriverez ainsi avec 3, 4, 5 plâtres à fléchir le genou bien au-dessus de l'angle droit — et la tête s'abaissera d'autant. Dès qu'on a dépassé l'angle droit, l'on aide à la descente de la tête en faisant sur le genou par une fenêtre pratiquée à son niveau dans l'appareil plâtré, une compression ouatée qu'on renouvelle tous les jours ou tous les 2 jours...

2° Et de même encore lorsque l'antétorsion est très marquée, atteint où dépasse l'angle droit [1] il ne faudra pas vouloir obtenir d'un coup la rotation interne nécessaire ici pour orienter la tête vers le cotyle, on produirait une fracture, il faudra procéder par étapes, en plusieurs fois,

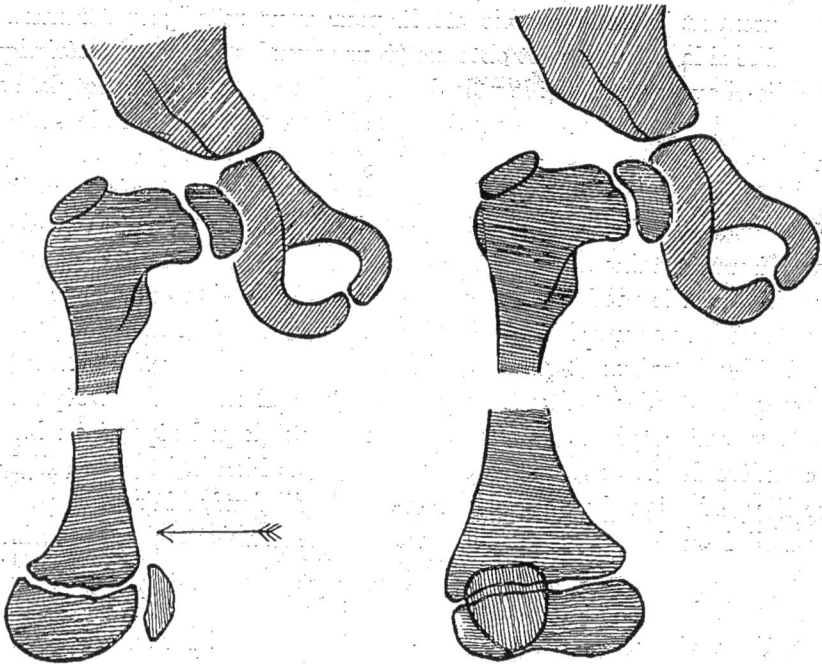

Fig. 1152. Fig. 1153.

Fig. 1152. — La réduction est obtenue. La tête est bien à sa vraie place (comme *orientation, niveau, emboîtement*). Mais, en raison de l'extrême antétorsion et antéversion représentées figure 1144, nous n'avons pas pu obtenir cette réduction de la tête sans faire une rotation interne très considérable du genou et du pied. — Si bien que la rotule maintenant regarde en dedans.

Fig. 1153. — Pour remédier à cet état — nous avons fait une petite ostéotomie sus-condylienne et sous-cutanée, et nous avons pu ainsi, tout en laissant la partie supérieure du fémur et la tête, en place, ramener la rotule et la pointe du pied en avant, dans une attitude normale. — N. B. — L'ostéotomie a été pratiquée en regard de la flèche (v. fig. 1152). L'interruption en blanc de la diaphyse fémorale est toute artificielle et faite pour ne pas allonger outre mesure ces deux dernières figures. — (Répétons que ces 7 dernières figures représentent toute l'histoire de la reluxation de l'enfant de la figure 1144.)

avec des plâtres successifs. Et l'on arrivera ainsi finalement et sans accroc à la réduction complète dont nous sommes averti cliniquement, soit

1. A noter pour les cas où l'antétorsion extrêmement marquée paraît approcher de 180° qu'il faudra bien faire la part qui appartient en propre à cette antétorsion et celle qui appartient à une rotation externe du membre entier produite et laissée par le premier traitement. Voici comment distinguer ces 2 parts : Il y a de la *rotation externe* lorsque la rotule regarde en *dehors* et non pas au *plafond* (l'enfant étant couché sur le dos) et le chemin à faire pour ramener la rotule vers le plafond donnera le degré de rotation externe existante en ce cas ; tandis que *l'antétorsion* vraie c'est l'angle que fait le col fémoral avec l'axe bicondylien du genou (voir les figures 1035 et 1036).

par un véritable petit claquement qui se produit à l'entrée et à la sortie
de la tête, soit tout au moins, par un ressaut perceptible à la main, la
touche de piano qui rentre sous le doigt, et se relève aussitôt le doigt enlevé ;
cependant l'on n'aura pas toujours des phénomènes cliniques aussi nets,
heureusement la radiographie est là pour vous renseigner sûrement et
nous dire si la réduction est obtenue (vous savez les signes caractéristiques
de celle-ci aux rayons X : le pôle de la tête bien en regard du cotyle, l'axe
du col et de la tête transversal, la tête effleurant par en haut le cartilage
en Y, etc...)

3° Mais comme après que le col et la tête auront été mis en position
transversale et bien en regard du cotyle, la tête restera encore, d'ordinaire, à une certaine distance de ce cotyle, et que l'emboîtement n'existera
pas, il faudra le produire en exerçant une compression ouatée sur le trochanter à travers une fenêtre ouverte dans le plâtre à ce niveau.

4° (*Sur le traitement* qui *doit suivre* cette *deuxième réduction obtenue*). —
Comme le premier traitement a usé l'arête qui marquait la séparation
entre le vrai cotyle et le premier faux cotyle (lequel répond au bas de
l' « ornière de glissement »), il est nécessaire de bien insister tout d'abord
sur l'hyperflexion du fémur, c'est-à-dire, qu'il faudra laisser le premier
appareil 1 ou deux mois de plus que pour le premier traitement, afin de
laisser à cette arête ou barrière le temps de se refaire — et d'une manière
générale il faudra prolonger la durée totale de ce deuxième traitement
de 2 à 3 mois au delà du terme indiqué pour les luxations non encore
touchées, c'est-à-dire que ce deuxième traitement entier devra durer
10 à 12 mois. Encore ici le critérium de la formation d'une voûte suffisante
horizontale, large et solide, sera fourni nettement par la radiographie
chez les enfants de plus de 5 à 6 ans (et chez les plus petits où les indications radiographiques sont moins nettes nous savons, par expérience,
que 11 à 12 mois suffisent).

Et enfin il faut savoir aussi qu'il peut arriver dans tel cas où l'antétorsion laissée par le premier traitement était par trop exagérée, il peut
arriver que même alors que la réduction de la tête a été finalement obtenue,
par contre, la détorsion spontanée du fémur ne se fera pas toujours suffisante, même avec un deuxième traitement très prolongé et très bien conduit.

En ce cas nous pourrions voir l'une de ces deux choses (lorsque l'enfant
serait remis sur pieds) : ou bien la rotule revenant progressivement à sa
place sur le plan frontal, mais la réduction se défaisant un peu, ou bien la
réduction ne se défaisant pas, mais le genou gardant un degré de rotation
interne gênant pour la régularité de la marche.

Si donc 5 à 6 semaines après la fin de la période d'immobilisation dans
le plâtre, nous voyons persister la rotation interne du genou à ce degré
gênant, la question se posera de savoir s'il nous faut détordre le genou

par une petite intervention. ostéoclasie ou ostéotomie sous-cutanée faite à 1 cent. ou 2 cent. au-dessus des condyles.

Nous avons dit à propos du traitement du genu valgum la technique de cette ostéotomie qui permettra de porter aussitôt le genou dans la rotation externe voulue pour que la rotule regarde en avant (tandis que la tête regarde vers le cotyle) et l'on fixe l'attitude par un plâtre. Ce traitement supplémentaire est très simple, mais il a l'inconvénient d'ennuyer les parents et de les dérouter si l'on n'a pas pris la précaution de les avertir à l'**avance** de cette éventualité possible (une précaution qu'il faudra donc toujours prendre).

Lorsque avant la date arrêtée pour la mise sur pieds, cette détorsion supplémentaire du genou vous apparaît impossible à éviter, **faites-la** aussitôt **avant le lever de l'enfant**; cela ne sera plus tout à fait pour les parents un traitement nouveau, ce ne sera que l'achèvement d'un seul et même traitement.

Quel est le degré de rotation interne persistante du genou qui commande ces ostéotomies ? Pouvons-nous préciser ? mettons plus de 60 ou 65° [1].

LES LUXATIONS CONGÉNITALES IRRÉDUCTIBLES

Limites de la réductibilité. — Contre-indications à une tentative de réduction.

À quel âge la luxation n'est-elle plus réductible ? Cela est très variable

1. A ce sujet et puisque l'occasion s'en présente, nous voulons dire un mot du rôle et du traitement de l'antétorsion dans la luxation congénitale.

1º Nous pensons que son rôle dans la pathogénie de la luxation a été extrêmement exagéré et même dénaturé. La luxation congénitale ne se produit pas, tout au moins, dans l'immense majorité des cas sous cette influence. Il n'y a pas du reste qu'un seul mode de production des luxations congénitales, il y en a plusieurs. Nous nous expliquerons ailleurs sur ce point avec des documents à l'appui. Documents tirés de nos études et de nos 700 autopsies de nouveau-nés.

2º Les *antétorsions* « marquées » comme lésions primitives, dans la luxation congénitale, sont *l'exception*.

3º Elles sont d'ordinaire secondaires. Elles se voient à leur degré maximum chez les enfants déjà soignés lorsque le traitement a été « raté ». Ces antétorsions, si l'on applique bien la technique orthopédique pure que nous avons dite, se corrigent à un degré suffisant pour que nous n'ayons presque jamais à faire d'ostéoclasie ni d'ostéotomie, excepté pourtant dans quelques cas de reluxations.

Si par une bonne technique nous avons su creuser un cotyle très profond, nous aurons finalement un bon résultat fonctionnel, ou tout au moins un résultat assez bon, même au cas où persisterait un peu d'antétorsion, car il se produit alors d'ordinaire un prolongement antérieur de la voûte, lequel vient caler et retenir la tête par une plus grande surface qu'on n'aurait osé l'espérer. Si bien que, autant nous étendions il y a quelques années les indications de l'ostéotomie ou de l'ostéoclasie sus-condylienne supplémentaires, autant nous croyons maintenant pouvoir les éviter dans presque tous les cas et, en effet, « tout s'arrange » sans elles presque toujours ; si pourtant cela n'est pas, nous n'hésiterons pas à y recourir, car elles sont très bénignes, répétons-le.

suivant les cas (degré du raccourcissement, la forme antérieure ou postérieure de la luxation (fig. ci-contre) et, me sera-t-il permis de le dire?
plus encore suivant les opérateurs. La réduction de luxations congénitales
simples a pu être obtenue jusqu'à 15 à 18 ans, et même au delà, par nous

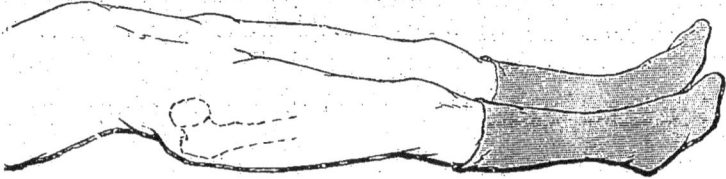

Fig. 1154. — Luxation de forme antérieure.

et par plusieurs autres chirurgiens spécialistes très entraînés. Mais pour
vous, qui n'êtes pas spécialistes, j'estime que vous devez considérer, comme
limite supérieure extrême, 6 à 7 ans pour les luxations unilatérales et 4
à 5 ans pour les luxations doubles.

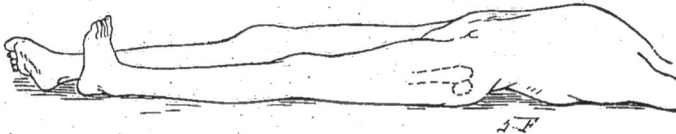

Fig. 1155. — Luxation de forme postérieure avec coxa vara accentuée.

Il y a donc des limites d'âge par en haut, pour le traitement de la luxation, tandis qu'*il n'y en a pas par en bas* ; et, pour mon compte, j'ai fait la
réduction chez des enfants de 6 à 10 mois, et même de 4 à 5 semaines
(la luxation ayant pu être reconnue par nous à cet âge si tendre par la

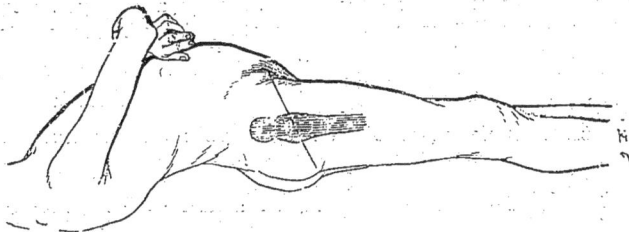

Fig. 1156. — Luxation intermédiaire, directement sus-cotyloïdienne.

manœuvre dite au chapitre du diagnostic (à savoir : faire la manœuvre
ordinaire de réduction qui donne à l'entrée et à la sortie de la tête un claquement ou un ressaut très faciles à sentir, s'il y a luxation). La guérison
de ces enfants a été parfaite. Voilà donc des enfants guéris de leur « boiterie
de naissance » avant d'avoir boité.

Conduite à suivre dans les luxations irréductibles.

Que faire, en présence d'une luxation que vous n'avez pas pu réduire, — malgré deux essais sous chloroforme faits à quelques semaines d'intervalle, et venant après une extension continue de plusieurs mois ?

En pareil cas, je vous conseille, en règle générale, de ne rien faire, si ce n'est un **traitement palliatif** pour atténuer les symptômes trop gênants produits par la luxation.

Mais cela ne veut pas dire qu'un spécialiste ne réussira pas à réduire ces luxations rebelles.

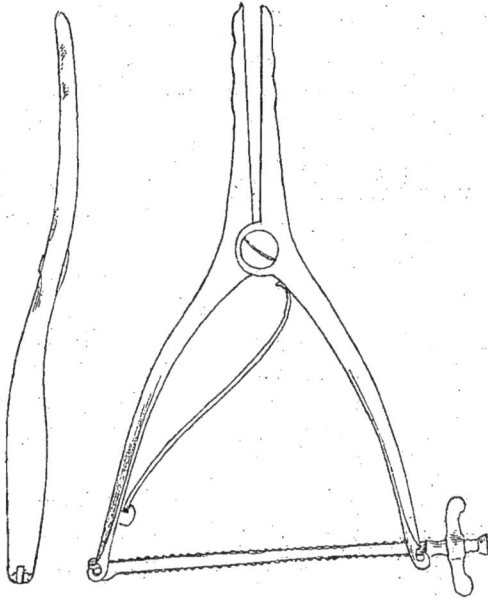

Fig. 1157. — La pince dilatatrice que j'ai fait construire. Elle est extrêmement solide (a une force de 100 kilogr.), et donne une dilatation énorme, supérieure même à celle qui nous est nécessaire.

On peut y arriver, en effet, par une **opération sanglante.**

Voici ce que nous avons imaginé et fait pour des cas pareils :

Notre opération ou *réduction après dilatation sous-cutanée de la capsule fémorale.*

Elle échappe aux reproches faits aux autres opérations sanglantes proposées.

a. Pas de gravité, car l'incision cutanée mesure 2 à 3 cm. à peine, et l'on n'a pas besoin de mettre le doigt dans la plaie (donc pas de risque d'accidents septiques).

b. Conservation de la capsule antérieure, ce qui est précieux pour faciliter la réduction et *assurer le maintien de la réduction.*

c. Pas plus de cicatrices scléreuses que dans une ténotomie ou ostéotomie sous-cutanées ; donc les *résultats fonctionnels* seront sensiblement aussi bons que dans la méthode non sanglante.

Pour établir sa légitimité, disons d'abord que lorsque l'irréductibilité existe, malgré une extension continue faite pendant de longs mois et une extension forcée extemporanée, c'est qu'elle est due d'ordinaire à un **rétrécissement** infranchissable du **canal capsulaire**. Il suffira donc de faire la dilatation sous-cutanée de ce canal. Nous nous servons, pour cela,

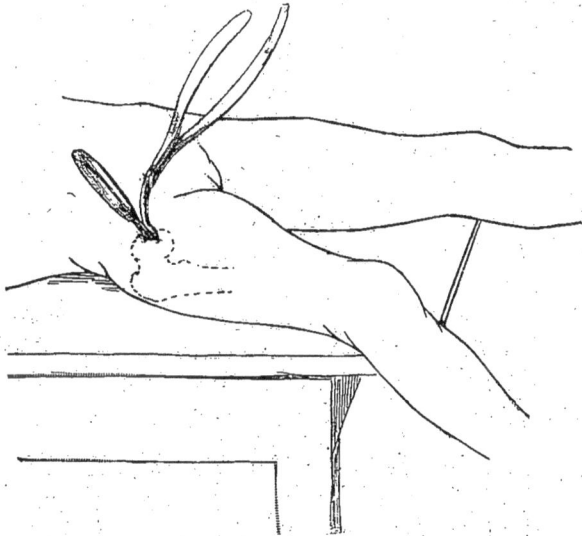

Fig. 1153.—1er temps. — L'incision est faite : les mors du dilatateur sont introduits dans la capsule : on les a fait glisser sur le plat du bistouri resté en place pour servir de guide (hyperextension et rotation externe de la cuisse).

d'un **dilatateur spécial,** extrêmement solide, construit à cet usage (fig. 1157 à 1161).

Manuel opératoire.

1º Incision cutanée (de 2 à 3 cm.) pratiquée au niveau de la partie antérieure de la tête, *facilement palpable* (si la cuisse est en hyperextension) à l'extrémité externe du canal capsulaire.

2º On ouvre dans celui-ci une boutonnière de 1 cm. 1/2.

3º On introduit le dilatateur de dehors en dedans jusqu'au fond du cotyle ; on sent son extrémité mousse sous l'artère (fig. 1169).

4º Alors on ouvre celui-ci pour dilater le rétrécissement capsulaire ; on l'ouvre progressivement et méthodiquement jusqu'à ce qu'on ait obtenu une dilatation proportionnée au volume préalablement apprécié de la tête.

5º La dilatation capsulaire opérée, on retire l'instrument, on place un tampon sur la petite plaie, on fait la réduction par les manœuvres ordinaires plus haut décrites.

Et l'on conduit le **traitement consécutif** tout comme dans la méthode non sanglante.

Nous renvoyons, pour les détails de cette opération, à notre grand traité de *la Luxation congénitale* (chez Masson, éditeur).

Nous avons fait cette opération dans 12 cas, chez des sujets de onze à dix-huit ans, et dans tous les cas, demeurés irréductibles par la méthode

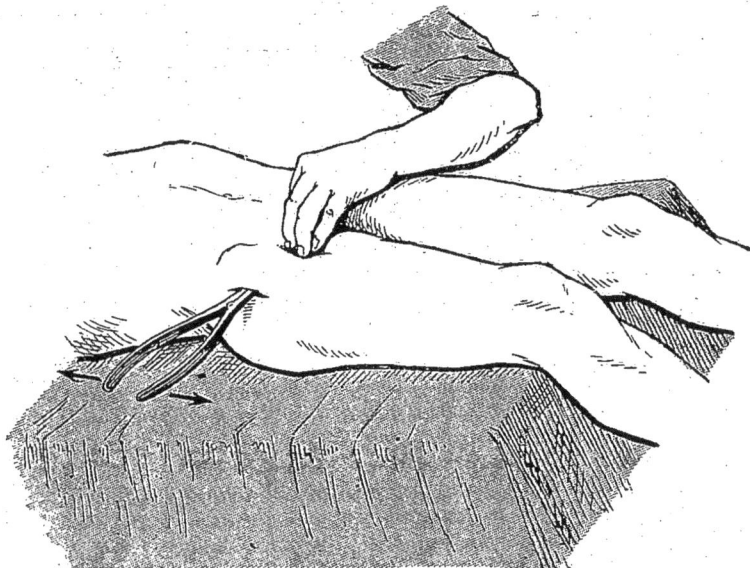

Fig. 1159. — 2ᵉ temps. — Les doigts de l'aide fixent les mors du dilatateur (à travers les tissus mous) pendant la dilatation du canal capsulaire.

non sanglante, nous avons pu, à la suite de la dilatation du canal capsulaire, obtenir la réduction de la tête fémorale.

Indications et contre-indications de notre opération. — Elle est indiquée, pour toutes les luxations unilatérales demeurées irréductibles, par la méthode non sanglante, parce que, dans les luxations **unilatérales,** la **réduction** a **toujours** beaucoup **plus d'avantages** que d'inconvénients.

L'inconvénient possible, chez ces enfants âgés, est de laisser une certaine raideur de la hanche, comme le fait la méthode non sanglante. Car, s'il ne reste pas sensiblement plus de raideur après notre opération qu'après la réduction non sanglante, il est évident qu'il n'en reste pas moins.

Mais, pour les luxations unilatérales, l'inconvénient de la raideur relative (existant d'un seul côté) n'est rien à côté des avantages si grands qu'apporte avec elle la réduction [1]. Par contre, dans les cas de luxations

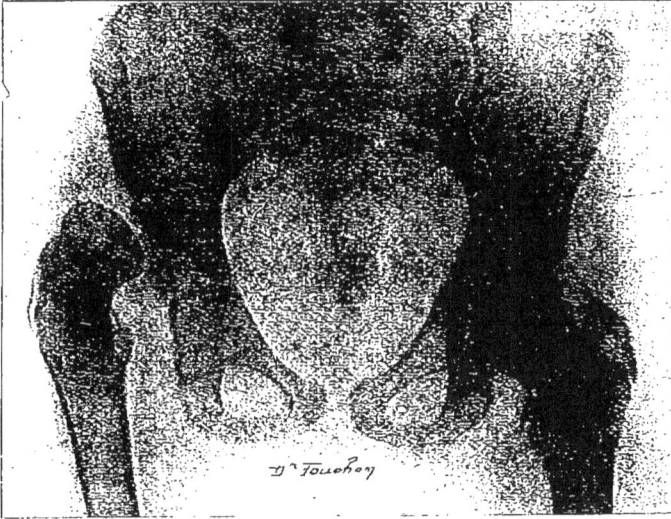

Fig. 1160. — Luxation congénitale irréductible par les manœuvres ordinaires.

bilatérales, s'il persiste une grande raideur des deux côtés, l'opération n'aura pas apporté d'amélioration suffisante, au point de vue de la marche,

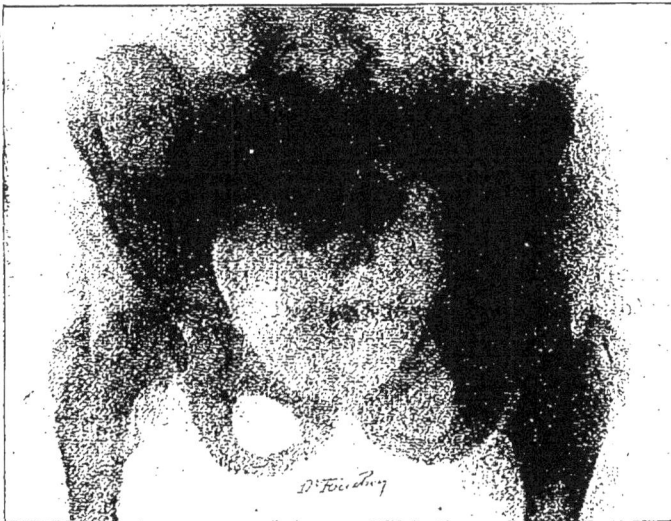

Fig. 1161.—La même, réduite avec notre opération (dilatation sous-cutanée de la capsule fémorale).

1. Lorsque l'irréductibilité a pour cause une déformation trop grande de la tête (ce que la radiographie nous dira), vous demandez si l'on ne pourrait pas façonner cette tête, avec un bistouri solide, pour la mettre en harmonie avec la forme et les dimensions du cotyle ; après quoi on la réduirait sans aviver le cotyle lui-même, pour atténuer

pour compenser l'ennui de ce long traitement. Or, pour les enfants de plus de dix ans, il persistera **généralement** une raideur notable, quelle que soit la méthode employée, que ce soit la méthode non sanglante, où la nôtre. Passé 10 à 12 ans, nos articulations sont déjà un peu rouillées.

Et nous nous résumerons en disant : Pour les luxations unilatérales, la contre-indication d'un traitement actif vient uniquement de l'impossibilité de les réduire. Pour les luxations doubles, la contre-indication ne vient pas seulement de cette impossibilité, mais aussi de l'âge de l'enfant. Passé 10 à 11 ans, dans les luxations doubles, il n'y a pas, à moins d'indications spéciales [1], d'avantage certain à retirer d'une réduction sanglante, ou non sanglante — et l'on s'en tiendra à un traitement palliatif. Voilà les règles pour les spécialistes eux-mêmes.

TRAITEMENT PALLIATIF DES LUXATIONS IRRÉDUCTIBLES

Si les parents ne veulent entendre parler, à aucun prix, d'une tentative de réduction véritable, il faudra bien vous résigner à ne faire qu'un simple traitement palliatif, pour obtenir une amélioration fonctionnelle.

En somme, la fonction peut être troublée : 1º par la *liberté* trop *grande* et la *mobilité folle de la tête fémorale* (la tête décrivant une oscillation, un mouvement de va-et-vient très étendu à chaque pas) ; 2º par la *déviation du genou* : a. déviation *en dedans* ; les genoux s'entre-choquent à chaque pas s'il s'agit de luxation double ; b. *flexion* du *genou*, d'où raccourcissement, ensellure, etc., appui moins bon de la tête portée, d'autant, en arrière dans la fesse.

Pour corriger la flexion et l'adduction, on use des moyens doux et lents ou bien brusques et rapides, comme lorsqu'il s'agit d'une correction de pied bot ou de coxalgie. **Le choix** à faire entre ces divers moyens **dépend** un peu **de vous,** suivant que vous pouvez ou non vous occuper quotidienne-

les risques d'ankylose. Oui, sans doute, mais il est évident que ce façonnage opératoire de la tête complique le traitement. — Lorsque la famille ne veut pas consentir à une intervention sanglante dans les cas pareils où la désharmonie est trop grande entre les deux extrémités articulaires, on doit chercher à défaut d'une réduction véritable devenue irréalisable par les seules manœuvres orthopédiques, on doit chercher à donner à la tête un appui solide en avant, c'est-à-dire à la faire passer du versant postéro-supérieur dans le versant antéro-inférieur, et à trouver cet appui par exemple au-dessous de l'épine iliaque antérieure et inférieure comme nous l'avons obtenu pour un cas très grave de luxation qui s'était compliqué de coxalgie suppurée (où la tête et le col avaient presque entièrement été détruits par la fonte tuberculeuse).

Et ce même moyen nous a réussi dans le cas d'un autre enfant qui nous était venu avec un fémur sans tête (difformité qui aurait existé dès la naissance s'il faut en croire les parents et dont la cause était très difficile à préciser). (Voir plus loin ce que nous disons du traitement palliatif des luxations de la hanche).

1. C'est ainsi que, chez quelques enfants de plus de 12 ans qui présentaient une **très grande laxité**, presque anormale, de **toutes les articulations**, nous avons fait la réduction des luxations doubles et obtenu un bénéfice très manifeste pour la marche (comme résistance et même comme régularité).

ment de l'enfant. Il dépend de la **famille**, qui tantôt vous laisse et tantôt vous refuse une initiative entière et le libre choix des moyens. Beaucoup de familles ne veulent que des moyens doux : donc, pas d'anesthésie,

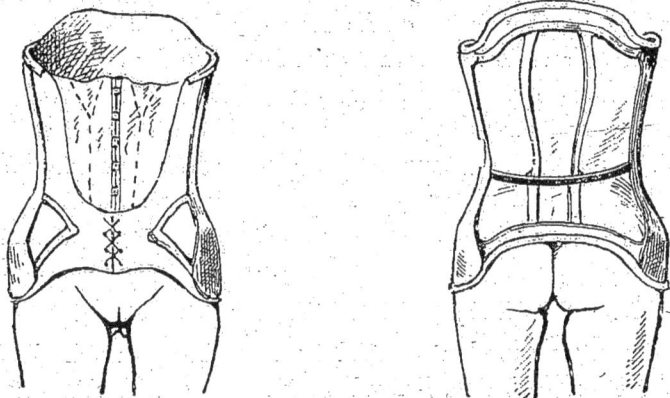

Fig. 1162 et 1163.—Corset fait dans les ateliers de l'Institut Orthopédique de Berck pour empêcher le balancement des hanches et assurer la contention des têtes par une pression sur les trochanters.

pas de douleurs, pas d'à-coups, dût le résultat être beaucoup plus lointain et même plus incomplet.

Eh bien ! sachez que vous pouvez arriver, par des petits moyens,

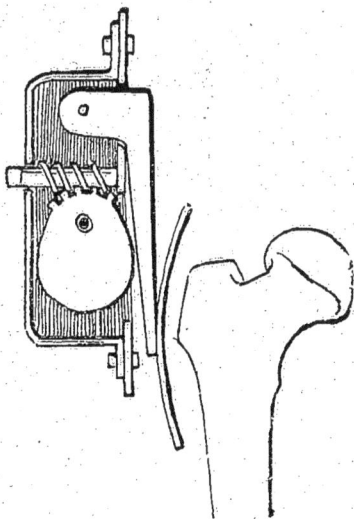

Fig. 1164. — L'appareil a un dispositif à engrenage et à excentrique pressant sur le trochanter.

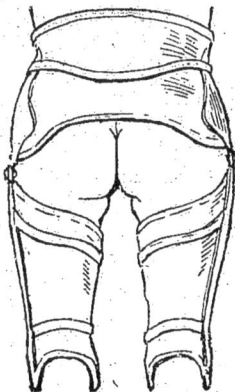

Fig. 1165. — Appareil double avec ce dispositif.

à un résultat satisfaisant. — On peut corriger ou atténuer la déviation par un procédé analogue à celui du redressement lent et doux d'une coxalgie.

Il est trois manières d'améliorer la situation.

1re *manière.* — **Les appareils orthopédiques.**

a. *Pour atténuer l'oscillation verticale* et le va-et-vient de la tête, on crée un arrêt, un plafond artificiel, au trochanter.

C'est le rôle des corsets ou des ceintures avec gousset à concavité inférieure moulant la saillie trochantérienne, l'appuyant et l'arrêtant un peu pendant la marche.

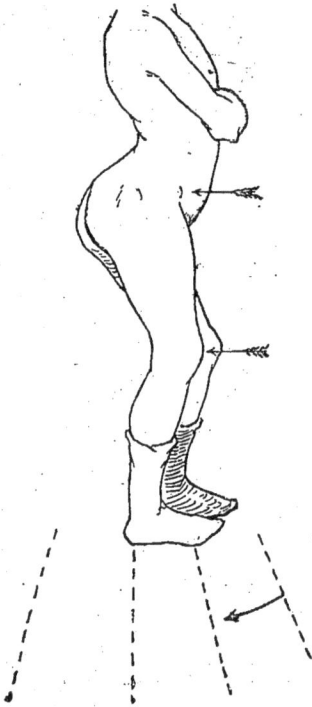

Fig. 1166. — Luxation double. Ensellure lombaire, flexion des hanches et flexion des genoux. Les flèches indiquent le sens de la correction à faire.

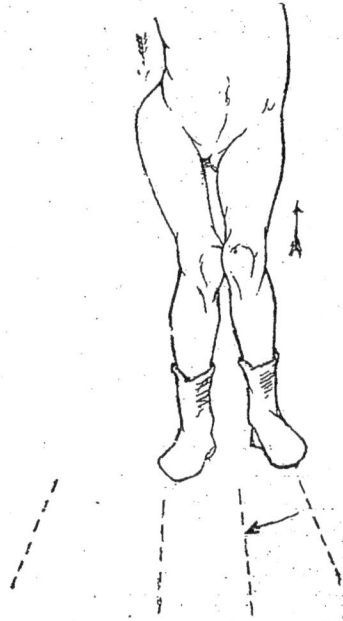

Fig. 1167. — On voit ici l'adduction du fémur. Les flèches indiquent le sens à donner à la poussée et à la traction pour obtenir une correction relative.

Ces ceintures orthopédiques, en celluloid ou en cuir, dont les modèles sont si nombreux (chaque fabricant a le sien), diminuent effectivement quelque peu la boiterie et la fatigue à la marche. Corsets et ceintures sont faits sur **un moulage** prenant bien la forme du bassin et de la saillie trochantérienne (v. fig. 1162 et 1163).

b. *S'il s'agit d'atténuer la flexion et l'adduction,* on fait construire un grand appareil analogue à celui de notre figure 73, page 69, appareil articulé à la hanche, capable de donner chaque jour un peu plus d'abduction et d'extension.

Mais cette première manière est beaucoup moins pratique et efficace qu'il ne paraît au premier abord, ces appareils étant ou insuffisants, ou trop sujets à se détraquer.

Deuxième manière.

Sans opération véritable **ni anesthésie. Plâtres successifs** (pour corriger la flexion et l'adduction) (voir fig. 1168 à 1171).

L'enfant ne cesse pas de marcher. C'est, en quelque sorte, une méthode mixte. Voici en quoi elle consiste : vous faites une correction de 15 à 20 minutes, toutes les deux ou trois semaines, en allant doucement et progressi-

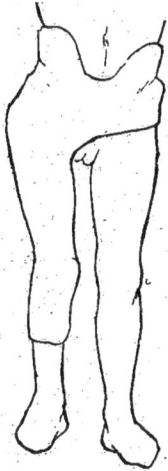

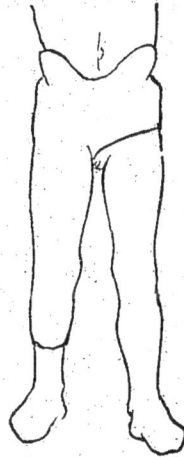

Fig. 1168. — Première étape de la correction.   Fig. 1169. — Deuxième étape.

vement, en massant, pétrissant, allongeant les tendons et les muscles jusqu'à la limite tolérée par l'enfant. Vous portez successivement le fémur en dehors, puis en arrière, et, après 1/4 d'heure à 20 minutes de manipulation, lorsque vous avez gagné 10° à 15° par exemple, vous fixez le résultat avec un appareil plâtré allant de l'ombilic au genou. Pendant que le plâtre sèche (avant la prise définitive) chercher encore à gagner 2, 3, 4, 10°. — Puis en voilà pour deux à trois semaines. A la séance suivante, le plâtre enlevé, vous recommencez, à l'aide des mêmes manipulations, l'assouplissement et l'allongement des adducteurs et des fléchisseurs, d'où un nouveau gain ; puis nouveau plâtre, et ainsi de suite.

Voilà une manière de faire qui est généralement très bien acceptée par les parents et par les enfants, et qui sera pratique pour vous. Si elle est bien appliquée, elle donne toujours une amélioration appréciable. — On conserve celle-ci par un traitement consécutif de massages, d'exercices actifs et passifs.

Troisième manière.

Correction immédiate en une séance **sous chloroforme.** Puis appareil plâtré.

En effet, vous devinez bien que, lorsque vous aurez carte blanche, vous pouvez arriver d'un coup, non seulement à la correction, mais à l'hypercorrection, avec le secours de l'anesthésie, par des manœuvres vigoureuses sur les muscles raccourcis. En somme, vous ferez alors le pétrissage des adducteurs et des fléchisseurs, déjà décrit, pétrissage qui

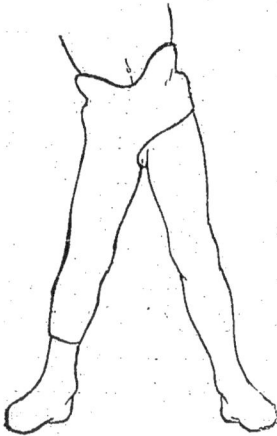

Fig. 1170. — Troisième étape.

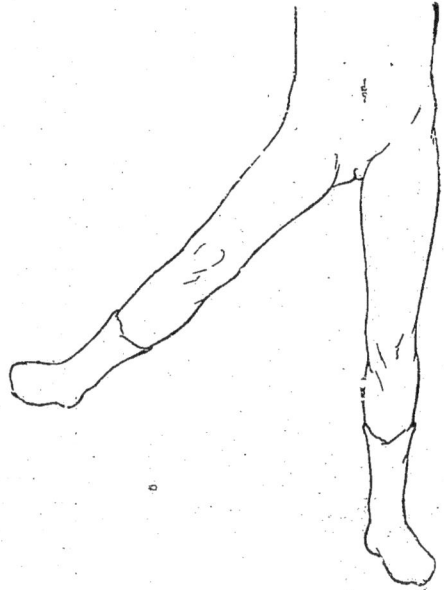

Fig. 1171. — A l'enlèvement du plâtre on a de l'abduction et de l'hyperextension. Laisser revenir peu à peu.

suffit généralement, sans que vous ayez besoin de recourir à la rupture sous-cutanée ou à la ténotomie (si ce n'est d'une manière exceptionnelle). Vous pousserez alors l'abduction jusqu'à 50 ou 60°, l'hyperextension jusqu'à 25 ou 30° et vous ferez une rotation inverse de celle qui existe, tantôt interne, tantôt externe.

Cette hypercorrection est maintenue par un appareil allant de l'ombilic au-dessous du genou (plâtre moyen, fig. 1170), avec lequel l'enfant pourra, à volonté, garder le repos ou marcher, en mettant une chaussure surélevée sous le pied malade.

Après 2 mois, on met un deuxième appareil, pour la même durée, dans lequel sont diminuées de moitié l'abduction et l'hyperextension ; puis on applique un troisième appareil, celui-ci amovible, en celluloïd ou en cuir, dans une position de légère correction : abduction de 20 à 25° et hyperextension de 12 à 15°.

Après quoi, l'enfant est libéré de tout appareil ; on le masse deux ou trois fois par jour, on s'occupe de l'éducation de la marche, on fait faire des mouvements d'abduction et d'hyperextension, pour laisser toujours dans un état d'infériorité les adducteurs et fléchisseurs autrefois rétractés, et prévenir ainsi le retour de la déviation.

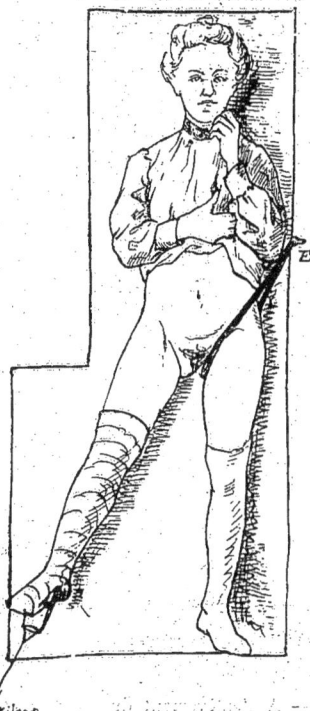

Fig. 1172. — Manière de corriger la tendance à l'abduction.

En recourant, la nuit, à l'**extension**, la jambe maintenue dans une abduction de 20°, en mettant un **coussin** pour surélever le bassin (voir fig. 935), on conserve l'hyperextension. — Traitement consécutif ordinaire d'exercices actifs et passifs, d'éducation de la marche.

En **résumé,** vous voyez que vous pourrez arriver au résultat par cette méthode non sanglante, soit par des moyens doux et lents, soit par des moyens brusques et rapides. Et vous éviterez l'**ostéotomie** sus ou sous-trochantérienne qui reste, malgré tout, **moins simple** que le traitement que nous venons d'indiquer.

Ainsi donc, ayez pour règle de conduite pratique, dans le cas de luxation irréductible où les parents ne vous demandent ou plutôt ne vous permettent que d'améliorer quelque peu la fonction et d'augmenter la résistance de l'enfant à la marche, sans vouloir entendre parler d'une véritable réduction, ayez pour règle de corriger la déviation existante en agissant simplement sur les adducteurs et les fléchisseurs et de porter la tête fémorale à la partie toute antérieure de la fosse iliaque, si possible au-dessous de l'épine iliaque antérieure et inférieure, pour améliorer son appui autant que cela est possible.

C'est là un traitement dont vous pouvez accepter la responsabilité, et qui vous donnera une réelle amélioration, si vous vous occupez, en même temps que de corriger l'attitude, de faire l'éducation de la marche et de fortifier le système musculaire par tous les moyens possibles : massages fréquents, exercices actifs, bains et électrisation, etc...

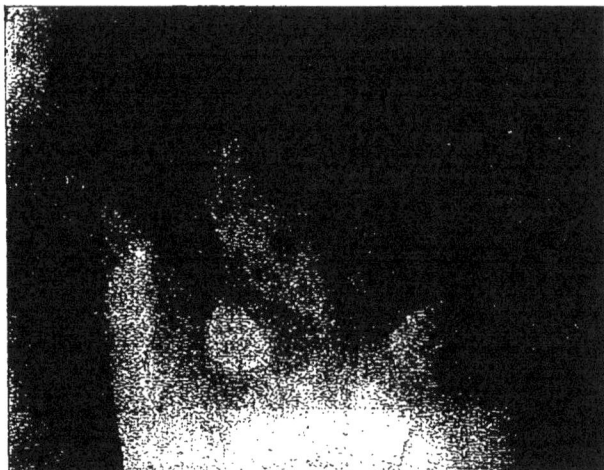

Fig. 1173. — Autre exemple de luxation congénitale unilatérale chez un enfant de 12 ans (voir fig. 1061 à 1064). La tête fémorale a un très mauvais appui dans la fosse iliaque, et, de ce fait, la démarche était particulièrement disgracieuse. La réduction a été difficultueuse et le pronostic devait être réservé. Le résultat a cependant été parfait. (Voir fig. suivante).

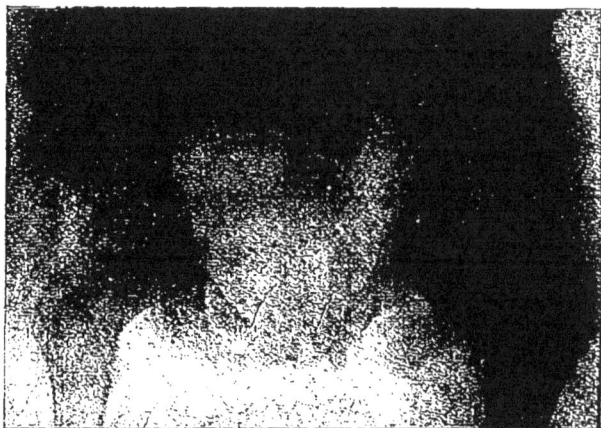

Fig. 1174. — Même enfant (voir fig. précédente), guéri sans aucune déformation (guérison anatomique vraie). Le résultat fonctionnel ne laisse rien à désirer : la hanche est très souple et l'enfant n'a pas la moindre boiterie.

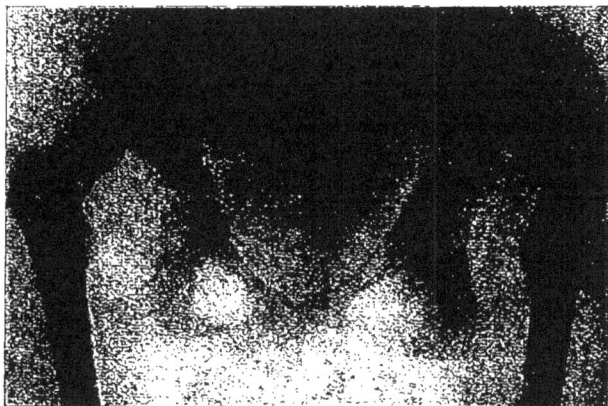

Fig. 1175. — Voici, également, une luxation congénitale double chez une enfant de 6 ans 1/2. Forme grave : les têtes fémorales sont très hautes, bien au-dessus du cartilage en Y, et la bilatéralité des lésions assombrit le pronostic. C'est grâce à une surveillance constante qu'on a pu mener à bien le traitement. (Voir le résultat fig. suivante.)

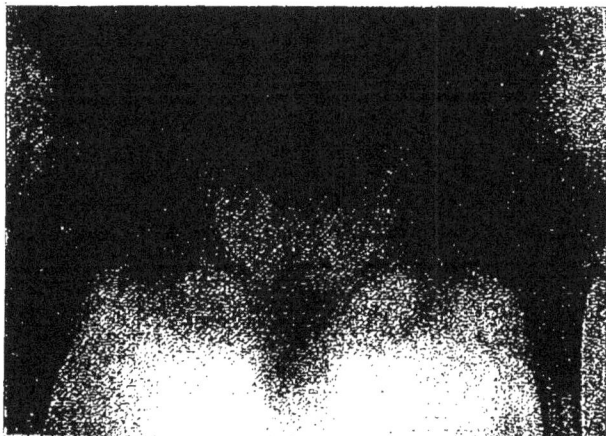

Fig. 1176. — La même enfant (voir fig. précédente) à la fin du traitement. — Les têtes fémorales sont bien en place, dans le vrai cotyle, au-dessous du cartilage en Y. Le résultat fonctionnel est aussi bien que le résultat anatomique. Il n'y a aucune raideur et la démarche est parfaite.

NOS DERNIÈRES ACQUISITIONS SUR LES MALADIES DE LA HANCHE

(Ce qu'il en faut savoir)

Ce qu'il en faut savoir, surtout, c'est le rôle immense, dans la pathologie de la hanche, à **tous les âges** *(rôle méconnu jusqu'ici) des petites malformations congénitales larvées, plus ou moins latentes. Ce que nous allons montrer en trois « points » ou trois petits chapitres.*

I. *Dans le premier, nous donnerons les notions indispensables sur ces petites malformations de la hanche et montrerons qu'un très grand nombre (et même le* **plus grand** *nombre) des coxopathies portant les étiquettes de rhumatisme aigu ou chronique, d'arthrites déformantes, d'arthrites sèches, d'épiphysites de croissance (et d'autres encore que nous dirons) sont en réalité des petites malformations méconnues.*

Mais nous devons une mention toute spéciale à deux sujets de brûlante actualité, qui sont, « l'ostéochondrite et le diagnostic de la coxalgie au début », et ce sera l'objet de notre deuxième et de notre troisème « points », avec les titres suivants :

II. *La prétendue* « **maladie nouvelle et acquise** *de la hanche »,* **appelée** *ostéochondrite ou coxa plana, est en réalité une malformation congénitale méconnue.*

III. *Sur trois cas actuellement étiquetés* **coxalgies,** *il y a deux coxalgies et une petite malformation congénitale méconnue.*

I

GÉNÉRALITÉS SUR LES MALFORMATIONS CONGÉNITALES DE LA HANCHE

(Notions indispensables à tous)

Médecins, chirurgiens, radiographes, nous éviterions bien des erreurs si nous étions plus familiarisés avec les différents aspects cliniques et radiographiques de ces petites malformations dont le rôle et la fréquence n'ont guère été soupçonnés jusqu'ici.

Pas un de nous qui n'ait à son passif des erreurs de diagnostic et de traitement dans ce grand domaine des maladies de la hanche ; — du fait d'avoir *méconnu* non seulement cliniquement, mais *même radiographie en main,* une malformation ou subluxation congénitale commençante larvée encore « intra-cotyloïdienne ».

C'était un enfant, ou un adulte, ou un vieillard qui présentait des troubles fonctionnels ou des douleurs de la hanche, produits par une malformation [1] congénitale. Mais l'on n'y a même pas pensé. Et l'on a parlé de rhumatisme, de coxalgie, « d'ostéochondrite » de la tête du fémur, de douleurs de croissance, de *laxité ligamenteuse*, de dystrophie osseuse, de faiblesse musculaire, de « rachitisme douloureux » ou « tardif » de coxa valga ou vara soi-disant essentielle, d'arthrite déformante, et surtout d'arthrite sèche (voire même de morbus coxæ senilis) suivant l'âge du sujet. — L'on a pensé à tout, sauf à la vraie cause du mal, une malformation congénitale, parce que :

CE QU'ON NE SAIT PAS ASSEZ :

A. Au point de vue clinique

1º C'est qu'une malformation ou subluxation congénitale « intra-cotyloïdienne » peut ne pas se révéler dès les premiers pas de l'enfant, mais seulement à 3, 6, 10 ou 20 ans et même à 40 et 50 ans !!

2º C'est qu'une malformation ou subluxation congénitale peut présenter comme *manifestation clinique primitive*, des douleurs, ou légères, ou tellement aiguës (à crier), qu'elles masquent la boiterie (qui passe à l'état de symptôme de second plan).

B. Au point de vue radiographique

Personne n'a clairement enseigné jusqu'ici à faire le diagnostic des petites malformations et subluxations congénitales, ou du moins l'on a appelé de ce dernier nom des luxations peu hautes mais néanmoins indéniables. Alors que nous, nous désignons sous le terme de subluxations des lésions bien moins accentuées que celles qu'il était classique d'étiqueter ainsi jusqu'alors, nos subluxations sont encore « *intra-cotyloïdiennes* » pour reprendre un mot de Bouvier.

---

1. En effet (nous l'avons démontré par des observations sans nombre), une légère malformation congénitale de la hanche, lorsqu'elle est très bien compensée, par de bons muscles, peut passer inaperçue, très longtemps et même toute la vie, et n'être que trouvaille de radiographie ou d'autopsie (tout comme telle lésion congénitale du cœur) (Vaquez).

Mais cette malformation se révélera cliniquement, si ce bon équilibre fonctionnel est rompu, si la hanche devient inférieure à sa tâche, soit parce que la tâche est devenue plus lourde, soit parce que les muscles périarticulaires, « ligaments actifs » de la hanche, sont devenus plus faibles (traumatisme, maladies intercurrentes, marches plus longues, métiers fatigants, service militaire, alourdissement par grossesse, obésité, etc.).

Et les premiers symptômes de cette rupture d'équilibre, qui produira des petits tiraillements ligamenteux et de petites entorses, à chaque pas, seront un endolorissement de la hanche ou du genou, ou un boitillement d'allure banale sans le plongeon caractéristique et le déhanchement de la luxation congénitale complète puisqu'il ne s'agit ici que de très petites malformations, et d'une adaptation imparfaite des 2 surfaces articulaires, sans véritable abandon de la tête et du cotyle ; il ne s'agit que d'une petite subluxation « INTRA-COTYLOIDIENNE ».

Voulez-vous apprendre à faire leur diagnostic une bonne fois, de manière à ne plus l'oublier jamais ? Eh bien ! demandez à un radiographe de vous montrer 20 à 30 clichés pris au hazard, de *luxations congénitales unilatérales*. Et regardez attentivement le côté dit « sain » par à peu près tout le monde. Nous pouvons vous assurer que dans plus de moitié des cas, vous trouverez, de ce côté dit « sain », une malformation ou subluxation plus ou moins accusée. Vous verrez que *ce cotyle de malformation apparaît un peu plus grand en hauteur qu'un cotyle normal. Sa* **voûte** *irrégulière, est* **plus oblique** *en haut*, la cavité moins profonde, et la tête fémorale moins bien emboîtée

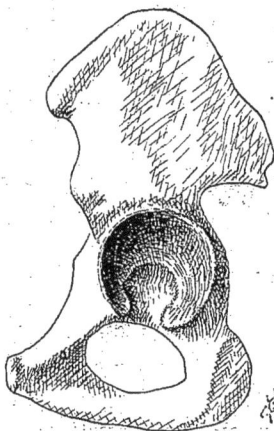 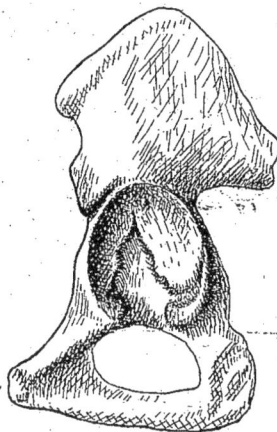

Fig. 1177   Fig. 1178

Fig. 1177. — Voici un *cotyle* normal : il est *profond* et *hémisphérique*. C'est une demi-orange vidée de sa pulpe. Sa limite supérieure est située au-dessous du massif de l'épine iliaque antéro-inférieure.

Fig. 1178. — Un cotyle de sub-luxation (pièce sèche, enfant de 12 ans). Il est *peu profond* et *ovalaire*. C'est une moitié d'œuf *ou* de citron (la coupe étant faite suivant le grand axe). Il peut ne pas dépasser en haut le niveau de l'épine autéro-inférieure. Sa partie inférieure est deshabitée : noter les irrégularités de la base des croissants articulaires. La limite supérieure de l'arrière-fond n'est pas arrondie : le ligament rond, tiraillé vers le haut y a pratiqué une fente, une brèche en ogive, en clocher.

que normalement ; cette tête déborde en dehors et en haut, elle peut même déborder en dehors et en bas (comme nous le montrerons plus loin). La tête est d'ailleurs plus ou moins déformée suivant des types morphologiques d'une variété presque infinie, types qui diffèrent non seulement avec les individus, mais chez le même individu avec son âge presque autant, pourrait-on dire, que la chrysalide diffère de la chenille et du papillon. — Et c'est à cause de ces *formes changeantes* de la tête du fémur dans la subluxation congénitale de la hanche que nous avons appelé celle-ci la **maladie Protée**.

Mais ces quelques indications ne suffisent pas. Il nous faut, par une analyse minutieuse du cotyle et de la tête fémorale vous mettre à même de faire avec précision ce diagnostic de subluxation.

Etude anatomique et radiographique du *cotyle* normal et du *cotyle* de subluxation congénitale « *intra-cotyloïdienne* ».

Anatomie. — Le **cotyle normal** (fig. 1177) est presque hémisphérique. Le toit bien formé, fournit un appui solide à la tête fémorale. On pourrait comparer ce cotyle à une **moitié d'orange** qu'on aurait vidée de sa pulpe. La limite supérieure est toujours située au-dessous du massif de l'épine iliaque antéro-inférieure.

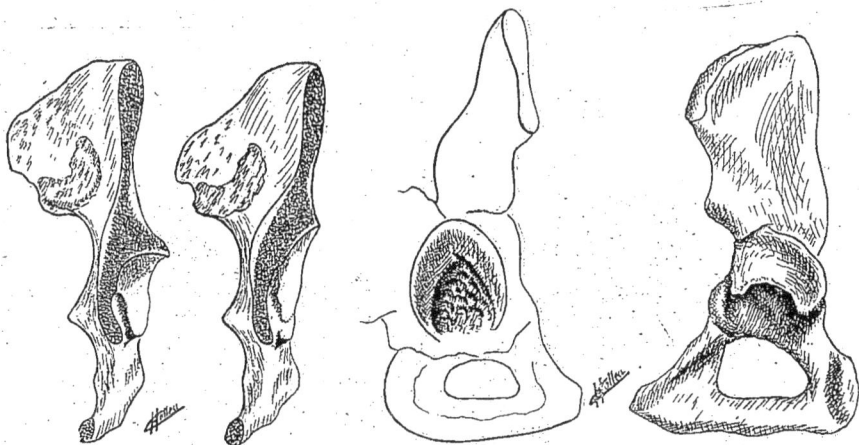

| Fig. 1179 | Fig. 1180 | Fig. 1181 | Fig. 1182 |

Fig. 1179 et 1180. — Coupes verticales d'os iliaques gauches. On a représenté la moitié postérieure. A gauche du lecteur (fig. 1179) *cotyle normal, profond*. Le toit forme une avancée qui fournira un arrêt solide pour la tête fémorale. La fig. 1180 montre un *cotyle de subluxation, plus allongé, moins profond* et dont la voûte fuyante donne un appui médiocre à la tête du fémur.

Fig. 1181. — *Cotyle de subluxation* (autopsie d'enfant de huit ans, d'après Vrolik junior). On voit en bas le cotyle primitif, qui est surmonté d'un croissant cartilagineux articulaire (néo-cotyle), dont le sommet *n'atteint pas l'épine iliaque antéro-inférieure*.

Fig. 1182. — Encore un cotyle de subluxation (pièce sèche d'adulte). La tête fémorale s'est fixée sur le bourrelet cotyloïdien qu'elle a aplati, et s'est organisé là un nouveau nid articulaire. *Il y a subluxation et cependant la tête est encore ici, au-dessous de l'épine iliaque antéro-inférieure.*

A côté de ce cotyle type, presque rond, on observe des cotyles un peu plus hauts [1] que larges. Ces cavités sont encore normales en ce sens que malgré leur ovalisation légère, elles emboîtent la tête de façon très satisfaisante.

Un degré de plus dans l'ovalisation et nous avons le cotyle de subluxation, comparable non plus à une moitié d'orange, mais à un demi-citron ou à un demi-œuf (la section étant faite suivant le grand axe) (fig. 1178). La partie inférieure de ce cotyle est déshabitée [2] (disparition ou irrégularités du bas des surfaces cartilagineuses articulaires). De plus la

1. De 1 à 2 millimètres par exemple.
2. Il s'y forme parfois des ostéophytes.

limite supérieure de l'arrière-fond, n'est pas régulière. Le ligament rond entraîné par la tête, y a ouvert une brèche.

Ce type de cotyle de subluxation intracotyloïdienne, à cavité peu profonde, à voûte fuyante, est le plus fréquent (fig. 1178 et 1180). Nous l'appelons (surtout au point de vue radiographique) *type oblique*.

Il y en a d'autres. Par exemple, si la voûte et le sourcil cotyloïdien n'ont pas été repoussés régulièrement, en totalité, mais ont cédé seulement sur

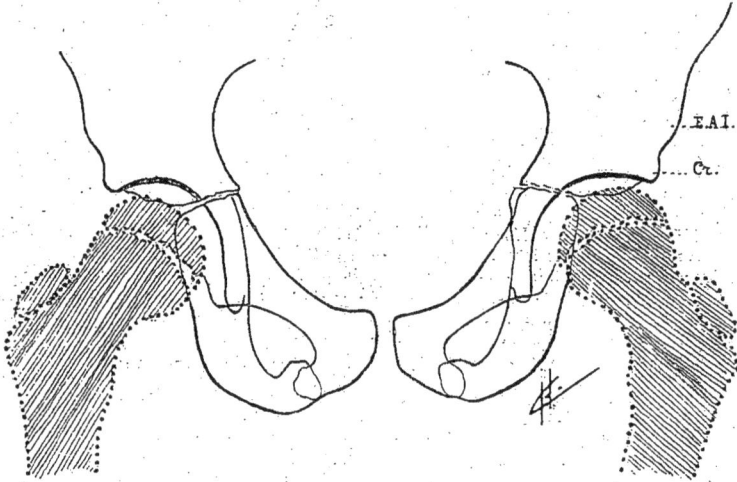

Fig. 1183. — *Cotyles normaux*. La voûte cotyloïdienne est nette, indiquée par un trait précis, bien marqué. Le cintre du toit est régulier et se termine en dehors par un crochet Cr, distinct de l'E. I. A. I. située au-dessus. Le plafond, large, couvre bien la tête qui est emboîtée de façon satisfaisante et dont la calotte, hémisphérique, en dôme, présente une teinte uniforme. L'interligne articulaire a « sensiblement » partout la même largeur.

une longueur plus ou moins grande, il y aura seulement une encoche. C'est notre *type en coup d'ongle*.

Enfin la tête peut se mettre à cheval sur le sourcil cotyloïdien (fig. 1181) et aplatissant ce sourcil, se fixer à ce niveau, sans jamais émigrer plus haut (fig. 1182).

Se rappeler toujours que dans ces trois types principaux de cavités anormales et dans lesquelles la tête est subluxée, la limite supérieure du cotyle peut atteindre, mais ne dépasse pas le niveau du massif de l'épine iliaque antéro-inférieure !

Radiographie. — Comment se traduisent sur un cliché ces lésions de subluxation ?

Les figures suivantes l'expliqueront mieux qu'une longue description.

a) **Type normal** (fig. 1183).

b) **Type coup d'ongle** (fig. 1184).

c) **Type oblique** (fig. 1185).

D'une façon générale, on peut toutefois noter comparativement au cotyle normal que le cotyle de subluxation paraît *moins profond* et *plus allongé*. La portion qui se trouve au-dessus du cartilage en *y* est plus grande.

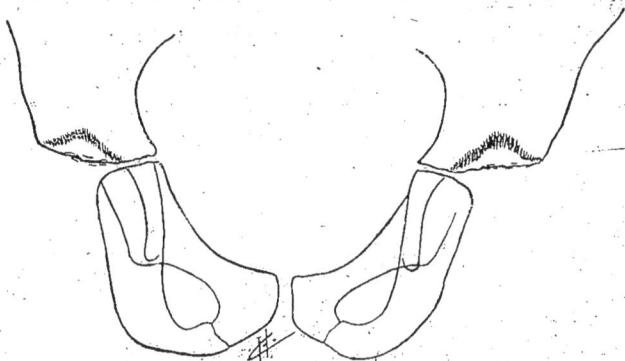

Fig. 1184 et 1185. — *Cotyles de subluxation*. L'image de la voûte se traduit non plus par une *ligne* mais par une *zone* plus ou moins large. L'aspect en est souvent tomenteux. On y note même parfois comme des aspérités, des stalactites (non représentées ici). Ces irrégularités sont *très différentes des images des lésions coxalgiques* (d'ailleurs, nous y reviendrons).

Fig. 1184. — *Type en coup d'ongle* : la voûte ne paraît pas très fuyante en haut dans son ensemble, mais il n'y a pas de cintré net et régulier. Le plafond est entamé par une encoche, qui est ici au milieu mais qui peut être située plus ou moins près de l'extrémité externe du toit.

Elle est aussi plus oblique en haut, plus fuyante. L'image de la *voûte* se traduit par une bande *plus large*, plus *irrégulière*, d'*aspect tomenteux*, d'où s'échappent parfois (semble-t-il, sur le cliché), des *aspérités*, des *stalactites*.

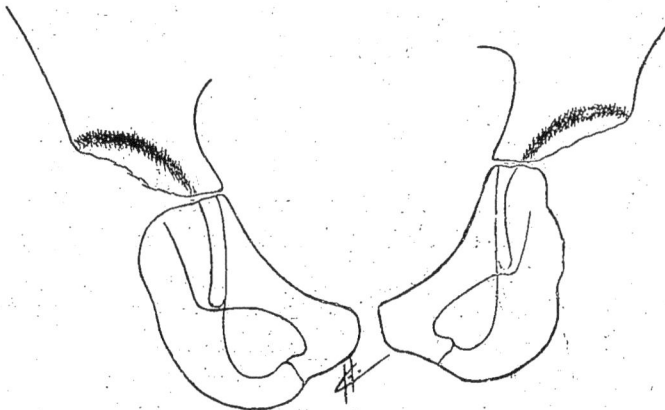

Fig. 1185. — *Type oblique* : la ligne du toit tend à s'éloigner de l'horizontale et fuit par en haut de telle sorte qu'elle paraît se confondre, à son extrémité externe avec l'image de l'E. I. A. I. La partie du cotyle située au-dessus du cartilage en Y est plus haute que normalement.

Nous tenons à faire remarquer que des incidences variables (dans la prise du cliché) ne peuvent suffire à elles seules à « créer » ces variations dans l'image de la voûte des subluxés. Nous nous en sommes assurés.

III

Et maintenant comment se comporte la tête fémorale dans ces cotyles anormaux ?

L'épiphyse fémorale s'accommode suivant deux modalités principales : en casquette et en champignon (**cap** et **mushroom** des Américains).

Forme en casquette (fig. 1186).

On dirait que toute la calotte épiphysaire a glissé (en dehors sur la

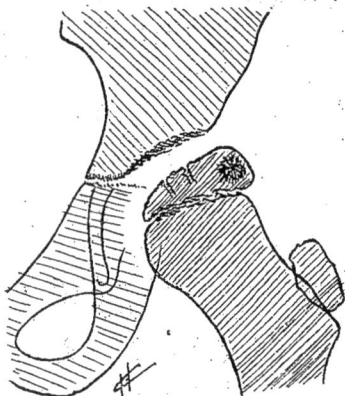

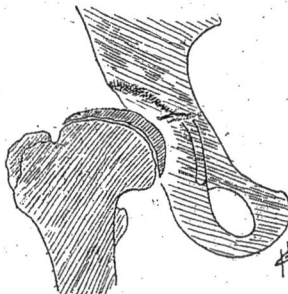

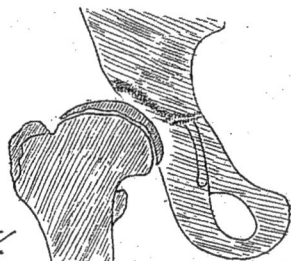

Fig. 1186.   Fig. 1187. Malade couché.   Fig. 1188. Malade debout.

Fig. 1186. — *Un des principaux types de subluxation* (en casquette).

On retrouve les caractères du cotyle anormal : voûte fuyante, image tomenteuse. On note que l'interligne articulaire n'est pas régulier : la partie inférieure du cotyle est deshabitée et l'extrémité supérieure du fémur, en totalité, est repoussée en dehors. De plus, l'épiphyse fémorale semble par sa forme et sa position, une casquette rejetée sur la nuque. Sa teinte n'est pas uniforme : remarquer la fragmentation dans sa portion interne et une zone spéciale de calcification dans la portion externe qui déborde le cotyle. (Il faut d'ailleurs se garder de prendre pour de la fragmentation vraie de simples superpositions d'ombres des bords cotyloïdiens).

Fig. 1187. — *Un autre type de subluxation : en champignon*. Ici l'épiphyse, *très amincie* et *étalée*, n'apparaît pas fragmentée. (La fragmentation n'est d'ailleurs pas un phénomène constant). Le col paraît gros et court, tant à cause de sa participation vraie à la déformation proprement dite, qu'à cause de son antéversion (si fréquente dans les malformations congénitales de la hanche. Les cintres du col du trou ovale *paraissent concorder*. Mais c'est une apparence fallacieuse et il y a subluxation. (Voir fig. suivante.)

Fig. 1188. — Même sujet que fig. 1187, mais RADIOGRAPHIÉ DANS LA STATION DEBOUT. La tête fémorale, remontant sous l'effet du poids du corps, a repris sa place habituelle en position de subluxation, L'interligne articulaire se rétrécit à sa partie supérieure et les cintres du col et du trou ovale *ne concordent plus*.

Rappelons enfin, qu'assez souvent, dans les cotyles de subluxation : 1° il y a production d'ostéophytes dans la partie déclive, deshabitée, de ces cotyles ; 2° la tête subluxée peut proliférer par en bas et se terminer en *pointe de rave*, qui dépasse nettement par en bas le niveau du cintre du trou ovale.

radiographie ; sur la nuque s'il s'agissait d'une coiffure). De plus il y a un aplatissement de la moitié ou des deux tiers internes de l'épiphyse. Tandis que la partie externe qui est moins surface portante est peu aplatie et déborde l'extrémité de la voûte cotyloïdienne.

Forme en champignon (fig. 1187).

Ici il y a un aplatissement généralisé, un véritable étalement de toute l'épiphyse (tête et col) qui finit par remplir entièrement la cavité cotyloïde. L'épiphyse déborde non seulement en haut et en dehors (comme dans le type à casquette), mais elle vient combler le bas de cette cavité que nous avons dit être primitivement déshabité. L'épiphyse peut même déborder *au-dessous* de la cavité. Et ce n'est que grâce à cette prolifération secondaire que les courbes du col et du trou ovale paraissent se continuer normalement [1]. C'est une apparence trompeuse. Il y a pourtant sub-luxation ! Et cette subluxation peut être rendue évidente aux yeux des moins avertis, quand, au lieu de prendre des clichés sur le sujet couché, on radiographie le sujet debout ! (fig. 1188) [2].

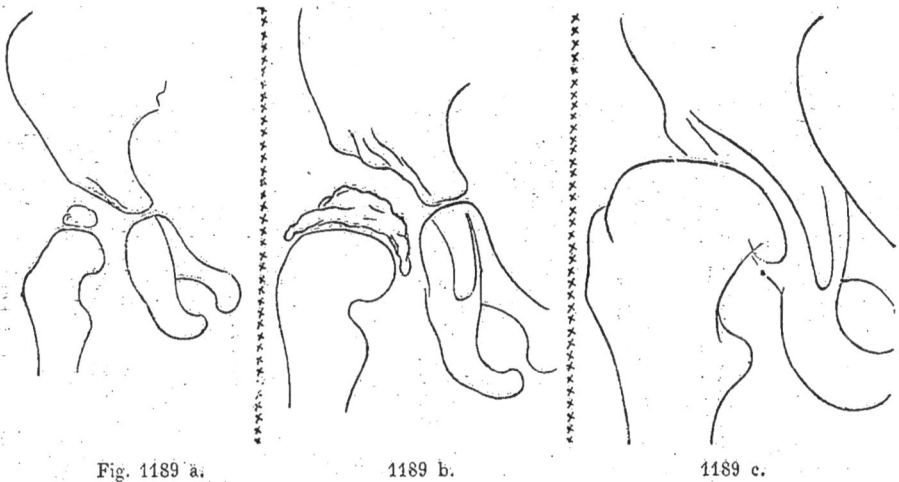

Fig. 1189 a.   1189 b.   1189 c.

Fig. 1189. — Voici le même sujet radiographié à 3 ans (1189 a), 5 ans 1189 b), et 16 ans (1189 c). Avec sa première radiographie, tout le monde aurait dit : *subluxation*, ce qui est exact. Avec la deuxième on aurait dit : « ostéochondrite ». Avec la troisième : arthrite déformante de la hanche. (Et c'est toujours le même individu !) et ce n'est toujours qu'une subluxation transformée par l'âge.

Fragmentation.

Ce modelage, en casquette ou en champignon, cette modification dans la forme de l'épiphyse ne va pas évidemment sans un remue-ménage de la texture intime. *Les modifications trabéculaires* donnent sur le cliché ces zones claires ou sombres, cette apparence de géodes ou de fragments séparés. Cette fragmentation *qui n'est pas constante*, qui intrigue tant certains auteurs et dont on a voulu faire un des signes pathognomoniques de l'ostéochondrite, *nous la connaissons bien dans l'évolution des malformations*

1. On peut même voir la limite inférieure de cette tête (déformée en pointe de rave, en fanon, en « rostrum »), *au-dessous* du niveau du bord supérieur du trou ovale.
2. Ce signe, *excellent*, n'est pourtant pas absolument pathognomique. Car exceptionnellement (surtout chez l'adulte) la tête a pu s'adapter, finalement, si bien au cotyle qu'il n'y aura guère de jeu et que la différence du niveau de la tête (dans les deux radios du malade couché et debout) sera peu appréciable. Mais alors le diagnostic se fera par la déformation en arc elliptique, ou en fer de lance du cotyle et de la tête, par l'ascension du petit trochanter (plus encore que son écartement) par rapport à l'ischion, etc., etc.

congénitales de la hanche. Elle est la résultante des modifications trabéculaires que produisent des conditions anormales. Certains groupes de travées osseuses semblent disparaître, d'autres se forment et se recalcifient, *suivant qu'ils sont ou ne sont plus exposés aux pressions habituelles.*

En plus de ce remaniement dans l'architecture osseuse (sous la dépendance de conditions statiques et mécaniques anormales), il peut y avoir des troubles de nutrition, par suite de tiraillement ou même de *rupture complète* du ligament rond. Cela est possible *dans la subluxation,* nous

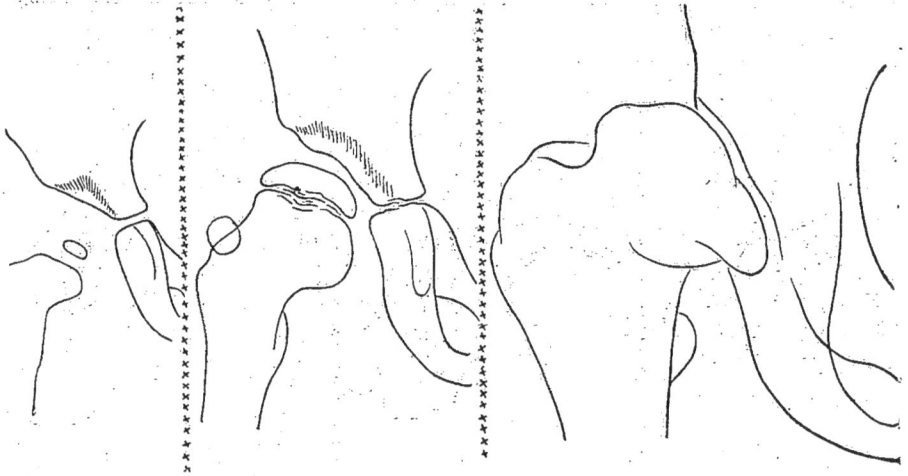

Fig. 1190, a. b. c. — Une autre observation, analogue à celle de la fig. précédente, où, suivant les 3 clichés pris à 3 ans 1/2, 6 ans et 14 ans, on portera les diagnostics de subluxation ou d'ostéochondrite, ou d'arthrite déformante. Et c'est pourtant toujours le même sujet et toujours une subluxation plus ou moins transformée par l'âge.

l'affirmons, sans avoir besoin d'invoquer un véritable traumatisme (comme font Legg, Lexer, Waldenstrom).

Et l'on comprend aisément qu'après une période d'accommodation tout puisse rentrer dans l'ordre au point de vue radiographique, l'épiphyse (déformée) ayant récupéré sa teinte normale, uniforme [2].

Et maintenant vous voyez combien cette connaissance des lésions de subluxation congénitale est importante, non pas seulement pour les seuls spécialistes en orthopédie, mais pour tous : médecins, chirurgiens, radiographes. Cette connaissance précise permet, — comme nous l'avons dit au début de ce chapitre, d'éviter bien des erreurs de diagnostic !

1. On trouve dans Grashey, 2 figures, les 74 et 75 de son livre, qui sont, de tous points, comparables à nos figures 1189 c. et 1190 c. Étiquetés par Grashey bravement « arthrites déformantes et coxa vara », ce sont là sûrement 2 cas de subluxations congénitales méconnues (au reste leur histoire clinique le prouve aussi).

2. Mais il persistera toujours cependant quelque déformation de la tête et du cotyle qui nous permettra de les authentiquer.

Vous saurez désormais, identifier tant de maladies de la hanche qui ne sont que des malformations ou subluxations congénitales larvées, plus ou moins latentes.

Voici par exemple (sans que nous puissions tout dire pour chacune) un certain nombre de maladies que vous saurez rapporter à leur vraie cause :

1º La prétendue « **ostéochondrite** » ou « **coxa plana** » tant discutée depuis 12 ans, est une malformation congénitale méconnue.

2º Ce qu'on a décrit sous le nom d'*arthrites déformantes* localisées à la hanche ou aux deux hanches chez l'adulte, dans une thèse récente de Paris ; c'est des subluxations congénitales méconnues.

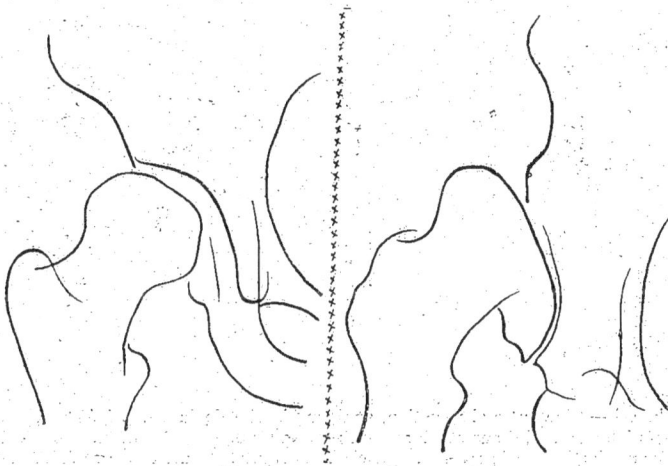

Fig. 1191 (Radio).   Fig. 1192 (Radio).

Fig. 1191. — *Radiogrammes de subluxation congénitale.* Cette fig. montre un type de subluxation « classique » et banale si l'on peut dire. Le bas du cotyle est déshabité, la tête peu emboîtée, le cotyle ovalaire, etc. (le bas, ou niveau inférieur, du cotyle nous est donné par le trait d'union des 2 branches de l'U radiographique).

Fig. 1192. — Subluxation chez une femme de 35 ans. Ici la tête s'est adaptée tant bien que mal, et s'étalant par en bas, a fini par atteindre presque, et combler presque, le bas du cotyle qui était autrefois vide. Nous disons « presque » car la partie la plus déclive du cotyle est remplie par des néoformations osseuses appartenant à l'os iliaque.

3º Ainsi que les *arthrites déformantes* de la hanche chez l'enfant, et même le plus grand nombre de celles des vieillards. [1]

4º Idem pour beaucoup de *coxa vara* ou *valga* dites essentielles de l'adolescence, et pour les cas étiquetés *coxa valga subluxans*.

5º De même encore pour une proportion énorme de *Coxalgies* (non suppurées) surtout parmi les formes dites de *carie sèche*, et pour *toutes* les coxalgies dites « *hypertrophiques* ou *hyperostosantes* ».

1. Nous en exceptons, bien entendu, les arthrites déformantes de la hanche au cours des *polyarthrites déformantes* GÉNÉRALISÉES aux 4 membres et à plus forte raison de celles intéressant à la fois les membres et le rachis.

6º Ce que Lannelongue dans son livre appelle « les *formes nerveuses* de la *coxo-tuberculose* » qui durent des 10, 15 ans et plus avec des rémissions et des retours de la mobilité complète de la hanche pendant plusieurs années.

7º Les soi-disant *contractures essentielles des adducteurs,* décrites par Verneuil.

8º Presque toutes « les *Fausses-Coxalgies* et *Fausses Scolioses* » avec raccourcissement du membre inférieur, décrites par Terrillon, il y a 35 ans.

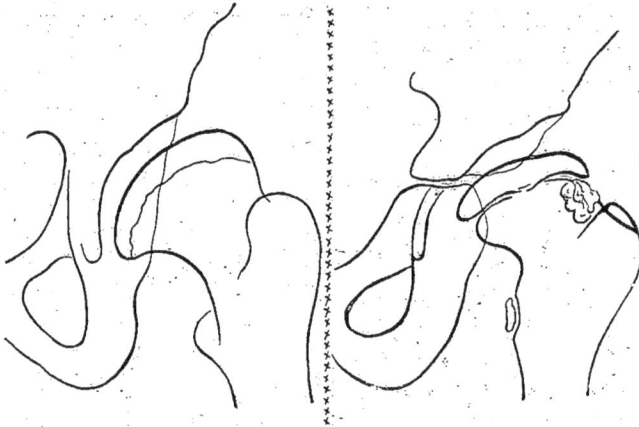

Fig. 1193. Fig. 1194.

Autres types de déformation de la tête dans les subluxations congénitales (Radios).

Fig. 1193. — Un radiogramme d'une pièce sèche d'*adulte.* Cette subluxation congénitale est signée par l'autre côté qui présente une luxation congénitale *iliaque* franche. A noter que par suite de l'étalement de la tête, la cavité articulaire est ici remplie tout entière, et les « cintres » du col et du trou ovale paraissent concorder.

Fig. 1194. — Encore une subluxation congénitale (enfant de 12 ans) qui présentait une luxation complète de l'autre côté! Remarquer l'apparence de vacuoles à la partie supérieure du col et cela sans aucune réaction douloureuse ou infectieuse.

9º Beaucoup de prétendues fractures du col avec traumatisme insignifiant comme celles discutées à la Société de Chirurgie il y a quelques 10 ans à propos d'une communication de M. Auvray.

10º Les Arthrites appelées « dystrophiques » dont M. Mouchet a montré la si grande importance en médecine légale des accidents du travail qu'il faut distinguer des arthrites post-traumatiques — arthrites dystrophiques qui sont pour nous des malformations ou subluxations congénitales « intra-cotyloïdiennes ».

11º La plupart des soi-disant « rhumatismes chroniques » *localisés* à une hanche.

12º Le plus grand nombre des prétendues arthrites sèches [1] essentielles et même beaucoup des cas étiquetés morbus coxæ senilis.

1. Mais que l'on nous comprenne bien ! nous admettons évidemment que l'arthrite sèche peut apparaître à la hanche (tout comme au genou) sans malformations congéni-

13° Le plus grand nombre de soi-disant « épiphysites » de croissance et beaucoup d'arthrites *post partum*.

14° La plupart des luxations soudaines de la hanche signalées dans les arthrites des fièvres éruptives ou dans les coxalgies au début ; si l'on examine avec soin les radiographies l'on y retrouve des lésions caractéristiques d'une malformation méconnue jusqu'alors, qui a rendu possible cette luxation (ou du moins l'a très grandement favorisée).

15° La grande majorité de ces hanches douloureuses si nombreuses et si rebelles des adultes et des vieillards qui restent *sans diagnostic précis*,

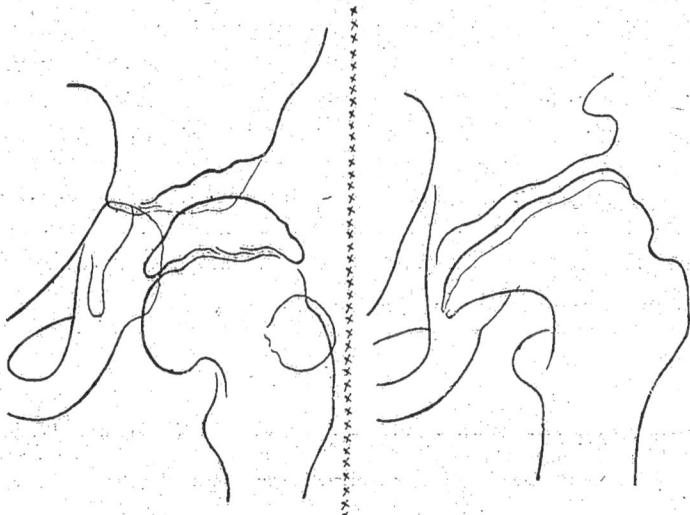

Fig. 1195.   Fig. 1196.

Fig. 1195 et 1196. — Encore 2 types morphologiques de subluxations congénitales. Nous comprenons que ces déformations puissent paraître « étranges » et très difficiles, ou même presque impossibles à authentiquer pour qui n'a pas suivi l'évolution de ces lésions sur plusieurs sujets.

(Noter fig. 1195 le « rostrum » ou bec inférieur de la tête qui, se développant de plus en plus, a fini par déborder en bas le niveau du bord supérieur du trou ovale, c'est-à-dire le « cintre ».)

sans *étiologie bien définie* (aux **étiquettes si variées** de « rhumatisme goutteux », d' « arthritisme », de « rhumatisme chronique », de « dystrophie sénile », etc., et que l'on ne peut rapporter ni au tabès, ni à la blennorrhagie, ni à la spondyloze rhizomélique de Pierre Marie. Eh bien, il s'agit en ces cas le plus souvent de petites malformations congénitales méconnues et modifiées et aggravées par l'âge. Il faudrait les appeler : **coxopathies par malformation**.

tales préalables. Mais ce que nous affirmons, c'est que le *plus grand nombre des hanches étiquetées arthrites sèches*, à l'heure actuelle, par les médecins et chirurgiens et radiographes, sont en réalité des hanches primitivement malformées et que le diagnostic, entre les unes et les autres, peut très bien être établi par les commémoratifs, la clinique et la radiographie réunies.

Conclusion pratique

A l'avenir, en présence d'une affection quelconque de la hanche, et quel que soit l'âge du sujet, vous devez toujours penser à l'existence possible d'une malformation congénitale, jusqu'alors plus ou moins latente. Et y ayant pensé, vous devez chercher ce que valent ces présomptions — par l'examen clinique, par les commémoratifs, et la radiographie de l'une et l'autre hanches. J'insiste sur la nécessité d'un examen comparatif des deux hanches, même au cas où le malade ne boite ou ne se plaint que de l'une. Car nous avons trouvé des lésions radiographiques des deux côtés dans plus de moitié des cas de malformations, même lorsque le malade nous affirmait que « l'autre hanche n'avait absolument rien ». Et cette hanche silencieuse, c'était parfois la plus déformée. Sachez justement que la la bilatéralité, avec ces caractères tant positifs que négatifs est un signe de presque certitude de la congénitalité de ces lésions.

Après ces indications générales, il nous faut, comme nous l'avons promis, tirer au clair deux questions de particulière importance et de brûlante actualité : à savoir, celle de la véritable nature de la fameuse ostéochondrite et celle du diagnostic de la coxalgie et des malformations congénitales avec lesquelles on confond si souvent la coxalgie.

II

LA PRÉTENDUE OSTÉOCHONDRITE « OU COXA PLANA » EST UNE MALFORMATION MÉCONNUE

A. *Qu'a-t-on appelé « ostéochondrite » de la tête du fémur ?* — Une maladie soi-disant « nouvelle » et « acquise » que le Dr Legg, de Boston, le premier, a décrite, en juin 1909, au congrès d'Hartford, avec 5 observations et radiographies à l'appui.

Elle se manifesterait vers l'âge de 4 à 12 ans, par une boiterie, avec ou sans douleurs, faisant penser à la *coxalgie* ; mais se distinguerait de celle-ci :

Cliniquement, par la liberté plus grande des mouvements, son évolution plus bénigne (jamais d'abcès) et surtout,

Radiographiquement par un aplatissement de l'épiphyse de la tête du fémur, ou sa déformation en « casquette » ou en « champignon ». Dans 2 des 5 cas de Legg, la déformation existait des deux côtés, mais d'un côté, il n'y avait pas de signes cliniques appréciables.

Depuis Legg, « sa » maladie a été réinventée en France et en Allemagne et 4 ou 5 chirurgiens s'en disputent la paternité, chacun apportant une pathogénie nouvelle. Il s'agirait, pour les uns, de troubles vasculaires de l'épiphyse dus à un traumatisme ; pour d'autres, de rachitisme ou de tuberculose ou de syphilis, etc., ou encore d'une infection staphylococcique

autre, et c'est ainsi que Broca parle d'un cas « rapporté » par Mouchet à la
Société de Chirurgie le 16 mars 1921 où l'ostéochondrite aurait succédé à
une varicelle.

B. *Qu'est-ce en réalité* que l'**ostéochondrite.**

Eh bien ! les pièces et documents personnels que nous avons amassés
sur la question (plus nombreux que ceux de n'importe qui) nous ont permis
de prouver que ce n'est ni une maladie « acquise » ni une maladie » nouvelle » mais une subluxation congénitale *larvée, méconnue.*

Comment prouver qu'une lésion est congénitale ?

Nous avons pour cela 3 sources d'informations et d'arguments : 1° ceux
que fournissent les **commémoratifs** ; 2° ceux que donne la **clinique** ; 3° ceux
que fournit la **radiographie.**

1° Les Commémoratifs.

Nous affirmons que c'est une lésion congénitale. Déjà les **commémoratifs
seuls le prouvent.**

Lorsque il y a 20 mois, fort de nos 150 faits personnels, nous avons
déclaré qu'il s'agissait de malformation congénitale, ç'a été une protestation
violente et unanime ! Or, voici qu'aujourd'hui, Broca, lui-même, l'accorde
pour un certain nombre d'ostéochondrites [1].

Mais il persiste à croire qu'il existerait des ostéochondrites de plusieurs
sortes (? ? ?), et qu'il reste tel cas, exemple celui cité plus haut du rapport
de Mouchet reproduit dans la *Presse médicale* du 14 mai 1921 (fig. 3) d'une
enfant chez qui, dit proprement Broca, l'ostéochondrite est « sans doute une
arthrite consécutive à la varicelle ».

Qu'avons-nous à répondre à cette observation prétentieusement appelée
« fondamentale » par ceux qui nient la congénitalité de l'ostéochondrite ?

Oh ! tout simplement ceci : Que *nous allons relire* ensemble le texte original de cette observation qui se trouve dans la thèse de Mérine (Paris,
1919).

Or voici ce qu'on y peut lire (page 18, observation II, Suzanne B,.
5 ans 1/2 — à la 10ᵉ ligne). Je cite :

« Les parents témoignent que l'enfant a **toujours** marché avec quelque
« paresse, **en tirant** un peu la **jambe droite** » (la malade). « Les choses en
« étaient là lorsque en septembre 1915 se déclara une varicelle, dont l'enfant

---

1. Pour lesquelles il admet une déformation CONGÉNITALE DE LA TÊTE du fémur.
Cette concession est déjà très importante, mais elle ne renferme qu'une partie de la
vérité ; car, en réalité, c'est la hanche *tout entière*, et c'est le COTYLE tout autant que la
tête, et même d'une manière PLUS CONSTANTE et *plus caractéristique que la tête*, qui sont
déformés congénitalement, comme nous le montrerons plus loin.
Et ces déformations du cotyle, identiques à celles des subluxations congénitales les
plus évidentes, se retrouvent non pas seulement dans quelques cas mais DANS LA TOTA-
LITÉ DES CAS ÉTIQUETÉS « OSTÉOCHONDRITES ».

« se releva avec une **aggravation** de son **ancienne** démarche un peu défec-
« tueuse... »

Vous avez bien lu !

Eh bien oui, c'est cela, l'observation dite » fondamentale », qu'on nous oppose ! !

Sans commentaires, n'est-ce pas ? [1]

Chacun de vous a déjà tiré la conclusion ; chacun de vous voit maintenant « clair comme le jour » que cette enfant avait une lésion congénitale
de la hanche in-dis-cu-ta-ble-ment.

Et combien d'autres observations nous pourrions citer tout aussi typiques, où les commémoratifs suffisent également à prouver cette congénitalité !

En voici une autre publiée dans la *Revue de chirurgie* (1910, n° de juillet)
dans les termes suivants : Suzanne, 6 ans (je cite encore) : « Le D[r] Rœderer,
« qui a suivi l'enfant, a eu l'obligeance de me fournir les renseignements
« suivants :

« L'enfant n'a marché qu'à 30 **mois**, elle se dandinait en marchant [2] ».
Or elle n'a commencé à souffrir de sa prétendue ostéochondrite qu'un an
plus tard.

Est-ce assez clair !

Encore une 3e observation : Celle-ci de Phélip. de Vichy ; un cas d' «ostéochondrite bilatérale » communiqué à la Société anatomique le 23 octobre
1920. « Cet enfant, dit Phélip, a commencé à marcher vers 2 ans. Dès le
début, la mère a remarqué qu'il marchait avec un peu de difficulté et tirait
la jambe gauche, etc. »

4e observation (fillette de 7 ans) de notre élève et ami le Dr Poissonnier ;
pour le confrère qui a radiographié l'enfant le 8 avril 1921 : « Un des plus
beaux exemples d'ostéochondrite bilatérale ». En voyant cette radio, j'ai
dit au Dr Poissonnier : je suis sûr que c'est congénital, assurez-vous en. —
Sur ma demande il écrit aux parents qui lui renvoient cette note que je

---

1. Ainsi, l'on a quelquefois des yeux pour ne point voir ! A côté de ceux qui ne
pensent pas à chercher les commémoratifs ou qui ne *savent pas* les chercher, il y a ceux
qui ont eu la chance de les avoir reçus *bien nets* de la bouche des parents, mais les ont
notés machinalement, sans paraître aucunement en sentir ni tout le prix ni tout le
sens ! ! !

2. Et voici ce qu'on peut lire encore dans cette observation :
« Le grand trochanter est très remonté et dépasse la ligne de Nelaton-Roser de 2 cm.
(De plus cette fillette a un frère chez qui l'un des trochanters est à 1 cm. 1/2 et l'autre
à 2 cm. au-dessus de la ligne de Nelaton, et qui marche avec un très léger déhanchement».
Je ne me permettrai que cette simple réflexion : n'y avait-il donc pas là — déjà —
dans les résultats de l'examen clinique tout ce qu'il faut pour mettre sur le chemin du
vrai diagnostic (à savoir que la sœur et le frère avaient des subluxations congénitales,
d'une hanche chez la 1re et des deux hanches chez celui-ci ? Réflexion qui s'adresse à
ceux qui ont dit : « Ici, la radiographie est tout, la clinique n'est rien ! ! ! »

publie textuellement. « L'enfant a marché à 27 **mois** ; sa marche depuis toujours était saccadée ; fatigue rapide ; hanches proéminentes, fortement ensellée. »

Telle est la note des parents.

5e cas. — Malade de notre assistant le Dr Fouchet, malade diagnostiqué « *maladie de Perthes absolument typique* », par un autre de nos confrères de Berck (Perthes est le réinventeur allemand de l'ostéochondrite). Or le Dr Fouchet a appris des parents que « l'enfant avait boitillé dès ses tout premiers pas, et qu'une de ses tantes avait toujours boité ».

Et je pourrais allonger indéfiniment cette liste d'observations, surtout si j'entreprenais de vous donner ici toutes celles qui me sont personnelles, mais j'ai tenu, pour donner plus de force à ma démonstration, à ne vous rapporter que des observations empruntées à des confrères.

Mais inutile, n'est-ce pas ? — de vous citer d'autres cas.

Et après cela, qu'on vienne encore vous dire que l' « ostéochondrite » est une maladie « acquise » et « non congénitale ».! ! !

Voilà déjà notre preuve faite et bien faite de par les antécédents et les commémoratifs. Et ces commémoratifs probants, vous les trouverez 9 fois sur 10 si vous pensez à les chercher et si vous savez les bien chercher — avec ténacité, par tous les moyens — non pas seulement auprès des parents, mais aussi de leurs amis et voisins qui, n'étant pas, eux, *aveuglés* par la tendresse, auront su voir la tare originelle de l'enfant dès ses premiers pas ; sa marche irrégulière, le dandinement, etc.

Ah ! oui ! **L'aveuglement plus ou moins volontaire des parents.** Méfiez-vous en ! Et sachez que vous aurez quelquefois à découvrir les commémoratifs, non pas seulement sans les parents, mais **malgré eux** ! Car il en est qui feront tout (plus ou moins consciemment) pour vous égarer, pour vous cacher, et se cacher à eux-mêmes ces antécédents de tares héréditaires ou congénitales qui les humilient, **surtout les mères**, qui aiment cent fois mieux qu'on attribue la maladie de leurs enfants à un accident, à un traumatisme, à une maladie infectieuse, à une cause « acquise » quelconque plutôt qu'à un vice originel !

Et pourtant, une fois sur dix, quoi que vous ayez fait, vous n'arriverez pas à retrouver ces antécédents significatifs que vous cherchez ; mais est-ce que cela n'est pas vrai (quoique dans une moindre mesure) pour les luxations congénitales complètes qui parfois ne se sont révélées qu'à 6, 7 et 8 ans (exemples : les cas de mes élèves Benoist et Rœderer, publiés dans la *Gazette médicale* et la *Presse médicale*, et de tant d'autres) ? Et en ces cas, ne savons-nous pas, même à défaut de commémoratifs, établir et affirmer, par la clinique seule ou la radiographie seule, et surtout par les deux réunies, qu'il s'agit bien d'une luxation **congénitale** ?

2° Preuves fournies par les signes cliniques
(qu'il s'agit de malformation congénitale)

Et l'étude clinique nous montre chez ces malades les symptômes classiques de la *subluxation congénitale*, mais symptômes atténués, ce qui se comprend puisque le déplacement est ici d'un degré infime.

Symptômes que je rappelle très rapidement.

Attitude en très légère *rotation externe* du membre.

Un *raccourcissement*. — La jambe « un rien » plus courte que l'autre d' 1/2 cm à 1 cm 1/2 au cas de lésion unilatérale.

Le trochanter correspondant un peu plus *saillant* et un peu remonté (d' 1/2 cm. à 1 cm. 1/2).

La fesse un peu plus plate et un peu plus large que l'autre.

Le bord interne de la tête senti tangent en dehors de l'artère fémorale, au lieu d'être senti à 1 cm. en dedans de l'artère.

La tête souvent plus facile à sentir en *avant* [1] que normalement, sentie à la base du triangle de Scarpa, à cause de la rotation externe du membre et de l'anteversion de la tête et de la forme antérieure fréquente du déplacement, — tête sentie quelquefois plus grosse que normalement.

Le *pli fessier* plus bas que l'autre sur le malade debout et posé tout à fait sur la plante du pied. Ce pli, au contraire, un peu plus haut que l'autre surtout à sa partie externe, sur le malade couché sur le ventre.

La marche un peu irrégulière. Dandinement plus ou moins accusé.

Les *mouvements* : libres et sensiblement normaux, excepté celui d'**abduction limité** de 1/3 par exemple, et celui d'**adduction augmenté** au contraire de 1/2 par rapport au côté sain (ceci pourtant n'est pas constant).

Douleurs quelquefois, soit en « crises », soit « continues », survenant à l'occasion d'un traumatisme, d'une fatigue, d'une maladie intercurrente ayant affaibli la musculature, d'où petites entorses répétées.

Signe de Trendelenbourg, généralement positif lorsque le raccourcissement dépasse 1 cent. ; douteux lorsqu'il y a moins de 1 cm., etc.

La *bilatéralité* (très fréquente ici) est déjà, à elle seule, une très forte présomption et même une grosse **probabilité** , une presque certitude en faveur de la congénitalité de la lésion.

L'atrophie légère des 3 segments du membre, sans épaississement du pannicule adipeux sous-cutané.

3° Preuves fournies aussi par la radiographie
(qu'il s'agit de subluxation congénitale)

La radiographie nous montre ici des déformations du **cotyle** absolument

---

1. Car ces subluxations se font le plus souvent en avant, disons pour préciser, entre l'éminence ilio-pectinée et l'épine iliaque antéro-inférieure.

identiques à celles que l'anatomie pathologique et les biopsies nous ont montrées appartenir en propre aux subluxations congénitales, à savoir :

a) Le cotyle [1]

Allongé de haut en bas (en demi-citron et non plus en demi-orange).

Moins profond que normalement.

Sa partie située au-dessus du cartilage en Y, plus haute *proportionnellement* qu'à l'état normal.

Sa *voûte oblique* en haut et en dehors ou en « coup d'ongle » au lieu d'être *sensiblement horizontale*.

Le point culminant de cette voûte sensiblement plus rapproché de l'épine iliaque antéro-inférieure que normalement.

Le fond du cotyle assez souvent « hérissé d'aspérités » (exemple le cas de Mouchet).

Ce cotyle n'embrassant la tête qu'en partie, par exemple au 1/3 ou au 1/4 au lieu de l'embrasser en totalité (ou presque).

Le fond du cotyle est donc beaucoup plus écarté de la tête qu'à l'état normal ; tête et cotyle paraissent quelquefois juxtaposés, au lieu de s'encastrer.

La partie inférieure déclive (du cotyle) laquelle répond à l'union des 2 branches de l'U radiographique, se trouve vide par suite de l'ascension de la tête à 1/2 centimètre ou 1 centimètre au-dessus. — Parfois cependant la tête déborde le cotyle par en bas.

b) La tête fémorale et le col

Quant à la tête et au col et à toutes les déformations et modifications intimes (soi-disant pathognomoniques et inédites de l'ostéochondrite, maladie nouvelle) nous les retrouvons identiques à celles que nous ont montrées des radiographies de subluxations congénitales ou luxations complètes indéniables pour tous, traitées ou **non traitées**.

Ce qui prouve que toutes ces déformations et d'autres (car il en est une *variété infinie*) sont produites mécaniquement par le frottement de cette tête plastique sur un cotyle congénitalement irrégulier, sans compter que cette tête et ce col peuvent être eux-mêmes primitivement malformés, si je puis dire, pour leur propre compte, par suite du même vice de développement qui a frappé le cotyle et qui frappe aussi plus ou moins le membre tout entier.

Mais nous ne pouvons pas tout dire ici, et nous en avons dit assez pour vous éclairer sur la véritable nature de cette fameuse ostéochondrite, mala-

---

1. Ceux qui croient à l'ostéochondrite maladie nouvelle n'ont parlé que des lésions de la tête. Or, nous avons trouvé et nous montrerons, quand on voudra, dans toutes leurs radiographies des lésions du cotyle témoignant de l'existence d'une subluxation congénitale.

die prétendue « nouvelle » et « acquise » et qui est, en réalité, vous le voyez, une *subluxation congénitale larvée* [1].

Le traitement

2 cas

1ᵉʳ *cas* : Lorsque le raccourcissement dépasse 1 cent. 1/2, il est évident qu'il faut traiter la subluxation aussitôt reconnue par la *réduction* très précise dans le vrai cotyle « originel », et nous l'avons déjà fait en pareil cas.

Ce traitement s'impose alors parce que c'est le seul qui nous donne le maximum de chances d'échapper aux pires aboutissants (quelques-uns très graves) des subluxations : à savoir : l'aggravation du déplacement et des raccourcissements pouvant atteindre 10 cm. (à cause de déviations), flexion et abduction, qui les compliquent) boiteries très pénibles, arthrites déformantes avec douleurs très vives, allant jusqu'à l'infirmité ou même l'impotence complète !

Tandis que jusqu'à nous, l'on disait : « tout traitement est inutile ici ! »

2ᵉ *cas* : Si le raccourcissement n'atteint pas 1 cent. et surtout dans les cas de bilatéralité l'on se bornera à maintenir le malade au repos en faisant de l'extension continue pendant 6 à 9 mois afin de favoriser dans la mesure du possible la reconstruction normale, ou presque, de la tête.

Conclusions

L' « ostéochondrite » ou « maladie de Legg » ou de Perthes, n'existe pas. Les mille cas (et plus) déjà publiés, dans les deux mondes sont autant d'erreurs de diagnostic. Il s'agissait de malformations, subluxations congénitales, larvées, méconnues.

Nous l'avons prouvé par des documents de trois ordres :

1º Les **antécédents** et **commémoratifs** (qui sont bien ceux d'une lésion congénitale).

2º Les **symptômes cliniques** (qui sont les symptômes atténués d'une luxation congénitale).

3ᵉ Les **signes radiographiques**, qui sont bien ceux qu'on retrouve dans les malformations et subluxations et même luxations congénitales traitées ou non.

Avec ces **trois ordres de documents** réunis, le diagnostic est aisé.

Avec 2 sur 3, le diagnostic est encore assez facile.

---

1. Larvée — oui. Mais nous savons maintenant, dans cette larve, deviner la chrysalide et le papillon et réciproquement ; c'est-à-dire que à travers toutes les métamorphoses que peuvent subir ces hanches, non seulement suivant les individus, mais chez le même individu suivant les âges, nous savons décamoufler, identifier, authentiquer la malformation et la subluxation congénitale qui est l'origine et la cause de toutes ces déformations de la tête fémorale et du cotyle.

Avec un seul (le 2ᵉ ou le 3ᵉ) le diagnostic est délicat mais encore possible [1].

Un traitement actif s'impose dès que le raccourcissement dépasse 1 cm. 1/2. En pareil cas, il ne sera plus permis de se croiser les bras en présence de ces malades, comme on l'a fait trop souvent dans le passé [2]. Aussitôt le diagnostic établi, l'on fera la réduction pour éviter tous les aboutissants, parfois si fâcheux, des subluxations congénitales non soignées.

1. Ainsi, voilà 3 semaines, il nous est arrivé de faire le diagnostic de « subluxation congénitale larvée » de *par le seul examen clinique sans l'appoint des* commémoratifs chez un petit enfant (éloigné de ses parents), et *sans la radiographie* et de dire à nos aides : nous pouvons affirmer ici, de par la clinique, que nous sommes en présence d'une subluxation congénitale larvée ; voilà un cas où la radio a toutes chances de nous donner un de ces aspects, un de ces types morphologiques si chers aux partisans de l'ostéochondrite qui les regardent comme la pièce d'identité et la signature de leur prétendue maladie nouvelle.

Et en effet, la radiographie, prise ensuite, nous donnait en même temps qu'un *cotyle* de subluxation congénitale, le plus beau type qui se puisse rêver de déformation en galette de la tête. Et quelques jours plus tard, les commémoratifs que nous avons pu recueillir : marche tardive, fatigue rapide, etc., venaient à leur tour confirmer notre diagnostic clinique de subluxation congénitale.

2. *Cela peut-il guérir tout seul ?*

Non pas d'une guérison anatomique vraie et cela pas plus ici que dans la luxation congénitale complète, où n'existe pas, *quoiqu'on ait dit*, de « guérison spontanée vraie », c'est-à-dire, pas de re our spontané à l'état anatomique normal, pas de retour spontané de la tête dans le vrai *cotyle original*, dont nous avons, par nos recherches anatomiques, établi les limites (limite inférieure au niveau du trait d'union des 2 branches de l'U radiographique, trait d'union qui répond à l'échancrure sous-cotyloïdienne, limite supérieure du vrai cotyle au niveau du cartilage en Y.) La tête ne reviendra pas spontanément se loger entre ces deux limites ; mais il peut y avoir, c'est vrai, STABILISATION de la tête qui s'installe et se fixe définitivement à son degré actuel de déplacement. Et cliniquement, cette articulation peut en quelques cas devenir, à la longue, assez solide pour que les troubles de la marche deviennent inappréciables, surtout au cas de bilatéralité avec symétrie parfaite d'attitude et de longueur des deux membres.

Il peut donc y avoir STABILISATION et même la tête peut s'adapter à la longue très exactement à ce cotyle déformé, c'est-à-dire s'allonger comme lui de haut en bas, prendre comme lui la forme d'un demi-citron au lieu d'une demi-orange, si bien qu'elle peut atteindre le niveau inférieur du cotyle et même le déborder par en bas sous forme de « rostrum » ou de fanon. Et même l'on a vu la *partie supérieure* de ce grand cotyle, laquelle représente le premier faux cotyle ou néocotyle (défini par nos communications à l'Académie de médecine), on l'a vue devenir plus creuse qu'un cotyle normal, par le fait d'une prolifération excessive du rebord supérieur qui forme un auvent très exubérant, une véritable muraille très saillante qui sert de voûte.

Et par conséquent, s'il est vrai que dans presque tous les cas de subluxations, le cotyle est moins profond que normalement (et c'est là un très bon signe de diagnostic radiographique), il est pourtant tel cas exceptionnel et qu'on ne voit guère que chez l'adulte et le vieillard (nous l'avons pourtant vu une fois chez une fillette de 14 ans), où, dans sa partie supérieure, la cavité sera devenue plus profonde que normalement de par la prolifération excessive (plus ou moins tardive) du nouveau toit. Il faut connaître ces faits, si rares soient-ils, pour ne pas les séparer du grand groupe des subluxations congénitales de la hanche.

III

SUR LE DIAGNOSTIC DE LA COXALGIE

(1/3 des cas actuellement étiquetés coxalgies sont de petites malformations méconnues.)

Nous avons dit que le plus *grand* résultat de nos dernières recherches sur le diagnostic des maladies de la hanche, c'est la mise en relief du rôle immense *à tous les âges, et non soupçonné*, des petites malformations congé-nitales.

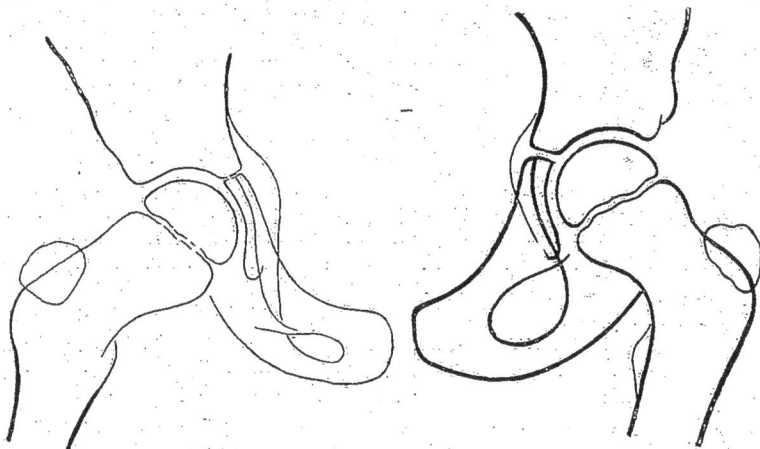

Fig. 1197. — *Coxalgie au début* (à gauche du lecteur) (il n'y a pas d'abcès) [1].
  Noter :
  1° *L'inclinaison du bassin* : l'articulation à gauche est plus basse que l'articulation à droite
  2° *L'abduction* du fémur malade et l'adduction du fémur sain ;
  3° Cette inclinaison et cette abduction donnent la raison du signe *allongement apparent*.
  4° L'articulation coxo-fémorale malade a une forme normale :
  a) Cotyle normal, à voûte horizontale et non éculée ;
  b) Epiphyse en dôme, bien recouverte par la voûte ;
  c) Emboîtement parfait.
  5° L'interligne articulaire peut avoir une largeur normale, ou même le plus souvent paraître rétréci, mais *jamais*, dans une coxalgie au début, il n'est agrandi (comme dans les malformations ou subluxations congénitales) ;
  6° La région peut être plus pâle, décalcifiée, mais c'est un signe très inconstant du début de l'affection.

Et pourquoi non soupçonné jusqu'ici ?... Parce que les malformations congénitales dont nous parlons sont tellement petites qu'elles restent plus ou moins « latentes », plus ou moins « occultes » et qu'elles ne peuvent guère être dépistées que par ceux qui les recherchent de parti pris, ce qu'on ne faisait pas.

Car, jusqu'ici, malformation congénitale de la hanche était à peu près synonyme de luxation congénitale.

---

1. *Seul* ce cas de la fig. 1197 est une coxalgie vraie, c'est-à-dire tuberculeuse. Les quinze autres figures représentent des cas *qui ont été étiquetés coxalgies*, mais qui sont, en réalité, de petites malformations congénitales méconnues.

C'était l'opinion classique, l'opinion régnante depuis Dupuytren qui
donnant, voici bientôt cent ans, la première étude clinique de la luxation

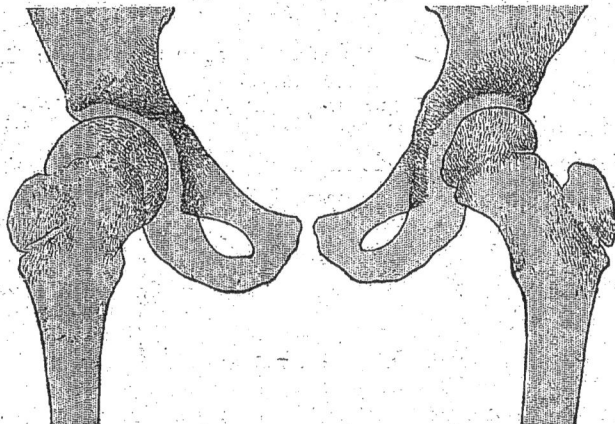

Fig. 1198. — Voici une radiographie (hanche à gauche du lecteur) donnée comme type de coxalgie
hypertrophique. Or, il s'agit d'une malformation congénitale, prise en rotation externe. Le cotyle
est *ovalaire sans ulcération*. L'interligne articulaire est *conservé* Les *contours* de la t.te sont *nets*.
Il n'y a aucune trace de lésion tuberculeuse.

congénitale, n'a point parlé d'autres malformations que celle-là. C'est à la
seule luxation que pensait Dupuytren lorsqu'il écrivait ce chapitre du
diagnostic. depuis lui devenu classique, de la *coxalgie d'avec les lésions*

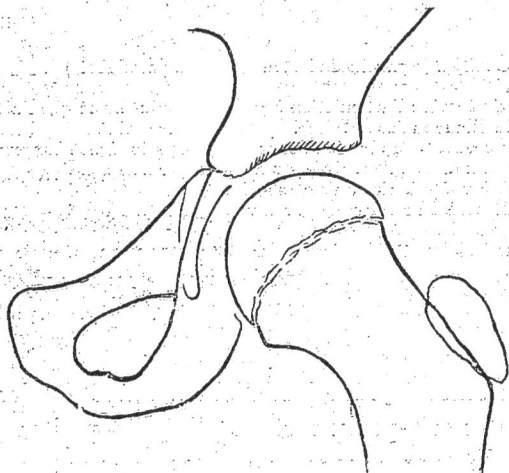

Fig. 1199. — Autre type pris pour une *coxalgie hypertrophique*. Malgré une immobilisation dans
l'appareil plâtré pendant un an, il y a conservation de tous les mouvements. *Aucune trace d'ulcération*. Le seul diagnostic est : malformation congénitale, en raison même de l'augmentation de
volume de toute l'extrémité supérieure du fémur, dont un bec, un « rostrum », descend au-dessous
de l'U radiographique qui marque normalement le bas du cotyle.

congénitales de la hanche : diagnostic (dit-il en substance) qui n'offre point
de difficulté, car la lésion congénitale se distingue nettement de la coxalgie
par les 5 caractères que voici :

1º La lésion congénitale, **cela se voit**, même sur le malade au repos, car il y a une déformation de la hanche qui saute aux yeux : trochanter saillant, ventre gros, ensellure lombaire, raccourcissement, etc.

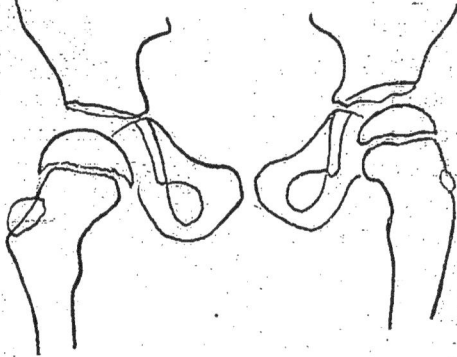

Fig. 1200. — Encore un type (hanche à gauche du lecteur) donné comme un exemple de coxalgie hypertrophique.
L'*intégrité* des *surfaces* articulaires et la BILATÉRALITÉ des *lésions* (la hanche à droite du lecteur étant manifestement anormale) imposent le diagnostic de SUBLUXATION CONGÉNITALE.

2º La lésion congénitale, **cela se voit** encore plus sur le malade qui marche, car il boite d'une *boiterie caractéristique* en plongeant, en se « dandinant », ou en « canardant ».

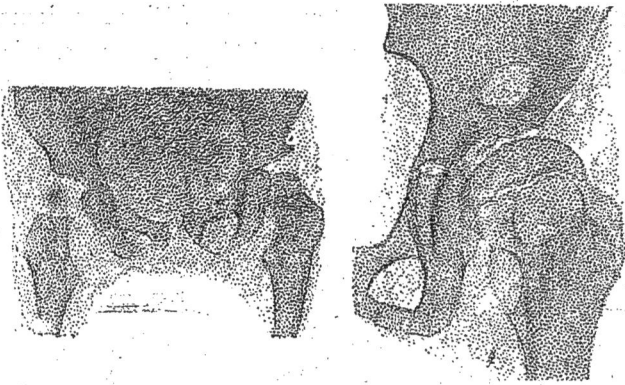

Fig. 1201 et 1202

Fig. 1201. — Type diagnostiqué *coxalgie au début* à cause de l'ATROPHIE du NOYAU. En réalité, c'est une subluxation congénitale : il y a, d'une part, *ascension* et, d'autre part, *extériorisation* de toute l'*extrémité supérieure* du fémur. D'ailleurs l'*autre hanche n'est pas normale* et présente aussi (à un degré moindre, mais réel) tous les signes d'une MALFORMATION CONGÉNITALE.

Fig. 1202. — Ici, l'on avait porté le diagnostic d'*affection tuberculeuse* de la hanche à raison des TACHES du col et de l'os iliaque. Or, ces taches ne sont pas symptomatiques de cavernes tuberculeuses. Il s'agit simplement de troubles dans la trabéculation, de remaniements osseux non inflammatoires, qui se sont produits dans une hanche MALFORMÉE CONGÉNITALEMENT (cotyle agrandi. Interligne conservé. Subluxation de la tête, dont l'épiphyse *aplatie* et *étalée déborde* le *toit* cotyloïdien).

3º La lésion congénitale, cela s'est vu dès les tout premiers pas du sujet, car il a toujours marché et boité ainsi.

4º La lésion congénitale est indolore.

5° Dans la lésion congénitale, l'ont sent la tête fémorale dans la fesse, et tout au contraire, l'on sent un vide en avant, au plis de l'aîne à la place normale de la tête.

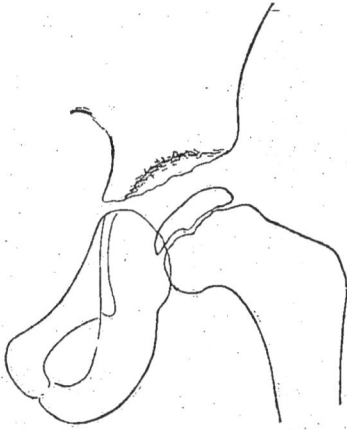

Fig. 1203.   Fig. 1204.

Fig. 1203. — Voici ce qu'on avait pris pour une coxalgie bénigne, alors que l'ÉLARGISSEMENT de l'IN-TERLIGNE, l'*ovalisation* (*sans ulcération*) du *cotyle*, la *déformation* de l'*épiphyse* montrent indiscutablement que le *diagnostic exact* est : MALFORMATION CONGÉNITALE.

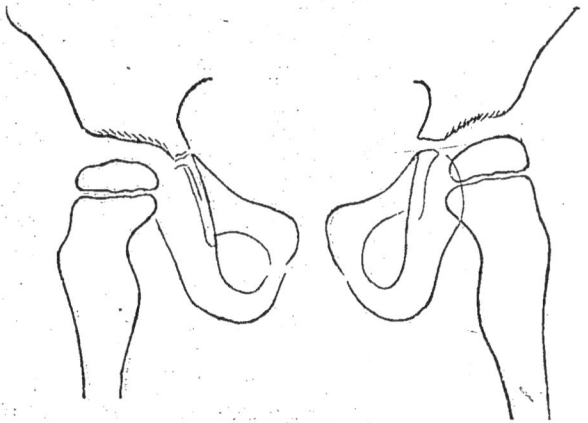

Fig. 1204. — Donné comme type de *coxalgie gauche*. En réalité (voir les *déformations* symétriques des deux côtés), il s'agit nettement d'une DOUBLE SUBLUXATION CONGÉNITALE.

Eh bien ! si tout cela est vrai et se retrouve, (sinon toujours, généralement) dans la luxation congénitale complète de la hanche, cela n'est plus

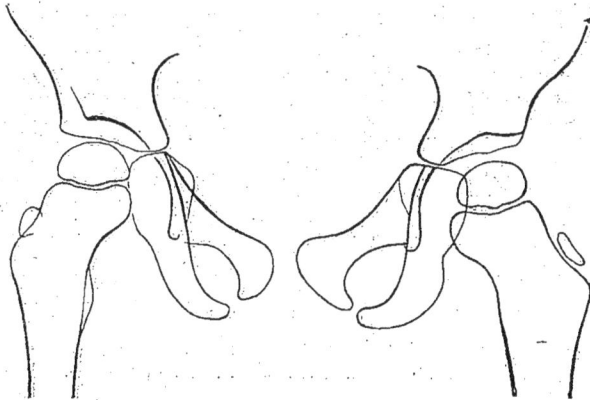

Fig. 1205. — L'INTÉRÊT CAPITAL *de ce cas*, c'est que l'enfant était porteur d'un MAL DE POTT dorsolombaire indéniable. Des douleurs au niveau de la hanche (à gauche du lecteur) ont fait conclure tout naturellement à une coxalgie. Et pourtant, malgré la coexistence du mal de Pott, nous pouvons affirmer que la lésion de la hanche *n'est pas tuberculeuse*. Ici encore, il s'agit d'une lésion congénitale caractérisée par l'*ascension* de la *tête* et la *malformation* de la *voûte* du cotyle. D'ailleurs, la *hanche soi-disant « saine »* (à droite du lecteur) *n'est pas normale* et présente, à un degré plus atténué et néanmoins reconnaissable, tous les caractères d'une hanche MALFORMÉE CONGÉNITALEMENT. (Enfant *suivi depuis* 6 *ans, ce qui nous permet* d'être aussi affirmatif).

vrai, trop souvent, et même le plus souvent, dans les **toutes petites malformations** dont *nous parlons ici.*

1º Elles ne se voient pas sur le malade au repos, (pas de déformation nette de la hanche, tout au moins pour qui n'est pas averti).

2º Elles ne donnent pas de boiterie bien caractéristique.

3º La boiterie banale de ces petites malformations peut n'apparaître, pour la première fois, qu'à 3 ans, 10 ans, 20 ans, 50 ans.

4º Elles peuvent être douloureuses, et la douleur est même assez souvent le premier signe qui attire et retient l'attention.

5º Dans ces petites malformations, l'on ne sent pas la tête fémorale

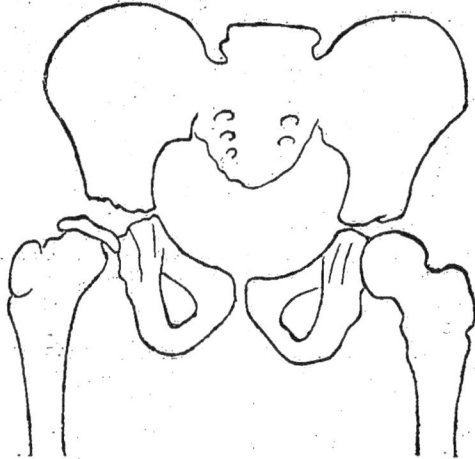

Fig. 1206. — Ce cas a été *étiqueté* « COXALGIE FRUSTE ». Il paraît y avoir de grosses lésions au niveau de la hanche. Et l'enfant présentait très peu de symptômes fonctionnels : il y avait en particulier intégrité des mouvements, et même « laxité » articulaire. Cette contradiction apparente entre le tableau radiographique et le tableau clinique montre sans nul doute que c'est une malformation congénitale (le malade, nous dit-on, « marchait en plongeant un peu, comme dans une luxation congénitale » : (évidemment). C'est à propos d'un type analogue que Legg avait parlé (en juin 1909) d'une *maladie nouvelle et acquise*, baptisée ensuite *ostéochondrite* par Perthe et *coxa plana* par Waldenström, et qui n'est en réalité qu'une malformation congénitale méconnue, comme nous l'avons prouvé).

dans la fesse, et l'on ne sent pas non plus de vide, à sa place normale, en avant.

L'on peut ajouter que les douleurs et boiteries banales, par lesquelles se manifestent ces petites malformations (à n'importe quel âge, redisons-le), apparaissent sans cause appréciable, ou après un traumatisme ou une maladie débilitante quelconque, *tout comme* dans la **coxalgie**. Cette étiologie n'appartient donc pas en propre à la coxalgie comme on le croit généralement.

Mais, demandez-vous, comment ces mêmes causes peuvent-elles agir au cas de déformation ?

Nous l'avons dit : traumatisme ou maladie intercurrente (ou même seulement progrès naturels de la lésion), sont venus rompre le bon équilibre fonctionnel de la hanche, bien assuré jusqu'alors par des muscles « suffisants », et cette rupture de l'équilibre fonctionnel amène forcément des

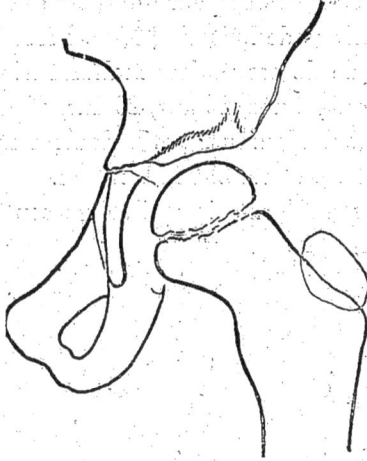

Fig. 1207. — Donné comme *coxalgie au début*, alors qu'il s'agit manifestement d'une SUBLUXATION CONGÉNITALE, comme le prouve l'examen de la VOUTE cotyloïdienne. *Cette voûte* n'est pas ulcérée mais présente une *encoche*, une *amorce* de gouttière, où vient se loger la tête pendant la marche.

entorses répétées à chaque pas, d'où la boiterie et les douleurs constatées.

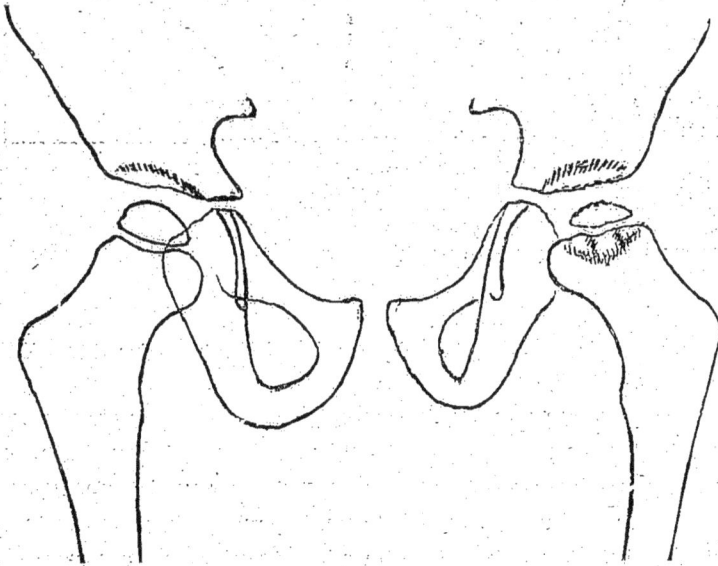

Fig. 1208. — Ici encore, il n'y a pas de coxalgie gauche comme on l'avait pensé, mais une DOUBLE MALFORMATION CONGÉNITALE très nette, *plus marquée* à droite du lecteur, par la légère *atrophie* du *noyau* épiphysaire. Les *taches* situées au-dessous du cartilage conjugal du fémur ne sont en aucune façon en relation avec une lésion tuberculeuse, mais sont dues à des simples troubles de la trabéculation, si fréquents dans les malformations congénitales — sans compter l'influence des conditions statiques anormales créées par ces malformations.

Ainsi donc, étiologie et symptômes, tout semble conspirer pour amener la confusion entre les deux lésions de la hanche : (malformation et coxalgie non suppurée).

Et pourtant, n'exagérons rien, il y a des différences symptomatiques, et que nous dirons, entre l'une et l'autre, différences qui se laissent découvrir, pourvu qu'on les cherche systématiquement.

Et puis, diront les radiographes, nous avons maintenant les rayons X, que n'avaient point nos pères, pour lever tous les doutes que peut laisser le seul examen clinique : Oui, certes la radiographie est un très précieux

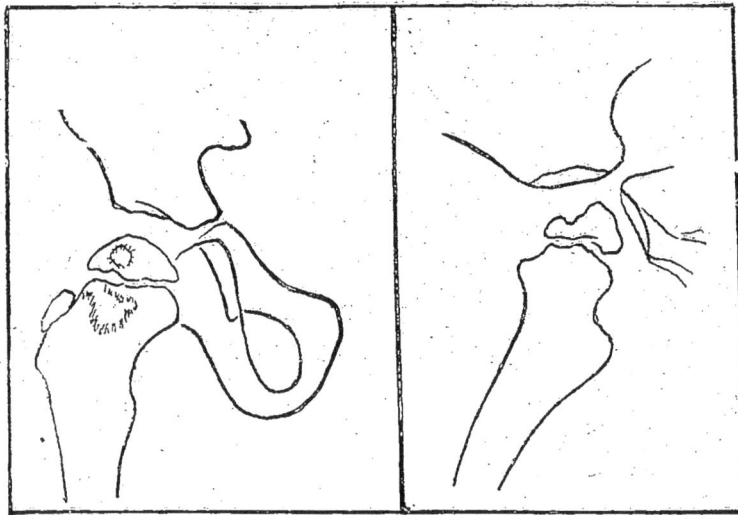

Fig. 1209 et 1210. — Sur le vu des taches du col et de la tête, on a cru à des *lésions tuberculeuses*. Or, la radiographie de face (1209) montre que les rapports articulaires ne sont pas normaux: *interligne* très élargi, extériorisation de la tête. Et sur la vue de profil)1210), il est évident que s'il s'agissait d'une lésion tuberculeuse, il y aurait forcément une grosse réaction articulaire — ce qui est absolument contredit par toute l'histoire clinique. Le seul diagnostic à porter est encore: MALFORMATION CONGÉNITALE.

appoint, souvent indispensable. Mais il ne suffit pas d'avoir la radiographie, il faut savoir l'interpréter.

Or, c'est parfois chose bien difficile et délicate, car les différences radiographiques de la coxalgie et de la malformation ne sont pas toujours plus nettes au premier coup d'œil, que leurs différences symptomatiques.

Et pour faire le diagnostic radiographique, tout comme pour le diagnostic clinique, il faut être averti, et nulle part encore l'on n'a appris aux praticiens, ni même aux radiographes, à bien distinguer un cotyle de coxalgie au début d'un cotyle de malformation ou de subluxation congénitale (nous ne parlons ici, bien entendu, que des subluxations à peine *amorcées*, de quelques millimètres par exemple).

Et la preuve de ce que nous disons là, c'est que voici 15 figures, fig. 1198 à fig. 1212 où chirurgiens et radiographes, aussi bien que médecins traitant, réunis, ont fait le diagnostic de coxalgie lorsqu'il s'agit pourtant de petites malformations congénitales, comme nous le prouvons dans les longues légendes explicatives accompagnant ces figures. Et par conséquent nous nous adressons confraternellement aux radiographes aussi bien qu'aux praticiens : aux uns, comme aux autres, nous apportons ici les résultats tout à fait nouveaux de nos longues recherches.

Dans ces 15 figures, nous n'avons certes pas épuisé toute la série des cas possibles,

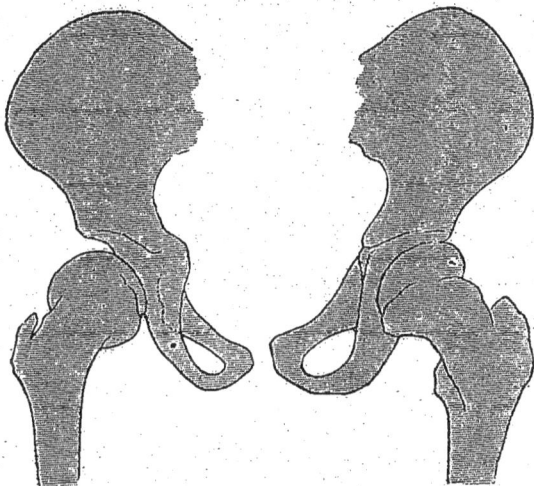

Fig. 1211.   Fig. 1212.

Fig. 1211. — Voici un enfant qui a été traité et immobilisé (plâtre) pendant 6 ans pour une COXALGIE (hanche à gauche du lecteur). Or, tous les mouvements sont conservés. L'interligne articulaire est net. Il n'y a aucune trace d'ulcération sur les surfaces articulaires. C'est encore *indiscutablement* une MALFORMATION CONGÉNITALE. D'autant que la hanche « saine », à droite du lecteur, présente également des signes de malformation : en particulier une épiphyse déformée en « casquette ».

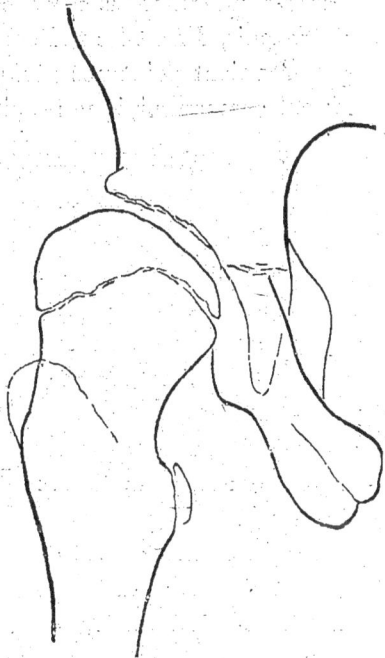

Fig. 1212. — Garçon de 9 ans, radiographié alors qu'il venait d'être soigné pendant 3 ans pour une coxalgie. Par la situation de la branche ischio-pubienne (on ne voit pas l'image du trou obturateur) on se rend compte de la mauvaise position du bassin et de la hanche. Or, nous avons pu affirmer qu'il ne s'agissait aucunement d'affection tuberculeuse, mais de SUBLUXATION CONGÉNITALE : basant le diagnostic sur l'intégrité de la TÊTE, DÉFORMÉE MAIS NON ULCÉRÉE, sur la *persistance* de l'*interligne articulaire* et sur la *déformation (sans lésions destructives)* du *cotyle.* Il y avait conservation remarquable des mouvements. L'évolution (nous suivons ce malade depuis 4 ans) a confirmé d'ailleurs en tous points l'exactitude de ce diagnostic de MALFORMATION CONGÉNITALE de la hanche.

mais la douzaine de types que nous figurons, avec ce que nous disons dans le texte et les légendes, suffira pour permettre désormais aux médecins, chirurgiens et radiographes, de faire le diagnostic de la coxalgie et des petites malformations congénitales dans tous les cas de leur pratique.

D'où l'intérêt capital de cette suite de figures, auxquelles on pourra toujours se reporter dans les cas difficiles.

Cela dit, et pour ne pas sortir des limites de cet article, nous allons résumer, en quelques aphorismes, les éléments du diagnostic de la coxalgie et des petites malformations de la hanche ; car, autant il est difficile de prendre la luxation congénitale *complète* pour une coxalgie, autant les petites malformations sont communément confondues avec celle-ci, parce qu'elles ne sont pas décrites dans nos livres et parce qu'elles sont très fréquentes, plus fréquentes que la luxation complète. Nous l'avons dit à l'Académie [1] dans une communication récente: 1/3 des cas actuellement étiquetés coxalgies sont en réalité des petites malformations méconnues.

Pour éviter l'erreur, il faut d'abord y penser, puis interroger avec soin la radiographie, la clinique et « l'histoire » du malade.

A. Diagnostic radiographique

Sont des petites malformations congénitales, les soi-disant « coxalgies au début » caractérisées par :

1º Une hypertrophie du noyau épiphysaire (contrairement à l'opinion classique, la coxalgie hypertrophique n'existe pas : voir fig. 1198, 1199 et 1200).

2º La lésion inverse : une *atrophie* de ce noyau (sans ulcération du pourtour des os : voir fig. 1201).

3º Déformation de l'épiphyse, aplatie parfois en disque (horizontal ou vertical ou oblique fig. 1202), mais la tête prise en bloc est hypertrophiée, du fait du développement anormal de la portion diaphysaire de cette tête, qui déborde souvent le cotyle par en haut ou *par en bas* (comme dans la fig. 1199).

4º Un agrandissement de l'interligne [2] (voir fig. 1203).

5º Une déformation symétrique des deux hanches avec silence clinique de l'une d'elles (voir fig. 1204).

6º Les cas où le cotyle est plus haut et moins profond qu'à l'état normal (en demi-orange et non en demi-citron), voûte fuyante oblique ou en « coup d'ongle » (fig. 1207) à trabéculations modifiées mais sans ulcération (voir fig. 1212).

7º Les cas où les rapports articulaires sont troublés, emboîtement imparfait, *latéropulsion* de la tête que la voûte ne recouvre plus complètement. Les deux os conservent cependant un contour bien distinct (voir toutes nos figures).

B. Diagnostic clinique

Sont des petites malformations congénitales les soi-disant coxalgies « frustes » où il y a :

1º Discordance entre le « presque rien » qu'on trouve à l'examen clinique et le « beaucoup » qu'on trouve à la radiographie.

2º Où dès le début, il y a un petit raccourcissement, au lieu d'un allongement, une adduction au lieu d'abduction, le trochanter saillant, au lieu d'être effacé, le pli fessier remonté au lieu d'être abaissé. Pas d'ensellure

---

1. Académie de médecine (4 avril 1922) : Le *diagnostic* de la coxalgie, par F. Calot.
2. Ce qui ne veut pas dire que nous acceptions sans réserve le « pincement » décrit comme signe pathognomonique, ou presque, de la coxalgie au début.

lombaire ni de flexion du genou. Pas d'adénite iliaque. Le signe de Trendelenbourg, je ne dis pas positif, auquel cas le doute n'est pas permis, mais du moins esquissé ou douteux.

3º Où après un repos de quelques jours ou de quelques semaines, a disparu toute douleur, même à la pression de la tête, et sont revenus tous les mouvements, et même l'extension, excepté l'abduction qui reste un peu limitée.

4º Où, dans l'autre hanche, qu'il faut toujours examiner systématiquement, l'on trouve l'abduction un peu limitée aussi ; ceux, où il y a des craquements articulaires non douloureux d'un côté ou des deux.

5º Où le bord interne de la tête est senti tangent en dehors de l'artère fémorale, au lieu d'être senti à 1 cm. en dedans de l'artère.

6º Où le malade, si l'on y regarde bien, marche plutôt en se dandinant ou en plongeant un peu, et non pas en fauchant.

7º Où l'on trouve, dès le premier examen, non seulement une atrophie de la fesse et de la cuisse, mais aussi, un petit arrêt de développement de tous les segments du membre avec une musculature en bon état, sans épaississement du pannicule adipeux sous-cutané ;

8º Les soi-disant coxalgies « anciennes » et coxalgies à « forme nerveuse » de Lannelongue qui durent depuis 6 ans, 10 ans et plus, mais avec des rémissions complètes de plusieurs années, pendant lesquelles la hanche a repris tous ses mouvements, excepté l'abduction un peu limitée.

C. Diagnostic par les commémoratifs

Si l'on cherche bien, l'on retrouve presque toujours (4 fois sur 5) des renseignements qui orientent vers une lésion congénitale, à savoir : d'autres malformations dans la famille ou chez le malade lui-même ; ses premiers pas tardifs, sa démarche jamais absolument parfaite, fatigue rapide, crises douloureuses passagères.

Mais, remarque importante, il faut noter ici que des antécédents de tuberculose, héréditaires ou personnels, ne doivent pas faire exclure absolument l'idée d'une malformation de la hanche, car nous en avons observé plusieurs cas chez des sujets tuberculeux par ailleurs (mal de Pott ou tuberculose pulmonaire), et que nous suivons depuis plus de 5 et 6 ans.

Et l'on peut arriver très bien, avec les signes radiographiques et cliniques dits plus haut, au diagnostic des lésions congénitales de la hanche chez ces tuberculeux. Mais il est évident qu'une tuberculose pourrait venir se greffer sur cette malformation, ce que l'on saurait reconnaître aussi, avec les appoints toujours réunis de la clinique, des commémoratifs et de la radiographie.

Tels sont les éléments du diagnostic des petites malformations congénitales d'avec la coxalgie, diagnostic dont nous n'avons pas besoin de souligner l'importance capitale pour le pronostic et le traitement de ces malades si nombreux.

LE PROBLÈME MÉCANIQUE DE LA SCOLIOSE

NOTRE MÉTHODE DE TRAITEMENT

Il suffit de jeter les yeux sur les figures 1214 à 1224 pour saisir la différence fonda-

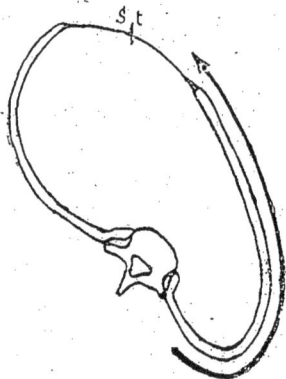 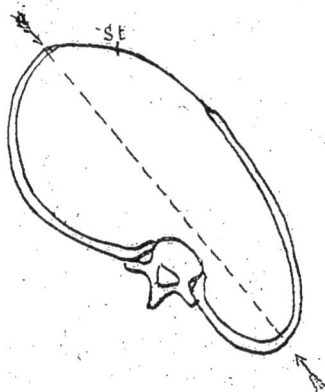

Fig. 1214.   Fig. 1215

Fig. 1214. — Principe de la méthode d'Abbott. La flèche indique le sens des manœuvres dans cette méthode.

Fig. 1215. — Principe de notre méthode : deux forces directement opposées, appliquées aux deux extrémités du grand diamètre oblique, c'est-à-dire, au niveau des deux gibbosités, postéro-droite et antéro-gauche.

mentale qui existe entre notre méthode et la méthode la plus réputée et la plus moderne, la méthode d'Abbott.

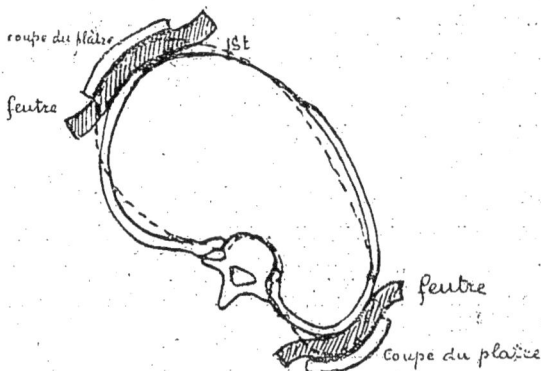

Fig. 1216. — Schéma montrant la coupe de notre appareil plâtré et la place des feutres surajoutés pour parfaire la correction et même arriver à l'hypercorrection.

La méthode d'Abbott, à côté de ses mérites, a le tort grave de ne pas ramener la symétrie dans le thorax scoliotique ; elle fait même le contraire, puisque la bande

appliquée par lui sur le sommet de la courbe principale tend A FERMER ENCORE DAVAN-
TAGE L'ANGLE DÉJA TROP FERMÉ des côtes du côté convexe.

Or une méthode qui ne ramène pas la symétrie dans le thorax ne saurait donner
des guérisons véritables, complètes et durables. En supposant ou même acceptant
que par une traction ou pression latérale énorme exercée sur les côtes du côté convexe,
Abbott arrive, pour un instant, à ramener les vertèbres sur la ligne médiane du corps,
une pareille correction de la scoliose ne se produisant qu'au prix d'une aggravation

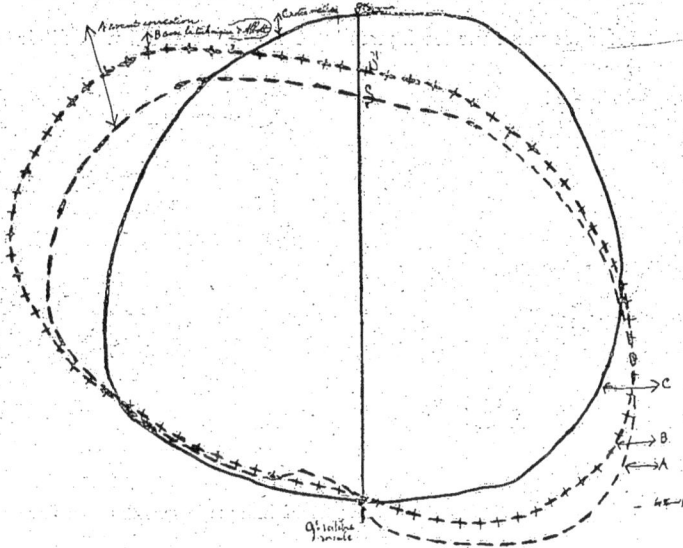

Fig. 1217. — Diagramme permettant de comparer les résultats immédiats obtenus par la méthode
d'Abbott et par notre méthode — sur le même sujet, une jeune fille de 15 ans (Esther A..., du
Caire).
    A. Diagramme pris avant correction.
    B. Diagramme pris avec la méthode d'Abbott.
    C. Diagramme pris avec notre méthode.
    Un simple coup d'œil jeté sur cette figure démontre nettement la supériorité de notre méthode
sur celle d'Abbott pour rétablir la symétrie du thorax, et comment la nôtre seule permettra d'obtenir
l'hypercorrection de la dissymétrie primitive du thorax.
    Il nous est possible de faire tolérer très facilement *avec notre méthode* une *force beaucoup plus
grande* qu'*avec celle d'Abbott* parce que nous *évitons*, grâce au dispositif de nos bandes, l'écrasement de la partie antérieure des côtes du côté convexe, cet écrasement *si pénible* produit par la
technique d'Abbott.

de l'un des éléments de celle-ci (à savoir la dissymétrie du thorax), cette correction
ne peut pas être dite parfaite ; et même la correction des vertèbres ainsi obtenue ne
saurait persister intégralement et définitivement. Le scoliotique ainsi traité se trouvera
dans des conditions analogues à celles d'un malade venant de subir l'opération de
l'empyème ou une résection costale ; si, pour l'instant, sa colonne vertébrale apparaît
droite, la dissymétrie existante du thorax ne tardera pas à dévier les vertèbres.

    Pour être pleinement satisfaisante, une méthode de traitement doit corriger à la
fois tous les éléments constitutifs de celle-ci, à savoir : a) la dissymétrie du thorax,
b) la déviation latérale des vertèbres, c) leur rotation vers le côté convexe.

    Notre méthode est la seule qui nous paraisse remplir ces trois desiderata.

    Voici les résultats comparativement obtenus, sur les mêmes sujets, avec notre
méthode et celle d'Abbott, fig. 1217 à 1224.

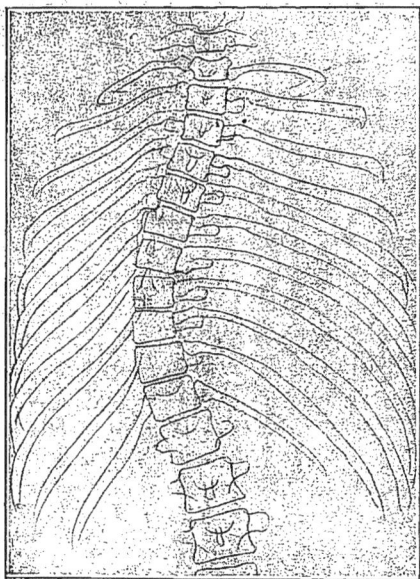

Fig. 1218. — Décalque de la radiographie du sujet de la fig. 1217 (avant tout traitement).

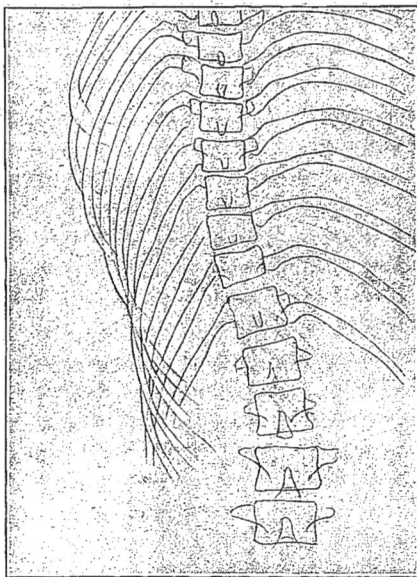

Fig. 1219. — Décalque de la radiographie immédiate du même après application de la technique d'Abbott.

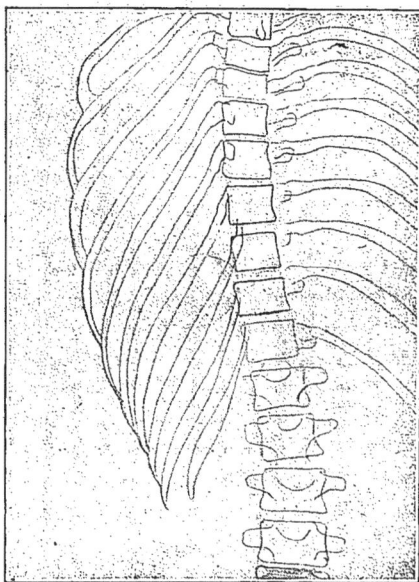

Fig. 1220. — Décalque de la radiographie immédiate du même après application de notre technique (avec une force infiniment mieux tolérée qu'avec la technique d'Abbott).

A remarquer :

1º Qu'une correction plus grande est obtenue avec notre technique qu'avec celle d'Abbott,

2º Et surtout que *l'hémithorax du côté convexe est rétréci par la méthode d'Abbott, ce qui ne se produit pas avec notre technique.*

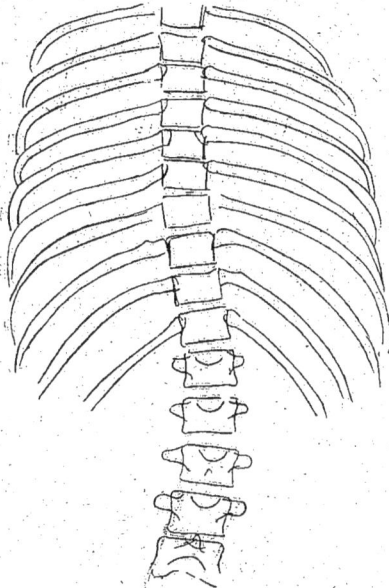

Fig. 1221. — Une autre malade, Blanche G... (13 ans) avant tout traitement.

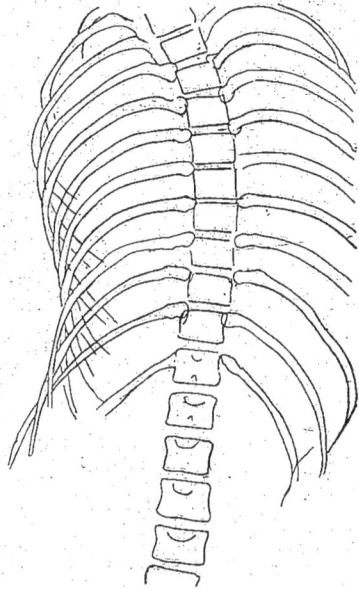

Fig. 1222. — La même (que fig. 1221). Radiogramme de la correction immédiate obtenue par la méthode d'Abbott.

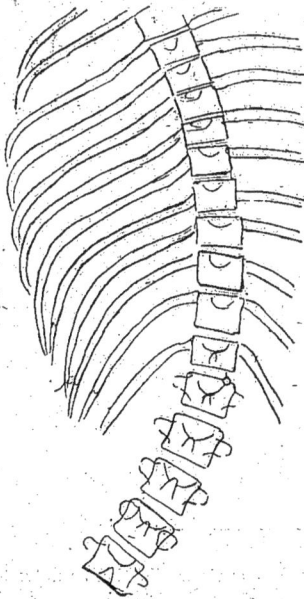

Fig. 1223. — La même (que fig. 1221 et 1222). Radiogramme de la correction immédiate obtenue par notre méthode.

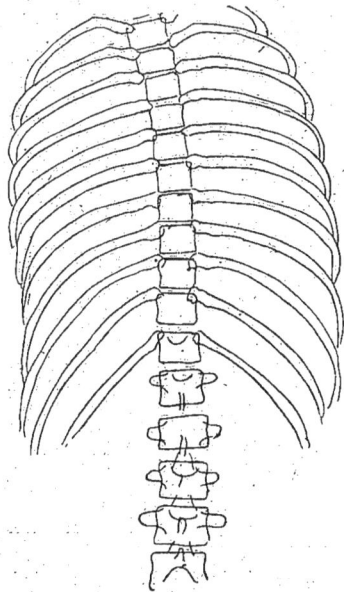

Fig. 1224. — La même (que fig. 1221, 1222 et 1223) après traitement par notre méthode. La jeune fille libre de tout appareil.

Prenons le cas le plus fréquent, celui d'une scoliose dorsale droite. Faisons une coupe du tronc au niveau du sommet de la scoliose (fig. 1225). Cette figure nous montre les éléments de la déviation : à noter surtout la rotation des vertèbres de gauche à droite, la déformation du thorax

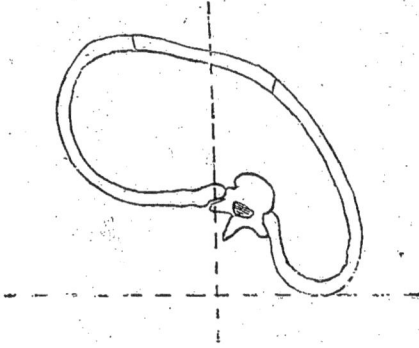

Fig. 1225. — Scoliose dorsale droite, où l'on voit . a) la translation et b) la rotation à droite de la vertèbre ; c) l'asymétrie du thorax (fermeture de l'angle costal droit, ouverture de l'angle costal gauche).

caractérisée par la fermeture de l'angle des côtes droites et par l'ouverture de l'angle des côtes gauches.

Le but à poursuivre est de rendre à ce tronc dévié sa forme normale en allant, si possible, jusqu'à l'hypercorrection, puisque le meilleur moyen d'atteindre le but c'est de le dépasser.

Nous allons dire la solution à laquelle nous conduisent le calcul et les constructions [1].

Mais voyons d'abord la solution d'**Abbott**.

I

MÉTHODE D'ABBOTT

Première manière. — Elle est caractérisée par : a) une compression exercée directement d'avant en arrière sur les côtes gauches ; b) une compression latérale sous-axillaire exercée de droite à gauche sur les côtes droites.

Sa valeur. — La compression a est utile ; en repoussant en arrière les côtes gauches, on tend à fermer leur angle trop ouvert et l'on aide à la correction de la rotation vertébrale et de la dissymétrie du thorax.

La compression b est à la fois bonne et mauvaise : bonne en ce qu'elle produit une translation de droite à gauche du tronc, mauvaise en ce qu'elle aplatit les côtes droites et ferme encore davantage leur angle, déjà trop fermé ; par là, elle nuit à la rotation vertébrale. Au total, l'action de cette

1. Fait avec la collaboration de nos assistants FOUCHET (de Berck) et BERGUGNAT (d'Argelès-Gazost).

compression. *b* est plutôt fâcheuse, car l'aplatissement des côtes se produit plus facilement que le mouvement de translation. Au reste, Abbot lui-même s'en est rendu compte puisqu'il a supprimé cette compression *b* dans sa deuxième manière.

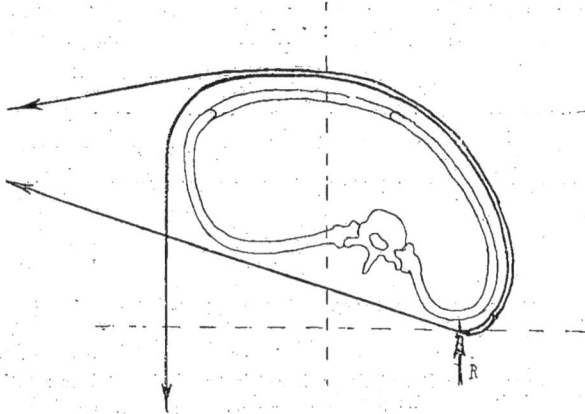

Fig. 1226. — Méthode d'Abbott. R, résistance du hamac.

Telle quelle cependant, et sans être parfaite, la première méthode d'**Abbott** a donné des résultats très supérieurs à ceux qu'on avait obtenus jusqu'alors. Voici, fig. 1228, un specimen des résultats auxquels nous conduisent nos constructions avec cette première méthode d'Abbot.

Deuxième manière. — C'est celle qu'il a appliquée devant nous pendan ;

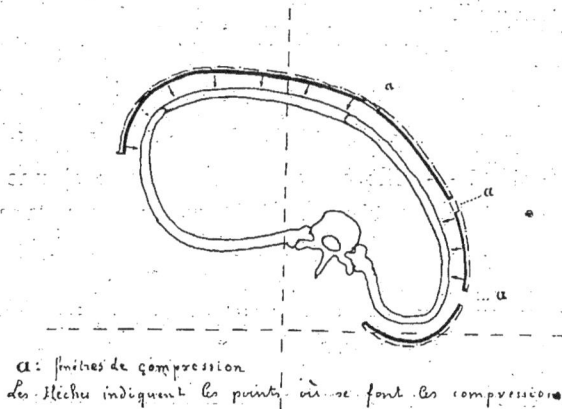

a: fnêtres de compression
Les flèches indiquent les points où se font les compressions

Fig. 1227. — Abbott, première manière. *a*, fenêtres de compression. Les flèches indiquent les points où se font les compressions.

notre séjour en Amérique, et dont les figures 1229 et 1230 suffiront à vous donner une idée.

Sa valeur. — La compression très large exercée sur presque toute la demi-circonférence antérieure du tronc (de la ligne axillaire antérieure droite jusqu'à la ligne axillaire moyenne gauche) a un effet très favorable, qui est d'augmenter la flexion du tronc, de faire saillir en arrière les côtes gauches, de fermer un peu leur angle (trop ouvert) et de favoriser la correction de la rotation des vertèbres ; mais elle a un effet mauvais sur l'angle des côtes droites : elle ferme cet angle déjà trop fermé et, par là, nuit à la correction de la rotation des vertèbres.

Tout compte fait cependant, cette méthode nous conduit, elle aussi, à une correction très notable, comme le montre notre figure 1230. obtenue dans nos constructions avec cette deuxième manière.

II

NOTRE MÉTHODE

Cela dit, voici la solution suivant nous la meilleure (voir les fig. 1231 à 1237).

Théorie de la Méthode.

Le calcul et les constructions nous apprennent que, pour obtenir la correction, il faut deux forces égales et directement opposées ou bien deux groupes de forces égaux et directement opposés.

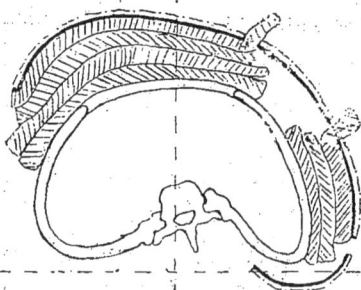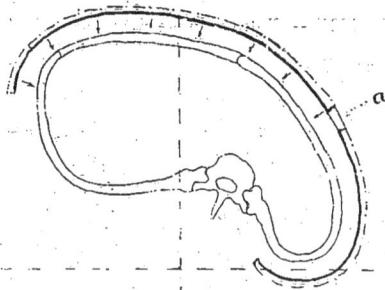

Fig. 1228.   Fig. 1229.

Fig. 1228. — Abbott, première manière (suite). Résultat auquel nous arrivons dans nos constructions avec cette première manière. Comparez avec la figure 1227 qui donne le point de départ.

Fig. 1229. — Abbott, deuxième manière.

Les forces devront être appliquées aux deux pôles de l'ovoïde représenté par la coupe du thorax scoliotique (voir fig. 1231) ; mais il faut, en outre, que m et n (fig. 1231) puissent bomber librement.

Si, de plus, au point r (voir fig. 1221) il nous était possible d'appliquer une autre force (qui viendrait aider efficacement la force b) ce serait parfait ; cette force réagissant contre la force a fermerait l'angle costal gauche et attirerait la vertèbre vers la gauche. Cette force r serait très importante

parce qu'elle s'appliquerait plus près de la vertèbre et surtout parce qu'elle
s'appliquerait sur l'un des côtés de l'angle qu'il s'agit de fermer.

Au total, *b* et *r* agissant contre *a* fermeront l'angle costal gauche et
ouvriront l'angle costal droit (pourvu que *mn*, encore une fois, soient
libres de se dilater) et la vertèbre exécuterait un double mouvement de
dérotation et de translation à gauche.

La réalisation pratique de ces données.

1° Nous arrivons à fermer l'angle costal gauche (c'est-à-dire à rapprocher les deux branches de cet angle) par :

a) Une pression exercée d'abord avec la bande, puis avec les feutres

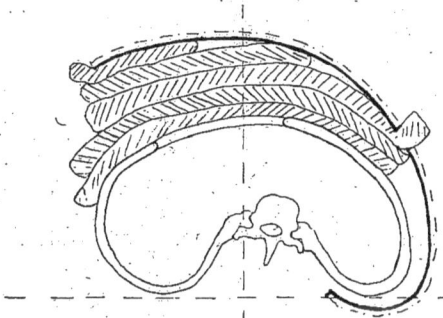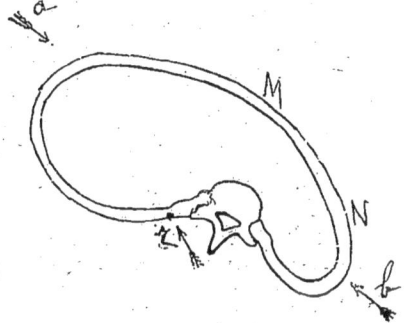

Fig. 1230.   Fig. 1331.

Fig. 1230. — Abbott, deuxième manière. Résultat auquel nous arrivons avec elle dans nos constructions. Comparez avec le point de départ de la figure 1229.

Fig. 1231. — Notre manière personnelle. Théorie de la méthode : Le calcul nous apprend que, pour
obtenir la correction, il faut deux forces directement opposées, *a* et *b*. Si, en plus, nous pouvons
appliquer en *r* une force pour aider *b* à réagir contre *a*, ce sera parfait, nous fermerons l'angle
costal gauche et ouvrirons l'angle costal droit (pourvu que nous laissions MN libre de se dilater)
et la vertèbre exécutera un double mouvement de dérotation et de translation à gauche, comme
cela est indiqué fig. 1234 et 1235.

sur la branche antérieure de cet angle, pression non pas directe, mais un
peu oblique de gauche à droite (fig. 1232, 1233 et 1234).

b) Une pression exercée avec des feutres sur la branche postérieure
de cet angle (sur la partie postérieure et interne des côtes gauches) ; cette
force agissant *directement* sur la branche postérieure de l'arc, est extrêmement efficace ; mais elle est dans la pratique très difficile à appliquer ;
on y arrive [1] cependant (fig. 1235) soit avec des compressions ouatées

1. Pas toujours. Dans les cas de scoliose grave où l'angle du côté concave est très
effondré, il est impossible de prendre d'emblée un point d'appui *direct* sur sa partie
postérieure et interne, on est obligé d'attendre que l'angle de cette côte (sous l'influence
de la pression *a*) ait commencé à s'accentuer ; en attendant, on ne peut presser qu'*indirectement* sur la partie postérieure interne de la côte gauche, par l'intermédiaire de la
branche postéro-interne de la côte droite qui repousse la vertèbre à gauche. Le point *b*
(fig. 1231) étant poussé de bas en haut, soutient, par l'intermédiaire des portions des
côtes *b r*, le point où se fera l'angle gauche ; les deux portions des côtes comprises entre
r et *b* peuvent être considérées comme un tout rigide.

ou feutrées, soit avec une pelote poussée par un pas de vis. En tout cas, l'on doit toujours s'efforcer de prendre un appui sur le point B avec deux tampons d'ouate ou de feutre (fig. 1234).

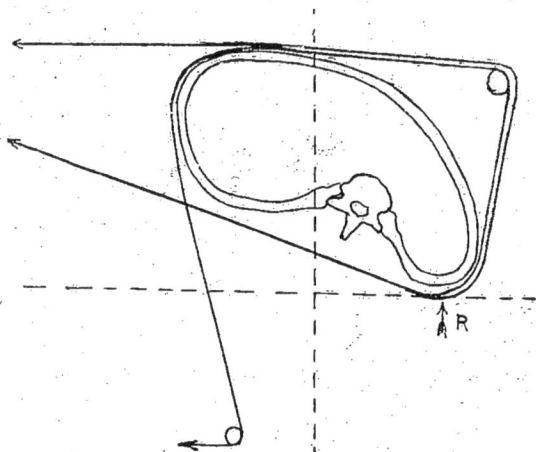

Fig. 1232. — Notre manière personnelle. Comment nous corrigeons avant d'appliquer le plâtre. R représente la pression de bas en haut du hamac et des bandes ; à droite (du lecteur) poulie pour empêcher les bandes de gêner l'expansion de la partie antérieure des côtes droites.

2° Nous arrivons à ouvrir l'angle (trop fermé) des côtes droites, c'est-à-dire à écarter les deux branches de cet angle, par :

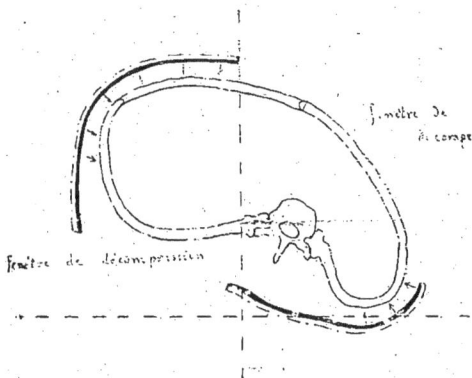

Fig. 1233.

Fig. 1234.

Fig. 1233. — Notre manière (suite).

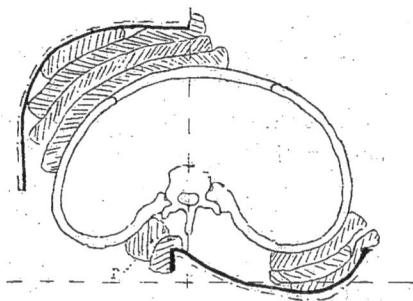

Fig. 1234. — Notre manière (suite). B, point d'appui sur le plâtre. (Le corps vertébral devrait être figuré ici un peu tourné vers la gauche.)

a) Une pression sur le sommet de l'angle [1] et autour de ce sommet, pression exercée le jour de l'application du plâtre par nos bandes et par

1. Ce que nous perdons en flexion, nous le rattraperons avec des coussins poussant d'arrière en avant le segment supérieur du tronc.

le hamac très tendu (fig. 1232) et les jours suivants par des coussins de feutre (fig. 1234 et 1235).

Sous cette pression, la *branche interne* de l'angle *b* (fig. 1231) s'ouvre, s'écarte et repousse le corps vertébral vers la gauche. Et cette pression sera aidée puissamment par la force s'exerçant en *r* (fig. 1231).

b) Pour que *la branche externe* de l'angle (des côtes droites) puisse s'écarter, elle aussi, il est nécessaire de ne pas la brider (et surtout de ne pas l'écraser comme le fait Abbott). C'est pour cela que le jour de l'application du plâtre, nous ouvrons à ce niveau une large fenêtre de décompression (fig. 1233 et suiv.).

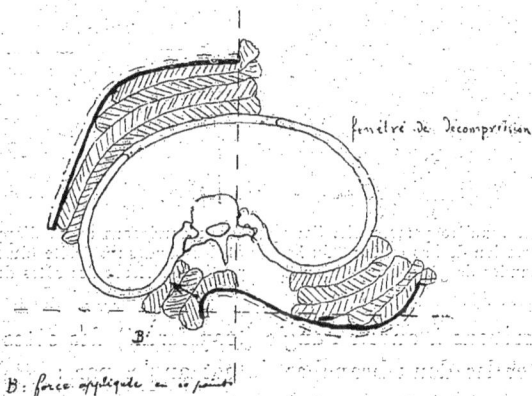

Fig. 1235. — Notre manière (suite). Résultat auquel nous arrivons avec elle dans nos constructions.

Avec cette technique, nous arrivons dans nos constructions aux résultats que voici (fig. 1234 et 1235).

Il suffit de jeter les yeux, d'abord sur les figures 1226 à 1230, puis sur les figures 1231 à 1239 pour saisir les ressemblances et différences existant entre la manière d'Abbott et la nôtre, soit pour l'application du plâtre, soit pour le traitement post-opératoire.

Nous avons dit l'essentiel. Pour ne pas allonger cet exposé, nous allons résumer en quelques mots tous les autres points :

1º Comment se fait la translation latérale de droite à gauche du tronc tout entier ?

a) Le jour de l'application du plâtre, par l'action des deux bandes qui vont s'attacher sur la bande transversale gauche du cadre ; *b*) par l'action des bandes appliquées à la manière d'Abbott sur les deux segments supérieur et inférieur de la colonne vertébrale ; *c*) nous aidons encore à cette translation latérale en mettant, le jour de l'application du plâtre, plusieurs coussins au niveau de la partie antérieure des côtes gauches, et en les transportant un peu après sous l'angle des côtes droites ; de cette façon, nous poussons tout le système de droite à gauche.

2º Une remarque très importante au sujet de la direction à donner aux bandes le jour de l'application du plâtre :

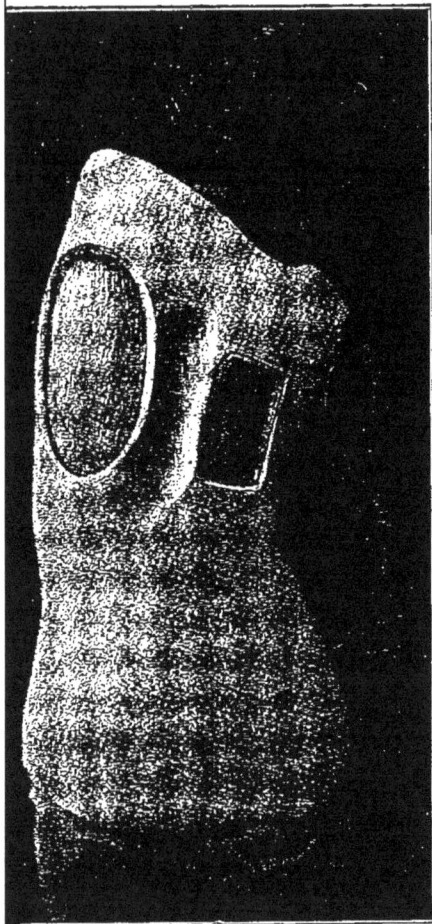 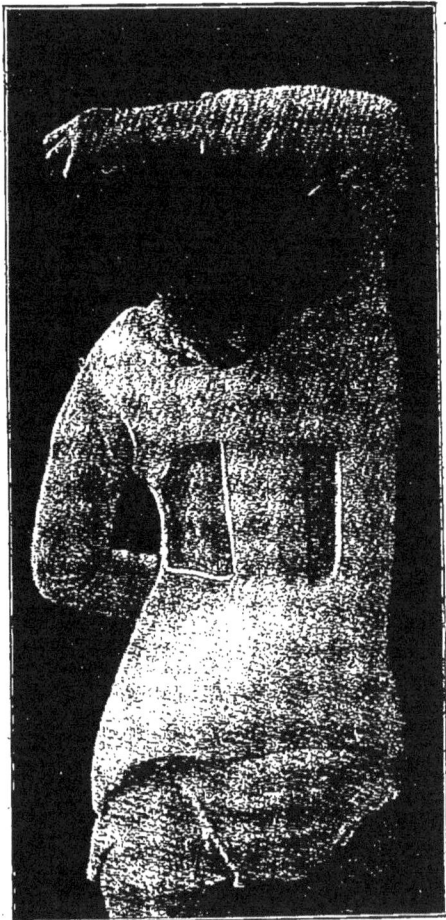

Fig. 1236.   Fig, 1287.

Fig. 1236. — A droite de la malade, fenêtre pour la compression. A gauche, fenêtre de décompression, qui doit être, en réalité, beaucoup plus grande qu'elle n'est figurée ici.

Fig. 1237. — A droite de la malade, fenêtre de décompression (fenêtre qui est toute petite, comme ici, le premier jour mais qui est découpée très large, occupant presque toute la face antérieure de l'hémithorax droit dès que le plâtre est bien sec, c'est-à-dire après 2 à 3 jours). A gauche, fenêtre pour la compression. (Le bras gauche est levé momentanément par la malade pour montrer la partie axillaire du plâtre.)

Pour fermer ou ouvrir un arc, il est nécessaire de faire agir les forces dans le plan moyen de cet arc, sinon l'effet est manqué.

Pour rendre aux côtes (droite et gauche) leur forme normale, nos forces de correction doivent agir dans le plan de chacune de ces côtes (nous par-

lons des côtes droite et gauche les plus déformées). Les deux côtes n° 6,
par exemple (fig. 1238 et 1239), forment deux plans tout à fait distincts
se coupant à peu près suivant la ligne MN, qui joint leurs insertions sur
l'épine dorsale et sur le sternum (ou son prolongement) et formant entre
eux un angle d'une centaine de degrés. Si donc nous nous contentons de
pousser A vers B, et B vers A, cette ligne AB étant bien au-dessous de la
charnière MN, les deux côtes tourneront tout d'une pièce autour de MN,
sans perdre leur forme défectueuse, et nous aurons quelque chose comme
la seconde figure (1239), quelque chose comme un livre qui vient de

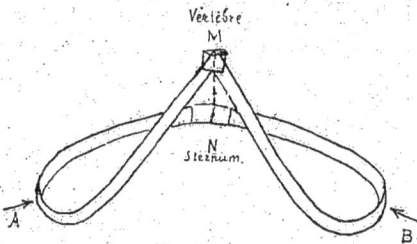

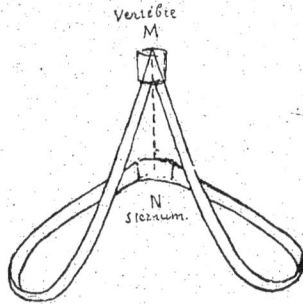

Fig. 1338.   Fig. 1339.

Fig. 1238. — MN, ligne vertébro-sternale suivant laquelle se coupent les deux plans des deux côtes
droite et gauche que voici figurées. Dans un cas de scoliose, si on pousse ces côtes l'une vers l'autre
transversalement, on fermera un peu l'angle dièdre MN, mais on ne rendra pas aux côtes la forme
voulue (voir légende de la fig. 1239).

Fig. 1239. — (Suite de la légende de la fig. 1238). On obtiendra la figure que voici. Pour donner aux
côtes la forme voulue, nous devons appliquer nos bandes obliquement suivant le plan des côtes
déformées (voir les détails dans le texte).

se fermer en partie autour de MN, de manière à faire un angle de 70°,
au lieu d'un angle de 100°.

L'effet serait mauvais, nous n'aurions pas obtenu le résultat désiré,
celui du changement de forme des côtes, et nous aurions un résultat non
désiré et « indésirable », celui du rétrécissement du thorax.

Que faire ? Pousser les côtes 6 et 6 chacune dans son plan et aux
endroits voulus ; c'est-à-dire que la côte droite prise à son angle postérieur
doit être poussée vers l'aisselle gauche, et la côte gauche, prise sous le
sein gauche, doit être poussée vers le milieu de l'omoplate droite.

Au lieu donc de donner, comme Abbott, une direction transversale
aux bandes de correction, nous leur donnons une inclinaison de 20 à 30°
(vers le haut du corps). Une inclinaison plus grande créerait un risque
de dérapage et ces 20 à 30° nous suffisent. Ainsi, nos forces agissent
sensiblement suivant le plan des côtes les plus déformées.

CONCLUSION

La meilleure solution, selon nous, du problème mécanique de la scoliose est la suivante :

Cas d'une scoliose dorsale droite.

1º Faire une pression sur l'angle costal droit et dans le plan de la côte qui correspond au maximum de déviation latérale.

2º Une autre pression sur la partie antérieure de la côte correspondante du côté gauche (voir plus haut).

3º Lorsque la côte gauche commence à s'incurver, aider au mouvement en pressant sur la partie postérieure et interne de cette côte, vers la pression nº 2.

4º Eviter que les bandes de correction ne compriment la partie antérieure de la côte à angle saillant en arrière (côte droite).

5º Torsion de gauche à droite et translation à droite du segment supérieur et du segment inférieur de la colonne vertébrale.

6º Le segment moyen déjà immobilisé sera par le fait des mouvements précédents porté à gauche. Pour aider à cette translation, mettre des feutres du côté gauche (en avant), qui seront enlevés un peu plus tard et reportés du côté opposé en arrière.

Et c'est ainsi que notre méthode, plus conforme aux données du raisonnement et de la mécanique, peut remédier aux défectuosités ou lacunes de la méthode d'Abbott.

UN MOT SUR LA VALEUR DE L'OPÉRATION D'ALBEE

DANS LE MAL DE POTT

J'ai vu opérer Albee. Je l'ai même assisté dans plusieurs de ses opérations de greffe pour des cas de fractures. Et toujours, il m'a émerveillé par son habileté opératoire prestigieuse, mais jamais il ne m'a convaincu de la valeur de son opération dans le mal de Pott.

Et pourquoi ? Tout simplement, parce que nous pouvons avoir beaucoup mieux, à beaucoup moins de frais — avec nos seules **méthodes orthopédiques** aujourd'hui si simples et si bien réglées.

1º **La mortalité avec le traitement d'Albee.** — Je ne veux certes pas l'exagérer ; mais on ne peut pas la nier non plus — puisque Albee lui-même, malgré toute son habileté, accuse 12 morts sur 198 cas, dont 4 **morts par choc opératoire,** et puisque Maragliano accuse, lui, 16 % de morts ; et Erlacher (de Gratz), 3 morts sur 8 cas, donc 37,5 pour 100 !...

2º **La qualité des résultats d'Albee.** — Ils ne sont pas bons puisque Nutt a vu chez ses opérés, la gibbosité s'aggraver 90 fois sur 100 et Ombredaune **dans tous ses cas.**

Et quant à la durée de la maladie, lorsque Albee nous dit, par exemple, qu'un vaste abcès iliaque a disparu immédiatement, immédiatly, après son opération, et que six semaines après cette opération faite pour un mal de Pott en pleine évolution aiguë, le malade a pu travailler tous les jours sans tuteur : Albee, dis-je, aura quelque peine à nous persuader de le suivre dans une thérapeutique aussi imprudente lorsque nous savons tous que son opération n'agit pas directement sur le foyer tuberculeux et que ce foyer met une et même plusieurs années à s'éteindre.

Le tort le plus grave peut-être de l'opération d'Albee, c'est que ne guérissant pas le foyer, elle paraît donner cependant une fausse sécurité, d'où non-emploi de nos moyens ordinaires pour lutter contre les gibbosités, d'où l'aggravation régulière de celles-ci dans le traitement d'Albee.

« Gravité opératoire non négligeable, aggravation des gibbosités ». **Où est donc son avantage**, sur notre simple traitement orthopédique si bénin, si efficace, avec lequel on redresse les gibbosités, car cela n'est plus contesté, Dieu merci !

Oui, où est l'avantage du traitement d'Albee ? Le voici : il est plus dramatique, il a plus de panache que le nôtre, il frappe beaucoup plus l'imagination du grand public et peut-être même de quelques médecins non avertis, c'est-à-dire peu familiers avec l'anatomie pathologique du mal de Pott.

Pensez donc ! Faire croire ou tout au moins laisser croire qu'on guérit en sept semaines un mal de Pott aigu, qu'on guérit instantanément un abcès iliaque — avec une baguette osseuse détachée du tibia du malade et plantée dans son dos, la voilà la baguette magique ! le voilà le miracle !!

Mais vous avez vu que c'est un trompe-l'œil et que notre traitement, s'il est plus long, donnera toujours des guérisons plus constantes et plus belles.

Cependant, je conviens que dans un mal de Pott déjà bien guéri par nos traitements orthopédiques, l'opération d'Albee peut consolider un peu davantage le rachis postérieur, c'est-à-dire que le traitement si ingénieux d'Albee peut être bon pour ceux qui n'en ont pas vraiment besoin.

SUR LA SOI-DISANT OPÉRATION DE HIBBS DANS LE MAL DE POTT

(Quelle est son originalité, quelle est sa valeur réelle ?)

1º **Son originalité.** — Je connais bien cette opération, puisque je l'ai vue faire à New-York par Hibbs, mais je la connais surtout parce que je l'ai faite 15 ans avant Hibbs et que j'en ai parlé au Congrès de Chirurgie de Paris de 1897, il y a donc 25 ans. Vous lirez dans les comptes rendus de ce Congrès[1] que j'avais fait cette opération **10 fois** déjà à cette époque. Bien plus, il est de mes élèves, comme le Dr Cayre de Berck, qui l'ont faite nombre de fois, 10 et 12 ans avant Hibbs.

Dans ma communication au Congrès d'il y a 25 ans, vous verrez les raisons d'anatomie pathologique qui m'avaient conduit à faire cette opération, à savoir que dans le mal de Pott, la nature réalise presque toujours d'elle-même la soudure des arcs postérieurs des vertèbres malades. Mais comme ce n'est pas toujours d'une manière complète ou assez prompte, nous allons l'y aider.

1. *Comptes rendus du Congrès de Chirurgie de* 1897 (chez Alcan, éditeur), pages 306 et suivantes.

Comment ? En décollant le périoste des lames vertébrales et accolant les faces productives du périoste et les bords des lames avivées, accolement plus facile encore après le redressement qui imbrique et tasse les arcs postérieurs ; nous avivions de même les apophyses articulaires, là où les lames sont un peu distantes à la région lombaire.

N'y a-t-il donc pas quelque petite variante entre notre technique et la technique ultérieure de Hibbs ?

Pour les lames et les apophyses articulaires : **non**. — Pour les apophyses épineuses : **oui** ; tandis que, moi, après avoir dépériosté les extrémités, je les abrase ; **lui**, les conserve, les fracture, les rabat. Mais cela même, **que je ne crois pas bon, n'est pas de lui**, puisque cela avait été fait déjà par Albee lequel y a d'ailleurs renoncé depuis.

Vous voyez, **rien de vraiment neuf** dans l'opération de Hibbs. Je me permets d'ajouter que j'en ai fait la remarque très franche à Hibbs à New-York, en lui indiquant les pages de nos comptes rendus d'il y a 22 ans où il trouverait sa soi-disant opération décrite par moi, et je ne sache pas qu'il m'ait encore rendu le témoignage de priorité qu'il me doit en toute justice.

2° **La valeur réelle de cette opération.** — Eh bien, après l'avoir faite, nous et nos élèves, plus de 30 fois, nous l'avons abandonnée peu à peu.

Et pourquoi ?

Ici encore parce que nous pouvons arriver plus simplement, plus bénignement à des résultats tout aussi beaux, car elle non plus n'est pas d'une bénignité absolue, surtout si on la fait comme Hibbs à la période floride du mal de Pott.

Nos élèves et nous avons observé des méningites ou des fistules, étant tombés sur des petits prolongements postérieurs abcédés ou fongueux du foyer du corps vertébral, sans qu'on puisse toujours les reconnaître, pour s'en garder au cours de l'acte opératoire.

Et nous connaissons d'autres cas de méningites ou de fistules survenus, en d'autres mains, avec la soi-disant opération de Hibbs. Or, tous les chirurgiens spécialisés savent qu'une fistule, ici, conduit dans plus de moitié des cas les malades à la mort.

Et voilà pourquoi nous avons abandonné peu à peu notre opération, faite pour un mal que nous savons guérir sans elle, avec notre seul traitement orthopédique.

Et nous ne nous déciderions à refaire notre opération que dans un seul cas, celui d'un pottique redressé et paraissant bien guéri de son foyer tuberculeux, chez qui, malgré le port d'un corset pendant plusieurs années, nous verrions persister un jeu entre les arcs postérieurs de la gibbosité redressée ; mais ce cas on ne le verra presque jamais, l'ankylose postérieure finissant par se produire sans opération sanglante — si l'on est assez persévérant.

Et notez que je n'ai rien dit de la lacune si fâcheuse du traitement de Hibbs qui ne fait rien, à ma connaissance, pour redresser les pottiques déviés — et qui laisse ses opérés avec un simple pansement mou, sans tuteur rigide aussitôt après l'opération — et cela à la période aiguë de la maladie, ce qui va les conduire fatalement à l'aggravation des gibbosités.

On pourrait conclure, en disant de la technique du réinventeur de notre opération : « **Il y a là des choses bonnes et des choses qui sont de lui. Mais les choses bonnes ne sont pas de lui et les choses qui sont de lui ne sont pas bonnes.** »

LE TRAITEMENT ET LA GUÉRISON DES SUBLUXATIONS CONGÉNITALES

L'on pourrait soutenir qu'il y a quelque chose de plus difficile à bien guérir qu'une luxation, c'est une subluxation. Et cette vérité paradoxale

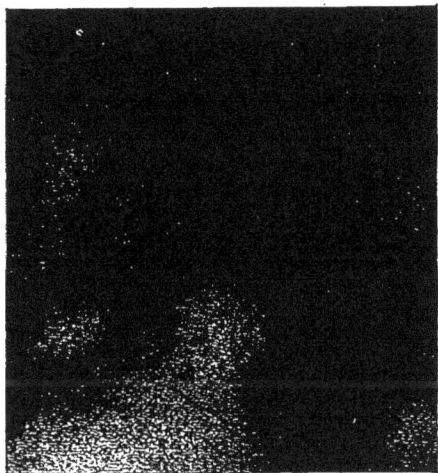 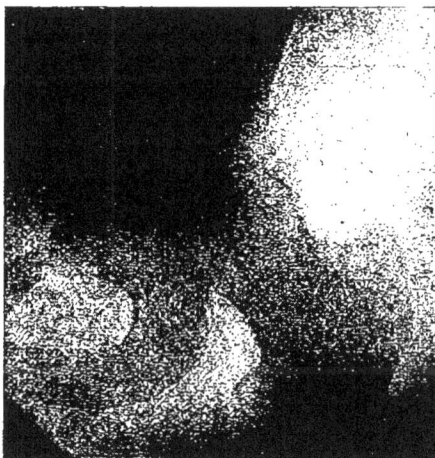

Fig. 1240.   Fig. 1241.

Fig. 1240. — Subluxation congénitale chez une femme de 30 ans venue à nous avec le diagnostic d'arthrite sèche de la hanche droite parce qu'elle ressentait des douleurs très vives l'empêchant de marcher. Mouvements très limités. Raccourcissement d'un cent. 1/2. Atrophie légère du membre inférieur droit. Nous sommes conduit au diagnostic de *subluxation congénitale* par l'examen clinique, les commémoratifs et la radiographie. Nous faisons les manœuvres de réduction pour amener la tête à la partie inférieure de ce grand cotyle (formé du cotyle originel et d'un petit néocotyle, au-dessus, qui se chevauchent). Maintien très exact de la tête au-dessous du cartilage en y par appareil plâtré. Immobilisation d'un an (en tout 3 plâtres) afin de donner au néocotyle, maintenant déshabité, le temps de se combler par un bloc osseux assez solide. Le résultat cherché a été obtenu (voir fig. suivante).

Fig. 1241. — La même, en liberté complète depuis un an. La tête reste bien où nous l'avons remise, à sa place normale. Le néocotyle est bien comblé par un bloc osseux. Les mouvements sont déjà revenus à moitié de leur étendue normale, malgré l'âge de la malade (30 ans). Et surtout elle est délivrée de ses douleurs articulaires pour lesquelles elle était venue réclamer nos soins — douleurs très pénibles qui l'empêchaient d'exercer sa profession.

avait été entrevue[1] et exprimée, et même expliquée, par les anciens anatomo-pathologistes, lorsqu'ils disaient : Si l'on peut espérer guérir, un jour, les luxations congénitales, par contre, « la subluxation paraît incurable parce que les deux cavités (c'est-à-dire le cotyle originel et le néo-cotyle qui lui fait suite) **se confondant entre elles** par un côté commun, il est difficile d'admettre que la réduction puisse se maintenir. »

1. Kerkring, 1670, et Parise, 1842.

Et jusqu'à ce jour, personne n'était venu donner un démenti à cette assertion. En effet, nous n'avons pas pu trouver, dans toute la littérature médicale, un seul cas de guérison véritable d'une subluxation.

C'est pourquoi nous sommes heureux de pouvoir donner ici deux exemples de subluxation guéries par nous : l'une chez une femme de 30 ans (fig. 1240 et 1241), l'autre chez une petite fille de 10 ans (fig. 1242 et 1243).

Qu'entendons-nous par guérison véritable ? Cela veut dire que la

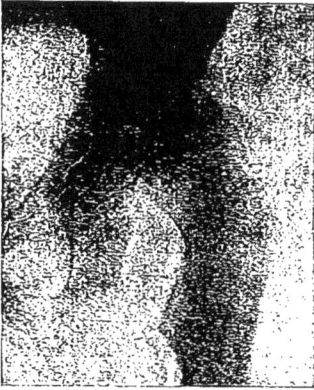 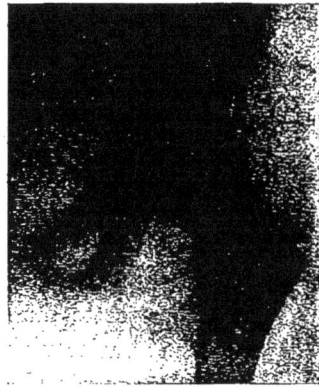

Fig. 1242.   Fig. 1243.

Fig. 1242. — Enfant de 10 ans venue pour des douleurs et de la boiterie et diagnostiquée « *ostéochondrite* » par les uns et « *coxalgie* » par les autres. EN RÉALITÉ c'est UNE SUBLUXATION CONGÉNITALE. (Vous savez déjà que toutes les prétendues ostéochondrites sont des subluxations congénitales méconnues). Nous avons fait, comme dans le cas précédent, la réduction très exacte dans le bas de ce très grand cotyle (formé du cotyle originel et du néocotyle se chevauchant). Comme dans le cas précédent, nous avons maintenu cette réduction avec 3 plâtres pendant 1 an et même un peu plus ici : 13 mois 1/2. Résultat excellent (Voir fig. suivante.)

Fig. 1243. — La même : la tête reste à la place normale du cotyle. Le haut du grand cotyle anormal a été comblé par un coin osseux bien solide maintenant. La malade, libérée depuis 1 an, a recouvré tous les mouvements. Et le *résultat fonctionnel est parfait* ; l'enfant marche *sans boiterie* et *sans douleur*.

tête fémorale, ramenée dans la plus basse des deux cavités, y demeure après notre traitement, lequel a justement pour objectif et pour résultat de réaliser les conditions voulues pour que se creuse suffisamment cette cavité inférieure et pour que se comble par un bloc osseux néoformé la cavité supérieure.

Et c'est ainsi que de ces deux cavités qui communiquaient si largement, qu'elles n'en faisaient qu'une, il ne reste plus que la cavité inférieure qui s'est adaptée à la forme et aux dimensions de la tête, tandis que l'autre bien comblée est devenue un heurtoir, une barrière, un plafond contre lequel viendra buter, ou plutôt s'appuyer, désormais, la tête du fémur.

Vous savez déjà que c'est au niveau du cartilage en Y que se trouve la ligne d'union des deux cavités [1].

L'objectif du traitement sera double :

1º Il faudra maintenir la tête exactement dans les limites de la cavité inférieure, c'est-à-dire que la partie supérieure de la tête doit répondre au niveau du cartilage en Y, et la poussée de la tête et du col devra s'exercer perpendiculairement contre la paroi interne de ce cotyle originel, c'est-à-dire que « l'axe du col sera horizontal », etc. Vous connaissez cette orientation « idéale » que nous avons déjà formulée plusieurs fois dans ce livre (**orientation qu'il faut toujours vérifier par la radiographie**) ; et l'on aidera encore au creusement du cotyle originel par une pression faite avec des carrés d'ouate sur la face externe du grand trochanter, à travers une fenêtre pratiquée dans le plâtre.

2º L'on maintiendra (sans s'en écarter jamais) cette bonne orientation pendant le temps jugé nécessaire pour que la cavité inférieure, la seule actuellement habitée par la tête, ait pu se creuser assez et pour que la cavité haute, déshabitée maintenant, ait pu se combler bien solidement et définitivement.

Et quelle est donc cette durée ? En moyenne 9 à 12 mois (ce temps pouvant évidemment varier un peu avec les sujets). Et la radiographie vous renseigne sur les progrès plus ou moins rapides de cette néoformation osseuse. Mais il vaut évidemment mieux **faire trop que pas assez**, attendre 10 à 12 mois, ou même 13 à 14 mois avant de ramener le fémur dans sa position normale d'extension. Ainsi le tissu ostéo-cartilagineux de nouvelle formation aura pris une résistance suffisante pour supporter la poussée de la tête, sans se laisser aplatir.

Cela ne veut pas dire qu'on laissera le même plâtre en place pendant ces 12 ou 14 mois ; non : cela pourrait créer un danger d'ankylose ; on changera le plâtre tous les trois mois, l'on imprimera quelques très petits mouvements à la tête pour briser les adhérences s'il en est déjà (comme on dégage la barre à mine lorsqu'on creuse un trou dans la roche), mais on fera ces petites mobilisations sans changer l'orientation de l'axe du col, et l'on aura soin de conserver dans le nouveau plâtre cette même orientation parfaite, l'axe du col perpendiculaire à la paroi interne du cotyle.

---

1. En réalité ce n'est pas 2 cavités très distinctes, et franchement superposées, mais 2 cavités *se chevauchant* plus ou moins, exemple les cas ici représentés où les 2 cavités mesurent ensemble à peu près une fois et demie la hauteur d'un cotyle normal. Ce chevauchement vient augmenter encore les difficultés d'une réduction vraie (sans, pourtant, les rendre insurmontables comme le prouvent nos résultats que voici figurés).

CHAPITRE VII

LES TUMEURS BLANCHES

DEUXIEME PARTIE

LES AFFECTIONS ORTHOPÉDIQUES ACQUISES, NON TUBERCULEUSES

CHAPITRE VIII

LA SCOLIOSE DES ADOLESCENTS

DIAGNOSTIC DE LA LUXATION CONGÉNITALE

Pronostic.

LE TRAITEMENT

A. Luxation unilatérale.

NOS DERNIERES ACQUISITIONS SUR LES MALADIES DE LA HANCHE

Rôle immense, à tous les âges, des petites malformations congénitales larvées
plus ou moins latentes.. 815
I. Notions indispensables sur ces petites malformations. Le plus grand nombre
des coxopathies portant les étiquettes les plus diverses, sont des petites malformations
II. La prétendue « maladie nouvelle et acquise », appelée ostéochondrite ou coxa
plana est une malformation congénitale.
III. Sur 3 cas étiquetés coxalgies, il y a 2 coxalgies et 1 malformation congénitale.

FIN DE LA TABLE DES MATIÈRES ET DU LIVRE

Abbeville. — Imprimerie F. PAILLART.

LE TRAITEMENT DES SUB-LUXATIONS LARVÉES
(C'EST-A-DIRE DES FAMEUSES
PRÉTENDUES « OSTÉOCHONDRITES » OU « COXA-PLANA »)

Nous avons en effet prouvé que ces hanches étiquetées « ostéochrondrite ou coxa-plana », c'est en réalité des sub-luxations congénitales larvées méconnues. Et dès lors le traitement se devine :

1er *cas*. — S'il n'y a que 2 ou 3 ou 4 millimètres de déplacement (ou d'énucléation) de la tête, on peut ne pas mettre le membre inférieur dans la position de réduction, à moins qu'il n'y ait des troubles fonctionnels sérieux auquel cas cette position de réduction (une réduction mathématique s'entend, dans les limites de l'ancien cotyle originel) a toutes chances de supprimer ces troubles fonctionnels.

2e *cas*. — Mais lorsque le déplacement de la tête (en hauteur ou en largeur, dans le sens vertical ou le sens transversal) dépasse 1 centimètre ou 1 cent. 1/2 (exemple le cas de la figure 1244), il faut, pour assurer l'avenir, rechercher cette réduction mathématique de la manière que voici représentée (fig. 1245). Et nous pouvons obtenir ainsi la guérison anatomique et fonctionnelle de ces subluxations larvées — ce que la logique nous permettait d'espérer — et ce qui vient confirmer encore — *naturam morborum curationes ostendunt* — les conclusions de nos recherches et de nos études qui ont bien prouvé que la prétendue ostéochondrite ou coxa-plana n'est qu'une subluxation **méconnue**.

Et l'on s'inspirera des mêmes principes lorsque se produisent des troubles fonctionnels dans une luxation déjà traitée. Il faut de même distinguer 2 cas : *a*) Si la **réduction est parfaite** [1], mettre l'enfant au repos à l'extension continue et s'occuper de refaire l'**état général** de ces malades le plus souvent éprouvés par une maladie intercurrente qui a rompu l'équilibre fonctionnel de la hanche, et fortifier **localement** par des massages, la musculature de la fesse et du membre inférieur tout entier.

b) Si la **réduction** obtenue **n'est point parfaite**, ce qui est le cas ordinaire, on peut dire presque constant, s'il y a une ascension de la tête de plus

---

1. Si l'on demande pourquoi et comment dans ces cas de parfaite réduction il peut survenir des troubles fonctionnels nous répondrons que, malgré la réduction, l'articulation n'est pas mathématiquement normale. Les extrémités osseuses peuvent rester plus ou moins déformées ; elles étaient parfois dépouillées de cartilage au moment de la réduction ; il pouvait déjà s'être formé des *ostéophytes* dans le cotyle originel déshabité, etc., et la conclusion pratique qu'on en doit tirer, c'est qu'il faut toujours réduire les luxations congénitales aussitôt reconnues, même chez les enfants d'un an et même de moins d'un an, pour éviter ces altérations morphologiques et trophiques qui seront évidemment d'autant plus fréquentes et d'autant plus accusées que le sujet sera plus avancé en âge.

d'un centimètre, au-dessus du cartilage en Y (et que le malade souffre),
l'on peut réentreprendre la cure radicale, telle que nous l'avons indiquée
plus haut, de cette sub-luxation restante.

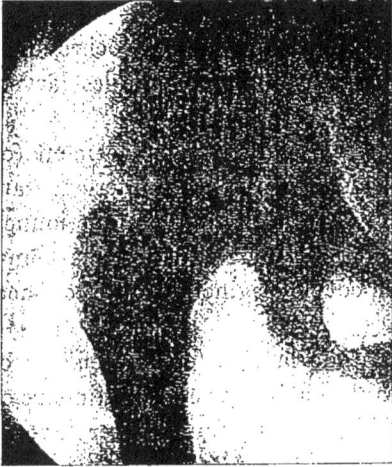 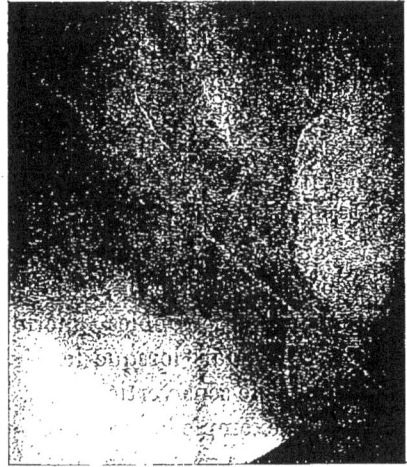

Fig. 1244.   Fig. 1245.

Fig. 1244. — Un *cas type* de la prétendue « ostéochondrite » ou « coxa-plana » (ce cas prouve une fois
de plus qu'il s'agit là, en réalité, de subluxations congénitales méconnues). C'est la radio de l'enfant
signalée à la fin du chapitre où nous faisions cette preuve. Elle nous était arrivée pour boiterie
apparue à 8 ans après des fatigues répétées. Et par le seul examen clinique (sans le secours des
commémoratifs et sans radiographie), nous avions déjà pu affirmer l'existence d'une subluxation
congénitale du tout premier degré (Il y avait un raccourcissement de 1 cm. 1/2) et les mouvements
étaient libres excepté l'abduction. Légère atrophie du membre entier, etc. Et nous avions dit
à nos assistants : *Il ne nous en faut pas plus pour diagnostiquer une subluxation congénitale*, et ajouté :
*Voilà un cas où la radio a toutes chances de nous montrer un de ces types morphologiques si chers à
Legg et à ses successeurs qui les prennent pour un signe caractéristique de la prétendue maladie nouvelle
et acquise.*
  Et en effet, la radiographie prise immédiatement après, nous a donné l'image que voici, c'est-à-
dire en même temps qu'un cotyle de subluxation un peu plus long, un peu moins profond que
normalement, avec une voûte un peu oblique et le bas du cotyle déshabité, etc., le plus beau type
qui se puisse souhaiter de *déformation* en *galette* de l'*épiphyse* avec extériorisation partielle de la
tête. Et les commémoratifs que nous avons pu recueillir ensuite : à savoir que l'enfant avait marché
un peu plus tardivement que ses autres frères et sœurs, à 15 mois au lieu de 12, et qu'elle se fati-
guait beaucoup plus vite qu'eux et « n'avait jamais pu les suivre pour les longues marches », et
qu'elle avait tendance à marcher sur la pointe du pied un peu tournée en dedans — si bien qu'un
médecin avait rapporté la boiterie actuelle à une déviation du pied, etc..., *tous ces commémoratifs
venaient, à leur tour, confirmer notre diagnostic clinique de sub-luxation congénitale.*

Fig. 1245. — La même mise dans la position de réduction. Cette radio montre la vacuité de la
partie supérieure du grand cotyle de subluxation, c'est-à-dire de la partie qui répond au petit néocotyle. (Et c'est même là une manière de confirmer le diagnostic de subluxation congénitale.) On
voit l'épiphyse avec une autre forme que dans la précédente figure parce qu'elle est prise sous
une autre incidence. Cette position de réduction a été maintenue dans le plâtre pendant un an ;
mais déjà au bout de 9 mois nous avons pu apercevoir sur la radiographie l'image floconneuse,
ouatée, nuageuse du bloc osseux, du coin osseux qui s'est formé dans la partie supérieure vide
du grand cotyle, au-dessus du cartilage en *y*. Il se pouvait que ce coin néoformé fût déjà assez
résistant, au 9e mois ; mais il était plus prudent d'attendre la fin du 12e mois pour remettre la
jambe dans la position normale d'extension.

A moins toutefois d'une **contre-indication** que vous devinez, à savoir
qu'il s'agisse d'un cas **bi-latéral** chez un **enfant trop âgé** (de plus de **8 ou
9 ans** par exemple), auquel cas l'on risquerait trop d'aboutir à une anky-

lose partielle gênante, c'est-à-dire que l'on n'est pas assez sûr, en ce cas, d'obtenir **au total** un résultat positif, où le « profit » sera supérieur à la

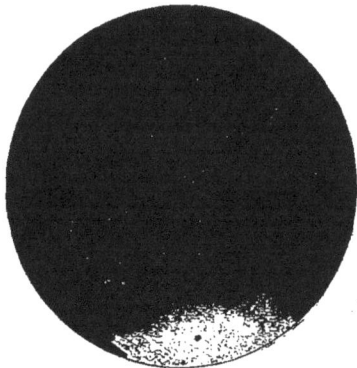

Fig. 1246. — La même : au 12ᵉ mois, la jambe est ramenée vers la position normale d'extension (radio prise il y a quelques jours.) La jambe sera ramenée en plusieurs étapes à l'extension complète, et au parallélisme (avec l'autre jambe) — en usant simplement de petits coussins de sable placés les uns au-dessus du membre et les autres tout contre son bord externe.

« perte » pour le fonctionnement de ces hanches. Mais tout ceci vous le saviez déjà après avoir lu notre chapitre du traitement de la luxation congénitale de la hanche...

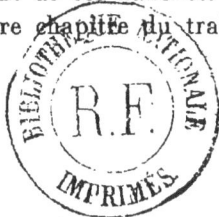

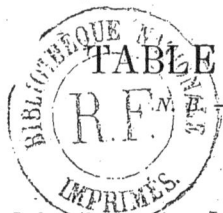

TABLE DÉTAILLÉE DES MATIÈRES

N. B. — Cette table est un véritable résumé du livre.

TECHNIQUE GÉNÉRALE

ou

TROIS CHAPITRES PRÉLIMINAIRES SUR LES APPAREILS, SUR L'ANESTHÉSIE ET SUR LES PONCTIONS ET INJECTIONS

CHAPITRE PREMIER
LA TECHNIQUE DES APPAREILS
I. LES APPAREILS PLATRÉS
A. Les notions indispensables sur la manière de faire un plâtre.

On doit préférer (aux gouttières plâtrées), même pour le traitement des fractures, les **plâtres circulaires**, qui sont beaucoup plus agréables au malade et plus faciles à faire que les gouttières.

Pour surveiller tous les points malades, dans un appareil circulaire, il suffit de le fenêtrer en ces points ou de le transformer en plâtre bivalve.

Pour être sûr de la **bonne nutrition** du membre appareillé, il suffit de s'assurer de la bonne nutrition des extrémités des orteils ou des doigts, qui seront toujours laissés à nu dans l'appareil.

Un plâtre est construit avec des bandes de tarlatane, imprégnées de bouillie plâtrée et appliquées tout autour de telle région du corps préalablement recouverte d'un fourreau de tissu mou.

Il faut donc se procurer :

Le **fourreau collant**, c'est un jersey, une chaussette, un bas ou une manche de jersey — suivant la région.

Ce revêtement est toujours plus mince et plus régulier que le revêtement d'ouate. Ce n'est qu'à défaut de fourreau qu'on peut prendre de la ouate, en ayant grand soin de l'appliquer en une couche aussi régulière et aussi mince que possible (de 1 à 2 mm. à peine d'épaisseur).

Les **bandes plâtrées** sont des bandes de tarlatane d'environ 5 mètres de long et de 15 cm. de large, qu'on a imprégnées de plâtre............... 12

Pour bâtir un appareil solide, il est bon d'intercaler une assise d' « attelles » ou carrés de renforcement, entre les revêtements des bandes. Ces attelles sont de simples carrés de tarlatane, découpés d'avance et trempés une ou deux minutes avant leur emploi, dans la même bouillie que les bandes 17

Au nombre de deux, ces attelles ont une longueur égale à celle que doit avoir l'appareil, une largeur égale à la demi-circonférence maxima de cet appareil et une épaisseur de 1, 2 ou même 3 feuillets, suivant qu'il s'agit d'un petit ou d'un grand plâtre, et d'un enfant ou d'un adulte.

Si c'est un plâtre de bras, qui doit prendre aussi la ceinture scapulaire, ou bien un plâtre de membre inférieur qui doit prendre le bassin, on met une troisième attelle en ceinture, chevauchant l'extrémité supérieure des 2 attelles longitudinales.

La technique de l'appareil plâtré.

Supposons que vous ayez à faire un **plâtre de jambe.**

La jambe, recouverte d'un fourreau, a été mise en position, et un aide la maintient en la soulevant par le pied. Vous appliquez la première bande plâtrée (à partir des orteils et du pied) en tours circulaires se chevauchant au tiers, sans faire de renversés, qui ne sont pas nécessaires. Ayez soin d'**appliquer** la bande *a*) **exactement** ; *b*) **sans pression** ; *c*) en l'**étalant bien** pour ne pas faire des cordes. Vous remontez ainsi jusqu'à l'extrémité supérieure de l'appareil, où vous coupez la bande, si elle n'est pas épuisée 21

Par-dessus cette première assise de tours de bandes, sont appliquées les **attelles,** bien étalées, l'une en avant, l'autre en arrière ; et par-dessus les attelles, vous appliquez de nouveau des tours de bandes et vous faites ainsi un troisième et quatrième revêtement, suivant qu'il s'agit d'un enfant ou d'un adulte 24

Entre les diverses assises de l'appareil et par-dessus la dernière, on applique une couche de 1 à 2 mm. de **bouillie plâtrée** 25

Et c'est fini.

Puis, **vérifier** et **rectifier,** au besoin, l'**attitude** du membre, et **modeler** le plâtre autour des saillies osseuses de la région, en appuyant non pas *sur,* mais *autour* de ces saillies, et **maintenir** ainsi, jusqu'à la prise du plâtre, *inclusivement* 28

Un quart d'heure après, **émonder** le plâtre 29

Avant de quitter la maison, s'assurer toujours de la bonne **nutrition** des orteils, laquelle vous garantit la bonne nutrition du membre entier 31

CHAPITRE II

UN MOT SUR L'ANESTHÉSIE EN ORTHOPÉDIE

CHAPITRE III

LA TECHNIQUE DES PONCTIONS ET DES INJECTIONS

I

Dans les tuberculoses suppurées.

TECHNIQUE SPÉCIALE

OU

TECHNIQUE DU TRAITEMENT DE CHAQUE TUBERCULOSE EXTERNE ET DE CHAQUE DÉVIATION EN PARTICULIER

PREMIÈRE PARTIE

LES AFFECTIONS ORTHOPÉDIQUES ACQUISES, D'ORIGINE TUBERCULEUSE

CHAPITRE IV

LES NOTIONS INDISPENSABLES SUR LE TRAITEMENT DES TUBERCULEUSES EXTERNES

CHAPITRE V
LE MAL DE POTT

1re *partie* : comprendra ce qu'il convient de faire dans chaque cas.
2e *partie* : comment il faut le faire ou la technique proprement dite.

Première partie. — Indications thérapeutiques.

A. **Traitement commun à tous les cas**, ou traitement du foyer tuberculeux.
I. *Traitement général* antituberculeux. Séjour à la campagne ou mieux à la mer,
　pendant 2 à 3 ans.
II. *Traitement local.*
a. Le repos dans la position couchée pendant 2 ans.
b. Un plâtre pendant 2 ans, puis corset en celluloïd pendant 2, 3 et 4 ans, c'est-à-
　dire jusqu'à la guérison complète de la tuberculose et jusqu'à la soudure des
　vertèbres malades ; tout comme dans une fracture, on garde l'appareil jusqu'à
la formation d'un cal solide. — De même que fracture signifie pour tous, plâtre
　immédiat, de même mal de Pott doit signifier corset plâtré immédiat.
B. **Indications thérapeutiques spéciales à chaque cas.**

Même en ce cas, le plâtre est nécessaire (en plus du repos) pour empêcher sûre-
　ment l'apparition de la gibbosité.
Il faut : a. Prévenir la gibbosité ;
　　　　 b. La corriger, si possible.
Peut-on la corriger ? Oui (si ce n'est au cas de gibbosités grosses et vieilles de plus
　de 4 ans, où l'on ne peut plus tout), mais on peut encore tout, au moment où
　l'on nous montre d'ordinaire ces malades, c'est-à-dire de 1 à 6 mois après l'ap-
　parition de la gibbosité.
On a nié, à grands cris, cette possibilité, mais au-dessus des objections théoriques
　qui paraissent le mieux étayées, il y a les faits qui démontrent cette possibilité
　et qui sont de 2 ordres :
1º Les *radiographies* d'enfants redressés, montrant que la soudure osseuse s'est
　produite entre les corps vertébraux ;
2º Les *observations cliniques* d'enfants redressés qui demeurent droits, sans corset.
Et cette correction se peut obtenir aujourd'hui par un traitement inoffensif,
　simple et bien réglé.
Pour assurer à la fois l'**efficacité** et l'**innocuité** du traitement, il suffit de remplir
　les deux conditions suivantes :
a. *Demander surtout* cette *correction* à la *compression directe* de la gibbosité par la
　fenêtre dorsale du plâtre, et ne demander que relativement peu à l'extension

du rachis (s'en tenir à l'extension qu'on peut faire dans la station debout *sans que les talons abandonnent le sol* : tendre et non suspendre).

b. Faire le *redressement progressif* par étapes : 8, 10, 12 séances (une tous les mois), *plutôt* que le *redressement brusque* en une seule séance.

Cette double indication est remplie par la seule application d'un **grand plâtre** fait dans la tension du rachis et portant une *fenêtre dorsale* pour la compression des vertèbres saillantes.

On renouvelle à volonté cette compression, sans avoir à enlever le plâtre.

La conduite à tenir est indiquée dans les 3 aphorismes suivants :

a. Défense de toucher à l'abcès s'il n'est pas facilement accessible, auquel cas il ne menace pas la peau.

b. Permission et même indication d'y toucher s'il est facilement accessible, lors même qu'il ne menace pas la peau.

c. Devoir urgent d'y toucher lorsqu'il menace la peau, auquel cas il est toujours facilement accessible.

Y toucher veut dire non pas l'*ouvrir* (car *il ne faut jamais ouvrir* ces abcès), mais le *ponctionner* et l'*injecter*.

Comment distinguer une fistule infectée d'une fistule qui ne l'est pas ?

a. Si elle n'est *pas infectée* (sans fièvre, ni albumine), on fait les mêmes *injections* modificatrices que dans un abcès fermé (en veillant à ce que le liquide reste en place, ce qui s'obtient par des petits moyens mécaniques).

b. Contre la *fistule infectée* (fièvre) : *ni injections* modificatrices, *ni opérations*, car elles aggraveraient la situation. S'en tenir à des pansements aseptiques et au traitement général ; tout au plus essayer de drainer.

Ici de même, *pas d'opérations sanglantes* qui font 20 fois plus de mal que de bien. Mais pour dégager la moelle épinière, comprimée en avant, faire un grand plâtre dans la position d'extension du rachis, en ajoutant une pression ouatée dorsale.

2e *partie du traitement technique proprement dit.*

En réalité, toute cette technique se réduit à savoir faire :

1° Un corset plâtré ; 2° des ponctions avec injections.

Il y a 3 modèles.

a. L'appareil moyen à col droit, « col officier » : pour les maux de Pott situés au-dessous de la 6e vertèbre dorsale.

b. Le grand appareil à plateau soutenant la base du crâne : pour les maux de Pott situés au-dessus de la 6e dorsale et pour **tous les maux de Pott avec paralysie**, sans distinction de siège.

c. Le petit appareil sans col : est un appareil de **convalescence** pour les maux de Pott **inférieurs**.

Deux particularités à noter pour la construction d'un corset plâtré : *a.* on se servira ici de préférence de bandes (plâtrées) *préparées à l'avance* ; nombre de bandes : 2 à 6 ou 7 suivant l'âge du sujet. *b.* on fera une bouillie (plâtrée pour les attelles et le mortier) plus claire que celle qui sert pour les plâtres de jambes ; on prendra 4 verres d'eau, au lieu de 3, pour 5 verres de plâtre.

CHAPITRE VI

LA COXALGIE